U0235270

数字化肝脏外科学

Digital Hepatic Surgery

主　审　钟世镇

主　编　方驰华　刘允怡　陈孝平　樊　嘉

副主编　田　捷　郑穗生　卢绮萍　陈　敏

编　者（以姓氏笔画为序）

于　杰	王　坤	王　征	王志鑫	王宏光	王晓颖	方兆山	方驰华
田　捷	刘　军	刘　荣	刘连新	许大彬	苏仲和	李　鑫	李克晓
李益虎	李嘉鑫	杨　剑	杨文哲	吴　泓	吴坤成	何琳赟	张　鹏
陆　建	陈　康	陈亚进	陈青山	陈智翔	范应方	林锦裕	欧阳钧
罗　旺	罗火灵	金　晶	周　俭	周五一	周伟平	周颖颖	郑荣琴
郑穗生	项　楠	荚卫东	钟　林	祝　文	宫希军	聂立铭	贾富仓
倪俊声	唐　雷	陶海粟	黄夏子	黄燕鹏	梁　萍	梁　霄	彭淑牖
董立男	程树群	焦兴元	鲁朝敏	曾　宁	曾永毅	曾思略	曾超挺
温　浩	游锦华	赖溥祥	蔡　伟	蔡秀军	樊海宁	滕皋军	

人民卫生出版社

·北　京·

图书在版编目(CIP)数据

数字化肝脏外科学/方驰华等主编. —北京:人民卫生出版社,2023.11

ISBN 978-7-117-34758-7

Ⅰ.①数… Ⅱ.①方… Ⅲ.①数字技术-应用-肝疾病-外科学 Ⅳ.①R657.3-39

中国国家版本馆 CIP 数据核字(2023)第 076994 号

| 人卫智网 | www.ipmph.com | 医学教育、学术、考试、健康,购书智慧智能综合服务平台 |
| 人卫官网 | www.pmph.com | 人卫官方资讯发布平台 |

数字化肝脏外科学

Shuzihua Ganzang Waikexue

主　　编:方驰华　刘允怡　陈孝平　樊　嘉

出版发行:人民卫生出版社(中继线 010-59780011)

地　　址:北京市朝阳区潘家园南里 19 号

邮　　编:100021

E - mail:pmph @ pmph. com

购书热线:010-59787592　010-59787584　010-65264830

印　　刷:人卫印务(北京)有限公司

经　　销:新华书店

开　　本:889×1194　1/16　　印张:43

字　　数:1332 千字

版　　次:2023 年 11 月第 1 版

印　　次:2023 年 11 月第 1 次印刷

标准书号:ISBN 978-7-117-34758-7

定　　价:498.00 元

打击盗版举报电话:010-59787491　E-mail:WQ @ pmph. com

质量问题联系电话:010-59787234　E-mail:zhiliang @ pmph. com

数字融合服务电话:4001118166　E-mail:zengzhi @ pmph. com

主编简介

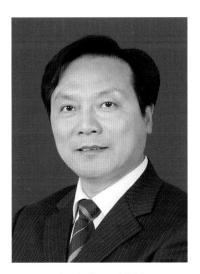

方驰华　教授

　　医学博士、二级教授、主任医师、博士生导师、博士后合作导师,南方医科大学珠江医院肝胆一科主任、广东省数字医学临床工程技术研究中心主任、国家高水平临床重点专科普通外科主任。中国图学学会常务理事,中华医学会数字医学分会主任委员,中国研究型医院学会数字智能化外科专业委员会主任委员,中国医师协会肝癌专业委员会副主任委员,中国医学装备协会智能装备技术分会副会长,中华医学会外科学分会胆道外科学组委员,广东省医学会首届数字医学分会主任委员。《中国微创外科杂志》副主编,*Digital Medicine* 副主编,《中华外科杂志》《中华消化外科杂志》《中国实用外科杂志》等15 种学术期刊编委。获得全国五一劳动奖章、广东省劳动模范、中国好医师、全国卫生系统先进个人、广东省"特支计划"教学名师、广东省高等学校教学名师、广东省医学领军人才、广东省委教工委优秀共产党员、第八届中国医师奖、第二届国之名医·卓越建树、中国图学学会优秀科技工作者、广东省丁颖科技奖、广东省优秀指导老师、广东省优秀临床科主任等荣誉;四次荣立个人三等功;第 16 届亚洲运动会火炬手。

　　方驰华教授是我国数字医学技术建立、转化与实践的开拓者。主要研究方向为肝胆胰外科基础与临床、数字智能化诊疗技术在复杂性肝胆胰疾病精准诊疗。

　　方驰华教授主持研究了国家自然科学基金重大科研仪器研制项目、国家自然科学基金重点项目、"十一五""十二五"国家"863"项目,"十三五"国家重点研发计划等。以临床问题为导向,以临床需求为目的,以数字智能化诊治为核心技术,联合多领域交叉学科的学者,20 年持之以恒地研究与攻关,经历了数字医学 1.0~4.0 研究与转化,取得了一系列具有国际先进水平、部分国际领先的研究成果。主要包括:①创新建立了数字智能化微创研究型肝胆胰学科、复杂性肝胆胰疾病三维可视化和数字智能化诊疗理论,用于指导临床精准诊治的实践。②基于上述理论,创新性地构建了复杂性肝胆胰疾病数字智能化诊疗核心技术和体系,攻克了复杂性肝胆胰疾病精准诊治的难题。③基于上述研究成果,构建了复杂性肝胆胰疾病三维可视化和数字智能化诊治临床推广平台,用于指导规范化的应用。研究成果促进了肝胆胰外科进入数字智能化肝胆胰外科新时代,为我国数字医学、数字智能化肝胆胰外科研究、发展、转化应用及走向国际做出了重要贡献。

主编简介

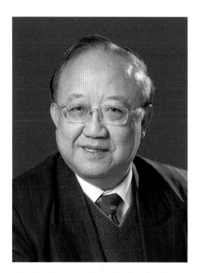

刘允怡　中国科学院院士

　　香港中文大学医学博士、外科学教授,国际著名肝胆胰外科学家。先后获选苏格兰爱丁堡皇家外科学院院士、英国皇家外科学院院士、苏格兰格拉斯哥皇家外科学院院士、澳大利亚皇家外科学院院士、美国外科学院院士、国际血管学院院士、马来西亚医学专科学院院士、香港医学专科学院院士、香港外科学院院士。担任国际肝胆胰协会主席,2009—2011年亚太肝胆胰协会会长,16种国际医学期刊编委。在国际上首先提出以"以肝段为本"的肝切除方法,统一了肝脏解剖和肝切除手术的规划名称,创建了香港中文大学肝移植中心和肝癌诊疗研究组,是东南亚地区肝移植的创始人之一。先后发表论著、综述、评述等670余篇,在外科学方面具有很深造诣。公开发表国际文献500余篇,参加著书55部。

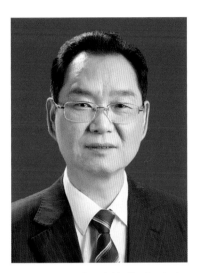

陈孝平　中国科学院院士

　　华中科技大学同济医学院名誉院长,华中科技大学同济医学院附属同济医院外科学系主任、肝胆胰外科研究所所长。器官移植教育部重点实验室主任、国家卫生健康委员会器官移植重点实验室主任、中国医学科学院器官移植重点实验室主任,中国人体器官捐献管理中心专家委员会主任委员。现任亚太腹腔镜肝切除推广与发展专家委员会主席,中国腹腔镜肝切除推广与发展专家委员会主任委员,国际肝胆胰协会中国分会主席,亚太肝癌协会常委,美国外科学会 Honorary Fellowship,美国外科学院 Fellowship,国际外科专家组(ISG)成员(中国大陆仅 1 名),中华医学会外科学分会常务委员兼肝脏学组组长,中国医师协会外科医师分会副会长和器官移植分会副会长,中国抗癌协会腔镜与机器人分会主任委员,武汉医学会会长。

　　在肝胆胰外科领域做出了较系统的创新性成果:提出新的肝癌分类和大肝癌可安全切除的理论;建立控制肝切除出血技术 3 项和肝移植术 1 项;提出小范围肝切除治疗肝门部胆管癌的理念,建立不缝合胆管前壁的胆肠吻合术和插入式胆肠吻合术;改进了胰十二指肠切除术操作步骤,创建陈氏胰肠缝合技术等。

　　曾获得国家科学技术进步奖二等奖、国家级教学成果奖二等奖、教育部提名国家科学技术进步奖一等奖、中华医学科技奖一等奖、何梁何利基金科学与技术进步奖、中国抗癌协会科技奖一等奖、湖北省科学技术成果推广奖一等奖、湖北省科学技术进步奖一等奖各 1 项,并获得中国肝胆胰外科领域杰出成就金质奖章、湖北省科学技术突出贡献奖。先后被评为全国教学名师、全国卫生单位先进个人、卫生部有突出贡献中青年专家、全国五一劳动奖章和全国医德标兵。2017 年获得亚太肝胆胰协会颁发的突出贡献金质奖章,2019 年获得"最美科技工作者"称号,2020 年获得全国创新争先奖章。

主编简介

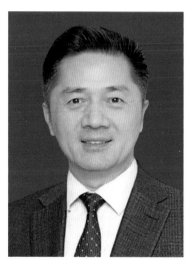

樊嘉　中国科学院院士

　　肝肿瘤学家,现任复旦大学附属中山医院院长、国家癌症中心肝癌质控专家委员会主任委员、中国医师协会外科医师分会会长、中国医师协会外科医师分会肝脏外科医师委员会主任委员、中国临床肿瘤协会副理事长、中国抗癌协会副理事长、中华医学会常务理事、《原发性肝癌诊疗规范(2017 年版、2019 年版)》《原发性肝癌诊疗指南(2022)》编写专家委员会主任委员,上海市肝病研究所所长、上海市肝脏肿瘤临床医学中心主任、复旦大学肝癌研究所所长。

　　从事肝肿瘤外科临床诊疗、基础研究及教学工作。首创肝癌门静脉癌栓多模式综合治疗技术,使伴门静脉癌栓的晚期肝癌由不可治变为部分可治。成功实施肝脏移植 2 900余例,其中包括亚洲首例成人肝心联合移植、上海市首例成人-成人右半肝活体肝移植等。对肝癌肝移植进行了系统研究,提出我国肝癌肝移植适应证"上海复旦标准"。系统解析了肝癌转移复发微环境调控分子机制,建立了肝癌早诊及转移复发预测模型,并实现多项临床技术转化。

　　作为第一完成人获教育部自然科学奖一等奖(2016),国家科学技术进步奖二等奖(2008、2012);作为主要参与者曾获 2 项国家科学技术进步奖二等奖(2015、2020)和 1 项国家科学技术进步奖一等奖(2006)。近年来承担国家科技支撑计划等国家及省部级课题 30余项。以第一作者或通讯作者发表包括:*Cell*、*Nature*、*Lancet Oncology*、*Journal of Clinical Oncology*、*Gastroenterology*、*Hepatology*、*Gut* 等论著 200 余篇。荣获谈家桢奖(2016)、何梁何利科技进步奖(2016)、吴阶平-保罗杨森医学药学奖(2016)、中国医师奖(2016)、全国十佳优秀科技工作者(2012)、全国十大我最喜爱的健康卫士(2012)、上海市劳模(2010)、全国劳模(2010)、世界杰出华人医师霍英东奖(2020)、中国医院协会突出贡献奖(2022)等荣誉称号。

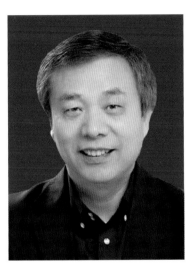

田捷　教授

中国科学院分子影像重点实验室主任

中国抗癌协会肿瘤人工智能专业委员会候任主任委员

中国医师协会临床精准医疗专业委员会副主任委员

2002 年获国家自然科学基金委杰出青年

2006,2011 年两次获 973 计划项目首席科学家

2012,2020 年两次主持国家重大科研仪器设备研制项目(部委推荐)

4 次荣获国家科技发明奖二等奖及何梁何利科学与技术进步奖(第一完成人)

连续入选 Elsevier 和 Clarivate 高被引学者榜,H 因子 105

副主编简介

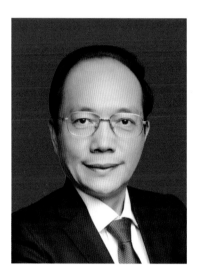

郑穗生　教授

　　教授,主任医师,医学博士,合肥平安健康(检测)中心首席医疗官、中华医学会放射学分会第十至十三届委员、中华医学会放射医学与防护学分会第二届委员、中华医学会数字医学分会第三届委员、中国医师协会放射医师分会第一届委员、中华医学会安徽省数字医学分会主任委员、中华医学会安徽省放射学分会前任主任委员、安徽省全科医学会医学影像专业委员会主任委员、安徽省全科医学会健康管理与健康保险分会主任委员。曾任安徽医科大学医学影像研究中心主任、安徽医科大学第二附属医院放射科和影像医学教研室主任、安徽省医学会常务理事、安徽省全科医学会副理事长。

　　主编大型医学专著6部,荣获华东地区优秀科技图书奖一等奖4项,二等奖2项。参编各类教材及专著12部,发表包括SCI论文共100余篇。

　　获省部级奖项五项,其中省科学技术进步奖二等奖2项,荣获"安徽省优秀科技工作者"和"江淮名医"称号。

副主编简介

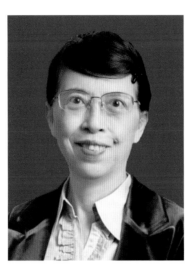

卢绮萍　教授

　　教授,医学博士,博士生导师,中国人民解放军中部战区总医院专家组普通外科主任医师、博士后工作站站长,华中科技大学同济医学院外科系博士研究生导师,南方医科大学外科系硕博士研究生导师,享受国务院特殊政府津贴、军队优秀专业技术人才岗位津贴。曾任中华医学会外科学分会第12、13届实验外科学组委员,第14届门脉高压外科学组委员,第15、16、17届胆道外科学组委员。现任中国医师协会外科医师分会委员兼胆道外科专委会常委、中国研究型医院学会加速康复外科专业委员会常委、中国医疗保健国际交流促进会外科学分会常委、中国医师协会智慧医学专业委员会委员、中国医学装备委员会智能装备技术分会委员、中国研究型医院学会数字医学临床外科专业委员会顾问、中国医药教育协会肝胆胰外科专业委员会顾问、国际肝胆胰协会中国分会委员及胆道肿瘤专业委员会常委。《中华消化外科杂志》《中华实验外科杂志》《中华临床营养杂志》等8种国家核心/统计源期刊编委、常务编委,中华系列杂志、《中国实用外科杂志》特聘审稿专家。

　　承担或参加并完成多项国家自然科学基金,国家科技支撑计划,全军重大、重点科研项目研究,获国家科学技术进步奖二等奖,湖北省科学技术进步奖一、二等奖,军队科学技术进步奖二等奖等省部级二等以上成果奖8项、三等奖8项。

副主编简介

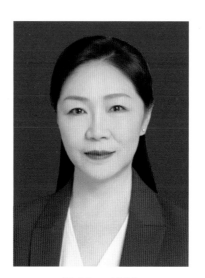

陈敏　教授

　　教授，《中华消化外科杂志》执行副总编辑、编辑部主任。现任中国医师协会外科医师分会专业信息传播和教育工作委员会副主任委员，海峡两岸医药卫生交流协会肝胆胰外科专业委员会副主任委员，中国研究型医院学会肝胆胰外科和胰腺疾病专业委员会常务委员，重庆市高校期刊研究会副理事长。

　　主持中国科协精品科技期刊工程项目资助 6 项、重庆市软科学研究计划项目 5 项，参与国家和重庆市课题 20 余项。以第一作者和通信作者发表学术论文 60 余篇，参编专著 7 部。荣获军队医疗成果和重庆市科学技术进步奖二等奖 3 项。

　　主持《中华消化外科杂志》荣获全国百强报刊，中国百种杰出学术期刊，中国精品科技期刊，中华医学会"优秀期刊"奖，中国高校百佳科技期刊等殊荣。

　　个人荣获原中国人民解放军总后勤部优秀共产党员，"四有"优秀军官，中国高校科技期刊优秀主编，重庆市期刊十佳总编辑等殊荣，两次荣立个人三等功。

序　一

"万番琢磨方成器,十载耕耘自见功。"10年前,我国数字化人体数据集刚呱呱坠地,蹒跚学步,从仅能供教学参考的虚拟人体研究开始,经过艰辛探索,功夫不负有心人,10年后,数字医学领域已硕果高悬,出版了众多能指导临床实践的专著。"活水源流随处满,东风花柳逐时新。"数字医学在骨科、妇科、神经外科、泌尿外科、移植外科、肝胆胰外科、整形美容科、耳鼻咽喉科各个领域大放异彩,争奇斗艳。在百花丛中,《数字化肝脏外科学》已是"折得一枝香在手,人间应未有",成为国际上该领域的第一部相关专著。

"满眼生机转化钧,天工人巧日日新;预支五百年新意,到了千年又觉陈。"当代科学技术发展迅猛,十年前刚拉开"数字人"研究的序幕时,数字化虚拟人体曾一枝独秀,风光一时,但囿于在医学教育上应用范围较局限,发展迟滞;曾几何时,有高度临床转化效益的"数字医学"捷足先登,后来者居上。客观事物发展的规律说明,物竞天择,适者生存,"芳林新叶催陈叶,流水前波让后波"。

"不到园林,怎知春色如许。"通过这部专著的介绍,可以让读者们了解我国数字医学领域,从早期松散的学术联谊小组起步,到如今已建立了正规的全国和省市性学术组织,有正式的学术园地和浩荡的学术队伍。从事临床肝胆胰外科学的读者们在阅读这部专著时,更有"独留巧思传千古"的享受。这一技术使腹部脏器模型更加明晰可视,能反映患者病变实况,使依据更加充分,有利于诊断,而且可以获得术前设计能彩排、术中操作可导航、精准微创少损伤、术后随访可及时的效果,与计算机理论和技术的结合,更开辟了数字医学开拓创新的美好前景。

"弟子不必不如师,师不必贤于弟子。"这部创新性著作的主编方驰华教授,曾经是我的博士研究生,其研究课题为"肝脏管道系统数字化及虚拟肝脏的研究"。忆当年,起步时,还属于"数字人"研究的萌芽阶段;看今朝,他取得的成就,已迈入数字医学的发展前沿。事实说明,"闻道有先后,术业有专攻,如是而已"。遵循治病救人、学以致用的思想,他抓住了肝胆胰外科学的临床现实需求,与影像学、解剖学、计算机学、产业开发组成了数字医学研究团队。在国家"863"计划和广东省重大科技专项等资助下,研发了具有自主知识产权的腹部医学图像三维可视化系统和虚拟手术器械仿真系统,获得了2010年广东省科学技术奖一等奖,而且他还担任了中华医学会数字医学分会主任委员和广东省医学会数字医学分会主任委员。

"布帘卖酒齐夸好,甜辣须还到口尝。"这部专著,还属于敢于"第一个吃螃蟹"的尝试阶段,在多学科交叉领域如何创新、发展、前进,有待各专业人员共同努力,不断完善。众人拾柴火焰高,期望读者们躬亲应用后,献计献策,共襄新兴学科,更上一层楼!谨为之序。

中国工程院资深院士　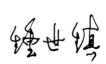

2019 年 5 月 5 日于广州

序 二

21 世纪现代信息化技术的高速发展，正在迅速改变着我们这个时代各个学科领域的理念和现状，推动着多个领域技术的创新发展。作为生命科学和信息科学的完美结合，数字医学技术是交叉学科发展的典范之一，成为 21 世纪信息工程和医学技术的一场革命。近年来，数字医学突破了传统的学科框架，渗透到医学的各个领域，改变着外科疾病的诊断和治疗模式。外科手术导航、影像立体重建、人体器官的个体化制造、有创诊疗手段的虚拟仿真、远程医学的实现等，都是现代数字医学发展的革命性变化。在肝胆外科领域，以往根据术前 B 超、MRI、CT 等影像学资料，判断肝脏病变的形态学特征与部位，然后制订手术方案，无法从三维立体角度进行评估，实际上没有准确获得肝脏及病灶的解剖形态信息，手术方案的设计与手术器械的定位均缺少科学依据。因此，外科医师急切需要一双能够看透脏器的"透视眼"，以指导手术操作的准确性。

在钟世镇院士的指导下，方驰华教授团队在"十一五"国家高技术研究发展计划（"863"计划）项目资助下，研发出具有自主知识产权的腹部医学图像三维可视化系统和虚拟手术器械仿真系统，广泛应用于肝胆胰外科疾病的诊断和治疗，填补了我国该领域的空白，实现了肝胆胰外科疾病解剖数字化、诊断程序化和手术可视化，为提高肝胆胰外科疾病诊断的正确率和手术的成功率、降低手术的并发症风险发挥了重要作用。为了让数字医学技术这项高科技成果更好地服务于肝胆外科疾病患者，方驰华教授组织编写了第一本系统介绍数字化肝脏外科学方面的专业著作——《数字化肝脏外科学》。该书配有插图及相应文字说明，包括各种疾病的术前三维重建图像、手术方式的预演、经典仿真手术的步骤和真实手术方式的对照图片，使得肝脏外科医师可根据术前三维重建模型，进行仿真手术演练，进而准确地制订手术方案，对提高手术成功率大有益处。

值此《数字化肝脏外科学》出版之际，我谨表示热烈的祝贺，并向广大外科医师推荐此书，以示共勉。

中国科学院院士
北京协和医院名誉院长 　　　　赵玉沛
中华医学会外科学分会主任委员
2019 年 7 月 21 日

前　言

1993 年美国国立医学图书馆发起了美国"可视化计划"（Visible Human Project, VHP），次年开发了世界首套数字化人体数据集，随后韩国、中国相继开展研究。2002 年，开发了我国首套数字化人体数据集，拉开了我国数字化人体研究的序幕。

2002 年，我师从著名临床解剖学家钟世镇院士，在我国率先开展了"肝脏管道系统数字化及虚拟肝脏的研究"。2003 年 10 月，在中华医学会外科学分会"第二届中国外科周——2003 厦门"学术会议上首次做了学术报告，2004 年在《中华外科杂志》公开发表。同年，"肝脏管道系统数字化和三维动态成像在肝脏外科的临床应用""肝脏管道系统数字化及三维重建的研究"分别获得了广东省科技计划项目资助和国家自然科学基金资助。在我国数字虚拟人开拓者、中国工程院钟世镇院士的积极倡导和直接指导下，我们紧跟国际数字化医学发展的潮流，将数字虚拟人技术紧密结合外科学实际，针对我国是肝病大国、肝脏外科解剖关系复杂、技术难度极大的复杂肝切除术急需术前精准评估的临床三大需求，秉承导师钟世镇院士科学严谨的学术精神，并不断创新开展新的理念和新的技术，开始探索将"数字人"技术向"三维可视化"精准诊疗技术的科学转化。历时 20 年医、理、工多领域学科交叉融合创新诊疗研发与实践，数字医学技术经历了 1.0 时代到 4.0 时代的发展，取得了一系列具有国际先进水平、部分国际领先的研究成果。由此，肝脏外科步入了数字智能化肝脏外科新时代。

2005 年，先进的 64 排亚毫米（0.625mm）CT 的问世，为活人数字化肝脏的研究提供了重要的条件。有鉴于此，"腹部实质脏器肿瘤 64 排 CT 扫描数据 3D 及可视化研究"获得 2006 年广东省自然科学基金团队项目资助。我们联合肝胆外科学、临床解剖学、影像学和电子计算机学等领域的专家，组成了数字医学研究团队。同年，"腹部脏器 64 排 CT 扫描数据三维重建及仿真手术研究"获得了"十一五"国家高技术研究发展计划（"863"计划）项目资助，使数字医学的临床研究进入了一个新的阶段。经过 5 年的艰苦攻关，我们开发了具有自主知识产权的腹部医学图像三维可视化系统（软件著作权 105977）和虚拟手术器械仿真系统（软件著作权 105978）。该软件不仅能达到国际上同类软件对肝脏肿瘤进行三维重建、肝脏分段、体积计算的功能，而且其仿真手术超过了同类软件的水平。"腹部医学图像三维可视化系统"成为了"透视腹腔的数字眼，实现了肝胆胰疾病术前解剖数字化，颠覆性实现了肝胆胰疾病三维诊治，这是三维可视化技术对外科疾病诊断作出的巨大贡献。此项目获 2014 年中国产学研合作创新成果奖；"数字医学技术在肝胆胰外科疾病诊断和治疗的研究"获 2010 年广东省科学技术奖一等奖。

中国胆道外科之父、中国工程院黄志强院士和国际肝胆胰外科学会前任主席、中国科学院刘允怡院士对数字医学在肝胆胰外科的研究多次亲临指导，并对研究成果给予了充分肯定和高度评价。黄志强院士指出："方驰华及其团队，已经在多种肝胆疾病中建立了数字化三维立体模型，提供了依据充分的术前设计，提高了手术的精确度。虚拟现场的外科模拟器可以用于示教、教学和培训外科医生。数字医学技术带来了外科 3D 技术的新时代，是实现转化医学的最好典范。在我国，他们与多方合作研发的三维成像和三维重建技术,在了解肝脏肿瘤与门静脉、肝静脉、肝动脉的相互关系,有显著的术前评估价值"。在刘允怡院士的指导下,"Anatomical Variations of Hepatic Veins:Three-Dimensional Computed Tomography Scans of 200 Subjects"发表于2012年 World J Surg。

正是由于这些院士和著名专家的指导和大力支持,经过长达10年的孕育,2014年才使得世界上首部《数字化肝脏外科学》与广大读者见面。

9年来,数字化肝脏外科技术在全国各地普遍推广应用,大量的临床实践证实使用三维可视化技术进行肝切除术前评估、虚拟肝切除、中央型肝癌三维可视化分型、基于门静脉血流拓扑关系个体化计算肝脏分段、体积计算安全有效,为临床决策提供直观、立体和准确的方法,在肝脏外科疾病精准诊治中发挥出了重要作用。Mate分析结果显示,用三维可视化技术指导复杂肝切除术,在原发性肝癌减少手术出血量、降低术后并发症的发生率、加速术后肝功能的恢复、缩短手术时间和平均住院日、降低肝癌早期复发等方面均具有显著的优势。

同时,随着科学技术的深入,近年来,我们团队在国家自然科学基金、广东省联合基金重点项目、国家自然科学基金数学天元基金、国家重大科研仪器研制项目、"十三五"国家重点研发计划(数字诊疗装备重点专项)资助下,数字化肝脏外科学无论在技术创新还是在理论创新方面,都有了新的重大进展,向着更加精准实施、更加广泛应用的目标不断迈进。

在技术创新方面,各种新的数字化、智能化技术与肝胆外科不断深入融合,正在使肝脏外科的精准诊治发生翻天覆地的变化。

三维打印技术:可将三维可视化图像向更贴近人体真实器官的立体物理模型转化,实现可空间维度的跨越式转变。在活体肝移植中使用三维打印的物理模型来模拟供、受体手术,可提供对移植物的大小、血管解剖和厚度的真实感觉。

吲哚菁绿(indocyanine green,ICG)分子荧光成像技术:在NSFC-广东联合基金资助下,我们团队提出和建立了三维可视化联合ICG分子荧光影像诊治理论和技术,该技术攻克了在分子细胞层面对肝脏肿瘤边界可视化、微小癌灶成像的技术瓶颈,首次实现了肝癌解剖性、功能性和根治性肝切除术。

虚拟现实、增强现实和混合现实技术:可在营造出的虚拟沉浸感的基础上,使三维模型的观察更具有沉浸感、空间感和立体感,打破了数字化虚拟世界与物理真实世界的界限;手术医师可在术前通过头戴式眼镜沉浸于虚拟空间中,直观、立体地评估病人的个体化情况,并对三维模型进行旋转、缩放、任意组合、透明化等操作。该技术应用于肝脏外科手术导航可以提高器官、血管解剖结构的识别及操作的精度,有助于提高手术的安全性。

三维可视化个体化肝脏方氏分段:基于门静脉血流拓扑关系个体化方氏肝脏分段技术,以门静脉三级分支水平进行肝分段,可避免Couinaud肝分段法存在的错误分割,同时有利于在术前规划中充分考虑到门静脉变异对肝脏分段的影响,使肝脏体积计算和肿瘤的切除更加精准,实现肝脏肿瘤的解剖性、功能性和根治性肝切除术。

中央型肝癌三维可视化方氏分型技术:在国际上首次构建了中央型肝癌三维可视化分型,指导精准诊疗。Ⅰ型,肿瘤位于肝脏Ⅴ、Ⅷ段或右前区;Ⅱ型,肿瘤位于肝脏Ⅳa、Ⅳb段或左内区;Ⅲ型,肿瘤位于肝脏Ⅳ、Ⅴ、Ⅷ段,特点为肿瘤范围较大、在肝实质的位置较深,或者肿瘤十分贴近肝中静脉的主干;Ⅳ型,肿瘤位于肝脏Ⅳ、Ⅴ、Ⅷ段,特点为肿瘤范围较大、在肝实质的位置较深,并且贴近或直接侵犯门静脉右支或左支主干,或肿瘤贴近或直接侵犯肝右静脉或肝左静脉主干;Ⅴ型:肿瘤位于肝脏肝Ⅳ、Ⅴ、Ⅷ的表面。

三维可视化缩小右半肝切除方氏分型技术:缩小右半肝切除术随着三维可视化技术的出现和临床需求而产生,当肿瘤位于右半肝需行右半肝切除时,余肝体积不能有效保证足够肝脏储备功能,此时可选择缩小右半肝切除术。Ann Surg Oncol同期述评为"数字化智能化肝脏外科时代右肝肿瘤手术新策略"。Ⅰ型,肿瘤位于肝脏右后区,并侵犯肝右静脉,行右后区联合肝脏5段和8段亚段切除术;Ⅱ型,肿瘤大部分位于肝脏右后区,并累及肝脏5段或(和)8段,行右后区联合肝脏5段或(和)8段亚段切除术;Ⅲ型,肿瘤位于肝脏右前区肝蒂和右后区肝蒂分叉处,更贴近右后区肝蒂,但至右前区肝蒂的距离能满足肿瘤根治性切除要求,可行右后区联合肝脏5段背侧段和(或)肝脏8段背侧段切除;Ⅳ型,肿瘤主要位于肝脏右前区并累及部分肝脏7

段,具有粗大右后下肝静脉引流肝脏6段血流,可行肝脏5、7、8段切除。

新型多模图像融合与交互导航技术:近年来,我们团队已开发出具有自主知识产权的三维腹腔镜增强现实手术导航系统(国家发明专利:ZL2017 1 1351562.0;软件著作权号:No.2018SR840555),较好地解决了术中形变和气度的关键技术,在国际上首先实现将三维可视化、ICG分子影像和三维腹腔镜手术图像实时融合与交互导航肝切除术。结果显示导航组在减少手术出血量、降低术中输血率和减少术后住院天数方面具有明显的优势。该研究成果获2019年广东省科学技术进步奖一等奖。

人体可视化元宇宙技术:元宇宙是一个与现实世界平行,且与现实世界实现互动的虚拟世界。因此,我们可以认为,从数字虚拟人到数字医学,从三维可视化到数字智能化,从虚拟现实、增强现实、混合现实到扩展现实,是人体可视化在元宇宙发展的不同阶段。

人工智能影像组学技术:可提高疾病诊断的准确率和发挥术后风险预测能力,人工智能深度学习的方法可高通量自动学习提取影像资料中隐含的病变特征,将图像信息转化为深层次的疾病特征,用于指导临床决策。我们的研究证明利用人工智能影像组学的方法构建预测模型预测肝细胞性肝癌行肝切除术后肝功能衰竭发生风险的能力高于临床常用的肝功能Child-Pugh分级、终末期肝病模型(MELD)评分系统、白蛋白-胆红素评分模型(ALBI)等各种方法。

光声成像技术:在国家重大科研仪器研制项目资助下,我们团队利用自主研发的高分辨率光声断层和显微成像系统,首次获得了与HE染色病理结果一致的肝硬化成像;结合肿瘤关键分子特异性靶向探针,实现了早期肝癌边界界定、精准定位肝癌、实时导航手术,实现了肝癌分子、细胞和微血管可视化和早诊早治。获2019年广东省科学技术进步奖一等奖。

这一系列高科技含量技术在肝脏外科的科学应用和创新发展,使我国数字化肝脏外科实现了从形态学影像诊断到分子影像诊断、从传统经验手术到实时图像融合与交互导航手术的跨越发展,使接受外科诊断治疗的病人的生命安危有了确切的保障、治疗预后有了可喜的改观。

在理念创新方面,9年来,在中华医学会、中国医师协会等专业学术组织的领导下,我国数字化肝脏外科队伍一直在树立肝胆胰外科数字化科学发展理念、建设规范化正规管理模式方面不懈努力,为肝胆胰疾病数字智能化诊疗核心技术和体系的构建奠定了坚实的基础。明确了数字智能化诊疗是以现代医学和数字化、智能化高新技术相结合为基础,同时涵盖多学科和多领域知识所形成的一项新型诊疗技术。以人工智能的影像组学、三维可视化、3D打印、虚拟现实、混合现实、分子荧光成像、光声成像、多模实时融合(增强现实)与交互(混合现实)导航手术为代表的技术,开启了数字智能化诊疗的新时代。以临床问题为导向,以临床需求为目的是从三维可视化向数字智能化临床转化研究与实践的核心驱动力。

9年来,中华医学会数字医学分会联合中华医学会外科学分会、中国医师协会外科医师分会等重要学术组织,组织国内从事数字医学、肝胆外科、生物医学工程等领域专家联合讨论制定并刊出《复杂性肝脏肿瘤三维可视化精准诊治专家共识(2017版)》《复杂性肝脏肿瘤切除三维可视化精准诊治指南(2019版)》《计算机辅助联合吲哚菁绿分子荧光影像技术在肝脏肿瘤诊断和手术导航中应用指南(2019版)》《中央型肝癌三维可视化精准诊疗专家共识(2020版)》《原发性肝癌三维可视化技术操作及诊疗规范(2020版)》《增强与混合现实技术在腹腔镜复杂性肝切除术中应用的中国专家共识》《增强与混合现实技术联合吲哚菁绿分子荧光影像导航腹腔镜肝段、亚肝段切除术中国专家共识》等,使得这一先进技术在全国范围内的临床实施形成系统化、规范化和程序化。如今,在许多学术会议上,都可以听到来自不同领域、不同层次医院或院校的学者们介绍有关应用这一先进技术和理念实施的临床诊治经验报道,足以可见这一先进理念的深入人心和技术的广为传播。2020年7月,由中国专家主导的"Consensus recommendations of three-dimensional visualization for diagnosis and management of liver diseases"在国际外科名刊 *Hepatology International* 发表。在该领域国际最前沿的学术论坛上,中国学者终于发出掷地有声的响亮声音,它标志着中国的数字化肝脏外科已进入了外科4.0时代,并取得了令世人关注的重大进步和发展。

为了充分展示这一历史时代数字化肝脏外科的科技进步,《数字化肝脏外科学》编委会组织全国相关专业、优秀肝脏外科中心的专家学者,精心谋划、共同编著新版《数字化肝脏外科学》,由人民卫生出版社正式出版发行。

本书较第一版更新了约 50% 的内容,较为全面地介绍了前述各项数字智能化诊疗技术在肝脏外科应用的理论与实践。为了使读者能身临其境,切实感受和学习数字智能化肝脏外科精准诊疗新技术,新理念。本版采取了纸质版与多媒体视频技术相融合的技术手段,读者通过手机二维码扫描就可以快速、清晰、便捷地看到精致的影像资料和手术画面、手术导航的实施全程,有利于加强多领域交叉学科的合作和加速外科医生的成长。因此,本书不仅适于从事肝胆外科、影像学、解剖学、生物医学工程等专业的工作者阅读,也适于上述领域的本科生、研究生阅读、参考、使用。

万众一心,众志成城,创新探索,砥砺前行。尽管数字智能化肝脏外科有了长足的进步,但科学技术的发展永无止境。例如:多模态影像技术由于没有解决形变的关键问题,相关研究仍然方兴未艾。在非刚性配准手术导航的研究中,术中图像解析、物理—图像空间配准、术中软组织器官形变校正等关键技术方面仍需要进一步研究,以提高导航的精准性和实时性。同时,临床肿瘤学的研究正处于分子标志物驱动的快速发展时期,如何从分子层面阐明早期肝癌边界界定机理及实现早期肝癌演进关键分子功能可视化,从源头上实现肝癌早诊早治,还是一个核心的难题。目前,各国的科研机构正在进行技术攻关。作为真正掌握医学、特别是肝脏外科学大数据的中国学者,如何能在工业发展和外科学发展的 4.0 时代、5.0 时代乃至更长的时期始终保持良好的发展势头,用中国速度、中国数据、中国技术抢占数字化肝脏外科发展的历史潮头? 对于这些问题,我们仍然面临着巨大的机遇和挑战。

数字智能化肝脏外科发展的进程一直在路上。在新的历史发展时期,让我们继续努力,携手前行,克服困难、创新发展,不断取得更大的进步,使数字化外科技术能为更多的人民群众服务,使其获益,这是我们始终不变的初衷。

"实践是检验真理的唯一标准"。由于数字智能化是一门新型、边缘性、交叉性学科,涉及多领域、多学科的合作研究,因此《数字化肝脏外科学》一定会存在许多问题。希望广大读者在临床应用实践中,提出批评意见,我们一定虚心接受,在再版时研究改正。

2023 年 6 月 25 日

目　录

目　录 »

资源目录

第一章

肝脏的临床解剖

第一节 概　　述

　　肝脏是人体内最大的实质性器官,是最大的腺体,也是最大的消化腺。肝脏是人体新陈代谢最活跃的器官,是生命所必需的器官,具有维持内环境平衡、供给营养、保护及完成多种新陈代谢的功能,如蛋白质、脂类、糖类和维生素等物质的合成、转化与分解,而且参与激素、药物等物质的转化和解毒。肝脏还具有分泌胆汁,防御和造血(胚胎时期)等重要功能。肝脏主要由上皮细胞(肝细胞)构成,绝大多数生物化学功能均发生于肝细胞内。肝的血液供应十分丰富,活体的肝呈棕红色,肝门静脉和肝动脉内的血液均流入肝内,然后经肝静脉注入下腔静脉。肝的质地柔软而脆弱,受外力的打击易破裂,且不易缝合,易引起腹腔内大出血。

(欧阳均)

第二节　肝脏的临床解剖基础

一、肝脏的大体解剖

　　肝右端宽阔钝圆,左端扁而窄,呈不规则的楔形,可分为上、下两面,前、后、左、右4缘。肝上面膨隆,与膈相接触,故又称膈面。膈面前部借矢状位的镰状韧带将肝分为左、右两叶,肝左叶小而薄,肝右叶大而厚。膈面后部有一三角形区域,缺少腹膜,由疏松结缔组织连于膈,称为裸区。裸区的左侧部分有一较宽的沟,称为腔静脉沟,内有下腔静脉通过。肝下面朝向左后下方,表面有附近内脏器官的压迹而凹凸不平,故又称脏面。脏面中部有一呈"H"形的沟,即左、右纵沟和横沟。横沟位于脏面正中,有肝左、右管,肝固有动脉左、右支,肝门静脉左、右支和肝的神经、淋巴管等出入,称为第一肝门,通称肝门。出入肝门的结构被结缔组织包绕,合称肝蒂,肝蒂中主要结构的位置关系是:肝左、右管居前,肝固

有动脉左、右支居中,肝门静脉左、右支居后。左侧纵沟窄而深,前部有肝圆韧带通过,称为肝圆韧带裂;后部容纳静脉韧带,称为静脉韧带裂。右侧纵沟宽而浅,前部为一浅窝,容纳胆囊,故称胆囊窝;后部为腔静脉沟,容纳下腔静脉。在腔静脉沟的上部,肝左、中、右静脉注入下腔静脉处,称为第二肝门;在腔静脉沟的下部,数条来自肝右叶和尾状叶等的肝小静脉注入下腔静脉处,称为第三肝门。

　　在肝的脏面,借H形的沟将肝分为4叶:肝左叶位于肝圆韧带裂与静脉韧带裂的左侧,即左纵沟的左侧;肝右叶位于胆囊窝与腔静脉沟的右侧,即右纵沟的右侧;方叶位于肝门之前,肝圆韧带裂与胆囊窝之间;尾状叶位于肝门之后,静脉韧带裂与腔静脉沟之间。脏面的肝左叶与膈面的一致。脏面的肝右叶、方叶和尾状叶一起,相当于膈面的肝右叶。

　　肝左叶的后面有一浅的食管压迹,靠近静脉韧带裂的上端,由食管腹部压迫而成。胃压迹与食管压迹相连续,食管压迹左侧,肝左叶与胃底相邻,胃压迹的右侧有一圆形的膨隆,称为网膜结节,在胃小弯的凹陷处与小网膜相邻。胃压迹向前可延续至方叶,由幽门部和十二指肠上部压迫而成。胆囊窝右侧肝脏面与结肠、右肾和十二指肠相邻。下缘处有结肠右曲形成的结肠压迹,其后方有明显的肾压迹。肾压迹与胆囊颈及邻近的胆囊体之间为十二指肠压迹,它与右肾上极相邻,上内侧与右肾上腺下极相邻。当冠状韧带下层从肝反折到右肾,则肾及肾上腺压迹延伸至肝裸区的下部。十二指肠压迹在胆囊颈的右侧,与十二指肠上曲相邻。肝脏前面观和下面观见图1-2-1和图1-2-2。

二、肝脏的韧带

　　肝脏除了后面的裸区之外,几乎全部由腹膜覆盖,并借腹膜皱襞连结于胃、十二指肠、膈和腹前壁等处,这些腹膜皱襞形成固定肝脏的韧带,包括镰状韧带,左、右三角韧带,冠状韧带,肝胃韧带及肝十二指肠韧带。除此以外,还有一条索状的肝圆韧带(图1-2-3)。

1

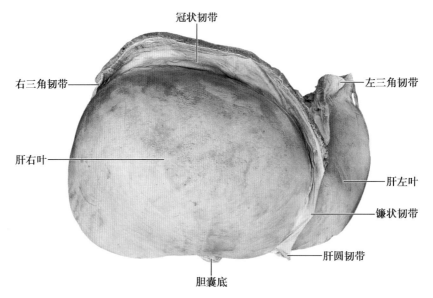

图 1-2-1　肝脏前面观

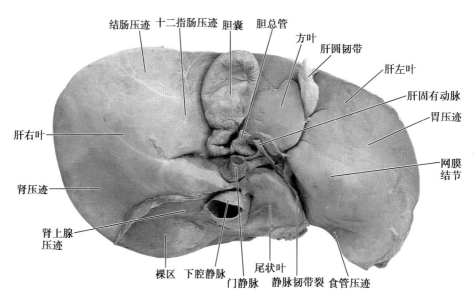

图 1-2-2　肝脏下面观

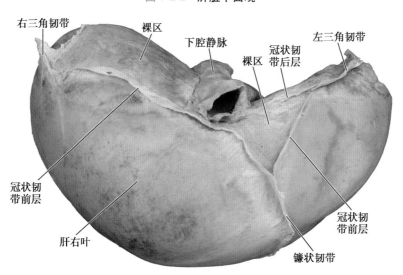

图 1-2-3　肝脏的韧带

（一）镰状韧带

镰状韧带居前正中线偏右，呈矢状位，新月形，由两层腹膜构成，将肝连于膈和腹前壁的脐上部。其突出的底部固定于膈下面和腹前壁的后面，向下至脐。由脐向上稍偏向右侧，附着于肝下缘的肝圆韧带切迹及肝的膈面，其游离缘内有肝圆韧带和小的脐旁静脉，位于胃幽门部的前面。向后于肝裸区处，向左、右分开，逐渐移行为肝冠状韧带的前层。

（二）肝圆韧带

肝圆韧带为脐静脉闭锁而成的条索状韧带，藏于镰状韧带游离缘内，下连脐环，上连静脉韧带（由静脉导管闭锁而成），连于门静脉左支。此韧带往往不完全闭锁，故可通过脐扩张脐静脉，实施逆行性肝门静脉造影或经此路插管注药治疗肝肿瘤等。

（三）冠状韧带

冠状韧带与肝镰状韧带在肝之膈面呈"T"字形交叉，故呈冠状位，由两层腹膜合成，分别称为冠状韧带前层和后层。两层之间及与镰状韧带交汇的区域无腹膜覆盖，肝与膈直接相贴，特称为肝裸区。肝静脉在肝裸区的后窝内出第二肝门注入下腔静脉。

（四）肝左、右三角韧带

两者为肝冠状韧带前、后层分别在肝左、右缘与膈肌之间的移行游离部，呈三角形而得名。右三角韧带较左三角韧带稍短且宽。

（五）肝胃韧带及肝十二指肠韧带

两者合称小网膜，是胃小弯和十二指肠上部至肝脏面的腹膜皱襞，上附于肝门，向下呈扇形附于胃小弯和十二指肠上部之间。在肝胃韧带内近小弯侧有胃左、右动静脉，胃前、后主神经及胃上淋巴结群等重要结构。在肝十二指肠韧带内有门静脉（在后）、胆总管和肝固有动脉（在前）、迷走神经肝支、幽门上淋巴结和肝淋巴结等重要结构（图1-2-4）。

三、肝脏的表面解剖标志

肝的表面连续而平滑，其表面附着的腹膜形成上述韧带。此外，尚有其他标志性结构，如第一肝门、第二肝门和静脉韧带裂。

（一）第一肝门

第一肝门即通常所说的肝门，位于肝脏面"H"形沟的横沟中，长约4cm，宽约1.5cm，深1.0～2.6cm。门静脉及其左、右支和肝固有动脉及其左、右支经此进入肝脏，肝左、右管及肝总管由此出肝。

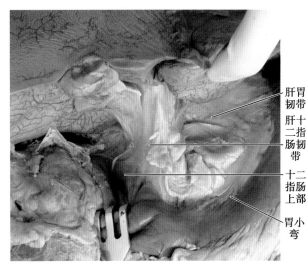

图1-2-4　小网膜

肝胃韧带　肝十二指肠韧带　十二指肠上部　胃小弯

3种管道在此的位置关系是：门静脉及其左、右支居后；肝固有动脉及其左、右支在前；而出肝的肝左、右管则居两者之前且偏右。入肝实质后三者以门静脉分支为主轴，攀附伴行，在肝门外包于肝十二指肠韧带内，组成肝蒂（图1-2-5）。

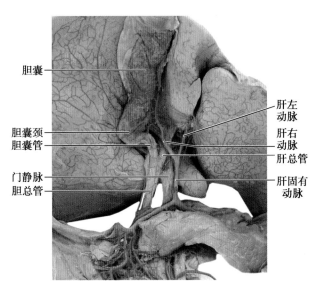

胆囊　胆囊颈　胆囊管　门静脉　胆总管　肝左动脉　肝右动脉　肝总管　肝固有动脉

图1-2-5　肝门的结构

第一肝门的开口向下，上方为肝脏的方叶，后方为尾状叶，两侧分别为左纵沟和右纵沟。在第一肝门的右端，有时可见向右前下方延伸的短沟，称为肝门右切迹（在我国人群的出现率约为75%）。在肝门的后半部，门静脉分为左、右两支后3种管道系统的位置关系略有变化，肝门右半部排列由后向前依次为门静脉右支、肝右动脉和肝右管，肝门左半部排列则是肝左动脉、肝左管和门静脉左支的横部。

第一肝门与胆囊管和肝总管构成胆囊三角,内有胆囊动脉(常发自肝右动脉),布于胆囊前后壁。三角内常有一胆囊淋巴结存在,是寻找胆囊动脉的标志。肝蒂的后方毗邻腹主动脉和下腔静脉,施术时应予以注意。

（二）第二肝门

第二肝门位于肝后缘中部下腔静脉沟,是肝静脉从肝血窦引流门静脉和肝动脉血出肝直接注入下腔静脉的部位。此区包括腔静脉窝和向左延伸的与静脉韧带相连的部分(图1-2-6)。

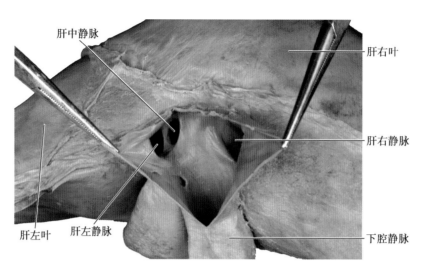

图 1-2-6　第二肝门的结构

1. 下腔静脉与肝后缘的关系　下腔静脉上行至肝处,会被包在肝后面的腔静脉沟内,有时下腔静脉可位于肝组织形成的完整通道内。此段下腔静脉之后为右膈肌脚及乳糜池;左后方为主动脉及下腔静脉与主动脉之间的血管间隙;前面是肝实质及肝左、中、右静脉及肝短静脉支的开口。此段下腔静脉的长度为7.8cm(4.3～14.9cm),管径为3.4cm(2.3～4.6cm)。

2. 腔静脉沟　位于肝后方,为纵行的深沟,有时呈隧道样,缺少腹膜。其左界是尾状叶,右界为肝右叶,前为肝裸区,上为膈肌中心键,后为下腔静脉干之后的膈肌,底与小网膜囊上隐窝相对。沟内有下腔静脉干,肝左、中、右静脉及肝短静脉和少量结缔组织等。

3. 肝静脉　可分为肝右静脉、肝中静脉和肝左静脉三大干,除此之外,尚有多条肝短静脉。

（1）肝右静脉多为一条主干,收集肝右叶右前上部和肝右缘的静脉血。其投影是自下腔静脉干右侧经肝前表面至前缘右切迹的连线。管径约1.2cm,经第二肝门,在下腔静脉右前注入下腔静脉。

（2）肝中静脉主干位于正中裂的深部,即自下腔静脉左侧至胆囊窝中点的连线为其投影线。在肝实质内其常由左右两干汇合成一干,引流肝右前叶和左内侧叶的静脉血,出第二肝门,在前中壁注入下

腔静脉。

（3）肝左静脉引流肝左外侧叶和部分左内侧叶及肝左缘部的静脉血,经第二肝门左前壁注入下腔静脉。

（4）多半肝中左静脉在出第二肝门处已合为一干注入下腔静脉。肝短静脉约有6支(3～31支),为短而细小的静脉,主要引流尾状叶及其附近的右叶后下部的静脉血。具体可分为尾状叶肝短静脉、尾状突肝短静脉和肝后短静脉。这些肝短静脉分别出肝注入第二肝门下方的下腔静脉前壁及附近,通常将这一区域特称为第三肝门。

肝静脉无瓣膜、壁薄、管径粗大,且受肝实质的牵拉,故损伤或肝切除时大出血难于控制,且有出现空气栓塞之可能,临床上应引起注意。

（三）静脉韧带裂

静脉韧带裂分隔尾状叶与肝左叶的主要部分。该韧带裂在尾状叶前面形成深沟,沟内有小网膜的两层附着,向下可向外侧弯曲至肝门左端。静脉韧带向下连于肝门静脉左支的后面,沿静脉韧带裂上行至尾状叶的上端。在肝左静脉入下腔静脉处连接肝左静脉,有时直接与下腔静脉相连。

四、肝脏的分叶和分段

按肝的外形可将其分为肝左叶、肝右叶、方叶

和尾状叶,这种分叶法不完全符合肝内管道系统的配布情况,因而不能满足临床工作的要求。肝内管道由4套管道组成,即肝门静脉的各级分支,肝固有动脉的各级分支,肝内胆管系统和肝静脉系统。前三者在肝实质内相互伴行,共同被包裹在一个纤维鞘内。这三者以门静脉分支为轴,动脉、胆管呈缠绕式走向肝内,从而构成Glisson系统。肝静脉系统与Glisson系统的主干间的关系,大致呈两手手指相互交叉状分布于肝内(图1-2-7)。

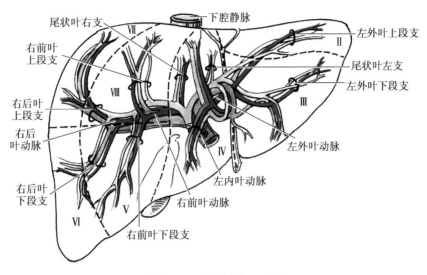

图1-2-7　肝脏Glisson鞘

通过对肝内各管道铸型标本的研究,发现肝内有些部位缺少Glisson系统的分布,这些部位称为肝裂。肝裂不仅是肝内分叶、分段的自然界线,也是肝部分切除的适宜部位。肝内有如下3个叶间裂,3个段间裂,目前国际上多根据这些肝裂,采用改进的Couinaud肝叶肝段划分法。

正中裂在肝的膈面相当于自肝前缘的胆囊切迹中点,至下腔静脉左缘连线的平面,在肝的脏面以胆囊窝和腔静脉沟为标志,肝中静脉走行其中,正中裂将肝分为对称的左、右半肝。

右叶间裂位于正中裂的右侧,在膈面相当于胆囊切迹右侧部的肝下缘的外、中1/3交点与下腔静脉右缘连线的平面。转至脏面连于肝门右端。肝右静脉走行其中。右叶间裂将右半肝分为右前叶和右后叶。

左叶间裂位于正中裂的左侧,起自肝前缘的肝圆韧带切迹,向后上方至肝左静脉汇入下腔静脉处连线的平面。在膈面相当于镰状韧带附着线的左侧1cm,脏面以左纵沟为标志。肝左静脉走行于内,左叶间裂将左半肝分为左外叶和左内叶。

左段间裂相当于下腔静脉左壁至肝左缘上、中1/3交界处连线的平面。转至脏面止于左纵沟中点稍后上方,裂内有肝左静脉走行。左段间裂将左外叶分为上、下两段。

右段间裂在肝脏面相当于横沟的右端与肝右缘中点的连线,再转至膈面,向左至正中裂。右段间裂相当于肝门静脉右支主干平面,将右前叶分为右前叶上、下段,并将右后叶分为右后叶上、下段。

背裂位于尾状叶前方,上起自肝左、中、右静脉出肝处(第二肝门),下至肝门,在肝上极形成一弧形线,将尾状叶与左内叶和右前叶分开。

临床上可根据肝叶、肝段的区分对肝的疾病进行较为精确的定位诊断,在肝脏外科手术中,可根据病情施行肝叶或肝段切除术,因此了解肝的分叶和分段具有重要的临床意义,见图1-2-8~图1-2-10。

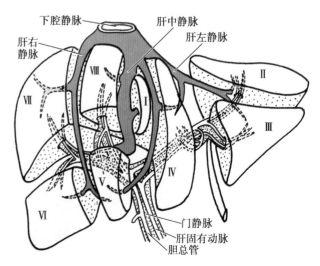

图1-2-8　肝脏的分叶和分段(Couinaud分段)

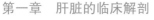
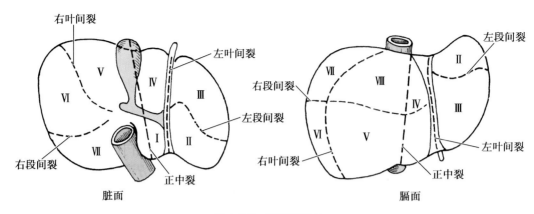

图 1-2-9 肝裂和肝段

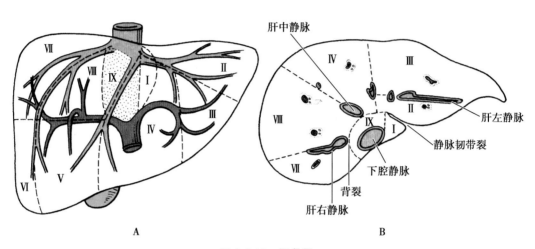

图 1-2-10 肝段IX
A.前面观;B.经第二肝门稍下方的横断面。

（欧阳均）

第三节 肝脏的铸型解剖

人体肝脏内部管道结构复杂,交错排列。近年来,肝脏外科手术逐渐走向微创化、个性化、精细化,精准的外科手术需要以丰富的解剖学知识为基础。对肝脏解剖结构的研究主要是利用尸体标本解剖、肝脏管道腐蚀铸型标本等方法,随着数字化技术在医学中的广泛应用,肝脏内部解剖结构的数字化研究越来越多,逐步加深了对于肝脏解剖结构的了解。

管道腐蚀铸型标本技术是一项在医学教育及临床研究中应用广泛的解剖标本技术,可以显示管道系统复杂的立体结构,该技术类似于工业上的铸模技术,不过它是以人体内的自然管道或空腔(如血管、淋巴管、脑室、肝管、胰管等)作为模具,利用填充剂(如塑料或牙托粉等)灌注到这些人体内的自然

管道内,待灌注到管道内的填充剂材料硬化后,用强酸或强碱将其他组织腐蚀掉,填充材料耐酸、耐碱,这样填充物就会留下,这就是管道的铸型。铸型技术最早追溯到 15 ~ 16 世纪的意大利,著名的画家达·芬奇就利用蜡制作了脑室的铸型标本。此后,人们又采用过低熔点合金、塑料等材料制造了一些铸型标本。到 20 世纪 70 年代,伴随着现代化学工业的发展,过氯乙烯、苯乙烯等很多性质优良的塑料产品被用于铸型技术的填充材料,材料技术的进步带来铸型技术新的发展(图 1-3-1 ~ 图 1-3-8)。

肝脏的 4 套管道系统中,肝内胆管和肝动脉的管径较小,铸型细长纤弱,可选用流动性和韧性均较好的过氯乙烯填充剂,需补注的次数较少;肝门静脉和肝静脉口径较大、行程较短,铸型短粗不易断裂,可选用收缩率低、一次成形的自凝牙托材料或环氧树脂填充剂。

肝脏标本的管道铸型可以采取全管道综合铸

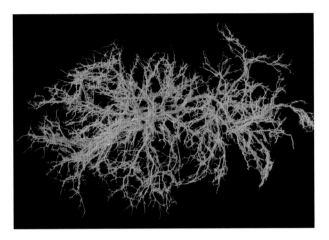

图 1-3-1　肝动脉的铸型

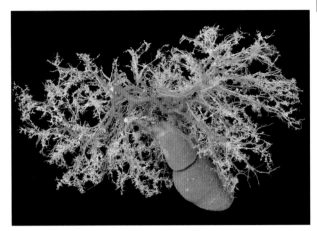

图 1-3-4　肝动脉+肝内胆管的铸型

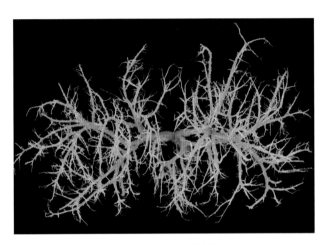

图 1-3-2　肝内胆管的铸型

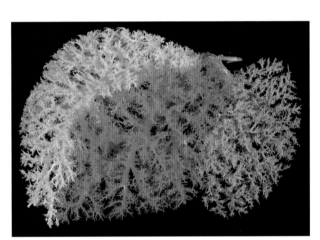

图 1-3-5　肝静脉的分色铸型

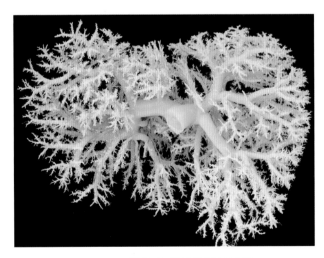

图 1-3-3　门静脉+肝内胆管的铸型

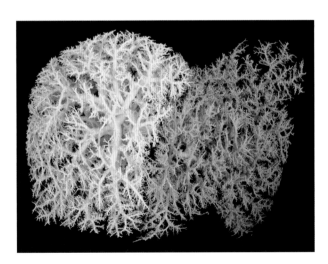

图 1-3-6　门静脉的分色铸型

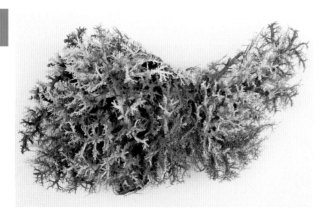

图 1-3-7 肝全管道的铸型(膈面)

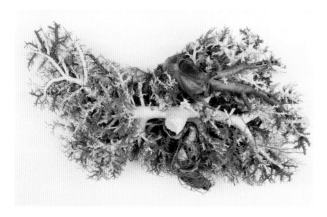

图 1-3-8 肝全管道的铸型(脏面)

型、多管道搭配铸型,还可以采取单一管道铸型。无论何种灌注方式,胆管系统和肝动脉系统都要先行灌注,灌注 2~3 次,间隔时间 1 小时,灌好后从门静脉或肝静脉中灌注防腐剂,将肝脏充分填充,并将肝脏漂浮于 10% 的甲醛液(福尔马林)中。3~4 小时后就可以继续灌注其他管道了。

铸型剂中还可以添加相关显影剂,便于拍摄 X 线片、CT 扫描,做相应的数字化研究。

灌注好的肝脏就可以腐蚀处理了,腐蚀好的铸型标本还需适当处理,将过于稠密的管道摘除部分来达到观察目的。

(欧阳均)

参考文献

[1] 丁文龙,王海杰.系统解剖学(八年制)[M].3 版.北京:人民卫生出版社,2015.

[2] 崔慧先,李瑞锡.局部解剖学[M].9 版.北京:人民卫生出版社,2018.

[3] 张绍祥,张雅芳.局部解剖学(八年制)[M].3 版.北京:人民卫生出版社,2016.

[4] 苏珊·斯坦德林.格氏解剖学:临床实践的解剖学基础[M].41 版.丁自海,刘树伟,译.济南:山东科技出版社,2017.

第二章

腹腔血管数字化影像

第一节 概　述

肝脏是人体腹腔内体积最大、功能最复杂的消化腺体，同时也是管道类型最多和最复杂的器官之一，近代肝脏解剖学的发展实际上是以人们对肝脏管道结构认识的不断深入为基础的，传统的肝脏解剖学研究主要利用离体固定标本进行观察，由于离体固定标本肝脏管道系统均已塌陷、肝脏立体和空间构象也随之发生了改变，所获得的管道数据与在体肝脏管道结构并不能完全符合。肝脏外科的发展得益于上述肝脏管道结构的研究，而现代影像学技术如计算机体层成像（computed tomography，CT）、磁共振成像（magnetic resonance imaging，MRI）等的出现，更是将肝脏外科推向了一个新的阶段，特别是使肝癌手术治疗的面貌发生了根本改变，许多累及第一、二、三肝门和合并门静脉、下腔静脉癌栓的巨块复杂性肝癌获得了手术治疗。

多层螺旋 CT（multi-slice spira computed tomography，MSCT）的不断发展及软件技术的升级，使扫描速度更快，重建图像达到了真正的各向同性，更便于肝血管扫描，极大地提高了重建图像的质量，也为研究活体功能状态下的肝血管影像提供了新的方法。

MSCT 三维重建技术一直是近年来计算机图像处理的一个重要研究方向，所谓三维重建就是通过对一系列二维图像进行边界的识别、分割等处理，重新还原出被检物体的三维图像。传统上，医师需要对见到的二维 CT、MRI 图像通过大脑的想象还原出患者的三维结构，这种方法很大程度上依赖于医师的主观想象和临床经验，缺乏直观性和准确性。通过三维重建可以科学、准确地重建出被检物体，克服了传统方法中的不确定因素。因此，三维图像重建技术具有很强的临床实用性。目前 MSCT 图像重建技术主要有 4 种：多平面重组（multiplanar reformation，MPR）、最大密度投影（maximum intensity projection，MIP）、表面阴影显示（shaded surface display，SSD）和容积再现（volume rendering，VR）技术。

MSCT 因其无创且扫描速度快，短期内可做大范围扫描，显示图像好，对血管显示清晰，能够较真实地显示瞬时血管的状态，获取血管影像，并能显示血管外病变，在许多临床应用中可以与传统数字减影血管造影（digital subtraction angiography，DSA）相媲美，越来越受到腹部外科临床工作者的重视。多层螺旋 CT 血管造影（multi-slice spira computed tomography angiography，MSCTA）是 CT 扫描和三维重建技术的综合利用，该技术仅需静脉内注射对比剂，无须动脉插管就能得到血管三维结构图像，因其属于无创性血管成像技术，较易开展，而且可在血管最高对比剂浓度下获得原始数据。三维重建技术应用计算机软件，将螺旋 CT 扫描所获得的原始容积数据经计算机程序处理，重建出直观的三维立体图像。MSCTA 在显示内脏器官血管结构方面有独到之处。MSCTA 技术在评价血管疾病方面已经成为一种重要的诊断工具，在腹部外科的应用已不再局限于对腹部大血管本身的病变的诊断和评价，而是开始逐渐扩展到中小血管，MSCTA 能清晰地显示肝动脉、门静脉、肝静脉血管的分支等细管径血管，并在肝切除术、肝移植术、肝灌注化疗前计划、各种原因所致门静脉扩张的治疗前评价等方面显示出其独特的价值。

MRI 则是根据不同组织的化学结构信息不同而成像，不但能显示形态学的改变，亦能反映组织器官的功能性变化，提供生化过程的信息和动态的定量资料。现代医学对影像学的要求越来越高，追求的目标是全面、快速、准确和无创性。影像学在现代医学领域中的作用越来越广泛，因此 MRI 诊断疾病具有更高的优越性，作为医学影像学的一部分近年来发展迅速，被认为是影像学发展史的里程碑，将影像学从单纯的形态学诊断向功能诊断发展，从静态的图像诊断向连续的电影图像或动态变化的图像诊断发展，但形态学诊断仍是临床 MRI 的重要部分。

MRI 具有较高的软组织对比度,对肝脏疾病可进行多角度、多方位显示,既能了解病灶的具体位置、血供、大小等,还可评价其功能与代谢水平。MRI 对于小病变的显示鉴别、肝硬化结节性质鉴别等具有较高的准确率,同时 MRI 软组织分辨率高,并能多参数成像,能更好地进行病灶内成分的分析,对病灶性质的鉴别诊断能提供更丰富信息。

(郑穗生 宫希军 金 晶)

第二节 多层螺旋 CT 技术在肝脏外科中的应用

一、多层螺旋 CT 成像基本原理

CT 是根据人体不同组织结构和病变组织对 X 线吸收能力的不同,用具有一定宽度旋转发射的 X 线束对人体进行扫描,由探测器接收穿透该层面衰减的 X 线,再经模/数转换器转为数字信息,输入电子计算机进行处理。有一定厚度的成像的体层被分成若干个体积相同的长方体或正方体,称为体素(图 2-2-1)。体素是一个三维的概念,输入计算机之前的数字信息是各体素吸收系数的叠加量,后经运算,将其分开,将每个体素的 X 线衰减或吸收系数再排列成矩阵,即数字矩阵(digital matrix)。用不同灰阶表示数字矩阵的数值高低,转换为像素(pixel),形成 CT 的灰阶图像。

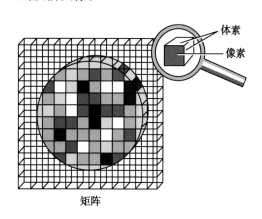

图 2-2-1 **体素、像素和矩阵**

MSCT 是在滑环技术基础之上的单层螺旋 CT 进一步发展的新设备。所谓滑环技术,是指滑环装置包括两个连续移动的转子和一个供电系统,滑环装在固定部分,电刷装在移动部分,电刷沿滑环移动,供电系统则经滑环和电刷向 X 线管供电,因此 X 线管在扫描期间可以连续旋转,高速扫描。多层螺

旋 CT 球管发射的锥形 X 线束运行的轨迹相对于被检查者而言呈螺旋运动,在 CT 检查中球管和多排探测器连续旋转的同时,患者随床匀速运动穿过扫描机架,X 线束环绕患者呈螺旋状轨迹,数据采集为容积式采集。其扫描的轨迹就像一枚螺杆在旋转一样,因为 X 线管及探测器连续不间断地旋转,加之多层探测器接收信号的宽度增加,因此比单层螺旋 CT 大大减少了扫描时间。所获取的矩阵中除有 X 轴、Y 轴外,还有一个纵向的 Z 轴,这三轴形成立体的几何形状。所得信息资料是一定范围内的容积或体积扫描数据。经重组处理的器官形态图像是三维立体的,可从任意角度旋转(360°)来观察这些图像,同时扫描速度提高,可以做到对器官图像的动态扫描和观察。

二、肝脏螺旋 CT 检查技术和方法

(一) 检查方法

1. 检查前准备 CT 检查前患者禁食 4~8 小时。为了避免高密度伪影干扰,在钡剂胃肠检查后 72 分钟才可进行 CT 检查,并在检查前行腹部透视观察,如发现肠道存留硫酸钡或影响 X 线吸收的药物,应尽量排空后再行检查,检查前 30 分钟口服清水 500~800ml,检查前再口服 400ml。必要时口服对比剂或清水后右侧卧位 5 分钟,使十二指肠和近段小肠充盈,有利于显示十二指肠与胰头和胆总管下端的关系,怀疑胆总管结石时可饮水而不服对比剂,以免胆总管结石与十二指肠憩室内对比剂相混淆。若为重点观察胆总管下端及壶腹部,可在扫描前 15 分钟肌内注射抗胆碱能神经药,如山莨菪碱(654-2),使扫描时胃肠道处于低张状态,十二指肠充分扩张,并减少蠕动所致伪影,更好地显示胆总管下段、壶腹部的解剖结构,从而使病灶充分显示出来。另外,于检查前训练患者平静呼吸情况下屏气,并且除去被检部位影响 X 线衰减的体外异物,也是准确诊断的关键之一。

2. 扫描参数的选择 扫描参数的选择主要有 3 个方面:准直宽度、床速与螺距、重组间隔。通常准直(collimation)宽度决定扫描层厚,多数选择为 3~5mm 的准直器宽度。螺距(pitch)是 X 线管探测器旋转 360°患者移动的距离与层厚(准直)的比值,有时采用螺距替代床速,一般选择为 0.984。同时准直宽度决定重组层面的厚度,缩窄准直宽度可降低层面光子量,提高分辨力,但难以包全扫描范围。加大准直宽度,可扩大扫描范围,但空间分辨力降低,

而重组间隔则决定后处理图像的空间分辨力,图像重组间隔多数应小于 1mm。

3. 扫描方式

(1) 平扫:被检者采取仰卧位,正中矢状面平行于床面中线,双臂上举,先屏气扫描正位定位像以确定检查部位和扫描范围。腹部常规进行横断面螺旋扫描,腹部扫描易受呼吸运动影响,因此,扫描前应训练被检者的呼吸和屏气,肝的扫描范围是从膈顶开始扫至肝右下缘,脾大者应扫完全脾,根据病情不同增加扫描范围。肝脏扫描技术参数:横断面扫描,管电压 100~140kV,管电流 150~250mA,或根据被检者体形进行调整,层厚 5mm,螺距 0.984~1.375,采集视野为大视野,重建方法为标准重建,根据需要可进行薄层重建。

(2) 增强扫描

1) 对比增强原理及意义:增强扫描可以更加清楚地显示等密度病灶,观察病灶血供情况,鉴别病变性质。对比剂增强的原理:水溶性碘对比剂经静脉注入一般不与或很少与人体蛋白质结合,而大量分布在血管内,然后再进入各组织细胞外液,逐步达到平衡。正常和病变组织的强化是由于其含碘量增加,从而局部密度增高。对比剂在某组织分布的多少,取决于组织血流量的多少、血流速度、微血管的通透性和细胞外液的体积等。组织增强效果与对比剂的浓度、注药方式及扫描时间是否与组织的增强高峰时相同步有关。

增强扫描在诊断技术中起重要作用,使用对比剂的主要目的是通过对比剂的强化,提高肝内病变组织与正常组织之间的对比度,使病变显示得更清楚。有的病变平扫显示不清或边界不清,富血管的病变强化后得以显示,乏血管的病变组织其相邻正常组织强化,而病变组织强化差,从而提高了检出率。对比剂增强的应用对病变的定位、定性及鉴别诊断起着重要的作用。增强扫描不仅通过病变组织强化程度提供定性信息,还能够较清楚地显示肝门区域血管,有利于评价肝门区胆道病变的性质。对恶性病变,根据血管受累情况可判定其切除率,同时在门静脉期,肝实质强化显著,有利于发现肝内肿瘤性病变或者炎性病变与肝转移瘤。

2) 对比增强检查方法:通常采用快速静脉弹丸式注射(bolus injection)(俗称"团注")注入水溶性碘对比剂,一般情况下,全肝连续扫描对比剂用量为 1.0~2.0ml/kg 体重,自动压力注射器速率 2.5~4.0ml/s,通常采用三期法扫描,即动脉期、门静脉期

和平衡期。在肝脏平扫基础上,设置增强各期的扫描范围和扫描参数,扫描条件和平扫相同,扫描延迟与给药同步计时,动脉期使用阈值触发技术或者延迟 20~30 秒、门静脉期 60~70 秒、平衡期 2~3 分钟扫描,有时还可根据病变的需要(如肝海绵状血管瘤)做不同时期的延迟增强扫描。

①动态增强扫描:注射对比剂后在不同时段对病灶或全肝进行多次连续扫描,观察病变强化的时间密度曲线,动态增强扫描相对于常规三期扫描可获取更多关于病灶供血的信息,对鉴别诊断有重要意义(图 2-2-2~图 2-2-4)。

②CT 血管成像(computed tomography angiography,CTA):用于显示胆道病变特别是富血供病变的动脉供血血管和邻近门静脉的情况,需由多层快速 CT 完成,采用尽可能快的团注注射方式,重组层厚在 1.0mm 以下,获取增强动脉期和静脉期图像后,运用图像后处理软件显示特定的动脉或静脉血管及血管与周围组织及病变的关系。

(二) 多层螺旋 CT 后处理技术

容积数据可以进行多种后处理技术,包括图像编辑和三维(3D)处理。螺旋 CT 重组方法主要有以下 4 种。

1. 表面阴影显示(shaded surface display,SSD) 将 CT 值大于某个确定阈值的所有像素连接起一个表面模型,是真正意义上的立体重组。具体操作根据诊断要求预先确定某个阈值,以此进行三维合成,凡高于该阈值的像素被当作等密度处理,低于此阈值的像素均被舍弃。通过计算机处理,将阈值以上的连贯性像素塑成一个独立的三维结构模型。此法在显示整体病变方面价值最大。优点是图像立体感强,符合人的视觉习惯,缺点是分隔阈值的选定对重组效果有重要影响,较小胆管的显示容易受部分容积效应影响。

2. 最大密度投影(maximum intensity projection,MIP) 是在扫描的体积数据中,从预先选择的视角投射数学光束(mathematical ray),产生二维投射图,是将每条光束所遇到的最大强度值(最高密度值)进行编码重组成像,多用于血管的重组,优点是通过多方位和多角度显示血管结构,操作较简单,但需要分割技术,方可解决与前后高密度物体的重叠问题。

3. 多平面重组(multiplanar reformation,MPR)和曲面重组(curved planar reformation,CPR) 多平面重组是利用体积扫描所获得的三维数据重组矢状、

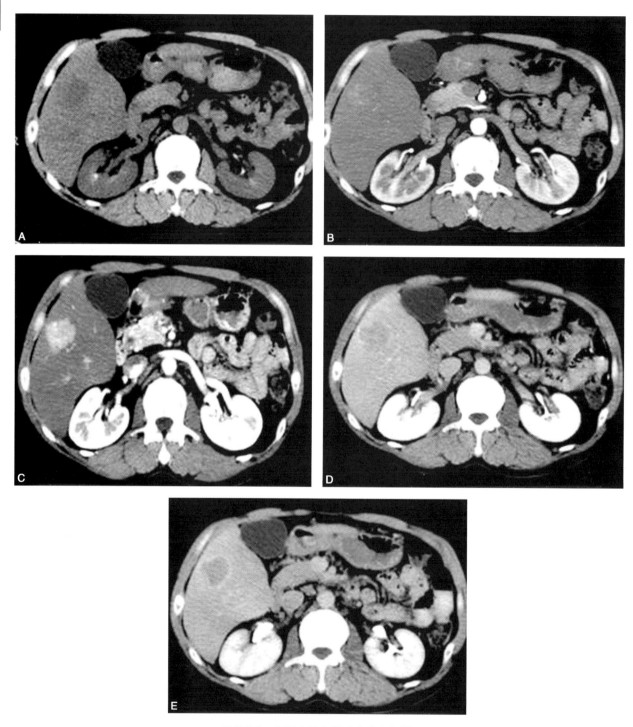

图 2-2-2　小肝癌的多期动态增强扫描

A. 平扫,肝右叶癌灶为低密度;B. 动脉早期,癌灶轻度高密度强化;C. 动脉后期,癌灶轻度高密度强化;D. 门静脉期,癌灶对比剂迅速廓清;E. 平衡期,癌灶呈低密度,可见环状包膜强化(强化模式为快进快出)。

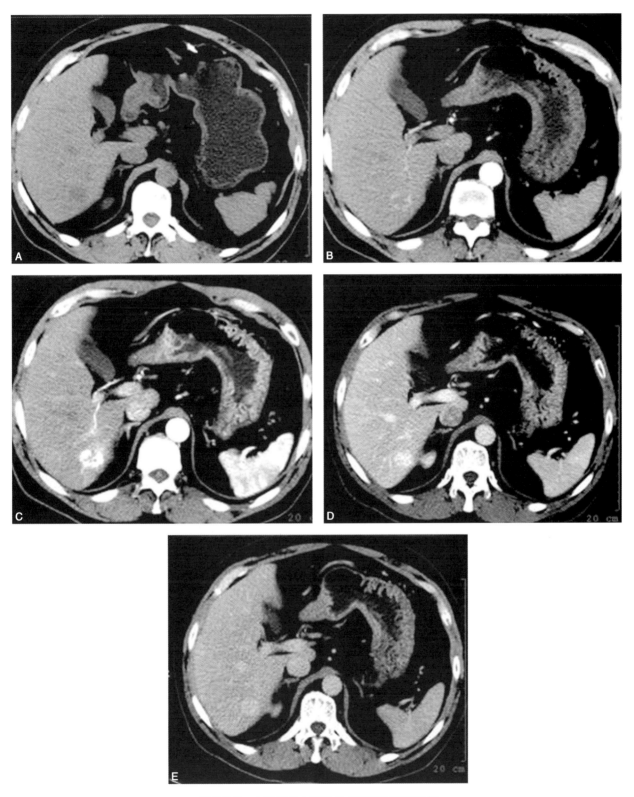

图 2-2-3　小海绵状血管瘤的多期动态增强扫描

A. 平扫,肝右叶病灶为低密度;B. 动脉早期,病灶轻度高密度强化;C. 动脉后期,病灶轻度高密度强化(与主动脉等密度);D. 门静脉期,病灶持续强化;E. 平衡期,病灶仍保持高密度强化(强化模式为快进慢出)。

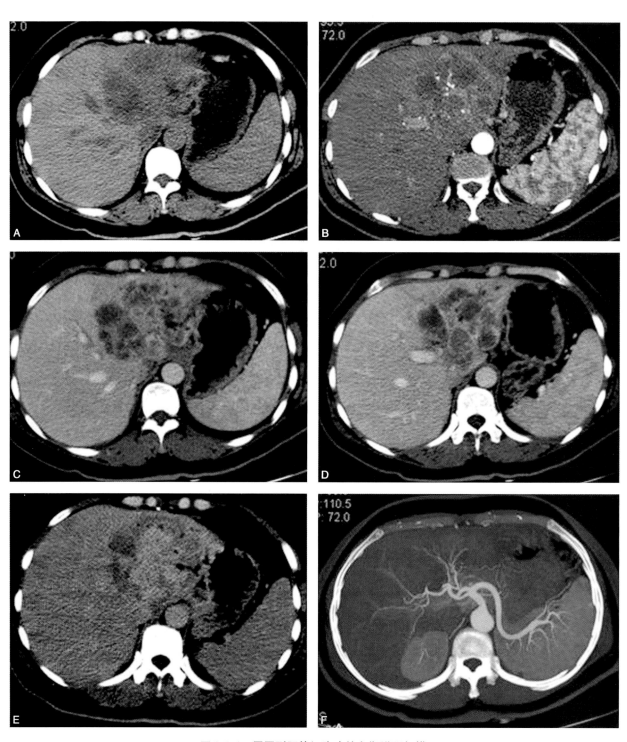

图 2-2-4　周围型胆管细胞癌的多期增强扫描

A. 左外叶癌灶呈不均匀低密度;B. 动脉期癌灶轻度不均匀强化;C. 门静脉期癌灶开始渐进性强化;D. 平衡期癌灶继续渐进性强化;E. 10 分钟延迟扫描,癌灶明显渐进性强化(延迟强化);F. 肝动脉 CT 血管成像癌灶未见明确肝动脉供血,乏血供。

冠状或任意斜面二维图像。曲面重组为任意曲面的单层像素构成的二维图像，两者均为二维图像，不利于显示整体解剖结构。这两种方法的优点是简单快捷，曲面重组可以较完整地显示胆管树的结构。

4. 容积再现（volume rendering，VR）　是利用计算机算出每个像素内各种物质的百分比，显示为不同的灰度，在图像上呈不同的亮度，并可根据需要调整组织之间的对比度。能显示多种不同组织密度的解剖结构，并能显示管腔内结构及与周围结构的关系，是目前较常用的肝门血管重组的方法之一。

三、多层螺旋 CT 在肝脏外科中的应用

（一）肝病变的检出及鉴别诊断

MSCT 作为一种安全、可靠、先进的影像学检查技术，具备薄层、高速、多期扫描等优点，成像速度快、图像分辨率高，是目前临床诊断肝脏病变较为成熟且常用的影像学检查方法，在肝脏病变的检出方面具有重要价值，可较好地显示肿瘤的大小、边界及细微形态特点等情况，CT 动态增强扫描能显示肝病变的强化特征，提高疾病诊断率，对肝肿瘤及非肿瘤病变、良恶性病变的鉴别诊断具有重要临床意义（见图 2-2-2~图 2-2-4）。

（二）肝肿瘤性病变的分期

随着 CT 技术的进步，MSCT 大范围扫描，应用多层螺旋 CT 的 MPR 技术进行重组，能清晰地显示病灶与周围组织的解剖关系，能在定位、病程发展和转移情况等方面给肝脏肿瘤性病变的诊断提供更多的影像学依据，为临床选择恰当的治疗方案提供强大的技术支持。同时相对于超声检查，该检查方法不会受患者肠道气体和肥胖及检查者等因素影响，可提高检查结果的准确度。该检查方法的优势在于强大的后处理功能，如 MPR、CPR 等技术，从而可提高图像分辨力，清晰地显示病灶位置及与周围组织的解剖关系。

（三）肝血管的显示及对肝肿瘤血供的显示

肝脏血管先天性异常很常见，通常没有临床意义，但在患者需要进行手术治疗或介入治疗时，就显得非常重要了。只有了解肝脏血管的解剖变异才能保证肝动脉化疗栓塞能全面阻断肿瘤区域动脉血供，提高疗效。肝移植手术前准确、详细、全面地了解肝脏血管解剖变异可为外科医师制订手术方案提供依据，提高肝移植的成功率。

MSCTA 能良好地显示肝脏肿瘤供血动脉的类型和解剖结构，发现是否存在变异型和寄生型的供瘤动脉，而且在并发门静脉癌栓、动静脉瘘等方面具有良好的临床应用价值，可作为肝肿瘤手术或介入治疗前后首选的影像学检查方法。

（四）CT 肝体积测量

肝脏体积的测量对临床而言有重要的意义，肝脏肿瘤的切除需要对肝脏体积进行合理评价，大多数肝脏肿瘤患者同时也是慢性肝炎、肝硬化患者，肝功能均有不同程度的下降，如何确定手术切除量以避免术后肝功能不全有着重要意义，进行肝体积测量及肿瘤体积测量即成为术前评估的重要内容。根据 CT 等断层影像进行手工计算，虽然准确率高，但是主观性强且耗时久。应用三维可视化软件进行肝脏和血管的三维重建，不仅可以进行个体化肝脏分段，而且利用其设置的肝段体积计算模块，可以对原始 CT 图像栅格数据进行规则化处理，计算出任意一部分肝段体积、肿瘤体积及去瘤后肝脏体积。经研究证实，术前预测切除肝脏体积和术后实际肝切体积，差异无统计学意义，表明了三维可视化技术进行肝段体积计算是准确的。同时，因为其省时高效，在临床中应用广泛。

（五）肝病变治疗后疗效评价

肝切除术仍是目前肝癌治疗中最实用、最有效的方法，然而肝癌切除术后的疗效并不令人满意，CT 动态增强扫描能较准备地评估肝癌切除术后的复发和转移，对指导临床下一步治疗具有重要意义。现阶段肝脏肿瘤的局部治疗主要是经动脉化疗栓塞术及肝脏肿瘤射频消融治疗，其疗效评价主要按照最新修订的实体肿瘤疗效评价标准，通过 CT 检查能充分了解碘油在病灶内及周围的沉积、分布情况，还能直观地显示治疗前、后肝内肿瘤的基本情况（如肿瘤大小、形态和数量变化），按照实体肿瘤疗效评价标准，增强扫描是否强化及强化范围是判断肿瘤疗效的唯一指标。相对首次转移瘤检出而言，使用 CT 有利于评价肿瘤治疗过程中病灶坏死是否彻底，残余肝是否有出现新发转移灶。

（郑穗生　宫希军　金　晶）

第三节　肝脏血管多层螺旋 CT 血管造影技术

一、概述

MSCTA 是一种实用、无创的血管成像技术之一，MSCT 是 CT 扫描的 X 线球管产生的 X 线围绕被

扫描患者旋转,扫描过程中扫描床连续不断移动,X线相对于患者的长轴方向做螺旋式的运动,这种螺旋扫描轨迹可确保所获得数据的连续性,在图像数据后处理中采用数据插值技术和层面校正技术,保证CT图像有高的时间分辨率、高空间分辨率和高密度分辨率,几乎没有失真。MSCT扫描获得连续容积数据,通过后处理技术可以得到矢状面、冠状面、横断面或其他任意方向层面的重组,能更直观地显示血管结构、血管与邻近结构的关系,所得到的信息更多,更加有利于诊断和治疗。

MSCTA的基本原理是经静脉注入对比剂,利用CT在受检者靶血管内对比剂充盈的高峰期(理想的状态是处于高峰期,而且兴趣区内血管腔内对比剂充盈均匀,处于平台期),进行连续原始数据的容积采集,然后运用计算机的后处理功能,最终重组靶血管影像。

MSCTA的影响因素较多,主要有扫描技术参数和患者因素,前者包括口服对比剂的选择、静脉注射对比剂浓度、注射流率的选择和扫描延迟时间的设置、螺距、层厚、重组间隔的选择等,还包括患者生理及病理状态(包括心功能)、个体差异、屏气时间长短等因素。

在肝血管CTA检查中,门静脉血管成像为一难点,主要为延时扫描时间的确定,如何个体化。笔者进行的一组64层螺旋CT扫描的研究中,对如何取得延迟扫描时间进行了探讨。

(一) 采用小剂量预注射试验法(test bolus)获得门静脉峰值时间

常规平扫及图像重建结束后选取第一肝门平面作为门静脉预试验法的靶平面,以5ml/s速率注入对比剂15ml(A组,370mg/ml碘制剂)、生理盐水

15ml(B组),延迟10秒后于第一肝门层面行同层动态扫描(bolus tracking axial):循环时间0.5秒,间隔2秒,持续时间共50秒,25幅图像。60例纳入对象采用小剂量预注射试验法均成功地绘制了第一肝门处门静脉主干或左右主支的时间密度曲线(Time Density Curve,TDC)。主要结果如下:正常人门静脉小剂量预注射(5ml/s,15ml)峰值时间为24~32秒(95%置信区间);不同年龄组其峰值时间组间有显著差异,随着年龄的增加其预注射峰值时间延长。其中,20~35岁年轻组与60岁以上老年组两者小剂量峰值相差5~10秒。以上结果说明,小剂量预注射研发获得的门静脉峰值时间与常规CT增强扫描的门静脉期时间有显著差异,实际上在目前临床工作中,门静脉期实为门静脉的第二循环。

(二) 门静脉血管成像延迟时间的确定

采用小剂量预注射试验法获得门静脉峰值时间与实际成像的门静脉峰值时间,由于注射对比剂剂量不同,延迟时间仍存在差异,笔者进行了另一组试验:①A组,小剂量预注射峰值时间延迟4秒(图2-3-1);②B组,小剂量预注射峰值时间延迟6秒(图2-3-2);③C组,小剂量预注射峰值时间延迟8秒(图2-3-3);④D组,小剂量预注射峰值时间延迟10s(图2-3-4)。

影响门静脉成像质量的主要因素有门静脉主干的强化程度、肝实质强化、门静脉主干与肝实质强化密度差异。其中,门静脉主干与肝实质强化密度差异也非常关键,综合上述研究结果,门静脉成像扫描延迟时间的确定以C、D组最佳,即小剂量预注射峰值时间延迟8秒和10秒,延迟时间过早有肝动脉血管影污染,过晚由于门静脉主干与肝实质强化密度差异变小,门静脉显示的对比度变小。在实际工作中,

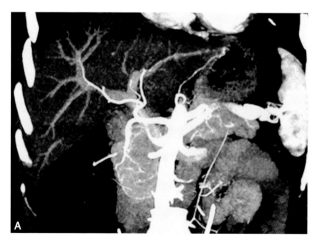
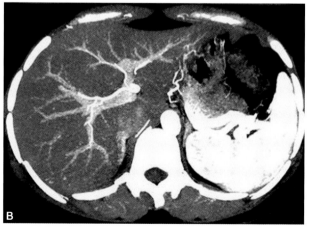

图 2-3-1　A组(延迟4秒):MIP示肝内门静脉4~5级,门静脉轮廓不清,边缘模糊,肝动脉显影较明显
A. 冠状面;B. 水平面。

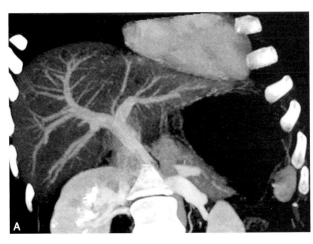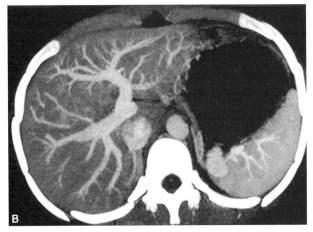

图 2-3-2　B 组(延迟 6 秒):MIP 示肝内门静脉主干显示较好,5~6 级分支显示欠佳

A. 冠状面;B. 水平面。

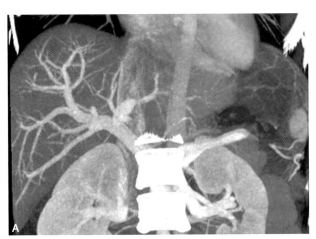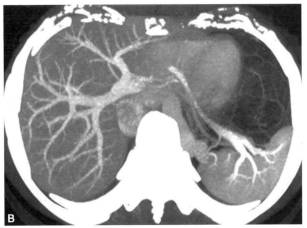

图 2-3-3　C 组(延迟 8 秒):MIP 示肝内门静脉显示清晰,血管轮廓清晰锐利,显示分支 6 级以上

A. 冠状面;B. 水平面。

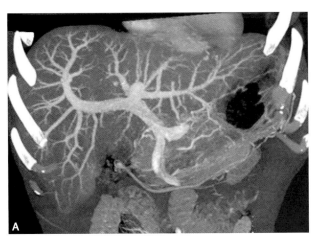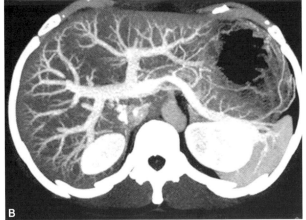

图 2-3-4　D 组(延迟 10 秒):MIP 示肝内门静脉显示清晰,血管轮廓清晰锐利,终末细小分支 7 级清晰可见,肝静脉轻度显影

A. 冠状面;B. 水平面。

门静脉高压时,延迟扫描时间需延后。

MSCT 薄层轴位图像可以清楚显示血管的断面,但是缺乏立体感,对血管的空间位置关系及走行方向缺乏直观、立体的显示,因此,需要采用不同的血管重建方法加以显示。常用的 CTA 图像后处理技术包括 MPR、SSD、MIP、VR 等。

1. 多平面重组(MPR)　MPR 是利用三维重组技术对 MSCT 扫描后采样获得的数据进行任意方位的断层图像重组,包括直接冠状位、矢状位重组,也可以任意角度平面重组(图 2-3-5)。

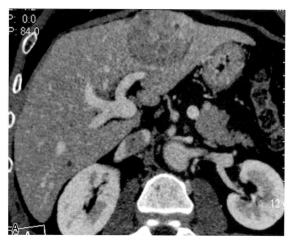
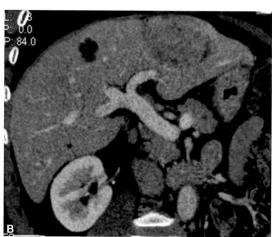

图 2-3-5　门静脉 MPR 图像

MPR 图像的优点:①重组简单,速度快,尤其较适合于急诊患者,如主动脉夹层、下肢动脉闭塞等疾病。SSD、VR 和 MIP 等图像后处理方法因步骤较多,需要调整阈值等,所以耗时较长,而且重组的图像质量与操作者的熟练程度密切相关。②结果准确可靠,在各种图像后处理的方法中,MPR 只是将扫描层面的体素重组,得到不同方位的图像,不会丢失信息。而 SSD、VR 和 MIP 等在重组过程中会删除部分像素,有可能会损失有价值的信息,所以 MPR 是最准确的图像后处理方法。

MPR 图像的缺点:①不利于弯曲血管的全程显示;②所得图像的空间立体感不够强,不便于临床医师观察。

2. 曲面重组(CPR)　CPR 是 MPR 的特殊形式,以手绘或自动的方式,在多种图像上沿血管路径画一条曲线,重组在不同平面结构的断面图(图 2-3-6)。

CPR 的优点是可以将弯曲的血管重组在一个断面图像上显示,不受周围血管的干扰,能避免血管重叠给观察带来的不便。对于有钙化的血管,CPR 能准确显示血管的钙化和狭窄程度。其他重组方法对有钙化的血管不能准确计算狭窄程度。另外,CPR 可以沿血管中轴线连续旋转,得到具有多个角度的断面图像,有利于全面评价血管的情况。

3. 表面阴影显示(SSD)　SSD 是通过设定阈值产生表面影像,将像素值大于某个确定阈值的所有

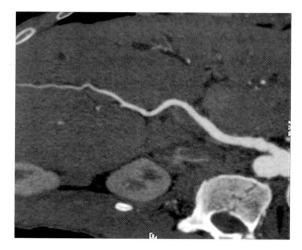

图 2-3-6　肝右动脉 CPR 图像

像素连接起来的一个表面数学模型,低于阈值的像素选取 0,设置为"黑"的;高于阈值的体素选取 100%,设置为"白"的。为了所重组图像有层次感,电脑模拟一个电子光源在三维图像上发光,通过阴影体现图像层次。

SSD 技术的优点:①立体感比 MIP 强,图像能较好地描绘出复杂的三维结构,尤其是在有重叠结构的区域,可用于血管、气管、骨骼的三维显示。②操作简便,速度比 VR 快得多。

SSD 技术的缺点:①图像轮廓欠精细,有放大效应。②需要设定阈值,会损失信息。对于 CTA 重组,SSD 在很多情况下是 MIP 的补充。一般来说,

CTA 的血管重组不能仅以 SSD 为依据。随着计算机的飞速发展,SSD 已基本被 VR 所替代。

4. 最大密度投影(MIP)　MIP 是把扫描后的三维数据叠加起来,以操作者选定的方向作为投影线,在该投影线方向,三维数据中的最高密度的体素投影到一个二维数据中,其余体素则被删除。MIP 可从任意角度投影,亦可将连续角度的多幅图像在监视器上连续播放,给视者以立体感(图 2-3-7)。

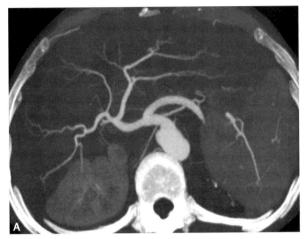
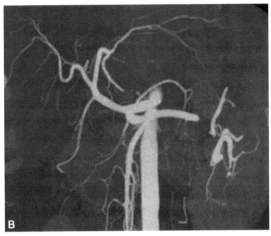

图 2-3-7　动脉 MIP 图像

MIP 技术的优点:①无须选择阈值,与 SSD 比较,无信息丢失,结果较可靠。②无周围组织干扰,只显示血管,便于观察血管结构和病变。③血管壁的钙化能在 MIP 图像上清晰显示,原因在于钙化密度较高,能够像高密度碘一样显示,从而可显示血管动脉粥样硬化斑块钙化的程度。④MIP 能任意角度旋转,这是优于 DSA 的很重要的一点。

MIP 技术的缺点:①不能很好地描记重叠很明显的血管。②静脉污染不能去除。③骨骼干扰。④去骨技术使用不当会造成假象,如邻近骨骼的正常血管被删除,造成“血管闭塞”的假象。⑤MIP 投影,狭窄血管边缘密度较低,投影时狭窄血管边缘的部分像素被删除,会夸大血管狭窄的程度。⑥MIP 的图像无“景深”,图像内血管前后位置关系无法判别。采用多角度投影,用电影循环播放可克服此缺点。

5. 容积再现(VR)　VR 技术首先确定扫描容积内的像素密度直方图,以直方图的不同峰值代表不同组织,然后计算每个像素的不同组织百分比,继而换算成不同的灰阶,以不同的灰阶(或色彩)及不同的透明度三维显示扫描容积内的各种结构(图 2-3-8)。

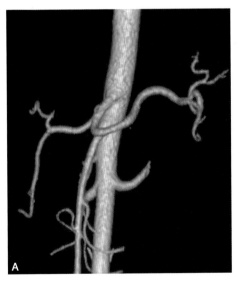
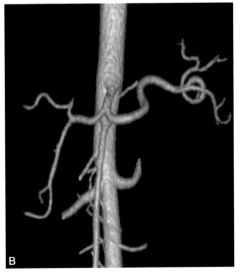

图 2-3-8　动脉 VR 图像

VR 是一种真正意义上的全容积三维成像,利用了容积内的全部信息量,将扫描容积内投影线通过容积数据的全部像素的总投影以不同灰阶显示出来。

VR 技术的优点:①将相对体素衰减转换成灰阶过程图像,所得图像的准确性明显优于 SSD。②保持原始 CT 数据中的解剖关系,优于 MIP。

VR 技术的缺点:①对于血管狭窄性病变,有可能会夸大狭窄,尚需结合原始横断面图像或 MPR 图像。②对骨骼和血管关系比较密切的部位,效果比较差,如颅脑、颈部,这些部位骨骼会遮盖血管,影响观察。

二、肝脏血管多层螺旋 CT 成像技术的临床应用

(一)肝脏血管临床解剖基础

1. 腹腔动脉分型 腹腔动脉在 T_{12} 椎体下部或 $T_{12} \sim L_1$ 椎体间,起自腹主动脉的腹侧中线。其主干是一短而粗的动脉干,长 1.2～2.5cm,管径 8～9mm。腹腔动脉的主要分支有胃左动脉、肝总动脉和脾动脉,但常常出现变异情况,变异多达几十种。Adochi 将腹腔动脉的分支分为 6 种类型。

Ⅰ型:即肝-胃-脾动脉干型。腹腔动脉分为胃左动脉、肝总动脉和脾动脉 3 个分支。此型最多见,占 73%～90%(图 2-3-9)。

Ⅱ型:即肝-脾动脉干型。腹腔动脉分为肝总动脉和脾动脉两支,胃左动脉直接发自腹主动脉。此型占 7.5%(图 2-3-10)。

Ⅲ型:即肝-脾-肠系膜动脉干型。腹腔动脉分为肝总动脉、脾动脉和肠系膜上动脉,胃左动脉单独

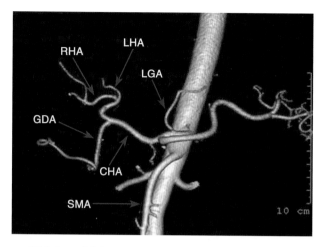

图 2-3-9 Michels Ⅰ型(即为正常肝动脉图像):腹腔干发出胃左动脉(LGA)、脾动脉、肠系膜上动脉(SMA)和肝总动脉(CHA),肝总动脉又分为胃十二指肠动脉(GDA)和肝固有动脉,肝固有动脉分肝左动脉(LHA)和肝右动脉(RHA)

发自腹主动脉。此型占 1.2%(图 2-3-11)。

Ⅳ型:即腹腔动脉-肠系膜动脉干型。腹腔动脉和肠系膜动脉形成共干。此型约占 1.3%(图 2-3-12)。

Ⅴ型:即肝-肠系膜动脉干和胃-脾动脉干型。肝总动脉和肠系膜上动脉共干,胃左动脉与脾动脉共干。此型约占 0.4%(图 2-3-13)。

Ⅵ型:即胃脾动脉干型。肝总动脉缺如,肝脏由胃左动脉发出的左副肝动脉和肠系膜上动脉发出的右副肝动脉供血。此型占 2%～4%(图 2-3-14)。

2. 肝总动脉 肝总动脉一般比脾动脉稍细,自腹腔动脉发出后,向右、前、下方走行,其末端分为胃十二指肠动脉和肝固有动脉。

(1)胃十二指肠动脉:此动脉与肝总动脉几乎

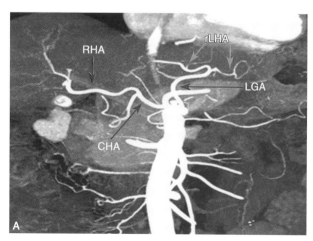
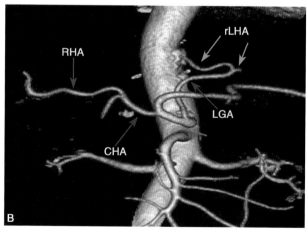

图 2-3-10 Michels Ⅱ型:替代肝左动脉(rLHA)来自胃左动脉(LGA)

A. MIP 图;B. VR 图。CHA. 肝总动脉;RHA. 肝右动脉。

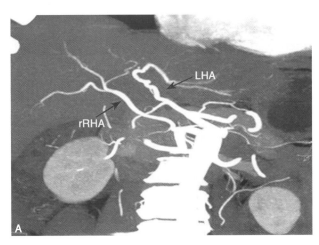
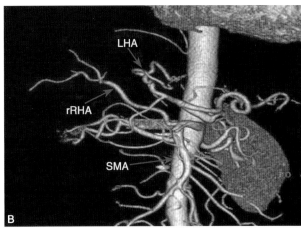

图 2-3-11 Michels Ⅲ型：替代肝右动脉（rRHA）来自肠系膜上动脉（SMA）

A. MIP 图；B. VR 图。LHA. 肝左动脉。

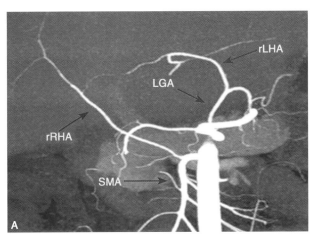
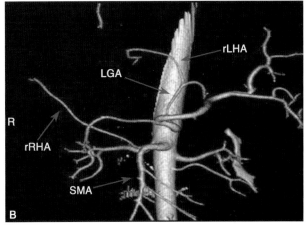

图 2-3-12 Michels Ⅳ型：替代肝右动脉（rRHA）来自肠系膜上动脉（SMA）+替代肝左动脉（rLHA）来自胃左动脉（LGA）

A. MIP 图；B. VR 图。

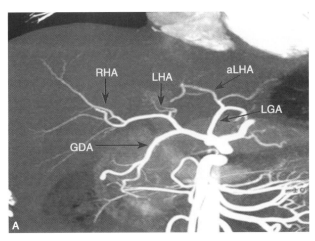
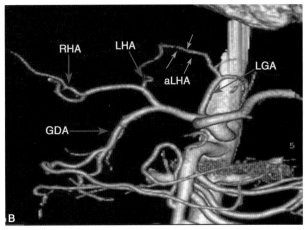

图 2-3-13 Michels Ⅴ型：副肝左动脉（aLHA）来自胃左动脉（LGA）

A. MIP 图；B. VR 图。GDA. 胃十二指肠动脉；RHA. 肝右动脉；LHA. 肝左动脉。

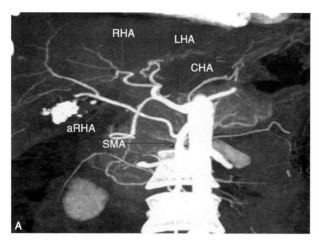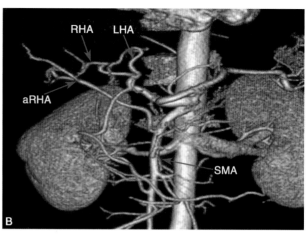

图 2-3-14　Michels Ⅵ型：副肝右动脉（aRHA）来自肠系膜上动脉（SMA）

A. MIP 图；B. VR 图。CHA. 肝总动脉；RHA. 肝右动脉；LHA. 肝左动脉。

呈直角的关系，垂直向下走行，其分支为胰十二指肠上前动脉、胰十二指肠上后动脉和胃网膜右动脉。

（2）胰十二指肠上前动脉：在胰头的腹侧面下行，与胰十二指肠下动脉前支吻合，形成胰十二指肠前弓。发出的分支与胰十二指肠后弓、胰背动脉和胰横动脉吻合。

（3）胰十二指肠上后动脉：向后下走行，胰头的背面与胰十二指肠下动脉后支吻合，形成胰十二指肠后弓。这一动脉沿途发出分支供应十二指肠和胰头，并与胰十二指肠前弓及胰背动脉吻合。此动脉也可发自肝总动脉、肝右动脉或缺如。

（4）胃网膜右动脉：比胰十二指肠上前及上后动脉较粗，是胃十二指肠动脉的终支。此动脉沿胃大弯向左走行，与胃网膜左动脉吻合。

3. 肝固有动脉　肝总动脉发出胃十二指肠动脉之后称为肝固有动脉，主干较短，主要分为胃右动脉、肝左动脉、肝中动脉、肝右动脉。

（1）胃右动脉多起始于肝固有动脉起始部，沿胃小弯向左与胃左动脉吻合。

（2）肝右动脉和肝管伴行，通常位于肝管右下方，在肝内向右上行，一般按先后次序发出胆囊动脉、右尾状叶动脉、右前段和右后段动脉，供血于相应肝段。前段动脉通常又进一步分两支，即前上段动脉和前下段动脉，分别进入前段的后上部和前下部。后段动脉沿后肝管走行，分为后上段和后下段动脉。胆囊动脉通常从肝右动脉发出，其起始点在胆管右侧并位于 Calot（胆囊）三角内。

（3）肝左动脉与肝左管在肝内向左上走行，一般按下列先后次序分出左尾状叶动脉、左内侧段和左外侧段动脉，供血于相应肝段。其中左侧段动脉通常分出四个段支，即两条内上段动脉和两条内下段动脉。外侧段动脉又分出外上段动脉和外下段动脉。

（4）肝中动脉多起自肝右动脉或肝左动脉，直接起自肝固有动脉者仅占 10%。此动脉发出后向上走行，主要供应肝方叶，或供应尾状叶和胆囊。

4. 门静脉　门静脉由肠系膜上静脉和脾静脉在 $L_{1\sim2}$ 平面汇合而成，主干向右上走行，与脊柱轴线成 40°~90°。入肝门后，主干分为左右支，经 5~6 级分支至肝窦。主干长，近肝端宽约 1.9cm，远肝端宽约 2.3cm。门静脉主要有以下分支。

（1）脾静脉：脾静脉在脾门处由 3~5 支小静脉汇合而成，向右水平走行，平均长度约 12.8cm（8~19cm），平均宽度为 1.02cm（0.6~1.6cm）。沿途有数支小静脉汇入，包括胰静脉、胃短静脉、胃网膜左静脉，并接收肠系膜下静脉。

（2）胃冠状静脉：又称胃左静脉，引流食管下部、胃体小弯及贲门附近的静脉血，向右走行，汇入脾静脉、门静脉或两者汇合之处。胃冠状静脉的食管支与奇静脉的食管支吻合，形成食管静脉丛，门静脉高压时食管静脉丛扩张。

（3）肠系膜上静脉：肠系膜上静脉由来自升结肠、横结肠和小肠的静脉血汇合而成，由下向上走行，与脾静脉汇合成门静脉。

（4）肠系膜下静脉：肠系膜下静脉由直肠、乙状结肠和左侧结肠的小静脉汇合而成，向上走行，在脾静脉与肠系膜上静脉汇合处的左侧注入脾静脉。

5. 肝静脉　肝静脉包括肝左静脉、肝中静脉和肝右静脉，分别接收肝的左叶、中叶和右叶的血液。

肝左静脉和肝中静脉通常汇合成共干。肝静脉在肝脏后部斜向下腔静脉的方向走行，在下腔静脉窝的上端注入下腔静脉，此处称为第二肝门。在下腔静脉窝的下端，来自肝右叶的副肝右静脉和来自尾状叶的几只小静脉注入下腔静脉，此处称为第三肝门。有时还有一些附加的肝小静脉单独注入下腔静脉。

三、肝动脉的三维重建

（一）肝动脉正常解剖及变异的临床意义

肝动脉先天性异常很常见，通常没有临床意义，但在患者需要进行手术治疗或介入治疗的时候，就显得非常重要了。只有了解肝动脉的解剖变异才能保证肝动脉化疗栓塞能全面阻断肿瘤区域动脉血供，提高疗效。肝移植手术前准确详细全面了解肝动脉解剖变异可为外科医师制订手术方式提供依据，提高肝移植的成功率。

（二）CTA 表现及分型

肝动脉 MSCTA 可清晰显示肝动脉及其分支的起源走行，几乎可以完全替代 DSA 作为术前评价的手段。VR、MIP 可全面细致地显示肝动脉的各种变异。

目前国际上通用的肝动脉解剖变异分类方法是 Michels 分型。肝动脉变异主要分为替代肝动脉和副肝动脉。替代肝动脉是指肝动脉异位起源且正常的肝动脉不存在。副肝动脉是指正常解剖的肝动脉存在且异位起源的肝动脉同时存在。肝动脉以 Michels 分型为标准对其分类。

Ⅰ型：正常解剖型，即目前教科书描述的肝动脉解剖，腹腔干发出胃左动脉、脾动脉和肝总动脉，肝总动脉又分胃十二指肠动脉和肝固有动脉，肝固有动脉分肝左、右动脉或肝左、中、右动脉（图 2-3-9）。

Ⅱ型：替代肝左动脉起源于胃左动脉（图 2-3-10）。

Ⅲ型：替代肝右动脉起源于肠系膜上动脉（图 2-3-11）。

Ⅳ型：替代肝左动脉起源于胃左动脉+替代肝右动脉起源于肠系膜上动脉（图 2-3-12）。

Ⅴ型：副肝左动脉起源于胃左动脉（图 2-3-13）。

Ⅵ型：副肝右动脉起源于肠系膜上动脉（图 2-3-14）。

Ⅶ型：副肝左动脉起源于胃左动脉+副肝右动脉起源于肠系膜上动脉（图 2-3-15）。

Ⅷ型：替代肝左动脉+副肝右动脉或副肝左动脉+替代肝右动脉（图 2-3-16，图 2-3-17）。

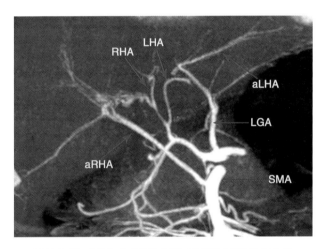

图 2-3-15　Michels Ⅶ型：MIP 重建显示副肝左动脉（aLHA）来自胃左动脉（LGA）+副肝右动脉（aRHA）来自肠系膜上动脉（SMA）

RHA. 肝右动脉；LHA. 肝左动脉。

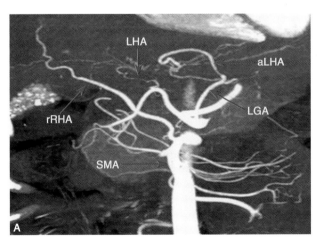

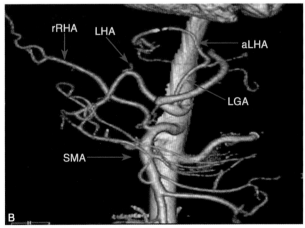

图 2-3-16　Michels Ⅷ型：副肝左动脉（aLHA）来自胃左动脉（LGA）+替代肝右动脉（rRHA）来自肠系膜上动脉（SMA）
A. MIP 图；B. VR 图。LHA. 肝左动脉。

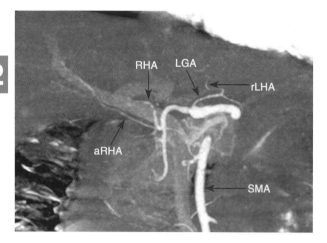

图 2-3-17　Michels Ⅷ型:替代肝左动脉(rLHA)来自胃左动脉(LGA)+副肝右动脉(aRHA)来自肠系膜上动脉(SMA)

RHA. 肝右动脉。

Ⅸ型:肝总动脉起源于肠系膜上动脉(图 2-3-18)。

Ⅹ型:肝总动脉起源于胃左动脉(图 2-3-19)。

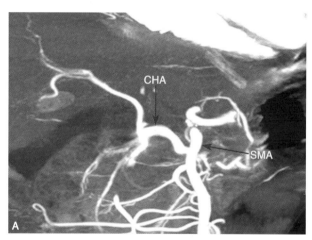

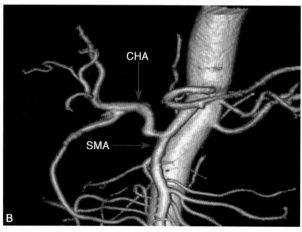

图 2-3-18　Michels Ⅸ型:肝总动脉(CHA)来自肠系膜上动脉(SMA)

A. MIP 图;B. VR 图。

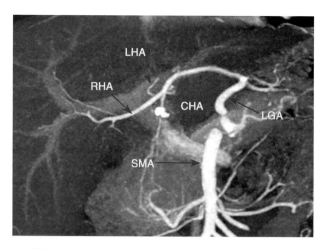

图 2-3-19　Michels Ⅹ型:肝总动脉(CHA)来自胃左动脉(LGA)

SMA. 肠系膜上动脉;RHA. 肝右动脉;LHA. 肝左动脉。

（三）　Michels 分类中未包含的变异类型

笔者还发现了 11 种类型共 56 例(占 11.7%)Michels 分型未包含的类型。其中无肝固有动脉 33 例(图 2-3-20);替代肝左动脉发自腹主动脉 2 例(图 2-3-21);副肝右动脉起源于腹腔干 1 例;无肝总动脉 4 例;无肝总动脉且替代肝左动脉发自胃左动脉 1 例(图 2-3-22);胃十二指肠动脉起源于肝右动脉 7 例(图 2-3-23);肝总动脉起源于腹主动脉 1 例(图 2-3-24);副肝右动脉发出胃十二指肠动脉且无肝固有动脉 3 例;副肝右动脉起源于胃十二指肠动脉 1 例;肝总动脉与肝右动脉连通 1 例;肠系膜上动脉与胃十二指肠动脉连通 1 例;胃左动脉发自腹主动脉且肝总动脉发自肠系膜上动脉 1 例。

四、原发性肝细胞癌动脉供血分类

MSCTA 能良好显示肝细胞癌(hepatocellular carcinoma, HCC)供血动脉的类型和解剖结构,发现是否存在变异性和寄生性的供瘤动脉,而且在并发门静脉癌栓、动静脉瘘等方面具有良好的临床应用价值,可作为肝癌手术或介入治疗前后首选的影像学检查方法。

（一）　CTA 表现

MSCTA 显示富血供肝癌的肝动脉供血复杂,由单支或多支动脉供血。表现为瘤灶内外供血动脉增多,血管有不同程度的迂曲、延长、扩张,呈藤网状(图 2-3-25)。

动脉早期门静脉主干和/或分支显影,提示有动静脉瘘形成。门静脉癌栓形成后,扩张、增粗的门静

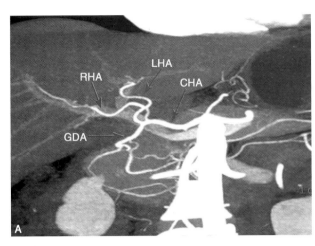
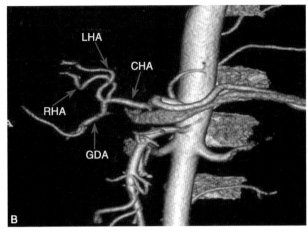

图 2-3-20　其他型:无肝固有总动脉,肝总动脉(CHA)末端分为肝左动脉(LHA)、肝右动脉(RHA)和胃十二指肠动脉(GDA)

A. MIP 图;B. VR 图。

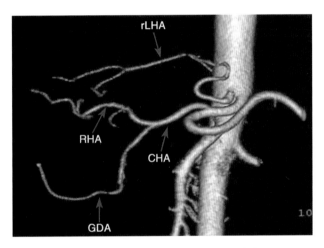

图 2-3-21　其他型:VR 重建图示替代肝左动脉(rLHA)发自腹主动脉

CHA.肝总动脉;GDA.胃十二指肠动脉;RHA.肝右动脉。

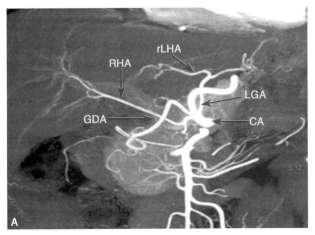
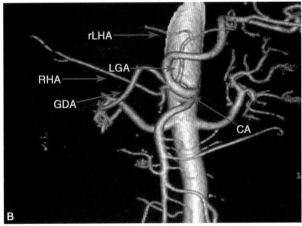

图 2-3-22　其他型:替代肝左动脉(rLHA)发自胃左动脉(LGA)+无肝总动脉

A. MIP 图;B. VR 图。CA.腹腔干;GDA.胃十二指肠动脉;RHA.肝右动脉。

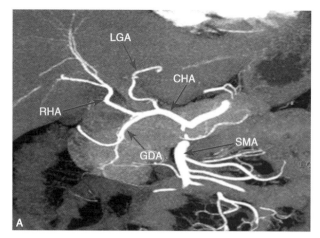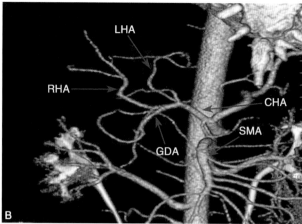

图 2-3-23　其他型:胃十二指肠(GDA)来自肝右动脉(RHA)
A. MIP 图;B. VR 图。SMA.肠系膜上动脉;CHA.肝总动脉;LGA.胃左动脉。

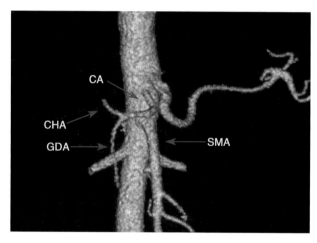

图 2-3-24　其他型:VR 重建图示肝总动脉(CHA)来自腹主动脉
CA.腹腔干;SMA.肠系膜上动脉;GDA.胃十二指肠动脉。

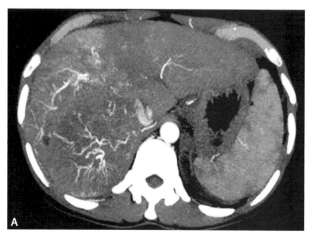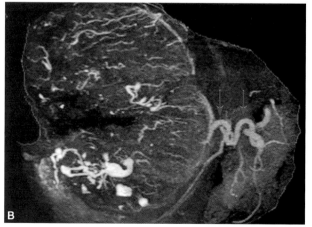

图 2-3-25　HCC:图 A 示肝右动脉增粗分支血管增多;图 B 示肝右动脉增粗迂曲(箭头),分支增多增粗,并可见血管呈"抱球状"

脉滋养血管(肝动脉分支)是形成经血管性肝动脉-门静脉分流的重要途径。MPR、MIP、VR 技术可显示动静脉瘘,部分病例还可直接显示动静脉瘘的瘘口(图 2-3-26,图 2-3-27)。

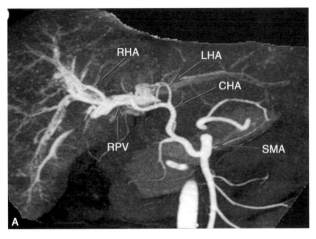 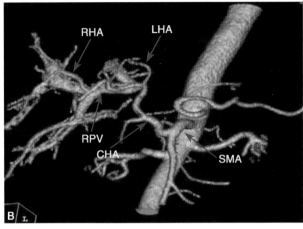

图 2-3-26　HCC:肝总动脉(CHA)起自肠系膜上动脉(SMA),同时合并有动静脉瘘
A. MIP 图;B. VR 图。RPV. 门静脉右支;LHA. 肝左动脉;RHA. 肝右动脉。

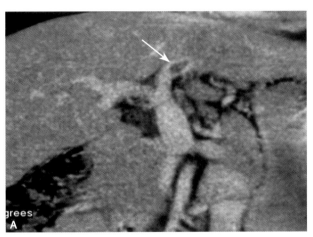 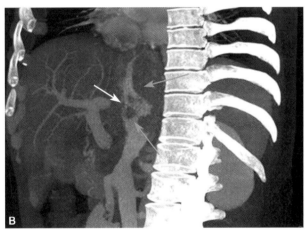

图 2-3-27　癌栓形成
A. 门静脉癌栓形成,可见门静脉左支条状充盈缺损(箭头);B. 下腔静脉癌栓形成(箭头),可见下腔静脉增宽不规则充盈缺损。

(二)原发性肝细胞癌动脉供血的分类

原发性肝细胞癌多为富血供肿瘤,CTA 动脉期提供的血管信息主要是供瘤动脉起源及动脉的走行、形态,肿瘤主要由正常起源的肝动脉和起源变异的肝动脉供血,其次,右膈下动脉、右肾上腺动脉、肋间动脉、胸廓内动脉及网膜动脉也可为其供血,因此一般把肝癌的动脉供血分为规则性、变异性和寄生性。其中规则性和变异性供血是指由肝动脉对肿瘤供血,而寄生性供血是指由肝脏邻近其他器官或组织的滋养动脉对肿瘤供血。

肿瘤供血动脉的起源及分类:笔者的一组 63例肝癌研究中,4 例无法判断供血动脉,1 例为多发结节型肝癌影响观察,3 例为动静脉瘘影响观察;余 59 例中,发现肝右动脉 37 条,肝左动脉 16条,异位起源的肝动脉 22 条,另发现 1 条非肝动脉的供血动脉,其中 17 例为两条供血动脉。将肝癌的动脉供血分为规则性、变异性和寄生性 3种类型。

1. 规则性供血型或腹腔-肝总动脉供血型　有46 例(78.0%),包括两种情况:①在解剖上属于教科书型的有 38 例;②虽有肝动脉起源变异,但其所分布的肝叶(或肝段)为正常肝组织,从而不构成对肝癌供血,而供养肝癌的肝动脉仍然起源于腹腔-肝总动脉干的有 8 例。

2. 变异性供血型　即起源变异的肝动脉供血或参与供血,有 12 例(20.3%),具体分型见

表 2-3-1。

　　3. 非肝动脉供血型　有 1 例(1.7%),即寄生

性供血(图 2-3-28 ~ 图 2-3-31),是指肿瘤由肝脏邻近其他器官或组织的滋养动脉供血(表 2-3-1)。

表 2-3-1　肝癌肝动脉变异性供血亚型

类型	含义	例数	百分比/%
Ⅰ. 肠系膜上动脉供血型	①替代或副肝右动脉起自肠系膜上动脉,供养位于右肝的肿瘤;②肝总动脉起自肠系膜上动脉	5	41.7
Ⅱ. 胃十二指肠动脉供血型	替代或副肝右动脉起源于胃十二指肠动脉供养位于右叶的肿瘤	1	8.3
Ⅲ. 胃左动脉供血型	替代或副肝左动脉起自胃左动脉,供养左肝的肿瘤	3	25.0
Ⅳ. 肠系膜-胃左动脉供血型	替代或副肝右动脉和肝左动脉分别起自肠系膜下动脉和胃左动脉,供养位于右肝和左肝的肿瘤	3	25.0

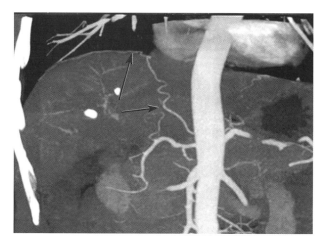

图 2-3-28　肝癌栓塞治疗后,可见右膈下动脉(箭头)供血

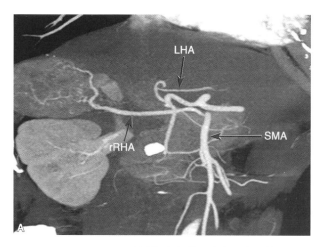

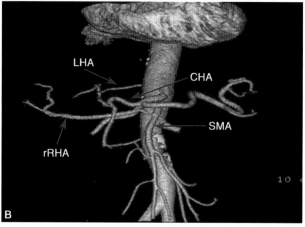

图 2-3-29　HCC 肿瘤供血动脉为变异性供血型:替代肝右动脉(rRHA)起自肠系膜上动脉(SMA)
A. MIP 图;B. VR 图。LHA. 肝左动脉;CHA. 肝总动脉。

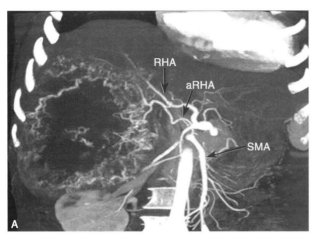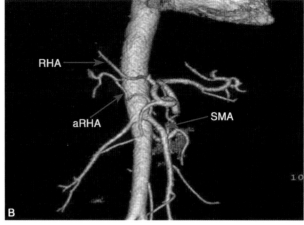

图 2-3-30 起自肠系膜上动脉(SMA)的变异供血动脉参与 HCC 肿瘤供血
A. MIP 图;B. VR 图。aRHA.副肝右动脉;RHA.肝右动脉。

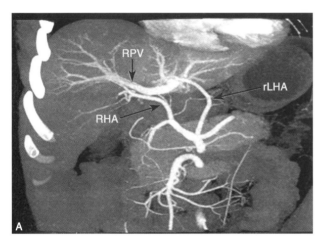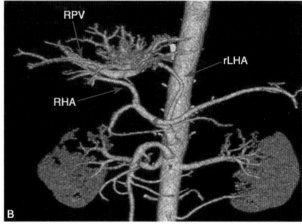

图 2-3-31 HCC 肿瘤供血动脉为变异性供血型:替代肝左动脉(rLHA)起自胃左动脉,同时合并有动静脉瘘
A. MIP 图;B. VR 图。RHA.肝右动脉;RPV.门静脉右支。

（三）螺旋 CT 三维血管成像技术在原发性肝细胞癌临床治疗中的应用价值及前景

肝癌的临床治疗手段主要包括外科手术治疗和经肝动脉介入治疗。在传统手术中,手术成功的关键在于对肝内血管树和肿瘤空间位置的精确把握,以往依赖于临床医师对二维图像进行综合思维判断,所以手术能否成功取决于临床医师的经验与技能,且手术方案无法与他人共享,使手术往往只能在大医院开展。随着计算机技术的发展,还可以将血管成像技术结合数字化虚拟肝脏手术软件,利用带有力反馈的交互式操作平台,反复进行预先虚拟仿真手术,比较各种手术方案的优劣,制订适合患者的个体化手术方案,最大限度保留肝血管等重要组织、减少手术中可能出现的风险及术后的并发症,提高手术的成功率。

经肝动脉介入治疗是无法进行手术治疗肝癌患者的首选治疗方式,术前充分了解肝癌供血动脉的类型和解剖结构,发现是否存在变异性和寄生性供瘤动脉,能够使外科医师和介入放射医师更快更准确全面地进行诊断与治疗,使插管时间缩短,保证超选择性插管的准确性,尤其是可指导肝癌异位供血动脉的插管,避免肝动脉化疗栓塞对肝外异位供血动脉的漏栓,从而阻止肝癌经导管动脉栓塞化疗(transcatheter arterial chemoembolization,TACE)后肿瘤仍继续生长或短期缓解后又复发恶化的现象,提高疗效,最大限度地减少肝功能损害。肿瘤供血动脉是肝癌介入治疗的靶血管,变异肝动脉供血的肝癌化疗栓塞的疗效明显不如正常肝动脉供血的肝癌的疗效,因此介入术前全面了解肝动脉系统解剖学情况有很重要的临床意义。MSCTA 可以清晰地显示肝动脉及其分支的起源走行,检出肝癌供血动脉及肝外异位供血、肿瘤血管、肿瘤染色及动静脉分流情况。

　　总之,肝动脉解剖变异多,介入治疗前彻底检查肝脏的供血动脉尤为重要,如未证实肝脏所有的供血动脉,不仅可导致诊断错误,而且会使外科医师和介入放射医师"误入歧途"。只有了解肝动脉的解剖变异才能保证肝动脉化疗栓塞能全面阻断肿瘤区域动脉血供,提高疗效。此外,详细全面了解肝动脉变异还可指导合理运用血管内介入治疗用导管,介入医师可根据变异肝动脉直径的粗细选择合适的导管直径,尤其是较细的变异肝动脉选用微导管超选择性插管,以达到提高疗效、最大限度减少肝功能损害的目的。

五、门静脉系统的三维重建

(一) 门静脉正常解剖及变异

　　肝内门静脉变异率较高,门静脉有多种变异。面对当今外科对病灶精确定位、定量切除的要求,肝脏术式的评估及活体肝移植的广泛开展,肝脏术前进行肝内门静脉 MSCTA 分析门静脉分支分布特点可以为外科医师提供重要的影像学依据,能够提高病灶切除的准确性,减少并发症,改善患者的生存质量。

　　CTA 的表现及分型:门静脉解剖变异的分型标准各异,将门静脉 1～3 级主支分为 12 种类型。

　　Ⅰ型(正常型):门静脉主干在肝门处分为左支和右支,右支向右侧走行,分为右前支和右后支(图2-3-32)。

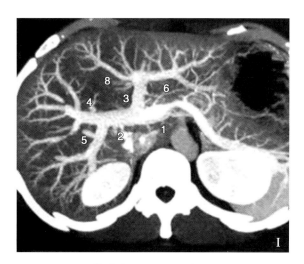

图 2-3-32　门静脉变异Ⅰ型(正常型):门静脉主干在肝门处分为左支和右支,右支向右侧走行,分为右前支和右后支

1. 门静脉主干;2. 门静脉右支;3. 门静脉左支;4. 门静脉右前支;5. 门静脉右后支;6. 门静脉左外上段支;8. 门静脉左内支。

　　Ⅱ型:门静脉主干在肝门处呈三叉状直接分为左支、右前支和右后支,即右支缺如(图2-3-33)。

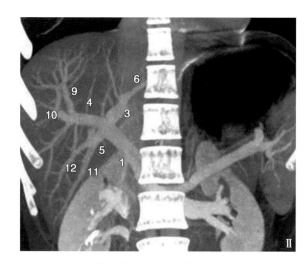

图 2-3-33　门静脉变异Ⅱ型:门静脉主干在肝门处呈三叉状直接分为左支、右前支和右后支(即右支缺如)

1. 门静脉主干;3. 门静脉左支;4. 门静脉右前支;5. 门静脉右后支;6. 门静脉左外上段支;9. 门静脉右前上支;10. 门静脉右前下支;11. 门静脉右后上支;12. 门静脉右后下支。

　　Ⅲ型:门静脉主干先发出右后支,继续向右上行分为左支和右前支(图2-3-34)。

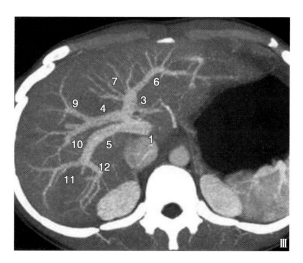

图 2-3-34　门静脉变异Ⅲ型:门静脉主干先发出右后,继续向右上走行分为左支和右前支

1. 门静脉主干;3. 门静脉左支;4. 门静脉右前支;5. 门静脉右后支;6. 门静脉左外上段支;7. 门静脉左外下段支;9. 门静脉右前上支;10. 门静脉右前下支;11. 门静脉右后上支;12. 门静脉右后下支。

　　Ⅳ型:门静脉主干先发出右后支,然后向左侧略弯曲斜行,演变为左支,右前支起自左支(图2-3-35)。

　　Ⅴ型:即不分叉变异(图2-3-36)。

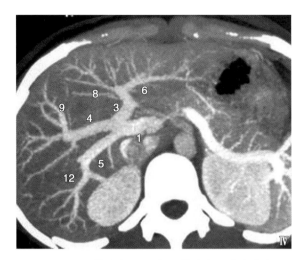

图 2-3-35　门静脉变异Ⅳ型:门静脉主干先发出右后支,然后向左侧略弯曲斜行,演变为左支,右前支起自左支

1.门静脉主干;3.门静脉左支;4.门静脉右前支;5.门静脉右后支;6.门静脉左外上段支;8.门静脉左内支;9.门静脉右前上支;12.门静脉右后下支。

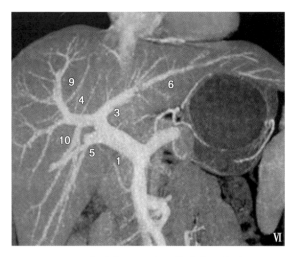

图 2-3-37　门静脉变异Ⅵ型:门静脉主干在分叉处分出左支、右前支,左支继续上行延续为门静脉左支和右前支

1.门静脉主干;3.门静脉左支;4.门静脉右前支;5.门静脉右后支;6.门静脉左外上段支;9.门静脉右前上支;10.门静脉右前下支。

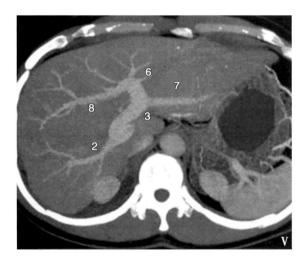

图 2-3-36　门静脉变异Ⅴ型:门静脉主干分出右后叶支(右后叶上、下段支),主干弯向前上走行,逐渐变细,行程中分出肝左叶前上、下及左支等分支

2.门静脉右支;3.门静脉左支;6.门静脉左外上段支;7.门静脉左外下段支;8.门静脉左内支。

Ⅵ型:门静脉主干在分叉处分出门静脉左、右主支,左支继续上行延续为门静脉左支和右前支(图2-3-37)。

Ⅶ型:在门静脉分叉处分别分出门静脉左支、右前叶支、右后叶上段支和右后叶下段支四支分支(图2-3-38)。

Ⅷ型:门静脉主干在肝门处呈三叉状分为左支、右后叶上段支和右后叶下段支,左支在行程中延续为右前叶支及左支分支(图2-3-39)。

Ⅸ型:门静脉主干在肝门处出分为左、右支,右

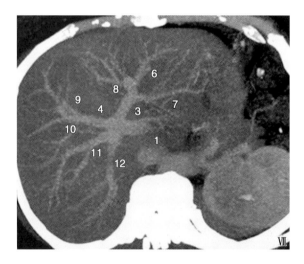

图 2-3-38　门静脉变异Ⅶ型:在门静脉分叉处分别分出门静脉左支、右前叶支、右后叶上段支和右后叶下段支(四分叉)

1.门静脉主干;3.门静脉左支;4.门静脉右前支;6.门静脉左外上段支;7.门静脉左外下段支;8.门静脉左内支;9.门静脉右前上支;10.门静脉右前下支;11.门静脉右后上支;12.门静脉右后下支。

支末端呈叉状分为门静脉右前上、下段支,右后上、下段支(或右前支、右后上、下段支)(图2-3-40)。

Ⅹ型:于门静脉主干分叉处发出较大一分支供应肝右叶后上段或前上段(图2-3-41)。

Ⅺ型:门静脉主干在向左弯曲走行,在行程中分别发出门静脉右后叶上段支、右后叶下段支、右前叶支及门静脉左支(或肝右后叶支、前叶支及左支)(图2-3-42)。

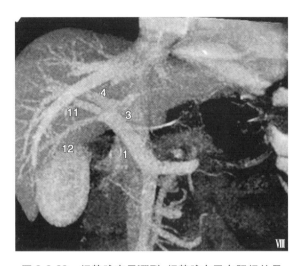

图 2-3-39 门静脉变异Ⅷ型:门静脉主干在肝门处呈三叉状分为左支、右后叶上段支和右后叶下段支,左支在行程中延续为右前叶支及左支分支

1. 门静脉主干;3. 门静脉左支;4. 门静脉右前支;11. 门静脉右后上支;12. 门静脉右后下支。

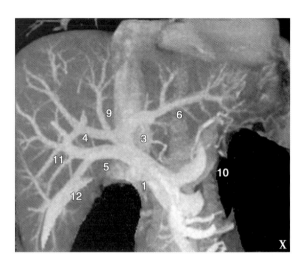

图 2-3-41 门静脉变异Ⅹ型:于门静脉主干分叉处(左支或右支主干)发出较大一分支供应肝右叶后上段或前上段

1. 门静脉主干;3. 门静脉左支;4. 门静脉右前支;5. 门静脉右后支;6. 门静脉左外上段支;9. 门静脉右前上支;10. 门静脉右前下支;11. 门静脉右后上支;12. 门静脉右后下支。

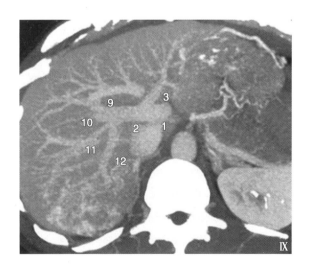

图 2-3-40 门静脉变异Ⅸ型:门静脉主干在肝门处出分为左、右支,右支末端呈叉状分为门静脉右前上、下段支,右后上、下段支(或右前支,右后上、下段支)

1. 门静脉主干;2. 门静脉右支;3. 门静脉左支;9. 门静脉右前上支;10. 门静脉右前下支;11. 门静脉右后上支;12. 门静脉右后下支。

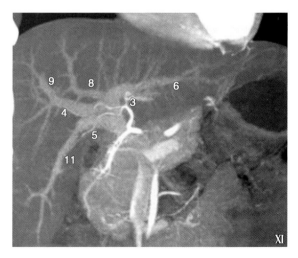

图 2-3-42 门静脉变异Ⅺ型:门静脉主干向左弯曲走行,在行程中分别发出门静脉右后叶上段支、右后叶下段支、右前叶支及门静脉左支(或肝右后叶支、前叶支及左支)

3. 门静脉左支;4. 门静脉右前支;5. 门静脉右后支;6. 门静脉左外上段支;8. 门静脉左内支;9. 门静脉右前上支;11. 门静脉右后上支。

XII型:门静脉左支水平段(横部)或矢状段(脐部)缺如(图2-3-43)。

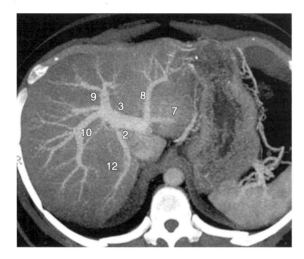

图2-3-43 门静脉变异XII型:门静脉左支水平段(横部)或矢状段(脐部)缺如

2.门静脉右支;3.门静脉左支;7.门静脉左外下段支;8.门静脉左内支;9.门静脉右前上支;10.门静脉右前下支;12.门静脉右后下支。

(二)门静脉高压

门静脉系与上、下腔静脉系之间存在多处吻合,在正常情况下,这些吻合几乎处于闭锁状态。当门静脉压力升高时,吻合支开放而形成流过血液的通道,有助于降低门静脉压力。

门静脉高压引起侧支循环分为4大类:胃左静脉经食管静脉丛与奇静脉、半奇静脉吻合;肠系膜下静脉经直肠静脉丛与髂静脉吻合;脐旁静脉经脐周静脉网与胸腹壁静脉吻合;门静脉细小属支经椎内外静脉丛、腹膜后小血管与腔静脉系血管之间的吻合。

CTA表现:

(1)门静脉主干、左右分支及脾静脉较正常明显增粗,而段以下分支突然变细、变小。

(2)肝内门静脉血管显示级别少,大部分仅显示2~3级分支,末梢血管分布范围小,肝外缘内1/4~1/2可表现无血管分布。

(3)门静脉血管走行僵直或扭曲,血管边缘毛糙,分叉角开大,可呈枯树枝状。

(4)合并肝癌者,可见门静脉分支被肿块推移、压迫、侵犯及癌栓形成,主干周围小血管扩张,形成门静脉海绵样变。

(5)侧支循环形成

1)食管和食管旁静脉曲张:食管静脉曲张通常是指食管下段管壁的黏膜下层内增粗的静脉,而食管旁静脉曲张是指在食管壁浆膜外分布的增粗静脉。CTA可显示食管下段管壁内外异常扩张迂曲的血管(图2-3-44)。

2)胃左静脉和胃短静脉曲张:CTA显示胃左静脉直径>6mm,胃短静脉直径>4mm即为增粗,提示门静脉高压形成。增粗的胃左静脉显示为由门静脉主干发出的走行在肝胃韧带和胃小弯侧的迂曲血管影。增粗的胃短静脉表现为脾门和胃底部数支迂曲的血管。

3)脾门附近静脉扩张:脾静脉是门静脉主要属支之一,可与胃短静脉、胃网膜静脉、肠系膜静脉、膈下静脉相通,其直径>10mm提示静脉曲张。

4)胃-脾-肾分流:胃左静脉及胃短静脉可以通过脾静脉汇入左肾静脉(胃肾分流),粗大的脾静脉也可通过一些增粗的静脉属支与左肾静脉直接交通(脾肾分流)。CTA显示脾肾或胃肾分流为胃底小弯侧、脾门和左肾门区域迂曲粗大的静脉血管影,汇入增粗的左肾静脉。

5)脐旁静脉和腹壁静脉:脐静脉一旦关闭后就

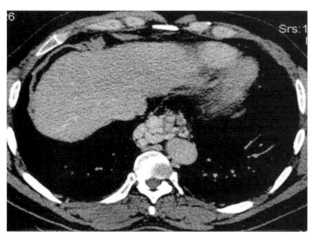

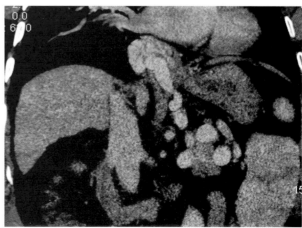

图2-3-44 门静脉高压:食管下端静脉曲张

不再开放,在圆韧带和镰状韧带区域开放的侧支静脉是扩张的脐旁静脉。横断面图像上,脐旁静脉显示为圆点状或条状血管影,直径>2mm,位于肝左叶内、外段之间镰状韧带的前缘。CTA可清晰显示脐旁静脉,表现为迂曲、纵向的血管影,偶可见其汇入腹壁静脉形成"海蛇头"征(图2-3-45)。

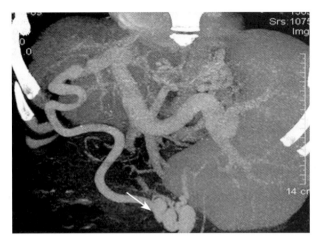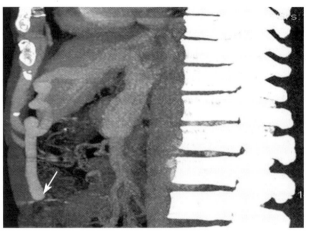

图 2-3-45　门静脉高压:门静脉及脾静脉扩张,脐静脉迂曲扩张汇入腹壁静脉(箭头)

6)椎旁静脉曲张:肠系膜上、下静脉细小分支通过 Retzius 静脉丛与腰静脉、膈下静脉、肾上腺静脉、肾静脉、下位肋间静脉等的小分支相通,可导致椎旁静脉曲张。CTA 显示为椎体两侧的点状、条状血管。主要是腰及腰升静脉呈丛状、条状扩张。

(三)门静脉栓塞

门静脉栓塞最常见的原因是血栓和癌栓。门静脉血栓继发于多种疾病,如肝硬化、脾切除术后、胆道手术后、急性胰腺炎等。而门静脉癌栓为恶性门静脉栓塞,总是继发于肝癌。

CTA 表现:门静脉栓塞 CTA 显示为门静脉内低密度充盈缺损或截断,小分支内栓塞可因较小而未能显示(图2-3-46,图2-3-47)。

(四)门静脉海绵样变性

门静脉海绵样变性(cavernous transformation of the portal vein,CTPV)是指门静脉主干和/或其分支完全或部分阻塞后,其周围形成大量侧支或阻塞后再通,是机体为保证肝血流量和肝功能正常的一种代偿性病变。由于这些血管在大体标本切面观呈海绵状血管瘤样改变,故被称为"门静脉海绵样变性"。

门静脉海绵样变性分为原发性和继发性两大类。前者由非肝病性因素所致,主要是由于门静脉系统先天性发育异常或出生后脐静脉闭锁过程延伸,使门静脉管腔狭窄,甚至闭锁、消失,部分则是脐肠系膜和肝静脉之间的静脉丛异常增生。后者则指各种因素导致门静脉血流受阻而引起门静脉高压、侧支循环建立、门静脉再通。致病因素多为门静脉癌栓、血栓、门静脉周围纤维组织炎、脾切除术后及各种凝血疾病、消化系统感染性疾病及外界压迫等。

病理表现为肝十二指肠韧带和肝门部许多细

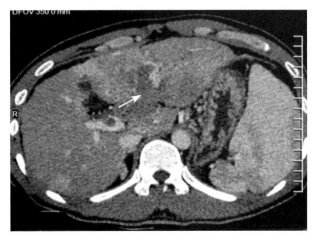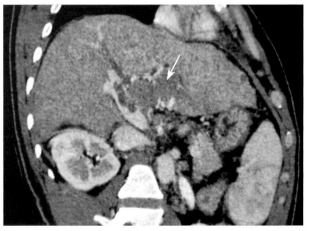

图 2-3-46　肝左内叶肝癌门静脉瘤栓:门静脉增宽,管腔可见低密度充盈缺损(箭头)

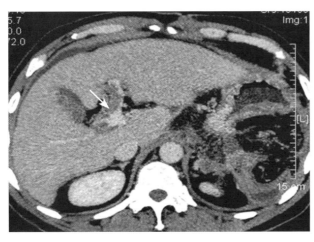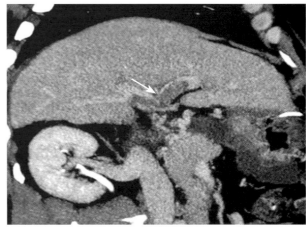

图 2-3-47　门静脉高压症贲门周围血管离断术后门静脉血栓：门静脉左、右支可见低密度充盈缺损，无强化（箭头）

小、相互扭曲成肿块状的静脉网，形似海绵，由此而得名。其侧支血管来源于淋巴管、胆管、血管伴行的小静脉和新生的静脉管道，这些血管跨过阻塞的门静脉引流远侧的血液、阻塞的门静脉主干或左右主支提供侧支循环。这些血管网一部分作为门静脉肝内分支和肝外分支之间的旁路（门静脉系统之间的侧支循环、门门短路），使内脏血流可以绕过门静脉阻塞部位进入肝脏；另一部分则将门静脉的部分血液分流至体循环（门体分流）。

CTA 表现：门静脉海绵样变性 CTA 显示为门静脉旁、肝内、胆囊窝异常点状、条状迂曲的血管及栓塞的门静脉再血管化如海绵状（图 2-3-48）。

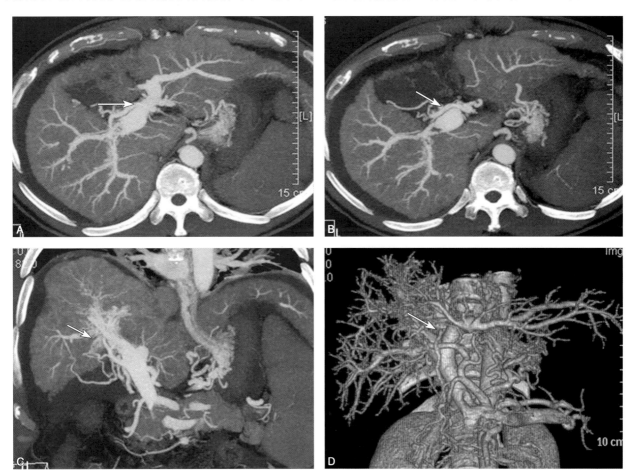

图 2-3-48　门静脉海绵样变性：门静脉扩张，门静脉右支可见低密度瘤栓，门静脉周围可见扩张、迂曲的血管影，食管下端、胃底静脉曲张

A～C. MIP 图；D. VR 图。

六、下腔静脉肝段及肝静脉多层螺旋CT血管成像

下腔静脉肝段及肝静脉MSCTA为肝脏的解剖分段、肝内病灶的准确定位、估计手术的可切除性及确定手术方式提供大量参考信息,可指导肝切除术、肝静脉流出道的重建,以及近肝静脉损伤的手术治疗。

1. CTA表现及分型　在正常情况下,下腔静脉肝段收集三支主肝静脉后汇入右心房。由于下腔静脉由4个静脉段融合而成,各段的发育变异均可致下腔静脉畸形,其中肝段缺如应属于肝脏血管变异范畴。下腔静脉肝段缺如病理解剖可分为3型:Ⅰ型,下腔静脉肝段缺如,肾静脉段以下下腔静脉基本正常,门静脉系血流经肝静脉直接进入右心房,肾静脉段以下血流经奇静脉引流到上腔静脉。Ⅱ型,下腔静脉肝段缺如,下半身静脉血流经下腔静脉、半奇静脉到上腔静脉,肝静脉独立引流入右心房。Ⅰ型、Ⅱ型肝静脉顺行引流入心房,不伴有先天性心脏病者,多无明显血流动力学紊乱,病理生理改变不明显而无临床症状。Ⅲ型,下腔静脉肝段缺如伴有肝静脉逆行引流,此型可见肝静脉的1~2支逆行引流入右肾静脉或直接向下引流入肾段下腔静脉,后者再经奇静脉或半奇静脉引流入腔静脉。

肝静脉主要包括肝左静脉、肝中静脉及肝右静脉。根据肝静脉在第二肝门处汇入下腔静脉的不同,将肝静脉分为两种类型:Ⅰ型,肝右静脉单独汇入下腔静脉,肝中静脉及肝左静脉合并为共干后注入下腔静脉,占95.1%(图2-3-49)。Ⅱ型,肝右静脉、肝中静脉及肝左静脉单独注入下腔静脉,占4.9%(图2-3-50)。

Nakamura关于肝静脉分型标准为:Ⅰ型有粗大

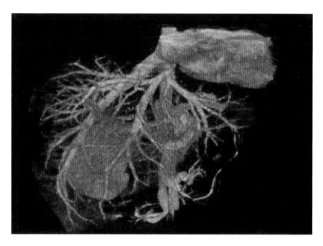

图2-3-49　肝静脉汇入下腔静脉Ⅰ型:肝右静脉单独汇入下腔静脉,肝中静脉及肝左静脉合并为共干后注入下腔静脉

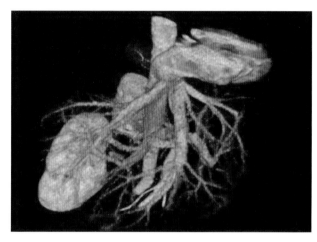

图2-3-50　肝静脉汇入下腔静脉Ⅱ型:肝右静脉、肝中静脉及肝左静脉单独注入下腔静脉

的肝右静脉引流肝右叶的大部分,伴有小的肝右后静脉引流肝右叶的后下小部分静脉(图2-3-51);

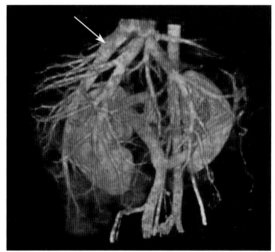

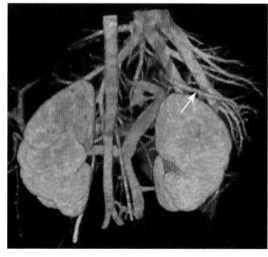

图2-3-51　肝静脉Nakamura分型Ⅰ型:有粗大的肝右静脉(长箭头)引流肝右叶的大部分,伴有小的肝右后静脉(短箭头)引流肝右叶的后下小部分静脉

Ⅱ型有中等大小的肝右静脉和中等大小的肝右后静脉引流肝段Ⅵ(图2-3-52);Ⅲ型有只引流段Ⅶ的短小的肝右静脉,伴随较粗大的肝中静脉和粗大的肝

右后静脉引流肝右后叶静脉(图2-3-53)。据文献报道,Nakamura Ⅰ型、Ⅱ型占绝大多数,提示大多数人有粗大的肝右静脉。

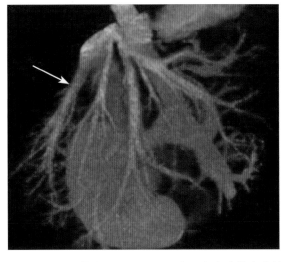

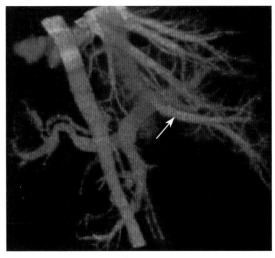

图2-3-52 肝静脉 Nakamura 分型Ⅱ型:有中等大小的肝右静脉(长箭头)和中等大小的肝右后静脉引流肝段Ⅵ(短箭头)

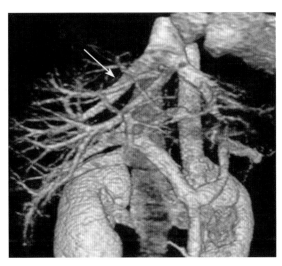

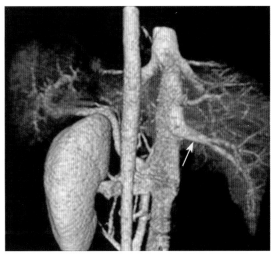

图2-3-53 肝静脉 Nakamura 分型Ⅲ型:只引流段Ⅶ的短小的肝右静脉(长箭头),伴随较粗大的肝中静脉和粗大的肝右后静脉(短箭头)引流肝右后叶静脉

肝静脉的变异有重要临床意义的主要是肝右后静脉的出现。文献报道肝右后静脉的出现率为7.7%~67.5%,主要引流范围为肝段Ⅵ和肝段Ⅶ小部。肝右后静脉的出现对肝移植及肝切除术手术方案的设计有重要影响,在行肝右叶后段切除时需小心结扎粗大的肝右后静脉,行扩大肝左叶切除时需保留此血管。肝右后静脉直径>3mm时,肝移植时应保留此支,以预防移植后肝功能损害,避免出现大出血或肝缺血、坏死。

2. 巴德-基亚里综合征(Budd-Chiari syndrome,BCS) 巴德-基亚里综合征由 Budd 和 Chiari 分别于

1846年及1899年先后提出,是由于肝静脉流出道和/或下腔静脉梗阻所导致的淤血性肝大和门静脉高压综合征。肝静脉闭塞可发生在肝静脉和/或肝静脉开口或在下腔静脉肝内段。

发病原因包括先天性和后天性。前者是指肝静脉或肝静脉下腔静脉入口处存在先天性蹼或隔,造成阻塞,后者为继发于肿瘤、血栓形成或外伤等疾病引起的肝静脉或下腔静脉肝段阻塞。

(1)病理表现

1)肝静脉和下腔静脉阻塞:典型静脉阻塞发生于下腔静脉的肝内段及肝静脉汇合至下腔静脉处,

血栓沿肝静脉主干向其分支蔓延。

2）肝实质改变：早期，小叶中央区肝细胞坏死，肝窦淤血，大量蛋白质漏入间质间隙；后期，有纤维化及周边肝细胞再生结节，小叶结构紊乱，且因汇管区纤维化、桥形坏死，发展为大结节性肝硬化。肝静脉左支闭塞多见，因此肝左叶萎缩，右叶增大，尾状叶代偿性肥大。肝静脉完全阻塞者，肝内淤血分布不均匀。

3）门静脉高压和侧支循环：肝静脉压升高，产生门静脉侧支循环，并可发展为门静脉高压。

4）肝内侧支循环：①肝静脉通过包膜下侧支与体循环交通，表现为许多网状迂曲血管沿肝包膜走行，通过膈静脉、腹膜后静脉、肋间静脉等与体循环交通。②肝内叶间交通，阻塞的肝静脉血流经侧支引流到未阻塞的肝静脉和副肝静脉。以上两种侧支表现为肝内逗点样或曲棍棒样血管影。③未确定型，呈蜘蛛网样表现，形成许多细小的网状侧支围绕在阻塞肝静脉周围。

5）下肢水肿、静脉曲张。

（2）CTA 表现：CTA 将巴德-基亚里综合征分为 3 型，即下腔静脉型、肝静脉型、混合型。

下腔静脉型分为 Ⅰa 膜型和 Ⅰb 节段型两种。①Ⅰa 膜型，第二肝门水平自下腔静脉外缘向腔内突出的圆弧形充盈缺损（图 2-3-54）；②Ⅰb 节段型，梗阻段呈节段性狭窄，边缘光整，不甚规则。

肝静脉型：肝静脉近端狭窄或闭塞，累及 1~3 个主干（图 2-3-55）。

混合型：表现多样，可表现为下腔静脉膜性闭塞合并肝中静脉近端 1/3 闭塞；下腔静脉膜性狭窄伴有肝左、中、右静脉近端闭塞；下腔静脉节段性闭塞伴有肝右静脉闭塞，伴有肝左、中、右静脉近端闭塞。

肝内侧支循环的出现率达 95%。CTA 常可显示的肝外侧支循环有以下几种途径：①左肾静脉-半奇静脉通路；②腰升静脉-奇静脉通路；③腹壁浅静脉通路；④腹壁下静脉、心膈周围血管通路；⑤副肝静脉。奇静脉和半奇静脉扩张常见，易被误认为主动脉旁肿块或肿大的淋巴结。CTA 图

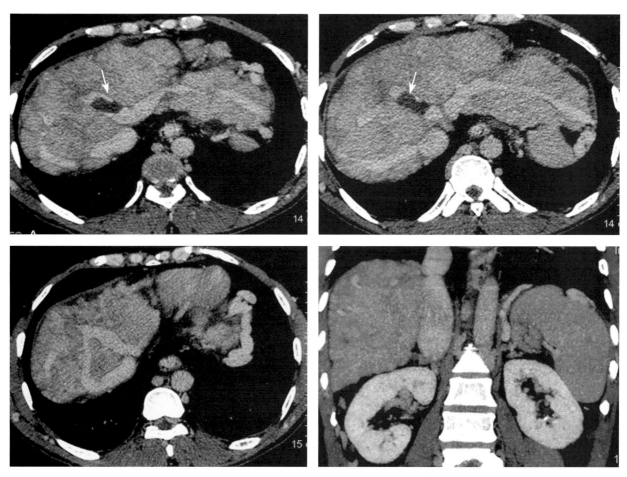

图 2-3-54　巴德-基亚里综合征：肝静脉增宽，肝静脉汇合处下腔静脉隔膜，肝中静脉血栓（箭头），肝内可见侧支循环，食管下端静脉、奇静脉、半奇静脉扩张

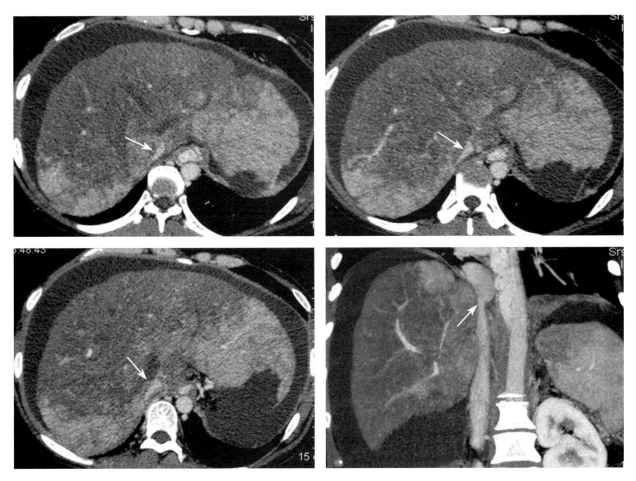

图 2-3-55　巴德-基亚里综合征:肝大,肝静脉未见显影,下腔静脉膈下段局限性狭窄(箭头),食管下端静脉、奇静脉、半奇静脉扩张,腹水

像上腹壁下静脉分布于腹壁两侧,腹壁浅静脉分布于腹壁后外侧。心膈周围静脉可表现为左心膈角处血管性肿块,沿着左心室的左缘上升。当肝静脉阻塞时部分患者通过右下肝静脉(副肝静脉)代偿,使肝的静脉血回流到下腔静脉,表现为肝右叶的下部有粗大的血管与下腔静脉的右侧壁相连接。

七、胃左动脉多层螺旋 CT 血管成像

由于胃左动脉在起源及分支变异种类较多,术前充分认识胃左动脉的正常解剖及变异,对于胃、胰、肝的手术及介入等治疗的成功及防止并发症有重要的临床意义。

胃左动脉正常起于腹腔动脉,是腹腔动脉的最小分支,但却是胃的最大动脉。研究表明,肝及胃的动脉均直接或间接起源于腹腔干和/或肠系膜上动脉,并且两者间存在很多交通吻合动脉。在解剖学上看来,两者之间并不是完全分离的,肝胃韧带连接着肝门与胃小弯,而肝脏的左三角韧带则与胃膈韧

带和食管膈韧带相连,在某种意义上,这些韧带之间的联系又将肝与胃连接在一起,成为肝胃之间变异交通动脉走行的载体。根据胃左动脉的起源,并以 Michels 分型为标准对其分类:Ⅰ型,胃左动脉、肝总动脉、脾动脉共同起自腹腔干;Ⅱ型,肝总动脉和脾动脉起自腹腔干,胃左动脉起自主动脉、肝总动脉或脾动脉(图 2-3-56);Ⅲ型,胃左动脉起自腹腔干,肝总动脉和脾动脉起自肠系膜上动脉;Ⅳ型,胃左动脉和肝总动脉起自腹腔干,脾动脉起自肠系膜上动脉;Ⅴ型,脾动脉和胃左动脉起自腹腔干,肝总动脉起自肠系膜上动脉或其他血管(图 2-3-57);Ⅵ型,胃左动脉、肝总动脉、脾动脉和肠系膜上动脉共干(图 2-3-58)。此外,在笔者收集的病例中,尚发现 Michels 分型中未包含的变异类型,如胃左动脉缺失,肝左动脉发出替代胃左动脉(图 2-3-59);胃左动脉起自肠系膜上动脉;肝总动脉、胃左动脉、脾动脉共同起自腹腔干;腹腔干缺失,脾动脉起自腹主动脉,肝左动脉及胃左动脉起自脾动脉,肝右动脉起自肠系膜上动脉等类型。

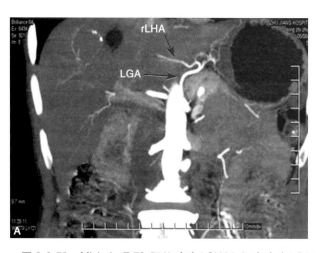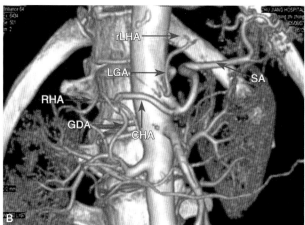

图 2-3-56　Michels Ⅱ型:肝总动脉(CHA)和脾动脉(SA)起自腹腔干,胃左动脉(LGA)起自腹主动脉,肝左动脉
(LHA)缺失,胃左动脉分出替代肝左动脉(rLHA)

A. MIP 图;B. VR 图。GDA. 胃十二指肠动脉;RHA. 肝右动脉。

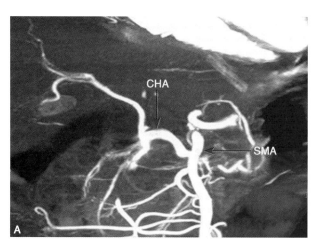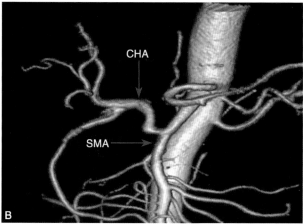

图 2-3-57　Michels Ⅴ型:脾动脉和胃左动脉起自腹腔干,肝总动脉(CHA)起自肠系膜上动脉(SMA)

A. MIP 图;B. VR 图。

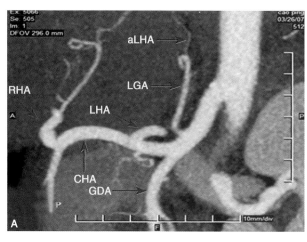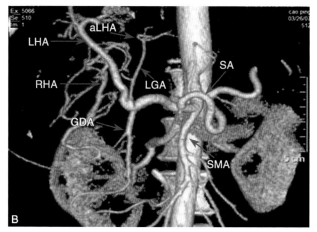

图 2-3-58　Michels Ⅵ型:胃左动脉(LGA)、肝总动脉(CHA)、脾动脉(SA)和肠系膜上动脉(SMA)共干

A. MIP 图;B. VR 图。aLHA. 副肝左动脉;LHA. 肝左动脉;GDA. 胃十二指肠动脉;RHA. 肝右动脉。

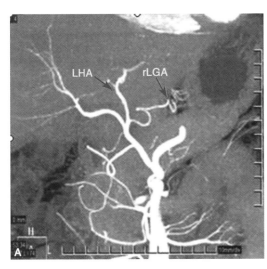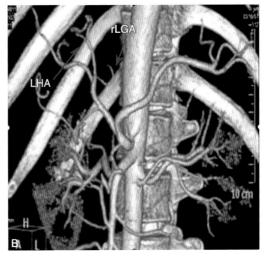

图 2-3-59　Michels 分型未包含的类型：无胃左动脉，肝左动脉(LHA)发出替代胃左动脉(rLGA)
A. MIP；B. VR。

八、胆总管供血小动脉多层螺旋 CT 血管成像

胆总管血供来源较多、较复杂，其供血小动脉纤细，研究表明缺血型胆道病变、肝外胆管出血、损伤性胆管狭窄和胆道吻合口瘘的发生均可能与胆管血供有关。亚毫米 MSCTA 可以显示出胆总管及其供血的小动脉，让外科医师术前了解胆总管血供来源特点，有利于胆道外科手术方案的合理选择、预防和减少术后胆道并发症的发生。

笔者将胆总管大致分成上、下部（图 2-3-60）。因胆囊管汇入情况较复杂，CT 观察部分病例胆总管起始部较困难，笼统地将十二指肠上缘以上的胆总管及部分肝总管下段归为上部胆总管，十二指肠上缘起至胰头上缘归为下部胆总管，包括胆总管十二指肠后段及尚未进入胰腺实质的胰腺段胆总管，胆

总管进入胰腺实质及十二指肠壁内后供血丰富，不容易出现缺血坏死，且该段长度较短，手术率不高，因此未包括在下部胆总管内。

下部胆总管血供按照小动脉来源可分成 3 型：Ⅰ型，由胰十二指肠上动脉供血，再根据其动脉弓吻合情况可以分Ⅰa型、Ⅰb型两个亚型。Ⅰa型，胰十二指肠上动脉未与下方小动脉形成明显吻合弓；Ⅰb型，胰十二指肠上动脉与下方小动脉形成动脉弓。Ⅱ型，由其他小动脉供应胆总管下部。Ⅲ型，未见明确小动脉供应。在 3 型中，以Ⅰ型多见，胰十二指肠上动脉走行较固定，其走行方向一般自胃十二指肠动脉发出后绕胆总管前方向右下方行走。其中Ⅰa型较为常见，伴行于胆总管下部为主（图 2-3-61）；Ⅰb型较为少见，可观察到胰十二指肠上动脉与胰十二指肠下动脉吻合成细小动脉弓，亦伴行下部胆总管及胰头为主（图 2-3-62）；Ⅱ型、Ⅲ型极为少见。

上部胆总管供血小动脉显影率不高，供血小动脉未见明显显示者约占 50%；能显示供血小动脉者中，胆囊动脉近段约占 50%（图 2-3-63），其次为肝右动脉（图 2-3-64），极少数供血小动脉发自肝固有动脉、肝总动脉、肝左动脉（图 2-3-65~图 2-3-67）。

在笔者收集的病例中，肝外胆管血供大致可以分为上、下部血供，上部胆管主要由胆囊动脉、肝固有动脉等分支供血，能显示小动脉主干的病例稀少；下部胆管绝大部分由胰十二指肠上动脉供血，在胆管血供中占优势。对于下部胆总管血供，胰十二指肠上动脉出现率比较高，Ⅰa型占绝大多数，胰十二指肠上动脉走行恒定，管径较粗，说明其供血量较

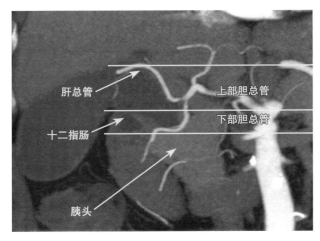

图 2-3-60　MIP 示胆总管分上、下部

肝总管　　　　　　　　　上部胆总管

　　　　　　　　　　　下部胆总管

十二指肠

胰头

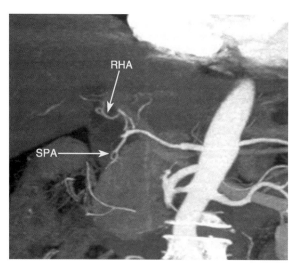
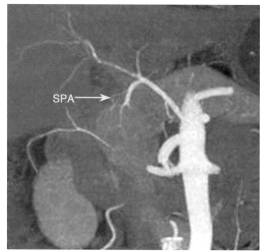

图 2-3-61　Ⅰa 型:MIP 示胰十二指肠上动脉(SPA)伴行于胆总管下部为主
RHA.肝右动脉。

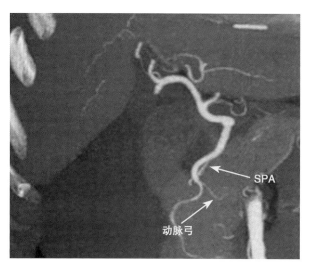
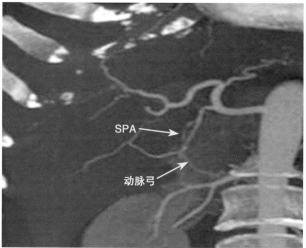

图 2-3-62　Ⅰb 型:MIP 示胰十二指肠上动脉(SPA)与胰十二指肠下动脉吻合成细小动脉弓,亦伴行下部胆总管及胰头为主

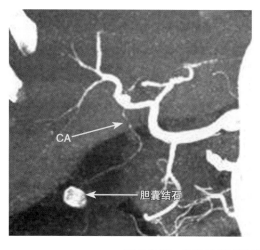
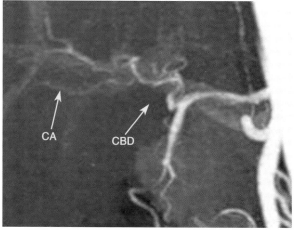

图 2-3-63　MIP 示胆囊动脉(CA)近段供应胆总管(CBD)上部

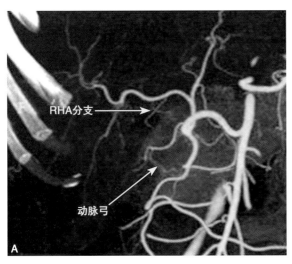
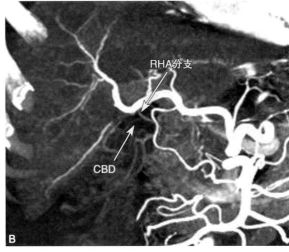

图 2-3-64 MIP 示肝右动脉（RHA）分支供应胆总管（CBD）上部

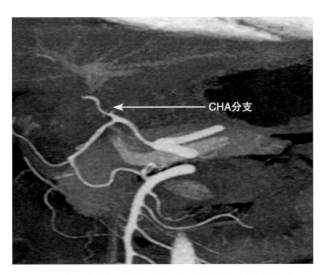

图 2-3-65 MIP 示肝固有动脉（CHA）分支供应胆总管上部

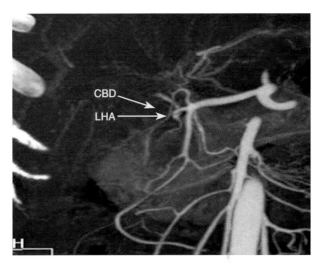

图 2-3-67 MIP 示肝左动脉（LHA）分支供应胆总管（CBD）上部

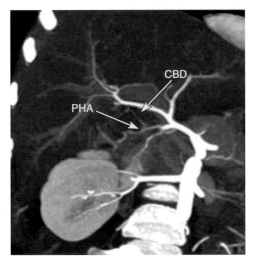

图 2-3-66 MIP 示肝总动脉（PHA）分支供应胆总管（CBD）上部

大，因此胆总管术区宜选择避开此血管走行区；Ⅰb型出现率不高，胰十二指肠上、下动脉吻合成弓者较少，如能吻合成小动脉弓，则离断下部胆总管任何部位均可，不至于引起术后胆道缺血等并发症，不过此动脉弓往往过于细小，需注意勿损伤。对于上部胆总管，胆囊动脉近段供血的概率相对较高，胆囊动脉起始段常伴行于上部胆总管，行程往往较短，实施独立的胆囊或胆总管手术影响不大，但同时结扎胆囊动脉并实施胆总管上段切开时，需注意供血小动脉的保护，以免破坏已经很脆弱的供血小动脉主干；当胆囊动脉发自胃十二指肠动脉时，其伴行上部胆总管的行程往往较长，行胆囊切除术时，注意保留胆囊动脉的近段。总之，胆总管上部供血动脉细小，且走行迂曲不定，因此该区术中不宜盲目分离、结扎小血管。

（郑穗生　宫希军　金　晶）

第四节 磁共振成像技术在肝脏外科中的应用

一、MRI 的基本原理

常规 X 线和 CT 在穿透人体的受检部位时，所形成的是不同组织的衰减系数而造成的密度差别，若相邻的器官或组织之间密度相仿，则不能形成对比清晰的图像。而 MRI 则是根据不同组织的化学结构信息不同而成像，不但能显示形态学的改变，亦能反映组织器官的功能性变化，提供生化过程的信息和动态的定量资料。现代医学对影像学的要求越来越高，追求的目标是全面、快速、准确和无创性。影像学在现代医学领域中的作用越来越广泛，因此 MRI 诊断疾病具有更大的优越性，作为医学影像学的一部分近年来发展迅速，被认为是影像学发展史的里程碑。从单纯的形态学诊断向功能诊断发展，从静态的图像诊断向连续的电影图像或动态变化的图像诊断发展，但形态学诊断仍是临床 MRI 中重要的部分。

（一）磁共振成像设备

医用 MRI 设备主要由主磁体、梯度系统、射频系统、计算机系统及辅助设备五部分组成。

主磁体的作用是产生强度较高而且稳定的磁场，目前用得最广泛的为超导型，将镍钛合金制成的超导线圈置入超低温状态下的液氦中，使线圈无电阻，励磁电流通过闭合的线圈产生高强稳定的磁场。相对于永磁型和常导型，其优点是可以产生较高强度的磁场，且稳定性好。其主要性能指标为磁场强度，采用特斯拉（tesla，T）为单位，地球南北极处的地磁强度约为 0.7 高斯（gauss，Gs）。特斯拉与高斯的换算关系：1T = 10 000G。永磁型和常导型磁体的磁场强度多≤0.5T，超导型多在 1.0~3.0T，目前 7.0T 的检查设备也开始投入临床应用。另外 MRI 对主磁场均匀性要求很高，因为磁场的均匀性对 MRI 信号的空间定位、提高图像信噪比和减少伪影等均十分重要。

梯度系统由梯度放大器及 X、Y、Z 三组梯度线圈组成，作用是修改主磁场、产生梯度磁场，对 MRI 信号进行空间定位编码。梯度磁场的主要性能参数有梯度磁场的强度和切换率。梯度场强是指单位长度内磁场强度的差别，通常用每米长度内磁场强度差别的毫特斯拉量（mT/m）来表示。图像像素越小、空间分辨力越高，图像就越清晰，则所需的磁场梯度就越大；梯度磁场的切换率是指单位时间及单位长度内梯度磁场的变化量，常用每毫秒每米长度内磁场强度变化的毫特斯拉量[（mT/cm·ms）]来表示。高切换率和高梯度场强有利于缩短回波间隙，加快信号采集速度和提高图像信噪比。

射频系统由射频发射器、射频放大器和射频线圈组成。通过射频发射器发射射频脉冲，提供电磁能量传递给低能质子使其发生能级跃迁；使不同相位的质子同步进动（因为质子并不是静止地平行于磁力线，而是以某种形式运动着，这种形式的运动称为进动）。

射频线圈是磁共振成像设备的重要组成部分之一，是成像的关键要素。发射线圈的性能与 MRI 的采集速度有关，接收线圈与 MRI 图像信噪比密切相关。相控阵线圈被认为是射频线圈技术的一个里程碑，是由多个敏感的子线圈单元按照不同的需要排列成不同类型的阵列，共同构成一个线圈组，同时需要有多个数据采集通道与之匹配。相控阵线圈具有以下优点：①有效空间大，信噪比高。②改善薄层扫描、高分辨扫描及低场机的图像质量。③提高信号采集速度。④各小线圈既可相互分离又可单独使用。

计算机系统控制着 MRI 扫描仪的全部工作，包括射频脉冲激发、信号采集、数据运算、图像重组和处理等功能。MRI 扫描仪的更新换代与计算机科学的发展密切相关。由于当今计算机技术的迅速发展，MRI 设备的软件不断升级，使其功能得到了大大提高和完善。

其他辅助设备主要包括检查床和定位系统、操作台、液氦和水冷却系统、空调、图像传输、存储和胶片处理系统及生理监控仪器等设备。

（二）磁共振成像的基本原理

1. MRI 研究的对象是质子。原子包括一个核与一个壳，壳由电子组成，核内有带正电荷的质子，质子像地球一样不停地围绕一个轴做自旋运动，产生磁场，称为磁共振。正常情况下体内质子产生的磁场方向杂乱无章。

2. 将患者置于磁体通道后体内质子的磁场方向发生定向排列，稍过半数质子的磁场方向顺着主磁场方向排列，稍不足半数的质子磁场方向逆着主磁场方向排列，最终形成净的纵向磁化矢量。

3. 发射特定频率的射频脉冲，导致部分质子的磁场方向发生变化，形成净的横向磁化矢量。

4. 关闭射频脉冲后,被激发的氢原子核把所吸收的能逐步释放出来,其相位和能级都恢复到激发前的状态,这一恢复过程称为弛豫(relaxation),如同拉紧的弹簧在外力撤除后会迅速恢复到原来的平衡状态。弛豫的过程即为释放能量和产生 MRI 信号的过程。弛豫包括两个同时发生而又相互独立的过程:纵向弛豫和横向弛豫。①纵向弛豫:关闭射频脉冲后,在主磁场的作用下,质子释放能量,从高能状态恢复到低能状态,纵向磁化矢量逐渐增大并恢复到激发前的状态,即平衡状态,这一过程称纵向弛豫。纵向磁化由零恢复到原来数值的63%时所需的时间,称为纵向弛豫时间,记为 T_1(图 2-4-1)。②横向弛豫:关闭射频脉冲质子不再处于同步、同相位状态,指向同一方向的质子散开,导致横向磁化矢量从最大衰减到零,此过程称为横向弛豫。横向磁化由最大衰减到原来值的37%时所需的时间称为横向弛豫时间,记为 T_2(图 2-4-2)。

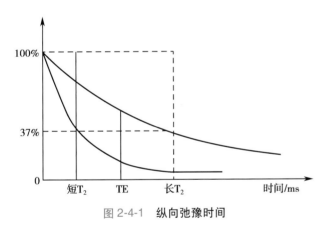

图 2-4-1　纵向弛豫时间

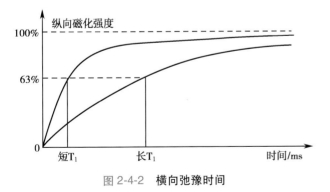

图 2-4-2　横向弛豫时间

T_1 和 T_2 反映的是物质的特征,而不是绝对值,常用 T_1 值来描述组织纵向弛豫的快慢,不同组织弛豫速度存在差别,导致 T_1 值不同,各种组织的不同 T_1 值是 MRI 能够区分不同组织的基础。影响 T_1 的主要因素是组织成分、结构和磁环境,并与外磁场场强有关。常用 T_2 值来描述组织横向弛豫的快慢,正因为不同组织有不同的弛豫速度,导致各种组织 T_2 值不同,并可区分正常组织和病变组织。影响 T_2 的主要因素是外磁场和组织内磁场的均匀性。

5. 将采集到的具有振幅(大小)、频率等信息的磁共振信号,经过傅里叶变换把时间域函数转变为频率域函数,获取对应的图像数据,经后期处理后进行储存、显示。

二、肝脏的 MRI 检查方法

(一)检查前准备

1. 患者准备

(1) 检查当日早晨禁食、禁水(空腹 6 小时以上);必要时可以使用胃肠道阴性对比剂(如口服枸橼酸铁铵泡腾剂溶液、100ml 温水加钆喷酸葡胺对比剂 2ml 检查前口服抑制水的信号等)。

(2) 除去患者体表的金属异物等。

(3) 细心解释检查程序,训练患者屏气。

2. 使用线圈及患者体位

(1) 线圈:腹部相控阵表面线圈。

(2) 体位:患者取仰卧位,线圈放于检查床中心,正中矢状面对准线圈竖中心,在肋缘下安放呼吸门控。嘱患者平静有规律地呼吸。采集中心对准剑突。

(二)常规扫描序列

1. 横断面同反相位成像　目前临床上化学位移成像技术多采用二维扰相梯度回波 T_1WI 序列或三维扰相梯度回波 T_1WI 序列,利用该序列很容易获得反相位和同相位图像。临床上化学位移成像技术在肝脏中应用广泛,主要用途为:①脂肪肝的诊断与鉴别诊断。②判断病灶内是否存在脂肪变性或脂肪组织,肝局灶性病变中发生脂肪变性多为肝细胞癌或肝细胞腺瘤,病灶内含脂肪组织的病变类型多为血管平滑肌脂肪瘤、脂肪瘤等,可用于脂肪变性或含脂肪组织病灶性质的鉴别诊断。

2. 常规横断面 T_2WI 序列　覆盖肝胆胰脾的大范围扫描。如果患者呼吸均匀,首选呼吸触发快速自旋回波 T_2WI 脂肪抑制序列,如不能很好地有规律地呼吸但可以很好地屏气则选用单次激发快速自旋回波屏气 T_2WI 序列,结合脂肪抑制技术。常规层厚 5~8mm,间距 20%~30%,较小病灶可 1~2mm 无间隔扫描。

3. 冠状面单次激发快速自旋回波序列　可清楚显示病变与周围组织结构间的位置关系,并较好地显示胆总管形态。

4. 动态增强序列　有肿瘤或肿瘤样占位性病变不能确诊时需行动态增强扫描,可提高病变的检出率,且对于病变的定性诊断也有帮助。与增强 CT 类似,MR 增强扫描的原理是通过显示病理或解剖结构的对比增强取得更好的观察效果,即增加信号强度,在临床上对比剂常使用细胞外液对比剂钆喷酸葡胺(gadopentetate dimeglumine,Gd-DTPA),此类对比剂具有顺磁性作用,用量为 0.1mmol/kg,静脉注射,注射流速 3ml/s,被用于缩短 T_1 和 T_2(主要用于缩短组织 T_1),自旋回波或梯度回波序列中,T_1WI 可以增加信号强度。动态增强扫描是在团注对比剂后在相同屏气状态下进行多次重复扫描,根据具体情况决定扫描间隔时间。屏气扫描可有效去除呼吸运动伪影,患者呼吸均匀且时间充分的情况下也可配合呼吸触发行不屏气的扫描。

5. 扩散加权成像技术　扩散加权成像可以无创检测活体组织内水分子布朗运动的状态,为肝脏病变的诊断及鉴别诊断及病灶检出提供有价值的信息。

（三）肝胆特异性 MRI 对比剂

目前临床上常用的对比剂还有肝胆特异性对比剂(如钆塞酸二钠及钆贝葡胺),既有 Gd-DTPA 的全部功能,又有肝细胞特异性对比剂的功能,能反映病灶的血供,又能反映病灶的摄取功能,能为临床提供更多的信息,提高诊断信心。

1. 钆塞酸二钠（Gd-EOB-DTPA）　在 Gd-DTPA 分子结构上添加了脂溶性的乙氧基苯甲基(ethoxy-benzyl,EOB)而形成,由于具有亲脂性基团 EOB,Gd-EOB-DTPA 不同于传统的细胞外对比剂,它同时具有非特异性细胞外间隙对比剂和肝胆特异性对比剂的双重特性,具有良好的水溶性和亲脂性。经静脉注射后,Gd-EOB-DTPA 通过肝细胞膜上的有机阴离子转运多肽 1(organic anion-transporting polypeptide 1,OATP1)选择性地进入有功能的肝细胞内,后经胆小管多特异性有机阴离子转运体(canalicular multi-specific organic anion transporter,cMOAT)或多药耐药蛋白 2(multidrug resistance protein 2,MRP2)排泄入胆小管内。肝肾功能正常者,具有高胆管排泄率,约 50% 通过肝胆系统排泄,另约 50% 经肾排泄。分子中顺磁性的 Gd 可以缩短 T_1,使肝胆特异期具有摄取功能的肝实质表现为高信号。Gd-EOB-DTPA 的推荐剂量为其他非特异性对比剂的 1/4,为 0.025mmol/kg,经静脉注入后 60 秒即开始快速进入肝细胞内,100 秒时肝细胞内已有大量对比剂聚集,20 分钟后肝强化程度达到峰值,且持续时间长达 2 小时。Gd-EOB-DTPA 增强 MRI 除了获得反映血流动力学的动脉期、门静脉期和平衡期图像外,还可获得肝胆特异期图像。前期临床试验显示患者对 Gd-EOB-DTPA 的耐受性好,尚未发生严重的不良反应,肝、肾对于 Gd-EOB-DTPA 的代谢存在竞争机制,其中一种途径存在排泄障碍时,另一种途径可以得到代偿,只有在终末期肾病患者才会出现体内药代动力学的改变,因此其在临床中广泛应用。

2. 钆贝葡胺（Gd-BOPTA）　实质为 Gd-DTPA 的衍生物,仅在 DTPA 骨架上加入苯氧丙基,能有效降低钆分子的翻转速率从而缩短 T_1,且其增强效能较 Gd-DTPA 强。Gd-BOPTA 被肝细胞摄取及排出的机制已在动物体内被证明,因其分子式内含有苯环使其具有一定亲脂性,与胆红素转运系统相似,主要通过正常肝细胞膜血窦面上表达的 OATP1 被动转运入肝细胞内,排出途径主要由肝细胞微胆管面的 MRP2 分泌进入胆汁,肿瘤(特别是转移瘤)则不能像正常肝细胞那样正常转运 Gd-BOPTA 进入肝细胞内,而且不能分泌含有 Gd-BOPTA 的胆汁,因此肿瘤组织强化不明显,与正常强化的肝实质形成鲜明对比。

一般而言,非肝细胞起源的肝病变不摄取肝细胞特异性对比剂,因此,注射对比剂后,肝病灶对比度显著提供,所以能发现更多的病灶(图 2-4-3),将更有利于患者治疗方案的制订。肝胆特异性对比剂同时能用于胆管成像,可以有效区分胆管内外病变,对术后胆漏的诊断具有明显的优势。

三、MRI 在肝脏外科中的应用

除观察碘油的沉积形态及钙化不如 CT 外,CT 的适应证也是 MRI 的适应证,且其他方面 MRI 具有更明显的优势,MRI 是根据不同组织的化学信息不同而成像,不但能显示形态学的变化,亦能反映组织器官的功能性变化,具有更高的软组织分辨率,对病变的检出、早期诊断、良恶性鉴别及疗效评价等具有明显的优势。

（一）CT 表现不典型的肝细胞癌诊断,同时包括肝硬化相关结节的鉴别诊断

采用 MSCT 动态对比剂增强扫描、MRI 平扫及其动态对比剂增强扫描均能用于诊断肝细胞癌,而对于诊断小肝细胞癌(直径 ≤ 2.0cm),MRI 平扫 T_2WI、扩散加权成像及肝胆特异性对比剂增强扫描能提高对 HCC 的检出率及定性诊断的准确性。中国的 HCC 患者中,60% ~ 70% 甲胎蛋白(alpha-fetal protein,AFP)出现不同程度增高,部分 AFP 升高的 HCC 患者中,通过 MSCT 和常规 MRI 增强扫描检查尚不能发现微小瘤灶,而采用肝胆特异性对比剂增

2

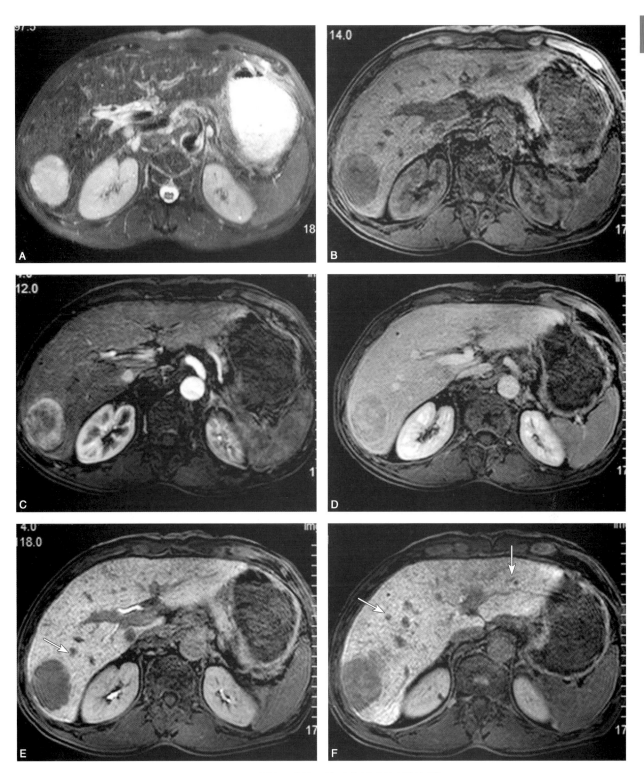

图2-4-3　注射肝脏特异性对比剂后的 MRI 影像

A. T$_2$WI；B. T$_1$WI 同相位；C. 动脉晚期；D. 门静脉期，可见肝右叶典型表现病灶及肝尾状叶子灶；E、F. 肝胆特异期，癌灶呈低摄取，肝内可见多发转移灶，其他序列未发现(箭头)。

强 MRI 肝胆特异期扫描在强化的相对正常肝内更有利于发现微小癌灶，或能在术前发现额外的小病灶，从而改变治疗方案。肝硬化相关结节的常规影像表现多样，重叠性高，鉴别诊断难度较大，行肝胆特异性对比剂增强 MRI 扫描，综合分析结节的扩散加权成像、动态期和肝胆特异期表现，可提高诊断准确率（图 2-4-4）。

（二）肝病变性质的鉴别

MRI 是根据不同组织的氢质子含量不同而体现对比度，具有更高的软组织分辨率，不但能显示形态

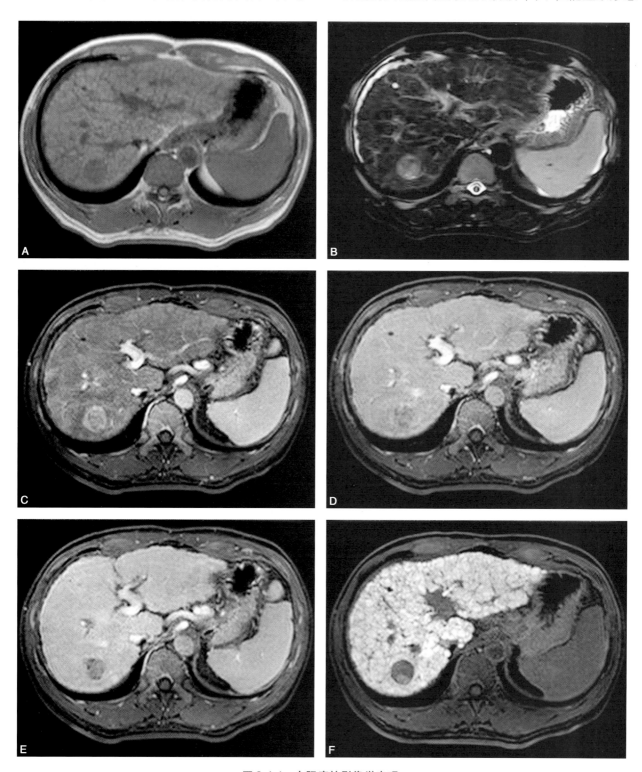

图 2-4-4　小肝癌的影像学表现

A. T_1WI 同相位，肝右叶癌灶为 T_1 低信号；B. T_2WI，癌灶呈稍高信号；C. 动脉晚期，病灶明显强化；D. 门静脉期，癌灶强化减低；E. 过渡期，癌灶呈低信号；F. 肝胆特异期，癌灶呈低摄取，肝内可见弥漫多发肝硬化结节。

学的变化,亦能反映组织器官的功能性变化,更能体现组织内病变成分,对病变的含水量、病灶内是否含脂及病灶内水分子受限情况能更准确地判断、分析,同时肝胆特异性对比剂肝胆特异期能反映病灶内是否具有肝细胞的摄取水平,对病变的定性具有更高的准确率(图2-4-5)。

（三）肝细胞癌及肝内转移瘤局部治疗后评估

MRI增强扫描能较好显示肝细胞癌及转移瘤根

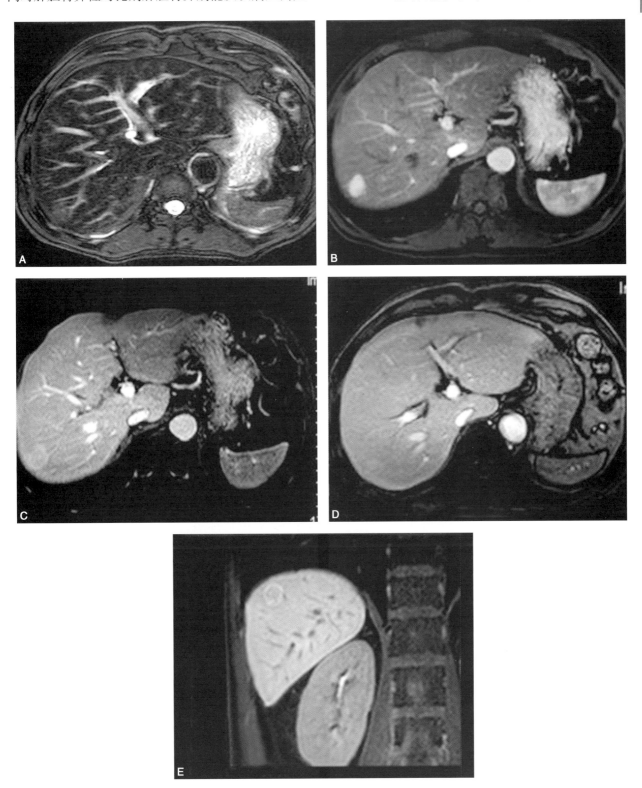

图2-4-5　局灶结节性增生的影像学表现

A. T_2WI,癌灶呈稍高信号;B~D. 动态增强扫描;E. 肝胆特异期冠状位图像,病灶内可见钆塞酸二钠摄取,病灶周围呈环形高强化。

治术后术区活性灶、肝内复发、转移灶,磁共振扩散加权成像及肝胆特异性对比剂肝胆特异期成像结合能显著提高肝内微小复发转移灶的检出率,为临床进一步治疗提供重要依据。肝细胞癌及转移瘤局部治疗后,评估肿瘤是否存活及局部进展至关重要,有助于确定后续治疗方案,相对于 CT 而言,CT 增强扫描易受高密度栓塞剂的干扰,对病灶内是否存在强化肿瘤活性灶容易漏诊,MRI 对病灶内是否存在肿瘤强化病灶能更准确地判断,同时肝胆特异性对比剂增强扫描对局部病灶内是否残留、复发及异常灌注具有较高的准确性,特别是肝硬化背景下肝细胞癌局部治疗后,鉴别肝内异常灌注、肝癌、肝硬化结节及新发病灶(尤其是直径<1cm)具有重要的临床指导意义(图 2-4-6)。

(四)肝功能的评估

肝功能不全是肝储备能力受损,尤其合并肝硬化和/或慢性肝炎所致肝功能受损,是肝切除术后失代偿死亡的主要原因,术前准确评估肝功能储备能力对降低肝衰竭发生率具有重要意义。MRI 亦可跟 CT 一样能进行肝体积测量及肿瘤体积测量,同时肝胆特异性对比剂肝胆特异期成像能反映肝细胞的摄取水平,研究证实,肝胆特异性对比剂肝胆特异期肝实质强化程度具有定量评估肝功能和肝功能储备的能力。

(五)胆道系统的显示与评估

肝胆特异期成像及磁共振胰胆管成像(magnetic resonance cholangiopancreatography,MRCP)均可用于胆管成像,常规 MRCP 空间分辨率均较低,易受假象和周围肠道伪影干扰,肝胆特异期胆管成像与 MRCP 联合评估胆道可明显提高诊断准确率。胆道系统的变异率高,肝胆特异期胆管成像与 MRCP 联合使用评估胆道可在肝移植术前供体胆道系统变异情况、肝移植术后多种胆道相关并发症(如胆汁漏、胆管狭窄、缺血性胆管病变、胆管梗阻和胆石形成等),对移植术前手术方式的选择及并发症的诊断至关重要。

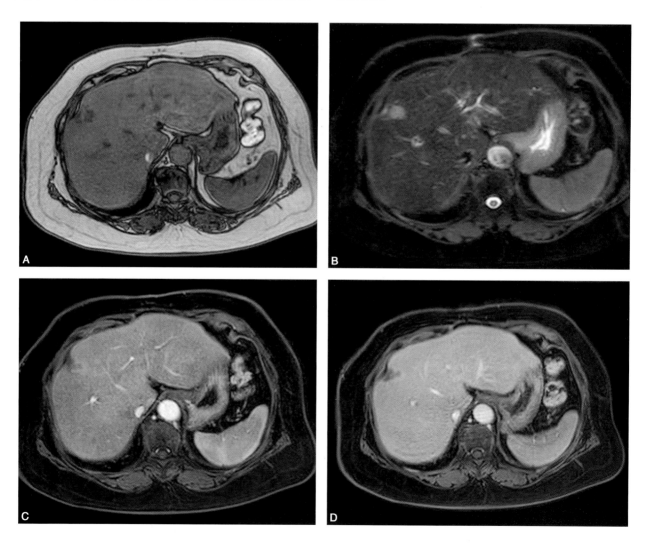

2

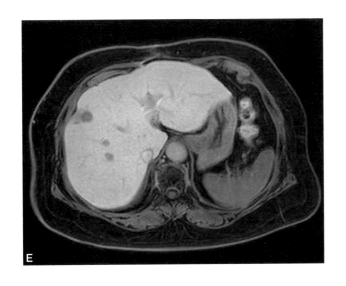

图 2-4-6 肝癌术后术区复发影像学表现

A、B.T₁WI 正相位图像及 T₂WI,术区可见长 T₁、长 T₂ 信号灶;C、D. 动态增强扫描,呈快进快出;E.肝胆特异期图像,病灶呈低摄取。

（郑穗生　宫希军　金　晶）

第五节　肝脏病变

一、肝脏良性肿瘤和肿瘤样病变

（一）肝细胞腺瘤

肝细胞腺瘤（hepatocellular adenoma,HCA）是一种极少见的肝良性肿瘤,发病率为 3/10 万~4/10 万,好发于育龄女性,平均发病年龄为 32 岁,病因与长期口服避孕药关系密切,近来报道男性病例增多。肝细胞腺瘤具有潜在恶性和出血倾向,被认为是肝癌的前期病变,一旦确诊应限期手术治疗。

肝腺瘤样增生特指在肝硬化基础上发生的再生性结节,大体上肝腺瘤样增生常为单个结节,直径多为 2~3cm。多数结节边界清晰,可有完整的纤维组织包绕。根据异型程度将肝腺瘤样增生分为低度异型（少或无恶变倾向）和高度异型（具有高度恶变潜能）。肝腺瘤样增生是肝细胞癌多中心起源的组织病理学基础,一旦明确诊断,应及早手术切除。

1. CT 表现

（1）肝内单发圆形或椭圆形肿块,大小为 5~15cm,多数有包膜、边界清楚,多发者少见。

（2）在无并发出血时,肿瘤密度与正常肝实质接近或略低（图 2-5-1A,图 2-5-2A）,CT 值多相差 3~8Hu,有的病例仅表现为肝脏轮廓局部膨隆（图 2-5-3A）;瘤灶内新近出血呈高密度致密度不均,边缘不清。

（3）动态增强扫描显示富血供肿瘤的特点

1）动脉期:病灶密度均匀增强呈高密度（图 2-5-2B,图 2-5-3B）,较大肿瘤强化可不均匀（图 2-5-1B）。

2）门静脉期:病灶密度下降多呈等密度或稍高密度（图 2-5-3C）,也可呈稍低密度（图 2-5-1C）,低密度包膜呈环状强化（图 2-5-2C）。

3）平衡期:病灶密度较门静脉期略低,呈等密度或稍低密度（图 2-5-1D,图 2-5-2C）,包膜可延迟强化（图 2-5-2D,图 2-5-3D）。

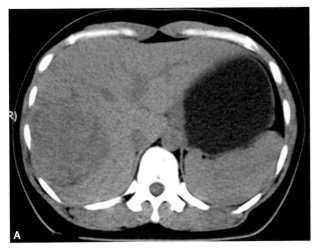

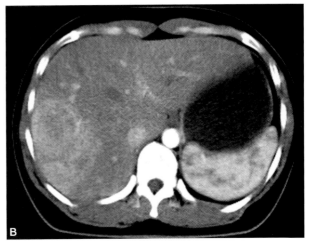

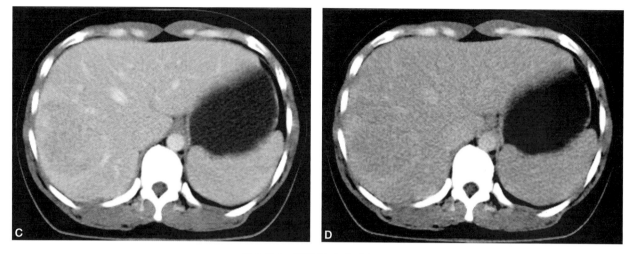

图 2-5-1 肝细胞腺瘤 CT(1)

A.CT 平扫可见肝右叶类圆形不均匀稍低密度灶,边界欠清楚,似有低密度包膜;B.增强扫描动脉期病灶强化明显高于肝实质密度,但是强化不均匀;C、D.门静脉期和延迟扫描可见瘤灶密度均匀略低于周围肝实质密度,包膜强化呈高密度。

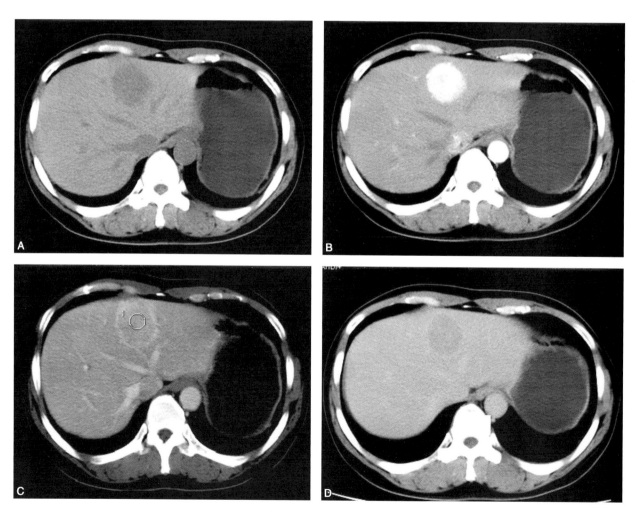

图 2-5-2 肝细胞腺瘤 CT(2)

A.CT 平扫可见肝左叶内侧段类圆形稍低密度,边界清楚,密度均匀;B.增强动脉期可见病灶明显强化接近膜主动脉密度;C.门静脉期病灶与周围肝实质呈等密度,瘤灶包膜呈稍高密度;D.平衡期瘤灶密度略低于肝实质密度,包膜呈稍高密度。

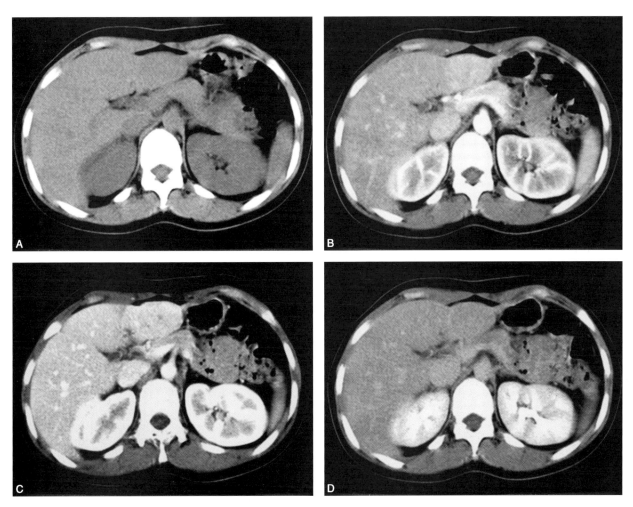

图 2-5-3 肝细胞腺瘤 CT(3)

A. CT 平扫可见肝左叶外侧段类圆形均匀低密度灶凸出于肝轮廓之外,边界清楚;B. 增强动脉期可见病灶明显强化密度欠均匀;C. 门静脉期病灶密度稍高于周围肝实质,瘤灶内有点状低密度;D. 延迟期瘤灶呈等密度,包膜呈稍高密度。

2. MRI 表现

(1) MRI 平扫:在 T_1WI 上从略低到略高不等信号强度,在 T_2WI 上为略高信号,病灶内可含脂肪、坏死、出血或钙化,因此信号往往不均匀。病灶内含有脂肪或伴有出血时 T_1WI 呈高信号,而坏死和钙化 T_1WI 表现为低信号。采用化学位移同、反相位成像可进一步明确是否含有脂肪成分。T_1WI 还可显示病灶的包膜,为完整或不完整的低信号带,厚薄不一,与 HCC 的假包膜相似(图 2-5-4A、B)。

(2) 增强扫描:肝腺瘤为富血供肿瘤,动态增强扫描动脉期病灶明显强化,除中心出血坏死或脂肪变性区域外,其他部分强化程度高且较为均匀一致,病灶边界显示清楚。门静脉期和延迟期可为等、稍低或稍高信号(图 2-5-4C、D)。

3. 鉴别诊断 需与肝脏局灶性结节增生(hepatic focal nodular hyperplasia,hFNH)、血管瘤鉴别,

动脉期强化不均匀的腺瘤需与分化良好的肝癌鉴别,主要结合生化肿瘤指标,仅凭影像学表现术前诊断困难。

(二) 肝胆管囊腺瘤

肝胆管囊腺瘤(hepatobiliary cystadenoma)是一种罕见的发生于肝内胆管上皮细胞的良性肿瘤,有发生恶变的潜能,恶性者称为肝胆管囊腺癌(cystadenocarcinoma)。临床上罕见,以 30 岁以上育龄女性多见。

1. CT 表现

(1) 病变多位于左叶,大小为 5~20mm,边界清楚多有分叶(图 2-5-5)。

(2) 肝内囊性低密度病变,单发多囊为主,囊内可有间隔分成多房,囊壁及间隔厚度均匀(图 2-5-5A,图 2-5-6)。

(3) 增强扫描可见囊壁、间隔有强化和延迟强化(图 2-5-5B,图 2-5-6)。

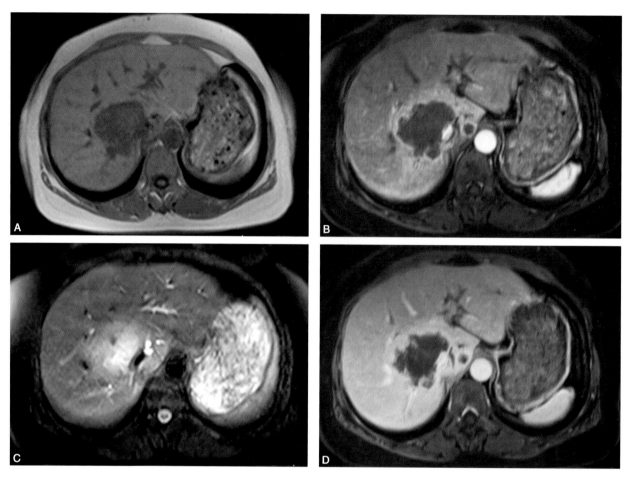

图 2-5-4　肝右叶肝细胞腺瘤 MRI

A. T_1WI 示肝右叶近肝门处肿块,呈低信号,周边可见不完整低信号包膜;B. T_2WI 示肿块实质部分为略高信号,肿块内部的坏死部分为高信号;C.增强扫描动脉期肿块实质部分强化明显,内部坏死部分则无强化;D.增强扫描门静脉期肿块实质部分呈等、高信号。

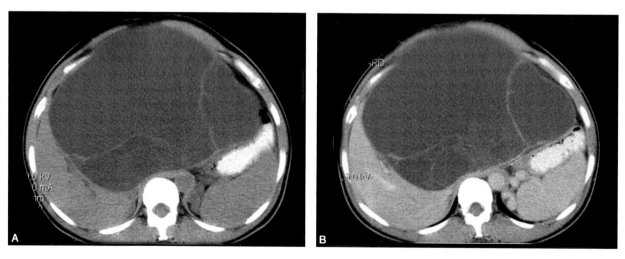

图 2-5-5　肝胆管囊腺瘤 CT(1)

A.肝左叶巨大多房囊性低密度灶,密度均匀,内有间隔;B.增强囊内无强化,边缘光整,壁薄,囊内间隔轻微强化。

2

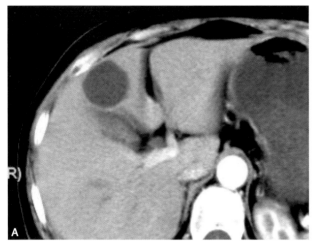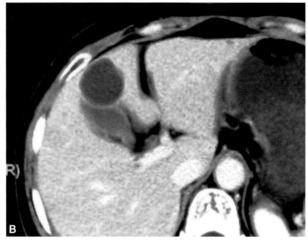

图 2-5-6 肝胆管囊腺瘤 CT(2)

A.增强扫描可见肝左叶内侧段类圆形均匀低密度灶,囊壁厚薄均匀;B.延迟扫描囊壁强化,囊内无强化。

（4）多数病例不伴有肝内外胆管扩张。

（5）下列征象提示有恶性的可能:①囊内壁结节或乳头状突起;②囊壁和间隔厚薄不均;③粗大的钙斑;④囊内出血。

2. MRI 表现

（1）MRI 平扫:根据囊液成分不同,T_1WI 及 T_2WI 的信号表现多样。浆液性或胆汁样液体 T_1WI 为明显低信号、T_2WI 为明显高信号（图 2-5-7A、B）。黏液或富含蛋白的液体 T_1WI 可为等信号、T_2WI 可为不同程度的高信号（图 2-5-7C）。出血性囊液的信号依据出血时间和血液有形成分的多少而不同。极少数病例囊液为高蛋白含量、极黏稠及胶冻样改变时,可表现为 T_1WI 显著高信号而 T_2WI 低信号。在一个多房囊腺瘤内,各小房内的囊液成分可各不相同,因而在 MRI 可表现为多种信号强度混合存在,这种影像表现与其病理所见相符,也是区别于其他肝内囊性病变的较为特征性的表现。

（2）增强扫描:动脉期囊壁及分隔轻度强化,门静脉期及延迟期继续强化呈较高信号,囊液无强化（图 2-5-7D~F）。如果发现强化的壁结节或乳头状突起、囊壁间隔不均匀增厚者多考虑为恶性的胆管囊腺癌。

3. 鉴别诊断

（1）肝棘球蚴病:有流行区域,其影像特征为母囊中内含子囊,子囊小而规则,可有环形或半环形的钙化,结合临床病史及血清学检查可以鉴别。

（2）肝囊腺癌:肝脏囊性病变可有分隔,囊壁薄厚不均,伴乳头样突出的混合密度肿块伴有囊变,增强囊内强化的软组织密度成分较多。

（3）囊性转移瘤:囊壁厚而模糊,不规则间隔呈絮状,实性部分偏多,结合临床有原发癌病史即可明确诊断。

（4）肝囊肿:单房,多发性囊肿各自独立或相邻的呈外切关系,囊壁极薄且均匀,边缘光滑锐利,没有乳头样结节,内部密度及信号均匀。

（三）肝海绵状血管瘤

肝海绵状血管瘤(cavernous hemangioma of liver)为肝脏最常见的良性肿瘤,尸检发现率为 7.3%,占肝脏良性肿瘤的 84%。本病多发于 30~60 岁,女性的发病率是男性的 4.5~5 倍。肿瘤多为单发,膨胀性生长,病史长达数年,4.5%~19.7% 瘤体破裂引起急性肝内或腹腔大出血。

1. CT 表现

（1）CT 平扫

1）肝内圆形、类圆形较均匀低密度病灶,边界较清楚,多为单发。

2）直径>4cm 的病灶中央多见裂隙状、星状、不规则状更低密度区（图 2-5-8A）。

3）瘤灶内偶见钙化(2%),形态不一（图 2-5-9C）。

（2）增强扫描:血管瘤的正确诊断与增强扫描技术密切相关,宜快速注入足量的对比剂,快速扫描和延迟扫描。

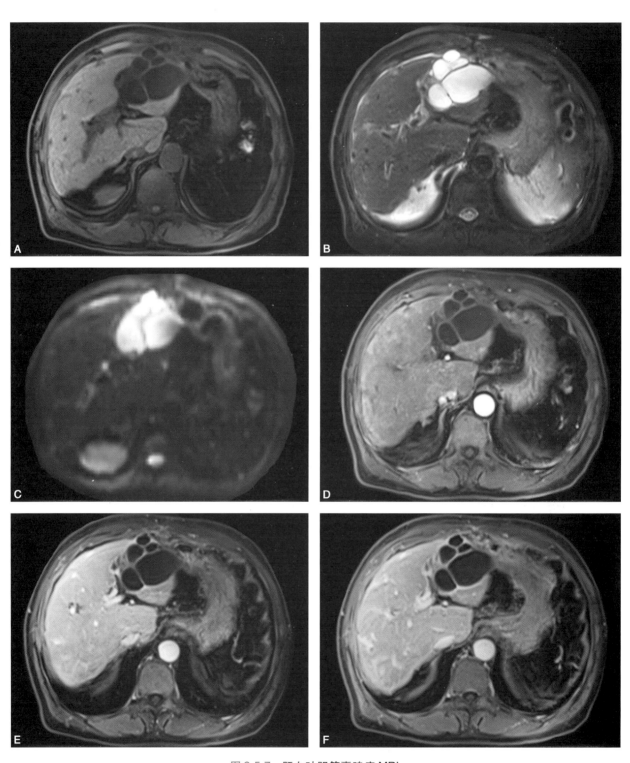

图 2-5-7　肝左叶胆管囊腺瘤 MRI

A、B. 分别为 T_1WI 和 T_2WI，病灶位于肝左叶，囊性成分呈长 T_1 长 T_2 信号，囊内可见等信号分隔；C. DWI 囊液为高信号；D~F. 分别为增强扫描动脉期、门静脉期和延迟期，三期增强扫描示病灶边缘及分隔渐进性强化，囊液无强化。

2

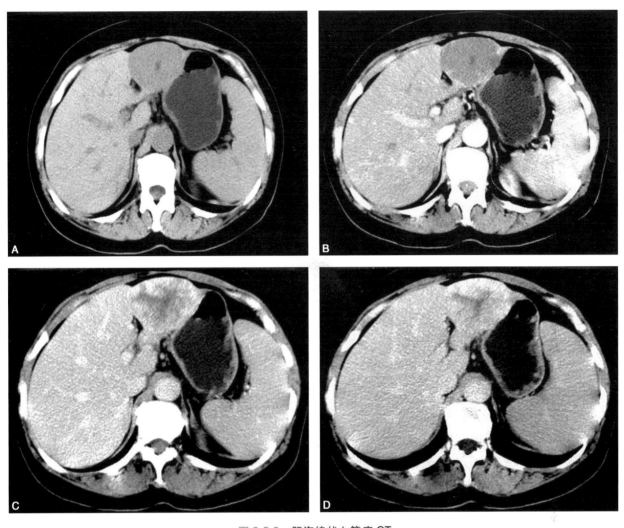

图 2-5-8 肝海绵状血管瘤 CT

A. CT 平扫可见整个肝左叶外侧段呈低密度,中心可见小片状更低密度区;B~D. 分别为动脉期、延迟 4.5 分钟和 7.5 分钟扫描,低密度区边缘高密度增强,强化范围逐渐向中心扩大,病灶内可见星状不强化低密度区。

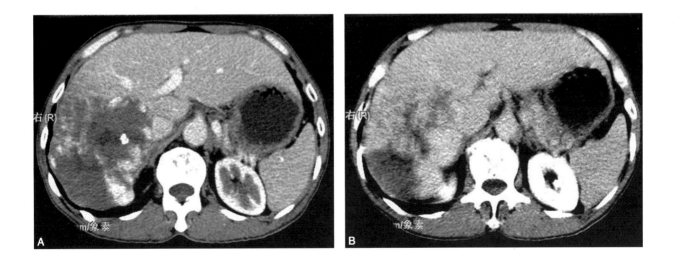

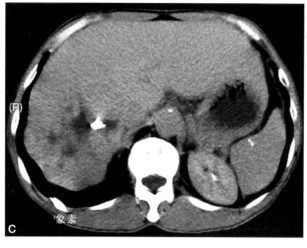
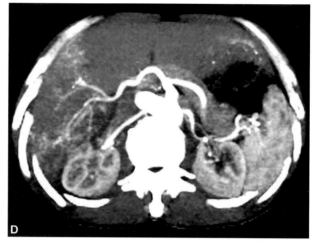

图 2-5-9　肝巨大海绵状血管瘤 CT

A～C. 动态增强扫描可见病灶几乎占据整个肝右叶,病灶具有边缘斑点状强化逐渐向中心充填的血管瘤特征,瘤内见斑点状钙化,延迟 10 分钟病灶中心仍存不规则低密度灶;D. MIP 像显示供血动脉增粗。

1)"早出晚归征":是肝海绵状血管瘤的典型 CT 表现(图 2-5-8～图 2-5-12)。①动脉期病灶边缘高密度强化,呈圆弧形或结节状。②静脉期增强区进行性向中心扩展。③平衡期和延迟扫描病灶呈高密度或等密度充填,时间常>3 分钟。

2)较大病灶中心无强化,形态与平扫所见的更低密度区一致(见图 2-5-9)。

3)可显示粗大的供血动脉和畸形肝静脉(见图 2-5-9D)。

(3)不典型血管瘤的特殊表现

1)病灶无明显强化,密度仍低于正常肝组织,应结合肿瘤指标考虑诊断并定期复查。

2)直径<2cm 的病灶中心和边缘可同时强化(见图 2-5-12)。

3)外生性血管瘤:瘤体 2/3 凸出于肝轮廓之外(见图 2-5-11),CT 增强表现特征与肝内血管瘤相同。

(4)肝海绵状血管瘤经肝动脉插管超选碘油栓塞术后,可见碘油聚集密实,瘤体明显缩小(见图 2-5-10E)。

2. MRI 表现

(1)MRI 平扫

1)T_1WI 血管瘤多表现为圆形或类圆形低信号,边界清楚、锐利(图 2-5-13A～F)。小的病灶信号均匀,大的病灶信号可不均匀,其中可见更低信号或混杂信号(图 2-5-14A)。

2)T_2WI 血管瘤往往呈高信号,且随回波时间(TE 时间)的延长,信号强度逐渐增高,称为"灯泡征"或"亮灯征",为血管瘤的典型征象(图 2-5-14B)。

3)罕见的纤维性血管瘤,其内有大量纤维组织增生,T_1WI 和 T_2WI 均为低信号。

(2)增强扫描

1)MRI 动态增强扫描中血管瘤的强化方式有以下几种:①周边环形或结节状强化,逐渐向中心扩展,延迟期为高信号或等信号充填,中心瘢痕可始终无对比剂充填。少部分病灶也可从中心开始强化,逐渐向周边扩散(图 2-5-14C、D)。②整个病灶增强早期均匀强化,且信号和主动脉信号接近;门静脉期和延迟期始终为高信号,信号强度高于正常肝实质。③增强早期无强化表现,仍为低信号,门静脉期和延迟期可见周边强化,5～10 分钟才可见病灶大部或全部充填。④极少数情况下,病灶始终无强化。

2)大的血管瘤一般都可见到典型的强化方式,即上述第 1 种类型。病灶中心信号往往不均匀,表明有纤维瘢痕、出血或血栓形成,呈不规则形、条形或星形等。

3)小的血管瘤往往呈上述第 2 种强化类型;若瘤体壁厚、管腔狭窄,则表现为第 3 种强化类型。典型的小血管瘤表现为"早进晚出"或"晚进晚出"。而典型的小肝癌表现为"早进早出"。

4)上述第 4 种强化类型见于纤维性血管瘤,诊断较为困难。

3. 鉴别诊断　大部分肝海绵状血管瘤诊断较容易,少部分表现为不典型血管瘤,根据不同类型的强化类型需要与腺瘤和 hFNH 等鉴别。

(四)肝血管平滑肌脂肪瘤

肝血管平滑肌脂肪瘤(hepatic angiomyolipoma, HAML)是一种极少见的起源于间叶组织的良性肿瘤,发病年龄为 14～61 岁,平均年龄为 39 岁,无显著性别差异。

2

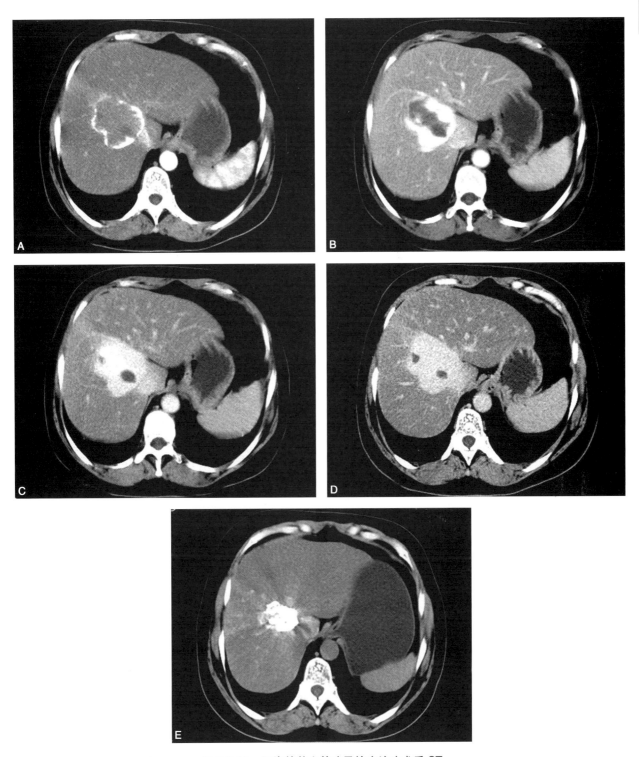

图 2-5-10 肝海绵状血管瘤及栓塞治疗术后 CT

A~D.增强三期和延迟 7 分钟扫描可见肝右叶下腔静脉旁病灶强化自边缘开始进行性向中心扩展,其内见小片状不强化;E.碘油栓塞术后 52 天 CT 平扫,病灶明显缩小,碘油积聚密实。

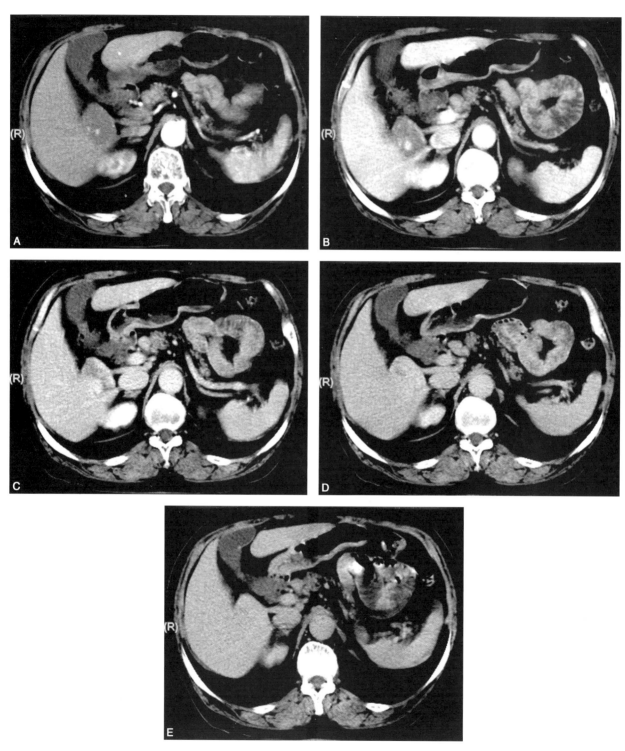

图 2-5-11 肝外生性海绵状血管瘤 CT

A~E.增强三期及延迟 7 分钟和 11 分钟动态扫描,可见肝右叶后下段有一凸出肝外的类圆形低密度病灶,显示典型海绵状血管瘤强化特征。

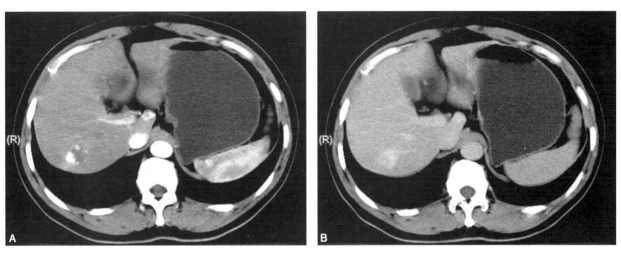

图 2-5-12　肝海绵状血管瘤 CT
A.增强动脉期整个瘤灶大部分明显强化;B.延迟 4 分钟病灶密度仍高于肝实质密度。

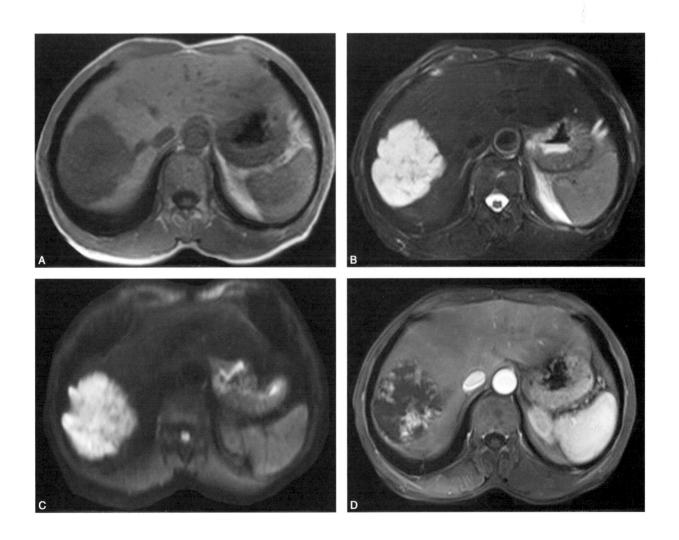

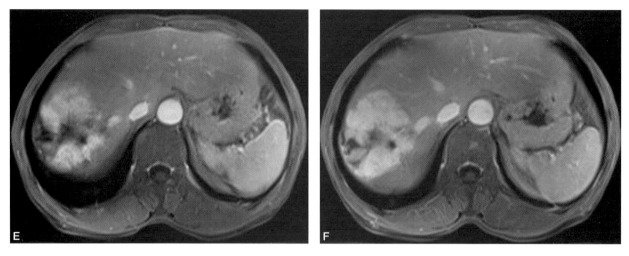

图 2-5-13　**肝右叶海绵状血管瘤 MRI**
A、B. T_1WI 及 T_2WI 示肝右叶类圆形低信号病灶,边缘清楚锐利,呈长 T_1、长 T_2 信号;C. DWI 示肿块呈高信号;D~F. 分别为增强扫描动脉期、门静脉期、延迟期,动脉期肿块周边结节状强化,门静脉期及延迟期逐渐向中心扩展,延迟期病灶几乎完全为高信号。

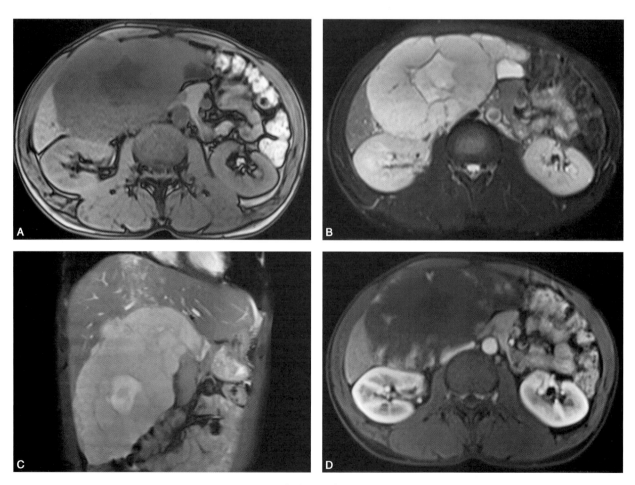

图 2-5-14　**肝海绵状血管瘤伴有坏死 MRI**
A. T_1WI 示肝右叶肿块呈低信号,边缘清楚锐利,中心可见更长 T_1 片状坏死;B、C. T_2WI 横断面及冠状面示病灶呈不均匀长 T_2 信号,中心见更长 T_2 坏死区;D. 增强扫描动脉早期肿块实质部分开始强化,中心坏死区无强化。

1. CT 表现　因肿瘤内组织成分含量不等表现不同,可分为脂肪型、平滑肌型和混合型。

(1) CT 平扫:边界模糊的不均匀低密度肿块,密度与脂肪成分含量相关(图 2-5-15～图 2-5-17)。肿瘤直径为 1～36cm,大多为单发。

(2) 增强扫描

1) 动脉期:多数病灶为不均匀强化(图 2-5-18A),1/4 的病例为均匀强化,2/3 的病例可见瘤体内血管显影,表现为点状或扭曲的高密度影(图 2-5-19A～C)。

2) 门静脉期:2/3 的病例中病灶的实性部分持续强化呈稍高或高密度,脂肪部分无强化(图 2-5-18B),1/4 的病例病灶呈低密度,病灶边界较前清楚。

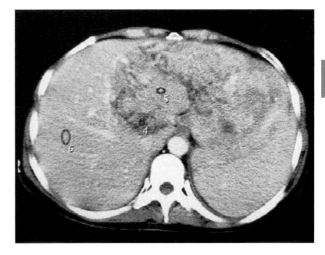

图 2-5-17　肝血管平滑肌脂肪瘤(平滑肌型)CT
增强扫描瘤体呈混杂密度夹杂少量脂肪密度。

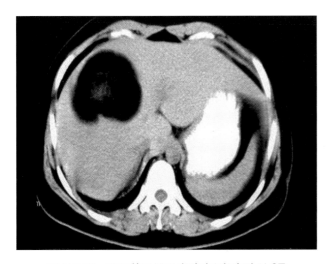

图 2-5-15　肝血管平滑肌脂肪瘤(脂肪型 1)CT
CT 平扫瘤体为脂肪密度,其内仅有少量平滑肌组织呈稍低密度。

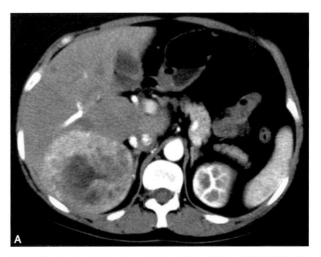

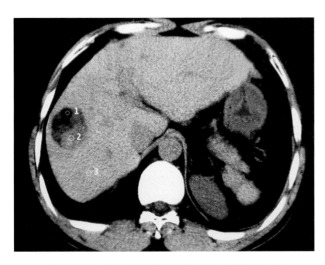

图 2-5-16　肝血管平滑肌脂肪瘤(脂肪型 2)CT
CT 平扫瘤体大部分为脂肪密度,另见部分稍低密度灶。

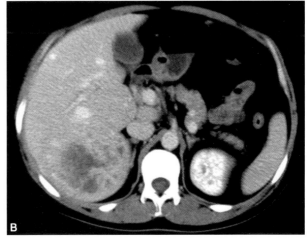

图 2-5-18　肝血管平滑肌脂肪瘤(混合型)CT
A. 增强动脉期可见病灶边缘为不均匀强化;B. 门静脉期可见强化范围扩大,呈稍高密度,脂肪成分无强化。

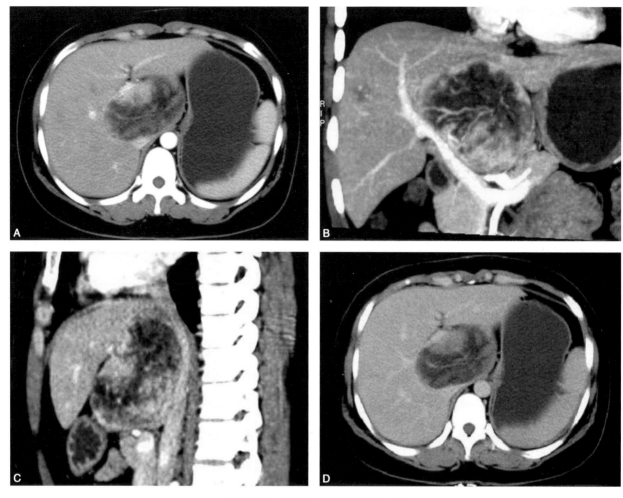

图 2-5-19 肝血管平滑肌脂肪瘤 CT

A～C.增强动脉期和 MPR 像可见病灶边缘和实性部分强化,脂肪内见条纹状强化,病灶中可见中心血管影;D.延迟扫描可见强化部分呈稍低密度。

3) 平衡期:半数病例病灶表现与门静脉期相仿,病灶内脂肪成分显示更清楚(图 2-5-19D)。

(3) 合并结节性硬化的患者颅脑 CT 显示室管膜下结节样高密度。

2. MRI 表现

(1) 血管瘤型:平扫呈长 T_1、稍长 T_2 信号,钙化在 T_1WI、T_2WI 均呈低信号。增强扫描动脉期呈明显均质强化,并清晰显示粗大扭曲的畸形血管和动脉瘤形成;门静脉期信号仍高于同期肝实质,但较动脉期强化有所减退,延迟期呈低信号。

(2) 肌瘤型:平扫 T_1WI 呈稍低信号,T_2WI 呈稍高信号,信号常较混杂,这与肿瘤内各成分分布的混杂程度有关。增强扫描动脉期肿瘤呈较明显强化,门静脉期仍有强化、呈稍高或等于同期肝实质信号,延迟扫描肿瘤边缘可出现假包膜样环形强化。

(3) 脂肪瘤型:平扫在短 T_1 长 T_2 脂肪信号内出现条索状、斑片状稍长 T_1 稍长 T_2 信号。增强扫描脂肪成分无明显强化,条索状、斑片状软组织结构强化明显,与肿瘤内粗大的畸形血管有关。

(4) 混合型:平扫 T_1WI 呈不均匀低信号,脂肪成分为高信号,T_2WI 呈混杂高信号。增强扫描动脉期软组织成分呈明显强化,多数能持续到门静脉期,病灶中心或边缘可见到高信号血管影(图 2-5-20)。

3. 鉴别诊断 HAML 的脂肪成分可为 5%～95%,混合型(脂肪成分为 10%～70%)诊断不难,脂肪成分>70%的脂肪型(见图 2-5-15,图 2-5-16)容易误为脂肪瘤或脂肪肉瘤;脂肪成分<10%的平滑肌型(见图 2-5-17)容易与肝癌或肉瘤混淆。

(1) 肝脂肪瘤或脂肪肉瘤更罕见,影像学表现有占位效应,病灶内没有异常血管影。

(2) 肝癌病灶内脂肪变性,脂肪成分分布弥散,界限不清,伴有液化坏死;侵犯血管,有肝硬化、AFP 升高。

(五) 婴儿型血管内皮瘤

婴儿型血管内皮瘤(infantile hemangioendotheli-

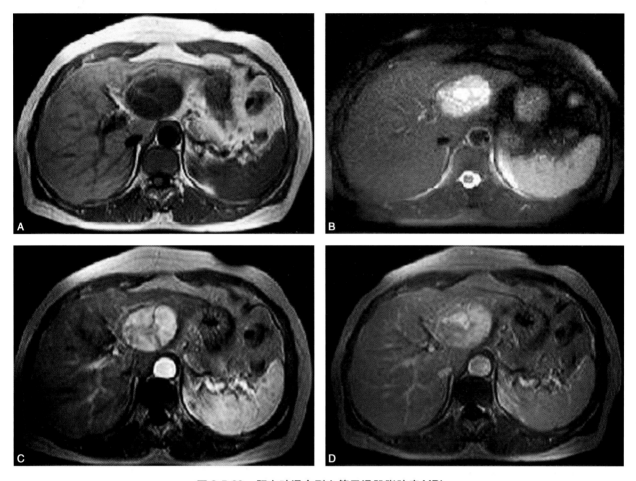

图 2-5-20 肝左叶混合型血管平滑肌脂肪瘤 MRI

A. T_1WI 病灶表现为混杂信号,以长 T_1 信号为主,病灶内脂肪成分为高信号;B. 脂肪抑制 T_2WI 病灶以长 T_2 信号为主,脂肪成分为低信号;C. 增强扫描动脉期软组织成分明显强化,病灶内可见到高信号血管影;D. 增强扫描门静脉期病灶持续强化。

oma, IHE)是一种小儿常见的血管源性良性肿瘤,占小儿肝肿瘤的12%,多见于婴幼儿,85%的患儿出生后6个月内出现症状,女性发病率是男性的2倍,成人发病罕见。组织学结构与海绵状血管瘤相似,肿瘤一般无包膜,预后较好,有自限性倾向。

1. CT表现

(1)肿瘤可单发或多发,边界清楚或弥漫浸润。

(2)CT平扫:肿瘤呈低密度,密度均匀或不均匀,瘤内可见细小钙化(40%)(图2-5-21A)。

(3)增强扫描:早期肿瘤边缘强化明显,延迟扫描强化区从边缘向中心逐渐推进,最后与肝脏呈等密度,与血管瘤强化类型相似(图2-5-21B)。肿瘤内纤维化、血栓和瘢痕不强化,延迟扫描时显示更清楚(图2-5-21B,图2-5-21C)。

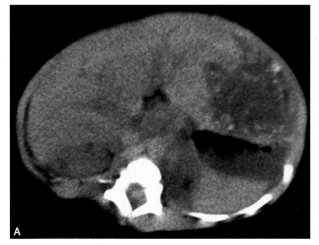

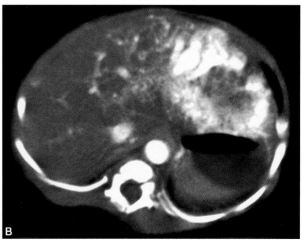

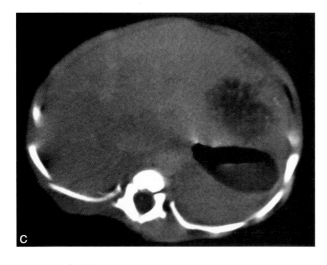

图 2-5-21　婴儿型血管内皮瘤 CT
A. CT 平扫示肝体积增大,肝左叶外侧段见一密度不均匀呈等、低密度病灶,其内可见斑点状钙化,边界不清楚;B. 增强扫描示肿瘤边缘强化明显,中心区不强化;C. 延迟扫描示强化从边缘区向中心融合,最后与肝脏呈等密度。

2. MRI 表现

（1） MRI 平扫：T_1WI 表现为等信号或稍低信号,T_2WI 表现为病灶中央部分的信号明显增高,其边缘部分为中等高信号（图 2-5-22）。

（2） 增强扫描：强化方式类似于血管瘤。在 MRA 上可见增粗的供血血管（图 2-5-23）,此点与海绵状血管瘤不同,后者肝动脉不增粗。

3. 鉴别诊断　肝母细胞瘤其内可见坏死、出血或钙化,密度或信号混杂,增强扫描不如血管内皮细胞瘤明显,强化程度低于正常肝实质,且可侵犯门静脉或肝静脉,AFP 升高明显。

（六） 肝脏局灶性结节增生

肝脏局灶性结节增生（hepatic focal nodular hyperplasia,hFNH）是一种较少见的良性肿瘤样病变,

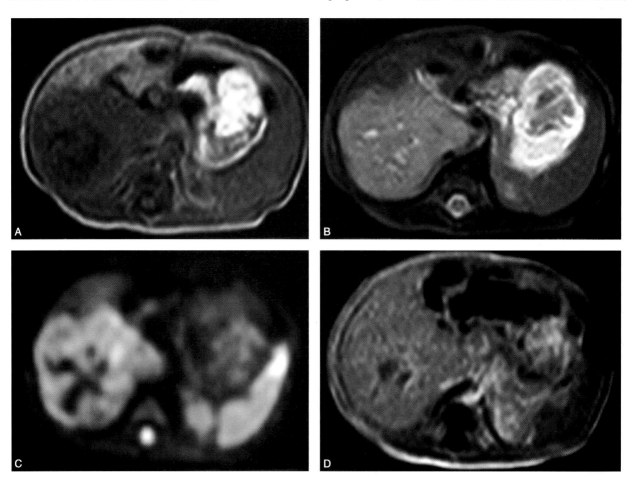

图 2-5-22　肝血管内皮细胞瘤 MRI 平扫
A. T_1WI 示肝右叶后段大片状低信号;B. T_2WI 示病灶表现为高信号,中央部分信号明显增高;C. T_2WI 矢状面可见病灶向腹腔内生长;D. DWI 病灶以稍高信号为主,病灶中心则表现为低信号。

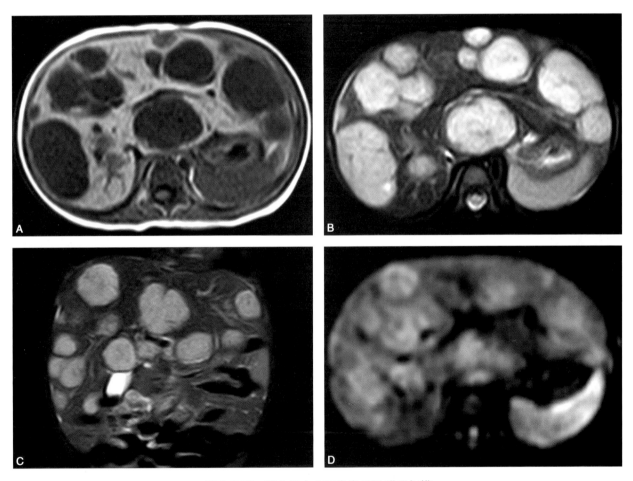

图 2-5-23　肝血管内皮细胞瘤 MRI 增强扫描
A. T_1WI 示肝右叶后段大片状低信号占位；B. T_2WI 示病灶表现为高信号，中央部分信号更高；C. DWI 示病灶以高信号为主，中心为低信号；D. 增强扫描示病灶轻度不均匀强化。

病因不明,多数认为是先天性肝动脉血管畸形、肝组织局部血流过度灌注继发肝细胞反应性增生所致,服用类固醇性药物对病灶生长有一定作用。男女发病之比约为1:2.3,发病年龄为5~68岁,平均35.2岁。hFNH病灶内可呈淀粉样或玻璃样变性。

1. CT表现

(1)CT平扫:可见肝内2~16cm大小稍低密度或等密度灶,周边纤维包膜呈低密度,边界清楚或欠清楚(图2-5-24A)。

(2)增强扫描:动脉期病灶明显强化,高于肝实质密度,均匀或不均匀(图2-5-24B);门静脉期为等密度或略高密度(图2-5-24C),平衡期病灶呈均匀等密度或稍低密度(图2-5-24D),时间-密度曲线为"快进稍慢出"特征。

(3)中心瘢痕:10%~30%的病灶内瘢痕和纤维性分隔影表现为星状(图2-5-24B)或车辐状影像

(图2-5-25A),CT平扫病灶为低密度,增强扫描动脉期不强化,门静脉期或平衡期有强化,呈稍低密度。中心瘢痕是hFNH特征性表现,由增生的纤维组织、小动静脉血管、小胆管及淋巴细胞构成。

(4)包膜征象:增强静脉期后可出现包膜强化(图2-5-24D,图2-5-25A)。

(5)邻近血管的改变:①肝静脉受压是发现等密度病变的重要依据。②CTA常能显示异常增粗的供血动脉(图2-5-25B)。

(6)瘤内胆管显影:在胆管造影增强的情况下方能显示。

2. MRI表现

(1)MRI平扫:hFNH在T_1WI多为等信号或略低信号,中心瘢痕为低信号,边界多不清楚,有时病灶中心或周边可见流空的血管影,代表有血管畸形存在。T_2WI多为略高信号或等信号,反映了hFNH

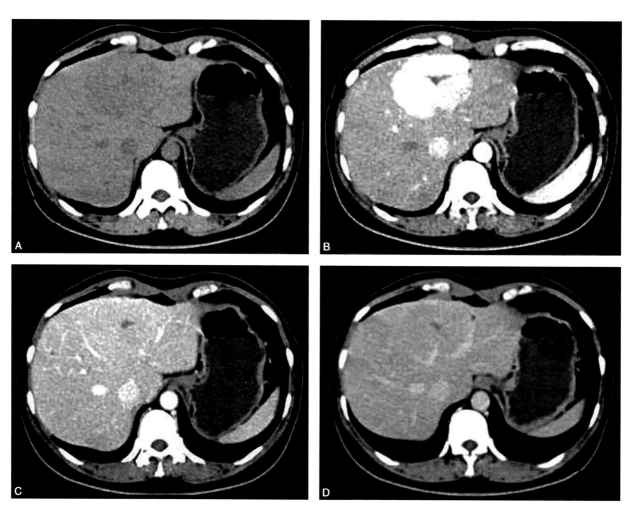

图2-5-24 肝脏局灶性结节增生 CT(1)
A.肝左叶内侧段见一边界欠清略低密度灶;B.增强动脉期病灶显著强化高于肝实质,低于腹主动脉密度,中心有星状不强化低密度区;C.门静脉期呈等密度,血管受压推移呈弧形;D.平衡期病灶与肝实质等密度或略低,包膜呈高密度,病灶中心星状低密度瘢痕有轻微强化。

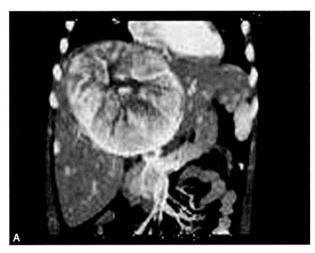
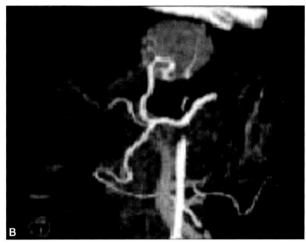

图 2-5-25　肝脏局灶性结节增生 CT(2)

A. MIP 像显示病灶内辐射状血管和低密度裂隙;B. CTA 显示增粗的肝动脉血管进入病灶内。

由正常肝细胞构成,因此和正常肝实质之间信号差异不大(图 2-5-26)。中心瘢痕在 T_2WI 为高信号,颇具特征性,主要是内含慢血流的血管、炎症细胞浸润和水肿等。

(2) 增强扫描:增强早期 hFNH 病灶明显强化,中心瘢痕及纤维分隔无早期强化,显示清楚。有些病例病灶中心或周边可见到粗大或扭曲的供血动脉。增强中晚期大多数病灶为略高信号或等信号,此时中心瘢痕可逐渐强化,与血管丰富和对比剂积聚在间质内有关(图 2-5-27)。少数中心瘢痕在 T_2WI 为低信号,但延迟扫描中也可见到强化表现,也有些中心瘢痕始终无强化表现。中心瘢痕延迟强化为 hFNH 的特征性表现,但并非每例都能见到,特别是小的 hFNH,其中心瘢痕出现概率较低,但病灶的大小和中心瘢痕的有无并不成正比关系。

(七) 肝囊肿

肝囊肿(cyst of liver)是指起源于胆管上皮的良性占位,由小胆管扩张演变而成,囊壁衬以分泌液体的上皮细胞,囊内液体多为清亮淡黄色或黏液。多见于 30~50 岁,男女患病之比为 1:4,分单纯性肝囊肿和多囊肝。多囊肝(polycystic liver)为遗传性疾病,根据遗传方式,又可分为婴儿型和成人型。71.4%~93% 的患者与多囊肾并存。

1. CT 表现

(1) 肝实质内或肝包膜下单发或多发,大小不等,边缘光滑,边界清楚锐利的圆形、椭圆形水样密度灶,密度均匀,CT 值为 0~20Hu,平均为 14Hu,囊壁极薄多不能显示(图 2-5-28A)。

(2) 合并出血时,囊内密度增高并有液液平面

(图 2-5-29)。

(3) 大囊肿可引起肝脏变形。10mm 以下小囊肿需采用薄层扫描,有利于诊断。

(4) 增强扫描囊肿无增强效应(图 2-5-28B,图 2-5-30),伴感染时囊肿壁增厚,囊壁有强化(图 2-5-31)。

(5) 多囊肝常与多囊肾并存,部分病例可累及胰腺,统称多囊性病变(图 2-5-32,图 2-5-33)。

2. MRI 表现

(1) MRI 平扫:肝囊肿信号均匀,边界清楚。在 T_1WI 为低信号,在 T_2WI 为明显高信号,在重 T_2WI 仍保持高信号(图 2-5-34A、B)。T_1WI 有助于两者的鉴别,因其 T_1 值比血管瘤长,所以在 T_1WI 囊肿的信号比血管瘤低,与血管瘤相比其内部信号更趋于均匀一致。囊肿内蛋白含量高或伴有出血时,在 T_1WI 可呈高信号。囊肿伴感染时,其 MRI 表现与肝脓肿类似,两者不易鉴别。

(2) 增强扫描:囊肿无强化表现,边界显示更清楚,有助于与其他肝内占位性病变相鉴别(图 2-5-34C~E)。

3. 鉴别诊断

(1) 肝包囊虫病:可见母囊内出现子囊,称为囊内囊,为其特征性表现。另可行血清免疫学,如间接凝血试验(IHT)。

(2) 单发肝囊肿与单房性胆管囊腺瘤不易区别(见图 2-5-6)。

(八) 肝间叶性错构瘤

肝间叶性错构瘤(mesenchymal hamartoma of the liver,MHL)为肝内少见的良性病变,来源于肝血管

2

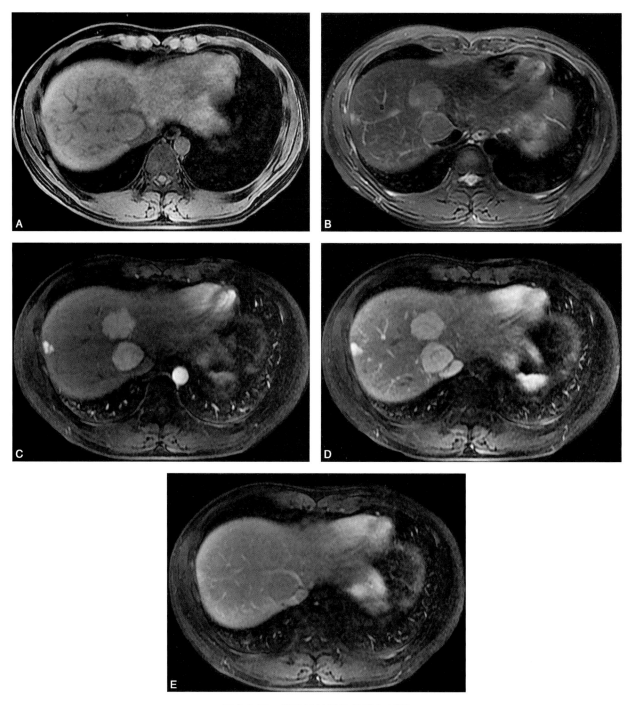

图 2-5-26　肝脏局灶性结节增生 MRI

A.T₁WI 病灶为等低信号,边界较清晰;B.T₂WI 病灶为略高信号,可见稍长 T₂ 包膜样结构,病灶中心瘢痕则表现为低信号;C~E.增强扫描动脉期强化明显,门静脉期强化减退直至延迟期呈等信号;病灶内血管强化明显,瘢痕成分强化不明显;另可见一小的血管瘤。

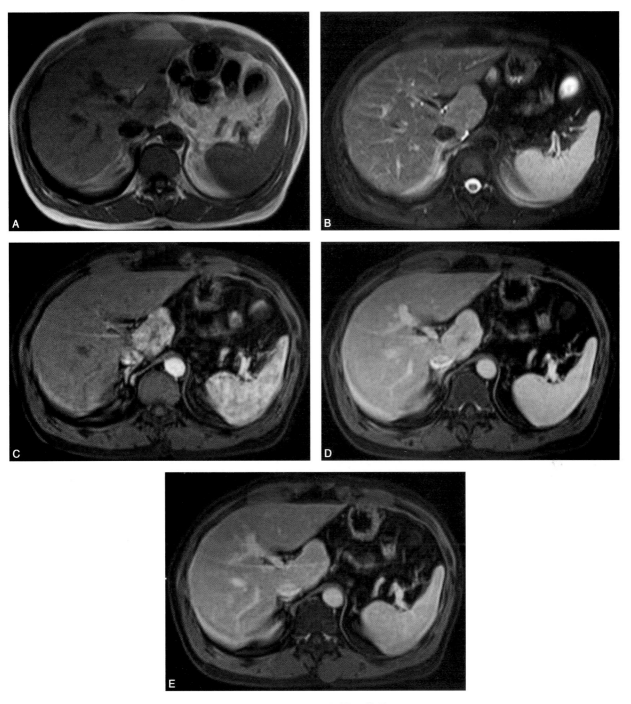

图 2-5-27　肝尾状叶局灶性结节增生 MRI

A、B. 为 T_1WI 和 T_2WI，肝尾状叶体积增大，可见等 T_1、等 T_2 混杂信号病灶，与正常肝实质界限不清；C~E. 增强扫描动脉期病灶明显不均匀强化，其内可见斑片状轻度强化区；门静脉期病灶持续强化；延迟期强化稍减退呈等信号，中心瘢痕呈延迟强化。

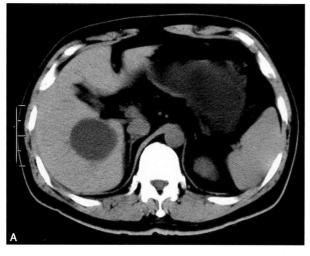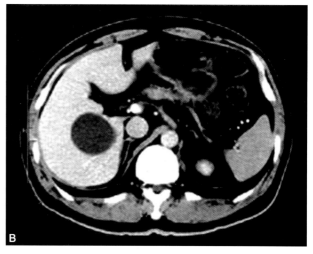

图 2-5-28　肝囊肿 CT

A.CT 平扫可见肝右叶后段类圆形水样低密度病变,密度均匀,边缘清楚;B.增强后囊内无强化,边界更显清楚锐利。

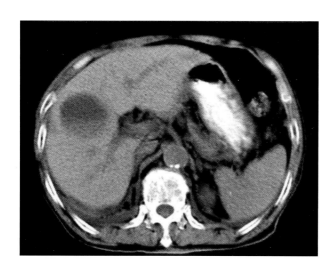

图 2-5-29　**肝囊肿伴有出血 CT**

CT 平扫可见肝右叶前段圆形病灶,边缘欠清楚,病灶内密度高于水低于肝实质,并见液液平面。

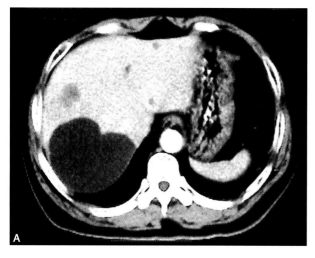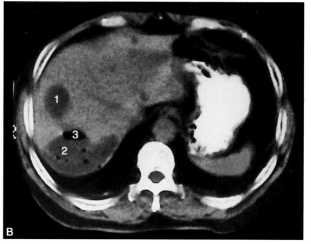

图 2-5-30　**肝囊肿硬化剂治疗前后 CT**

A.增强扫描可见多个囊肿均无强化,肝右叶后段囊肿边界清晰锐利;B.穿刺抽液注入硬化剂治疗后 CT 平扫可见囊肿明显缩小,边缘模糊,其内可见气液平面及多发气泡。

2

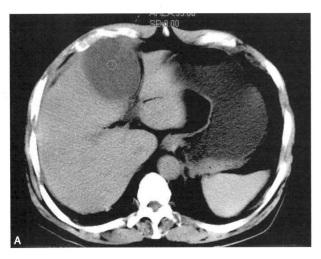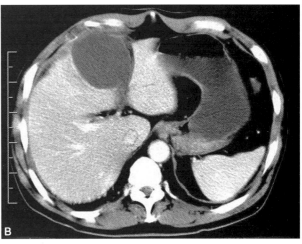

图 2-5-31　肝囊肿伴感染 CT

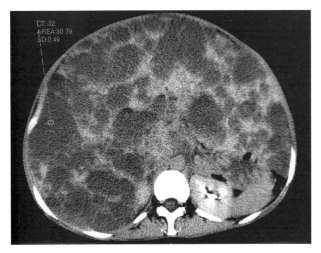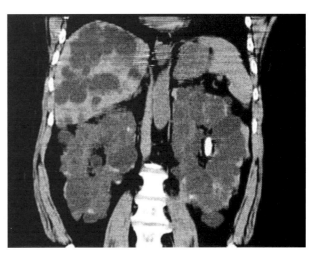

图 2-5-32　多囊肝 CT
增强扫描可见肝脏体积明显增大,几乎占据整个腹腔,其内满布大小不一囊肿,无强化。

图 2-5-33　多囊肝与多囊肾 CT
冠状面 MPR 像显示双侧多囊肾与多囊肝并存。

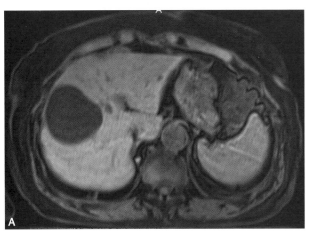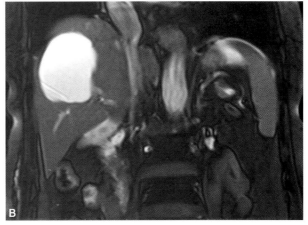

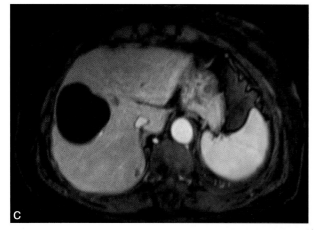
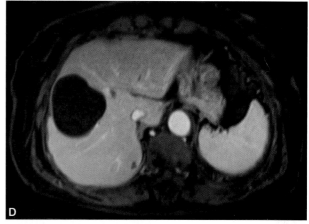
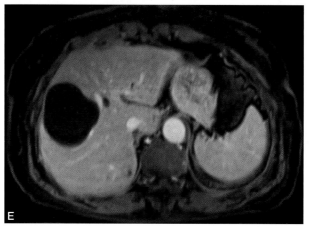

图 2-5-34 肝囊肿 MRI

A. T$_1$WI 示肝右叶病灶呈均匀低信号,边界清晰锐利;B. 冠状面 T$_2$WI 病灶为明显均匀高信号;C~E. 增强扫描病灶无强化。

间充质的良性肿瘤,又称淋巴管瘤、错构瘤和囊性错构瘤。好发于 4 个月至 2 岁的婴幼儿,男性患病略多于女性。根据组织成分分为两类:一类起源于内胚层,多为肝实质性错构瘤和胆管错构瘤;另一类起源于中胚层,分为间叶错构瘤和血管性错构瘤。

1. CT 表现

(1)平扫为边界清楚的低密度灶,其内可有大小不等的囊腔,其中有分隔。

(2)囊腔内壁光整,壁薄,无壁结节(图 2-5-35A)。

(3)囊内液体密度均匀,但因成分不同,CT 值有差异。

(4)有些错构瘤完全为囊性成分,无实性部分与多发囊肿不易鉴别。

(5)肿瘤的实性部分有时可见细沙砾样钙化。

(6)增强扫描分隔可强化,有时见到门静脉分支被发育异常的胆管包绕(图 2-5-35B,图 2-5-36)。

2. MRI 表现

(1)MRI 平扫:单发或多发的以囊性或实性为主的肿块,病灶常位于肝右叶,少数位于肝左叶。T$_1$WI 低信号为主,T$_2$WI 高信号为主,其内见囊性部分,无壁结节,边界清楚。多房者各房内信号不尽相同,主要取决于囊液成分,液体内蛋白含量高 T$_1$WI 信号也较高,有时可见液液平面(图 2-5-37)。

(2)增强扫描:增强后实质部分及分隔可强化,囊性区不强化。

3. 鉴别诊断 肝间叶性错构瘤应与未分化胚胎性肉瘤鉴别,后者表现为单囊或多囊病灶,边界清楚,内有不同程度的实性成分,增强后有强化边。

二、肝脏炎症和寄生虫病

(一) 肝脓肿

肝脓肿(liver abscess)是在化脓性细菌作用下发生的肝组织局限性化脓性炎症。根据病因分细菌性和阿米巴性两类,前者多见。细菌性肝脓肿发病以 50~70 岁男性居多,主要感染途径有细菌经血液(门静脉、肝动脉)进入肝脏,或邻近脏器感染直接

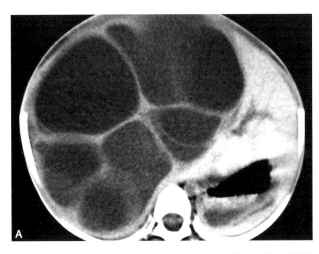
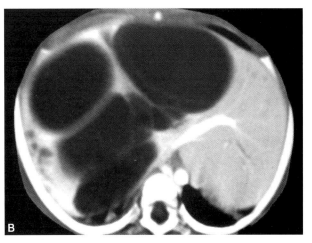

图 2-5-35 肝间叶性错构瘤 CT(1)

A. CT 平扫可见肝右叶内边界清楚的低密度灶,其内有大小不等的囊腔,囊腔内壁光整,无壁结节;B. 增强后分隔强化,囊内容物不强化。

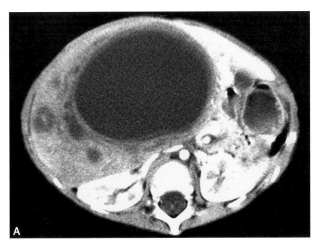
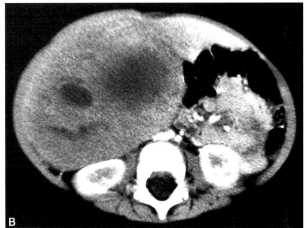

图 2-5-36 肝间叶性错构瘤 CT(2)

A. CT 平扫;B. CT 增强;增强扫描可见肝右叶多发囊性病灶,门静脉分支被发育异常的胆管包绕。

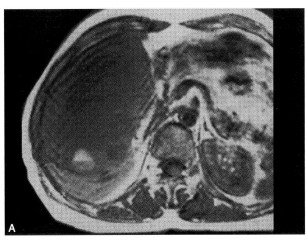
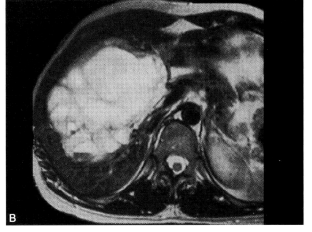

图 2-5-37 肝间叶性错构瘤 MRI

A. CT 平扫;B. CT 增强;增强扫描可见肝右叶多发囊性病灶,门静脉分支被发育异常的胆管包绕。

蔓延。急性期局部肝组织充血水肿,液化坏死,形成脓腔,可以是单房或多房,脓肿直径可为数毫米到十几厘米。周围肉芽组织增生形成脓肿壁,外围肝组织可有水肿。病情进展时脓肿扩大、穿破,侵犯周围组织器官引起继发性脓肿。阿米巴性肝脓肿以20~50岁多见,为溶组织阿米巴原虫经门静脉侵入肝脏所致。

1. CT表现

(1) CT平扫

1) 肝内单发或多发类圆形或椭圆形低密度占位,中心液化坏死区CT值略高于水而低于正常肝组织,少数病灶内可见气体(图2-5-38A、2-5-46C)。

2) 病灶边缘多数不清,或部分边缘清晰(图2-5-39A)。

3) 90%的脓肿周围出现不同密度的环形带,称为"环征"或"靶征",1~3环不定,可完整或不完整(图2-5-38B,图2-5-40)。自外向内分别代表水肿、纤维肉芽组织、炎性坏死组织。

(2) 增强扫描:肝脓肿的强化特征如下。

1) 中心液化区无增强,灶内未坏死的肝组织有强化(图2-5-39B)。

2) 环形带可有不同程度的强化(图2-5-46E~G)。

3) 多个小脓肿聚合或单一大脓腔趋向,即"成簇征"或"集合征"。多房脓肿可显示有增强效应的间隔(图2-5-41,图2-5-42)。

(3) 不典型肝脓肿:肝脓肿早期,炎性组织未液化或小部分液化(图2-5-43),密度近似于软组织,易与肿瘤混淆。

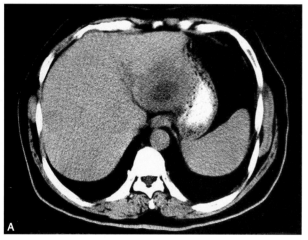
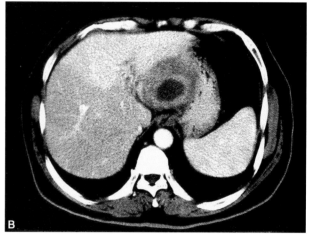

图2-5-38　肝脓肿CT(1)

A.CT平扫可见肝左叶外侧段单发脓肿,呈类圆形稍低密度,中心可见更低密度区,边缘模糊;B.增强扫描可见"靶征",肝右叶脂肪浸润。

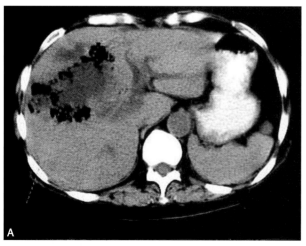
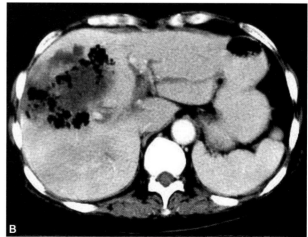

图2-5-39　肝脓肿CT(2)

A.CT平扫可见肝右叶前段及左叶内侧段类圆形低密度灶,边缘模糊不清,其内可见多房性积气;B.增强扫描可见灶内未坏死的肝组织稍有强化。

2

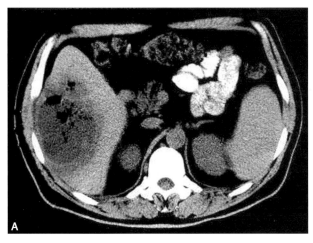
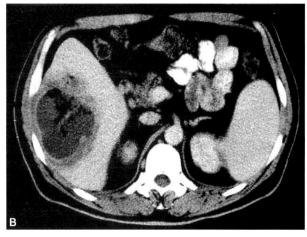

图 2-5-40 肝脓肿 CT(3)
A. CT 平扫可见肝右下叶多发肝脓肿,其内可见散在积气及不完整环形带;B. 增强扫描可见后方较大者具有"环征"和间隔强化,脓腔内无强化。

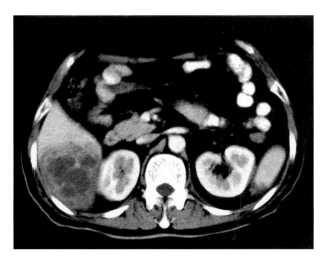

图 2-5-41 多房性肝脓肿 CT(1)
增强扫描可见肝右叶后下段多个液化区不强化,不完整"环征"和间隔呈不均匀强化。

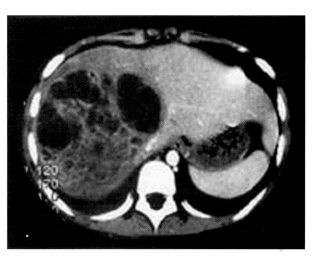

图 2-5-42 多房性肝脓肿 CT(2)
增强扫描可见肝右叶巨大脓腔内不规则间隔形成大小不一的蜂窝状改变,边缘显示不完整"环征"。

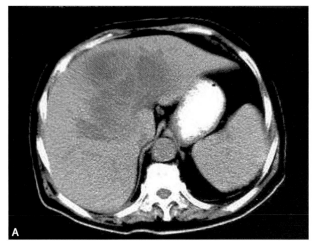
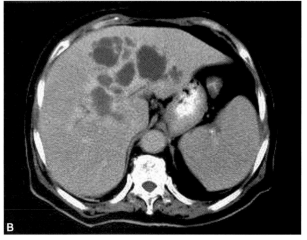

图 2-5-43 不典型肝脓肿 CT
A. CT 平扫可见肝左叶多个大小不一的稍低密度区融合成大片分叶状病灶;B. 增强扫描可见部分边缘及间隔强化明显。

（4）并发症：膈下脓肿（图 2-5-44）、脓胸、脾脓肿（图 2-5-45）等。

2. MRI 表现

（1）MRI 平扫

1）T₁WI 多表现为圆形、类圆形或分叶状低信号区，其内信号可不均匀，脓肿壁的信号略高于脓腔而低于肝实质，厚薄不一，壁的外侧可见到低信号的水肿带（图 2-5-46A）。T₂WI 脓肿表现为大片状高信号，由肝组织广泛水肿和脓液所致，其中心部分信号可以更高，类似于"靶征"。脓肿壁的信号低于水肿和脓液，呈相对低信号（图 2-5-46B、C）。DWI 序列上呈高信号表示脓液扩散受限（图 2-5-47A、B）。

2）病灶内有气体高度提示肝脓肿的诊断。

3）多房性肝脓肿可在高信号区内见低信号分隔（图 2-5-48A、B）。慢性肝脓肿水肿减轻或消失，病灶内信号较为均匀，边界显示清楚。脓肿壁也显示清楚，呈单环或双环。

（2）增强扫描：动脉期脓肿壁即可有强化，程度较轻，而脓肿周围的肝实质因充血可有明显高灌注。门静脉期和延迟期病灶边缘仍有持续强化，病变边界显示清楚，其内液化坏死区无强化。多房性脓肿其内分隔可有强化，呈蜂窝状表现（图 2-5-47C、D；图 2-5-48C~E）。慢性脓肿其内有较多炎性肉芽组织，也可有强化表现。延迟扫描脓肿周围的充血水肿带与肝实质的强化趋于均匀一致，与平扫 T₂WI 显示的病变范围相比似有缩小的感觉。

（二）肝结核

肝结核（tuberculosis of liver）为结核病全身性播散的局部表现，结核杆菌经肝动脉或门静脉进入肝脏而发病的特异性炎症，常继发于肺结核或肠结核。按病理分为粟粒型、结节型，一般起病缓慢，无特异性临床症状。

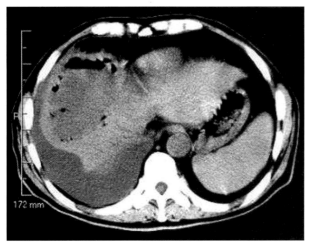

图 2-5-44　肝脓肿合并膈下脓肿 CT
CT 平扫可见肝脏近膈面较大脓肿，其内有散在积气和气液平面，膈下可见新月形液体密度——膈下积脓。

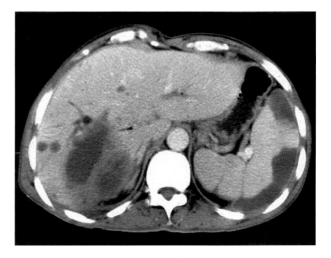

图 2-5-45　肝脓肿合并脾脓肿 CT
增强扫描可见肝脓肿壁轻微强化，脾外缘低密度不强化，脾包膜显示强化。

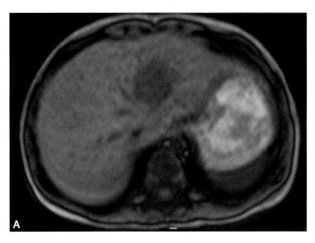

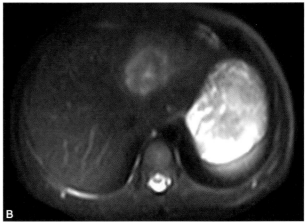

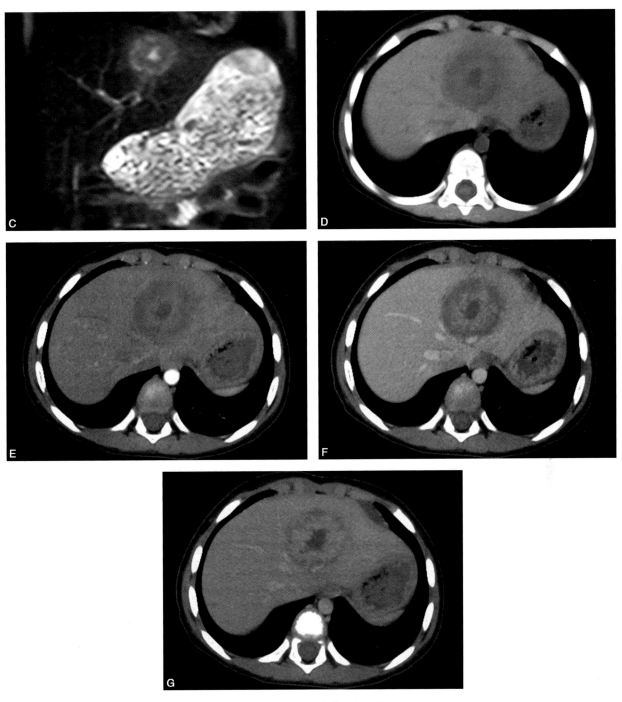

图 2-5-46　**肝脓肿 MRI（1）**

A. T₁WI 示肝左叶病灶以低信号为主；B、C. 横断面及冠状面 T₂WI 可见高信号的液化坏死区、低信号脓肿壁及脓肿周围高信号的水肿带；D. CT 平扫病灶为不均匀低密度影，中心坏死呈更低密度；E～G. CT 增强扫描病灶中心坏死区无强化，脓肿壁可见强化，呈"环征"。

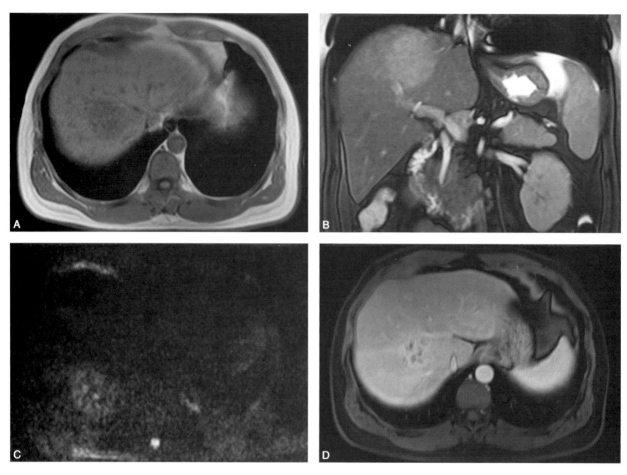

图 2-5-47　肝脓肿 MRI(2)

A、B. 分别为 T_1WI 和 T_2WI,肝右叶可见类圆形长 T_1、稍长 T_2 信号影;C. DWI 病灶呈不均匀高信号,边界模糊;D. 增强扫描延迟期可见间隔明显强化呈蜂窝状表现。

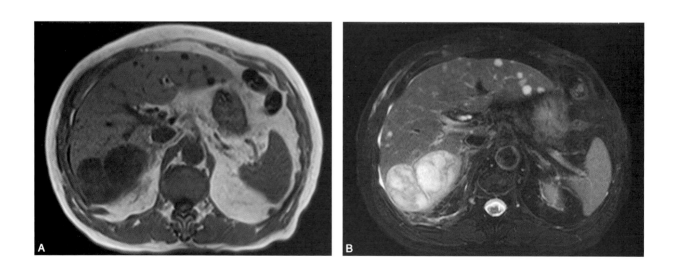

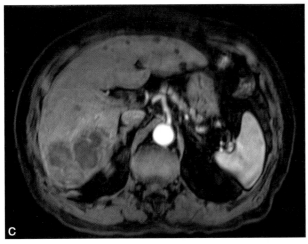
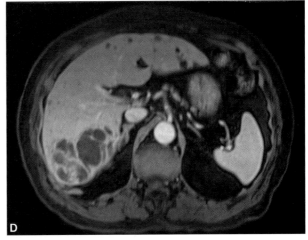
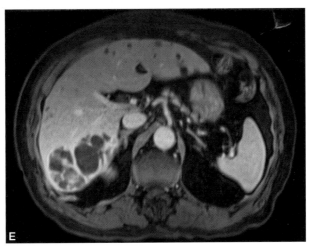

图 2-5-48 多房性肝脓肿 MRI

A. T₁WI 示肝右叶多房囊性病灶;B. T₂WI 示病灶以高信号为主,其内可见低信号分隔;C~E. 分别为增强扫描动脉期、门静脉期、延迟期,可见分隔强化,病灶呈蜂窝状表现。

1. CT 表现

(1) 粟粒型肝结核:此型多见。CT 平扫可见肝大,肝内多发粟粒状低密度灶;或仅见肝大伴有密度减低,对多发细小病灶分辨不清。增强扫描病灶无明显强化。

(2) 结节型肝结核

1) CT 平扫:表现为肝内单发或多发结节状低密度或不均匀混合密度灶,病变边缘模糊不清(图 2-5-49A)。

2) 增强扫描:动脉期病灶周围高灌注,边缘轻、中度强化(图 2-5-49B)。

3) 门静脉期及延迟期纤维包膜强化稍高于肝实质密度,中心干酪性坏死无强化(图 2-5-49C,图 2-5-49D)。

2. MRI 表现 根据肝结核所处病理时期的不同,其 MRI 表现多样。

(1) MRI 平扫:T₁WI 无特异性,结核的干酪坏死、纤维组织和钙化在 T₁WI 均为低信号。T₂WI 病灶信号多种多样,结核性肉芽组织炎性细胞浸润和毛细血管增生,表现为高信号,而病灶中央干酪性坏死为凝固性蛋白,自由水少,表现为低信号。因此病灶在 T₂WI 表现为:①早期肉芽肿伴有或不伴有液化、干酪坏死时为边界清或不清的高信号,此种表现不具特征(图 2-5-50A);②伴有干酪坏死或钙化时为低信号,周围有高信号环绕,此种表现最具特点;③后期病灶周围纤维结缔组织增生包裹,表现为低信号,低信号内可见高信号,此种 MRI 表现亦具有特征性,尤其是多种不同改变的病灶同时存在。

(2) 增强扫描:具有一定特征性,早期无明显强化(图 2-5-53C、D、E),延迟期呈轻至中度环状强化(图 2-5-50B)。

3. 鉴别诊断

(1) 肝转移瘤:多发结节型肝结核需与肝转移瘤鉴别,转移瘤边缘延迟强化较结核明显,病灶内可

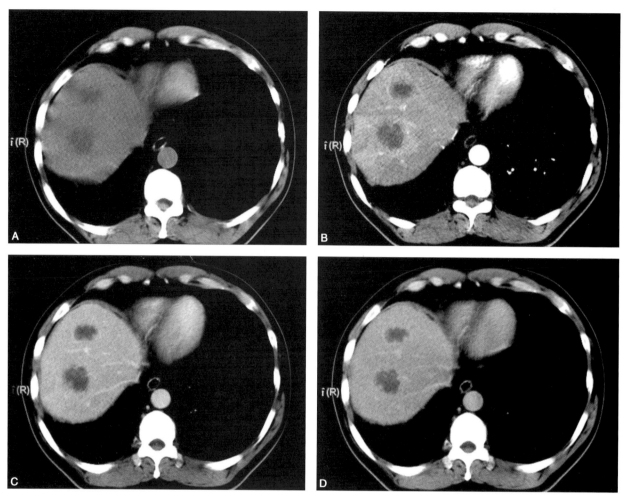

图 2-5-49　肝结核 CT

A. CT 平扫可见肝右叶近膈面多发类圆形低密度结节,边缘不清;B. 增强动脉期病灶边缘轻微强化,中心不强化,病灶边缘清楚,邻近肝实质高灌注;C. 门静脉期肝实质密度趋于均匀,病灶边缘可见划线样轻微强化环;D. 延迟期见病灶边缘稍低密度环影,病灶中心干酪性坏死部分无强化。

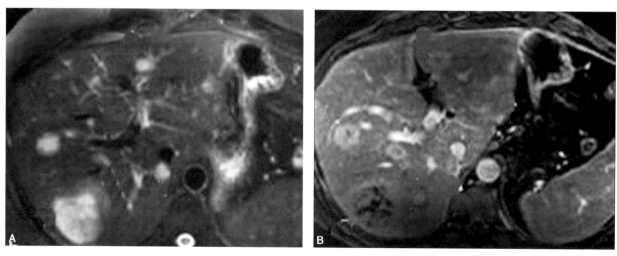

图 2-5-50　肝结核 MRI

A. T$_2$WI 示肝内多发高信号病灶,边界清楚;B. 增强扫描延迟期病灶呈环状强化。

有不均匀强化。肝结核患者多有肺或肠结核病史，病灶中心干酪性坏死部分无强化。

（2）肝脓肿：常有多个小脓肿聚合成单一大脓腔倾向，即"成簇征"或"集合征"。肝脓肿一般范围大，边缘强化更为显著，可显示双环或三环征，病灶内可有气泡或气液平面，肝结核则无此表现。

（三）肝炎性假瘤

肝炎性假瘤（inflammatory pseudotumor，IPT）又称炎性肌成纤维细胞瘤，发病机制不明，可能是各种致炎因子引起的肝脏局部组织炎性细胞浸润和纤维组织增生为特征的肿瘤样病变。临床少见，发病年龄在 12～62 岁，以中老年男性多见，平均年龄为 45.7 岁，男女发病之比为 2.5∶1。

1. CT 表现

（1）CT 平扫

1）多表现为单发，形态多样，以类圆形结节或肿块居多，边界欠清楚（图 2-5-51A）。

2）病灶多为低密度，密度均匀或不均匀，少数病例呈稍高密度。

（2）增强扫描

1）动脉期：病灶周边肝实质异常高灌注，病灶不强化或部分边缘强化（图 2-5-51B，图 2-5-52A）。

2）门静脉期：病灶强化逐渐增强并向病灶中心延伸，部分病灶出现核团状强化或强化更加明显，伴有不强化间隔（图 2-5-51C，图 2-5-52B）。

3）平衡期：病灶周边纤维组织和病灶内间隔强化与肝实质呈等密度，病灶"缩小"但不能完全充填（图 2-5-51D）。

2. MRI 表现

（1）MRI 平扫：炎性假瘤可单发或多发，可由多个病灶融合而成。病灶形态各异，可为圆形、椭圆形、葫芦形或香蕉形，边界清楚或不清楚。病灶直径多小于 3cm。在 T_1WI 多为略低信号或等信号，其内信号不均匀。在 T_2WI 病灶也多为等信号或略低信号，其

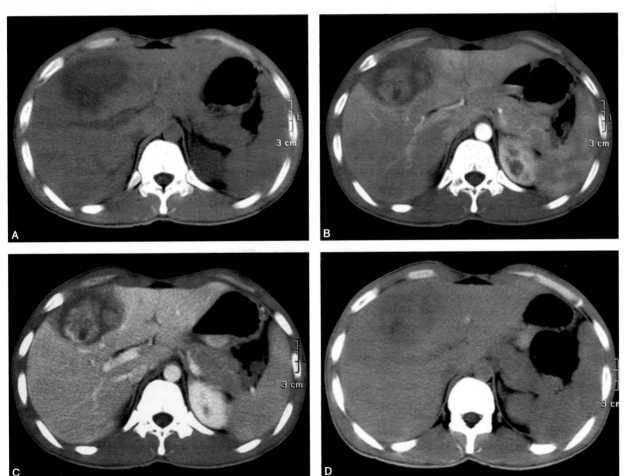

图 2-5-51　肝炎性假瘤 CT（1）

A. 肝左叶内侧段不均匀低密度灶，边缘模糊；B. 增强动脉期病灶周围高灌注，病灶内核团状强化，周围伴有不强化带和间隔；C. 门静脉期病灶中心核团状强化有明显增加，强化程度稍低于肝密度；D. 延迟 10 分钟扫描病灶边缘及间隔强化呈略低于肝实质密度。

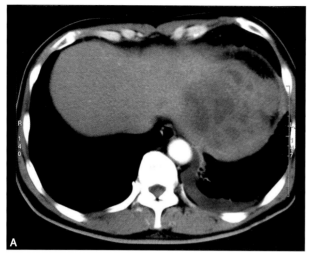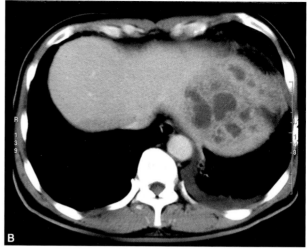

图 2-5-52　**肝炎性假瘤 CT（2）**

A. 肝左叶外侧段巨块状不均匀低密度，动脉期无明显强化；B. 门静脉期病灶边缘或间隔强化略低于肝密度。

中可夹杂小片状或斑片状高信号（图 2-5-53A、B）。

（2）增强扫描：增强早期病灶一般无强化表现，边界不清楚，偶见轻度的早期强化。增强扫描门脉期及延迟期，病灶常有强化表现，强化方式多样，如周边环形强化、偏心结节状强化、中央核心样强化，可交叉出现。其中以周边环形强化最为常见（图 2-5-54）。

（四）肝孤立性坏死结节

肝孤立性坏死结节（solitary necrotic nodule，SNN）是不明病因引起的肝脏 Glisson 包膜下灶性凝固性坏死，多数病灶内找不到明确的病原菌，可有少量嗜酸性粒细胞浸润，外层为纤维组织、淋巴细胞及增生的小胆管构成的炎性纤维带，病灶边界清楚，可有纤细的纤维包膜。以中老年男性为主。

1. CT 表现

（1）CT 平扫：肝脏包膜下稍低密度结节，边界清楚，密度均匀，大小在 5cm 以内（图 2-5-55A）。

（2）增强扫描：动脉期病灶无强化或轻微强化（图 2-5-55B）。

（3）门静脉期病灶边缘有强化（图 2-5-55C）。

（4）平衡期病灶内有不均匀强化伴有中心不强化（图 2-5-55D）。

2. MRI 表现

（1）MRI 平扫：T_1WI 多呈低信号，T_2WI 可为低信号、等信号、稍高信号或高信号（图 2-5-56A、B）。T_2WI 信号表现不一致，可能与病灶内含水量多少有关。

（2）增强扫描：动脉期及门静脉期无明显强化，部分边缘有强化，且在延迟期图像上更为明显（图 2-5-56C、D）。

3. 鉴别诊断　影像学表现需与肝胆管腺瘤、肝胆管细胞癌等鉴别。

（五）肝棘球蚴病

肝棘球蚴病（hepatic hydatid disease）又称肝包虫病（hepatic echinococcosis），是棘球绦虫的幼虫寄生在人体内引起的疾病。在我国有细粒棘球蚴引起的肝囊型棘球蚴病和多房棘球蚴引起的肝泡型棘球蚴病两种，是牧区危害人畜健康的重要寄生虫病，属于法定丙类传染病。

1. CT 表现

（1）肝囊型棘球蚴病

1）肝脏轮廓变形、增大，肝实质内类圆形大小不等囊性低密度病灶（图 2-5-57）。

2）囊中有囊（母子囊），过多的子囊充满母囊呈蜂房状（图 2-5-58，图 2-5-59）。

3）外囊壁较厚，CT 值为 30～50Hu，边界清楚；内囊壁光滑，厚薄不等，囊内充满液体呈水样密度，CT 值<10Hu（见图 2-5-58）。

4）增强扫描：①囊性病灶无强化，外囊壁和周围肝组织强化而显示边界清楚（见图 2-5-59）。②外囊壁可呈不完整蛋壳状钙化（见图 2-5-59）。③内囊破裂后，囊壁塌陷形成各种不规则图像。④棘球蚴死亡，囊液吸收浓缩，类似干酪样变并含有变性的子囊，CT 值增高而不均匀，近似实性肿瘤影像。

（2）肝泡型棘球蚴病

1）肝内界线模糊的不均低密度灶，其中可有小囊状低密度区，亦可形成较大斑片状坏死液化（图 2-5-60）。

2）大量的颗粒状钙化是肝泡型棘球蚴病的特征性 CT 表现（图 2-5-61）。

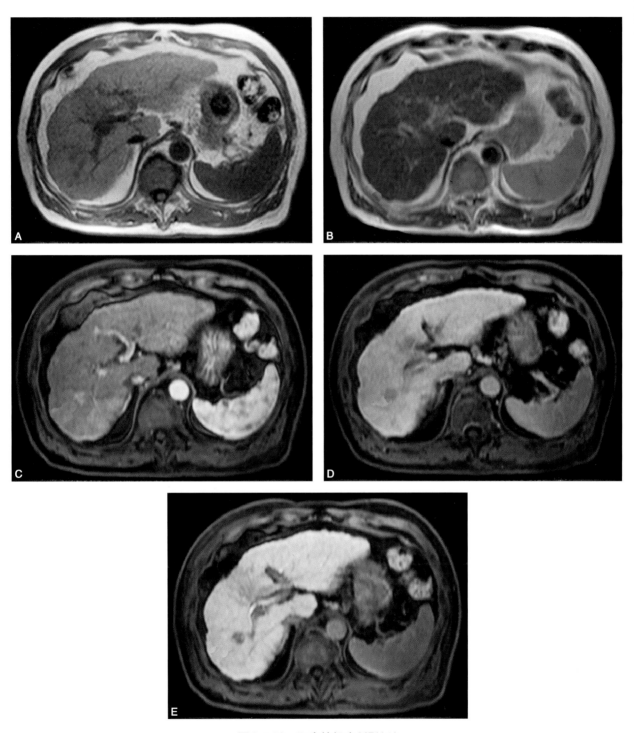

图 2-5-53 肝炎性假瘤 MRI(1)

A、B. 为 T_1WI 和 T_2WI,肝右叶病灶在 T_1WI 和 T_2WI 均以等低信号为主;C~E. 分别为增强扫描动脉期、门静脉期、延迟期,动脉期病灶强化,晚期病灶强化程度明显低于肝实质。

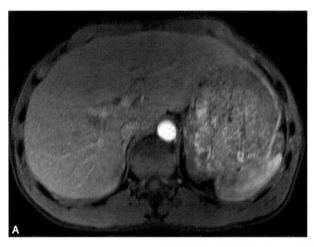
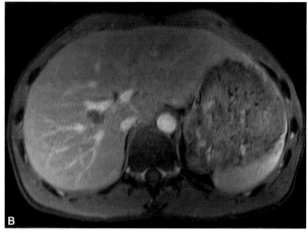
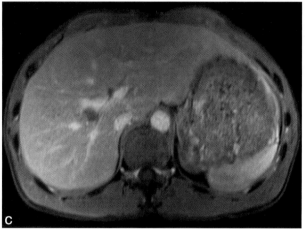

图 2-5-54　肝炎性假瘤 MRI(2)

分别为动态增强扫描动脉期、门静脉期及延迟期,肝右叶病灶增强动脉期无强化,以略低信号为主,边界不清;门静脉期、延迟期病灶边缘可见轻度强化。

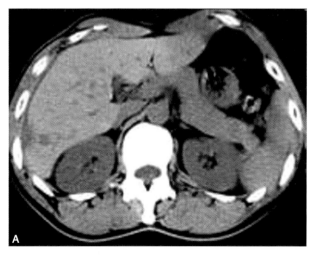
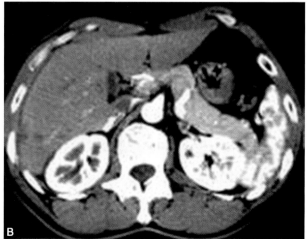

2

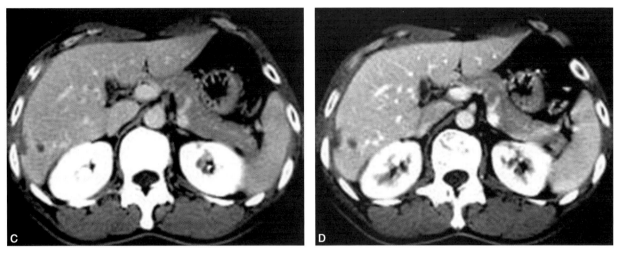

图 2-5-55　肝孤立性坏死结节 CT

A. CT 平扫可见肝右叶后段包膜下低密度灶,边缘清楚,密度均匀;B. 增强动脉期病灶边缘轻微强化;C、D. 门静脉期和平衡期见病灶内及边缘有不均匀强化,中心不强化。

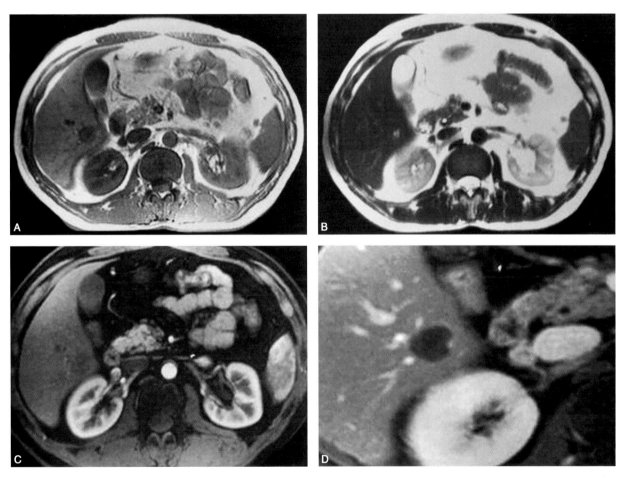

图 2-5-56　肝孤立性坏死结节 MRI

A、B. 分别为 T_1WI 和 T_2WI,肝右叶病灶呈小分叶状,边界清晰,T_1WI 呈低信号,T_2WI 呈等信号,病灶中心可见点状长 T_1、长 T_2 液化坏死区;C、D. 分别为增强扫描动脉期、门静脉期,动脉期未见明显强化,仅在门静脉期病灶边缘出现轻度环形强化。

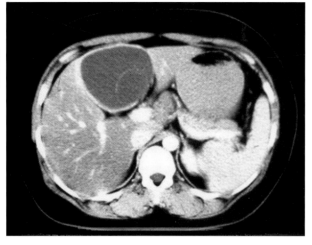

图 2-5-57　肝囊型棘球蚴病 CT(1)
增强扫描可见肝左叶内侧段囊内单个子囊,囊壁强化明显。

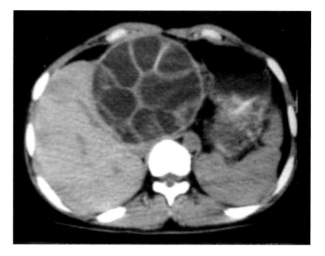

图 2-5-58　肝囊型棘球蚴病 CT(2)
CT 平扫可见囊内充满多数子囊,排列呈蜂房状。

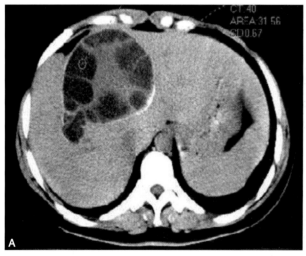
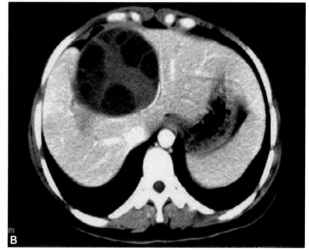

图 2-5-59　肝囊型棘球蚴病 CT(3)
A.肝脏呈圆形低密度灶,内有多数不规则形的"子囊",边缘不完整呈蛋壳状钙化;B.增强扫描囊内无强化。

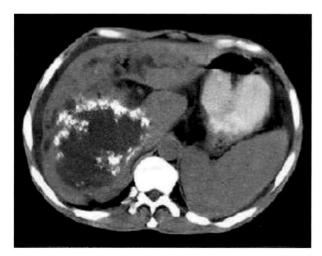

图 2-5-60　肝泡型棘球蚴病 CT(1)
CT 平扫可见肝右叶有一类圆形低密度灶,其周可见不规则环形钙化,周围胆管略扩张,肝包膜内陷,少量腹水。

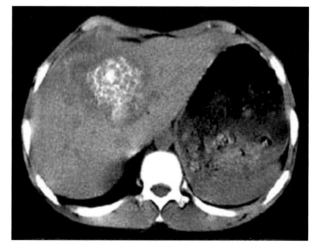

图 2-5-61　肝泡型棘球蚴病 CT(2)
CT 平扫可见肝左叶内侧段处有一圆形低密度影,边缘不光整,其内可见大量大小不一的颗粒状钙化排列呈环状。

3）增强扫描时周围浸润灶可强化，呈密集颗粒状。肝包膜内陷。

4）可伴有中、少量腹水。

2. MRI表现

（1）MRI平扫：细粒棘球蚴囊表现为T_1WI低信号，T_2WI高信号的圆形或类圆形病灶，边界清楚，其内信号强度多不均匀。子囊的信号不同于母囊，T_1WI表现为更低信号，T_2WI表现为更高信号，呈现囊中囊的特点。囊壁和囊内容物均可发生钙化，T_1WI、T_2WI均为低信号，有时难与低信号的囊壁区分（图2-5-62A~C）。内囊分离，表现为"浮莲征"或"飘带征"，在T_2WI可以见到，但不及CT敏感和清晰。棘球蚴囊肿也可并发感染，表现为囊壁增厚，且可见囊内气体影或气液平面。没有形成子囊和囊壁钙化的病例与肝囊肿难以鉴别。此外，因手术或自发破裂后，可种植于腹腔内形成棘球蚴囊肿，偶尔也可破入胸腔内。

肝泡型棘球蚴囊肿T_1WI为地图样低信号区，边界不清，T_2WI多为高信号，部分病灶可有低信号表现，可能由于病灶内慢性炎症反应或广泛钙化所致。病灶中心有坏死时，T_1WI为更低信号，T_2WI为更高信号。

（2）增强扫描：囊肿无强化，有时囊壁轻度强化（图2-5-62D）。

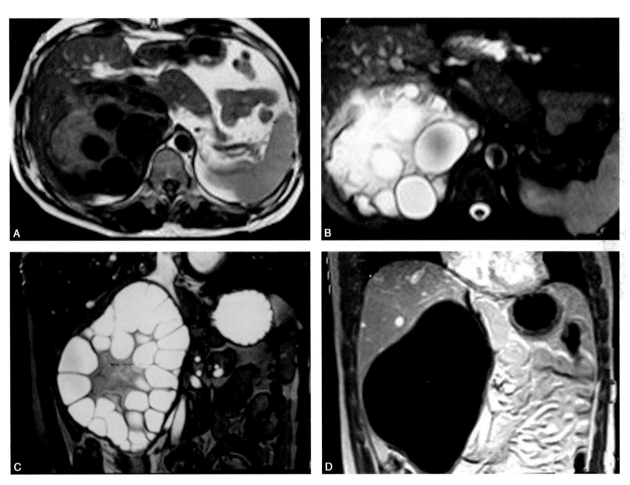

图2-5-62　**肝棘球蚴病MRI**
A. T_1WI示肝内可见一大囊性病灶，其内可见多个类圆形小囊状更低信号灶；B、C. T_2WI横断面与冠状面，病灶为高信号，信号不均匀，边界清楚，呈"囊中囊"表现，子囊呈更高信号，囊壁和囊内容物可见T_1WI、T_2WI上均为低信号的钙化成分；D. 增强扫描冠状位示囊肿无强化，囊壁可见轻度强化。

三、肝脏原发性恶性肿瘤

（一）原发性肝癌

原发性肝癌是指发生于肝细胞或肝内胆管细胞的癌，是我国常见的恶性肿瘤之一。肝细胞癌（hepatocellular carcinoma，HCC）地区性明显，可发生于任何年龄，以40~49岁多见，男女患病之比为2:1~5:1。本病病因可能与病毒性肝炎、肝硬化、黄曲霉毒素摄入和饮用水污染等因素有关。

肝细胞癌的大体分类有：①巨块型，单个肿块或多个结节融合而成,病灶直径≥5cm。②结节型,单结节、融合结节或多结节,直径<5cm。③弥漫型,多发小结节弥漫性均匀分布。④小癌型,单个癌结节最大直径≤3cm,多个癌结节数目不超过两个,其最大直径总和应≤3cm。

肝细胞癌常侵犯门静脉形成瘤栓和肝内播散;肝外血行转移多见于肺、肾上腺、骨、脑等;淋巴转移至肝门淋巴结最常见,其次有胰头周围、腹膜后及锁骨上淋巴结,还可向膈肌及附近脏器直接侵犯和腹腔种植。本节重点叙述肝细胞癌的有关表现。

1. CT 表现

(1) CT 平扫

1) 病灶形态:肝细胞癌绝大多数呈圆形或类圆形(图 2-5-63A),少数呈分叶状,个别浸润性生长的肿瘤形态极不规则,肝脏局部呈圆隆形,部分瘤体凸出肝脏轮廓之外(图 2-5-64)。

2) 病灶边缘:浸润性生长的肿瘤,无包膜,边缘显示模糊。膨胀性生长的肿瘤,多有假包膜,边缘显示清晰,如假包膜较厚,表现为一圈透亮带,称为"晕圈征"(图 2-5-64A)。

3) 病灶密度:①病灶一般为低密度,极少数为高密度或等密度。②病灶密度可均匀(见图 2-5-63A)或不均匀,当肿块中心发生坏死时,密度多不均匀,在直径>10cm 的病灶中,坏死发生率为 75%~80%。③肿瘤钙化(1.2%)和出血(1.3%)少见。④假包膜可以是低密度(见图 2-5-64)或等密度(图 2-5-63)。

4) 病灶分布:肿瘤可单发,也可多发;可位于肝脏深部,但以表面为主;肝右叶最多见,左叶次之,尾状叶最少。

5) 不同类型的肝癌 CT 表现:

①巨块型肝癌:病灶边缘不锐利,周围常有子灶;中心可见更低密度坏死区(图 2-5-65)。②结节型肝癌:病灶边界大多较清楚,部分可见完整或不完整的环状带——假包膜(图 2-5-66)。③弥漫型肝癌:多发小结节弥漫性分布,平扫有时难以发现(图 2-5-67)。

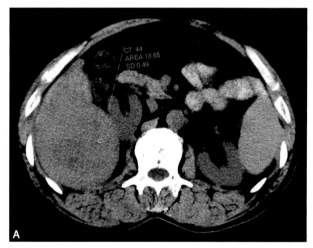

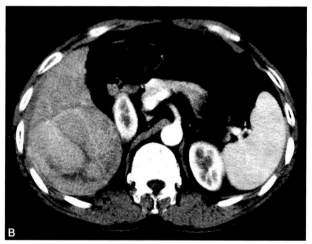

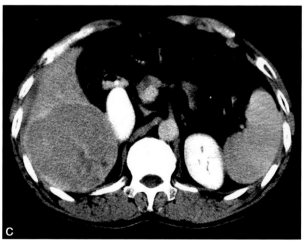

图 2-5-63 肝癌 CT(1)

A. CT 平扫可见肝右叶下段有一类圆形稍低密度病灶,边缘欠清;B. CT 增强动脉期肿瘤边缘假包膜呈低密度环带;C. CT 增强门静脉期假包膜强化呈高密度环带。

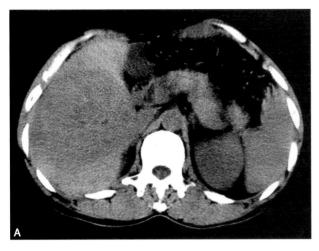
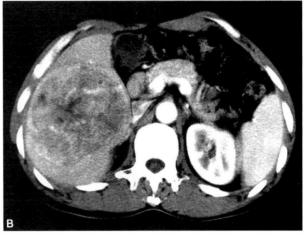

图 2-5-64　肝癌 CT(2)

A. CT 平扫可见肝右叶下段肿瘤呈圆形部分突出于肝外,边缘不清楚,其周围似见有低密度环影;B. 增强扫描可见假包膜强化密度高于肝实质,另可见病灶内星状低密度坏死区和动静脉瘘。

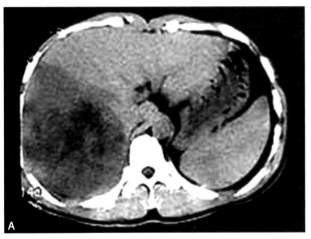
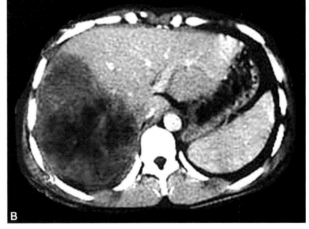

图 2-5-65　巨块型肝癌 CT

A. CT 平扫可见肝右叶下段肿瘤呈圆形部分突出于肝外,边缘不清楚,其周围似有低密度环影;B. 增强扫描可见假包膜强化高于肝实质,另可见病灶内星状低密度坏死区和动静脉瘘。

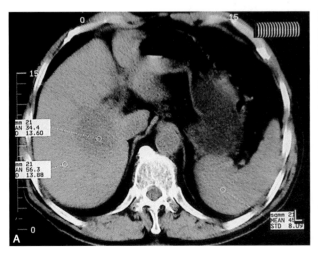
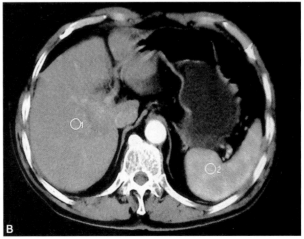

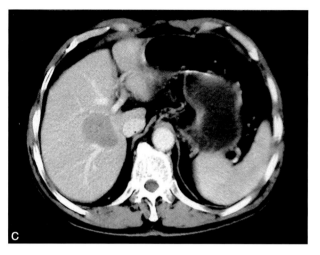

图 2-5-66　结节型肝癌 CT

A.CT 平扫可见肝右叶近肝门区圆形稍低密度区,边界不清;B.动脉期病灶部
分强化;C.门静脉期病灶呈低密度,可见不完整的包膜呈略高密度影。

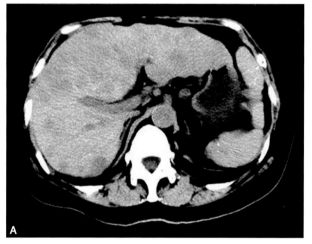

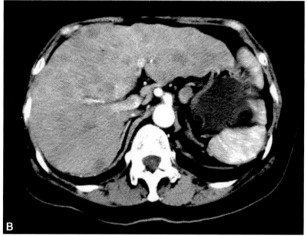

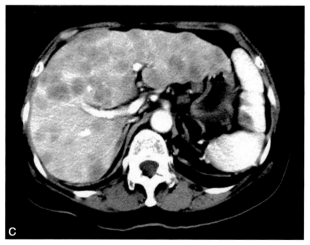

图 2-5-67　弥漫型肝癌 CT

A.CT 平扫可见肝内弥漫性均匀分布稍低密度结节;B.动脉期可见病灶呈轻度不均匀强化;C.门静脉期可见病灶呈低
密度结节与强化的肝组织密度差别增加,病灶显示清楚。

（2）动态增强扫描:时间-密度曲线呈速升速降型,是肝癌的特征性表现。肝癌与正常肝实质对照出现从高密度、等密度到低密度的三部曲。

1）动脉期。①强化程度:病灶明显强化高于肝实质密度（见图 2-5-63A）,中等强化与肝实质等密度或相仿（见图 2-5-66）,轻微强化低于肝实质密度（见图 2-5-65B）。②强化均匀度:较大病灶多为不均匀强化,密度差别较大（见图 2-5-64B）。小肝癌常为明显强化,密度高于肝脏（图 2-5-68A）。③动静脉短路征象:病灶内静脉分支在动脉期显影,与腹主动脉密度相近,称为动静脉分流（见图 2-5-64）,此征象是肝癌特征之一。④假包膜:根据强化程度不同表现为低密度（见图 2-5-63B）、等密度（见图 2-5-66B）或高密度（见图 2-5-64B）。

2）门静脉期:①肝细胞癌病灶强化密度开始下降,大多数表现为低密度（见图 2-5-66C）,这是因为肝癌主要靠肝动脉供血;门静脉期肝实质强化达到峰值,与病灶密度差最大。②假包膜可强化为高密度环带（见图 2-5-63C）,无强化者为低密度或等密度环带。③门静脉内瘤栓形成,主要表现为门静脉主干及其分支内低密度充盈缺损及管腔的扩大（图 2-5-69）,此为肝细胞癌的特征之一。④由于门静脉瘤栓可造成肝脏局部供血不足,形成低灌注,表现为区域性低密度改变（见图 2-5-69）。⑤肝静脉与下腔静脉受侵犯和瘤栓形成（图 2-5-70）。

3）平衡期:3~5 分钟平衡期扫描或 7~10 分钟延迟扫描对不典型病例的定性诊断有一定帮助。动脉期高密度而门静脉期表现为等密度的病灶,延迟期扫描若为低密度,病灶强化特征符合肝细胞癌的表现;若延迟期扫描病灶仍为等密度,则倾向于肝脏良性肿瘤的表现。

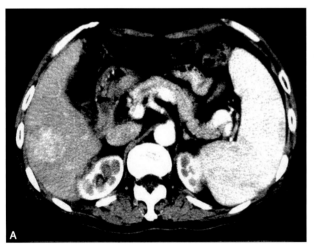
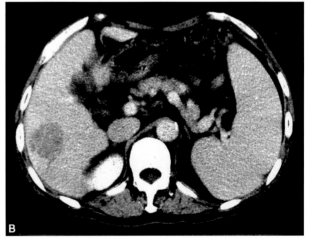

图 2-5-68　小肝癌 CT

A.动脉期可见肝右叶后下段病灶明显强化,密度高于肝脏,假包膜呈不完整低密度环;B.门静脉期病灶密度减退,明显低于正常肝实质密度。

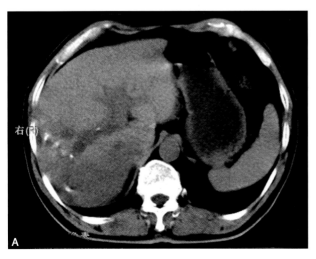
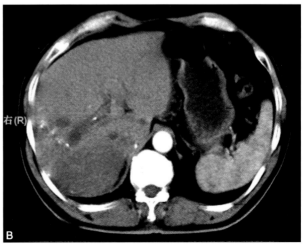

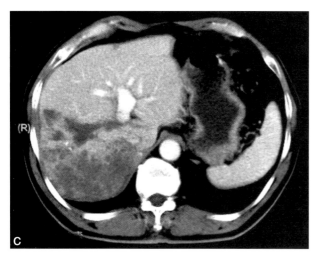

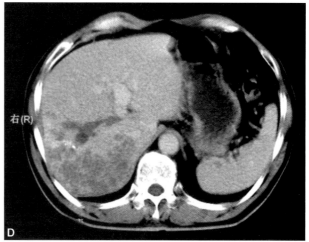

图 2-5-69　肝癌伴有门静脉瘤栓

A.肝右叶肝癌 TACE 术后,门静脉右支栓塞,CT 平扫可见肝右叶呈稍低密度,碘油呈点状积聚;B.增强动脉期肝右叶门静脉栓塞区无明显强化;C.门静脉期肝实质强化达峰值,肝右叶栓塞区无强化,与肝实质密度差增加;D.平衡期肝实质强化减退,与栓塞区密度差缩小。

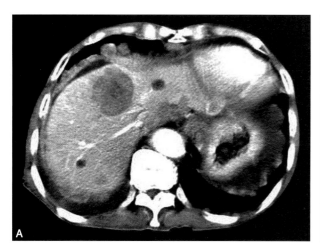

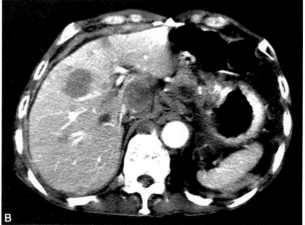

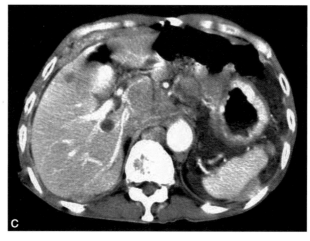

图 2-5-70　肝癌合并肝外转移 CT

A.增强扫描可见肝内多发结节型癌灶,右侧肋膈隐窝处肺内多个转移结节及腹水;B、C.肝门层面显示腹腔和腹膜后多处淋巴结肿大,下腔静脉扩张并瘤栓形成。

（3）并发症

1）肝硬化表现：60%~80%的肝癌患者有肝硬化基础,40%的肝硬化患者有癌变的可能,呈弥漫性（见图2-5-67）或结节性。

2）肝外转移：肝门、胰头周围及腹膜后主动脉旁淋巴结转移（见图2-5-70）；血行转移常见部位有肺部、肾上腺和骨骼。

3）肝内胆管扩张：局部或普遍性胆管扩张,严重者肝左、右管均可见扩张,多因肝癌肿块或肝门区转移性淋巴结肿大压迫胆管或癌肿直接侵犯胆管所致。

4）肝癌破裂出血：慢性、亚急性出血可积聚在肝包膜下呈等密度或稍低密度（图2-5-71）,应与膈下脓肿鉴别。

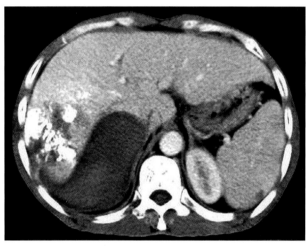

图2-5-71　肝癌并包膜下血肿CT
肝癌合并包膜下血肿,肝右叶TACE术后46天,增强扫描可见右膈下与肝后间隙低密度区,肝脏受压变形前移。

（4）小肝癌：单结节直径在3cm以内的小肝癌因肝动脉和门静脉供血量不同,CT双期增强表现各异。

1）CT平扫病灶为低密度,动脉期明显强化高于肝实质密度,门静脉期呈轻度强化,密度低于正常肝实质（见图2-5-68）。

2）病灶平扫为低密度或等密度,动脉期明显强化高于正常肝实质密度,门静脉期为低密度。

3）平扫为低密度,动脉期为稍高密度,门静脉期瘤灶边缘高密度环形强化,动脉期强化的瘤体降为等密度或低密度（见图2-5-66）。

4）平扫为低密度,动脉期边缘高密度环形强化,门静脉期强化环密度高于肝实质。

2. MRI表现

（1）MRI平扫

1）病灶形态：肝细胞癌绝大多数呈圆形或类圆形,少数呈分叶状,个别浸润性生长的肿瘤形态极不规则。部分瘤体可突出于肝外生长。

2）病灶边缘：以浸润性生长的肿瘤,无包膜,边缘显示模糊；以膨胀性生长的肿瘤,多有假包膜,边缘显示清晰。

3）病灶信号：T_1WI多为低信号,少数为等或高信号；T_2WI大多为中等高信号。病灶信号可均匀或不均匀,病灶内有囊变、坏死、出血、脂肪变性和纤维间隔等改变时,信号不均匀,T_1WI低信号中可混杂有不同强度的高信号,而T_2WI高信号中可混杂有不同程度的低信号。假包膜可以是低信号或等信号,在T_1WI显示清楚。

4）病灶分布：肿瘤可单发,也可多发；可位于肝脏深部,但以表面为主；肝右叶最多见,左叶次之,尾状叶最少。

5）不同类型的肝癌MRI表现。①结节型肝癌：直径<5cm的单发病灶,边界大多较清晰,部分可见完整或不完整的环状带——假包膜（图2-5-72）。②巨块型肝癌：病灶直径>5cm,边缘不锐利,周围常有子灶；中心可见坏死区（图2-5-73）。③弥漫型肝癌：多发小结节弥漫性分布,平扫有时难以发现（图2-5-74）。

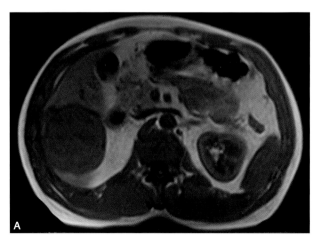

A

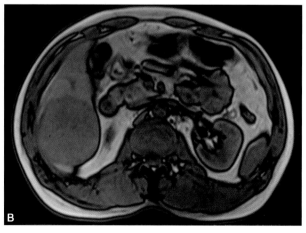

B

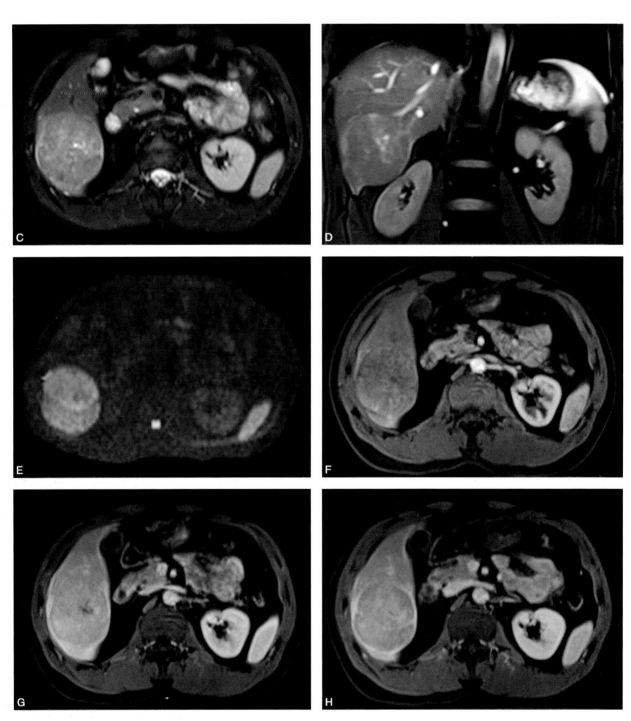

图 2-5-72 结节型肝细胞癌 MRI

A~D. 分别为 T₁WI 和 T₂WI,肝右叶病灶以稍长 T₁、稍长 T₂ 信号为主,信号不均匀,边界清晰,包膜完整,病灶中心可见更长 T₁、更长 T₂ 坏死区;E. DWI 病灶呈不均匀高信号;F~H. 分别为增强扫描动脉期、门静脉期、延迟期,动脉期病灶强化较明显,门静脉期和延迟期强化减低,信号强度低于肝实质,呈"快进快出"表现,延迟期包膜呈环形强化。

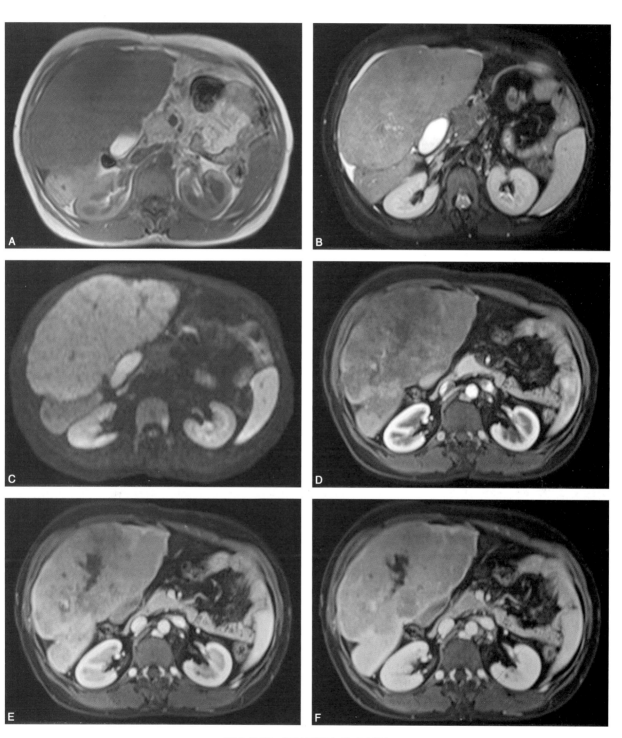

图 2-5-73 巨块型肝细胞癌 MRI

A、B. 分别为 T₁WI 和 T₂WI,肝右叶巨块状长 T₁、稍长 T₂ 信号病灶;C. DWI 序列示病灶呈稍高信号;D~F. 分别为增强扫描动脉期、门静脉期及延迟期,动脉期病灶明显不均匀强化,门静脉期和延迟期对比剂退出,低于肝实质信号,呈"快进快出"表现,病灶内可见斑片状未强化坏死区。

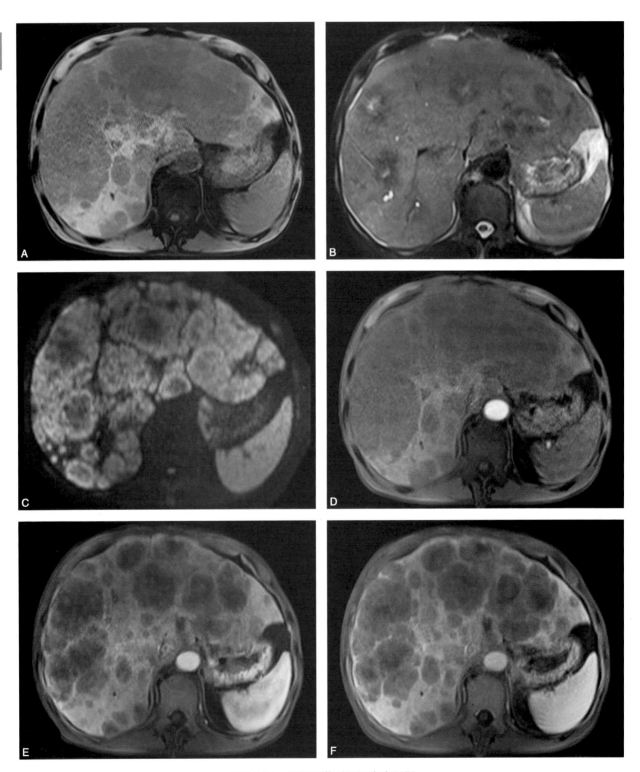

图 2-5-74　弥漫结节型肝细胞癌 MRI

A、B. 分别为 T_1WI 和 T_2WI，肝脏体积增大，边缘呈波浪状，肝内可见多发团块状、结节状长 T_1、长 T_2 信号病灶，部分病灶内见斑片状更长 T_1、更长 T_2 坏死信号；C. DWI 序列示病灶呈高信号；D~F. 分别为增强扫描动脉期、门静脉期及延迟期，动脉期病灶轻度强化，门静脉期及延迟期强化消退，病灶与肝实质对比明显。

（2）MRI 动态增强扫描:时间信号曲线呈速升速降型,是肝癌的特征性表现。

1）动脉期:富血供病灶强化明显高于肝实质,少血供病灶不强化或仅有轻度强化,为低信号或等信号改变。较大病灶多为不均匀强化,信号差别较大,多为周边强化,有的病灶有分隔,可见分隔强化,整个病灶呈"多房状"改变。病灶内或附近的门静脉分支在动脉期显影,与腹主动脉信号相近提示有动静脉分流,此征象是肝癌特征之一。假包膜强化程度不同,可表现为低信号、等信号或高信号。

2）门静脉期:病灶强化信号开始下降,多数表现为低信号,这是因为肝细胞癌主要靠肝动脉供血;门静脉期肝实质强化达到峰值,与病灶信号差别最大。假包膜可强化为高信号环带,无强化者为低信号或等信号环带,厚薄不一,完整或不完整;有时包膜可显示为双层改变,内层为丰富的纤维组织成分,外层为大量受压的血管和新生胆管。门静脉内瘤栓形成,主要表现为门静脉主干及其分支内低信号充盈缺损及管腔的扩大,管壁可有强化。肝门区可见到强化扭曲的侧支循环血管,称为海绵样变。由于门静脉瘤栓可造成肝脏局部供血不足,形成低灌注,表现为区域性低信号改变。肝静脉与下腔静脉亦可受侵犯或瘤栓形成。

3）延迟期:3~5 分钟或更长延迟扫描对不典型病例的定性诊断有一定帮助。动脉期高信号而门静脉期表现为等信号的病灶,延迟期扫描若为低信号,符合肝细胞癌的表现,若延迟期扫描病灶仍为等信号,则倾向于肝脏良性肿瘤。

（3）并发症

1）肝外转移:肝门、胰头周围及腹膜后主动脉旁淋巴结转移;血行转移常见部位有肺、肾上腺和骨骼。

2）肝内胆管扩张:局部或普遍性胆管扩张,严重者肝左、右管均可见扩张,多因肝癌肿块或肝门区转移性淋巴结肿大压迫胆管或癌肿直接侵犯胆管所致。

3）肝癌破裂出血:慢性、亚急性出血可积聚在肝包膜下。

（4）小肝癌:单结节直径在 3cm 以内的小肝癌因肝动脉和门静脉供血量不同,动态增强表现各异。

1）MRI 平扫病灶在 T_1WI 为低信号,T_2WI 为高信号,动脉期强化明显高于肝实质信号,门静脉期呈轻度强化,为稍高信号,延迟扫描为等或稍低信号

（图 2-5-75）。

2）MRI 平扫病灶在 T_1WI 为低或等信号,T_2WI 为稍高信号,动脉期强化明显高于正常肝实质信号,门静脉期为低信号。

3）MRI 平扫病灶在 T_1WI 为低或等信号,T_2WI 为稍高信号,动脉期为稍高信号,门静脉期病灶边缘高信号环形强化,延迟期强化的瘤体降为等或低信号。

4）MRI 平扫病灶在 T_1WI 为低或等信号,T_2WI 为稍高信号,动脉期边缘高信号环形强化,门静脉期强化环信号仍高于肝实质。

3. 鉴别诊断 HCC 以肝动脉供血为主,多数病灶有假包膜,直径>3cm 者多发生中心坏死;动脉期强化不均,动态增强为"快进快出"特征;有肝硬化基础者,门静脉癌栓多见;AFP 多有升高。分化良好的 HCC 需与 hFNH、HCA、肝血管瘤鉴别的影像征象相似之处是增强动脉期强化明显,主要鉴别点如下。

（1）肝海绵状血管瘤:增强动脉期瘤灶周边结节状强化,动态扫描逐渐向中心扩展,延迟扫描呈等或稍高密度或信号充填并保持数分钟以上。

（2）肝胆管细胞癌:直径 3cm 以下的胆管细胞癌 AFP 可在正常范围,CA19-9 明显升高,增强动脉期病灶边缘强化,延迟 3 分钟后强化部分可达到与肝实质密度或信号相仿,不强化部分仍为低密度或信号。

（3）肝细胞腺瘤（HCA）:好发于中年女性,与长期服用避孕药有关。平扫病灶呈类圆形,边界清楚。增强动脉期多均匀强化为高密度或信号,门静脉期呈等或稍高密度或信号,平衡期呈等或稍低密度或信号,无侵犯血管征象,HCA 伴有出血液化者呈裂隙样低密度。

（4）肝脏局灶性结节增生（hFNH）:平扫稍低、等密度或信号,增强动脉期病灶除中央瘢痕组织不强化,呈全瘤均匀强化,强化程度接近同层主动脉;门静脉期等于或稍高于肝实质,病灶中心呈星状或车辐状低强化区。

（二）特殊类型的肝癌

1. 外生性肝癌 外生性肝细胞癌（extrahepatic growing hepatocellular carcinoma,EG-HCC）是 HCC 的一种特殊类型,肿瘤组织向肝外生长且肝外部分大于肝内部分,仅有小部分或"蒂"与肝脏相连。外生性肝癌多为原发,1/3 的病例由突出肝外的肝硬化再生结节恶变而来。好发年龄为 40~60 岁,男性患病多于女性。发现肝硬化表现及肝内子灶可以提示

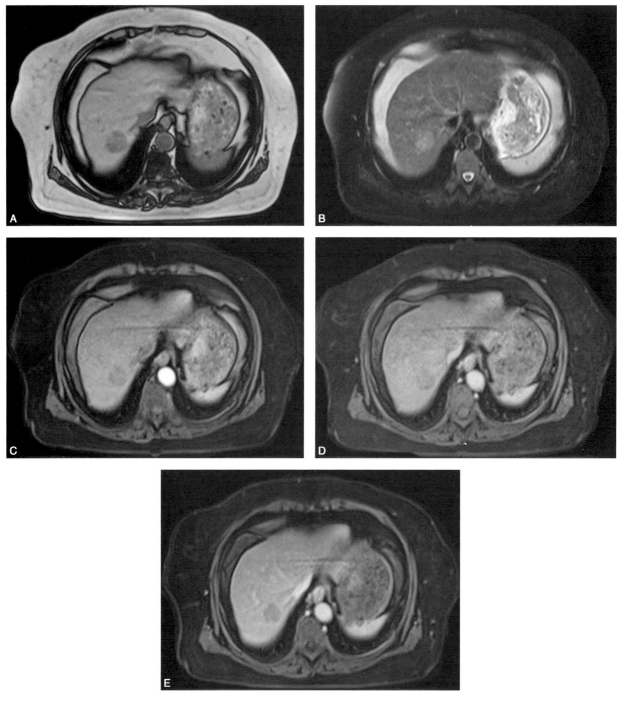

图 2-5-75　小肝癌 MRI

A、B. 分别为 T_1WI 和 T_2WI,肝右叶病灶信号不均匀,T_1WI 为等低信号,T_2WI 为稍高信号;C～E. 分别为增强扫描动脉期、门静脉期及延迟期,动脉期病灶轻度强化,门静脉期及延迟期呈轻度环形强化,瘤体降为等低信号。

诊断,外生性肿块可侵犯周围组织器官并与周围组织建立新的血液循环。

（1）CT 表现

1）外生性肝癌好发于肝脏脏面,以左叶（图 2-5-76）和右叶后下段多见。

2）带蒂型:罕见,瘤体完全位于肝外,有明确的瘤蒂与肝脏相连并获取血供。

3）突出型:相对多见,肿瘤大部分向肝外突出,部分位于肝内。

4）肿块密度、增强表现特征同原发性肝癌。

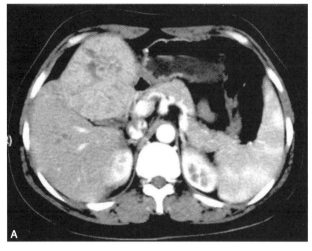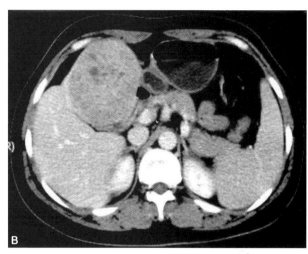

图 2-5-76　**外生性肝癌 CT**

A. 增强动脉期可见肝左叶巨大肿块向肝外生长;B. 门静脉期可见肿块具有肝癌快进快出的强化特征。

（2）MRI 表现

1）外生性肝癌好发于肝脏脏面,以左叶和右叶后下段多见。

2）带蒂型罕见,瘤体完全位于肝外,有明确的瘤蒂与肝脏相连并获取血供。

3）突出型相对多见,肿瘤大部分向肝外突出,小部分位于肝内。

4）肿块信号、增强表现与肝内原发性肝癌相似（图 2-5-77）。

（3）鉴别诊断:该病需要与后腹膜肿瘤及胃肠道肿瘤相鉴别。部分外生性肝癌是由于肝硬化再生结节突出于肝外恶变而来,因此,发现肝硬化基础及肝内子灶、门静脉癌栓可以提示诊断。

2. 肝纤维板层样癌　肝纤维板层样癌（fibrolamellar hepatic carcinoma,FL-HCC）是肝细胞癌中的一种罕见的特殊类型,占肝细胞癌的 1%~2%,发病年龄为 5~69 岁,平均为 26.4 岁,无显著性别差异。35 岁以下没有肝硬化的肝细胞癌病例中,43%是此病。

（1）CT 表现

1）CT 平扫:边界清楚的低密度肿块,多为单发,可有分叶;病灶内可见条索状结构,自中心向周围辐射状排列,伴有点状钙化和坏死区,纤维间隔为相对低密度（图 2-5-78A）;20%的病灶周围有子灶;

无肝硬化表现。

2）增强扫描:动脉期肿块不均匀或弥漫性强化,病灶内条索状结构强化明显;肿块边缘强化,假包膜不强化（图 2-5-78B）;门静脉期肿瘤实性部分强化消退快,密度低于肝实质密度（图 2-5-78C）;假包膜密度高于肿块和肝等密度（图 2-5-78C）。

3）中央瘢痕:在动脉期、门静脉期及平衡期大多无明确强化;25%的病例可出现延迟强化,是由于少数中央瘢痕内含有血管间质成分所致。

4）继发改变:有肝内胆管扩张、血管受压或推移、肝内播散,肝门部淋巴结转移率高。

（2）MRI 表现

1）T_1WI 86%为低信号,14%为等信号;80%的病例信号均匀。

2）T_2WI 肿瘤信号不均匀,多为高信号。

3）中心瘢痕在所有序列上基本都为低信号,这是一个很重要的鉴别点。

（三）肝癌经导管动脉栓塞化疗（TACE）前后

根据肝脏血供（肝脏有肝动脉和门静脉双重供血,门静脉与肝动脉之间有交通支）特点,TACE 的治疗机制为:①通过肝动脉注入的化疗药物进入肿瘤内,形成一个高浓度流过效应,达到较好的化疗效果。只有少量化疗药物进入全身,毒副反应较小。②通过肝动脉注入栓塞物质,阻塞肝癌的大部或全

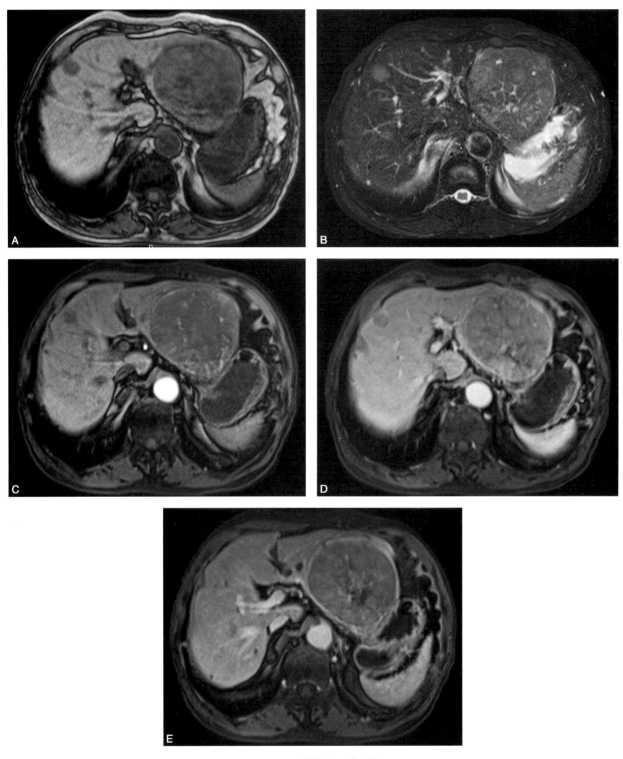

图 2-5-77　**外生性肝癌 MRI**

A、B. 分别为 T_1WI 和 T_2WI,肝左叶肿块向肝外突出,部分位于肝内,肿块信号特征与肝内原发性肝癌相似,肝内见播散病灶;C~E. 分别为增强扫描动脉期、门静脉期及延迟期,动脉期肿块不均匀强化,门静脉期及延迟期病灶强化程度有所减退,呈"快进快出"表现。

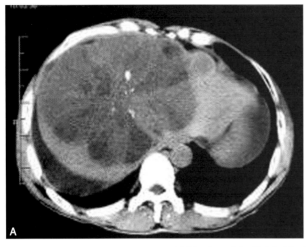
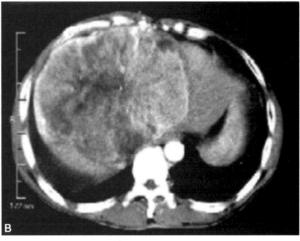
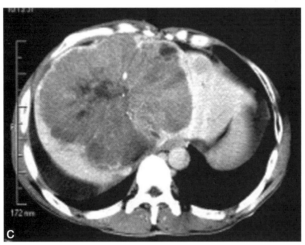

图 2-5-78　肝纤维板层样癌 CT

A. CT 平扫可见肝脏呈巨块不均匀低密度影,内有条索状稍高密度自中心向周围辐射状排列,并可见沙砾样钙化,周围有低密度卫星灶,少量腹水;B. 动脉期可见病灶边缘和中心条索状强化,密度高于肝实质,假包膜呈低密度,卫星灶显示强化;C. 门静脉期病灶强化明显减退低于肝实质密度,其内可见不规则的低密度区,包膜强化呈高密度,卫星灶低于肝实质密度。

部血供而不影响正常肝组织。③由于肝动脉与门静脉之间有交通支,这样不仅可以栓塞肝癌的动脉血供而且可以栓塞肝癌的门静脉血供。因此 TACE 是晚期肝癌有效的治疗方法。

1. CT 表现

(1) 依据病灶强化程度预测 TACE 效果:增强动脉期强化明显的病灶血供丰富,化疗药物和栓塞物质易进入瘤体内,TACE 效果好(图 2-5-79),不强化或不明显强化的乏血供病灶,化疗药物和栓塞物质不易进入瘤体内,TACE 效果不佳(图 2-5-80)。

(2) 评价 TACE 效果:在介入栓塞术后 2~4 周行 CT 检查。

1) 效果优良:肿瘤被碘油完全充填(见图 2-5-79)。

2) 良好:碘油在瘤体内积聚≥70%(图 2-5-81A)。

3) 不良:碘油在瘤体内散在积聚≤总面积的 1/3(图 2-5-82A),或多发病灶部分病灶没有碘油

积聚。

4) 较差:少量点状或没有碘油积聚(见图 2-5-80)。

(3) 判断病灶有无复发:肝癌复发系指根治性切除术或 TACE 治疗后 3 个月内出现的新病灶,肝癌的复发率为 61.5%~80%,二次手术可明显延长患者生存时间。术后 AFP 监测和 B 超、CT 随访是发现肝癌复发灶的主要手段。介入治疗后好转或稳定积聚的碘油减少,在其邻近或远处发现新病灶,视为肝癌术后复发(见图 2-5-81,图 2-5-82),复发病灶的增强 CT 表现与 HCC 相同,具有快进快出的强化特征。

(4) 判断有无禁忌

1) 病灶内有明显粗大的动静脉短路,提示有畸形肿瘤血管,不宜盲目栓塞,以防栓塞物经分流静脉进入心、肺、脑引起梗死。

2) 有门静脉、下腔静脉瘤栓的患者不宜进行栓塞治疗。

2

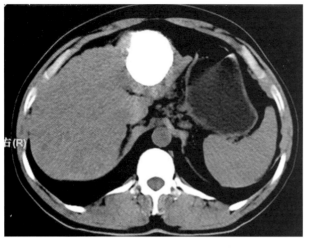

图 2-5-79　原发性肝癌 TACE 术后 CT(1)
富血供病灶,TACE 术后 4 周癌灶内碘油积聚密实。

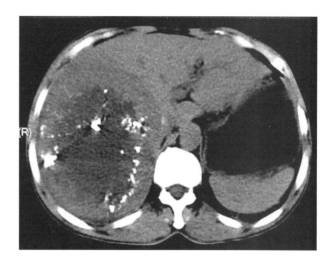

图 2-5-80　原发性巨块型肝癌 TACE 术后 CT(1)
灌注术后病灶内仅见碘油散在点状积聚。

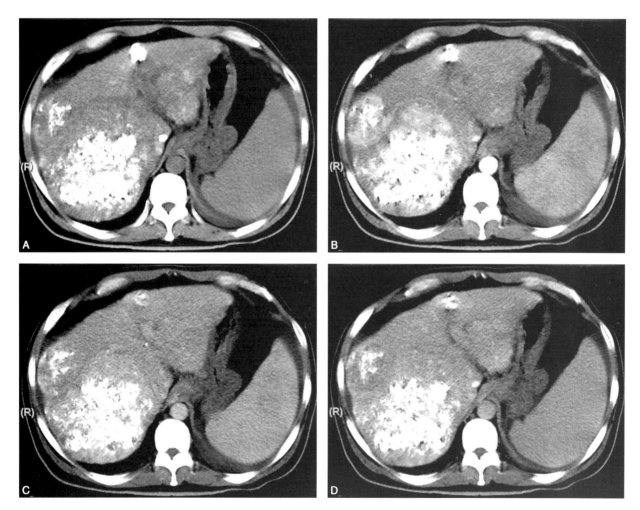

图 2-5-81　原发性巨块型肝癌 TACE 术后 CT(2)
A.肝右叶巨块病灶内碘油积聚大于 70%;B.增强动脉期可见病灶假包膜内和假包膜外结节及斑片状明显强化灶,密度高于肝实质;C、D.门静脉期和平衡期上述强化灶密度明显减退。

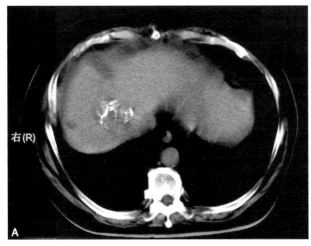
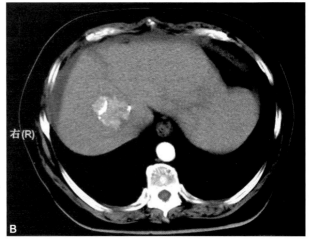
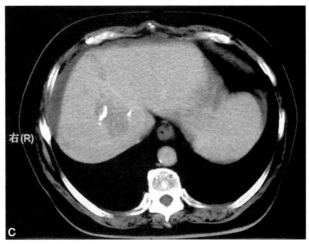

图 2-5-82 原发性肝癌 TACE 术后 CT（2）

A. TACE 术后碘油斑点状积聚≤病灶面积的 1/3；B. 增强动脉期病灶内无碘油积聚部位明显强化，密度高于肝实质密度；C. 门静脉期可见病灶内强化部分呈低密度，符合肝癌"快进快出"的强化特征，提示癌组织部分存活。

3）弥漫性肝癌不宜做灌注栓塞治疗。

2. MRI 表现 由于碘油的沉积不影响 MRI 的信号强度，因此 MRI 能较好地评价 TACE 的疗效，动态增强 MRI 可较好地显示肿瘤残存的情况。

（1）MRI 平扫：病灶在 T_1WI 和 T_2WI 信号多变。T_1WI 呈高信号者为肿瘤内出血、凝固性坏死，等信号者为肿瘤、凝固性坏死或炎性细胞浸润，低信号者为肿瘤、液化性坏死及炎性细胞浸润。T_2WI 呈高信号者为肿瘤、出血、液化性坏死及炎性细胞浸润，等信号者为肿瘤、炎性细胞浸润，低信号者为凝固性坏死（图 2-5-83A、B、F、G）。

（2）增强扫描：动态增强扫描早期有强化者为存活肿瘤，无强化区为坏死组织，瘤周肿瘤浸润和炎症反应均可表现为延迟强化（图 2-5-83C~E、H~J）。

（四）肝内胆管细胞癌

肝内胆管细胞癌（intrahepatic cholangiocarcinoma）起源于肝内胆管上皮细胞，是原发性肝癌的一种。发病率约占原发性肝癌的 10%，平均发病年龄

59 岁，男性患病略多于女性。按生长方式分为肿块型、管壁浸润型、腔内结节型。

1. CT 表现

（1）2/3 的患者发生在肝左叶，单发圆形、类圆形或分叶不规则形低密度灶，大小不一，半数直径在 5cm 以内（图 2-5-84）。

（2）动态增强表现为病灶边缘渐进性向心性强化，延迟扫描灶内有强化，但强化程度降低。

1）增强动脉期病灶周边轻度强化呈连续或不连续环状，部分病灶可见明显强化的轮廓线。

2）门静脉期病灶强化增加或无明显强化病，病灶中心间隔强化。

3）平衡期病灶边缘强化逐渐向中心扩展，呈现不均匀强化，高密度近似同层肝密度，动脉期强化的轮廓线密度低于肝密度。

4）病灶中央实性部分延迟强化。

（3）病灶周围胆管可有扩张（见图 2-5-84）和结石。

2

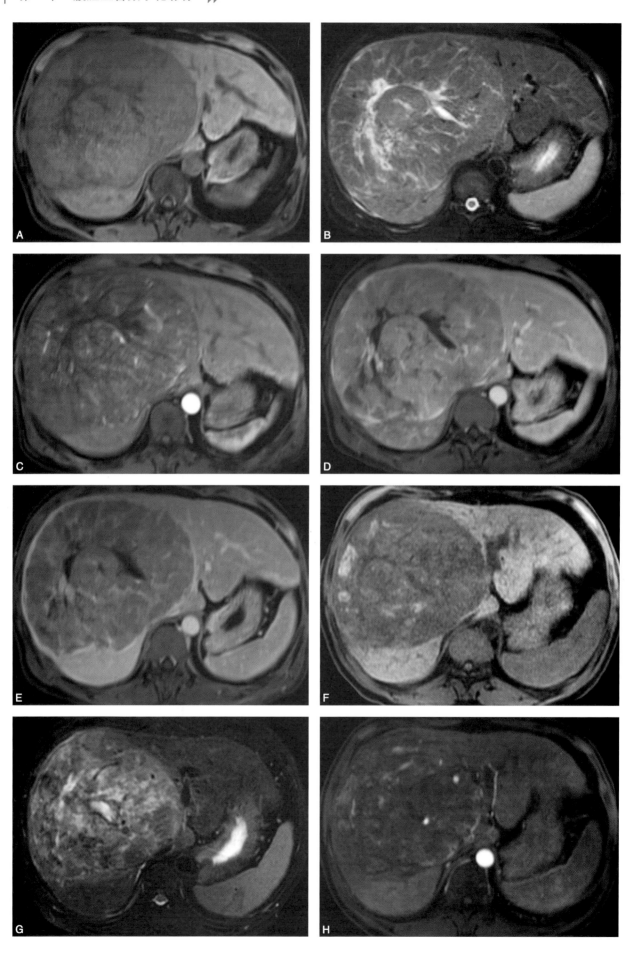

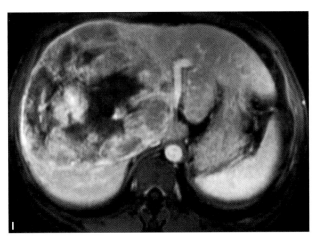
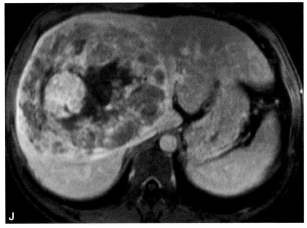

图 2-5-83 巨块型肝癌 TACE 治疗前后 MRI

A~E. 为治疗前,分别为 T_1WI、T_2W、增强扫描动脉期、门静脉期及延迟期,肝右叶巨块型病灶,信号不均匀,以长 T_1、长 T_2 信号为主,增强扫描呈"快进快出"表现;F~J. 为治疗后,分别为 T_1WI、T_2W、增强扫描动脉期、门静脉期及延迟期,病灶表现为明显的混杂信号,内可见坏死、出血;增强扫描病灶呈不均匀强化,动脉期强化者为存活肿瘤,无强化区为坏死组织,瘤周肿瘤浸润和炎症反应表现为延迟强化。

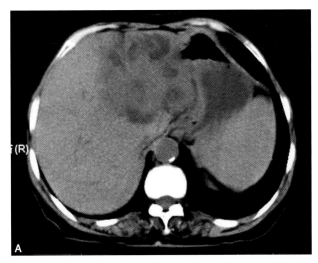
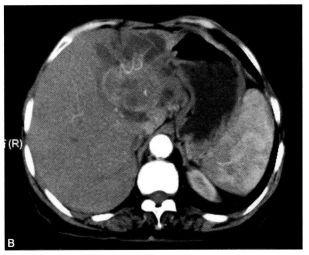
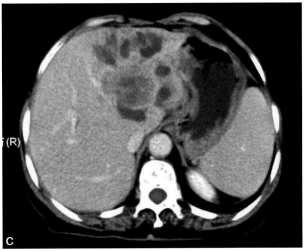

图 2-5-84 肿块型肝内胆管细胞癌 CT

A. CT 平扫可见肝左叶外侧段不均匀稍低密度肿块,轮廓欠清晰;B. 增强动脉期肿块边缘强化明显;C. 门静脉期病灶边缘强化,病灶中心密度仍低于肝实质,周围胆管扩张。

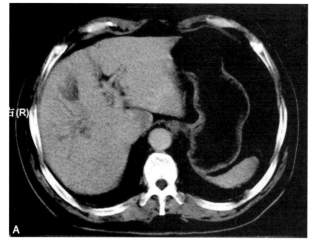
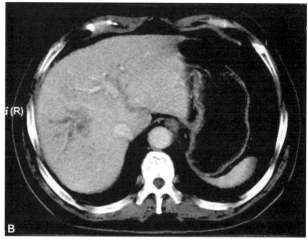

图 2-5-85　管壁浸润型肝内胆管细胞癌 CT
CT 平扫和增强扫描可见肝右叶前段低密度结节,远端胆管扩张。

（4）病灶局部肝包膜回缩。

（5）分型:①肿块型,多为低密度,少数为等密度肿块（见图 2-5-84）。②管壁浸润型,胆管壁不规则增厚、闭塞,远端胆管扩张（图 2-5-85）。③腔内结节型,扩张的胆管内有软组织密度结节（图 2-5-86）。

2. MRI 表现

（1）MRI 平扫:2/3 的患者发生在肝左叶,单发圆形、类圆形或不规则形,大小不一,边界不清,无包膜;T_1WI 常为低信号,T_2WI 常为略高信号（图 2-5-87A～E）;如肿瘤内含纤维成分多,特别是黏液湖形成时,则在 T_1WI 为明显的低信号,在 T_2WI 为明显的高信号。肿瘤内偶尔可见到纤维组织形成的纤维瘢痕,其在 T_1WI 和 T_2WI 均为低信号。

（2）动态增强扫描:动脉期肿瘤周边轻度强化呈连续或不连续环状,部分病灶可见明显强化的轮廓线,反映肿瘤血管位于周边。门静脉期病灶强化增加或无明显强化,病灶中心间隔强化。延迟期病灶边缘强化逐渐向中心扩展,呈现不均匀强化,动脉

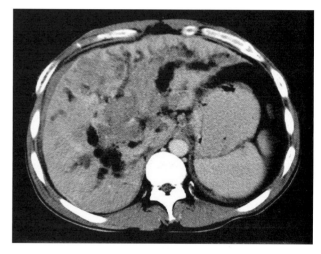

图 2-5-86　腔内结节型肝内胆管细胞癌 CT
增强扫描可见肝门处胆管内软组织肿块,低于肝实质密度,肝左、右叶胆管扩张明显。

期强化的轮廓线信号低于肝脏信号（图 2-5-87F～H）。

（3）病灶以上胆管可有扩张和结石形成（见图 2-5-87）。

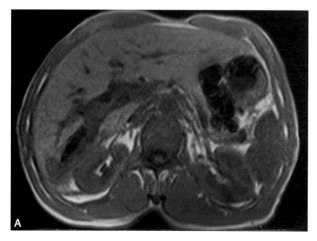
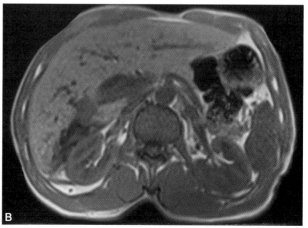

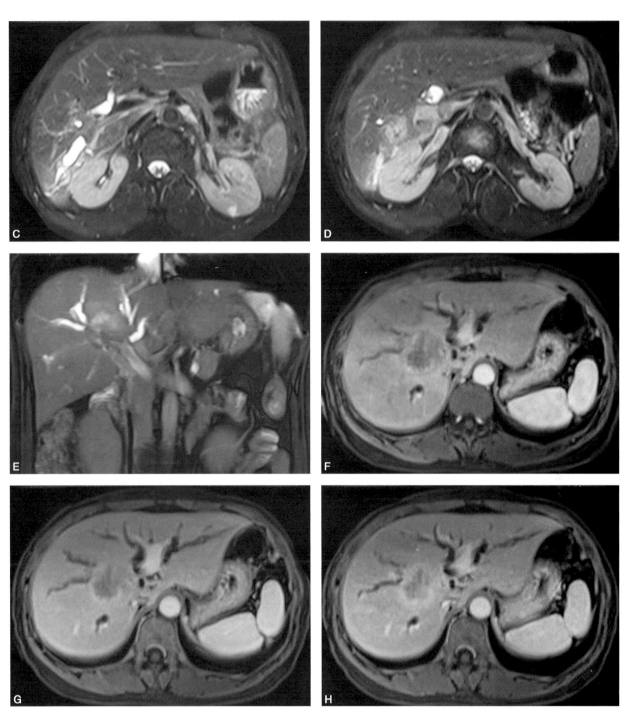

图 2-5-87 肝内胆管细胞癌 MRI

A~D. A 和 B 为 T_1WI，C 和 D 为 T_2WI 横断面，肝右叶可见稍长 T_1、稍长 T_2 信号病灶，边界不清，信号不均，其上方肝内胆管扩张；E. T_2WI 冠状面示肝门部胆管受压、截断，肝内胆管明显扩张；F~H. 分别为增强扫描动脉期、门静脉期及延迟期，病灶呈环形强化，并逐渐向中心扩展。

（4）病灶局部肝包膜回缩。

（5）肿瘤累及的肝叶萎缩，且可伴有其他肝叶代偿性增生，这可能是因为门静脉灌注减少，或慢性纤维化，或长期的胆管阻塞所致。

（6）分型：①肿块型，T_1WI 为低信号，T_2WI 为略高信号；②管壁浸润型，胆管壁不规则增厚、闭塞，病变处以上胆管扩张；③腔内结节型，扩张的胆管内有结节状软组织信号。

3. 鉴别诊断

（1）转移性肝癌：多有消化道原发恶性肿瘤病史，右半肝多见，常为多发病灶。CT 表现为低密度肿块，中央更低密度坏死区；MRI 平扫 T_1WI 多为低信号，T_2WI 多为高信号，中央为液化坏死区；增强后肿块周边强化，出现"牛眼征"。

（2）肝脓肿：影像学表现为"簇征"或"靶征"，穿刺脓液可确诊，肝内胆管细胞癌的特征表现有延迟强化。

（3）管壁浸润型胆管细胞癌表现为管壁增厚，需与原发性硬化性胆管炎鉴别，后者为胆管串珠样扩张与狭窄相间，且常合并胆管细胞癌。

（五）肝内胆管囊腺癌

肝内胆管囊腺癌（intrahepatic biliary cystadeno-carcinoma，IBC）是一种特殊类型的具有潜在恶性的少见肿瘤，分泌黏液和囊变为其病理特征，占胆管肿瘤的 3%，97% 发生在肝内胆管。女性患病多于男性，好发年龄为 30~71 岁，平均年龄为 62 岁。

1. CT 表现

（1）CT 平扫可见低密度囊性肿块，单房或多房，囊壁、间隔壁薄厚不均，囊内壁有结节状突起，少数病例的囊壁有粗大的钙化（图 2-5-88）。

（2）薄层扫描有利于显示囊内壁结节和不完整间隔，囊内多房之间相通并汇合于肝总管（见图 2-5-88，图 2-5-89）。

（3）胆总管黏液性阻塞和肝内外胆管扩张，没有结石和肿瘤性阻塞的特异性表现（见图 2-5-88）。

（4）增强多期扫描可见囊壁和壁结节有明显强化（见图 2-5-88B、C，图 2-5-89C），囊内无强化。

（5）CTA 可显示粗大的供血动脉及肝静脉、门静脉受压移位（见图 2-5-89D~F）。

2. MRI 表现

（1）MRI 平扫：T_1WI 多表现为囊状低信号影，T_2WI 病灶以高信号为主，囊内分隔、壁结节及软组织呈相对低信号；单房或多房，囊壁、分隔厚薄不均，囊内壁有结节状突起，少数病例囊壁有粗大的钙化（图 2-5-90A、B）。

（2）薄层扫描有利于显示囊内壁结节和不完整间隔，囊内多房之间相通。

（3）部分表现为胆总管黏液性阻塞和肝内外胆管扩张，但无结石和肿瘤性阻塞的特异性表现。

（4）增强扫描：动脉期可见囊壁、壁结节及分隔有明显强化，门静脉期、延迟期仍有持续强化；囊内无强化，与正常肝组织信号差异更大（图 2-5-90C~E）。

3. 鉴别诊断

（1）先天性胆管囊肿：扩张的胆管较为局限，沿胆管分布，没有间隔或不完整间隔，常合并结石，增强可见"中心静脉点征"。

（2）胆管胆固醇结石阻塞：黏液的密度及信号均略高于水，难与部分等密度或信号结石区别，但结石者肝内没有囊性肿块，肝内胆管扩张呈枯枝状，B超、MRI 诊断结石有特征性表现。

（3）肝胆管囊腺瘤：与单房囊腺癌不易鉴别，囊壁厚度相对均匀，没有壁结节，胆管受压远端扩张，囊腔与胆管不相通，CA19-9 和 CEA 正常。

（六）肝母细胞瘤

肝母细胞瘤（hepatoblastoma，HB）为小儿最常见的肝脏恶性胚胎性肿瘤，占小儿肝脏恶性肿瘤的 2/3，多见于 3 岁以下婴幼儿，常见于 6 个月以下，性别无明显差异。右叶多发，占 60%~70%。多为单个孤立实性肿块。根据肿瘤细胞学分为上皮性、胚胎性、间质性和混合型。

1. CT 表现

（1）CT 平扫：肿块多为单发性巨型肿块，呈圆形或不规则形，边界较为清楚，密度不均，可有低密度囊变坏死区（图 2-5-91A、B）。50% 的瘤体内可见钙化，呈弧形、细条状或结节状。

（2）增强扫描：肿块强化不如正常肝实质，呈不均匀强化（图 2-5-91C、D），可见条纹状增强分隔，坏死区不强化，动脉期包膜可明显强化。

（3）肝内血管及邻近器官可受压移位。

2. MRI 表现

（1）MRI 平扫：与肝细胞癌相似；肿块多为单发巨大肿块，呈圆形或不规则形，边界较为清楚，信号不均，T_1WI 呈低信号，T_2WI 呈高信号，可有囊变

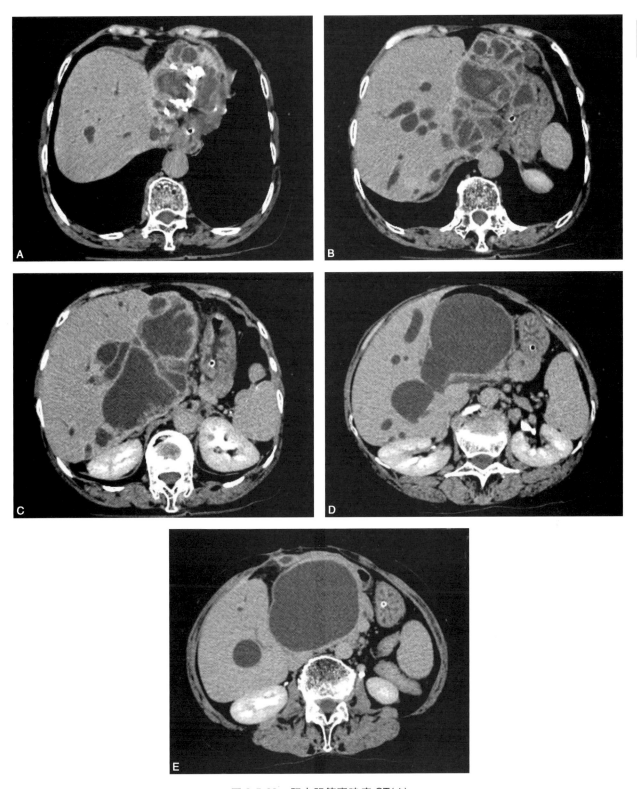

图 2-5-88 肝内胆管囊腺癌 CT(1)

A~E.增强扫描可见肝内低密度多房囊性肿块,囊壁、间隔壁薄厚不均,囊内壁有结节状突起和囊内不完整间隔,囊内多房与肝总管相通。囊壁有粗大的钙化,肝内外胆管扩张。

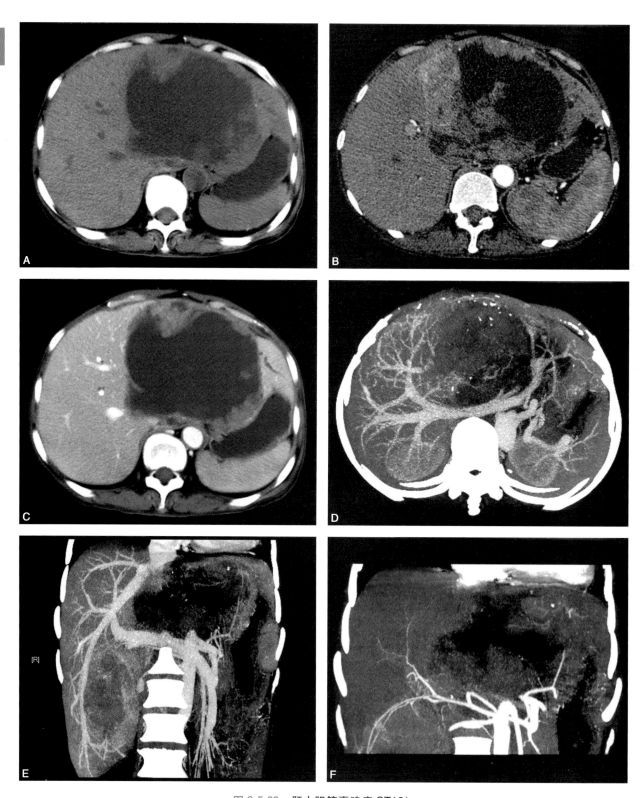

图 2-5-89　肝内胆管囊腺癌 CT(2)

A. CT 平扫可见肝左叶有一类圆形囊性低密度肿块,囊壁局限增厚,且可见软组织密度结节;B、C. 增强扫描可见囊壁和壁结节有强化;D、E. MIP 像显示囊内瘤结节和肝静脉、门静脉受压移位;F. CTA 显示供血血管来自肝动脉和胃左动脉。

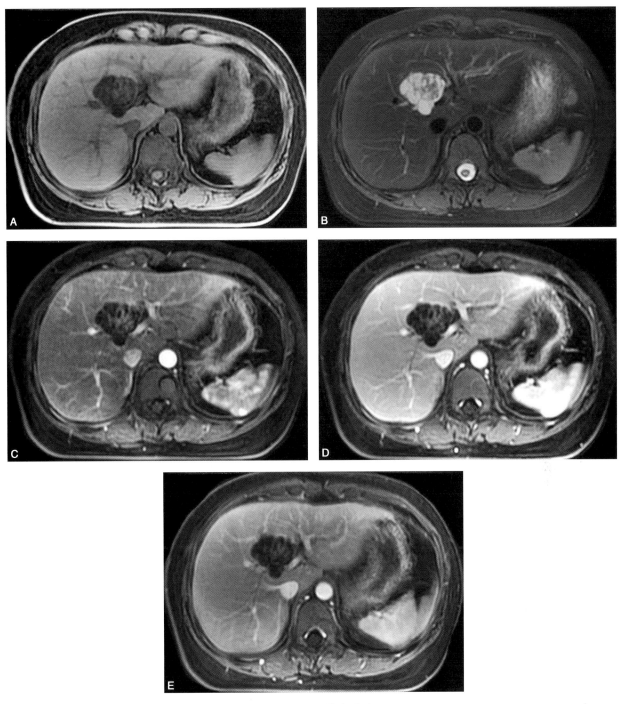

图 2-5-90　肝内胆管囊腺癌 MRI

A. T$_1$WI 示肝门部可见囊状低信号病灶，病灶内分隔、壁结节等实性部分呈稍低信号；B. T$_2$WI 示病灶以高信号为主，囊壁、分隔厚薄不均；C~E. 分别为增强扫描动脉期、门静脉期及延迟期，动脉期囊壁及分隔有明显强化，门静脉期、延迟期仍有持续强化，囊液无强化。

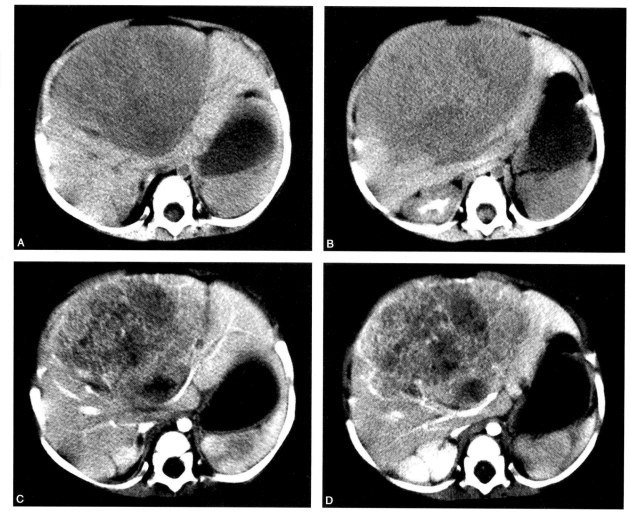

图 2-5-91　**肝母细胞瘤 CT**

A、B. 患儿 6 个月,CT 平扫可见肝方叶和右叶前段巨大低密度肿块,密度欠均匀,边缘尚清,肝右叶后段受压与肿块无明显分界;C、D.增强扫描可见肿块呈轻度不均匀强化,其内可见点状及不规则条纹状高密度,低密度坏死区未强化,门静脉明显受压后移。

坏死区(图 2-5-92A、B)。50% 的病灶内可见钙化,呈弧形、细条状或结节状低信号;如果病灶内有纤维间隔存在,则在 T_2WI 表现为带状低信号区。

（2）增强扫描:肿块强化不如正常肝实质,呈不均匀强化,病灶内实性部分及纤维间隔在动脉期有明显强化,门静脉期强化峰值下降;病灶内液化坏死部分不强化;钙化灶呈低信号(图 2-5-92C、D)。

（3）肝内血管及邻近器官可受压移位。

3. 鉴别诊断

（1）肝细胞癌:本病和肝母细胞瘤的病理差别在于细胞的成熟程度。前者发病年龄可稍大,5 岁前发病罕见,肿块多呈浸润性生长,边缘模糊,罕见钙化,增强 CT 时间-密度曲线或 MRI 时间-信号曲线呈速升速降型。

（2）婴儿型血管内皮瘤:多发生在 6 个月以下婴儿,增强后病灶明显强化,由周边向中心区进行性增强。

（3）间叶性错构瘤:为边界清楚的多囊性或囊实性肿块,内见分隔,无钙化,增强时囊腔不强化。

（4）转移性肝癌:以神经母细胞瘤最多见,呈单发或多发低密度区,钙化多见。肾母细胞瘤和淋巴瘤也可发生肝转移,结合临床病史和影像学表现不难鉴别。

（七）肝恶性纤维组织细胞瘤

肝恶性纤维组织细胞瘤(malignant fibrous histiocytoma,MFH)起源于间叶组织,可发生于全身各个器官,原发于肝脏的少见。可见于任何年龄,男性患病多于女性,主要由组织细胞和恶性梭形细胞组成。发生于肝脏者为高度恶性侵袭性肿瘤。

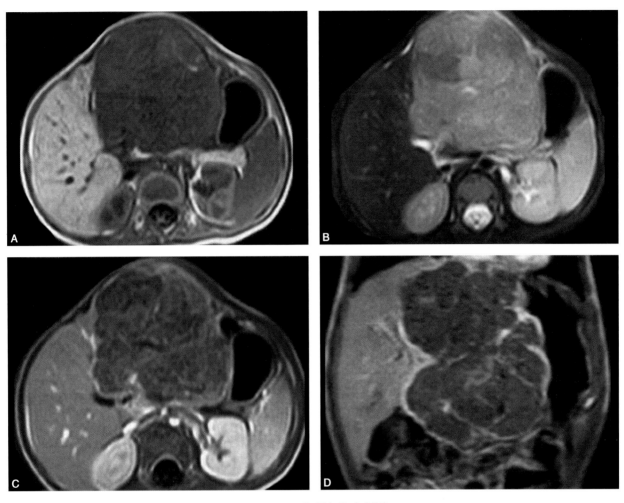

图 2-5-92 肝母细胞瘤 MRI

A、B. 分别为 T_1WI 和 T_2WI,肝左叶肿瘤突向腹腔,边界较清晰,T_1WI 以低信号为主,内可见高信号出血灶,T_2WI 表现为不均匀高信号;C、D. 分别为增强扫描横断面和冠状面,肿瘤呈不均匀强化,边缘强化更为明显,肿瘤内坏死及出血灶无强化。

1. CT 表现

(1) 多为外形不规则、密度不均匀的低密度肿块;病灶浸润性生长,边界不清(图 2-5-93A)。

(2) 肿瘤实性部分逐渐强化,有延迟强化特点,无强化部分逐渐缩小,呈蟹足样或间隔样改变(图 2-5-93)。

(3) 周围器官和膈肌受侵,钙化少见。

2. MRI 表现

(1) 多为外形不规则,边界不清,信号不均匀,T_1WI 多为低信号,与肌肉信号相当;T_2WI 为相对高信号;瘤内出血为混杂信号(图 2-5-94A、B)。

(2) 肿瘤实性部分逐渐强化,有延时强化特点,无强化部分逐渐缩小,呈蟹足样或间隔样改变(图 2-5-94C~H)。

(3) 周围器官和膈肌受侵。

3. 鉴别诊断

(1) 肝细胞癌:"快进快出"强化特点与本病不同。

(2) 胆管细胞癌:病灶虽可延迟强化,但多有周围胆管被包埋、上方胆管扩张,多并发胆管结石,CA19-9,CEA 升高。

(八) 肝未分化胚胎性肉瘤

肝未分化胚胎性肉瘤(hepatic undifferentiated embryonal sarcoma,HUES)又称恶性间叶瘤,是一种罕见的恶性肿瘤。好发年龄为 6~10 岁,男女发病率大致相仿。

1. CT 表现

(1) 病灶多位于肝脏右叶,边界清楚。

(2) 多表现为以低密度为主的多房样囊实性肿块,囊壁内缘可不光整,有结节状突起,其间隔厚薄不等,密度稍高;或表现为伴有多发小囊性病变的实性肿块(图 2-5-95A)。

(3) 增强扫描肿瘤实性部分和间隔有强化(图 2-5-95B),有时在肿瘤边缘可见假包膜的环形增强影。

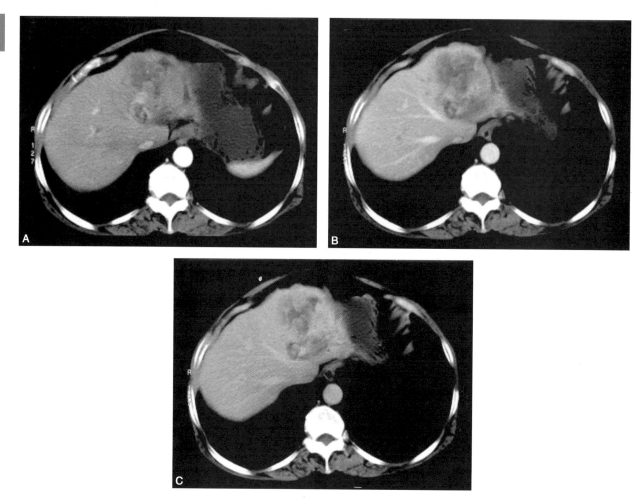

图 2-5-93　肝恶性纤维组织细胞瘤 CT

A.增强动脉期可见肝左叶不均匀低密度肿块,边缘模糊;B.门静脉期病灶实性部分强化呈等或稍高密度;C.延迟 4 分钟扫描可见肿块有延迟强化,其内未强化部分逐渐变小。

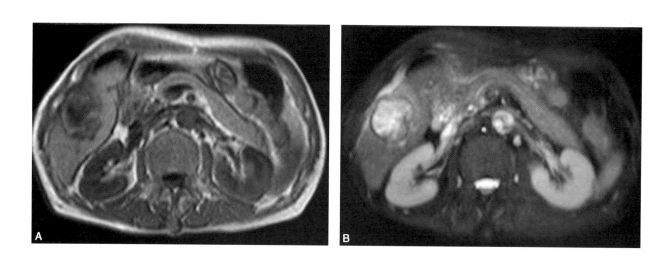

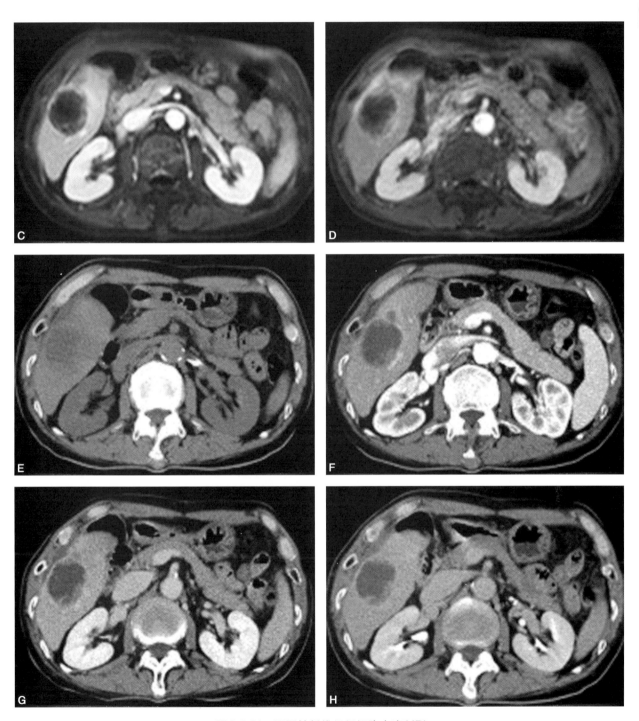

图 2-5-94 肝恶性纤维组织细胞肉瘤 MRI

A、B. 分别为 T_1WI 和 T_2WI,肝右叶混杂信号病灶,以长 T_1、长 T_2 信号为主,边界不清;C、D. 增强扫描肿块实质部分延迟强化;E~H. 同一病例分别为 CT 平扫、增强扫描动脉期、门静脉期及延迟期,平扫病灶表现为低密度;增强扫描肿块实质部分动脉期开始出现强化,延迟期强化范围增大。

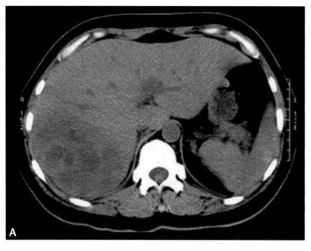 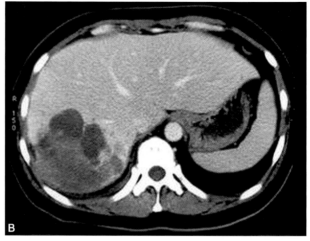

图 2-5-95 肝未分化胚胎性肉瘤 CT

A.CT 平扫可见肝右叶后段有一低密度囊实性肿块,边缘模糊,小囊间隔厚薄不等,密度稍高;B.增强扫描可见肿瘤实性部分或间隔有强化,囊性部分未见强化。

2. MRI 表现

(1)MRI 平扫:肿块多位于肝右叶,边界清楚。T_1WI 多为低信号为主的多房样囊实性肿块,或为伴有多发小囊的实性肿块;T_2WI 以高信号为主;囊壁内缘可不光整,有结节状突起,囊内可有厚薄不等的纤维间隔影。

(2)增强扫描:肿瘤实性部分或间隔有持续性强化,囊性部分不强化;有时在肿瘤边缘可见环形增强的假包膜影。

四、转移性肝癌

转移性肝癌(metastatic hepatic carcinoma)的发病率仅次于原发性肝癌,多见于中老年。人体任何部位的恶性肿瘤均可由以下途径转移至肝脏:①经门静脉转移,多来自消化道恶性肿瘤,以胃癌和胰腺癌最常见。②经肝动脉转移,多源于肺癌和乳腺癌。③淋巴途径转移。④直接侵犯肝脏。其组织学特征与原发癌相似,多数为少血供,少数血供丰富。大多数病灶周围没有假包膜。

(一)CT 表现

1. CT 平扫

(1)病灶的分布:病灶小而多是转移性肝癌的特点。

(2)病灶形态:绝大多数为圆形,个别大病灶外形可不规则或呈分叶状(图 2-5-96)。

(3)病灶密度:肝转移灶多为低密度,3% 有钙化(见图 2-5-96)。钙化者多见于结肠癌、胃黏液癌、卵巢癌和乳腺胶质癌的转移。

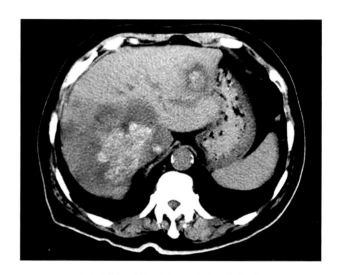

图 2-5-96 结肠癌肝转移伴有钙化 CT

CT 平扫可见肝内大小不一的低密度病灶,其内可见多发珊瑚、菜花状高密度钙化。

(4)病灶边缘:小病灶边缘清晰,大病灶边缘多模糊。不少病灶中心为更低密度,显示为同心圆状。

2. 增强扫描

(1)病灶边缘增强,程度不一,通常仍低于增强的肝实质密度。门静脉期病灶大都是低密度,且与肝实质密度差异最大。

(2)较大富血供病灶动脉期强化自病灶边缘向内部延伸,高于肝实质密度,有延迟强化。

(3)"牛眼征"表现为病灶中心为低密度,边缘为较高密度强化,最外层又低于肝实质。

(4)多发富血供小转移灶在动脉期整个病灶明显强化,高于肝实质密度,见于富血供的原发癌转移,如肾癌(图 2-5-97)和平滑肌肉瘤。

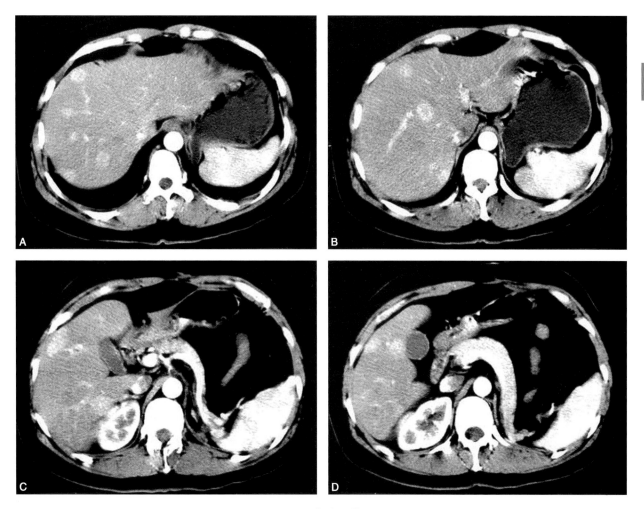

图 2-5-97　**肾癌肝转移 CT**
增强扫描肝内不同层面均可见多个高于肝实质密度的完全强化结节。

（5）较小的病灶可有囊变（图 2-5-98），是转移性肝癌的特征之一。有时转移灶可为囊性，囊肿性转移癌有时可见壁结节（图 2-5-98B）和囊内出血，慢性出血可见液液平面。

（6）转移灶较大时可侵犯血管，瘤栓形成少见，病灶边缘极少见到假包膜。

（二）MRI 表现

1. MRI 平扫

（1）病灶的分布：病灶小而多是转移性肝癌的特点。

（2）病灶形态：绝大多数为圆形，个别大病灶外形可不规则或呈分叶状。

（3）病灶信号：在 T_1WI 多为中等低信号，在 T_2WI 多为中等高信号。转移性肝癌的典型表现为"靶征"或"牛眼征"，即在 T_1WI 表现为中心更低信号，T_2WI 表现为中心更高信号，表明中央发生坏死或液体含量增加等。T_2WI 部分病灶周边可见到略

高信号环，即"光环征"，表明瘤周水肿。有时病灶中心也可发生凝固性坏死，其周边存活的高信号肿瘤组织包绕低信号的凝固性坏死物质也可形成"光环征"（图 2-5-99）。即使病灶较小，亦可有囊变，此是转移性肝癌的特征之一。有时胰腺癌、结肠癌和直肠癌转移到肝脏时可为囊性，囊性转移癌有时可见壁结节和囊内出血，慢性出血可见液液平面。

（4）病灶边缘：小病灶边缘清晰，大病灶边缘多模糊，病灶边缘极少见到假包膜。

（5）转移灶较大时可侵犯血管，瘤栓形成少见。

2. 增强扫描

（1）多数病灶呈不均匀或环形强化，强化程度不一，通常仍低于增强的肝实质，中心坏死区无强化。

（2）较大富血供病灶动脉期，强化自边缘向病灶内部延伸，强化高于正常肝实质，有延迟强化。

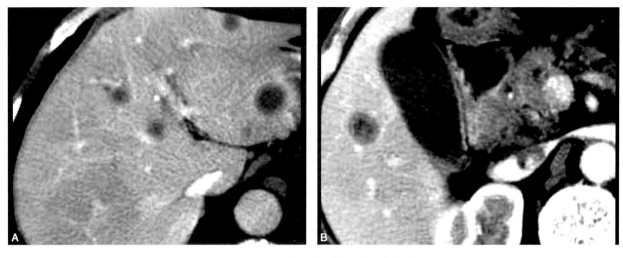

图 2-5-98　十二指肠癌肝转移伴有囊变 CT

增强双期扫描可见肝内多个小低密度灶,中心囊变并可见壁结节,十二指肠降部不规则肿块,胆囊壁受累增厚,胆囊扩大积水。

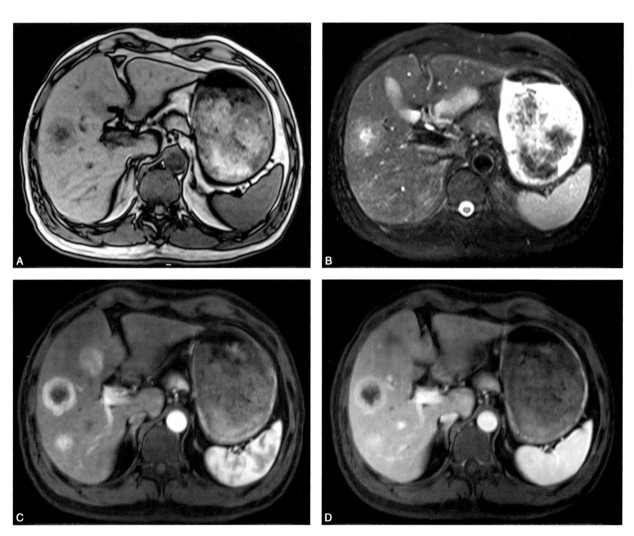

图 2-5-99　**直肠癌肝转移 MRI**

A. T$_1$WI 肝内可见多发等低信号病灶,病灶边缘较清晰,肝右叶较大病灶内可见坏死,呈更低信号;B. T$_2$WI 病灶周边实质部分表现为等、高信号,中央坏死部分表现为更高信号,病灶周边可见到略高信号环,即"光环征";C、D. 增强扫描病灶呈环形强化,病灶中心可见无强化的坏死区,呈典型的"牛眼征"。

（3）富血供小转移灶增强扫描动脉期整个病灶可明显强化,高于肝实质信号,如肾癌和平滑肌肉瘤肝转移灶;门静脉期病灶信号下降,为低信号或等信号;少数病灶动脉期表现为周边强化,而门静脉期和延迟期病灶内强化区域扩大并逐渐向中心扩展,与血管瘤不同的是强化程度不如后者而且始终不能完全充填。

（郑穗生）

参考文献

[1] 方驰华.数字化肝脏外科学[M].北京:人民军医出版社,2014.

[2] 方驰华,刘允怡.数字化胆道外科学[M].北京:人民卫生出版社,2018.

[3] 许乙凯,全显跃.肝胆胰脾影像诊断学[M].北京:人民卫生出版社,2006.

[4] 杨正汉,冯逢,王霄英.磁共振成像技术指南[M].北京:人民军医出版社,2010.

[5] 中华医学会放射学分会腹部学组.肝胆特异性 MRI 对比剂钆塞酸二钠临床应用专家共识[J].中华放射学杂志,2016,50(9):641-646.

[6] 冯仕庭,李子平.肝胆特异性 MR 对比剂临床应用[M].北京:人民卫生出版社,2015.

[7] 韩鸿宾.磁共振成像设备技术学[M].北京:北京大学医学出版社,2016.

第三章

肝脏管道灌注后（离体）数字化肝脏研究

第一节 概　述

肝脏是人体内结构及功能最复杂的器官之一，它具有两种不同的入肝管道（肝动脉、门静脉系统）和两种出肝管道（肝静脉、胆管系统），同时还具有在第三肝门出肝的肝短静脉管道。现代肝脏外科学和肝移植的发展实际均以肝脏管道结构作为基础。但传统的肝脏解剖学研究主要针对固定标本，由于固定肝脏标本的管道塌陷，使肝脏本身的立体和空间构象发生改变，影响管道铸型标本的生成和研究，导致最终获得的管道数据与活体肝脏管道结构不符。基于上述因素，为了获得更好的治疗效果，需要解剖学家和外科医师对肝脏内部管道解剖有更深层次的研究。

现代影像学技术（CT、螺旋 CT、MRI、PET 等）的出现和发展，将肝脏解剖学研究和肝脏外科学推向了一个新的领域。但 CT 和 MRI 图像是二维的灰白图像，故识别肝脏结构需要丰富的专业知识。此外，肝脏管道系统不仅变异繁多，且肝脏病变对肝脏管道结构的位置亦存在影响，使肝脏结构识别更加困难。同时这些影像设备受现行的技术条件限制，即当前影像学仪器能采集到的人体影像断层之间最小间距只能达到 1mm 左右。由于间距较宽，精度不足，所建立的人体结构模型并不能满足许多现代高精度科技领域的需求。由于目前缺乏现代肝脏管道结构的研究和肝脏管道结构的三维成像，肝脏管道的复杂性和变异性仍然是肝癌手术大出血和肝脏移植术后管道并发症的关键影响因素。随着肝脏临床解剖学、肝脏外科学、现代影像学技术的发展，临床医师迫切需要一种能够准确、立体显示肝脏管道结构的方法，从而获得肝脏管道的数据集和肝脏管道结构的可视化，并模拟肝脏的各种手术。

20 世纪 80 年代后期随着三维技术的发展，三维软件逐渐应用于 CT 后处理，可对 CT 收集的二维图像通过计算机处理重建出三维图像。三维图像可

以更加完整、更加直观、更加真实地表现人体各种组织结构的组织形态及其相对位置，有较强的真实感，能立体地显示体内病灶的大小、位置、形态及与周围大血管等的解剖关系，对手术方案的制订具有一定的指导作用。三维图像可在非手术情况下给人一种真实的感性认识并可进行模拟手术，被喻为"非侵入性活体解剖"。特别是螺旋 CT 的临床应用，由于其扫描速度快，加之高压注射器的应用，可选择肝脏的动脉期进行扫描，对肝脏动脉进行三维重建，从而对肝癌的诊断及了解其血管形成特点、血液供应情况提供了直观依据。因此，近年来针对肝脏管道系统的三维重建研究十分活跃。

基于以上研究，结合解剖学、传统影像学技术及现代三维可视化技术的数字化肝脏研究可准确、立体地显示肝脏各解剖结构的立体空间模型及相邻关系，从而获得肝动脉、门静脉、肝静脉、胆管系统的空间立体构象，所获得的三维图像较传统人工解剖观察的数据更精确、更实用，为肝脏解剖学的教学和进一步研究提供了良好的技术平台。同时，运用数字化肝脏管道结构的数据可建立肝脏外科手术计算机模拟系统，术前制订直观、有针对性的手术方案，并仿真模拟外科手术的过程，对实际完成手术具有重要的指导意义。

（方驰华　吴坤成　杨文哲）

第二节　肝脏管道灌注后薄层 CT 扫描

1989 年，美国国立图书馆建立人体结构图像数据库，开创了可视人研究的新纪元。此后，韩国、日本、德国、澳大利亚和中国相继开始了数字化虚拟人研究。数字化虚拟人是基于尸体，经过灌注、包埋、冷冻、铣切等步骤后，对获得的薄层图像数据进行分割、配准和三维重建，从而建立起尸体的三维解剖图像。数字化虚拟人的出现对研究人体解剖学起了极大的推动作用。2001 年，钟世镇院士作为联络组组

长在北京香山召开了中国虚拟人会议,拉开了中国数字化虚拟人研究的序幕。2003 年,在钟世镇院士、张绍祥教授的带领下,完成了中国虚拟人女性一号数据集的采集;2005 年,南方医科大学又成功完成中国虚拟人男性一号的构建,标志着中国虚拟人研究进入世界先进行列。

肝脏外科的发展是以肝脏管道结构(肝动脉、门静脉、肝静脉和胆管系统)为基础的,现有的解剖学知识和数据是经过人体剖切后进行观察和测量得来的。现代影像学的发展(CT、MRI)促进了肝脏外科学的发展,但 CT、MRI 所获得的图像仍然是二维的。为了建立具有空间构象结构、定位准确、三维数据和立体图像的肝脏及肝脏管道系统,笔者在现有的 CT 三维重建技术基础上,对肝脏管道系统的灌注和铸型模型进行 CT 扫描,对获得的CT 扫描数据集分别进行了 CT 和电脑处理的三维重建,初步实现了肝脏管道灌注后的解剖数字化研究。

一、数据收集与分析

(一)肝脏标本的采集和解剖处理

取肝脏时剪断肝圆韧带、镰状韧带、左右三角韧带,于十二指肠球水平切断肝动脉、门静脉、胆总管。于右肾静脉水平之上切断肝下下腔静脉,切开膈肌腔静脉裂孔,切断肝上下腔静脉,将肝脏完整取下。用生理盐水或洁净清水经门静脉灌注,直到肝脏的颜色发生变化,或部分变白。连续锁边缝合肝下下腔静脉断端,选择小口径的玻璃管插入肝动脉和胆总管,直接用线结扎,门静脉和肝上下腔静脉则插入大口径的玻璃管,结扎(图 3-2-1)。将肝门区域的小血管用丝线结扎,以免灌注时灌注液外漏。

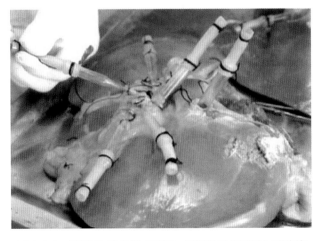

图 3-2-1 **肝动脉、胆总管、门静脉、下腔静脉分别插入玻璃管**

(二)肝脏管道的灌注

1. 肝动脉的灌注 调制两种浓度的肝动脉灌注液:①过氯乙烯、乙酸乙酯、10% 银珠粉和红色油画颜料适量,调制成红色灌注液;②20% 银珠粉,其他成分同上,调制成朱血红色灌注液(图 3-2-2)。

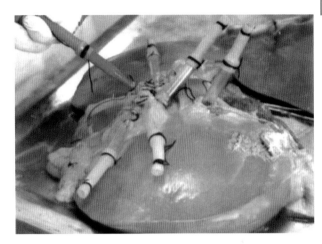

图 3-2-2 **灌注肝动脉**

2. 胆管的灌注 调制两种浓度的胆管灌注液:①过氯乙烯填充剂,10% 银珠粉和黄色油画颜料适量,调制成黄色灌注液;②5% 银珠粉,其他成分同上,调制成黄色灌注液。

3. 门静脉的灌注 自凝牙托粉 60g,自凝牙托水 60ml,银珠粉 12g(配成 10% 银珠粉),邻苯二甲酸二丁酯 15ml,加棕色油画颜料适量,调制成棕色灌注液(图 3-2-3)。

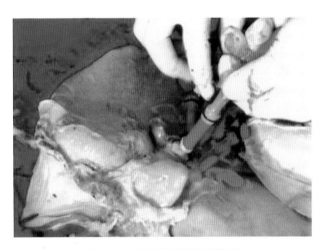

图 3-2-3 **经门静脉灌注调色液**

4. 下腔静脉/肝静脉灌注 自凝牙托粉 60g,自凝牙托水 60ml,10% 银珠粉,邻苯二甲酸二丁酯 15ml,加蓝色的灌注液(图 3-2-4)。

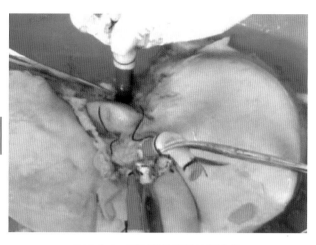

图 3-2-4　经下腔静脉灌注调色液

5. 对肝脏标本的肝动脉、门静脉、下腔静脉/肝静脉、胆管系统进行灌注　以肝动脉作为灌注参照的标准,肝脏表面毛细肝动脉显示良好,稍隆起于肝包膜,呈细丝、迂曲状。铸型后肝动脉显示良好,胆囊底体部毛细动脉呈网状(图 3-2-5,图 3-2-6)。

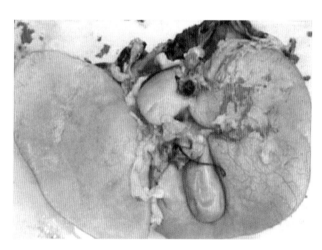

图 3-2-5　肝动脉灌注后,肝包膜可见小动脉显示,呈红丝状

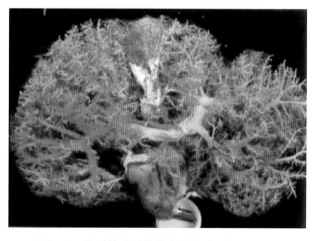

图 3-2-6　肝脏管道系统灌注后铸型图像(下面观)

（三）肝脏管道灌注标本的薄层扫描和图像收集

肝脏标本的 CT 薄层扫描,采用 64 层及以上螺旋 CT 扫描仪 Advantage Window's 210 三维工作间处理图像。将已灌注的肝脏标本置于模具内,模拟腹腔状态下肝脏的解剖位置进行扫描,层厚 1mm,0.5mm,扫描范围 16~18cm,获得 14 套肝脏连续 CT 薄层扫描图像,001 号肝脏标本扫描 242~320 层(图 3-2-7,图 3-2-8)。

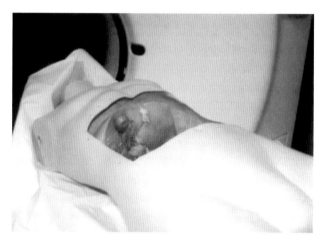

图 3-2-7　肝脏标本放入玻璃钢纤维制作的躯干模型内

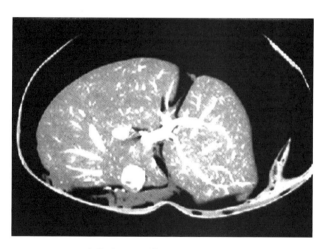

图 3-2-8　肝脏灌注后 CT 薄层扫描图像,门静脉清晰可见

肝动脉、门静脉、胆管和下腔静脉/肝静脉均采用 10% 银珠粉灌注后的肝脏标本 CT 扫描的中间部位,分别可见下腔静脉,肝右、中、左静脉和左右肝段的门静脉分支。有的管道结构显示明显的强化特征,与肝实质组织形成明显的对比。除上述方法外,肝动脉、门静脉、胆管和下腔静脉/肝静脉也可分别采用 20% 银珠粉、10% 银珠粉、5% 银珠粉和 8% 银珠粉灌注后的肝脏标本 CT 薄层扫描,图像中不同的管道可显示不同 CT 值(图 3-2-9)。

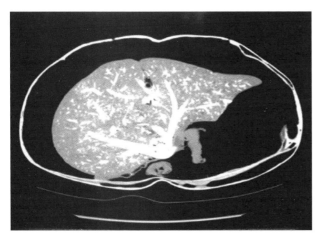

图 3-2-9 不同浓度银珠粉肝脏灌注后 CT 扫描图像,肝左、中、右静脉清晰可见

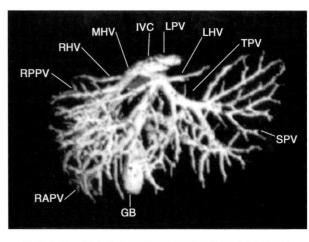

图 3-2-10 最大密度投影肝内管道三维重建(上面观)
IVC.下腔静脉;LPV.门静脉左支;LHV.肝左静脉;TPV.门静脉主干;SPV.脾静脉;GB.胆囊;RAPV.门静脉右前支;RPPV.门静脉右后支;RHV.肝右静脉;MHV.肝中静脉。

二、CT 自带软件的灰度三维重建

(一) CT 扫描图像最大密度投影法三维重建

1. 采用 001 号肝脏标本行 CT 扫描,利用 CTA 显示肝静脉、门静脉和肝动脉系统。利用扫描的 242 张二维 CT 图像分别利用最大密度投影法(MIP)和表面阴影显示法(SSD)进行三维重建。

MIP 是将三维数据向着任意方向进行投影,假想有许多投影线,取投影线经过的所存体素中最大的一个体素值,作为投影结果图像的像素值。图像看起来类似 X 线片,由于具有任意角度旋转和可切割去除兴趣区外重叠部分的功能,较平片更易显示某一特定兴趣区,具有功能实现和操作都简单的优点,在一般工作站及现在的大多数多排螺旋 CT 扫描机上均可实现这一功能。

2. MIP 三维重建图像的特征:肝动脉、门静脉、胆管和下腔静脉/肝静脉均采用 10% 银珠粉灌注后的肝脏 CT 扫描图像三维重建后,肝内管道清晰,尤其肝静脉系统和门静脉系统的末梢管道重建良好,通过对其进行前后、左右、上下、三维动态成像观察可了解管道在不同状态下影像特征(图 3-2-10,图 3-2-11)。

(二) CT 扫描图像表面阴影显示法三维重建

1. 表面阴影显示法(SSD) 用最大密度投影获得的三维重建管道,采用表面阴影显示法,即用不同浓度造影剂,显示门静脉与肝静脉系统,用阈值提取肝静脉及门静脉,并人工上色,可获得具有不同颜色

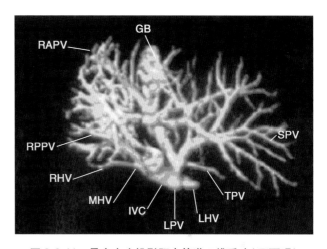

图 3-2-11 最大密度投影肝内管道三维重建(下面观)
GB.胆囊;SPV.脾静脉;TPV.门静脉主干;LHV.肝左静脉;LPV.门静脉左支;IVC.下腔静脉;MHV.肝中间静脉;RHV.肝右静脉;RPPV.门静脉右后支;RAPV.门静脉右前支。

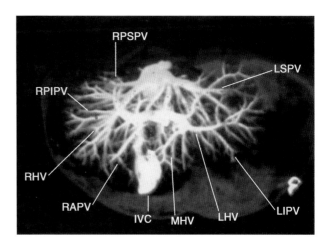

图 3-2-12 表面阴影显示法肝内管道三维重建(上面观)
RPSPV.门静脉右后支上支;LSPV.门静脉左外叶支;LIPV.门静脉左内叶支;LHV.肝左静脉;MHV.肝中静脉;IVC.下腔静脉;RAPV.门静脉右前支;RHV.肝右静脉;RPIPV.门静脉右后支下支。

的管道结构。

2. SSD 三维重建图像的特征　SSD 三维重建图像有强的立体感(图 3-2-12),肝动脉、门静脉、胆管和下腔静脉/肝静脉分别采用 20% 银珠粉、10% 银珠粉、5% 银珠粉和 8% 银珠粉灌注后的肝脏标本 CT 薄层扫描,CT 图像进行三维重建后,几种管道由于灌注银珠粉浓度的差别而形成鲜明的对比(图 3-2-13)。

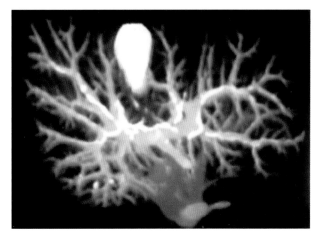

图 3-2-13　表面阴影显示法肝内管道三维重建(下面观)

三、CT 自带软件的伪彩色三维重建

在 CT 扫描图像表面阴影显示法(SSD)三维重建的基础上,根据不同浓度银珠粉获得不同管道的 CT 值,进行伪彩色定义,管道可显示不同的颜色,立体感强,初步实现肝脏的三维重建(图 3-2-14,图 3-2-15)。

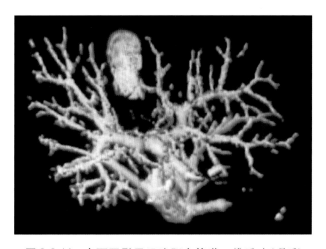

图 3-2-14　表面阴影显示法肝内管道三维重建(伪彩色,下面观)

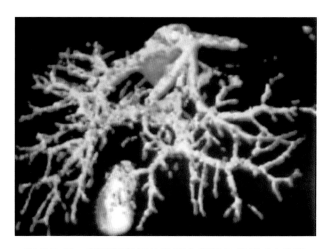

图 3-2-15　表面阴影显示法肝内管道三维重建(伪彩色,上面观)

四、图像数据计算机三维重建

采用 001 号肝脏标本 242 张二维图像使用表面绘制法进行三维重建。首先将全部图像读入,然后应用高斯平滑算法进行平滑。接着使用等高面算法进行边界提取,要提取两个面:一个是肝脏管道的外表面,另一个是肝脏实质的外表面。提取的办法是利用不同的灰度域值。完成两个表面的提取后,再使用一次平滑算法,以确保表面的平滑性。最后将提取出来的表面信息写成 VTK 文件。最后使用由 VC++编写的 GUI 程序调用并显示这个 VTK 文件就可以看到最终重建的效果。可分别显示肝脏实体图像、肝脏管道结构,以及实体与管道一体的 3 种立体图像,经过旋转,可获得不同方位的肝脏立体结构(图 3-2-16~图 3-2-18)。

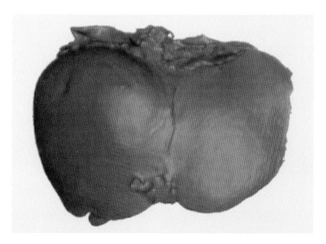

图 3-2-16　CT 薄层扫描图像电脑三维重建肝脏实体(前面观)

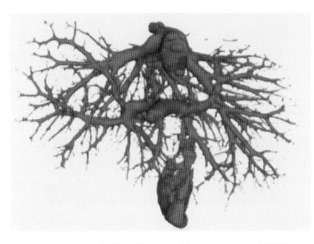

图 3-2-17　CT 薄层扫描图像电脑三维重建肝脏管道结构（上面观）

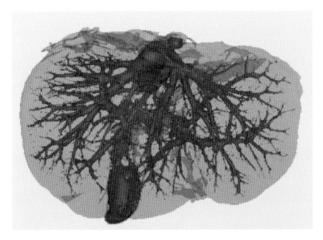

图 3-2-18　CT 薄层扫描图像电脑三维重建肝脏实体和管道结构（上面观）

（方驰华　吴坤成　杨文哲）

第三节　肝脏管道灌注后数字化虚拟肝脏研究

随着计算机技术的迅猛发展及现代医学与信息技术、计算技术的密切结合，人体信息的数字化成为科技研究的前沿课题。利用信息技术实现人体结构和功能的可视化最终达到整个人体信息的精确模拟与完整描述，无疑将推动医学及相关学科的发展。可视人的建造为数字化可视人体研究提供了一个前所未有的发展机遇。

应用可视化技术深入了解肝脏（特别是肝脏内部管道的复杂结构），对开展计算机辅助肝脏外科手术、肝脏肿瘤三维适形放射治疗等新兴肝脏诊疗技术具有重要的现实意义。事实上，肝脏外科技术的发展离不开肝内管道系统解剖学研究的进步。回顾肝脏外科手术的发展，其突破点就在于掌握该器官内部结构的复杂性与变异性。要准确定义肝内各种管道的分支走向及其与周围管道系统的空间关系，就需要利用计算机图像处理技术对肝脏二维断面图像中的解剖结构数据进行分割，提取三维重建和立体显示，建立一个基于现代计算机技术的数字化人体肝脏解剖结构模型。运用该模型根据实际需要从不同的角度精确显示肝脏及肝内各管道系统的立体形态空间位置和毗邻关系，可针对肝脏某具体部位的特殊结构进行放大显示、追踪观测和定量研究。现有的肝脏解剖学知识是经过将人体肝脏进行剖切或通过管道铸型等方法后观测获得的，而应用数字化可视肝脏模型可弥补肝脏三维数据测量和立体图像显示方面的缺陷，将极大促进肝脏解剖学研究的深入发展，进一步结合虚拟现实技术，在可视化肝脏模型基础上进行虚拟手术演示，模拟显示手术过程中的解剖结构层次及位置毗邻，可为医师制订术前计划及规避术中风险提供解剖形态学参考，可见开展数字化虚拟肝脏研究建立数字化虚拟肝脏模型将极大推动肝脏形态学的基础研究和肝脏外科等临床诊治技术的进展。

一、肝脏管道灌注技术

肝脏是人体内唯一具有 4 种管道的脏器，肝脏灌注不仅要使肝动脉、门静脉、下腔静脉/肝静脉、胆管系统被理想地充填，在 CT 扫描时获得满意的管道显示图像，而且要求根据 CT 值的差别对 4 种管道系统分别进行提取、剔除和满意的三维重建。为了达到上述目的，可采用以下两个方案。

1. 4 种管道灌注时均采用 10% 银珠粉调制后进行灌注，虽然各管道灌注满意，但在 CT 图像上由于 CT 值一样，且肝动脉和胆管系统较细，仍无法辨认、提取和三维重建。门静脉和肝静脉灌注满意，CT 薄层扫描图像清晰，三维重建时可显示肝脏所有的肝叶、肝段的门静脉和肝静脉。

2. 4 种管道灌注时采用不同浓度的银珠粉，由于银珠粉浓度的差别，CT 扫描时管道显示 CT 值有差异，根据 CT 值的差别，对不同的管道分别进行三

维重建。此外,肝动脉和胆管系统的管径相对较细,
第一次灌注时,应先将胆汁从胆总管开口处挤出,然
后进行灌注。

　　肝动脉、胆管系统的填充灌注不一定一次就能
灌注好,可在第 2~3 天补灌。防腐固定十分重要,
应维持好肝脏的自然外形,避免受压变形,以免后期
灌注时铸型失真,门静脉和下腔静脉的血管比较粗,
新鲜标本更加明显。在铸型大管道灌注时切忌细
密,以粗疏为佳。为降低管道、血管的弹性,可先用
常规的防腐方法固定。防腐时注意肝脏周围的血管
是否有灌注液外漏,如发现,应使用止血钳或用线结
扎。由于门静脉和下腔静脉管道比较粗,在铸型灌
注时应选用比重大的填充剂,以便支撑肝脏的重力,
可选用自凝牙托粉、自凝牙托水作为填充剂,效果十
分满意。肝脏标本的位置不同,可获得不同的肝脏
管道结构,采用玻璃钢纤维制作人体模型、膈肌、腹
腔,将肝脏放入腹腔,近似人体肝脏位置,进行薄层
CT、MRI 扫描获得清晰的肝脏管道结构,各种管道
三维重建的立体感强(图 3-3-1)。

二、数字化虚拟肝脏

(一)肝脏固定及包埋

　　肝脏标本处理详见本章第二节中的(一)肝脏
标本的采集和解剖处理部分内容,在此不再详述。
将铸型好的肝脏标本采用专门设计的,可重复使用
的成模型用蓝色凝胶包埋,冷冻 3 周。

(二)肝脏铣切

　　将建立的用 4 种颜色灌注材料对 4 种管道分别
进行灌注的离体肝脏灌注模型,且 CT 扫描无异常的

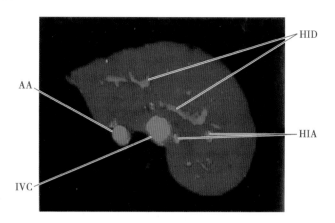

图 3-3-1　**肝脏图像三维重建显示部分肝脏实体和管道结构(左前下旋位)**
HID. 肝脏管道结构;HIA. 肝内动脉;IVC. 下腔静脉;
AA. 腹主动脉。

标本用蓝色凝胶包埋,并在肝脏附近放置棕红色的
8 个标志物作为之后获取图像的配准点。置 -25℃
冷库中冷冻 3 周后,在 -27℃ 低温实验室采用
JX1500A 垂直碾磨机,进行从头至足连续等间距
0.2mm 的铣切,磨盘直径 40mm,转速 850 转/min,
逐层用高清晰数码相机摄影,完成人体薄层断面的
数据收集。

(三)铣切图像收集及分析

　　肝脏断面管道显示良好,各种管道清晰,下腔
静脉、肝静脉系统呈黑色,门静脉系统呈橘黄色,
伴随门静脉走行的肝动脉显示为红色,肝管和胆囊
为深绿色。肝静脉和门静脉的末梢血管清晰。收
集肝脏铣切断面图像 910 张。每个文件的数据量
大小为 17.5MB,肝脏数据集总量大小为 15.3GB
(图 3-3-2)。

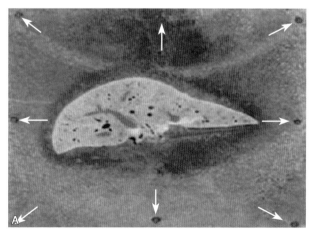

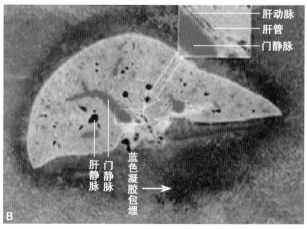

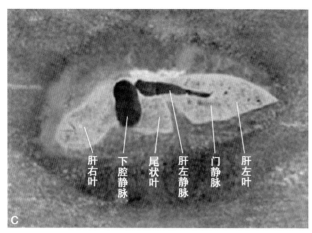
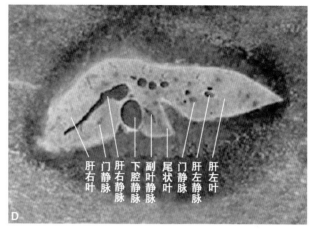

图 3-3-2　肝脏灌注后铣切断面图像

（四）图像数据三维重建

1. 肝脏图像配准　采用外部点力和力矩法相结合进行图像配准，利用包埋时预先埋在肝脏附近的标志物作为配准点，依据肝脏与这些标志物相对位置不变的特征对图像进行配准。具体方法如下。

（1）原图像中，背景是蓝色的，配准点则为暗红色，且分布在图像的四周，首先依据配准点的颜色和位置特征，识别出配准点。

（2）每张图像和标准图像进行对比，对每张图像进行平移和缩放，使两幅图像的所有配准点相互吻合。

（3）从原图像中切取出包含肝脏的区域(图 3-3-3)。

2. 肝脏图像分割　所谓图像分割就是根据某种原则将图像分成若干个有意义的部分，肝脏图像的分割就是将肝脏中的各种组织分别提取出来，根据需要分别对肝实质、肝静脉和下腔静脉、门静脉、肝管和胆囊、肝动脉进行分割提取，获得相应的图像。具体方法如下。

（1）高斯拉普拉斯算子在图中提取出所有的轮廓线，其中既有肝脏的轮廓，又有管道的轮廓。

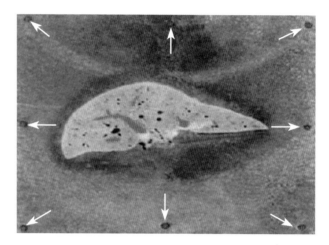

图 3-3-3　肝脏灌注后铣切图像配准

（2）轮廓线进行膨胀和细化操作，使轮廓线上的断点愈合。

（3）对各条轮廓线所包含的组织类型进行判断：如果颜色偏红，则全涂成红色，标注为门静脉；如果颜色偏蓝，则全涂成蓝色，标注为肝静脉；否则涂成棕色，标注为肝实质(图 3-3-4)。

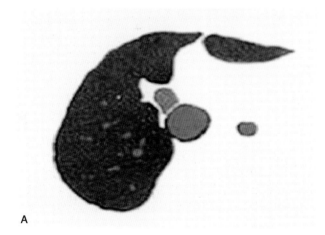
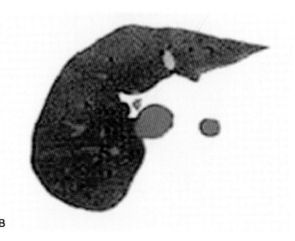

图 3-3-4　肝脏图像分割图

3. 肝脏的三维重建

(1) 在可视化工具包(visualization toolkit,VTK)的基础上,对图像序列进行表面三维重建,具体方法如下:①每幅图像上,对同一种类型的组织提取轮廓线。②在相邻两幅图像的轮廓线间,用三角形进行填充,形成一个带状的环。③对所有图像序列中的相邻图像进行步骤②的操作,即可重建获得物体的三维表面形态。

(2) 采用表面描述法对重建后的三维肝脏模型进行显示。其模型包括肝脏、肝静脉和下腔静脉、门静脉、肝管和胆囊、肝动脉 5 个部分,另外还为肝脏模型建立了 Windows 显示功能窗口。可以根据需要,通过 Windows 显示窗口的相应功能键设定各个部分的透明度(参考范围 0~1,0 表示完全透明不显示,1 表示完全不透明显示)和颜色以显示和观察各结构,同时通过鼠标左键的移动来旋转肝脏模型,通过鼠标右键向窗口上部或下部的移动来放大或缩小肝脏模型(图 3-3-5)。

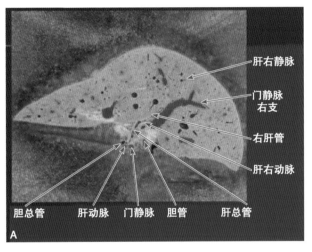
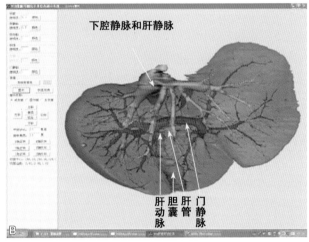

图 3-3-5　Windows 显示窗口下的三维重建肝脏及其内部结构形态模型

A.肝门部断面图像;B.肝脏及其内部管道结构(前面观),肝脏半透明,其他不透明。

(3) 虚拟肝脏手术切割:对三维重建的肝脏模型,调整虚拟切面位置,获得虚拟的切割平面,然后对数据进行切割,计算截面的图像,获得切割后的截面图像(图 3-3-6,图 3-3-7)。

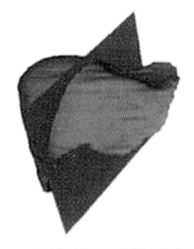

图 3-3-6　肝脏模型进行切面调整后的虚拟切面

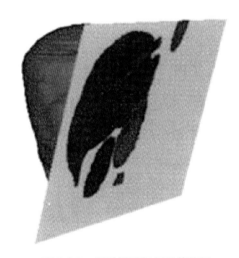

图 3-3-7　肝脏模型切割后截断图

(方驰华　吴坤成　杨文哲)

参考文献

[1] HERIOT A G,KARANJIA N D. A review of techniques for liver resection[J]. Ann R Coil Surg Engl,2002,84(6):371-380.

［2］钟世镇,原林,黄文华.数字化虚拟人体为临床解剖学开拓研究新领域[J].中国临床解剖学杂志,2002,20(1):3-4.

［3］方驰华,周五一,虞春堂,等.肝脏管道系统灌注后薄层CT扫描和三维重建的研究[J].中华外科杂志,2004,42(9):562-565.

［4］方驰华,钟世镇,吴坤成,等.适用于CT薄层扫描和三维重建肝脏管道系统的灌注和铸型的建模研究[J].第四军医大学学报,2003,24(22):2076-2080.

［5］周五一,方驰华,黄立伟,等.肝脏管道灌注后数字化虚拟肝脏及其手术[J].第四军医大学学报,2006,27(8):712-716.

［6］方驰华,杨剑,范应方,等.肝脏仿真手术的研究[J].中华外科杂志,2007,45(11):753-755.

［7］方驰华,钟世镇,原林,等.数字化虚拟肝脏图像三维重建的初步研究[J].中华外科杂志,2004,42(2):94-96.

［8］方驰华,周五一,钟世镇,等.VCH-F1肝脏图像三维重建和虚拟手术的切割[J].中华外科杂志,2005,43(11):621-625.

［9］WIGMORE S J,REDHEAD D N,YAN X J,et al. virtual hepatic resection using three-dimensional reconstruction of helical computed tomography angioportograms [J]. Ann Surg,2001,233(2):221-226.

［10］HJORTSJ C H. The topography of the intrahepatic duct system[J]. Acta Anat(Basel),1951,11(4):599-615.

［11］SPITZER V M,ACKERMAN M J,SCHERZINGER A L,et al. The visible human male:a technical report[J]. J Am Med Inform Assoc,1996,3(2):118-130.

［12］方驰华,周五一,虞春堂,等.肝脏管道系统灌注后薄层CT扫描和三维重建的研究[J].中华外科杂志,2004,42(9):562-565.

［13］王延华,洪飞,吴恩华,等.基于VTK库的医学图像处理子系统设计和实现[J].计算机工程与应用,2003(8):205-207.

［14］彭天强,王聪丽.可视化工具包应用研究[J].信息工程大学学报,2003,4(1):69-72.

［15］COUINAUD C. Surgical anatomy of the liver revisited Ch4. Anatomy of the dorsal sector of the liver. New considerations on liver anatomy[J]. Paris:Pers ED,1989:26-39.

［16］XIA J,SAMMAN N,YEUNG R W,et al. Computer-assisted three-dimensional surgical planing and simulation. 3D soft tissue planning and prediction[J]. Int J Oral Maxillofac Surg,2000,29(4):250-258.

［17］钟世镇.临床应用解剖学[M].北京:人民军医出版社,1998:355-356.

第四章

中国人女性一号（尸体）数字化肝脏研究

4

第一节 概　述

肝脏是人体内管道类型最多和最复杂的器官之一，而且这些管道系统结构复杂、变异多，因此肝脏外科手术具有更大的挑战性和风险性，曾一度被认为是手术的"禁区"。目前传统的解剖学研究方法及常见的影像学检查方法因精度不足等缺陷尚不能满足现代肝脏外科高精度诊疗的需求。

自从美国实施可视人计划（virtual human project，VHP）以来，Spitzer等采用男性、女性尸体标本包埋冷冻后，用工业铣床逐层铣切获取人体断面图像数字化数据集公布后，在全世界引起了巨大反响。Min Suk Chung等报道了可视韩国人（visible Korean human，VKH）5年计划所获得的韩国人冷冻铣切横断面图像数据集。钟世镇等相继报道了采用血管灌注的中国数字人（Chinese digital human，CDH）虚拟中国人女性一号（virtual Chinese human female No.1，VCH-F1）、虚拟中国人男性一号（virtual Chinese human male No.1，VCH-M1）和中国数字人女婴一号数据集（Chinese digital human female-child No.1 database，CDH-FC1）。"虚拟人"数字化人体数据集的出现，加快了计算机，尤其虚拟现实技术在医学上的应用。虚拟现实技术，尤其是三维重建、物理建模等技术在医学领域的逐步广泛应用，将人体解剖学研究和肝胆外科临床研究推进了一个崭新的时代。

相比于VHP与VKH，VCH-F1在以下几个方面有比较明显的改善和进步：①VCH-F1能保持人体各结构的正常生理位置关系；②铣切层厚0.2mm，获得的数据较VHP的1.0mm（男）、0.33mm（女）更精确，丢失的信息更少；③VHP男女尸体标本铣切前均进行了截断处理，其中有一截断处在肝脏部位，这样导致了肝脏数据信息缺失，而VCH-F1未截断尸体标本，从而弥补了这一缺陷；④VHP和VKH的数据集的断面图像肝脏管道识别比较困难，而VCH-F1采用人体血管灌注技术，经股动脉进行灌注，在获得

的铣切断面的血管管腔可见灌注的红色填充物，标识的最小血管内径0.77mm。在肝脏的断面图像上，可以清楚地看到管腔呈红色的肝固有动脉、下腔静脉、肝静脉及其属支，并可以清晰地观察到肝脏与周围结构的关系，这给肝脏结构的辨别带来极大的方便。

故基于中国人女性一号（尸体）的"数字化肝脏研究"将人体剖切后进行观察和测量，用人体的立体动态图像代替现有的CT、MRI二维图像，真正实现了人体数字化肝脏解剖学，使其在三维空间中具有准确的定位和各种三维数据，代替了传统解剖学的不准确定位，不仅可以获得肝肿瘤患者整个肝脏实体、肿瘤实体、肝动脉、门静脉和胆管的三维空间结构，以及各种管道与肿瘤的关系，从而获得明确诊断，还能利用数字化可视肝脏数据，建立肝脏手术计算机模拟系统，术前制订出直观、有针对性的手术方案，仿真模拟手术过程并不断完善手术方案，以提高手术的成功率及安全性，降低手术风险及相关并发症发生率。

（方驰华　吴坤成）

第二节　标本收集及处理

一、标本的收集

中国人女性一号（VCH-F1）是一位19岁的中国女性，因食物中毒死亡，研究的尸体来源符合《中华人民共和国宪法》《广东省遗体器官捐献条例》《广州市志愿捐献遗体管理办法》等相关法律法规，根据"数字化虚拟中国人"的标准进行评定，"数字化虚拟中国人女性一号"符合研究要求。

二、尸体标本的预处理

尸体经过清洁、测量后体位固定，经CT、MRI检查采集图像后采用具有国际先进水平的人体血管铸型技术进行灌注，在获得的铣切断层面的血管均可

4

见其红色的灌注颜色。

三、标本的灌注

经 CT、MRI 检查采集图像后，经颈总动脉分别向头部和心脏方向灌注红色填充剂，其配方为 30% 明胶+10% 可溶性淀粉+10% 朱砂，灌注压力 $4.0 \times 10^4 Pa$，灌注液总量 1 200ml（图 4-2-1）。

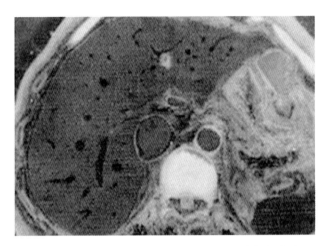

图 4-2-1　中国人女性一号（VCH-F1）肝脏数据集中 DSC2600 层灌注后的图像

（方驰华　吴坤成）

第三节　标本的包埋及固定

一、模具制作

根据标本的实际体积和铣床平台的承载要求设计特制的铝制模具用于容纳解剖标本与包埋剂，保持标本在铣切过程中的稳定性。在模具容器内顶底两面的 4 个角纵向对称牵拉 4 条相互平行的透明塑胶管（管径 4.0mm）作为定标线。原位肝脏标本模具的管长 200cm，游离肝脏标本模具的管长 80cm，呈紧张绷直状态。紧张度保持一致，管内充填红色明胶溶液作为断面图像的配准标记点。

二、包埋剂配制

根据原位或游离肝脏标本模具容积及明胶液浓度（5%）计算所需工业明胶颗粒质量和水溶剂容量。于特制的不锈钢人体标本存放容器内先注入温水，保持 60~70℃ 缓慢加入计算量的工业明胶颗粒，匀速搅拌至完全溶解，再称取适量亚甲蓝，待溶解后加入明胶液中并混合均匀，用透明烧杯盛取溶液观察其颜色是否达到均匀饱满。调制适当的明胶浓度作为包埋

剂的目的在于，使速冻形成的包埋剂胨体不仅具有一定硬度，而且富有相对的韧性，有利于冷冻标本的铣切；而调配适合的蓝色深度目的在于，摄取断面图像时，排除标本深面结构的颜色干扰，以便在后期处理过程中进行标本轮廓的计算机自动识别与提取。

三、低温冷冻包埋固定

将待铣切标本按照解剖学体位置入模具内正中位置，周围以蓝色明胶冰块固定，使标本摆放准确、对称、稳定。缓缓加入蓝色明胶包埋液，至液面超过容器内的上定标线即可。标本容器整体置于低温速冻库中，保持明胶液面水平，维持冻库 -25~-20℃ 的工作温度，密闭冷冻 1 周至明胶包埋液完全冻结为明胶立方冰体，表明标本的冷冻包埋固定已完成。

（吴坤成　方驰华）

第四节　标本铣切及肝脏数据收集

冷冻包埋，应用 JZ1500A 立式铣床在 -27℃ 低温实验室从头至足立式逐层进行切削，铣切断面间距 0.2mm。

一、冷冻包埋体固定

将冷冻好的明胶标本包埋冰体连同模具从低温冻库中取出，于室温环境中拆卸模具。将冰块包埋体置于低温实验室的铣床平台上，上下方用专用夹具固定两侧，用定位夹具夹持，防止移位。

二、铣切准备

在标本铣切前预先调整原点坐标，确定铣刀初始位置，使铣切面与铣切刀盘所在面平行并保持 5~8cm 的初始距离。每一层铣切面用数码摄像系统进行数据获取。在标本铣切前将数码相机置于正对铣切面的平台固定，调节焦距物距、曝光率等参数值进行试拍摄，直至图像质量最清晰为止，并固定参数值。为保证高质量的图像光照效果，采用数码相机两侧及上方射向铣切面方向的 3 个冷光源以确保照明充足。为了弥补因温度变化所致的图像颜色饱和度和亮度的差异，照相前紧贴标本放置彩色条纹色谱带，以便后期进行色彩对比与调整（图 4-4-1）。

三、标本铣切

运行铣床进行标本断面铣切，每个断面铣切完

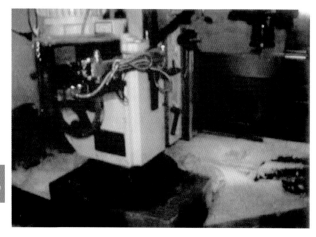

图 4-4-1　**JXI500A 垂直碾磨机**

成后清洁铣切断面,将标本定位并进行数码摄像,在下一次铣切前修改标本铣切的进位值,如此循环,直至完成整个标本的全部铣切工作(图 4-4-2)。

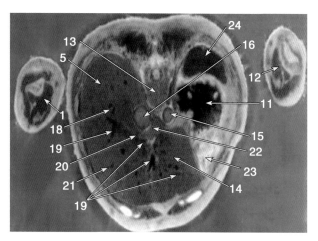

图 4-4-2　**VCH-F1 第 2507 层断面图像**
1. 右上肢;5. 肝右叶;11. 胃腔;12. 左上臂;13. 椎体;14. 肝左叶;15. 腹主动脉;16. 下腔静脉;18. 肝右静脉分支;19. 门静脉分支;20. 尾状叶门静脉分支;21. 肝中间静脉分支;22. 尾状叶;23. 横结肠;24. 脾。

四、肝脏数据收集

采用数码摄像机获取标本的断面解剖图像信息,用数码相机摄像,完成人体薄层断面的数据收集,获取人体连续断面图像 8 556 个,每个文件数据量大小为 17.5MB,数据集总量大小为 149.7G。其中获得含有肝脏的连续断面图像 875 张,数据量大小为 14.2G。

(唐　雷　方驰华)

第五节　肝脏图像整理及分析

"虚拟人"数字化人体数据集的出现,加快了计

算机,尤其虚拟现实技术在医学领域的应用。虚拟现实技术,如三维重建、物理建模等,在医学领域的逐步广泛应用,使人体解剖学研究和肝胆外科临床进入了一个崭新的时代。利用优秀的三维重建、物理建模获得虚拟器官的数字化信息需要高品质的数据来源。从美国实施 VHP 至今,VCH-F1 数据集是最优秀的人体断面数据集之一,其应用的血管灌注技术,以及标本倒立包埋、一次装夹、连续等间距 0.2mm 从头到足立式铣削,保持了人体各结构的正常生理位置关系,获得的数据精细且无数据信息缺失。通过对 VCH-F1 肝脏部分断面图像的连续观察,可以清晰地看到肝脏与周围结构的关系,肝脏与下腔静脉的关系,肝静脉、门静脉、肝动脉、肝管的行程及分布(图 4-5-1 ~ 图 4-5-4)。

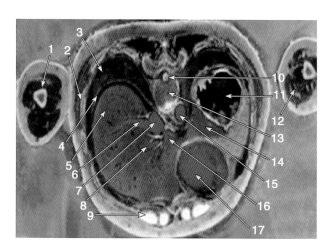

图 4-5-1　**VCH-F1 第 2300 层断面图像**
1. 右上肢;2. 肋骨;3. 肺;4. 膈肌;5. 肝右叶;6. 肝右静脉;7. 下腔静脉;8. 肝中间静脉;9. 肋软骨;10. 脊髓;11. 胃腔;12. 左上臂;13. 椎体;14. 尾状叶;15. 腹主动脉;16. 肝左静脉;17. 心脏。

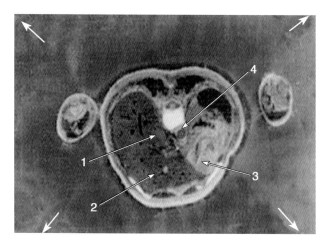

图 4-5-2　**VCH-F1 第 2600 层断面图像**
1. 下腔静脉;2. 肝脏;3. 胰尾部;4. 腹主动脉。

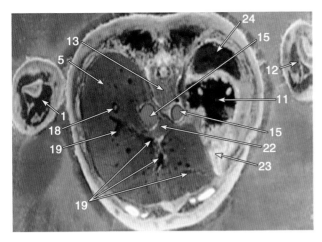

图 4-5-3　VCH-F1 第 2612 层断面图像

1. 右上肢；5. 肝右叶；11. 胃；12. 左上肢；13. 脊柱；15. 腹主动脉；18. 肝内静脉；19. 肝内胆管；22. 肝尾叶；23. 网膜组织；24. 脾。

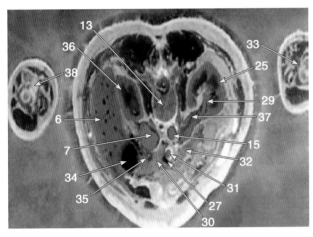

图 4-5-4　VCH-F1 第 2826 层断面图像

6. 肝右叶；7. 肝尾状叶；13. 椎体；15. 腹主动脉；25. 左肾；27. 门静脉；29. 左肾静脉；30. 胰头；31. 肠系膜上动脉；32. 胰体；33. 左上肢；34. 胆囊；35. 胆总管；36. 右肾；37. 左肾动脉；38. 右上肢。

为了方便后续过程的处理，先将所有这些图像都转换为 BMP 格式。将肝脏铣切获得的断面图像数据存储在个人台式机（PC）上，以备下一步在 PC 上经配准和分割后进行三维重建。

（方驰华　周五一）

第六节　肝脏图像三维重建

从 VCH-F1 获得连续肝脏断层图像共计 875 张，层厚 0.2mm，每个层面可以连续、完整地显示肝内相应的管道结构（图 4-6-1）。每个文件的数据量大小为 17.5MB，VCH-F1 肝脏数据集总量大小为 15.3GB。

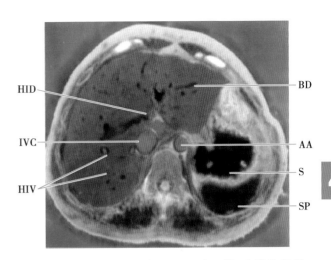

图 4-6-1　肝脏断面图像，显示肝内胆管、血管和相邻器官

HID. 肝内管道；HIV. 肝内静脉；IVC. 下腔静脉；AA. 腹主动脉；BD. 胆管；S. 胃；SP. 脾。

一、VCH-F1 肝脏图像的配准

采用外部点力和力矩法相结合进行图像配准，配准的图像在 1 100×900 的矩形区域，最大限度地显示了肝脏的全貌。对图像序列进行分析前，首先要解决图像是否严格对齐的问题，即图像的配准，否则重建的结果将会出现错位。本实验采用外部点力和力矩法相结合进行图像配准，利用包埋时预先埋在肝脏附近的标志物作为配准点，依据肝脏与这些标志物相对位置不变的特征对图像进行配准。具体方法如下。

1. 原图像中，背景是蓝色的，配准点则为暗红色，且分布在图像的四周，首先依据配准点的颜色和位置特征，识别出配准点。

2. 每张图像和标准图像进行对比，对每张图像进行平移和缩放，使两幅图像的所有配准点都相互吻合。

3. 从原图像中切取出包含肝脏的区域。

二、VCH-F1 肝脏图像的分割

1. 胆囊的分割

（1）在以（500,500）和（800,800）为对角顶点的矩形区域中，每个点 $P(r,g,b)$，r、g、b 分别为该点红、绿、蓝三个通道的分量，若为 g、v、r，则将该点作为区域生长的种子点。

（2）从种子点开始进行区域生长，若种子点与周围的点不是背景，则将其加入队列；若生长到找不到新的可加入队列的点，则转为步骤（4），若队列长度

为2万或种子点超过矩形区域的边界,则转步骤(3)。

(3)队列中的点不满足胆囊的特征,将整个队列中的点标记为不属于胆囊,转为步骤(1)。

(4)将整个队列中点标记为胆囊,用相应的颜色填充(图4-6-2)。

色(255,255,255)、红色(255,0,0)、蓝色(0,0,255)和绿色(0,255,0),则将其颜色标注为褐色(100,50,50)(图4-6-4)。

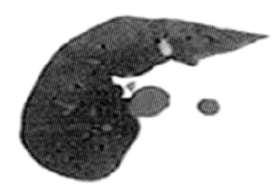

图4-6-4 管道分割后图样,肝实质内蓝色区域为胆管,红色区域为肝静脉

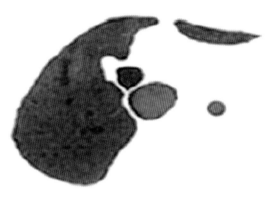

图4-6-2 黄色区域为分割后的胆囊

2. 管道的分割 在VCH-F1肝脏图像内,胆管从肝左、右管汇聚到十二指肠乳头出口,比较容易识别,较大的胆管因残留有胆汁而偏黄色,小的胆管为黑色;肝动脉也只有在肝门附近的一小部分;肝静脉和门静脉较为明显,因此管道的分割主要针对这两种管道来进行。肝静脉进行了颜色灌注,有红色和黑色两种,本研究采用一种基于图像序列相关性的肝静脉/门静脉分割算法,即图像序列中相邻两幅图像之间差异很小,某一条管道在两幅图像序列中出现的区域十分相近并且会有部分重合,因此,只要在一幅图像中标出一块肝静脉区域,则相邻图像中与之有部分重合的管道均为肝静脉,对所有图像进行来回两次扫描,即可对所有图像的肝静脉和门静脉进行分割(图4-6-3)。

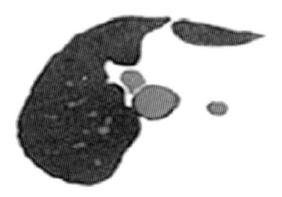

图4-6-3 管道分割后图样,绿色区域为胆囊,红色部分为血管

3. 肝脏的分割 采用阈值分割法进行分割提取。对于图像中的任意一点,如果其颜色不等于白

三、VCH-F1肝脏图像的三维重建

在VCH-F1数据集中,肝脏数据集占875张。为了数字化虚拟肝脏图像和三维重建,模拟肝脏各种类型手术,笔者选取肝脏数据集中DSCF2511~2520图像进行肝脏的初步三维重建研究。具体研究分以下两步。

1. 将肝脏实体连同肝脏的管道系统一同配准、分割和三维重建,肝脏实体部分定义为棕色,原断层上血管的红色保持不变。三维重建后显示良好的肝脏大体形态,有良好的立体感。肝脏的各种管道基本显示,通过旋转,可以获得任意角度、任意方向的肝脏实体观。

2. 将肝脏实体中所有管道取出,进行配准、分割和三维管道重建。为了确定解剖方位,将腹主动脉和下腔静脉一道采集,三维重建暂将肝脏所有管道定位为蓝色,原断层面上血管的红色保持不变。三维重建后,虽然没有完全显示肝动脉、门静脉、下腔静脉/肝静脉和胆管系统,但能基本显示肝脏的管道结构,具有一定的立体感。经过旋转,可以获得不同方位的管道构象。

对VCH-F1的肝脏数据集进行三维重建的过程中,笔者在VTK的基础上,根据肝脏组织切片图像的特点,软件设计时将多幅连续的二维彩色切片图像作为数据源,采用三维重建插值算法生成三维立体图。采用表面描述法和体数据描述法相结合的方法对重建后的三维肝脏模型进行显示。对生成的肝脏各组织表面进行三维显示时,需要显示肝脏的内部管道结构,因而需要使肝脏表面具有透明效果。因此,对各个表面不仅仅要根据分类的结果赋予不同的颜色值,而且还要赋予不同的透明度值α,对生成的肝脏表面数据设置透明度为α=0.5,对其他组织表面设置透明度为α=1,这样既能看到肝脏的外轮廓,又能看到肝脏内部管道的结构,具有较好的显示效果(图4-6-5~图4-6-8)。

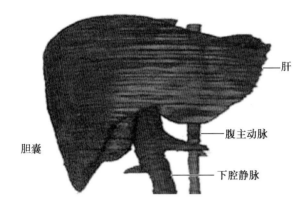

图 4-6-5 三维重建的具有立体空间的肝脏实体模型(膈面观)

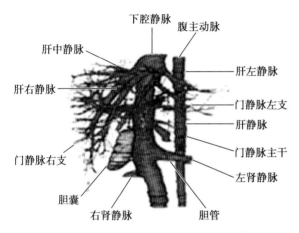

图 4-6-6 三维重建的具有立体空间的肝脏管道结构

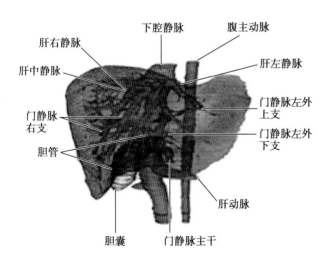

图 4-6-7 三维重建的具有立体空间的含有肝脏实体和肝脏管道的肝脏模型(膈面观)

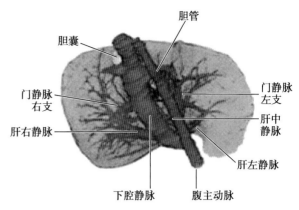

图 4-6-8 数字化虚拟肝脏三维重建,包括肝脏实质和4种管道结构(脏面观)

(周五一 方驰华)

参考文献

[1] 钟世镇,原林,黄文华.数字化虚拟人体为临床解剖学开拓研究新领域[J].中国临床解剖学杂志,2002,20(1):3-4.

[2] 秦笃烈,罗述谦,周果宏,等.数字化虚拟中国人女性-1(VCH F-1)实验数据集血管标识的突破进展[J].科学中国人,2003(4):4-8.

[3] 方驰华,周五一,钟世镇.虚拟人研究现状及展望[J].中华外科杂志,2004,42(16):953-955.

[4] WOLFRAM L, VETTER M, HASSENPFLUG P, et al. Navigation and image-guided HBP surgery:a review and preview[J]. J Hepatobiliary Pancreat Surg,2002,9(5):592-599.

[5] 方驰华,周五一,钟世镇.虚拟人研究现状及展望[J].中华外科杂志,2004,42(15):953-955.

[6] 徐鹏宇,鲍旭东,张林.正颌外科颅面三维虚拟手术系统的建立[J].中国医学影像技术,2003,19(12):1739-1741.

[7] 尹毅东.谈医学虚拟手术的运用[J].中国医学教育技术,2002,16(6):355-357.

[8] 方驰华,周五一,黄立伟,等.虚拟中国人女性一号肝脏图像三维重建和虚拟手术的切割[J].中华外科杂志,2005,43(11):748-752.

[9] 钟世镇,原林,唐雷,等.数字化虚拟中国人女性一号(VCH-F1)实验数据集研究报告[J].第一军医大学学报,2003,23(3):196-200.

[10] ZHOU Z M,FANG C H,HUANG L W,et al. Three dimensional reconstruction of the pancreas based on the virtual Chinese human-female number 1[J]. Postgrad Med J,2006,82(968):392-396.

[11] SPITZER V M,ACKERMAN M J,SCHERZINGER A L, et al. The visible human male:a technical report[J]. J Am Med Inform Assoc,1996,3(2):118-130.

［12］钟世镇.数字化虚拟人体研究现状和展望［J］.解放军医学杂志,2003,28(5):385-388.

［13］ACKERMAN M J. The visible human proiect:a resource for education［J］. Acad Med,1999,74(6):667-670.

［14］HEALEY J E. Anatomy of the biliary ducts within the human liver. Analysis of prevailing pattern of branchings and the major variations of the biliary ducts［J］. Arch Surg,1953,66(5):599-616.

［15］原林,唐雷,黄文华,等.虚拟中国人男性一号(VCH-M1)数据集研究［J］.第一军医大学学报,2003,23(6):520-523.

［16］唐雷,原林,洪辉文,等.中国数字人女婴1号数据集构建报告［J］.中国临床解剖学杂志,2004,22(1):98-100.

［17］张绍祥,刘正津,谭立文,等.首例中国数字化人体完成［J］.第三军医大学学报,2002,24(10):1231-1231.

［18］方驰华,钟世镇,原林,等.数字化虚拟肝脏图像三维重建的初步研究［J］.中华外科杂志,2004,42(2):94-96.

［19］LAMADE W,VETTER M,HASSENPFLUG P,et al. Navigation and image-guided HBP surgery:a reviewand preview［J］. J Hepatobiliary Pancreat Surg,2002,9(5):592-599.

［20］吴建明,施鹏飞. Visualization Toolkit 及其在三维体重建中的应用［J］.微型电脑应用,2002,18(8):9-12.

［21］李忠华,王兴海.解剖学技术［M］.2版.北京:人民卫生出版社,1998:123-151.

［22］WILLIAM J S,KENNETH M M,LISA S A,et al. The VTK user's guide［M］. New York:Kitware,2000.

［23］钟世镇,原林,黄文华.数字化虚拟人体为临床解剖学开拓研究新领域［J］.中国临床解剖学杂志,2002,20(1):3-4.

［24］王延华,洪飞,吴恩华,等.基于VTK库的医学图像处理子系统设计和实现［J］.计算机工程与应用,2003,39(8):205-207.

［25］彭天强,王聪丽.可视化工具包应用研究［J］.信息工程大学学报,2003,4(1):69-72.

第五章

活体人数字化肝脏研究

第一节 概　述

20世纪90年代初，美国提出"可视人计划"，并建立起男、女可视人的数据集，通过互联网向全球的机构提供服务，应用于医学、教育、公共健康等领域。随后欧洲、日本和韩国也相继建立起本国的可视人。我国也于21世纪初完成了"数字化虚拟人"的研究。至此，一门涵盖了医学、计算机科学、数学、信息学、电子学、机械工程学等多学科的交叉学科——"数字医学"呼之欲出，在数字医学的整个发展历程中，影像学技术的不断进步为其奠定了坚实的基础，数字虚拟人则成为其发展道路中的一座"里程碑"。

目前，关于肝脏的数字医学研究虽然活跃，但大都是利用螺旋CT和磁共振等大型医疗器械本身自带的重建功能，或者采用灌注的尸体标本制成的数字虚拟人，其缺点也是显而易见的：①数字化虚拟人尸体肝脏标本由于没有血液充盈，其管道塌陷，虽然经过灌注后管道再次充填，但由于受到灌注充填物和灌注压力等的影响，肝脏的外观和肝脏内部管道已不能真实地反映肝脏原来的内部管道结构；②人体切削时，韧带、肌肉、系膜、网膜等组织由于脱拉的缘故影响了图像的质量；③尸体肝脏标本离体后失去了与周围脏器的正常解剖关系，重建后的图像也难以真实表达肝脏与周围动脉、静脉及腹主动脉等大血管的关系；④该数据集仅为单一个体的数据，并没有普遍性；⑤螺旋CT重建的三维图像肝脏仍是二维结构，只能作为放射科医师诊断观察的参考，并不能真正地被外科医师利用和操作，不能对其进行任何外科意义上的行为，如切割、结扎、止血等手术仿真处理。故虽然虚拟人数据集的成功开发对人体解剖学的发展起重要作用，但由于其基于尸体图像，难以从临床应用的角度出发，反映个体化疾病的诊断和治疗。因此，如何将数字人技术尽快转化为数字医学技术，更好地为临床疾病诊断和治疗服务，是摆在数字医学研究者面前的重要问题。

亚毫米（0.625mm）CT在临床的应用，突破了获取活人体亚毫米图像数据的瓶颈。其中有代表性的64层螺旋CT数据每层图像间隔仅有0.64mm，非常接近虚拟人切削图像的0.2mm，而且由于该数据直接来源于活体，更能提供真实的全方位的腹腔器官、血管、肝内管道等人体信息。同时基于亚毫米的CT数据可重建出活体人的三维器官图像，可以真实地再现器官组织的解剖结构，整体或单独观察肿瘤的部位、大小、形态；并通过三维图形的缩放、旋转、透明化观察肿瘤与血管的毗邻关系。故利用64层螺旋CT数据及其三维重建模型能直接反映活体人（正常人或肝脏疾病患者）的健康信息、疾病种类、病变部位和范围，三维重建肝脏及其管道为患者快速做出诊断，制订治疗方案及手术方式，具有明显的个体化治疗优势。其影像数据快速被临床医师所利用，使CT数据的功效最大化，这也是数字化虚拟人数据无法比拟的。

目前，国外已经生产发售的图像三维重建软件有法国的Myrian xp-liver系统，比利时开发的Mimics系统，美国的IQQA®-Liver系统，德国的计算机辅助手术规划系统等。我国学者在数字人研究基础上，由外科医师联合影像学、解剖学、计算机学、肝胆胰外科学、仿真学和物理学等专家学者组成团队，在国家"863"计划等项目的资助下，开发了腹部医学图像三维可视化系统（abdominal medical imaging three dimensional visualization system，MI-3DVS），在我国率先开展了数字医学技术在肝胆胰外科疾病诊断和治疗的应用研究。随着计算机和导航技术的发展，目前活体人的数字化肝脏研究已覆盖解剖学研究、肝脏各种疾病的诊断、三维术前评估、仿真手术、术中实时导航、机器人手术系统等，这一多学科交叉领域的先进技术有望解决肝脏外科临床疾病诊疗中的难题，成为肝脏外科医师不可缺少的辅助工具，并带来了数字医学新一轮的"革命"热潮。

（何琳赟）

第二节　正常活体人数字化肝脏

一、正常活体人肝脏数据的采集

1. 设备　64 层螺旋 CT,高压注射器采用双筒高压注射器,图像后处理工作站为 64 层螺旋 CT 自带的 Mxview 工作站(图 5-2-1,图 5-2-2)。

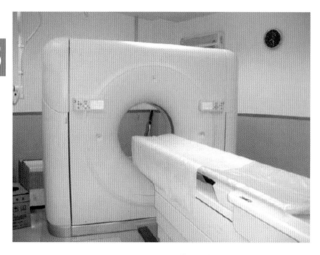

图 5-2-1　64 层螺旋 CT

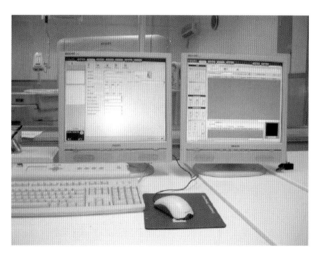

图 5-2-2　Mxview 工作站

2. 扫描参数　常规上腹部平扫,扫描参数为:管电压 120kV,管电流 300mA,每旋转一周时间为 0.5 秒,螺距 0.984mm,层厚 5mm。

3. 扫描前准备　患者检查前 20～30 分钟饮用清水 500～1 000ml,扫描开始前再饮清水 500ml,以充盈胃肠道(作为阴性对比剂),并训练患者呼吸,以最大限度控制呼吸运动产生的伪影。

4. 平扫　亚毫米状态下高分辨率容积扫描,常规平扫时患者取仰卧位,头足方向,扫描范围由膈顶至盆腔,扫描条件 120kV、300mA;采用 0.625mm×64 层探测器组合,以层厚 5mm、间隔 5mm,螺距 0.984mm,球管旋转一周时间为 0.5 秒,扫描视野 60～70cm,矩阵 512×512,开始常规上腹部平扫。

5. CT 动态增强扫描　小剂量预注射试验:将对比剂加热至 37℃,20 号套管针从双筒高压注射器 A 管经肘静脉以 5ml/s 速率注入对比剂 20ml,在第一肝门区行同层动态扫描,层厚 5mm、电压 120kV、电流 50mA、旋转时间 0.5 秒、间隔 0.5 秒,自注入对比剂后开始扫描,共扫描 30 秒,得到同层面腹主动脉的时间密度曲线,以测得腹主动脉 CT 值峰值时间作为 CTA 扫描启动时间。CTA 扫描时以相同速率。

从 A 管注入 70～120ml 对比剂(剂量为 1.5ml/kg),对比剂注射完后从 B 管注入 20ml 生理盐水,以测得值峰值时间启动 CTA 扫描,扫描中嘱患者屏住呼吸(6～8 秒)。扫描参数:电压 120kV,电流 250mA。准直:0.625mm×64mm,层厚 5mm,螺距 0.984mm,旋转时间 0.5 秒。扫描范围与平扫相同,共扫描 6～8 秒。CTA 扫描结束后,为了不影响常规诊断,于注射对比剂开始后 30～35 秒行动脉晚期扫描,50～55 秒行门静脉期扫描,每期扫描时间 6～8 秒。

二、肝脏 CT 图像数据收集

扫描结束后将图像数据传至 Mxview 工作站,在 Mxview 诊断工作站上,利用光盘刻录全部数据,其中包括肝脏的平扫期、动脉期、静脉期、门静脉期数据,格式为医学数字成像和通信(digital imaging and communication in medicine,DICOM)3.0。然后,在 WINDOWS 系统将各期的肝脏、肝动脉、肝静脉、门静脉、胆囊、结石的 DICOM 格式数据输入 DICOM 查看器,将 DICOM 数据转化为 24 位深度的 JPEG 格式后再转化为 24 位深度的 BMP 文件,并调整图像大小为 304×304 像素的数据并保存(图 5-2-3)。

三、MI-3DVS 肝脏图像三维重建

(一) 图像分割

图像分割是指将目标区域从二维平面图像上选定,然后提取出来。对于单张图像,可以采用轮廓提取。肝脏图像一般层厚为 1mm,总数量一般为 400 张左右,若每一张都采用轮廓提取,未免过程太烦冗,耗时太长。由于 CT 数据的层厚是 1mm,因此相

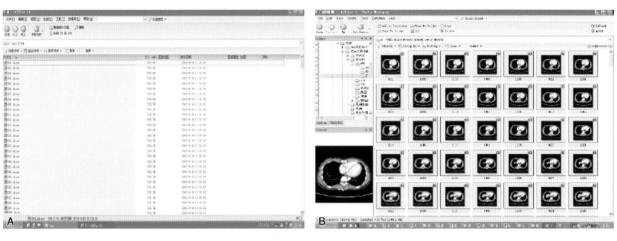

图 5-2-3　CT 图片的格式转换
A. CT 图片的导入;B. 格式转换后 CT 图片的导出。

邻两层的图像肝脏形状变化很小,也就是说相邻层的肝脏边界具有形状相似性,每一层肝区的平均灰度基本相似,每一层肝区在图像中的位置相对稳定,相邻层的肝脏面积相近,每一层肝区的灰度分布具有一致性。利用以上的相似性原理,除第一层外,其他各层都可以将上一层的分割结果作为初始化轮廓值。图像分割时,选取其中任意一层作为提取面都可以完成整个肝脏的提取(图 5-2-4)。

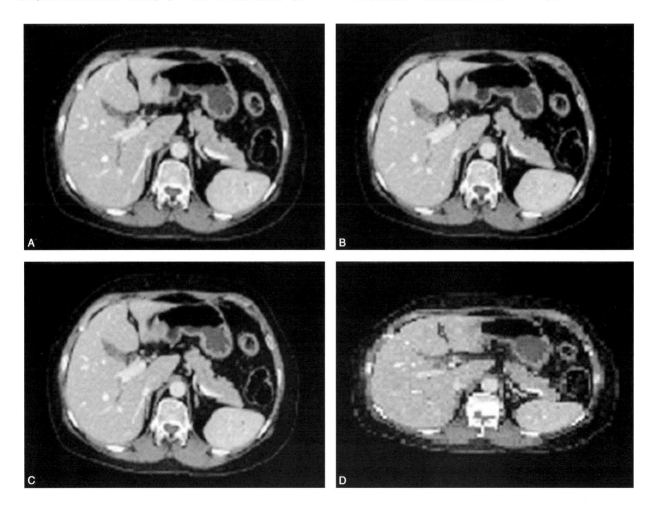

5

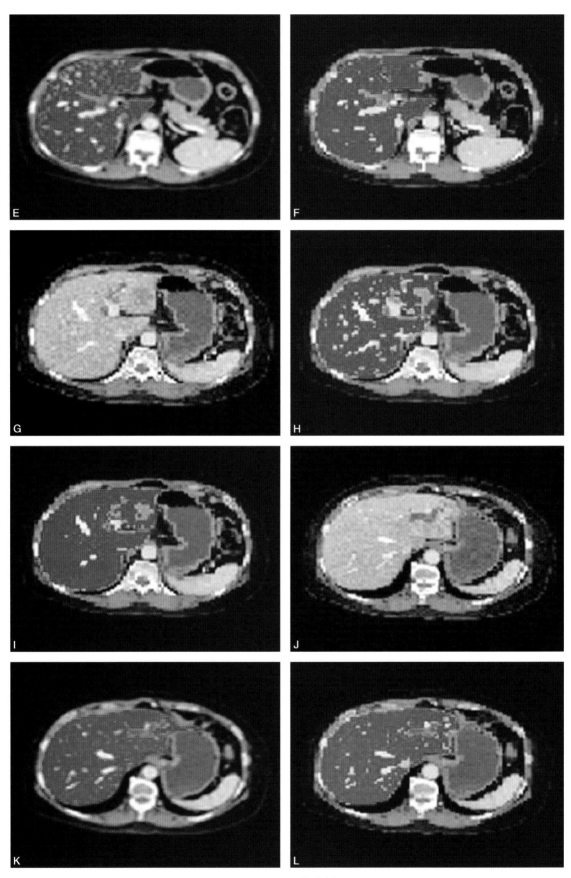

图 5-2-4　**图像分割**

A. 第 1 层；B. 第 2 层；C. 第 3 层；D. 第 164 层 CT 图像；E. 第 164 层 CT 图像传统算法分割；F. 第 164 层 CT 图像自适应算法分割；G. 第 195 层 CT 图像；H. 第 195 层 CT 图像传统算法分割；I. 第 195 层 CT 图像自适应算法分割；J. 第 264 层 CT 图像；K. 第 264 层 CT 图像传统算法分割；L. 第 264 层 CT 图像自适应算法分割。

（二）图像配准

图像配准是指对于一幅图像寻求一种或一系列空间变换，使其与另一幅图像上的对应点达到空间位置上的一致。图像配准的主要目的是去除或抑制待配准图像和参考图像之间几何上的不一致，包括平移、旋转和形变等，是图像分析和处理的关键步骤，是图像对比、数据融合、变化分析和目标识别的必要前提。由于课题研究采用患者三期 CT 扫描数据（静脉期、门静脉期和动脉期），虽然扫描的层数相同，但是扫描顺序不同，为此需要对三期数据进行图像配准，才能达到最终肝脏及其内部管道完全一致的融合。目前为止，肝脏三期图像已实现自动化配准，具体配准方式属计算机学范畴，本书不加以叙述。

（三）三维重建

重建的任务就是要从获取的采样数据中恢复物体的三维结构，即物体的原型。医学图像的三维重建方法分为表面重建与体积重建两大类。其中，表面重建是采用曲面造型技术，生成空间数据场等值面的曲面表示，再利用面光照模型来绘制图像，而体绘制是采用体绘制光照模型直接从三维数据集中绘制三维物体。表面重建可以快速有效地绘制三维物体的表面，但可能丢失内部结构信息，体积重建计算复杂，重建速度较慢，但它能自然真实地显示三维对象的表面及其丰富的内部结构，并能便捷地进行平面剪切与立方体切割，观察物体的内部结构与实现用交互。因此，对于结构复杂的临床医学图像，一般用体积重建的方法来显示三维对象。

采用 MC 面绘制算法，可以把腹部各种器官及组织的三维重构出来，并且把这些模型以文件的形式保存起来，为后续的仿真手术提供三维模型数据，采用基于光线投射法的体绘制算法对腹部脏器进行三维重构，可再现各种器官内部丰富的解剖结构，以及各种器官之间的三维空间信息，为医疗诊断提供了强大的帮助。重建算法属计算机学范畴，本书不加以赘述。以下是正常活体人数字化肝脏及其内部管道系统，包括肝脏、肝静脉、门静脉、肝动脉（图 5-2-5～图 5-2-10）。

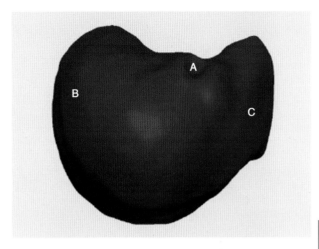

图 5-2-5　数字化肝脏（活人体肝脏三维重建）
A. 肝脏膈面下腔静脉口；B. 右半肝；C. 左半肝。

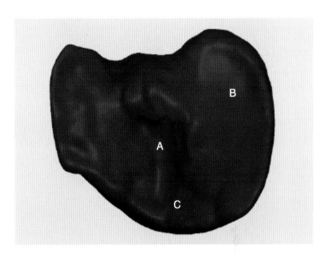

图 5-2-6　肝脏脏面
A. H 形沟（绿色虚线）；B. 右肾压迹；C. 胆囊窝。

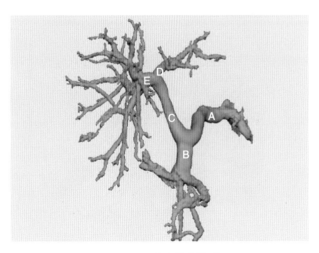

图 5-2-7　数字化门静脉
A. 脾静脉；B. 肠系膜上静脉；C. 门静脉主干；D. 门静脉左支；E. 门静脉右支。

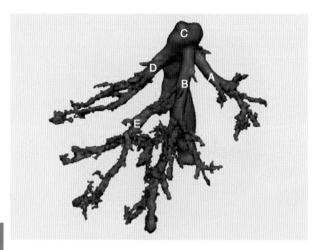

图 5-2-8　**数字化肝静脉与下腔静脉**

A.肝左静脉;B.肝中静脉;C.下腔静脉;D.肝右静脉;

E.肝右后下静脉(肝短静脉)。

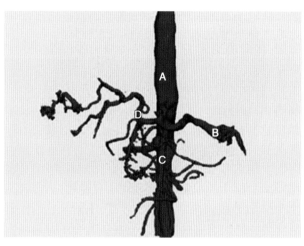

图 5-2-9　**数字化腹腔动脉**

A.腹主动脉;B.脾动脉;C.肠系膜上动脉;D.肝固有动脉。

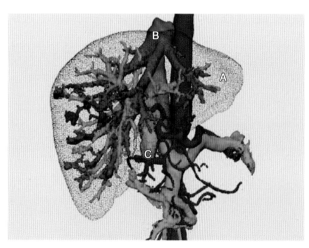

图 5-2-10　**数字化肝脏系统**

A.透明化的肝脏;B.肝静脉系统;C.胆囊。

（方驰华　鲁朝敏　黄燕鹏）

第三节　肝脏血管瘤的数字化研究

详见第十八章第二节相关内容。

（刘连新）

第四节　肝脓肿的数字化研究

肝脓肿(liver abscess)是由于肝脏感染细菌、阿米巴、包虫或真菌而引起的化脓性病变,是常见的肝脏良性疾病。我国肝脓肿的发病率为 5.7/10 万人,近年来其发病率仍呈上升趋势。我国肝脓肿的主要致病菌为肺炎克雷伯菌,大肠埃希菌及阿米巴原虫感染也较为常见。胆道及门静脉是细菌性肝脓肿最为常见的感染途径,此外也有肝动脉途径、直接感染途径及隐源性途径等。肝脓肿好发于肝右叶,细菌主要来源于胃肠道细菌移位,透过内皮及肠道屏障通过门静脉循环入肝形成肝脓肿。

典型的肝脓肿主要临床表现为发热、寒战及腹痛,也有一些患者会出现恶心、呕吐,甚至呼吸困难等症状。肝脓肿患者常伴有糖尿病病史,且与患者临床表现及预后有密切关系。通常伴有糖尿病的患者症状更重,且容易多发及全身播散,甚至出现全身炎症反应综合征及多器官功能障碍综合征,患者康复后也更容易复发。另外,肺炎克雷伯菌源性肝脓肿易产生侵袭综合征,表现为眼部、中枢神经系统的感染。

一、肝脓肿的数字化影像学诊断

1. 超声表现　临床上典型的细菌性肝脓肿主要表现为无回声为主的厚壁囊腔,囊内有强回声的点状漂浮,病灶边缘清晰,呈单环征(脓肿壁)或双环征(脓肿壁及外周水肿)。行超声造影时,动脉期脓肿壁环形强化,脓肿腔内无强化,使脓肿的边界更清晰,而行普通超声时外周水肿区常与脓肿壁混淆,因此行超声造影时测得的脓肿体积小于普通超声。值得一提的是,脓肿内部有时也会有一些"花瓣样"强化,或"蜂窝状"强化,这是由于脓腔内出现乏血供坏死或脓腔分隔导致的。

2. CT 表现　肝脓肿的平扫 CT 为肝内类圆形低密度影。行增强 CT 时,脓肿壁明显强化,脓腔及周围水肿无明显强化,形成与超声声像图类似的环征。少部分患者会出现气液平面,此为脓肿液化或产气菌导致。当出现液化坏死或分隔时也会出现与超声表现类似的"花簇征"或"蜂窝征"。

3. MRI 表现　MRI 诊断肝脓肿的灵敏度不如CT 及超声,不过仍可以作为一种影像学诊断方式。

T_1WI 为类圆形低信号,且信号强度不均匀,T_2WI 为不均匀的中高信号。行增强 MRI 时,脓肿壁在动脉期即出现强化并可以延迟到门静脉期及延迟期,而脓腔无强化。

二、肝脓肿的治疗

肝脓肿确诊后需立即进行治疗。目前肝脓肿的治疗方案主要包括内科治疗、经皮肝脓肿穿刺引流治疗及手术治疗等方法。其中经皮肝脓肿穿刺引流通常需依赖 CT 及超声等数字化影像学的引导。借助影像学辅助,这种方法变得简便易行且成功率极高,患者恢复较快且花费极少。该方法也因此成为首选的治疗方案。但是临床上偶有一些患者极易复发或非手术治疗效果欠佳,此时需进行手术治疗。手术治疗包括脓肿切开引流及肝部分切除术等,应根据实际情况进行选择。

（刘连新）

第五节 肝脏结节性增生的 数字化研究

一、病例资料

患者,女性,38 岁。因体检发现肝脏肿物 2 年,伴有右上腹胀痛 3 天入院。术前血常规、肝功能检查均正常。

二、影像学检查

CT、MRI 分析可见肝尾状叶等密度肿块,大小约 56mm×40mm×61mm,其内可见条片状低密度影,部分边界不清,余肝实质内未见异常密度灶。增强扫描动脉期肿块明显强化,门静脉期及平衡期强化较肝实质稍低,中央区可见条片状低强化影。肝门结构清晰,肝内外胆管及胆总管未见扩张(图 5-5-1,图 5-5-2)。

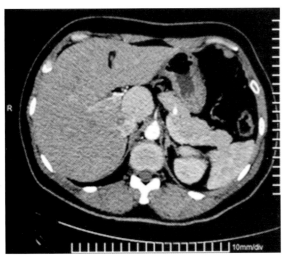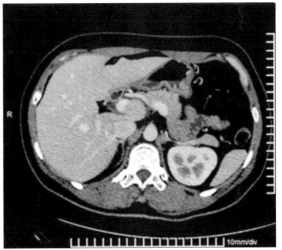

图 5-5-1 术前 CT 提示尾状叶肿物

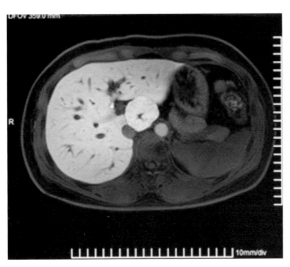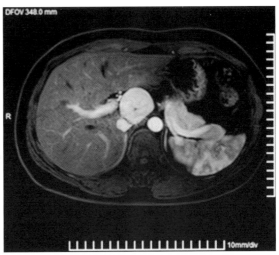

图 5-5-2 术前 MRI 提示肝尾状叶肿物

三、三维可视化成像

术前三维可视化及 VR 分析可见肝左侧尾状叶大小约 6cm×4cm 的类圆形肿物,肿块位于肝左静脉下方,与下腔静脉左侧壁关系密切,肿块位于门静脉主干及肝固有动脉后方,将三维可视化模型旋转观察肿瘤与肝内各管道的关系,将肿块透明化可清楚显示下腔静脉管壁完整,未见侵犯(图 5-5-3 ~ 图 5-5-6)。

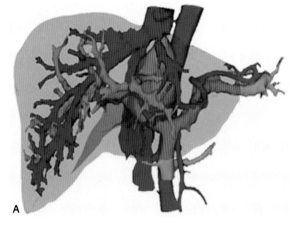
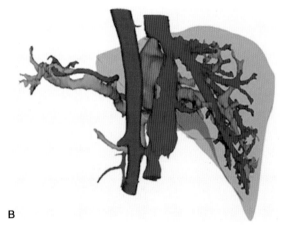

图 5-5-3 术前三维可视化模型提示肿瘤与肝内各管道的关系
A. 前面观;B. 后面观。

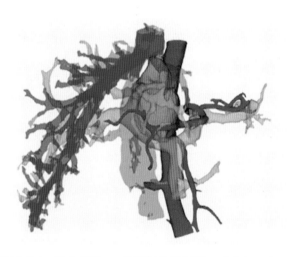
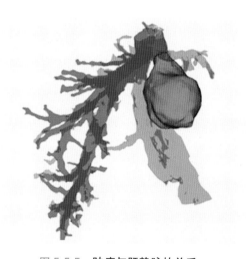

图 5-5-4 隐去肝脏,三维可视化模型提示肿瘤与肝内各管道的关系

图 5-5-5 肿瘤与肝静脉的关系

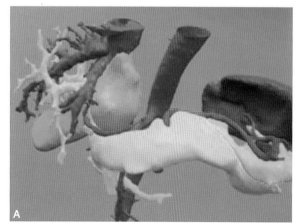
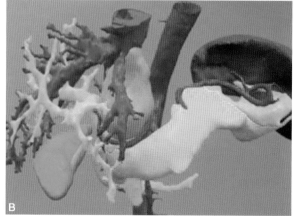

图 5-5-6 VR 显示肿瘤与肝内各管道的关系

四、手术情况

置入腹腔镜,将左半肝完全游离后,第一肝门预置 10 号橡胶管,准备阻断,将左半肝向右上方抬起,可见左侧尾状叶一类圆形暗红色肿物,大小约为 6cm×4cm,ICG 分子荧光侦测仪侦测肿物,可见肿物呈全荧光改变,将肿物向右侧抬起(图 5-5-7),结合术前三维重建模型及术中导航,使用超声刀自足侧向头侧分离,将肿瘤与下腔静脉左前壁游离,转向肿瘤右侧,沿左侧肝蒂寻找到肿物供血肝蒂,近端夹闭后以超声刀离断。沿肝后下腔静脉正前方切开尾状叶下腔静脉旁部肝实质,自足侧向头侧,在肿物右侧切开肝实质,在头侧逐步和下腔静脉左侧游离间隙"会师",显露最后一支回流肿瘤血液的粗大肝短静脉,近端双重夹闭后以超声刀离断,至此,将包含肿瘤在内的左侧尾状叶完整切除(图 5-5-8,资源 5-5-1)。

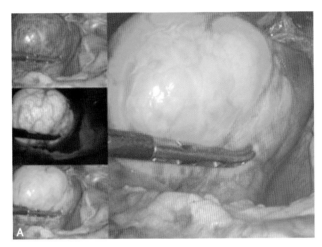
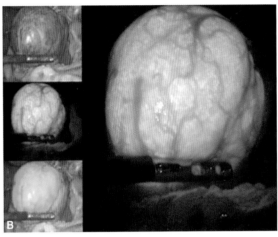

图 5-5-7　术中 ICG 侦测尾状叶肿物为全荧光改变

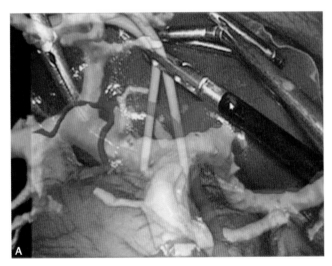
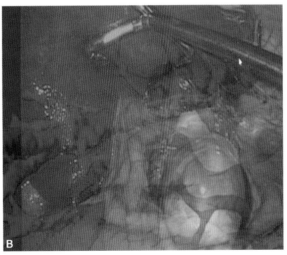

图 5-5-8　术中实时导航进行肝-门游离

资源 5-5-1　肝脏结节性增生的数字化研究(PPT)

（曾　宁）

第六节　肝脏巨大囊肿的数字化研究

一、病例资料

患者,女性,70 岁。因发现肝囊肿 2 年余,伴有右上腹不适半年余入院。术前血常规、肝功能检查均正常。

二、影像学检查

CT、MRI 分析可见左外叶巨大类圆形低密度影,范围大小约为 22mm×14mm×18mm,边缘清晰,增强扫描无强化;肝右叶内可见多发小类圆形低密度影,边界清晰,增强扫描无强化,肝门结构清晰,肝内外胆管及胆总管未见扩张(图 5-6-1)。

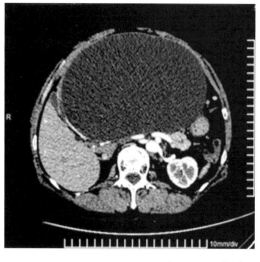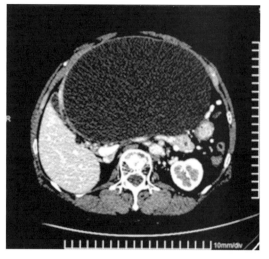

图 5-6-1　CT 提示左上腹部巨大囊肿

三、三维可视化成像

术前三维可视化及 VR 分析可见左肝外叶类圆形巨大囊性病变,主要位于上腹腔,呈外生性生长,囊肿与肝左静脉及门静脉主干左侧壁关系密切,将肝囊透明化后可见,囊肿仅将肝左静脉及门静脉左侧壁向右侧挤压推移,管壁完整,未见侵犯(图 5-6-2~图 5-6-6)。

四、成像过程

手术情况:置入腹腔镜,查看腹腔内巨大囊性病变,主要位于上腹腔,下极位于脐上 2~3cm,部分囊壁透明,囊肿来源于左半肝,位于镰状韧带左侧,体积巨大,外生性生长,占据大部分上腹腔,并与周围组织器官形成广发粘连(图 5-6-7)。为防止术后囊肿复发,术中决定行囊肿大部分切除术。分离肝囊肿与周围组织粘连,于镰状韧带左侧开始自上而下切除囊壁,切除过程中遇到较厚的囊壁组织,内有肝组织、血管和胆管,采用切割闭合器离断,遇到管道样结构,均以组织夹夹断后离断,切除至囊肿上极时,囊壁组织与膈肌粘连紧密,保留此部分囊壁组织,避免损伤膈肌(图 5-6-8)。至此将大部分肝囊肿壁及肝左外叶肝组织一并切除(PPT 资源 5-6-1)。

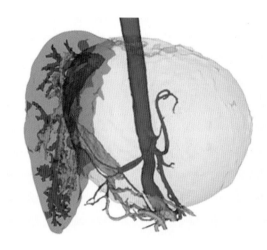

图 5-6-2　术前三维可视化模型提示囊肿与肝内各管道的关系

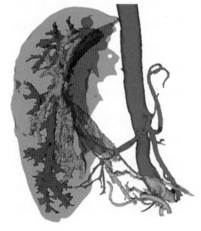

图 5-6-3　隐去肿瘤,三维可视化模型提示肝内各管道的情况

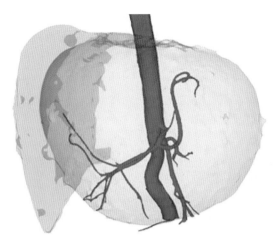

图 5-6-4 囊肿与肝动脉的关系

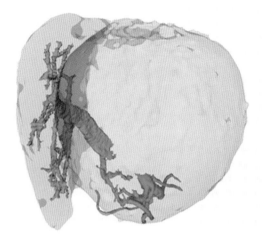

图 5-6-5 囊肿与门静脉的关系

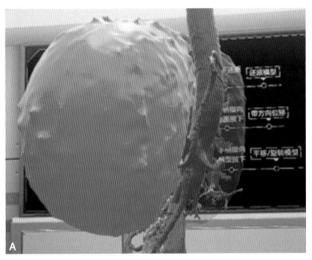

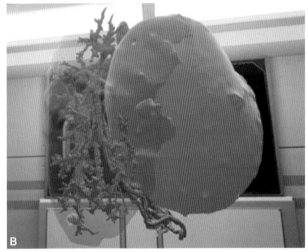

图 5-6-6 术前 VR 显示囊肿与肝内各管道的关系
A.前面观;B.后面观。

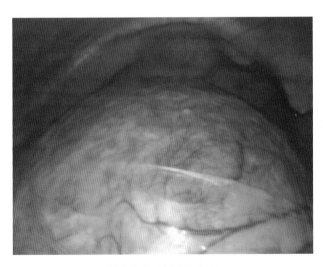

图 5-6-7 囊肿整体观

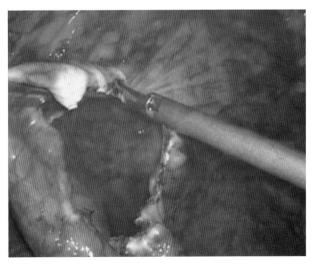

图 5-6-8 囊肿大部分切除术

资源 5-6-1 肝脏巨大囊肿的数字化研究（PPT）

（曾 宁）

第七节 肝纤维板层样癌的数字化研究

一、概述

（一）病因及发病机制

肝纤维板层样癌（fibrolamellar hepatic carcinoma,FL-HCC），是肝细胞癌的一种特殊类型，多见于儿童和青少年，无显著性别差异，病因不明，多与肝炎、肝硬化等慢性疾病无关。在我国、日本及普通型肝细胞癌多发的地区罕见，其临床、病理、预后均区别于普通型肝细胞癌。

FL-HCC 的病因尚不清楚。与典型 HCC 相比，FL-HCC 通常发生在没有慢性肝病（如病毒性肝炎和肝硬化）的患者中。在 FL-HCC 患者肿瘤组织中检测到全长和截短的乙型肝炎病毒（hepatitis B virus,HBV）X 基因转录本和其他 HBV 感染的证据，提示 HBV 感染与 FL-HCC 之间存在因果关系。长期口服避孕药后,FL-HCC 也与局灶性结节增生（focal nodular hyperplasia,FNH）有关。此外，雌激素可能作为 FL-HCC 的共同致癌因子发挥作用。尽管有这些报道，但没有确凿的证据表明 HBV 是 FL-HCC 的病因,FNH 是 FLHCC 的前驱期病变。

（二）临床表现

FL-HCC 最常见的症状是腹痛，其次是腹胀、厌食、发热、黄疸和体重减轻。体格检查正常或腹部可触及肿块、肝大和肝区叩击痛等。一般而言，症状通常在诊断前 3~12 个月出现。FL-HCC 的常规生化和血液学检查大多在正常值范围或非特异性升高。病理方面，肉眼观 FL-HCC 的特征性表现为肝实质内巨大的实性肿块，切面中央可见星芒状纤维瘢痕。FL-HCC 主要与 FNH、肝细胞良性肿瘤和血管瘤、转移瘤、胆管细胞癌等能够产生瘢痕的疾病相鉴别。

（三）诊断与鉴别诊断

FL-HCC 的诊断基于临床表现和影像学研究，如超声、CT 和 MRI 等。血清肿瘤标志物（如甲胎蛋白）阴性也可能影响 FL-HCC 的诊断。如果出现诊断不确定的情况,CT 或超声引导下的细针穿刺活检将有助于确诊，病理诊断是"金标准"。然而，有时 FL-HCC 的诊断很难确定，即使是针刺活检标本，为了获得足够的组织进行正确诊断，仍可能需要多次穿刺或组织活检。

超声检查下肿块表现以低回声和混杂回声居多，少数呈均匀强回声，钙化检出率最高达 30%,存在出血或坏死液化时呈区域性无回声，多普勒超声显示肿瘤实性部分动脉血供丰富。

平扫 CT 表现为较大不均匀肿块影。80% ~ 100% 的肿块边界清晰，并可见边缘小分叶，少部分边界不清。钙化与中央星状瘢痕多见，于肿瘤下极瘢痕内见一处钙化。但星状瘢痕并不具有特异性,FNH、肝腺瘤、血管瘤均可见。一般直径>2cm，并出现放射状纤维间隔影的肿块多见于 FL-HCC。此外，星状瘢痕内的钙化对于诊断 FL-HCC 也具有意义。肿瘤坏死可见，但肿瘤出血少见。增强扫描显示有 94% 的肿瘤于动脉期强化。混杂强化出现于体积较大的富血供细胞和周围包绕的乏血供纤维变性成分，除此之外还有部分区域坏死与囊性变性。然而，门静脉期与延迟期强化没有明显规律。门静脉期约 50% 的 FL-HCC 呈等密度强化，只有 36% 呈重度强化,16% 呈相对低灌注。延迟期强化方式也无明显规律。文献报道中央区瘢痕有 25%~65% 具有延迟强化。脉管状结构、细胞外间质与胶原纤维成分是延迟强化的根本原因。

MRI 显示肿瘤 T_1WI 呈低信号,T_2WI 呈高信号。中央星状纤维瘢痕呈典型的双低信号，而 FNH 呈 T_2 高信号，提示该征象可以与 FNH 进行鉴别诊断。钆增强扫描 MRI 的强化模式类似于 CT 增强扫描，即在动脉期呈现不均匀强化，门静脉期与延迟期呈低或等强化。多项研究认为 FL-HCC 不存在特异性显像，一般扩散加权成像表现也没有明确特异改变。

F-FDG 正电子发射计算机体层显像（PET/CT）对 FL-HCC 的诊断也有一定价值，但 PET/CT 在 FL-HCC 中的有效性有待进一步研究。

（四）治疗

FL-HCC 的主要治疗方法是手术切除，因为这是唯一可能根治的治疗方法。理想的治疗方法是在充分的淋巴结清扫的基础上，将肿瘤完全切除，切除边缘呈阴性。接受手术切除的患者 5 年生存率约为 76%，中位生存期为 112 个月，而未接受手术切除的患者 5 年生存率为 0。鉴于 FL-HCC 通常发生在年轻患者健康的肝脏,手术切除率高于常见的肝细胞癌手术。

另一方面,FL-HCC 对全身化疗通常没有反应,但一些方案,如 GEMOX 和 FOLFOX 已被成功使用,氟尿嘧啶联合重组干扰素 α-2b 也可能是有益的。局部治疗如放射治疗也可以被考虑用于 FL-HCC。

二、数据收集与分析

FL-HCC 的数据收集同原发性肝癌 CT 数据的收集。

三、典型病例分析

患者,男性,27 岁。因体检发现肝脏占位 2 天入院。既往病史无特殊,无肝炎、肝硬化等慢性病史。查体无特殊。入院检查:血生化示白蛋白 50.1g/L,总胆红素 9.6g/L,丙氨酸氨基转移酶 16U/L。肿瘤

标志物示 AFP 1.20μg/L,CEA 1.61μg/L,CA125 10.39μg/L,CA19-9 21.63μg/L 均提示阴性。

1. CT 评估　平扫 CT 提示肿瘤密度较周围组织低,肿瘤中央可见液性坏死区(图 5-7-1A),增强 CT 动脉期可见肿瘤组织明显强化(图 5-7-1B),增强 CT 门静脉期可见肿瘤强化明显减退(图 5-7-1C),增强 CT 肝静脉期可见肿瘤强化不明显(图 5-7-1D),总体呈现"快进快出"征象。

2. MRI 评估　T_1WI 提示可见肿瘤信号较高,肿瘤中央可见液性坏死区(图 5-7-2A),T_2WI 可见肿瘤组织与周围组织对比明显(图 5-7-2B),钆塞酸二钠增强期见图 5-7-2C,钆塞酸二钠延迟期见图 5-7-2D。

3. MI-3DVS 三维可视化评估　肿瘤与肝动脉左右分支关系密切(图 5-7-3),肿瘤压迫肝右静脉(图 5-7-4),肿瘤与门静脉左右分支距离较远(图 5-7-5),整体观见图 5-7-6。

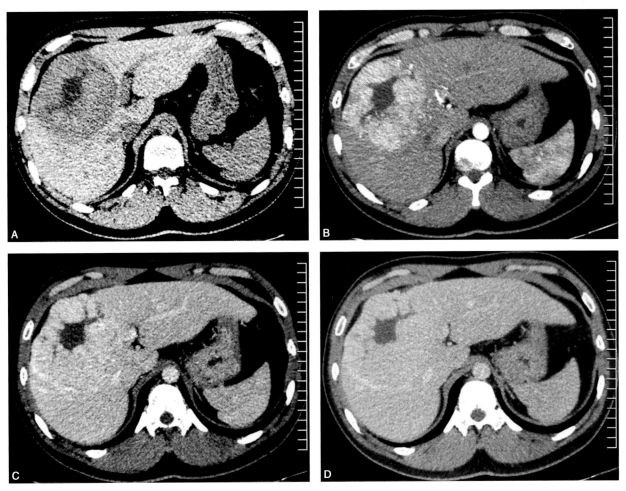

图 5-7-1　肿瘤 CT 评估
A. CT 平扫期;B. 增强 CT 动脉期;C. 增强 CT 门脉期;D. 增强 CT 肝静脉期。

5

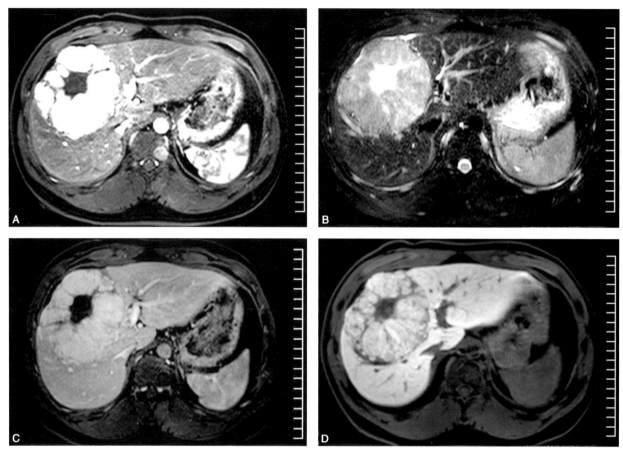

图 5-7-2　肿瘤 MRI 评估
A. T_1WI 期；B. T_2WI 期；C. 钆塞酸二钠增强期；D. 钆塞酸二钠延迟期。

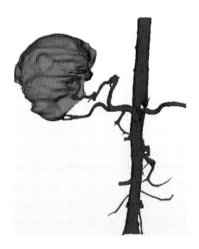

图 5-7-3　肿瘤与肝动脉的关系

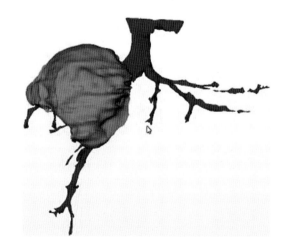

图 5-7-4　肿瘤与肝静脉的关系

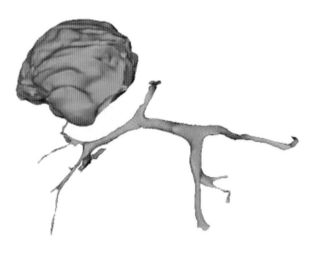

图 5-7-5　肿瘤与门静脉的关系

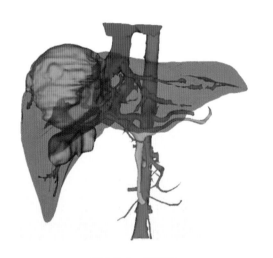

图 5-7-6　整体观

4. 虚拟手术评估　根据三维可视化结果,拟行肝中叶切除,通过软件模拟手术切除提示剩余肝脏体积为 75%,可安全施行肝中叶切除术(图 5-7-7)。

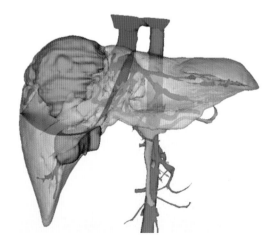

图 5-7-7　虚拟手术评估

5. 手术过程　上腹部取"人"字形切口,肝中叶表面可见一肿物,突出肝脏包膜,质硬,表面可见瘢痕样凹痕,肿瘤大小与三维可视化结果基本一致,其余肝脏未见明确占位。拟按术前规划行肝中叶肝癌切除术。切除胆囊,根据三维可视化提供的血管解剖信息解剖第一肝门,分别游离出胆总管、肝左动脉、肝右动脉、门静脉主干及左右支,预置阻断带(图 5-7-8)。解剖分离第二肝门,充分游离肝上下腔静脉,预置阻断带(图 5-7-9)。游离肝下下腔静脉预置阻断带,沿肝后下腔静脉表面疏松组织向上分离与肝脏粘连,解剖第三肝门,将肝短静脉逐条结扎离断;贯通肝后下腔静脉隧道,予以脐带线预置阻断带。

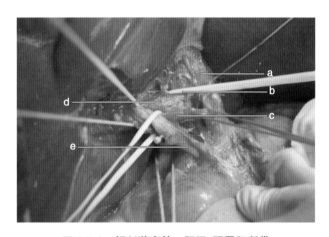

图 5-7-8　解剖游离第一肝门,预置阻断带

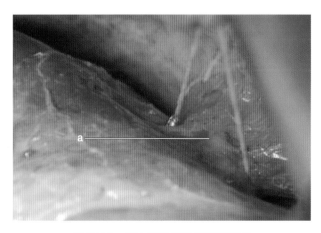

图 5-7-9　肝上下腔静脉预置阻断带

患者皮试排除碘、ICG 过敏后,按 0.25~0.5mg/kg 剂量于术前 24 小时经外周静脉注射 ICG。应用荧光扫描设备扫描肝脏表面,可见肿瘤处呈荧光聚集改变(图 5-7-10),确定肿瘤边界,探查其余肝脏表面未见微小病灶。根据显示的肿瘤边界,术中超声进一步

确定肝中静脉和肝右静脉走行,沿镰状韧带右侧及肝右静脉左侧划出预切线,行无血管阻断肝切除。沿预切线由足侧到头侧,由浅到深逐步向肝实质分离切除,结扎、离断段Ⅳ肝蒂,保留肝右静脉,可见肝中静脉主干远端被肿瘤侵犯,距离肝中静脉远端1cm处离断结扎肝中静脉及分支,将肿瘤完整切除。明确肝断面无出血及胆漏,于肝断面处放置引流管(图5-7-11)。

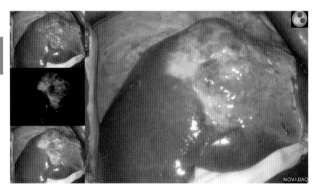

图5-7-10 ICG分子荧光扫描肝脏表面,可见肿瘤处呈荧光聚集改变

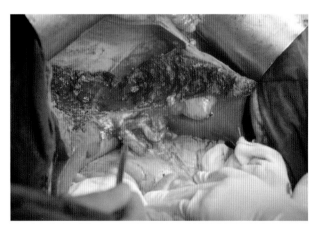

图5-7-11 无血管阻断肝中叶切除后,肝脏断面未见明显渗血

6. 病理 术中取部分肿瘤行冷冻切片提示,送检组织灶片状坏死,周围可见异物多核巨细胞反应,汇管区纤维组织增生,局部小胆管增生明显,诊断考虑为肝纤维板层样癌。

(杨 剑 罗 旺)

参考文献

[1] FANG C H, XIE A W, CHEN M L, et al. Application of a visible simulation surgery technique in preoperation planning for intrahepatic calculi[J]. World J Surg, 2010, 34(2):327-335.

[2] 方驰华,杨文哲,钟世镇. 三维技术在肝脏外科的应用[J]. 中华外科杂志,2014,52(10):787-789.

[3] 方驰华,朱新勇. 基于64排螺旋CT扫描数据的肝脏及腹腔血管三维重建的研究[C]. 第二届中国现代医学研究方法暨学科交叉创新研讨会,2007.

[4] KRUMMED T M. Surgical simulation and virtual reality:the coming revolution[J]. Ann Surg,1998,228(5):635-637.

[5] 方驰华,周五一,黄立伟,等. 虚拟中国人女性一号肝脏图像三维重建和虚拟手术的切割[J]. 中华外科杂志,2005,43(11):748-752.

[6] 方驰华,周五一,虞春堂,等. 肝脏管道系统灌注后薄层CT扫描和三维重建的研究[J]. 中华外科杂志,2004,42(9):562-565.

[7] ANDERSEN J B. Fibrolamellar hepatocellular carcinoma:a rare but distinct type of liver cancer[J]. Gastroenterology,2015,148(4):707-710.

[8] STIPA F,YOON S S,LIAU K H,et al. Outcome of patients with fibrolamellar hepatocellular carcinoma[J]. Cancer,2010,106(6):1331-1338.

[9] DISHA D,JAGANATH P,KRISHNAMURTHY S,et al. The detection of HBV antigens and HBx-transcripts in an Indian fibrolamellar carcinoma patient:a case study[J]. Liver International,2010,22(1):87-91.

[10] YOSHIDA K,AMEMIYA A,KOBAYASHI S,et al. Fibrolamellar carcinoma of the liver in the Orient[J]. J Surg Oncol,2010,39(3):187-189.

[11] MORIZE Z,SUGIOKA A,MIZOGUCHI Y,et al. Fibromellar carcinoma of the liver in a Japanese hepatitis B virus carrier[J]. J Gastroenterol Hepatol,2010,20(7):1136-1138.

[12] HADENGUE A,THIERS V,SANTELLI D,et al. Presence of DNA sequences of hepatitis B virus in a fibrolamellar carcinoma of the liver[J]. Gastroenterol Clin Biol,1986,10(10):677-680.

[13] DAVISON F D,FAGAN E A,PORTMANN B,et al. HBV-DNA sequences in tumor and nontumor tissue in a patient with the fibrolamellar variant of hepatocellular carcinoma[J]. Hepatology,2010,12(4):676-679.

[14] IMKIE M,MYERS S A,LI Y,et al. Fibrolamellar hepatocellular carcinoma arising in a background of focal nodular hyperplasia:a report of 2 cases[J]. J Reprod Med,2005,50(8):633-637.

[15] TORBENSON M. Review of the clinicopathologic features of fibrolamellar carcinoma[J]. Adv Anat Pathol,2007,14(3):217-223.

[16] 王茂强,崔志鹏,于国,等. 纤维板层型肝癌的影像学表现[J]. 中华肿瘤杂志,1999(2):128-130.

[17] BRANDT D J. Imaging of fibrolamellar hepatocellular car-

cinoma［J］. AJR Am J Roentgenol, 1988, 151（2）: 295-299.

［18］GANESHAN D, SZKLARUK J, KUNDRA V, et al. Imaging features of fibrolamellar hepatocellular carcinoma ［J］. AJR Am J Roentgenol, 2014, 202（3）: 544-552.

［19］BLACHAR A, FEDERLE M P, FERRIS J V, et al. Radiologists' performance in the diagnosis of liver tumors with central scars by using specific CT criteria［J］. Radiology, 2002, 223（2）: 532-539.

［20］ICHIKAWA T. Fibrolamellar hepatocellular carcinoma: Imaging and pathologic findings in 31 recent cases［J］. Radiology, 1999, 213（2）: 352-361.

［21］张绍祥, 姜洪池, 梁力建, 等. 计算机辅助联合吲哚菁绿分子荧光影像技术在肝脏肿瘤诊断和手术导航中的应用专家共识［J］. 中国实用外科杂志, 2017, 37（5）: 531-538.

第六章

活体人个体化肝脏分段研究

第一节 概 述

早在 1898 年,Cantlie 就根据肝内血管的走行方向,认为左、右半肝正确的界线应该在肝脏的胆囊窝处,提出以胆囊窝长轴到下腔静脉中部或左侧的连线(Cantlie 线)为界,将肝分为功能上的左、右两叶。对肝脏解剖学的这一重新认识,开启了肝脏功能分段的大幕,自此肝脏的功能学分段逐步开展起来。

20 世纪 40 年代,根据支气管第三级分支所属范围划分一个肺段,取得了以肺段为单位来施行肺切除手术的成功。因为肝脏内部管道系统与肺具有相似之处,学者们因此获得了启发,将肝脏按照门管鞘系统的分布区域,结合相应的静脉回流划分为 5 个肝叶和 10 个肝段。每一个肝段都有其独立的管道系统,可以作为一个外科切除单位。在国内,上海第二军医大学吴孟超等在 1950 年亦进行肝脏的解剖学研究,提出了吴孟超五叶四段肝脏分叶法。1950 年中期,Goldsmith 和 Woodburne 强调了肝叶切除术应严格遵循肝脏内部的解剖结构,因而提出规则性肝切除术的概念。1951 年瑞士的 Hjortsjo 首次建立了肝脏管道铸型腐蚀标本和胆管造影的方法,经过对 10 例标本的观察,提出肝内门静脉系统及胆管系统成阶段性分布。将肝脏以一个主裂为界,分为左、右半肝,其中右半肝又以两个纵裂为界划分为腹侧段、中间段和背侧段,左半肝则以一个纵裂为界划分为内侧段和外侧段。后来 Healey 和 Schroy 的进一步研究证实了 Hjortsjo 的发现,提出在肝内,门静脉的走行分布亦是如此,并根据通常的解剖学命名原则提出肝脏分段的命名系统。1954 年法国的 Couinaud 和 1957 年美国的 Goldsmith 和 Woodburne 根据肝内门静脉和肝静脉走行情况的观察结果,分别对肝脏进行了分叶和分段。其中被 Bismuth 修正

的 Couinaud 分段法得到普遍认可。Couinaud 分段法根据肝脏内门静脉的分支走向为依据,将肝脏分为左叶、右叶和尾状叶,并进一步分为 8 段。

目前国际上对肝脏解剖的描述有两组通用的名称,一组就是北美地区通用的以 Healey 解剖为基础,用胆管和肝动脉为肝内区段的分水岭;另一组就是欧洲通用的以 Couinaud 解剖为基础,以门静脉为分水岭。

(方驰华 蔡 伟)

第二节 以 Couinaud 为基础的个体化肝脏分段

我国普遍采用的 Couinaud 分段法,是依据 Glisson 系统在肝内的分支和肝静脉系统的走行进行划分的,以 3 支肝静脉作为垂直平面形成纵向主裂(正中裂、左叶间裂及右叶间裂),以左、右门静脉主干进行分段。正中裂有肝中静脉经过,将肝分为左、右两半;左叶间裂有肝左静脉经过,将左半肝分为左内叶和左外叶;左叶间静脉、门静脉左支矢状部走行于脐裂,将左外叶分为左外叶上段(段Ⅱ)和左外叶下段(段Ⅲ),左内叶仅由段Ⅳ组成;段Ⅰ即尾状叶,由于它有独立的门静脉系统,其静脉又直接注入下腔静脉,在功能上属独立的肝段;右叶间裂有肝右静脉经过,将右半肝分为右前叶和右后叶。门静脉右支走行于右段间裂内,门静脉右支平面以上为右前叶上段(段Ⅷ)和右后叶上段(段Ⅶ),以下为右前叶下段(段Ⅴ)和右后叶下段(段Ⅵ)。这样肝脏就分为两个半肝、4 区、8 段。

然而在实际中,除镰状韧带、静脉韧带和胆囊窝等肝表面可见的解剖性标志以外,肝脏并没有可以用来作为划分肝段依据的真正的裂存在。通常所说的肝裂是指肝内门静脉血管相对较少的区域,能够在肝表面定位肝段是肝外科手术所必需的。学者们

经过长时间的摸索与总结,用肝表面的自然沟、窝、韧带等作为辅助依据,将肝裂在肝表面进行了投影。正中裂的位置被定义为胆囊窝中点至下腔静脉左缘的连线;右叶间裂的位置大致相当于下腔静脉右缘与肝右缘到胆囊窝中点中、外 1/3 交点处的连线;左叶间裂的位置在肝膈面大致相当于肝镰状韧带左侧 1cm 与下腔静脉左壁的连线,而在肝脏面则为肝圆韧带通过的位置。依肝门静脉右支主干所做的假想平面(右段间裂),在肝膈面起于肝左静脉汇入下腔静脉处,向左达肝左缘中、后 1/3 交界处,转移至脏面多止于静脉韧带裂上 1/3 处。肝脏的各段均有 Glisson 系统的一个分支供血并引流胆汁,而位于各段之间的肝静脉则引流相邻肝段的回流血液。

　　随着对肝内管道解剖结构研究的不断深入,有学者发现肝内血管存在很多解剖变异,使得肝脏解剖具有显著差异。如门静脉右前支大多数情况下并不分为上方的段Ⅷ支和下方的段 V 支,而是分为腹侧和背侧两组分支,并进一步证实沿肝静脉主干的垂直平面和 Couinaud 认定的边界也并不对应,尤其表现在右叶间裂上部和正中裂。谢于等对 100 例正常的活体肝移植供肝者行 CT 检查后发现,右后叶约有 30% 在解剖学上不能完全分界,不符合 Couinaud 的分段方法。Takasaki 发现,当静脉分布到右后叶下段时,肝静脉和门静脉的分布已经不是既往所认为的相互交叉的关系,而是更趋于平行的关系。Cho 等和 Fischer 等的研究结果则表明肝裂可能是弯曲的,呈波浪形甚至是犬齿交错状,可见 Couinaud 肝段的划分不完全符合肝内管道的分布,通过一个平面来确定门静脉之间的分界过于简单化。谢于等发现常规二维影像按照 Couinaud 分段测量肝段Ⅷ的体积有所偏颇,计算出的结果不够精确,不能很好地评估肝段体积和预测残肝功能。根据肝内门静脉系统血流分布来划分肝段体积能够反映实际肝段的大小和体积,实现真正意义上的功能性分段,从而避免 Couinaud 分段带来的不确定因素,为术前的肝功能评估和手术方法的设计提供确切依据。故认为在临床应用中,一般以门静脉和肝静脉为标志将两者综合分析确定肝段,当两者不一致时,则门静脉应作为最终决定性标志。

　　Cho 研究了右半肝的亚段解剖,对肝段划分提出了一些新的观点。他发现几乎所有从肝门静脉右前支发出的分支都分成腹侧和背侧两个方向,据此将门静脉右前支分为腹侧段和背侧段。他提出将右半肝分为腹侧段、背侧段和后段 3 个亚段,此种亚段划分法有利于肝脏外科向新的更安全的方向发展。Takasaki 基于肝内 Glisson 系统,提出了自己的分段概念:肝脏血供来源于 Glisson 系统的 3 个二级分支,每一个二级分支供应一个肝段。因此肝脏被分为 3 部分:左段、中段和右段。同时还有一个直接受一级分支营养的额外部分,被称为尾状叶。这三个肝段体积几乎相同,各约占肝总体积的 30%,剩余的 10% 为尾状叶。他认为肝左静脉是肝中静脉的一个分支,故段间平面内只有肝右静脉和肝中静脉,而来源于尾状叶的许多肝短静脉围绕在下腔静脉周围,直接流向下腔静脉。Zhao 等提出了一种新的门静脉肝段划分法,将左半肝分为外上段、外下段和内侧段,大致相当于 Couinaud 肝段划分中的段Ⅱ、段Ⅲ、段Ⅳ。右半肝可以分为前腹段、前背段和后段,尾状叶被看成一个段,所以共 7 段。这些都可以看作是对 Couinaud 肝段划分法的修正和补充,有待于临床进一步验证。

　　Couinaud 肝段划分法为肝脏病变的临床影像学诊断提供了解剖学基础,并对肝脏外科具有重要的指导意义,但并不是每一个肝脏都可以分为 8 段。Couinaud 分段法为个体化肝脏分段提供了理论支持,由于每一肝段接受 Glisson 系统的一个分支,特别是其中相对独立的门静脉系统的分支,临床上根据病变情况可以做最小范围的切除,以尽可能保留正常肝组织。

(方驰华　蔡　伟)

第三节　以血流拓扑为基础的个体化肝脏分段

　　Fischer 指出,肝脏分段解剖在人群中存在很多变异,无法用同一种方法加以规范,肝脏分段的准确性需要计算机辅助手段进行评估。

　　近年来,应用 CT 及 MRI 三维技术能够完整地显示体内管道的三维走行,可以更直观、立体地显示病变与周围血管的空间位置关系,对于肝段的划分、病变的精确定位及肝段的手术切除具有重要意义。

2002年,中国首套数字人数据集成功开发,标志着我国在数字医学领域进入世界先进水平,采用该数据集中肝脏图像数据进行分割提取、三维重建与三维可视化构建,可以为肝脏分段带来新的思路。2008年6月至2010年9月,笔者团队运用自主研发的医学图像三维可视化系统(MI-3DVS)对100例非肝脏疾病患者的肝静脉和门静脉进行了数字化分型。其中,肝静脉共分为4种类型:①Ⅰ型,90例,肝左、肝中、肝右3支静脉主干单独汇合于下腔静脉,左、中干间有段Ⅳ静脉回流入肝左静脉根部,中、右干间有段Ⅷ静脉回流入肝中静脉根部;②Ⅱ型,4例,肝左、肝中、肝右3支静脉主干单独汇合于下腔静脉干,左、中干间有段Ⅳ静脉回流入肝中静脉根部,中、右干间有段Ⅷ静脉回流入肝中静脉根部;③Ⅲ型,4例,肝左静脉和肝中静脉共干汇入下腔静脉,肝右静脉单独汇入下腔静脉,左、中干间有段Ⅳ肝静脉回流入两者共干,中、右干间有段Ⅷ静脉回流入肝右静脉根部;④Ⅳ型,2例,肝左静脉和肝右静脉共干汇入下腔静脉,肝右静脉单独汇合于下腔静脉,左、中干间有段Ⅷ静脉回流入肝左静脉根部,右肝静脉下有粗大的右后下静脉。门静脉共分为5种类型,每一种类型结合相应肝静脉走行均有一与之对应的个体化分段:①Ⅰ型为常见型,80例,门静脉主干在入肝后分为左支和右支,左支分为水平走行的少分支的横段和末端多细小分支的脐段,右支同时分为前上和后下两分支,此种类型的肝脏根据门静脉划分为8段,即Couinaud分段;②Ⅱ型,12例,门静脉左支和右前支共干从主干分出,右后支单独从主干发出,此类型肝脏分段左半肝部分与Couinaud分段相同,右半肝的段Ⅴ、段Ⅷ狭长,位置关系为左右关系,由右前支分支供血;③Ⅲ型,6例,门静脉入肝后先发出左支,继而发出右后支,最后发出右前支,此类型的肝脏右前支单独供应段Ⅴ,段Ⅴ狭长,与段Ⅵ、段Ⅷ呈左右关系,右后支供应段Ⅵ、段Ⅶ、段Ⅷ;④Ⅳ型,1例,门静脉主干先发出左支和右支,右支末端呈三叉状,右半肝只能分为三段;⑤Ⅴ型,1例,门静脉海绵样变,肝段无法划分。

MI-3DVS是一个半自动图像分割软件系统,其肝脏分段原则基于Couinaud分段理论:是根据肝中静脉、肝左静脉和肝右静脉的走行来划定左右半肝、左内扇区和左外扇区,以及右前扇区和右后扇区的分界,并且这3个分界面应该通过下腔静脉。临床手术切除可能不完全沿静脉进行,也可能不完全在一个平面上,有时会保留静脉,有时也会切除静脉,因此扇区分界面的合理误差约为10mm。分段的实现要先由门静脉的左右支分叉点确定肝左、肝右的分界,再用肝中静脉确认此分界,得到的才是实际临床的分段效果;其他扇区也用类似方法去划分,每个肝段由门静脉的一个3级分支供血。在实际运用中发现段Ⅴ和段Ⅷ之间的分界不是很清晰,这在临床工作中是可以接受的,因为手术中剪断分界附近的一些门静脉小分支也没有关系。

数字化肝脏分段体现了个体化原则:在不同的个体,由于肝内血管的变异率高,不同人的门静脉和肝静脉在肝内的走行方向不尽相同,即使位置走行分类相同的门静脉和肝静脉,由于其肝脏的形态存在个体化差异,其划分的每一肝段大小和形状亦各有不同,所以必须对不同人的肝脏进行有区别于他人的肝脏分段,不能盲目地进行程序化分段。

(方驰华　蔡　伟)

第四节　以血流拓扑为基础的肝脏分段的临床应用

【经典病例分析】

患者,男性,58岁。因体检发现AFP异常升高2个月余入院。既往有乙型肝炎病史,AFP 178.8μg/L。上腹部增强CT扫描示:肝右叶段Ⅵ、段Ⅶ交界区类圆形低密度影,直径约为23mm,增强扫描动脉期不均匀强化,强化程度稍高于周围肝实质,门静脉期强化程度减退,考虑原发性肝癌。上腹部钆塞酸二钠增强MRI示:肝右前叶上段结节灶,呈长T_1、稍长T_2改变,边界欠清,大小约为24mm×21mm×18mm,动态增强扫描强化不明显,门静脉期病灶轻度持续渐进性强化,静脉期及延迟期病灶强化程度明显减低,并可见包膜结构,钆塞酸二钠胆道排泄期病灶未见对比剂摄取,呈低信号改变,考虑肝右后叶结节为原发性肝癌。术前门静脉三维重建显示肿瘤位于P_6和P_7门静脉交界处,由P_6和P_7共同供血,因此手术方式为右后叶肝切除术。术前基于门静脉流域的肝脏分段显示术后肝脏断面见图6-4-1,术后肝脏断面与术前肝脏断面相比一致性较好,呈凹形,段Ⅶ背侧段突出,符合解剖性肝切除术的手术要求。

6

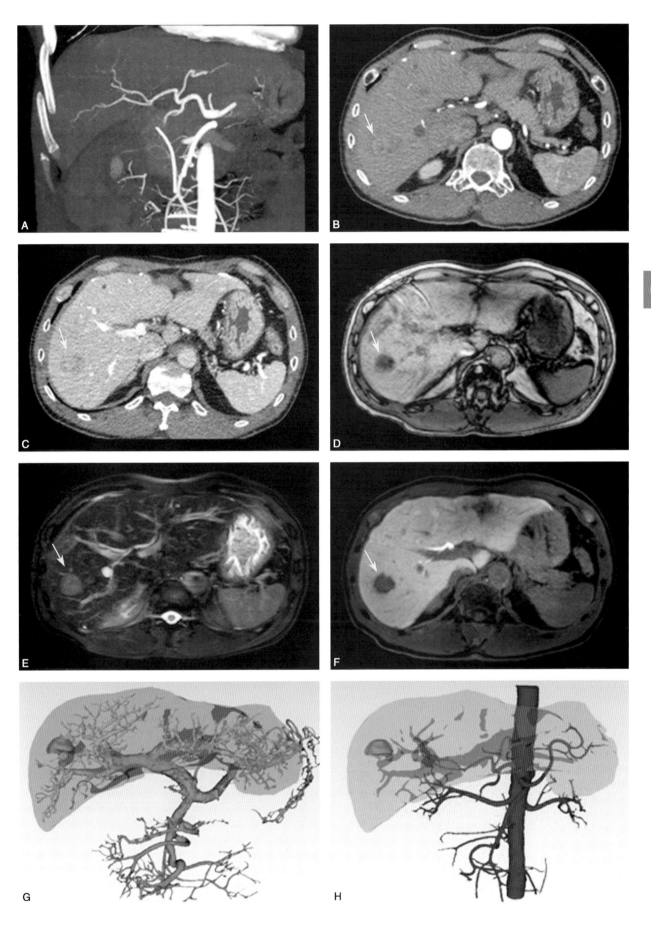

6

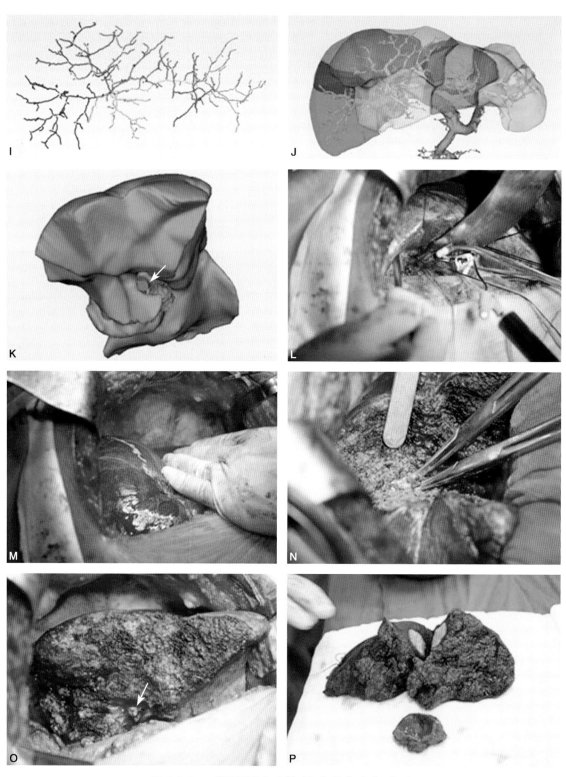

图 6-4-1　三维可视化技术辅助解剖性右后叶肝切除

A.动脉CTA,显示肿瘤由肝右动脉后支供血;B.动脉期显示肿瘤不均匀强化;C.静脉期显示肿瘤强化减退;D.上腹部MRI,T_1加权像呈长T_1改变;E.上腹部MRI,T_2加权像呈长T_2改变;F.上腹部MRI,钆塞酸二钠肝胆特异性摄取期,病灶未摄取对比剂;G.三维重建显示肿瘤和门静脉的空间结构关系;H.三维重建显示肿瘤与肝动脉的空间关系;I.三维重建显示个体化肝脏分段中心线;J.个体化分段结果,各肝段用不同颜色标示;K.三维模拟解剖性右后叶肝切除术后肝脏断面;L.解剖第一肝门,门静脉右后支注射亚甲蓝染色剂;M.注射亚甲蓝结扎门静脉右后支后可清晰显示缺血界限和蓝染范围;N.术中结扎右后叶门静脉分支;O.术后肝脏断面,显示段Ⅷ向外突出,符合解剖性肝切除术后肝脏断面标准;P.术后标本,可见肝脏蓝染,切开肝脏可见一鱼肉状类圆形肿瘤。

（方驰华　蔡　伟）

参考文献

［1］沈柏用,施源.肝脏分段解剖的新认识［J］.世界华人消化杂志,2008,16(9):913-918.

［2］GUPTA S C,GUPTA C D,ARORA A K. Subsegmentation of the human liver［J］. Journal of Anatomy,1977,124(Pt 2):413-423.

［3］RADTKE A,SOTIROPOULOS G C,SGOURAKIS G,et al. "Anatomical" versus "Territorial" belonging of the middle hepatic vein:virtual imaging and clinical repercussions［J］. Journal of Surgical Research,2011,166(1):146-155.

［4］CHO A,OKAZUMI S,MIYAZAWA Y,et al. Proposal for a reclassification of liver based anatomy on portal ramifications［J］. Am J Surg,2005,189(2):195-199.

［5］ZHAO Z,LIU S,LI Z,et al. Sectional anatomy of the peritoneal reflections of the upper abdomen in the coronal plane［J］. J Comput Assist Tomogr,2005,29(4):430-437.

［6］FISCHER L,THORN M,NEUMANN J O,et al. The segments of the hepatic veins-is there a spatial correlation to the Couinaud liver segments?［J］. Eur J Radiol,2005,53(2):245-255.

［7］CHO A,OKAZUMI S,MAKINO H,et al. Anterior fissure of the right liver? the third door of the liver［J］. J Hepatobiliary Pancreat Surg,2004,11(6):390-396.

［8］STRUNK H,STUCKMANN G,TEXTOR J,et al. Limitations and pitfalls of Couinaud's segmentation of the liver in transaxial Imaging［J］. European Radiology,2003,13(11):2472-2482.

［9］KOGURE K,KUWANO H,FUJIMAKI N,et al. Reproposal for Hjortsjo's segmental anatomy on the anterior segment in human liver［J］. Arch Surg,2002,137(10):1118-1124.

［10］CHO A,OKAZUMI S,TAKAYAMA W,et al. Anatomy of the right anterosuperior area(segment 8)of the liver:evaluation with helical CT during arterial portography［J］. Radiology,2000,214(2):491-495.

［11］CAI W,FAN Y,HU H,et al. Postoperative liver volume was accurately predicted by a medical image three dimensional visualization system in hepatectomy for liver cancer［J］. Surgical Oncology,2017,26(2):188-194.

［12］范应方,蔡伟,方驰华.肝脏分段解剖及其研究进展［J］.中国实用外科杂志,2014,34(11):1105-1108.

6

第七章

活体人个体化肝脏体积计算的研究

第一节 概　　述

目前,肝脏体积的计算方法主要有以下3种。

1. 运用肝脏体积计算公式进行推算(表7-1-1)。

表7-1-1　肝脏体积计算公式

作者和发表年份	具体计算公式内容
日本 Urata 等,1995 年	SLV = 706.2×BSA+2.4
中国严律南等,2009 年	SLV = 11.508×BW+334.024
德国 Heinemann 等,1999 年	LV = 1072.8×BSA-345.7
美国 Vauthey,2002 年	SLV(ml) = 191.80+18.51×BW
韩国 Park 等,1999 年	SLV = 691×BSA+95
美国 Yoshizumi,2003 年, 2008 年	当 BSA ≤ 1.0m² 时,肝脏重量 = 772×BSA-38
	当 BSA>1.0m² 时,肝脏重量 = 772×BSA
中国香港范上达等,2006 年	SLV = 218.32 + BW×12.29 + gender×50.74(M = 1,F = 0)

(1) BSA. 体表面积(单位:m^2)。BSA 的计算有两种方法:①Mosteller 公式,即 BSA(m^2) = square root BH(人体身高,cm)×BW(人体质量,kg)/3600;②Dubios 公式,即 BSA(m^2) = BW(kg)$^{0.425}$ × BH(cm)$^{0.725}$×0.007184。

(2) SLV. 标准肝脏体积;LV. 肝脏体积。gender. 性别;M. 男性;F. 女性。

(3) Vauthey、Yoshizumi、范上达用公式①计算 BSA。Urata、严律南、Heinemann、Park 用公式②计算 BSA。

2. 根据 CT 等断层影像学资料进行手工计算。

3. 对肝脏薄层 CT 图像进行三维重建,用基于体素的原理通过各种三维重建算法进行肝脏体积的计算。

(方驰华　蔡　伟)

第二节　活体人个体化肝脏体积计算方法

以下内容是在自主研发的腹部三维可视化软件 MI-3DVS 的基础上,结合 Free Form Modeling Plus 软件进行的肝脏体积测量。对于肝切除患者,实现了肝脏及残余肝脏体积的测量。根据术前肿瘤的解剖信息,在仿真手术系统进行肝癌肝段切除,测量肝脏体积,根据肝脏总体积及残余肝脏体积计算肝脏切除率,在确保切缘无瘤,尽可能保留残肝体积的原则下,实现合适的手术方式选择。

一、数据录入

收集肝癌患者 64 层螺旋 CT 数据,将 64 层螺旋 CT 扫描后的数据从 CT 工作站导出,以 DICOM 格式保存;将 DICOM 格式的数据直接导入腹部医学图像三维可视化系统的体积测量模块,点击测量按钮,系统会自动进行程序化体积测算,得出肝脏体积的绝对值(图 7-2-1)。

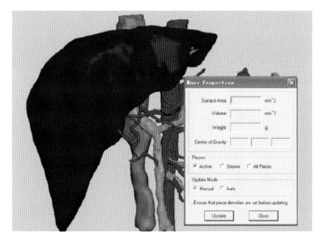

图 7-2-1　腹部医学图像三维可视化系统的体积测量模块

二、计算原理

测量术前功能肝总体积(除去肝癌、肝囊肿等无功能的肝组织部分)及各肝段功能肝体积。在完整切除肿瘤的条件下,根据肿瘤位置进行解剖性肝段、肝叶或肝亚叶切除,计算剩余肝体积比例,公式见式 7-2-1。

$$剩余肝体积比例 = \frac{总功能肝体积-切除的各肝段体积之和}{总功能肝体积}×100\%$$

(式 7-2-1)

若剩余肝体积比例>50%，则实际手术可按照此手术方案进行，并同时确保术后各保留肝段的静脉引流和门静脉供血的完整性，符合肝脏生理和功能。若剩余肝体积比例<50%，则改行非解剖性肝切除，根据肿瘤位置及其与周围血管的毗邻关系，缩小肝切除范围，如缩小的右半肝切除、缩小的右三叶切除或缩小的肝中叶切除术等，而不以肉眼肿瘤边界以外 2cm 或 1cm 处为切除线，在确保患者手术安全性的前提下最大限度地减少瘤细胞负荷，并最大限度地保留更多的正常肝脏组织，同时还必须保证各剩余肝段及部分肝段切除术后残留的肝段各自拥有完整的血液供应和回流通道，符合肝脏生理，确保术后不发生静脉淤血或缺血坏死；如果无法保证同时满足不发生静脉淤血和缺血坏死这两个条件，而又必须进行肿瘤切除时，则以确保满足不发生静脉淤血为先决条件行肝切除术。之后以此为前提测量剩余肝体积，计算剩余肝体积比例，公式见式 7-2-2。

$$肝体积比例 = \frac{剩余肝体积}{总功能肝体积} \times 100\% \quad （式 7-2-2）$$

若剩余肝体积≥50%，则实际手术可按此切除范围进行，若不足 50%，则手术风险太大，应放弃手术切除，改行 TACE 或口服索拉非尼等非手术治疗方法。

三、计算软件演示

收集肝癌患者 64 层螺旋 CT 数据 1 例，经腹部医学三维可视化系统进行三维重建及肝脏解剖数字化，包括肝脏解剖数字化分段。可明确患者肿瘤呈类圆形，大部分瘤体位于肝段Ⅶ，小部分肿瘤位于肝段Ⅵ，可明确肝内血管的变异情况及肿瘤的血供类型。本例患者肿瘤由肝右动脉供血，动脉类型存在变异，肝右动脉发自肠系膜上动脉，肝左动脉发自胃左动脉。肿瘤与肝中静脉距离较近，术前仿真经前路完全阻断血流右半肝切除术，测量肝脏总体积为 179 628.70mm³，残肝体积为 48 364.96mm³，肝切除率为 73.1%（>50%）。考虑到患者有慢性乙肝病毒感染（"大三阳"）及肝硬化病史，此手术方式术后发生肝衰竭的可能性较大，因此予行仿真经前路完全阻断血流肝段Ⅵ、段Ⅶ切除术，残余肝体积为 96 046.73mm³，肝切除率为 46.5%（<50%）。术中结合探查结果行经前路完全阻断血流肝段Ⅵ、段Ⅶ切除术，术后患者恢复良好（图 7-2-2～图 7-2-9）。

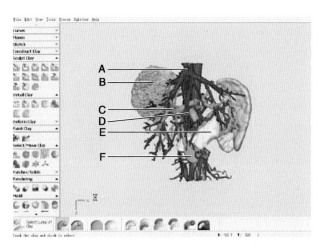

图 7-2-2　**患者腹腔三维重建模型**
A.肝静脉；B.肿瘤；C.门静脉；D.肝右动脉；E.胰腺；F.胆囊。

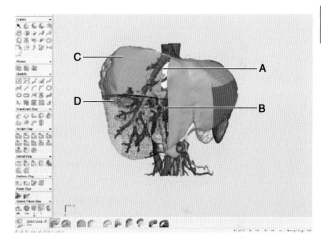

图 7-2-3　**肿瘤患者数字化肝段划分**
A.肝右静脉；B.门静脉；C.肝段Ⅶ；D.肝肿瘤。

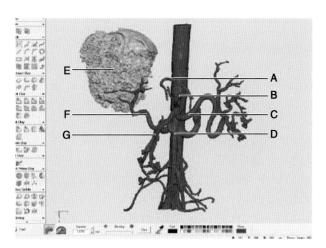

图 7-2-4　**MI-3DVS 显示肝动脉与肿瘤的关系**
A.肝左动脉；B.胃左动脉；C.脾动脉；D.肠系膜上动脉；E.肿瘤；F.肝右动脉；G.胃十二指肠动脉。

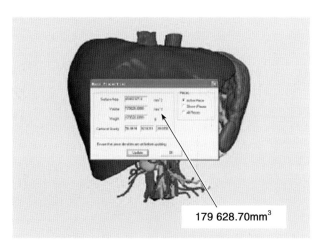

179 628.70mm³

图 7-2-5　测量肝脏总体积

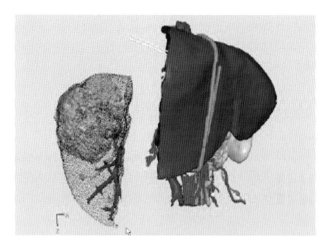

图 7-2-8　完成段Ⅵ、段Ⅶ肝切除

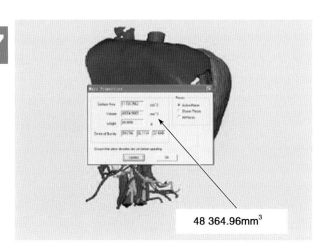

48 364.96mm³

图 7-2-6　仿真右半肝切除后，测量残余肝体积

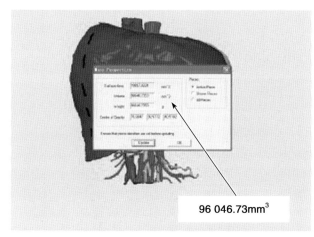

96 046.73mm³

图 7-2-9　仿真肝段Ⅵ、段Ⅶ肝切除后，测量残余肝体积

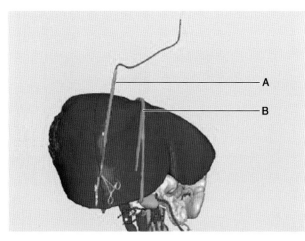

A

B

图 7-2-7　仿真肝段Ⅵ、段Ⅶ切除
A. 仿真手术电刀；B. 仿真手术肝提拉带。

四、计算实例演示

患者，男性，35 岁。因体检发现肝脏占位 2 个月余入院。患者 2 个月前偶发上腹部隐痛不适，不伴有腰背部放射痛及发热、恶心、呕吐，休息后可缓解，患者入当地医院门诊行 B 超检查提示右半肝后叶巨块型占位，考虑为肝癌可能性大。未予进一步治疗。患者为求进一步诊治来院，入院后检查结果显示 AFP 127g/L，肝功能 Child A 级。行上腹部增强 CT 检查提示肝右叶巨块型占位，考虑肝癌可能性大。临床诊断：右半肝巨块型肝癌。经 MI-3DVS 三维重建和术前活体人肝脏体积计算，规划设计后，决定行扩大的系统性右半肝后叶切除术（图 7-2-10 ～图 7-2-21）。

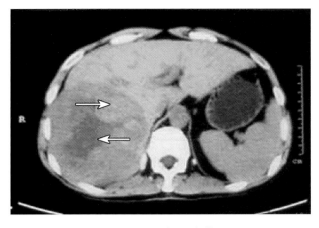

图 7-2-10　CT 平扫期

可见肝脏轮廓规则,外形饱满,肝右叶巨大低密度影(上方箭头所示),大小约为 11cm×10cm,边缘规则,无明显包膜,中央区密度低于周围(下方箭头所示),呈液化坏死样改变,符合原发性巨块型肝癌的平扫期特点。脾不大,腹腔内未见液性暗区。

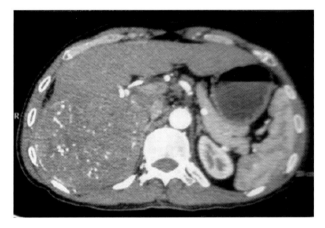

图 7-2-11　CT 动脉期

平扫期的低密度区域快速强化,内可见大量点状强化影,血供丰富,余肝脏无明显强化区域。肝动脉、脾动脉、腹主动脉显影良好。

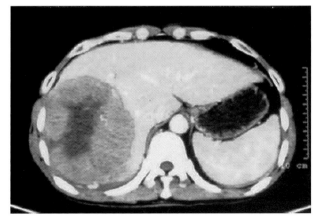

图 7-2-12　CT 静脉期

动脉期强化的区域迅速消退,其密度低于周围肝脏密度,中央区密度更低,呈典型的"快进快出"特点,符合原发性肝癌的影像学特点。

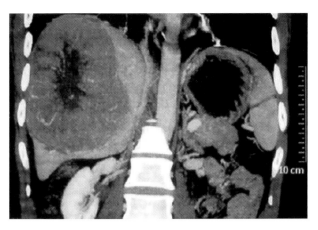

图 7-2-13　CT 三维重建冠状面

肝右叶巨大低密度影,中央区坏死,呈巨块型占位改变,内可见条索状供血血管,考虑为原发性巨块型肝癌的可能性大。

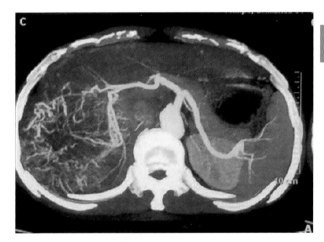

图 7-2-14　CT 三维重建横断面

右半肝占位动脉血供丰富,内可见团状曲张血管影,供血动脉主要来自肝右动脉。

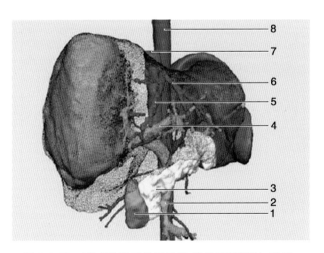

图 7-2-15　MI-3DVS 三维重建后,整体观察肝脏、肿瘤、门静脉、肝动脉、肝静脉和下腔静脉,肿瘤巨大,位于右半肝

1.胆囊;2.肠系膜上静脉;3.胰腺;4.门静脉左支水平部;5.肝中静脉;6.肝左静脉;7.下腔静脉;8.腹主动脉。

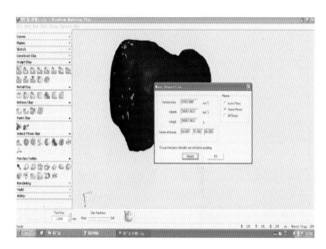

图 7-2-16 MI-3DVS 三维重建后测量肝脏总体积（1 277ml）

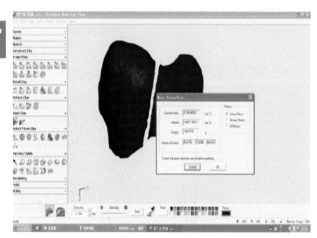

图 7-2-17 仿真切除右半肝的体积为 672ml，相当于切除了 52.6%

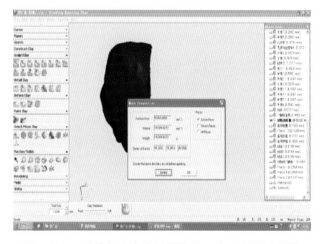

图 7-2-18 仿真缩小右半肝切除了 542ml，相当于切除了 42.4%

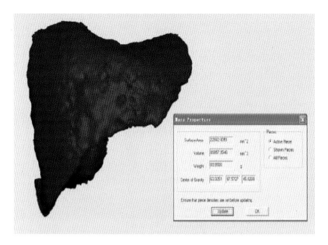

图 7-2-19 手术前三维重建测量全肝去瘤体积

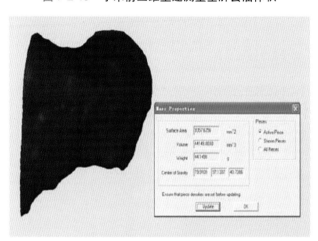

图 7-2-20 仿真手术

若行标准右半肝切除，测量保留肝脏的体积占 49%。该术式切除肝脏体积较多，手术风险较大，暂不考虑行该术式。由于该患者门静脉右支供血的段Ⅴ、段Ⅵ、段Ⅶ、段Ⅷ 4 条分支较为明显，每一分支供应相对应肝段，因此根据体积测算和门静脉右支走行分布，考虑放弃标准右半肝切除术，改行扩大的系统性肝右后叶切除术，即切除完整的段Ⅵ、段Ⅶ和切除靠右边的部分段Ⅴ、段Ⅷ，保留靠左边的部分段Ⅴ、段Ⅷ。

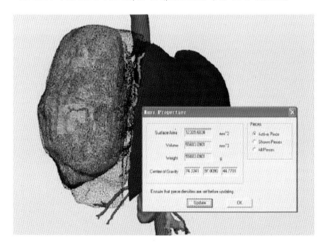

图 7-2-21 仿真手术改行扩大的系统性肝右后叶切除术，再次测量残肝体积占 59.9%。该术式保留肝脏体积较多，手术风险减小许多

（陈智翔 方驰华）

第三节　活体人肝脏体积
计算的临床应用

一、解剖性肝段切除的肝脏体积测算

三维重建后采用 MI-3DVS 体积测量模块分别测算去瘤的肝脏和瘤体的体积。通过三维立体、多角度、任意组合观察肿瘤与肝内门静脉、肝静脉及下腔静脉主干的关系。按照已经个体化划分的肝脏分段，定位肿瘤所在的肝段，切断预切除肝段，先进行虚拟的解剖性肝段切除，测算切除的荷瘤肝脏体积和剩余肝脏体积。这样，实际切除的功能肝体积百分比=（切除的荷瘤肝体积−瘤体体积）/去瘤肝体积×100%；剩余肝体积百分比=1−实际切除的功能肝体积百分比（肿瘤细胞不具备肝细胞功能，称为无效体积；除肿瘤之外的肝脏是正常的肝细胞团，称为功能肝体积）。若经体积测算后，实际切除的功能肝体积<50%，则实际手术就按照此范围进行。

患者，女性，65 岁。因右上腹疼痛伴有乏力 3 周入院，初步诊断：原发性肝癌。实验室检查提示肝功能 Child A 级。三维重建提示肿瘤巨大，主要位于段Ⅳ，与重要大血管有间隙。制订手术方案：行左半肝切除+部分段Ⅴ、段Ⅷ切除，即缩小的左三肝切除，则预计切除无瘤肝体积为 475.4ml，占去瘤肝全肝体积的 40%。根据术前评估并结合术中情况，成功进行缩小的左三肝切除术（图 7-3-1～图 7-3-13）。

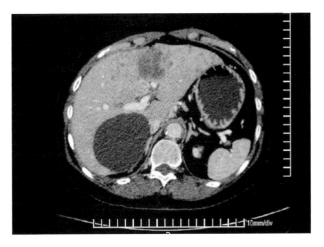

图 7-3-2　门静脉期可见左半肝强化灶明显消退，密度较周围肝组织低，与门静脉右支无密切关系

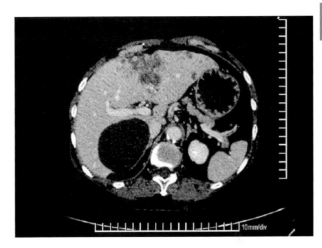

图 7-3-3　静脉期左半肝病灶消退更明显

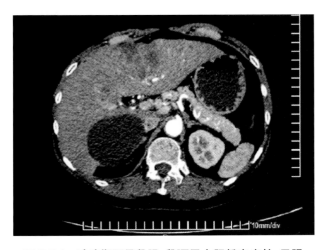

图 7-3-1　动脉期可见段Ⅵ、段Ⅶ巨大肝低密度灶，无强化；段Ⅳ可见不均匀强化灶

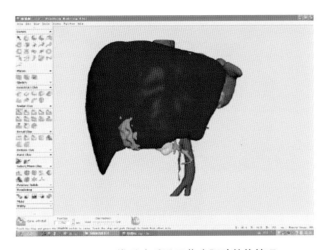

图 7-3-4　三维重建后显示荷瘤肝脏整体情况

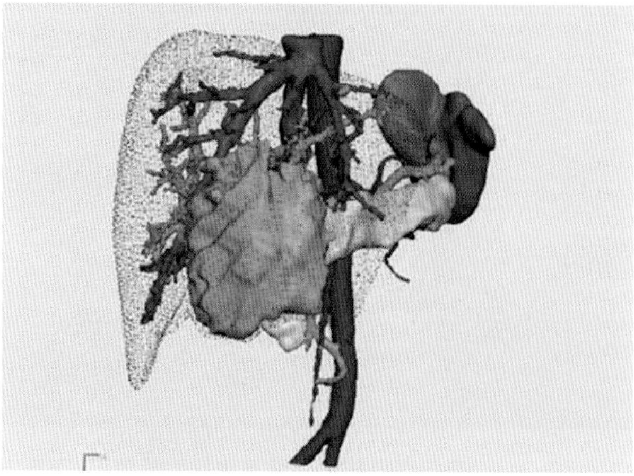

7

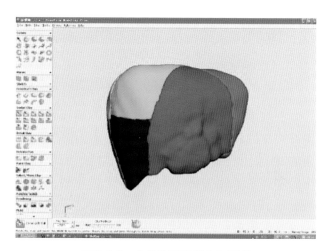

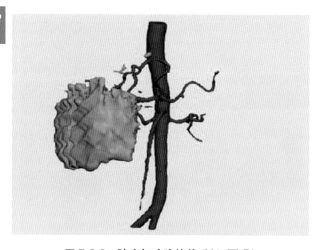

图 7-3-5 将肝脏透明化系数调至 0.5,显示其内部情况

图 7-3-8 个体化肝段划分正面观

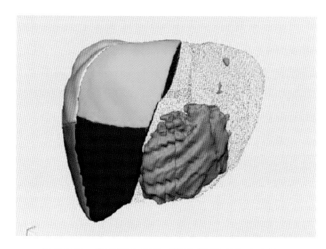

图 7-3-6 肿瘤与动脉的关系(正面观)

图 7-3-9 半透明化段Ⅱ、段Ⅲ、段Ⅳ观察肿瘤情况

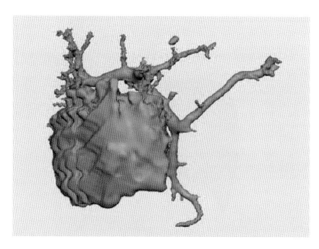

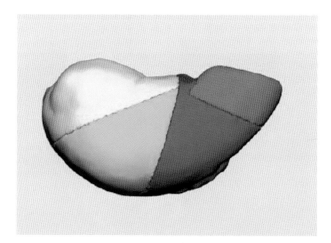

图 7-3-7 肿瘤与门静脉的关系(正面观)

图 7-3-10 个体化肝段划分正面观(膈面观)

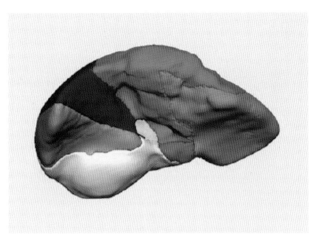

图 7-3-11　个体化肝段划分正面观（底面观）

7

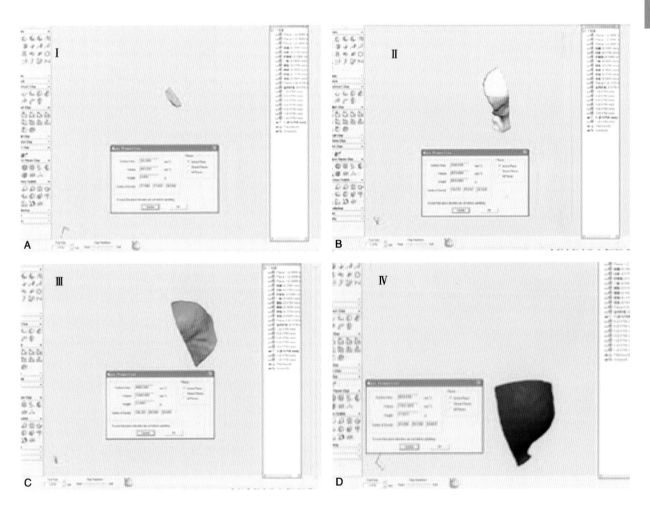

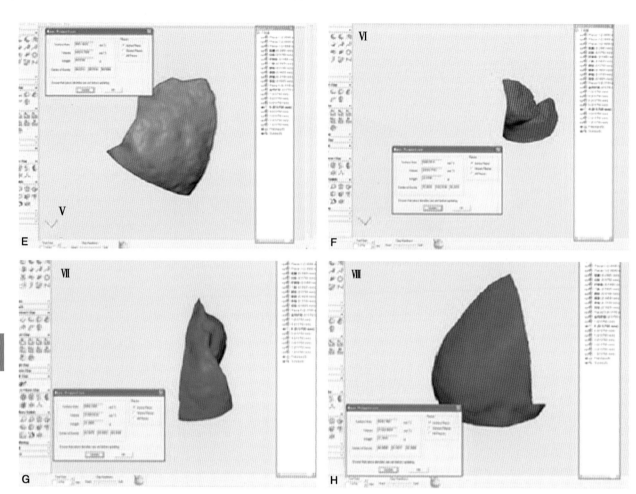

图 7-3-12　个体化肝段体积测量,辅助手术风险的评估

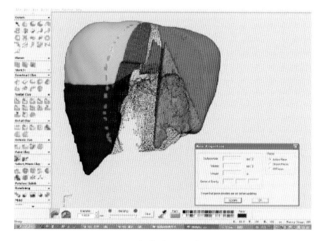

图 7-3-13　术前确定手术切除范围

二、非解剖性肝段切除的肝脏体积测算

若按照解剖性肝段切除,测算切除的功能肝体积超过 50%,则需根据肿瘤位置及其与周围血管的毗邻关系,改行非解剖性肝切除,如缩小的右半肝(扩大的段Ⅵ、段Ⅶ切除术)或缩小的右三区切除等,不以肉眼肿瘤边界 2cm 以外为切除线,以保留更多的正常肝脏组织,最大限度减少瘤细胞负荷为目的,而且保证剩余肝脏的各完整"段落"或部分被切除的"段落"都有各自的血液供应和回流通道,符合肝脏生理,确保术后不发生缺血坏死或淤血,并以此为前提再次进行肝脏体积测算,若余肝体积>50%,则实际手术按此切除范围进行,若不足50%,则手术风险太大,放弃手术切除,改行 TACE治疗。

患儿,女,13 岁。诊断为原发性肝癌,伴有门静脉右支主干癌栓形成。肝功能 Child A 级。三维重建明确肿瘤与重要血管的关系、确定门静脉内癌栓部位,通过术前体积评估,决定行右半肝切除术、门静脉取栓术。在确保阴性切缘及血供的情况下,尽量保留正常肝组织。术后 3 个月三维重建示肿瘤无残留、无复发,门静脉内未见癌栓形成,肝脏组织增生代偿良好(图 7-3-14～图 7-3-24)。

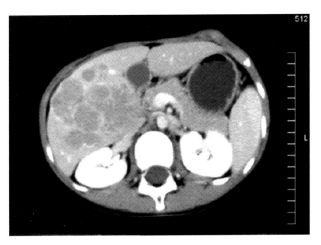

图 7-3-14　患儿 CT 图像显示肿瘤

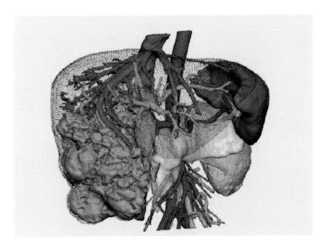

图 7-3-17　MI-3DVS 三维重建

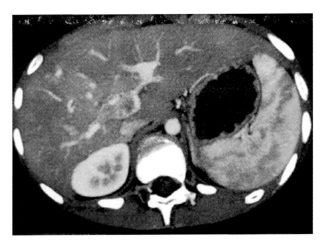

图 7-3-15　患儿 CT 图像显示癌栓

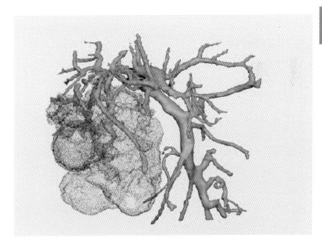

图 7-3-18　肿瘤与门静脉的关系

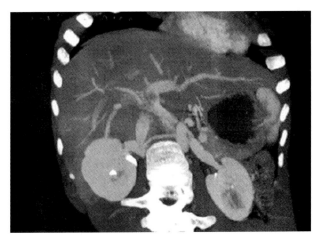

图 7-3-16　CT 自带三维重建

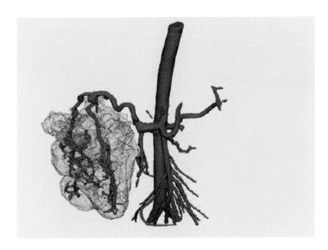

图 7-3-19　肿瘤与动脉的关系

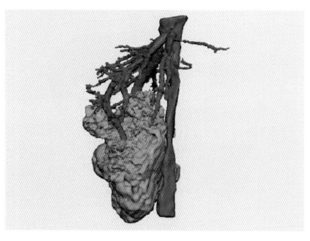

图 7-3-20 肿瘤与肝静脉的关系

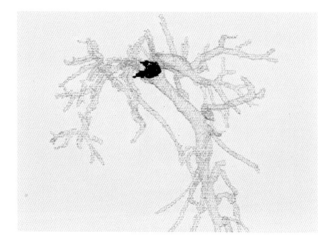

图 7-3-21 门静脉内癌栓

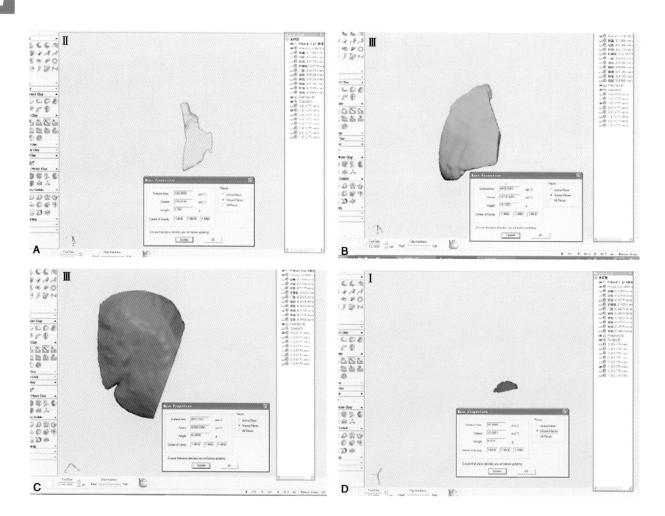

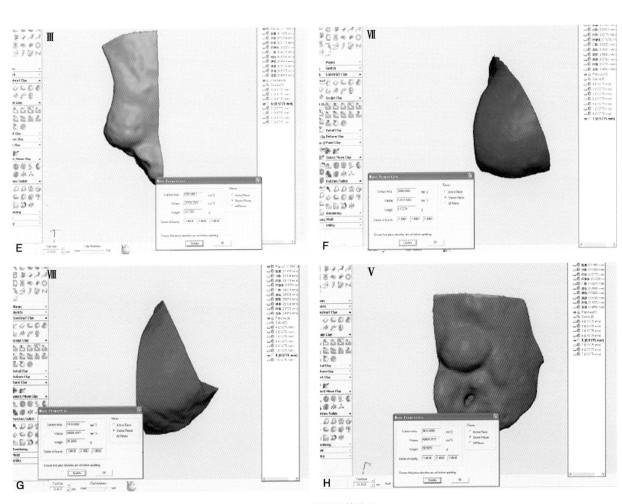

图 7-3-22　分段测算体积

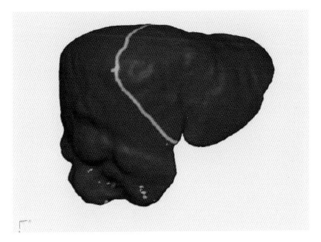

图 7-3-23　确定切除范围

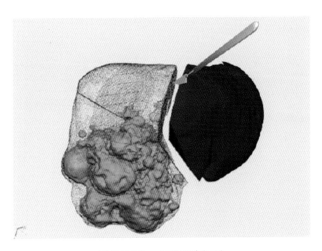

图 7-3-24　术前仿真切除

（方驰华　陈智翔）

参考文献

［1］吴孟超.肝癌外科综合治疗的现状和前景［J］.中华肝胆外科杂志,2006,12(1):1-4.

［2］TU R,XIA L P,YU A L,et al. Assessment of hepatic functional reserve by cirrhosis grading and liver volume measurement using CT［J］. World J Gastroenterol, 2007, 13(29):3956-3961.

［3］HIROSHIGE S,SHIMADA M,HARDA N,et al. Accurate preoperative estimation of liver-graft volumetry using three-dimensional computed tomography［J］. Transplantation, 2003,75(9):1561-1564.

［4］方驰华,郑晓辉,黄燕鹏,等.腹部医学图像处理系统在极量肝切除术中的临床应用研究［J］.中华外科杂志, 2010,48(3):181-184.

［5］方驰华,鲁朝敏,黄燕鹏,等.数字医学技术在肝癌外科诊治中的应用价值研究［J］.中华外科杂志,2009,47(7):523-526.

［6］方驰华,陈智翔,范应方,等.个体化肝脏体积测量的新体系研究［J］.中华外科杂志,2010,48(10):788-789.

［7］YAMANAKA J,SAITO S,FUJIMOTO J. Impact of preoperative planning using virtual segmental volumetry on liver resection for hepatocellular carcinoma［J］. World J Surg, 2007,31(6):1249-1255.

7

第八章

活体人腹腔血管系统三维重建

第一节 概 述

人体腹腔血管系统错综复杂，变异十分常见，尤其是肝脏血管系统，是人体唯一包含3套血管系统（肝动脉系统、门静脉系统、肝静脉系统）的脏器。我们对腹腔血管系统的认识，一般是通过尸体解剖和解剖图谱两条途径，尸体解剖时，腹腔血管系统均完全坍陷，不符合正常人体内部情况，且尸体解剖尚难以观察到变异血管情况，而图谱是解剖学专家描绘的，是二维图像，学习观察起来十分困难。然而，在临床肝脏外科手术中，对于肝内管道系统解剖的认识又是肝脏外科手术中最关键的。因此，我们迫切需要将人体腹腔血管数字化，提供立体的、三维的血管模型，这不仅对解剖学习有巨大帮助，更能为肝脏外科手术提供精确的术前评估和指导。

（祝 文）

第二节 活体人腹腔血管系统数据采集

一、数据采集对象

200名健康志愿者，符合医疗护理操作规程。所有志愿者在CT扫描前饮水300ml，扫描时患者常规取仰卧位，头足方向，由膈顶至肝脏下缘，采用64层螺旋CT对门静脉期和静脉期进行扫描，将所得原始扫描图像的层厚推薄到1mm，扫描结束后将数据传送至笔者科室HP刀片式服务器，导出并保存于移动硬盘。

二、数据采集设备

1. 设备 64层螺旋CT。高压注射器采用双筒高压注射器。图像后处理工作站为64层螺旋CT自带的Mxview工作站。

2. 扫描参数 常规上腹部平扫，扫描参数：管电压120kV，管电流300mA，旋转一周时间为0.5秒，螺距0.984mm，层厚5mm。

3. 扫描前准备 患者检查前20~30分钟饮用清水500~1 000ml，扫描开始前再饮清水500ml，以充盈胃肠道（作为阴性对比剂），并训练患者呼吸，以最大限度控制呼吸运动产生的伪影。

4. 平扫 亚毫米状态下高分辨率容积扫描，常规平扫时患者取仰卧位，头足方向，扫描范围由膈顶至盆腔，扫描条件120kV、300mA；采用0.625mm×64层探测器组合，以层厚5mm、间隔5mm、螺距0.984mm，球管旋转一周时间0.5秒、扫描视野60~70cm、矩阵512×512，开始常规上腹部平扫。

5. CT动态增强扫描 小剂量预注射试验：将对比剂加热至37℃，20号套管针从双筒高压注射器A管经肘静脉以5ml/s速率注入对比剂20ml，在第一肝门区行同层动态扫描，层厚5mm、电压120kV、电流50mA、旋转时间0.5秒、间隔0.5秒，自注入对比剂后开始扫描，共扫描30秒，得到同层面腹主动脉的时间密度曲线，以测得腹主动脉CT值峰值时间作为CTA扫描启动时间。CTA扫描时以相同速率从A管注入70~120ml对比剂（剂量为1.5ml/kg），对比剂注射完后从B管注入20ml生理盐水，以测得值峰值时间启动CTA扫描，扫描中嘱患者屏住呼吸（6~8秒）。扫描参数：电压120kV、电流250mA，准直：64mm×0.625mm，层厚5mm，螺距0.984mm，旋转时间0.5秒。扫描范围与平扫相同，共扫描6~8秒。CTA扫描结束后，为了不影响常规诊断，于注射对比剂开始后30~35秒行动脉晚期扫描，50~55秒行门静脉期扫描，每期扫描时间6~8秒。

6. 数据存储 在Mxview工作站上，利用光盘刻录全部薄层的数据，包括平扫期、动脉期、静脉期、门静脉期数据。格式为DICOM 3.0。

（伍天崇 范应方）

第三节　活体人腹腔血管数据分析

一、数据转换

1. DICOM 转换　由于 CT 原始数据无法直接导入医学图像处理软件(MI-3DVS),笔者利用 DI-COM 查看器将原始数据的各期分别转化为 BMP 格式(图 8-3-1,图 8-3-2)。

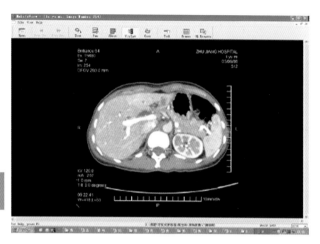

图 8-3-1　**CT 阅片软件**

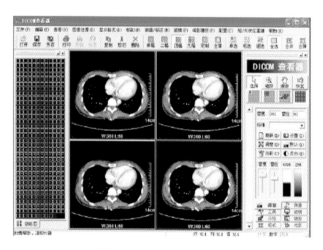

图 8-3-2　**DICOM 查看器**

2. 图像导入　将刻录的数据导入个人计算机中,利用 CT 阅片软件分析原始数据,调整窗宽、窗位至最佳阅片效果,在图像调节方面,对比度可适当降低,以利于末梢血管的显示(图 8-3-3)。

3. 图像配准　在对图像序列进行分析之前,首先要解决这些图像的严格对齐问题,即图像配准(image registration),否则重建结果可能会出现错位的情况。采用不同时期的 CT 扫描图像,在各时期内

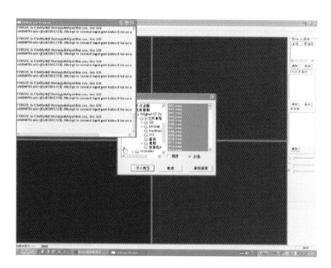

图 8-3-3　**CT 图像导入 MI-3DVS 系统**

的所有图像是连续不间断的扫描,时间极短,并且扫描时嘱咐检查者屏住呼吸,可认为在各时期内的图像是不需要配准的。但不同时期间,由于扫描的顺序、起始点、终结点都不同,如扫描动脉期是从膈顶至盆腔,而扫描门静脉期可能从盆腔至膈顶,利用 ACDSee 软件,将各期图像顺序调整一致。

4. 图像大小转换　为方便程序分割,在 ACD-See 软件中将原始图像的像素由 512×512 调整为 304×304(图 8-3-4)。

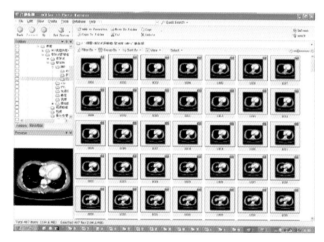

图 8-3-4　**ACDSee 软件**

二、数据分割分析

(一) 分割原理

基于区域生长的基本思想,将具有相似性质的像素集合起来构成区域。首先在待分割的目标区域选择一个种子点作为生长的起始点,然后在种子点的领域搜索那些与种子点相似特征度,且满足指定生长准则的像素,并与种子点所在区域合并。此时

将新合并的像素作为新的种子点,继续上述搜索和合并过程,直到没有可以合并的像素为止(图 8-3-5,图 8-3-6)。

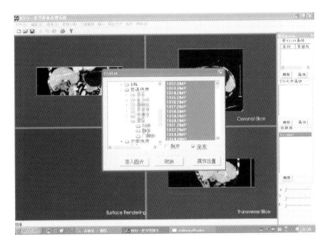

图 8-3-5　MI-3DVS 主界面

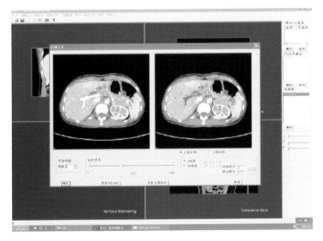

图 8-3-6　目标血管分割

（二）分割步骤

分别选择动脉期、门静脉期及延迟扫描期进行动脉、门静脉及肝静脉的三维重建。由于造影剂主要是通过血管系统进行运送,故三维重建的质量对数据采集的要求相对较高,为此,需要对扫描条件及参数进行改进,在图像调节方面,对比度可适当降低,以利于末梢血管的显示。采用三维动态区域生长法,上下人工调节阈值进行分割,得到腹主动脉、腹腔动脉及其分支和门静脉、肝静脉系统的 STL 数据。将重建好的各部分 STL 格式的图像导入 Free Form Modeling System 中(图 8-3-7),对管道进行平滑、去噪,并进一步保存为 STL 格式。将处理好的各部分再次导入 Free Form Modeling System 软件中,并配以不同颜色。

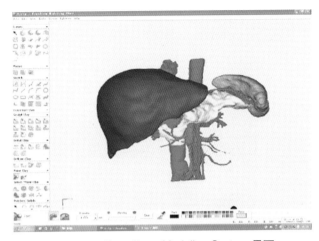

图 8-3-7　Free Form Modeling System 界面

（三）腹腔动脉系统数据分析

腹腔动脉系统数据分析与分割过程如下。

1. 将处理好的动脉期图像导入 MI-3DVS 软件。

2. 选择区域生长分割法进入程序分割主界面,首先调整分割阈值(动脉分割阈值约为 50),在左侧图框任意图层点击目标动脉,右侧出现相应处出现红色,代表分割的目标动脉部分(图 8-3-8),拖动滑块,检查分割情况,然后点击确定进行重建,经系统计算,目标动脉三维模型可显示,然后保存为 STL 格式。

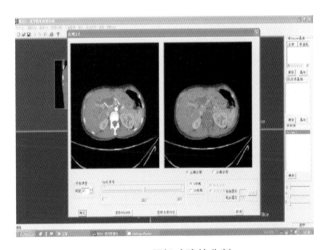

图 8-3-8　目标动脉的分割

（四）肝脏门静脉系统数据分析

肝脏门静脉系统数据分析与分割过程如下。

1. 将处理好的门静脉期图像导入 MI-3DVS 软件。

2. 选择区域生长分割法进入程序分割主界面,首先调整分割阈值(门静脉分割阈值约为 10),在左侧图框任意图层点击门静脉,右侧出现相应处出现红色,代表分割的门静脉部分(图 8-3-9),拖动滑块,检查分割情况,然后点击确定进行重建,经系统计算,门静脉三维模型可显示,然后保存为STL格式。

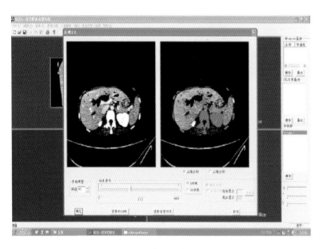

图 8-3-9　目标门静脉的分割

(五) 肝段下腔静脉、肝静脉系统数据分析

肝段下腔静脉、肝静脉分析与分割过程如下。

1. 将处理好的门静脉期图像导入 MI-3DVS软件。

2. 选择区域生长分割法进入程序分割主界面,首先调整分割阈值(下腔静脉、肝静脉分割阈值约为10),在左侧图框任意图层点击下腔静脉、肝静脉,右侧出现相应处出现红色,代表分割的下腔静脉、肝静脉部分(图 8-3-10),拖动滑块,检查分割情况,然后点击确定进行重建,经系统计算,下腔静脉、肝静脉三维模型可显示,然后保存为STL格式。

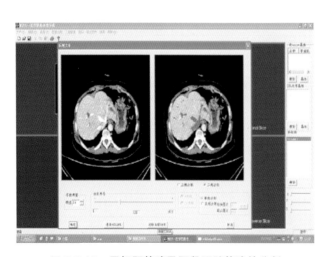

图 8-3-10　目标肝静脉及肝段下腔静脉的分割

(方驰华)

第四节　MI-3DVS 腹腔血管三维重建

在数字化肝脏及管道基础上,运用 MI-3DVS 软件进行数字化腹腔动脉系统、肝脏门静脉系统、肝段下腔静脉和肝静脉系统的三维重建。

一、腹腔动脉系统数字化三维重建

以往肝脏或胰腺手术时,肝动脉很少作为指导手术的因素。在研究中发现 1 例患者肝总动脉自胰腺钩突内侧起源于肠系膜上动脉并穿行于胰腺实质内,自胰头右上方穿出并分出胃十二指肠动脉后进入第一肝门,为供应肝脏的唯一动脉。胰十二指肠切除时必须切断、结扎向钩突部发出的胰十二指肠下动脉,若术前未能发现该类变异,则可能在术中发生损伤并误扎肝总动脉,导致术中大出血或不同程度的肝功能损害。

在肝移植中,肝动脉系统是供肝者胆管及吻合口最主要的血供来源,移植术后早期发生的肝动脉血供不良是移植术后缺血型胆管损伤和致死性胆道并发症的独立性危险因素,严重影响受体再次肝移植率和生存率,因此肝动脉的血供是保证移植物存活及防止胆道并发症的必要条件。在进行手术前,如果对肝动脉变异没有充分了解,将会增加手术时间和术后并发症的发生率(图 8-4-1)。

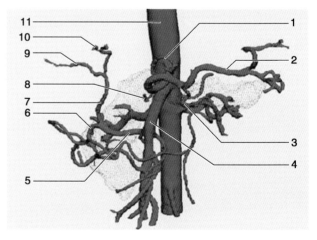

图 8-4-1　**肝总动脉发自肠系膜上动脉,穿过胰腺实质后发出胃十二指肠动脉**
1.胃左动脉;2.脾动脉;3.胰大动脉;4.肠系膜上动脉;5.肝总动脉;6.胃十二指肠动脉;7.肝固有动脉;8.胰背动脉;9.肝右动脉;10.肝左动脉;11.腹主动脉。

数字化腹腔动脉模型清晰、逼真、立体感强,腹腔主要动脉的走行均显示良好,从腹腔动脉三维模型中可找到腹主动脉及其分支,包括腹腔干、肠系膜上动脉、左/右肾动脉等。其中腹腔干的分支包括胃左动脉、脾动脉、肝总动脉。肝总动脉向右走行,分出胃十二指肠动脉和肝固有动脉,肝固有动脉接着到肝门处分出肝左、右动脉,进入肝内。胃十二指肠动脉、肠系膜上动脉、脾动脉等均发出多条分支动脉。

Gruttadauria 统计了 701 例肝动脉变异后报道正常解剖的占 57.8%,变异的肝动脉占 42.2%。最常见的肝动脉变异为替代肝右动脉或副肝右动脉发自肠系膜上动脉、替代或副肝左动脉发自胃左动脉、替代或副肝左、右动脉分别发自胃左动脉和肠系膜上动脉;较少见的类型,如肝总动脉发自肠系膜上动脉或腹主动脉。为便于科研交流和临床使用,国内、外众多学者对肝动脉的解剖变异进行了分型,但目前国际上最常用的肝动脉分型方法是 Hiatt 动脉分型和 Michels 分型。笔者使用腹部医学图像三维可视化系统(medical imaging three dimensional visualization system,MI-3DVS)进行肝动脉三维重建,并统计其肝动脉变异。

肝动脉分型中的相关概念包括:①副肝动脉(accessory hepatic artery)是指在原有肝动脉的基础上又存在供应同一肝叶的异常肝动脉。②替代肝动脉(replaced hepatic artery)是指肝叶的血供完全由异常来源的肝动脉供应。

（一）Hiatt 动脉分型

将纳入研究的 200 例健康志愿者腹腔动脉系统数字化三维重建后对肝动脉进行分类:Ⅰ型,正常解剖结构型,165 例,占 82.5%(图 8-4-2,图 8-4-3);Ⅱ型,替代或副肝左动脉起源于胃左动脉,12 例,占

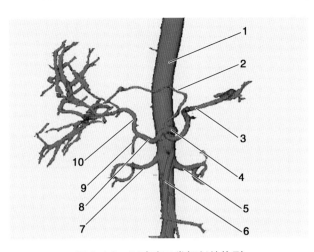

图 8-4-3　肝动脉正常解剖结构型

1.腹主动脉;2.胃左动脉;3.脾动脉;4.腹腔干;5.左肾动脉;6.肠系膜上动脉;7.右肾动脉;8.肝总动脉;9.胃十二指肠动脉;10.肝固有动脉。

6%(图 8-4-4);Ⅲ型,替代或副肝右动脉起源于肠系膜上动脉,17 例,占 8.5%(图 8-4-5);Ⅳ型,双替代型,肝左动脉起源于胃左动脉+肝右动脉起源于肠系膜上动脉,1 例,占 0.5%(图 8-4-6);Ⅴ型,肝总动脉起源于肠系膜上动脉,3 例,占 1.5%(图 8-4-7);Ⅵ型,肝总动脉起源于腹主动脉,1 例,占 0.5%(图 8-4-8)。此外,还发现 1 例胃十二指肠动脉与肝总动脉共同起源于腹腔干(图 8-4-9)。

（二）Michels 动脉分型

1. Michels Ⅰ型　即常见型,占 65.1%。该型的特征为腹腔动脉干具有三大分支,即肝总动脉、脾动脉和胃左动脉。肝总动脉继而分出胃十二指肠动脉和肝固有动脉。后者进入肝脏后再分成肝左、肝中和肝右动脉(图 8-4-10)。肠系膜上动脉在腹腔动脉

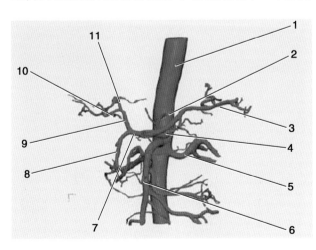

图 8-4-2　腹腔动脉三维模型

1.腹主动脉;2.胃左动脉;3.脾动脉;4.腹腔干;5.左肾动脉;6.肠系膜上动脉;7.肝总动脉;8.胃十二指肠动脉;9.肝固有动脉;10.肝右动脉;11.肝左动脉。

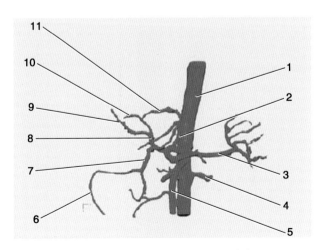

图 8-4-4　肝左动脉起源于胃左动脉

1.腹主动脉;2.胃左动脉;3.脾动脉;4.腹腔干;5.肠系膜上动脉;6.胰十二指肠前动脉;7.胃十二指肠动脉;8.肝固有动脉;9.肝右动脉;10.胆囊动脉;11.肝左动脉。

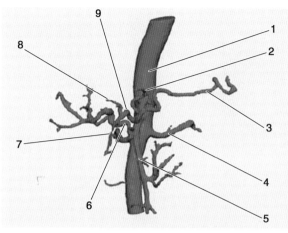

图 8-4-5　肝右动脉起源于肠系膜上动脉

1. 腹主动脉；2. 胃左动脉；3. 脾动脉；4. 左肾动脉；5. 肠系膜上动脉；6. 肝右动脉；7. 胃十二指肠动脉；8. 肝左动脉；9. 肝总动脉。

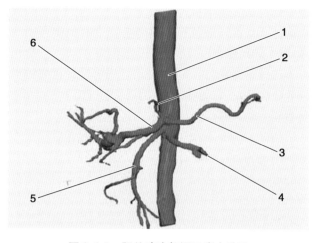

图 8-4-8　肝总动脉起源于腹主动脉

1. 腹主动脉；2. 胃左动脉；3. 脾动脉；4. 左肾动脉；5. 肠系膜上动脉；6. 肝总动脉。

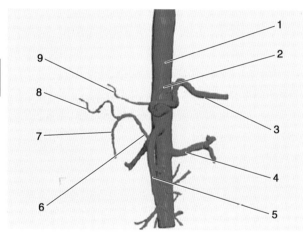

图 8-4-6　双替代型

1. 腹主动脉；2. 胃左动脉；3. 脾动脉；4. 左肾动脉；5. 肠系膜上动脉；6. 肝总动脉；7. 胃十二指肠动脉；8. 肝右动脉；9. 肝左动脉。

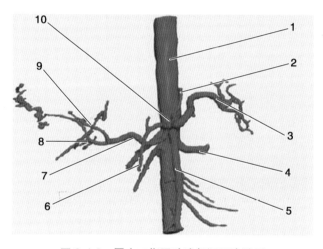

图 8-4-9　胃十二指肠动脉起源于腹腔干

1. 腹主动脉；2. 胃左动脉；3. 脾动脉；4. 左肾动脉；5. 肠系膜上动脉；6. 胃十二指肠动脉；7. 肝总动脉；8. 肝右动脉；9. 肝左动脉；10. 腹腔干。

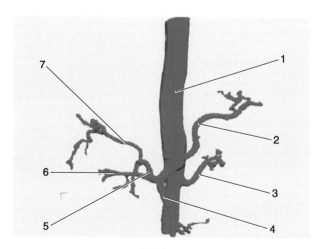

图 8-4-7　肝总动脉起源于肠系膜上动脉

1. 腹主动脉；2. 脾动脉；3. 左肾动脉；4. 肠系膜上动脉；5. 肝总动脉；6. 胃十二指肠动脉；7. 肝固有动脉。

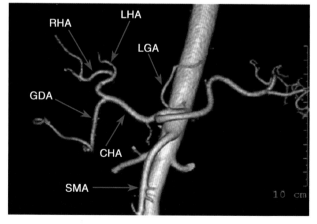

图 8-4-10　Michels Ⅰ型

腹腔干发出胃左动脉（LGA）、脾动脉和肝总动脉（CHA），肝总动脉又分为胃十二指肠动脉（GDA）和肝固有动脉，肝固有动脉分为肝左动脉（LHA）和肝右动脉（RHA）；SMA. 肠系膜上动脉。

干开口下方 1cm 处,从腹主动脉腹侧发出,分成左、右两组。将 MI-3DVS 三维重建功能与 CT 机自带三维重建设备 Mxview 工作站相比(图 8-4-11),前者对动脉的显示更精细,显示内容更详尽,而且可以对血管进行伪彩显示,真实感更强。

2. Michels Ⅱ型 占 3.2%。其特征为副肝左动脉起自胃左动脉,肝固有动脉只分出肝右、肝中动脉。肠系膜上动脉同常见型。此型患者若不行动脉的三维重建或腹腔干动脉造影,易将肝左动脉遗漏(图 8-4-12)。图 8-4-13 为 Mxview 工作站重建图像。

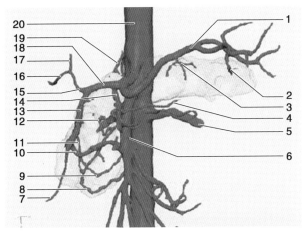

图 8-4-11 Michels Ⅰ型:肝动脉正常型

1. 脾动脉;2. 胰尾动脉;3. 胰大动脉;4. 胰横动脉;5. 左肾动脉;6. 肠系膜上动脉;7. 胃网膜右动脉;8. 胰十二指肠下前动脉;9. 胰十二指肠下后动脉;10. 胰十二指肠上前动脉;11. 胰十二指肠上后动脉;12. 胰头上缘动脉支;13. 胃十二指肠动脉;14. 胰背动脉;15. 肝固有动脉;16. 肝右动脉;17. 肝左动脉;18. 肝总动脉;19. 胃左动脉;20. 腹主动脉。

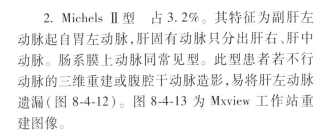
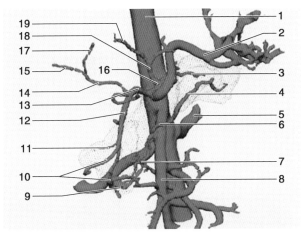

图 8-4-12 Michels Ⅱ型:副肝左动脉发自胃左动脉

1. 腹主动脉;2. 脾动脉;3. 胰大动脉;4. 胰横动脉;5. 左肾动脉;6. 胰背动脉;7. 胰十二指肠下前动脉;8. 肠系膜上动脉;9. 胰十二指肠下后动脉;10. 胰十二指肠上前动脉;11. 胰十二指肠上后动脉;12. 胰十二指肠动脉;13. 肝总动脉;14. 肝固有动脉;15. 肝右动脉;16. 腹腔干;17. 肝左动脉;18. 胃左动脉;19. 副肝左动脉。

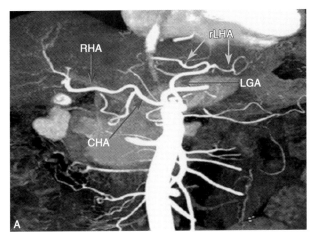
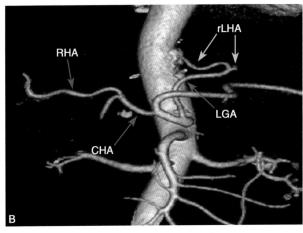

图 8-4-13 Michels Ⅱ型:替代肝左动脉(rLHA)起自胃左动脉(LGA)
A. MIP 图;B. VR 图;CHA. 肝总动脉;RHA. 肝右动脉。

3. Michels Ⅲ型 占 1.6%。其特征为替代肝右动脉起自肠系膜上动脉(图 8-4-14)。图 8-4-15 为 Mxview 工作站重建图像。此型患者若不行三维重建或肠系膜上动脉造影,则难以发现肝右动脉。

4. Michels Ⅳ型 占 3.2%。该型同时具有 Michels Ⅱ型和Ⅲ型的特征,即替代肝左动脉起至胃左动脉,同时替代肝右动脉起自肠系膜上动脉(图 8-4-16)。图 8-4-17 为 Mxview 工作站重建图像。

5. Michels Ⅴ型 占 12.7%。该型特征为副肝左动脉起自胃左动脉,肝固有动脉仍有肝右、肝中和肝左动脉 3 个分支(图 8-4-18)。图 8-4-19 为 Mxview 工作站重建图像。

8

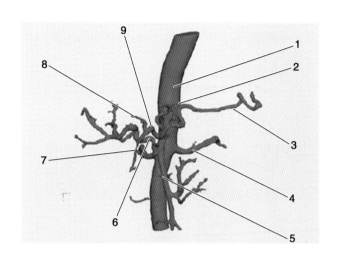

图 8-4-14　Michels Ⅲ型:肝右动脉起源于肠系膜上动脉

1. 腹主动脉;2. 胃左动脉;3. 脾动脉;4. 左肾动脉;5. 肠系膜上动脉;6. 肝右动脉;7. 胃十二指肠动脉;8. 肝左动脉;9. 肝总动脉。

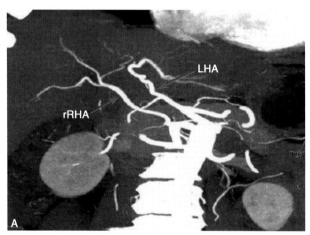

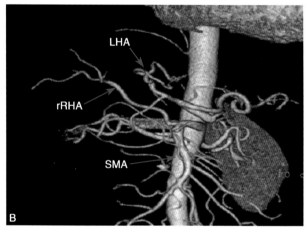

图 8-4-15　Michels Ⅲ型:替代肝右动脉(rRHA)起自肠系膜上动脉(SMA)
A. MIP 图;B. VR 图;LHA. 肝左动脉。

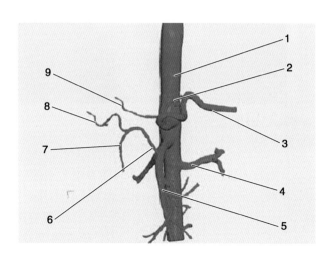

图 8-4-16　Michels Ⅳ型:双替代型

1. 腹主动脉;2. 胃左动脉;3. 脾动脉;4. 左肾动脉;5. 肠系膜上动脉;6. 肝总动脉;7. 胃十二指肠动脉;8. 肝右动脉;9. 肝左动脉。

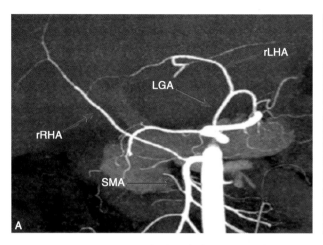
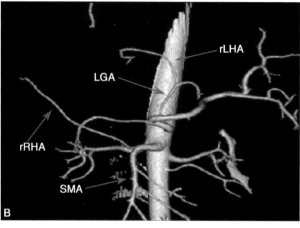

图 8-4-17　Michels Ⅳ型:替代肝右动脉(rRHA)起自肠系膜上动脉(SMA)+替代肝左动脉(rLHA)来自胃左动脉(LGA)

A. MIP 图;B. VR 图。

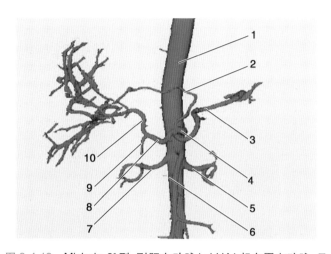

图 8-4-18　Michels Ⅴ型:副肝左动脉(aLHA)起自胃左动脉,且拥有正常的肝左、肝中和肝右动脉

1.腹主动脉;2.胃左动脉;3.脾动脉;4.腹腔干;5.左肾动脉;6.肠系膜上动脉;7.右肾动脉;8.肝总动脉;9.胃十二指肠动脉;10.肝固有动脉。

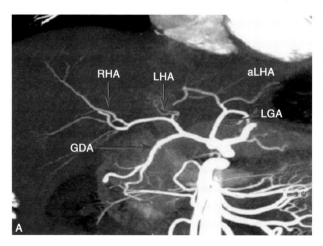
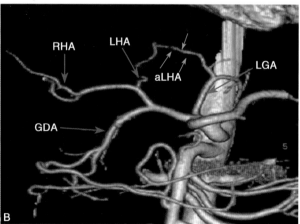

图 8-4-19　Michels Ⅴ型:副肝左动脉(aLHA)起自胃左动脉(LGA)

A. MIP 图;B. VR 图;LHA.肝左动脉;RHA.肝右动脉;GDA.胃十二指肠动脉。

6. Michels Ⅵ型　占 3.2%。该型的特征为副肝右动脉起自肠系膜上动脉。其余动脉分布同常见型(图 8-4-20)。

7. Michels Ⅶ型　未见。该型罕见,其特征为副肝左动脉起自胃左动脉,同时副肝右动脉起自肠系膜上动脉。其余动脉分布同常见型(图 8-4-21)。

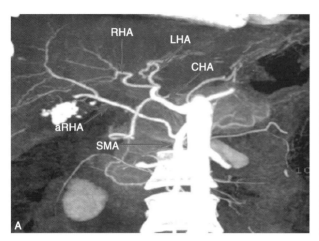

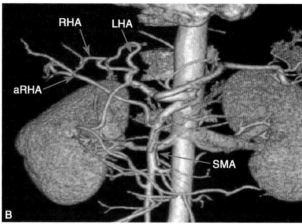

图 8-4-20　Michels Ⅵ型:副肝右动脉(aRHA)起自肠系膜上动脉(SMA)
A. MIP 图;B. VR 图;RHA. 肝右动脉;LHA. 肝左动脉;CHA. 肝总动脉。

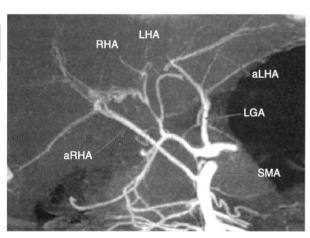

图 8-4-21　Michels Ⅶ型
MIP 示副肝左动脉(aLHA)起自胃左动脉(LGA)+副肝右动脉(aRHA)来自肠系膜上动脉(SMA);RHA. 肝右动脉;LHA. 肝左动脉。

8. Michels Ⅷ型　占 1.6%。此型特征为副肝左动脉起自胃左动脉且替代肝右动脉起自肠系膜上动脉,或替代肝左动脉起自胃左动脉且副肝右动脉起自肠系膜上动脉(图 8-4-22,图 8-4-23)。

9. Michels Ⅸ型　占 6.3%。该型特征为肝总动脉起自肠系膜上动脉(图 8-4-24),图 8-4-25 为 Mxview 工作站重建图像。

10. Michels Ⅹ型　占 1.6%。其肝总动脉起自胃左动脉(图 8-4-26)。图 8-4-27 为 Mxview 工作站重建图像。

其他少见变异,占 1.6%。如肝总动脉起自腹主动脉,脾动脉起自肠系膜上动脉,腹腔动脉干与肠系膜上动脉共干等(图 8-4-28,图 8-4-29)。

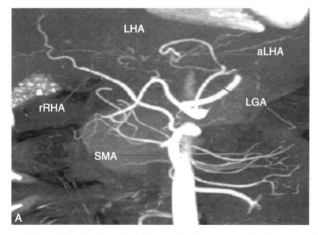

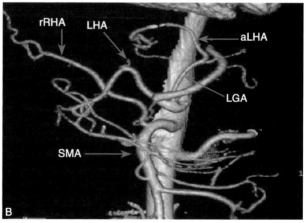

图 8-4-22　Michels Ⅷ型:副肝左动脉(aLHA)起自胃左动脉(LGA)+替代肝右动脉(rRHA)起自肠系膜上动脉(SMA)
A. MIP 图;B. VR 图;LHA. 肝左动脉。

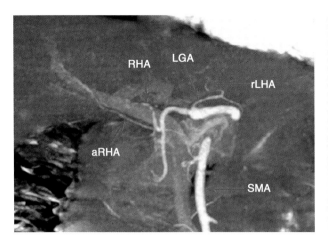

图 8-4-23 Michels Ⅷ型:替代肝左动脉(rLHA)起自胃左动脉(LGA)+副肝右动脉(aRHA)起自肠系膜上动脉(SMA)

RHA. 肝右动脉。

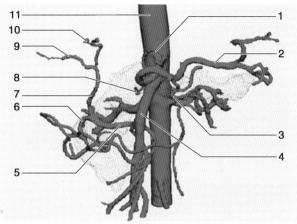

图 8-4-24 Michels Ⅸ型:肝总动脉起自肠系膜上动脉,穿过胰腺实质后发出胃十二指肠动脉

1. 胃左动脉;2. 脾动脉;3. 胰大动脉;4. 肠系膜上动脉;5. 肝总动脉;6. 胃十二指肠动脉;7. 肝固有动脉;8. 胰背动脉;9. 肝右动脉;10. 肝左动脉;11. 腹主动脉。

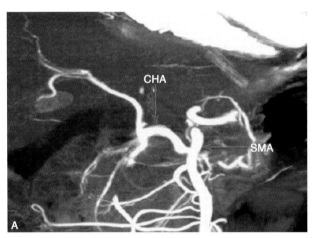

图 8-4-25 Michels Ⅸ型:肝总动脉(CHA)来自肠系膜上动脉(SMA)
A. MIP 图;B. VR 图。

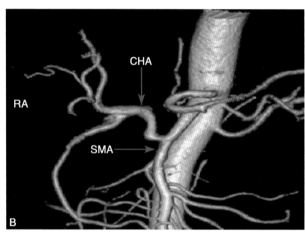

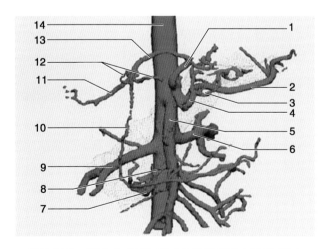

图 8-4-26 Michels Ⅹ型:肝总动脉起自胃左动脉,肝内动脉与胰十二指肠动脉存在穿过肝实质的肝胰交通支
1. 胃左动脉;2. 脾动脉;3. 胰横动脉;4. 胰背动脉;5. 肠系膜上动脉;6. 左肾动脉;7. 胰十二指肠下前动脉;8. 胰十二指肠下后动脉;9. 右肾动脉;10. 肝胰交通支;11. 肝右动脉;12. 肝左动脉;13. 肝总动脉;14. 腹主动脉。

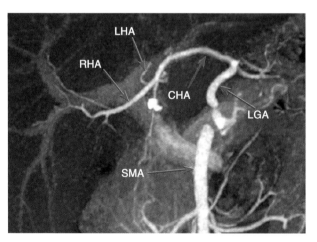

图 8-4-27 Michels Ⅹ型:肝总动脉(CHA)来自胃左动脉(LGA)
LHA. 肝左动脉;RHA. 肝右动脉;SMA. 肠系膜上动脉。

8

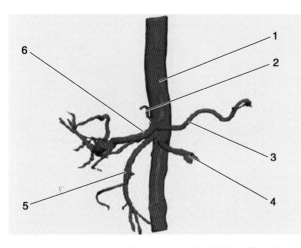

图 8-4-28　肝动脉其他变异:肝总动脉起源于腹主动脉
1. 腹主动脉;2. 胃左动脉;3. 脾动脉;4. 左肾动脉;5. 肠系膜上动脉;6. 肝总动脉。

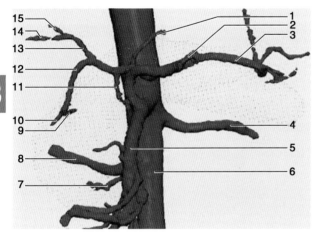

图 8-4-29　肝动脉其他变异:腹腔干仅发出肝总动脉和胃左动脉,脾动脉发自肠系膜上动脉
1. 胃左动脉;2. 胰背动脉;3. 脾动脉;4. 左肾动脉;5. 肠系膜上动脉;6. 腹主动脉;7. 肠系膜上动脉升结肠支;8. 右肾动脉;9. 肝右动脉右前支;10. 肝右动脉右后支;11. 胃十二指肠动脉;12. 肝右动脉;13. 肝左动脉;14. 肝左动脉左内叶支;15. 肝左动脉左外叶支。

另外,重复畸形是指具有两条肝总动脉、胃左动脉和脾动脉。了解上述变异对于临床诊断和介入治疗将起重要作用。若过早进行选择或超选择插管必将造成漏诊和延误治疗。关于肝动脉的解剖变异只有通过术前 CT 机 Mxview 工作站或计算机辅助的腹部医学图像三维重建软件对肝脏动脉进行三维重建,或行腹腔干造影和肠系膜上动脉造影,才有可能发现,有助于明确肝癌经导管动脉灌注化疗(transcatheter arterial infusion chemotherapy,TAI chemotherapy)和经导管动脉栓塞化疗(transcatheter arterial chemoembolization,TACE)治疗过程中活体肝脏动脉的解剖变异。

二、肝脏门静脉系统数字化三维重建

肝脏门静脉起源于脾及腹腔消化器官(消化管道和胰腺)等处的毛细血管,经逐级汇集成脾静脉和肠系膜上静脉,两者在胰颈后方汇集,斜向右上行,进入肝十二指肠韧带的游离缘内,居于胆总管和肝固有动脉的后方,上行至第一肝门,分为左、右两支入肝,在肝内反复分支,最后形成小叶间静脉,与肝动脉的分支小叶间动脉共同汇入肝血窦。门静脉占入肝血液总量的 70%~80%,可视为肝的功能血管。正常人肝门静脉主干的内径一般为 1.0~1.2cm,最大可达 1.5cm。成年人的门静脉长 6~8cm。

(一) 门静脉的组成

1. 汇合支数　通常为肠系膜上静脉与脾静脉两支,少数可为三支(即肠系膜上静脉、脾静脉和肠系膜下静脉),同时汇入门静脉。

2. 合成形式　有 3 种基本类型,即肠系膜上脉与脾静脉合成,而肠系膜下静脉汇入脾静脉成为门静脉 I 型(51.2%);肠系膜上、下静脉与脾静脉共同合成者为 II 型(15.3%);脾静脉与肠系膜上静脉合成,肠系膜下静脉注入肠系膜上静脉者为 III 型(32.7%);其他型为数极少。

3. 汇合部位　在胰颈后方,亦可位于胰头或胰颈与胰体交界部的后方,故肝门静脉与胰的关系十分密切,易受胰腺病变的影响。

(二) 门静脉的解剖毗邻

肝门静脉自胰的后面斜向右上,经十二指肠上部的后方进入肝十二指肠韧带,在韧带内其右前方为胆总管,左前方为肝固有动脉,韧带后方隔网膜孔与下腔静脉相对。

(三) 门静脉的属支

主要有肠系膜上静脉、肠系膜下静脉、脾静脉及胃左静脉。此外,还有胃右静脉、胆囊静脉和附脐静脉。上述属支,除胆囊静脉、附脐静脉为数条细小静脉外,主要属支与同名动脉伴行(肠系膜下静脉例外),并收集该动脉分布区域的静脉血。

(四) 肝门静脉在肝内的分支

1. 肝门静脉左支　走向肝门左侧,至左纵沟处转向上方。一般分为横部、角部、矢状部和囊部四部分。横部位于肝门左侧部内,长 2~4cm,从横部的近侧上缘发出 1~3 个尾状叶左支,分布于尾状叶左段。角部是横部到达左纵沟后,弯向前方转为矢状部之处,转折处的角度一般为 90°～130°,从角部的凸面发出一支大的左外叶上段支,分布于左外叶上段。矢状部较横部短,一般是 1～2cm,从矢状部内侧发出左内叶支,分布于左内叶。囊部是矢状部末端的膨大部分,从囊部外侧发出较大的左外叶下段支,分布于左外叶下段。肝门静脉左支的矢状部与囊部位于左叶间裂内。因此,肝左外叶切除时,肝切面应稍偏向镰状韧带和左纵沟的左侧,以免损伤矢状部和囊部;右三叶肝切除时,肝切面应稍偏向镰状韧带和左纵沟的右侧。

2. 肝门静脉右支 走向肝门右侧,长 1～3cm,比左支粗短。从右支近侧发出 1～3 支小的尾状叶右支。右支发出右前叶支后的一段为右后叶支,随即分为右后叶上段支和右后叶下段支。右前叶支约 25% 起自肝门静脉左支横部下缘或肝门静脉总干。如右前叶支起自肝门静脉左支横部下缘,施行左半肝切除时,应在它起点的远侧结扎肝门静脉左支横部。在右前叶支起自肝门静脉总干时,施行右半肝切除时,应分别结扎切断右前叶支和右后叶支。

(五) 门腔静脉间的交通

肝门静脉系统与腔静脉系统之间存在着广泛的侧支吻合。正常情况下,这些吻合并不开放,只是在肝门静脉压力增高时,血流方向改变,这些吻合途径才形成侧支循环,使肝门静脉血液分流,降低肝门静脉压力。门、腔静脉间的吻合主要分布在以下 4 个部位。

1. 胃左静脉的食管属支(肝门静脉系统)与奇静脉、副半奇静脉的食管属支(上腔静脉系统)借助食管壁内的食管静脉丛吻合,肝门静脉压力增高时

可导致食管静脉曲张,甚至引发致死性呕血。

2. 直肠上静脉(肝门静脉系统)与直肠中静脉和直肠下静脉(下腔静脉系统)借助直肠静脉丛吻合,肝门静脉压力增高时可导致直肠壁内的静脉曲张。

3. 在脐部,行于肝圆韧带内至肝门静脉左支的附脐静脉,借助腹前外侧壁的脐周静脉网与腹壁的静脉(上、下腔静脉系统)相吻合。这些吻合静脉的扩大可导致腹壁静脉曲张,曲张的静脉自脐向周围放射状分布,此征称为"海蛇头"征。

4. 腹膜后脏器的静脉及腹壁静脉(下腔静脉系统)可直接与肠系膜上、下静脉的小属支(肝门静脉系统)相交通,这些吻合静脉统称为 Retzius 静脉。

(六) 门静脉的血流动力学特点

1. 肝门静脉系统收集腹部消化管(肛管下部除外,但包括食管的腹部)、脾、胰和胆囊的全部静脉。肝门静脉在肝内反复分支,终于肝窦;从肝窦开始再一次汇聚,通过肝静脉至下腔静脉。

2. 肝门静脉的属支与分支均无静脉瓣,当肝内或肝外肝门静脉阻塞时,可引起血液反流,导致门静脉高压症。

(七) CT 自带软件对门静脉三维重建

门静脉变异较常见,但具体变异率各家报道各不相同。Atri 等利用彩色多普勒超声对 507 例正常人进行前瞻性研究发现,肝内门静脉变异率高达 20%。Fraster 等回顾 18 550 例正常人彩超结果得出总变异率仅为 0.09%。Philippe 等采用多层螺旋 CT 动脉门静脉成像技术对 69 例正常人研究得出的变异率为 6%(图 8-4-30～图 8-4-34)。

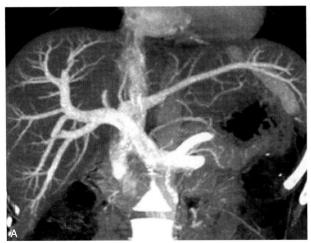
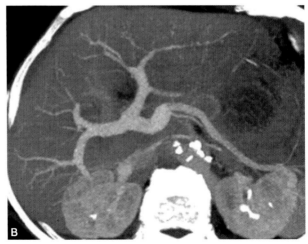

图 8-4-30 正常型门静脉:门静脉主干在肝门处分为左支和右支

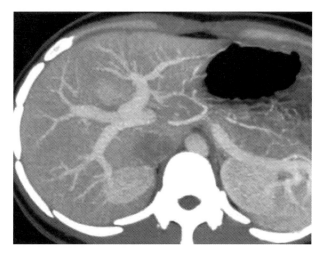

图 8-4-31 门静脉Ⅰ型变异

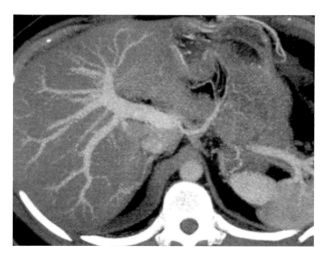

图 8-4-34 门静脉Ⅳ型变异

（八）MI-3DVS 对门静脉的重建

利用 MI-3DVS 重建的门静脉模型清晰、逼真、立体感强。从门静脉三维模型可以发现，门静脉由脾静脉和肠系膜上静脉汇合而成，经由肝十二指肠韧带，达肝门处分为门静脉左、右支，进入肝内，三维模型还可找到其二、三级分支。在肠系膜上静脉与脾静脉上也可看见多条属支，包括胃短静脉、空肠静脉、回肠静脉、结肠静脉等。按照 Couinaud 门静脉 0～2 级分支的方法对 200 例门静脉模型划分为以下 5 种类型：①正常型，门静脉主干在肝门处分为左支和右支，167 例，占 83.5%（图 8-4-35）；②Ⅰ型变异，门静脉主干在肝门处呈三叉状直接分为左支、右前支和右后支，23 例，占 11.5%（图 8-4-36）；③Ⅱ型变异，门静脉主干先发出右后支，继续向右上行分为左支和右前支，6 例，占 3%（图 8-4-37）；④Ⅲ型变异，

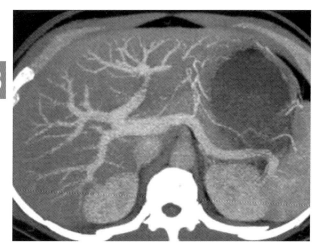

图 8-4-32 门静脉Ⅱ型变异

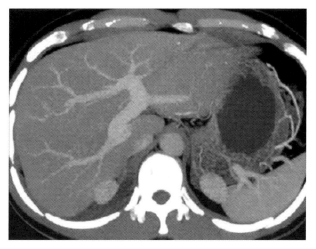

图 8-4-33 门静脉Ⅲ型变异

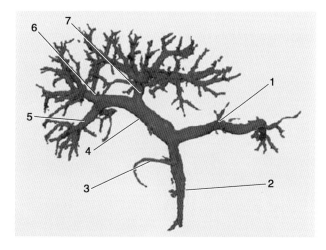

图 8-4-35 正常型门静脉

1.脾静脉；2.肠系膜上静脉；3.结肠静脉；4.门静脉主干；5.门静脉右后支；6.门静脉右前支；7.门静脉左支。

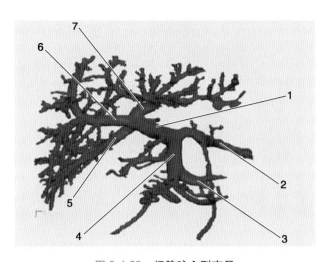

图 8-4-36　门静脉 I 型变异

1.门静脉主干;2.脾静脉;3.肠系膜下静脉;4.肠系膜上静脉;5.门静脉右后支;6.门静脉右前支;7.门静脉左支。

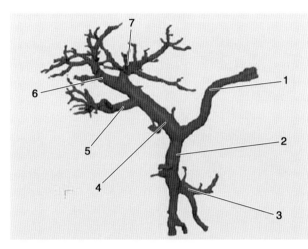

图 8-4-37　门静脉 II 型变异

1.脾静脉;2.肠系膜上静脉;3.肠系膜下静脉;4.门静脉主干;5.门静脉右后支;6.门静脉右前支;7.门静脉左支。

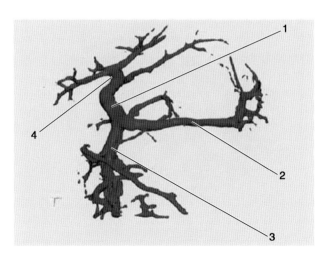

图 8-4-38　门静脉 III 型变异

1.门静脉主干;2.脾静脉;3.肠系膜上静脉;4.门静脉左支。

门静脉右支缺如,1 例,占 0.5%(图 8-4-38);⑤IV 型变异,门静脉左支水平段缺如,2 例,占 1%(图 8-4-39)。此外,尚发现 1 例特殊变异,即门静脉左支主干缺如,门静脉左支由门静脉右支主干发出(图 8-4-40)。

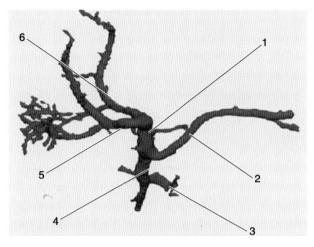

图 8-4-39　门静脉 IV 型变异

1.门静脉主干;2.脾静脉;3.肠系膜下静脉;4.肠系膜上静脉;5.门静脉右前支;6.门静脉右后支。

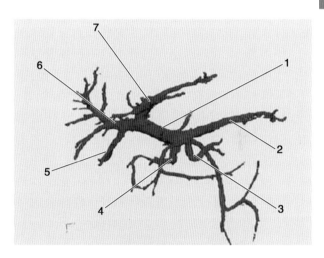

图 8-4-40　门静脉特殊变异

1.门静脉主干;2.脾静脉;3.肠系膜下静脉;4.肠系膜上静脉;5.门静脉右后支;6.门静脉右前支;7.门静脉左支。

1. CT 图像下的门静脉分型　见图 8-4-30~图 8-4-34。

2. 三维重建下的门静脉分型　见图 8-4-35~图 8-4-40。

三、肝段下腔静脉、肝静脉数字化三维重建

选取 2007 年 1 月 1 日至 2007 年 6 月 30 日期间,于笔者所在医院行上腹部 64 层螺旋 CT 增强扫描体检的 200 例健康志愿者的上腹部 CT 图像数据,

其中男性 102 例,女性 98 例,年龄 18~25 岁,平均 22.6 岁。所有 CT 数据经阅片后未发现显著肝脏及其内部管道存在疾病和先天畸形。利用 MI-3DVS 系统进行肝段下腔静脉、肝静脉数字化三维重建。

(一) 肝静脉三维重建的分型

肝段下腔静脉、肝静脉数字化三维重建模型清晰、逼真、立体感强,从三维模型中可见下腔静脉及其分支肝左、肝中、肝右静脉,肝短静脉数条,肾静脉等。其中肝静脉可见二、三级分支。

根据肝左、肝中、肝右静脉汇入下腔静脉的不同,三维重建肝静脉,根据肝静脉汇入下腔静脉的形式及其分支将肝静脉分为以下几型:①Ⅰ型,肝左、肝中、肝右三支肝静脉分别单独汇入下腔静脉。Ⅰa型,肝左、肝中、肝右三支肝静脉分别单独汇入下腔静脉,未见其他肝小静脉(图 8-4-41);Ⅰb型,肝左、肝中、肝右三支肝静脉分别单独汇入下腔静脉,并出现副肝中或副肝左静脉,且未见左后上缘和右后上缘静脉(图 8-4-42);Ⅰc型,肝左、肝中、肝右三支肝静脉分别单独汇入下腔静脉,并出现左后上缘或右后上缘静脉,且未见副肝中和副肝左静脉(图 8-4-43);Ⅰd型,肝左、肝中、肝右三支肝静脉分别单独汇入下腔静脉,并同时出现副肝中或副肝左静脉和左后上缘或右后上缘静脉(图 8-4-44)。②Ⅱ型,肝左静脉和肝中静脉合成短干后再汇入下腔静脉;Ⅱa型,肝左静脉和肝中静脉合成短干后再汇入下腔静脉,未见其他肝小静脉(图 8-4-45);Ⅱb型,肝左静脉和肝中静脉合成短干后再汇入下腔静脉,并出现副肝中或副肝左静脉且未见左后上缘和右后上缘静脉(图 8-4-46);Ⅱc型,肝左静脉和肝中静脉合成短

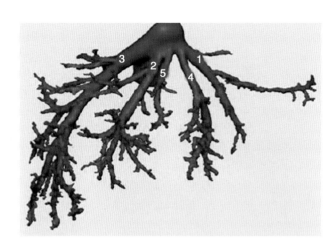

图 8-4-42 Ⅰb型:肝左、肝中、肝右三支肝静脉分别单独汇入下腔静脉,并出现副肝中或副肝左静脉,且未见左后上缘和右后上缘静脉
1.肝左静脉;2.肝中静脉;3.肝右静脉;4.副肝左静脉;5.副肝中静脉。

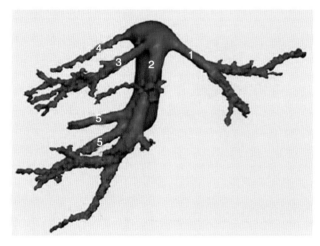

图 8-4-43 Ⅰc型:肝左、肝中、肝右三支肝静脉分别单独汇入下腔静脉,并出现左后上缘或右后上缘静脉,且未见副肝中和副肝左静脉
1.肝左静脉;2.肝中静脉;3.肝右静脉;4.右后上缘静脉;5.右后下静脉。

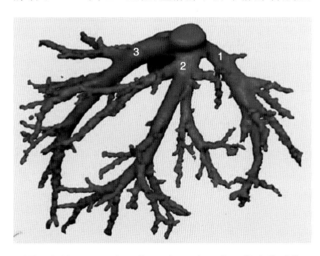

图 8-4-41 Ⅰa型:肝左、肝中、肝右三支肝静脉分别单独汇入下腔静脉,未见其他肝小静脉
1.肝左静脉;2.肝中静脉;3.肝右静脉。

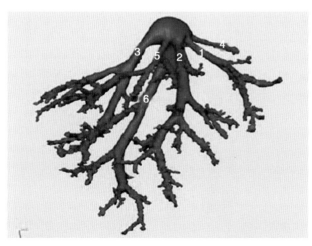

图 8-4-44 Ⅰd型:肝左、肝中、肝右三支肝静脉分别单独汇入下腔静脉,并同时出现副肝中或副肝左静脉和左后上缘或右后上缘静脉
1.肝左静脉;2.肝中静脉;3.肝右静脉;4.左后上缘静脉;5.副肝中静脉;6.右后下静脉。

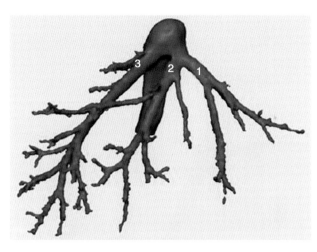

图 8-4-45　Ⅱa型:肝左静脉和肝中静脉合成短干后再汇入下腔静脉,未见其他肝小静脉

1.肝左静脉;2.肝中静脉;3.肝右静脉。

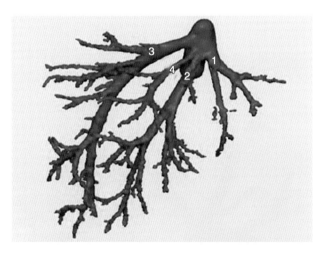

图 8-4-46　Ⅱb型:肝左静脉和肝中静脉合成短干后再汇入下腔静脉,并出现副肝中或副肝左静脉且未见左后上缘和右后上缘静脉

1.肝左静脉;2.肝中静脉;3.肝右静脉;4.副肝中静脉。

肝右静脉分别汇入下腔静脉(图 8-4-51)。在 200 例病例中,有 78 例(39%)的肝右静脉为一细小的短支,但均有周围肝静脉代偿性引流,其中 42 例(21.0%)出现粗大的肝右后下静脉,17 例(8.5%)出现副肝右静脉,13 例(6.5%)有发达的肝中静脉代偿引流右半肝血液,从而保证了肝血流的充分引流。共 103 例(51.5%)出现了段Ⅳ肝静脉,其中 52 例(26%)的段Ⅳ肝静脉汇入肝左静脉,35 例(17.5%)汇入肝中静脉,16 例(8%)直接汇入下腔静脉。同时出现段Ⅳ肝静脉和脐静脉的有 7 例(3.5%),段Ⅳ肝静脉和脐静脉同时汇入肝左静脉的有 4 例(2.0%),同时汇入肝中静脉的有 3 例(1.5%)。

8

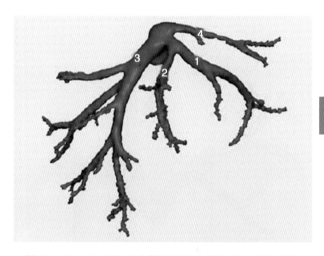

图 8-4-47　Ⅱc型:肝左静脉和肝中静脉合成短干后再汇入下腔静脉,并出现左后上缘或右后上缘静脉且未见副肝中和副肝左静脉

1.肝左静脉;2.肝中静脉;3.肝右静脉;4.左后上缘静脉。

干后再汇入下腔静脉,并出现左后上缘或右后上缘静脉且未见副肝中和副肝左静脉(图 8-4-47);Ⅱd型,肝左静脉和肝中静脉合成短干后再汇入下腔静脉,并同时出现副肝中或副肝左静脉和左后上缘或右后上缘静脉(图 8-4-48)。③Ⅲ型,肝中静脉和肝右静脉合成短干后再汇入下腔静脉(图 8-4-49)。

（二）肝静脉三维重建解剖及变异情况

肝静脉重建显示良好,重建显示率均为 100%,肝左、肝中、肝右 3 根肝静脉主干的重建显示率亦达 100%。

肝静脉重建模型清晰、逼真、立体感强,肝左、肝中、肝右静脉显示率为 100%,在 200 例重建肝静脉中,肝左静脉和肝中静脉共干的情况占大多数(122/200,61%)(图 8-4-50),其余病例数均为肝左、肝中、

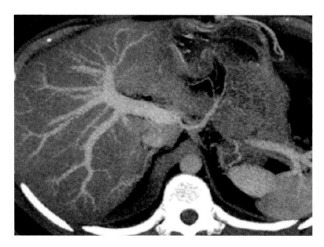

图 8-4-48　Ⅱd型:CT数据 MIP 重建显示肝左静脉和肝中静脉合成短干后再汇入下腔静脉,并同时出现副肝中或副肝左静脉和左后上缘或右后上缘静脉

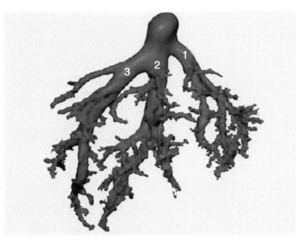

图 8-4-49 Ⅲ型:肝中静脉和肝右静脉合成短干后再汇入下腔静脉
1.肝左静脉;2.肝中静脉;3.肝右静脉。

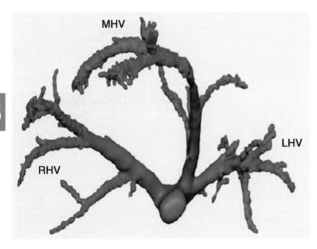

图 8-4-50 肝左静脉(LHV)和肝中静脉(MHV)共干汇入下腔静脉是最多见的形式(占 61%)
RHV.肝左静脉。

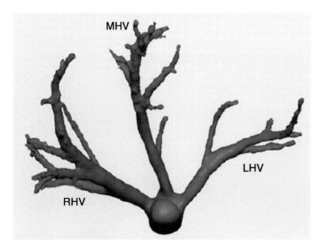

图 8-4-51 肝左静脉(LHV)、肝中静脉(MHV)、肝右静脉(RHV)分别汇入下腔静脉(占 39%)

1. 200 例正常人肝静脉数据统计中,肝右静脉分支及引流的变异特点

(1) 单一的肝右静脉是肝右静脉的主要存在

形式(占 81%)(图 8-4-52),其次是有一较粗大的静脉汇入肝右静脉根部(占 8.5%)(图 8-4-53)或汇入下腔静脉(占 7.5%)(图 8-4-54),也在同时存在 3 根肝右静脉的情况(占 3%)(图 8-4-55)。

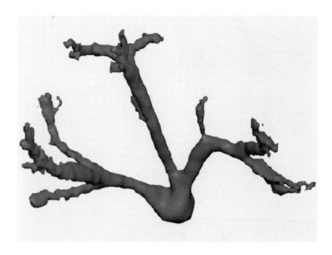

图 8-4-52 单一的肝右静脉是肝右静脉的主要存在形式(占 81%)

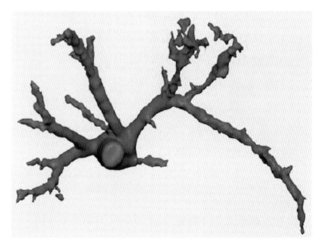

图 8-4-53 粗大的肝静脉汇入肝右静脉根部(占 8.5%)

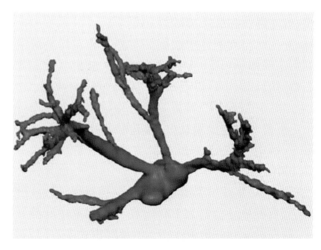

图 8-4-54 粗大的静脉汇入下腔静脉(占 7.5%)

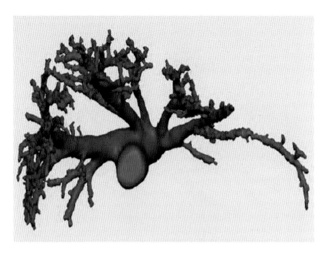

图 8-4-55 同时存在 3 根肝右静脉者(占 3%)

（2）绝大多数人的肝右静脉为一粗大的血管，引流右半肝的大部分血流（占 61%）（图 8-4-56）；另有一部分人的肝右静脉为一短干，而这一短小肝右静脉为其他肝静脉所代偿，其中部分被次级肝右静脉代偿（21%）（图 8-4-57），副右肝静脉（8.5%）（图 8-4-58）或发达的肝中静脉（6.5%）（图 8-4-59）。

2. 200 例正常人肝静脉数据统计中，肝中静脉分支及引流的变异特点

（1）肝中静脉与肝左静脉共干的情况占绝大多数（61%）（图 8-4-60），其余情况（39%）均为肝左、肝中、肝右静脉独立汇入下腔静脉中。

（2）段Ⅳ静脉汇入肝中静脉的情况占 17.5%（图 8-4-61），直接汇入下腔静脉的情况占 8%（图 8-4-62），而段Ⅳ静脉和脐静脉同时出现并汇入肝中静脉的情况占 1.5%（图 8-4-63）。

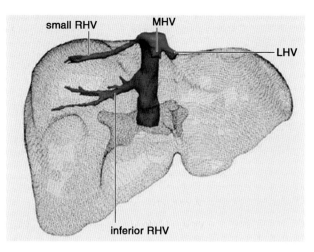

图 8-4-57 有一部分人的肝右静脉为一短干，而这一短小肝右静脉(small RHV)为其他肝静脉所代偿，其中部分被次级肝右静脉(inferior RHV)代偿(21%)

MHV. 肝中静脉;LHV. 肝左静脉。

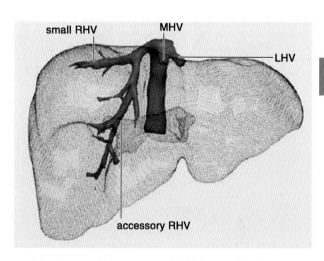

图 8-4-58 小肝右静脉(small RHV)被副右肝静脉(accessory RHV)代偿(8.5%)

MHV. 肝中静脉;LHV. 肝左静脉。

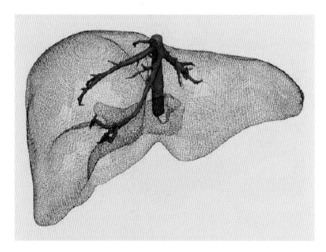

图 8-4-56 绝大多数人的肝右静脉为一粗大的血管，引流右半肝的大部分血流(占 61%)

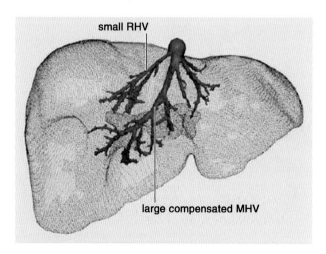

图 8-4-59 小肝右静脉(small RHV)被发达的肝中静脉(large compensated MHV)代偿(6.5%)

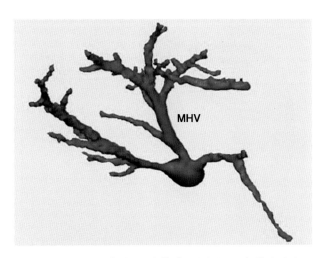

图 8-4-60 肝左静脉、肝中静脉(MHV)、肝右静脉独立汇入下腔静脉(占61%)

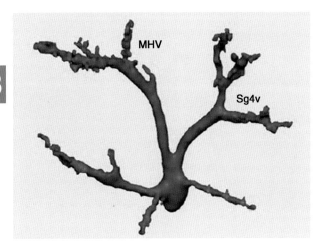

图 8-4-61 段Ⅳ静脉(segment 4 vein, Sg4v)汇入肝中静脉(MHV)的情况占 17.5%

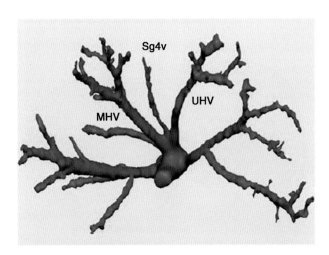

图 8-4-62 段Ⅳ静脉(segment 4 vein, Sg4v)和脐肝静脉(umbilical hepatic vein, UHV)同时出现并汇入肝中静脉(MHV)的情况占 1.5%

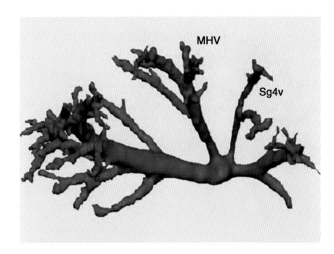

图 8-4-63 段Ⅳ静脉(segment 4 vein, Sg4v)直接汇入下腔静脉的情况占 8%

3. 200 例正常人肝静脉数据统计中,肝左静脉分支及引流的变异特点

(1) 段Ⅳ静脉汇入肝左静脉的有 52 例(26%)(图 8-4-64)。

(2) 段Ⅳ静脉和脐静脉汇入肝左静脉的有 4 例(2%)(图 8-4-65)。

(三) MI-3DVS 与传统影像学检查的差异

在对肝静脉的显示方面,目前的影像学检查(如CT、MRI 等)给出的大多数是平面图像,且图像位置固定,虽然目前的大型螺旋 CT 都带有强大的三维重建功能,可还原肝脏及其内部脉管的真面目,但因色彩单一,仍无法随意对其重建的结构进行切割,不能自由组合各脏器和各肝段结构的显隐,且空间立体感不强。此外还需要在专门的 CT 工作站,由专业的影像科医师进行操作,再经过有经验的阅片者进行思维再现,但有经验的阅片者往往是影像科医师,其

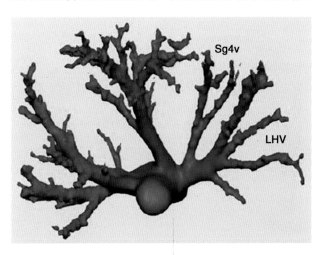

图 8-4-64 段Ⅳ静脉(segment 4 vein, Sg4v)汇入肝左静脉(LHV)的有 52 例(26%)

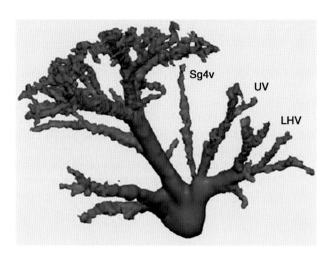

图 8-4-65 段Ⅳ静脉（segment 4 vein，Sg4v）和脐静脉（umbilical vein，UV）汇入肝左静脉（LHV）的有 4 例（2%）

指导意见与临床医师的需求常存在偏差。临床医师不能依照病灶的特点进行多角度观察，通过传统的影像学图像往往难以正确认识肝静脉的变异特点及病灶与肝静脉的关系。MI-3DVS 能充分显示肝静脉的分布、走行及其与病灶的相互关系。重建出来的肝静脉形象、直观，并能根据需要任意调整观察角度，能十分清晰地显示肝静脉变异、肝静脉汇合及其分支等肝脏内部结构，且能有目的地隐去其他部分而只显示需要观察的部分。

（四）可视化系统显示肝静脉变异情况

肝静脉的变异较常见。笔者统计了 200 例无严重肝脏疾病患者的肝静脉后发现，肝左、肝中、肝右静脉分别单独汇入下腔静脉总计 137 例（68.5%），与学者刘静等报道的 32.7% 相差较大，而与 Lafortune 等报道的约 70% 相近。原因可能是由于前者观察的是尸体标本。另外，日本学者冈崎认为，因离体肝失去了韧带等支持固定结构，将其背面置于水平面，肝段和血管结构会发生移位，这是造成离体肝和活体肝血管不一致的重要原因。肝左静脉和肝中静脉合成短干后再汇入下腔静脉即Ⅱ型占 30.5%（61 例），肝右静脉直接汇入下腔静脉。右后下肝静脉出现占 25.5%（51 例），与 Nakamura 等报道的数值（24.1%）较相近。传统的肝静脉分型仅仅根据 3 支肝静脉主干汇入下腔静脉的形式划分，忽略了肝小静脉的重要性，分类方法过于简单，加之肝静脉变异形式多样，肝脏手术复杂，尤其在进行活体肝移植时，在供体肝中静脉

是否保留的问题方面其指导意义显然已不能满足临床的需求。而运用 MI-3DVS 重建肝静脉，通过肝静脉对患者进行个体化划分，能为临床医师提供更多、更精准的参考信息。

（五）可视化系统重建肝静脉变异对部分肝切除术的指导意义

肝脏的管道系统，是人体唯一包含三套血管系统（肝动脉系统、门静脉系统、肝静脉系统）的脏器，血供十分丰富。在进行肝脏手术时，出血是一个不可忽视的问题。因肝静脉变异多样且术前不可预见，常给外科医师操作带来很大隐患，有时甚至危及患者生命。在临床诊疗过程中，常会遇到因肝肿瘤或外伤而不得不进行部分肝切除的患者，在确定切除范围时，总希望只切除病灶而不伤及正常肝脏。但在很多情况下，由于病灶位置的特殊性，为了比较完全地切除病灶，不得不牺牲部分正常肝组织。然而事实上，在很多情况下，如果术前对患者的肝静脉特异性进行全面了解，许多被认为不得不连带切除的正常肝组织是可以保留的。如患者的肝右静脉为一短干（即 A 型肝右静脉，占 7%），短的肝右静脉通常伴有发达的肝中静脉或存在右后下静脉，一般情况下肝右静脉引流了大部分段Ⅵ、段Ⅶ的肝脏血流，因而在肝切除术时通常将段Ⅵ、段Ⅶ同时切除，考虑到血液回流的问题，单纯进行肝段Ⅶ切除是很困难的，而在这种情况下，发达的肝中静脉及右后下肝静脉引流了大部分段Ⅴ、段Ⅵ血液（即 B 型、C 型肝中静脉，分别占 22%、12%），使单独进行段Ⅵ或段Ⅶ切除成为可能，使正常的肝组织得到最大限度的保存。又如，在行右半肝切除时，是否保留肝中静脉，目前主要考虑的因素是肝段Ⅳ的血液能否得到有效引流。当患者肝静脉存在段Ⅳ静脉（即肝中静脉分型中的 A 型，占 46.5%）时，认为连带切除肝中静脉是安全的，而这些肝静脉的个体特异性通过目前常用的 CT、MRI 等检查手段往往难以发现，但是如果在术前运用 MI-3DVS 进行三维重建则可以非常直观、形象地将各个患者肝静脉的特异性表现出来（图 8-4-66）。

段Ⅳ静脉汇入肝中静脉的情况占 17.5%（图 8-4-67），而段Ⅳ静脉汇入肝左静脉的情况占 26%（图 8-4-68），直接汇入下腔静脉的情况占 8%（图 8-4-69）。

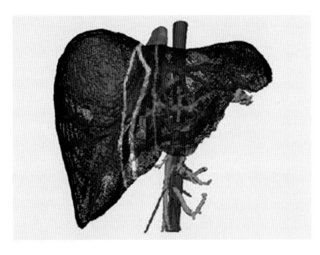

图 8-4-66　根据可视化系统重建肝静脉的变异指导部分肝切除术的意义

绿色线为保留肝中静脉主干的肝预切线；黄色线为切除肝中静脉的肝预切线；紫色线为保留段Ⅳ静脉的肝预切线。

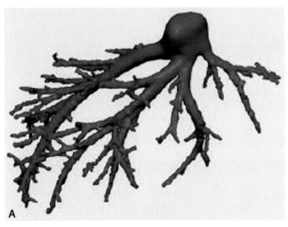

A

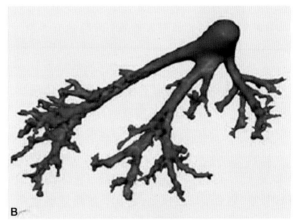

B

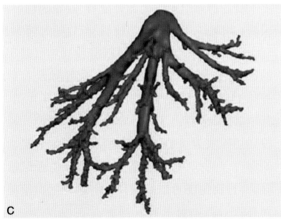

C

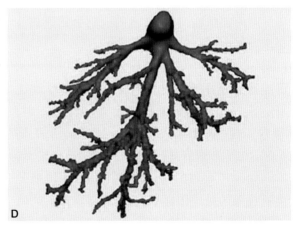

D

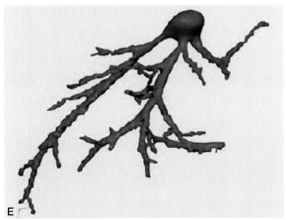

E

图 8-4-67　段Ⅳ静脉汇入肝中静脉的情况占 17.5%

来自不同个体的段Ⅳ静脉汇入肝中静脉的情况。

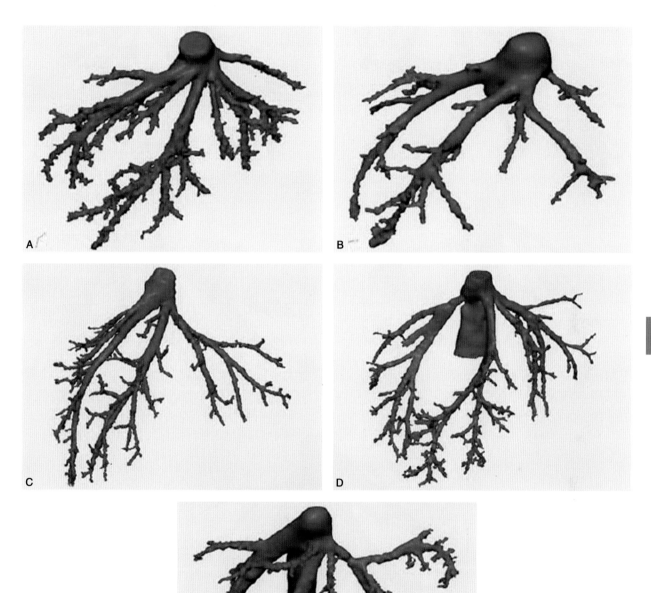

图 8-4-68　段Ⅳ静脉汇入肝左静脉的情况占 26%

来自不同个体的段Ⅳ静脉汇入肝左静脉的情况。

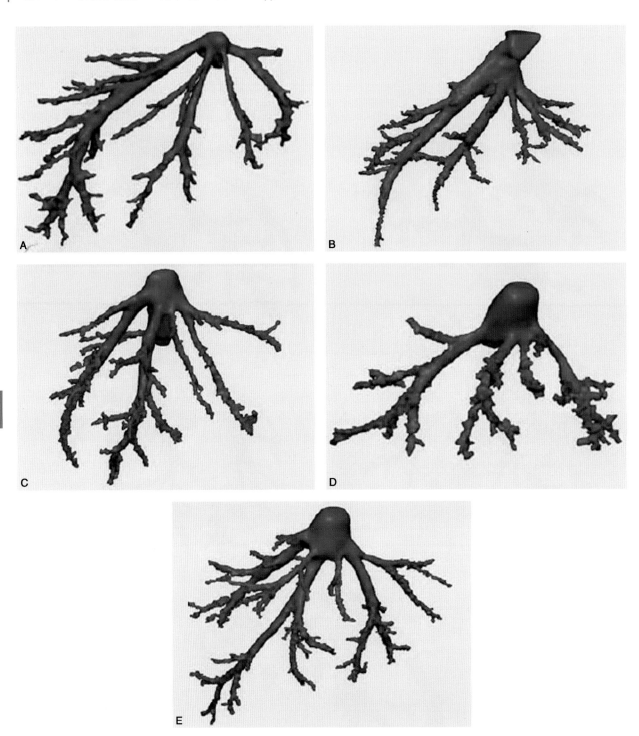

图 8-4-69　**段Ⅳ静脉直接汇入下腔静脉的情况占 8%**
来自不同个体的段Ⅳ静脉汇入下腔静脉的情况。

（六）可视化系统重建肝静脉变异对活体肝移植的指导意义

肝移植是终末期肝病唯一有效的治疗方法，但由于肝源的短缺使得肝移植难以广泛开展，而活体肝移植部分缓解了供体严重缺乏的状况。但由于成人患者远远多于儿童患者，肝左叶多因体积较小而不适合作为成人供肝，而在右叶肝部分移植中，对与肝移植相关的管道结构的预测及处理显得尤其重要。目前讨论的焦点主要集中在肝静脉，尤其是在肝中静脉的处理方面分歧较大。是否要保留供体的肝中静脉主要通过评估供者剩余肝静脉是否足够引流残肝的血液。当患者存在直接汇入下腔静脉的段Ⅳ肝静脉或脐静脉（即 A 型肝中静脉）时，可以认为连带肝中静脉一起移植对供体而言是安全的。当段

Ⅳ静脉不是直接汇入下腔静脉而是汇入肝中静脉的根部时,也具有一定的临床意义,活体肝移植手术时可以移植肝中静脉的主干而保留肝中静脉根部以保证残肝段Ⅳ的血液回流。而当段Ⅳ静脉汇入肝中静脉的位置离其根部较远时,则对临床的意义不大。脐静脉的出现则更提高了这一手术方式的安全性。即使段Ⅳ静脉不慎被切除,脐静脉也能起到代偿作用。CT、MRI 等传统的影像学检查方法往往难以将这一情况全面、直观地表现出来,利用 MI-3DVS 术前对患者的器官进行三维重建,能够清晰地展示肝静脉等管道的变异情况,显示肝小静脉的数量、大小、位置等情况,以及各管道间的关系。临床医师在术前对患者的个体化变异情况进行详细了解,对减少手术副损伤及因血管变异引起的手术意外、缩短手术时间、减轻患者的经济负担等方面都有重要意义。

（七）可视化系统重建肝静脉变异对肝分段的影响

　　肝脏的分段方法有很多,临床上最常用的是 Couinaud 分段法,其基于肝静脉的走行将肝段分为五叶八段。尽管 Couinaud 肝段划分法比较准确和实用,但仍存在明显缺陷,因其是离体肝铸型的研究结果,其方位术语是对桌面而言的,因此不尽符合在体肝的实际情况。如右前叶与右后叶本是前后关系,而 Couinaud 认为是内外关系;段Ⅶ与段Ⅵ本是上下关系,而 Couinaud 认为是前后关系等。如患者的肝左静脉在近端早期即出现分支（即 A 型肝左静脉）或肝右静脉在近端早期即出现分支（即 B 型肝右静脉）时,Couinaud 分型法明显不适用。而通过 MI-3DVS 重建的肝静脉对肝脏进行分段体现了个体

化原则。由于肝静脉的个体化差异比较大,所以必须对不同人的肝脏进行有别于他人的肝脏分段,而不能完全程序化。基于可视化系统的肝静脉变异对肝分段的影响见图 8-4-70~图 8-4-76。

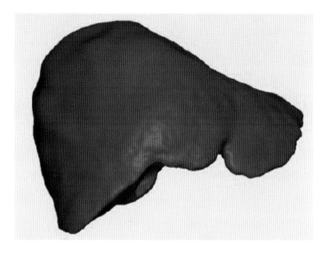

图 8-4-71　肝脏膈面

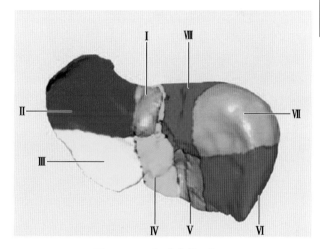

图 8-4-72　肝脏分段（脏面）

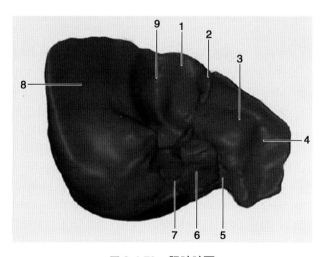

图 8-4-70　肝脏脏面

1.方叶;2.肝圆韧带裂;3.肝左叶;4.胃压迹;5.静脉韧带裂;6.尾状叶;7.腔静脉沟;8.肝右叶;9.胆囊窝。

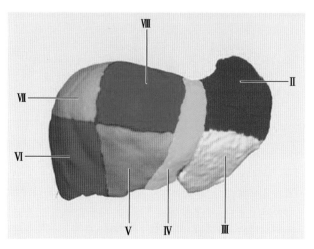

图 8-4-73　肝脏分段（膈面）

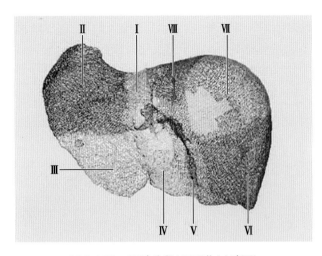

图 8-4-74　肝脏分段（透明化）（脏面）

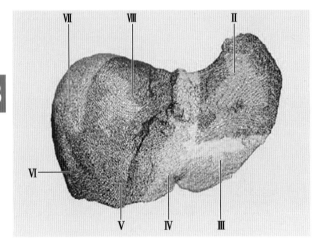

图 8-4-75　肝脏分段（透明化）（膈面）

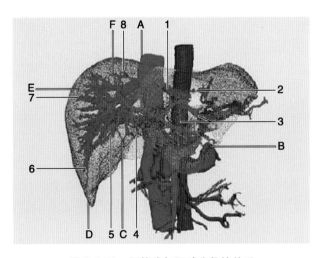

图 8-4-76　肝静脉与肝脏分段的关系

1.肝左静脉；2.左外上肝静脉；3.左外下肝静脉；4.肝中静脉左下支；5.肝中静脉右下支；6.肝右静脉下后支；7.肝右静脉上后支；8.肝右静脉前支；A.左外叶上段支；B.左外叶下段支；C.左内叶下段支；D.右后下段支；E.右后上段支；F.右前上段支。

（八）可视化系统重建肝静脉对临床教学的价值

由于传统的教学方法局限于教科书、图谱或灌注铸型标本，加之肝静脉的变异多样，个体差异大，学生对肝静脉的走行很难有直观的认识，往往只知道书本上介绍的较常见的某一种类型，而对其他类型一无所知。通过 MI-3DVS 重建的肝静脉基于活体人肝脏模型，学生可以随意转换观察角度，可以单独显示肝静脉，也可同时与其他相关器官同时显示，甚至可以在目标器官上进行仿真手术，使得手术培训的时间大为缩短，同时减少了对昂贵实验对象的需求，使学生对肝静脉的走行、变异类型有了更多的了解，其形象性、直观性、生动性能直接激发学生的学习兴趣。

（项　楠　苏仲和　游锦华）

参考文献

[1] 方驰华,常旭,鲁朝敏,等.肝内外胆管结石排 CT 数据三维重建及其临床意义[J].南方医科大学学报,2008,28(3):370-372.

[2] 沈柏用,施源.肝脏分段解剖的新认识[J].世界华人消化杂志,2008,16(9):913-918.

[3] 范应方,方驰华,朱新勇,等.层螺旋 CT 胆道三维成像对肝胆管结石病的诊断价值[J].中华消化外科杂志,2007,6(6):428-432.

[4] 范毓东,董家鸿.虚拟手术系统在肝脏手术方案设计中的应用[J].外科理论与实践,2004,9(4):272-274.

[5] SOLER L,DELINGETTE H,MALANDAIN G,et al. An automatic virtual patient recontruction from CT-scans for hepaticsurgical planning[J]. Stud Health Technol Inform,2000,70:315-316.

[6] 张绍祥.中国数字化可视人体研究进展[J].中国科学基金,2003,17(1):4-6.

[7] 方驰华,黄燕鹏.数字医学技术在肝内胆管结石外科治疗中的应用[J].外科理论与实践,2009,14(2):156-158.

[8] 贾洪顺,全显跃,方驰华,等.64 层 CT 评价胰周小血管的价值[J].南方医科大学学报,2008,28(3):411-412.

[9] ONODERA Y,OMATSR T,NUKAYAMA J,et al. Peripheral anatomic evaluation using D CT hepatic venography in donors:significance of peripheral venous visualization in living-donor liver transplantation[J]. AJR Am J Roentgenol,2004,183(4):1065-1070.

[10] ORGUC S,TERCAN M,BOZOKLAR A,et al. Variations of hepatic veins:helical computerized tomography experience in 100 consecutive living liver donors with emphasis on right lobe[J]. Transplant Proc,2004,36(9):

2727-2732.

[11] SAKAGUCHI T,SUZUKI S,INABA K,et al. Analysis of intra-hepatic venovenous shunt by hepatic venography [J]. Surgery,2010,147(6):805-810.

[12] FANG C H,HUANG Y P,CHEN M L,et al. Digital medical technology based on-slice computed tomography in hepatic surgery [J]. Chinese medical Journal, 2010, 123 (9):1149-1153.

[13] LAFORTUNE M,MADORE F,PATRIQUIN H,et al. Segmental anatomy of the liver:a sonographic approach to the Couinaud nomenclature [J]. Radiology, 1991, 181 (2): 443-448.

[14] NAKAMURA S,SUZUKI T. Surgical anatomy of the hepatic veins and the inferior vena cava [J]. Surg Gynecol obstel,1981,152(1):43-50.

[15] DESHPANDE R R, HEATON N D, RELA M. Surgical anatomy of segmental liver transplantation [J]. Br J Surg, 2002,89(9):1078-1088.

[16] FAN S T,DE VILLA V H,KIUCHI T,et al. Right anterior sector drainage in right-lobe live-donor liver transplantation [J]. Transplantation,2003,75(3):S25-27.

[17] 刘学静.多层螺旋 CT 门静脉成像及其在肝脏解剖分段中的应用 [J]. 医学影像学杂志,2002,12(5): 398-400.

[18] 沈柏用,施源. 肝脏分段解剖的新认识 [J]. 世界华人消化杂志,2008,16(9):913-918.

[19] FANG C H,YOU J H,LIU Y Y,et al. Anatomical variations of hepatic veins:three-dimensional computed tomography scans of 200 subjects [J]. World J Surg,2012,36 (1):120-124.

8

第九章

肝脏外科疾病可视化仿真手术

第一节 概　述

随着计算机技术、图像处理技术、医学物理学与医学的交叉融合和迅速发展,外科诊断与治疗的手段及方法正在发生着很大的变化。现代肝脏外科学的发展与科学技术的发展密不可分。肝脏手术之所以较腹部其他脏器手术困难,并成为普通外科学的难点与重点主要是由肝脏内部结构具有较大的复杂性和变异性决定的。对肝内管道树和病灶三维空间关系的精确把握有利于降低手术风险、提高手术成功率,因此如何更好地把握肝脏复杂的内部解剖结构成为肝脏外科学的突破点。近年来以影像学二维(two dimension,2D)图像数据为基础的计算机三维(three dimension,3D)重建可视化技术,弥补了 2D 图像的不足,能仿真显示肝内的解剖结构,提供全方位的肝脏立体信息。虚拟手术系统则是在准确重建肝内管道系统及病灶 3D 解剖结构的基础上,建立可交互操作的平台,仿真模拟手术过程,对降低并发症发生率及手术风险、提高手术成功率、促进医学水平提高有非常重大的意义。

数字医学技术是数字化技术在医学领域的应用,是医学与数字化技术结合的一门新兴学科,其中数字化虚拟人体的研究备受人们关注。仿真外科手术系统等使外科医师可以利用虚拟手术器械对虚拟人体器官进行手术仿真模拟。通过这些先进的技术手段,在术前、术中、术后对手术进行辅助支持,使外科手术越来越安全、可靠、精确。由于肝脏复杂的内部管道结构特点使大部分肝脏手术仍具有较大风险。为了将肝脏外科的手术风险降至最低,单纯依靠传统的技术和培训手段,很难有根本性改变,而数字化技术及数字医学的出现则有可能为这种突破指明方向。它可以使医务工作者沉浸于虚拟的场景内,体验并学习如何应付各种临床手术的实际情况,可以通过视觉、触觉感知,甚至听觉来学习各种手术

实际操作,并通过预演手术的整个过程事先发现手术中的问题。这将大大节约培训医务人员的费用和时间,使非熟练人员实习手术的风险大大降低,对改进医学教育与训练的模式、提高效率和质量、降低并发症发生率及手术风险、提高手术的成功率有重要意义。

(祝　文)

第二节　右半肝切除可视化仿真手术

一、右半肝切除术

(一) 右半肝切除术临床手术常规

1. 适应证

(1) 原发性肝癌,适用于病变局限于右半肝者,包括右前叶、右后叶。患者全身状况良好,肝功能正常或处代偿期(无黄疸、腹水、凝血机制正常、白/球蛋白比例不倒置),肿瘤比较局限,无远处转移。

(2) 继发性肝癌,原发病灶可切除,转移灶较局限,局限于右半肝者,包括右前叶或右后叶。

(3) 根治性切除术后复发性肝癌,肿瘤较小且局限于肝右叶。

(4) 局限于右半肝的肝脏良性肿瘤。

(5) 肝内胆管结石反复发作,右半肝组织萎缩、纤维化,丧失功能。

(6) 严重肝脏外伤,大块肝组织已离断破碎,难以修补或肝脏巨大血肿,出血无法控制,需行肝切除术控制出血。

(7) 右半肝慢性脓肿长期不愈,形成局限性厚壁脓肿。

(8) 肝棘球蚴病。

2. 术前准备

(1) 全面检查心、肝、肺、肾功能及各项生化指标,了解患者全身状况及肝脏储备能力。

（2）根据术前检查结果对患者做对应处理，如伴有肝硬化，术前应给予高蛋白、高糖、高纤维素饮食，术前 3 天静脉滴注葡萄糖、维生素 C、维生素 K、肌苷等；如血浆低蛋白者，应补充适量血浆或白蛋白，必要时少量多次输新鲜血。

（3）术前备皮、备血，可准备自体血回输。

3. 麻醉　气管插管全身麻醉。

4. 手术步骤

（1）取右肋缘下切口，或做"Λ"形双侧肋缘下切口，显露困难时可于第 7 肋或第 8 肋间开胸，改成胸腹联合切口。

（2）进腹后先切断结扎肝圆韧带，剪断镰状韧带、右三角韧带、右冠状韧带、肝结肠韧带和肝肾韧带，在镰状韧带与右侧冠状韧带交界处，用止血钳钳夹小纱布球进行钝性分离，以显露肝右静脉。

（3）将肝右叶向左侧轻轻翻转，显露其后面的下腔静脉，可见排列于下腔静脉前壁两侧的肝短静脉，该静脉数量不定、粗细不等，但均很短，术者可用左手示指保护好下腔静脉，自下向上钝性分离肝后方与下腔静脉前壁，将显露出的肝短静脉和肝组织一并夹住，切断，结扎。

（4）阻断肝门，术者左手拇指置于肝右叶前面，其余四指置于肝右叶和下腔静脉，这种手法既可防止随时可能发生的大出血，又可保护下腔静脉。

（5）在正中裂侧 0.5~1cm 用电刀切开肝包膜，用刀柄或手指钝性分离肝实质，所遇管道逐一钳夹，切断。

（6）切除时于第一肝门附近需切断缝扎门静脉右支、肝右管、肝右动脉。

（7）在第二肝门附近钳夹切断肝右静脉，较大管道应逐一缝扎。

（8）取出右半肝，放开阻断肝门血流的乳胶管，再逐一结扎或缝扎断面所有的管道及出血点。

（9）肝断面以游离的镰状韧带或大网膜覆盖，留置引流，关腹。如开胸，则留置胸腔闭式引流。

（10）另一种方法是肝门解剖、肝外血管结扎法。游离肝脏、胆囊切除同前，切开肝十二指肠韧带，沿肝固有动脉找到肝右动脉结扎、切断，分离肝总管并向上前开，显露门静脉右支，钳夹、切断和缝扎，亦可结扎而不切断，待在肝内处理，肝右管宜在肝内切断和结扎。

（11）在膈下冠状韧带和镰状韧带相交处右侧，下腔静脉左侧缘找到肝右静脉，在其行径上肝的顶部以大圆针 7 号线深深缝扎 1 针，以阻断肝右静脉血流，减少出血。

（12）其余肝短静脉处理同前，不阻断肝门切除右半肝。

5. 术中及术后应注意的问题

（1）术中应注意的问题：①肝组织质地脆弱，缝线打结时应注意，不能牵拉过紧，否则可能将肝组织割裂。②肝断面如能对拢缝合最佳，如不能，可用大网膜覆盖。

（2）术后应注意的问题：①预防术后腹腔出血、消化道应激性出血，术后腹腔感染、肺部感染等。②保持腹腔引流通畅，记录每日引流液的性状和量。③继续应用抗生素，持续低流量吸氧 2~3 天。④术后积极给予保肝措施，静脉滴注葡萄糖、维生素 C、维生素 K 及其他保肝药物。⑤术后第 1、3、5、7 天应根据病情定期抽血做肝功能、肾功能、电解质等检测，并根据结果调整用药。

（二）右半肝切除可视化仿真手术举例

患者，男性，58 岁。因反复左侧腰痛 20 年入院。CT 检查提示肝右叶巨大肿块，肝癌可能性大。临床诊断为原发性肝癌。根据三维重建信息，可见肿瘤位于段Ⅴ、段Ⅵ、段Ⅶ，透明化肝脏，可分别显示肿瘤与门静脉、肝静脉、肝动脉的关系。根据三维重建信息，可确定手术方式为规则右半肝切除术。在 Free Form Modeling System 及其自带的 PHANTOM 力反馈设备中，建立右半肝切除的仿真手术环境。手术医师演练手术过程，临床按仿真手术进行，术中进行顺利（图 9-2-1~图 9-2-19）。

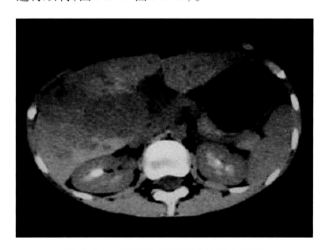

图 9-2-1　CT 平扫可见肝右叶巨大肿块

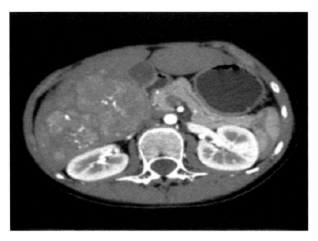

图 9-2-2　CT 动脉期可见肝右叶巨大肿块强化程度比周围肝组织明显

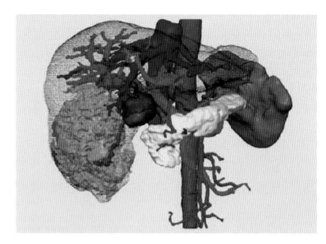

图 9-2-5　MI-3DVS 三维重建显示肿瘤空间位置及与肝脏血管的关系

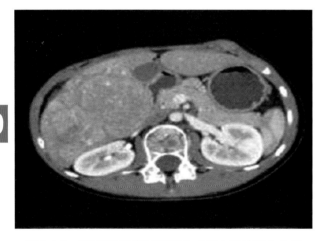

图 9-2-3　CT 门静脉期可见肝右叶巨大肿块强化有所消退,但强化程度仍较周围肝组织高

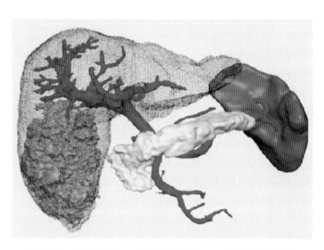

图 9-2-6　MI-3DVS 三维重建显示肿瘤空间位置及与门静脉的关系

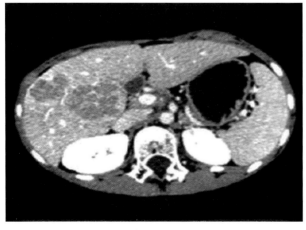

图 9-2-4　CT 静脉期可见肝右叶巨大肿块强化明显消退,呈典型的"快进快出"表现

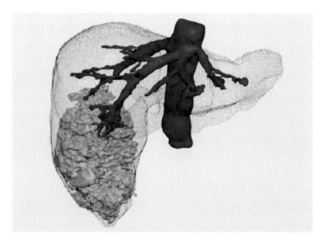

图 9-2-7　MI-3DVS 三维重建显示肿瘤空间位置及与肝静脉的关系

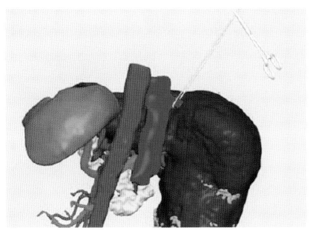

图 9-2-8　MI-3DVS 三维重建后仿真手术:解剖肝右静脉

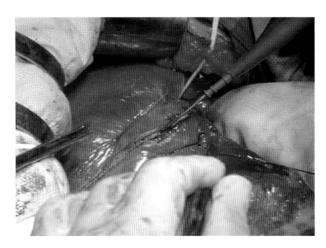

图 9-2-11　行右半肝切除术,术中标记预切线

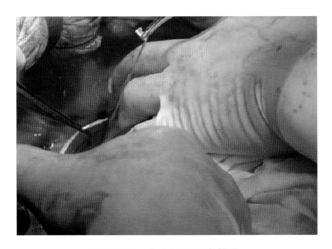

图 9-2-9　术中解剖肝右静脉

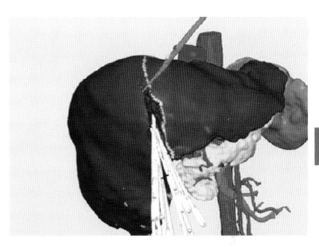

图 9-2-12　MI-3DVS 三维重建后仿真手术:电刀切开肝实质

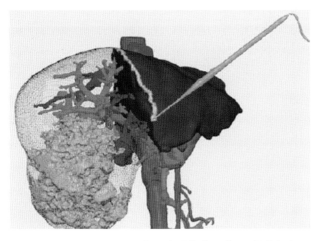

图 9-2-10　MI-3DVS 三维重建后仿真手术:可视化标记右半肝切除术手术预切线

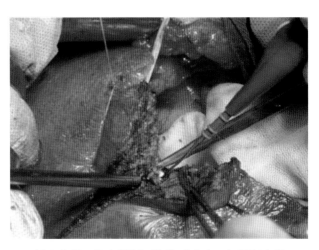

图 9-2-13　行右半肝切除术,术中电刀切开肝实质

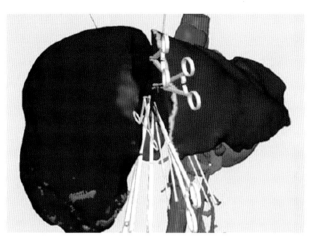

图 9-2-14　MI-3DVS 三维重建后仿真手术:缝扎肝断面肝静脉分支

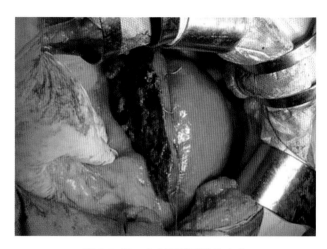

图 9-2-17　术中肝断面缝扎止血

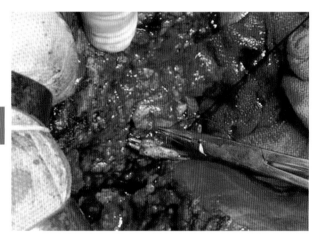

图 9-2-15　术中缝扎肝断面肝静脉分支

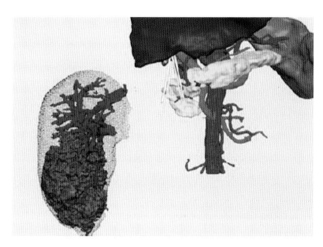

图 9-2-18　MI-3DVS 三维重建后仿真手术:成功切除荷瘤肝

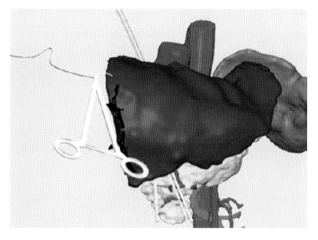

图 9-2-16　MI-3DVS 三维重建后仿真手术:肝断面缝扎止血

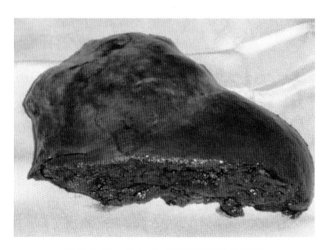

图 9-2-19　术中成功切除荷瘤的右半肝

二、前入路右半肝切除术

前入路肝切除也称原位肝切除或逆行肝切除。对于巨大的肝右叶肿瘤切除,传统的外科途径是通过右侧胸腹联合切开,以便翻转肝右叶和处理后方的肝短静脉和肝右静脉。但是翻转巨大的肝右叶肿瘤时,由于对肿瘤的游离、挤压,不免增加手术创伤和肿瘤细胞在血液循环中的扩散机会。同时,过度翻转肝右叶肿瘤,可引起下腔静脉的扭转,导致回心血量骤降、血压下降,并且使门静脉血流淤滞、左半肝发生缺血,进而引起肝功能损害。在肝右叶的肿瘤中,来源于肝右后叶的巨大肿瘤,使传统的规则性肝右叶切除术发生困难。此外,肿瘤侵犯膈肌或右侧胸腹壁时,也会使传统的规则性肝右叶切除术更具挑战性。而采用前入路右半肝切除可以很好地克服以上问题。

(一) 前径路右半肝切除术适应证

1. 肝右叶巨块型肝癌,常规方法难以显露者。

2. 右叶肝癌侵及周围组织和器官,常规方法难以控制出血,可以选前入路加半肝血流阻断切除术。

3. 肝门部胆管癌,尤其是伴有二级以上胆管的肿瘤或累及肝尾状叶的肿瘤。

(二) 前径路右半肝切除术的步骤要点

1. 阻断入肝血流　离断肝圆韧带,将肝脏向上提起,解剖肝门,鞘外或鞘内结扎离断右肝蒂以阻断右半肝入肝血流。此时可见肝脏膈面形成缺血分界线。

2. 离断肝实质　沿缺血线以电刀在肝表面划定预切除线,钳夹法自前向后离断肝实质直至下腔静脉前壁。离断过程中,助手尽量将左半肝向左侧牵拉以显露手术视野。游离肝右静脉,钳夹离断后双重缝扎。向左牵引下腔静脉,结扎切断所有汇入下腔静脉右侧壁的肝短静脉,将右半肝与下腔静脉完全分离。

3. 游离肝右叶　游离固定右半肝的韧带。在此过程中,一并处理受肿瘤侵犯的周围结构,如膈肌、肾上腺等。最后移除肝右叶与肿瘤。

(三) 前径路右半肝切除术可视化仿真

手术举例:患者,男性,41 岁。因反复发热伴有乏力、食欲缺乏 1 个月,腹痛 10 天入院。入院查乙肝"两对半"提示"小三阳",甲胎蛋白 11 861μg/L。入院 CT 检查提示肝右叶后上段可见直径为 10.5cm 的大块状低密度影,密度欠均匀,中心部可见更低密度区,肝左叶亦可见一直径为 3.5cm 的类似病灶,增强扫描动脉期呈不均匀强化,静脉期明显消退。考虑为肝右叶巨块型肝癌,伴有肝左叶转移。三维重建明确手术方式后,在 Free Form Modeling System 及其自带的 PHANTOM 力反馈设备中,建立经前径路肝癌切除的仿真手术环境,由手术医师演练手术步骤,熟悉手术环境。临床上,按仿真手术步骤进行,手术过程顺利,术后患者恢复良好。术后病理报告:右半肝原发性肝细胞癌(图 9-2-20~图 9-2-52)。

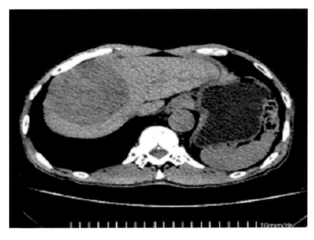

图 9-2-20　CT 平扫可见肝右叶巨大肿块

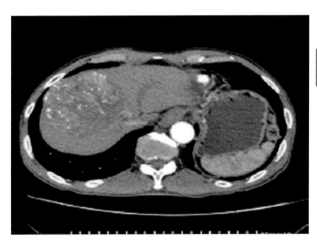

图 9-2-21　CT 动脉期可见肝右叶巨大肿块强化程度比周围肝组织明显

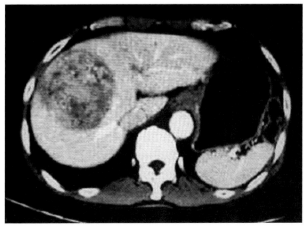

图 9-2-22　CT 门静脉期可见肝右叶巨大肿块强化明显消退

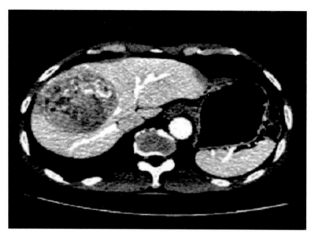

图 9-2-23 CT 静脉期可见肝右叶巨大肿块强化明显消退,呈典型的"快进快出"表现

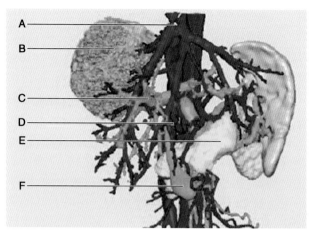

图 9-2-26 MI-3DVS 三维重建后隐去肝组织显示病灶与肝内管道的关系
A. 肝静脉;B. 肿瘤;C. 门静脉;D. 肝右动脉;E. 胰腺;F. 胆囊。

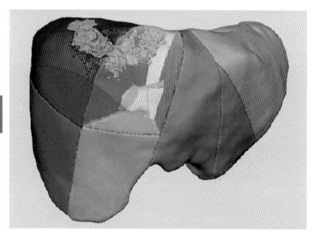

图 9-2-24 MI-3DVS 个体化肝脏分段可见肿物分布在肝段Ⅶ、段Ⅷ

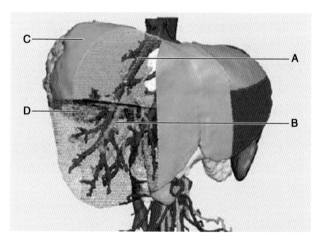

图 9-2-27 MI-3DVS 三维重建后数字化肝段划分
A. 肝右静脉;B. 门静脉;C. 肝段Ⅶ;D. 肝肿瘤。

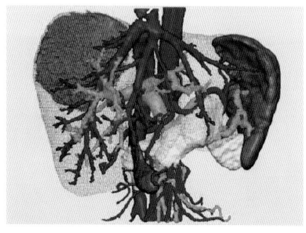

图 9-2-25 MI-3DVS 三维重建显示病灶与肝内管道的关系

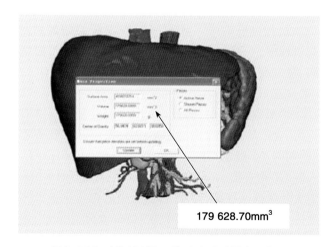

179 628.70mm³

图 9-2-28 MI-3DVS 三维重建后测量全肝体积

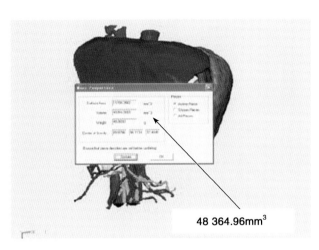

48 364.96mm³

图 9-2-29　MI-3DVS 仿真右半肝切除后,测量残余肝体积

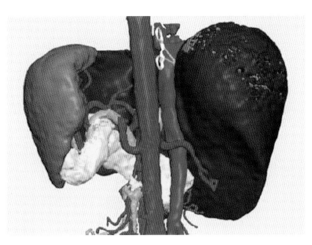

图 9-2-32　MI-3DVS 三维重建后仿真手术:解剖肝右静脉

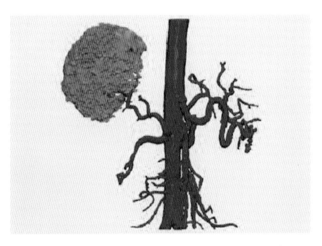

图 9-2-30　MI-3DVS 三维重建显示肿瘤动脉血供情况

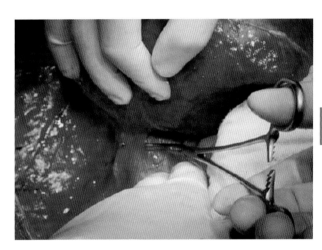

图 9-2-33　术中解剖肝右静脉

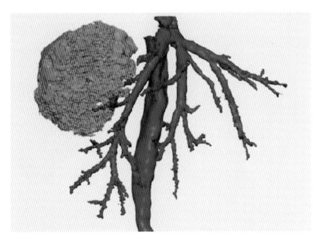

图 9-2-31　MI-3DVS 三维重建显示肿瘤与肝静脉的空间位置及关系

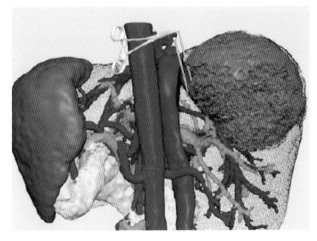

图 9-2-34　MI-3DVS 三维重建后仿真手术:解剖肝右静脉并放置血流阻断带

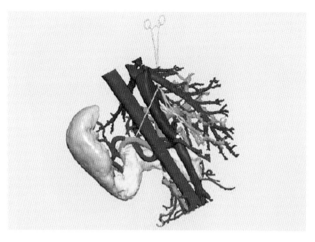

图 9-2-35 MI-3DVS 三维重建后仿真手术：肝脏透明化后解剖肝右静脉并放置血流阻断带

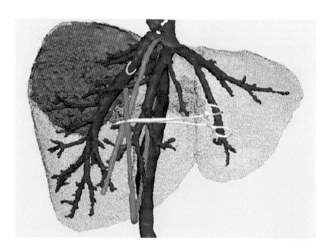

图 9-2-38 MI-3DVS 三维重建后仿真手术：前入路放置血流阻断带

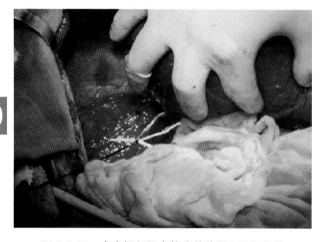

图 9-2-36 术中解剖肝右静脉并放置血流阻断带

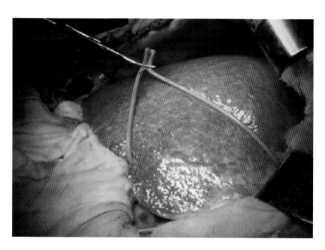

图 9-2-39 术中经前入路放置血流阻断带

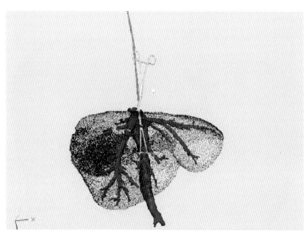

图 9-2-37 MI-3DVS 三维重建后仿真手术：前入路放置血流阻断带

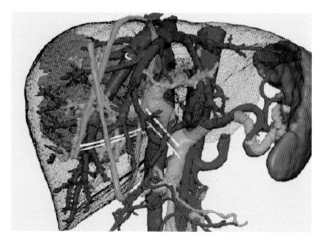

图 9-2-40 MI-3DVS 三维重建后仿真手术：解剖第一肝门并放置血流阻断带

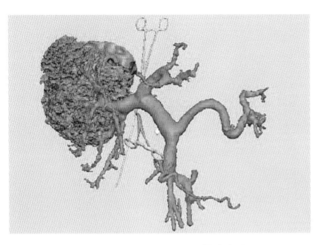

图 9-2-41　**解剖并阻断门静脉右支**

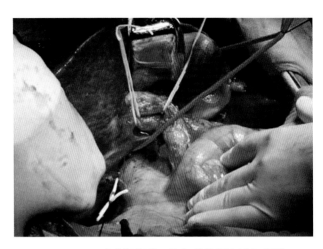

图 9-2-44　**术中解剖第一肝门并放置血流阻断带**

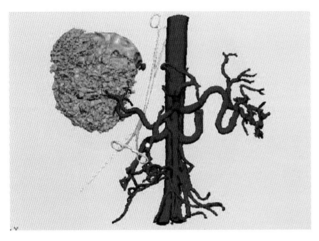

图 9-2-42　**解剖并阻断肝右动脉**

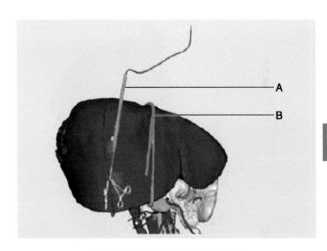

图 9-2-45　**仿真画定肝预切线**
A.仿真电刀；B.仿真血流阻断带。

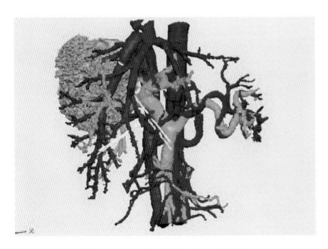

图 9-2-43　**完成出入肝血管阻断**

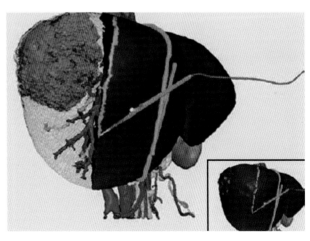

图 9-2-46　**MI-3DVS 三维重建后仿真手术：标记预切线**

9

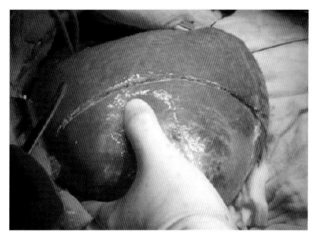

图 9-2-47　术中标记预切线

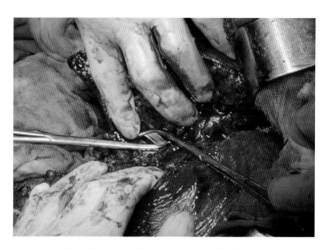

图 9-2-50　术中处理肝断面门静脉分支

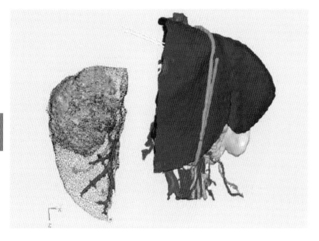

图 9-2-48　MI-3DVS 三维重建后仿真手术：完成段Ⅵ、段Ⅶ切除

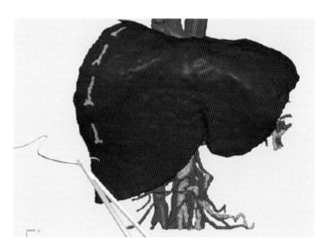

图 9-2-51　MI-3DVS 三维重建后仿真手术：肝断面对拢缝合

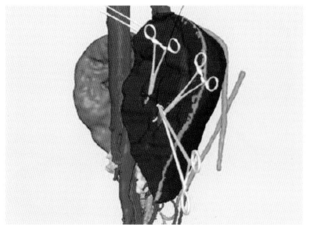

图 9-2-49　MI-3DVS 三维重建后仿真手术：处理肝断面门静脉分支

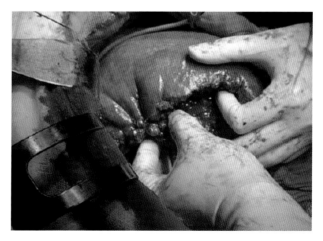

图 9-2-52　肝断面对拢缝合

三、肝段Ⅴ、段Ⅵ、段Ⅶ切除术

患儿,女,13岁。因自主扪及右上腹肿物1天入院。缘于患儿1天前无意间扪及右上腹部有一巨大肿物,约拳头大小。无腹痛、腹胀、畏寒、发热、恶心、呕吐、全身及巩膜黄染等症状。遂就诊于当地医院,行上腹部CT检查显示肝右叶巨大占位性病变,伴有肝胆管轻度扩张。今为求进一步治疗就诊笔者所在医院,门诊拟"肝脏占位"收入院。平素未诉特殊不适,其父亲有乙型肝炎病史20余年。入院查体:腹肌软,全腹无压痛及反跳痛,右上腹部可触及一肿物,大小约8cm×6cm,肝脏右侧肋缘下4cm,脾、胆囊肋缘下未触及;叩诊呈鼓音,肝浊音上界位于右锁骨中线第5肋间,肝、肾区无叩击痛,移动性浊音阴性;肠鸣音正常,每分钟3~5次,双下肢无水肿。入院辅助检查:肝炎指标提示乙型肝炎表面抗体、乙型肝炎e抗体、乙型肝炎核心抗体阳性,丙型肝炎病毒IgG抗体、甲型肝炎病毒抗体、戊型肝炎病毒抗体均阴性;肝功能检查提示白蛋白43.2g/L,总胆红素13.6μmol/L,丙氨酸氨基转移酶27U/L,天冬氨酸氨基转移酶63U/L;肿瘤标志物提示甲胎蛋白2 804μg/L。腹部增强CT检查提示右半肝多发性占位病变,主要集中在段Ⅴ、段Ⅵ、段Ⅶ,段Ⅷ存在散发小病灶,动脉期肿瘤明显强化,血供丰富,静脉期明显消退,段Ⅵ肿瘤内部可见钙化高密度影;门静脉左右支明显增宽,在门静脉左干左右分叉处可见充盈缺损,考虑为门静脉癌栓形成。入院诊断:原发性肝癌,伴门静脉右支主干癌栓形成。肝功能Child A级。三维重建明确肿瘤与重要血管的关系、确定门静脉内癌栓部位,通过术前体积评估,遂决定行段Ⅴ、段Ⅵ、段Ⅶ肝切除术,以及经肝断面门静脉取栓

术。在保证阴性切缘及血供的条件下,尽量保留正常段Ⅷ肝组织。术后3个月复查CT肿瘤无残留,无复发,门静脉内未见癌栓形成,肝脏组织增生代偿良好(图9-2-53~图9-2-75)。

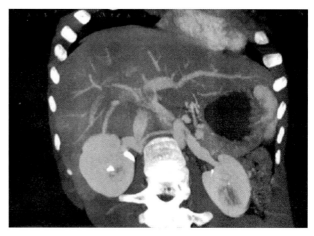

图9-2-54　CT自带软件门静脉三维重建

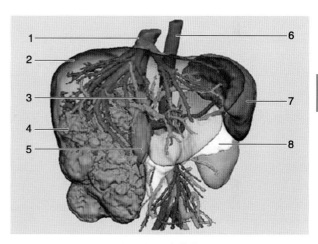

图9-2-55　MI-3DVS三维重建整体显示肝癌与肝内脉管之间的解剖关系
1.下腔静脉;2.透明化肝脏;3.门静脉;4.肝癌;5.胆囊;6.腹主动脉;7.脾;8.胰。

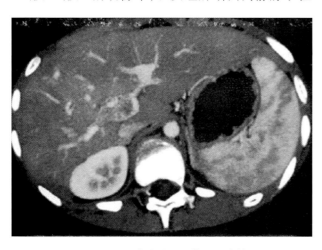

图9-2-53　患儿CT图像显示癌栓

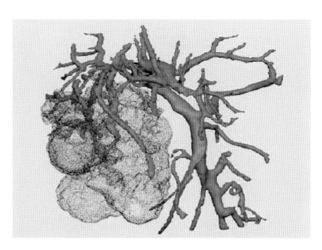

图9-2-56　MI-3DVS三维重建显示肿瘤与门静脉的关系

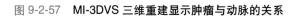

图 9-2-57 MI-3DVS 三维重建显示肿瘤与动脉的关系

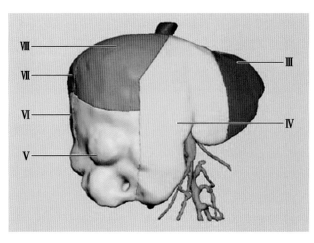

图 9-2-60 MI-3DVS 三维重建后个体化肝脏分段,肝癌位于段Ⅴ、段Ⅵ、段Ⅶ、段Ⅷ

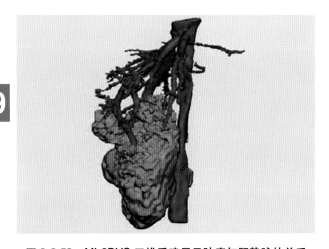

图 9-2-58 MI-3DVS 三维重建显示肿瘤与肝静脉的关系

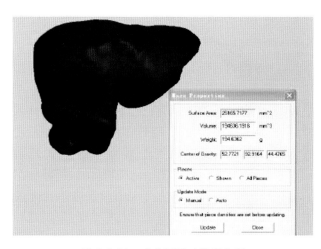

图 9-2-61 术前测量功能肝体积

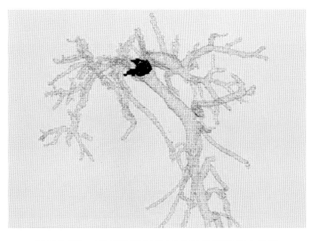

图 9-2-59 MI-3DVS 三维重建显示门静脉内癌栓

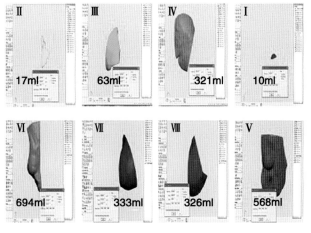

图 9-2-62 MI-3DVS 三维重建后对各肝段进行体积测算

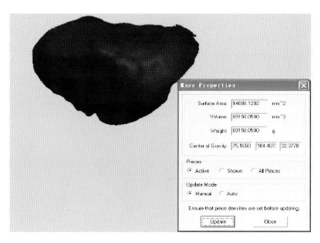

图 9-2-63　MI-3DVS 三维重建后术前测量规则右半肝切除的残肝体积

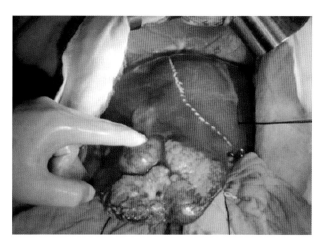

图 9-2-66　术中所见：画定肝脏预切线

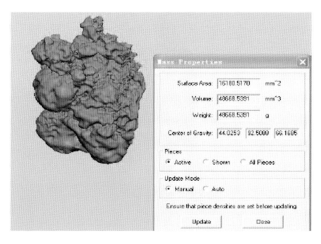

图 9-2-64　MI-3DVS 三维重建后术前测量肝癌瘤体体积

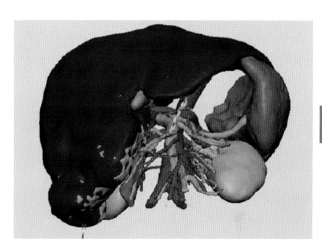

图 9-2-67　MI-3DVS 三维重建后仿真手术：解剖第一肝门

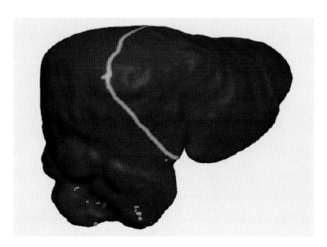

图 9-2-65　MI-3DVS 三维重建后仿真手术：确定切除范围

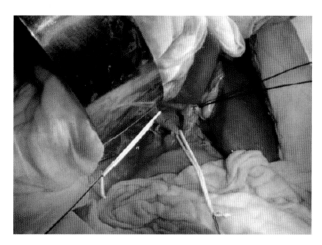

图 9-2-68　术中所见：解剖第一肝门

9

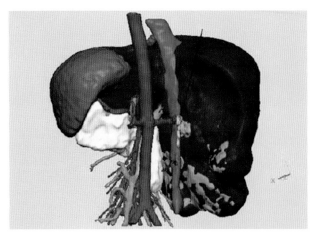

图 9-2-69　MI-3DVS 三维重建后仿真手术：解剖第三肝门

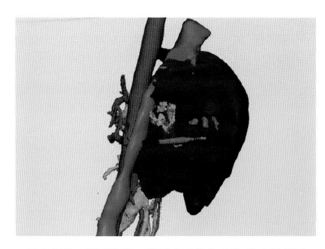

图 9-2-72　MI-3DVS 三维重建后仿真手术：仿真肝断面电凝止血

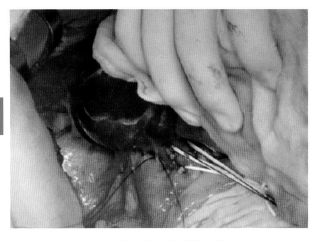

图 9-2-70　术中解剖第三肝门

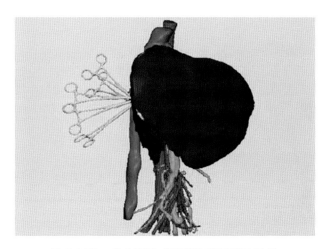

图 9-2-73　术中所见：经肝断面门静脉取癌栓

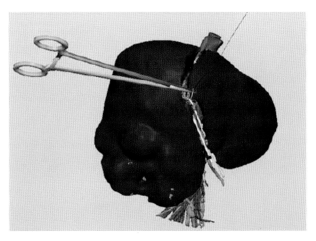

图 9-2-71　MI-3DVS 三维重建后仿真手术：离断肝实质时，缝扎肝内脉管

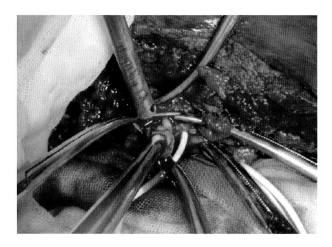

图 9-2-74　术中所见：经肝断面门静脉取癌栓

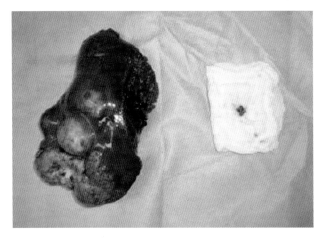

图 9-2-75　手术切除标本和门静脉内取出癌栓

四、肝段Ⅵ、段Ⅶ、段Ⅷ切除术

（一）肝段Ⅵ、段Ⅶ、段Ⅷ切除术可视化

仿真手术病例一：患者，女性，37 岁，已婚。因反复腹痛 5 天入院。入院查肿瘤标志物显示甲胎蛋白（AFP）346.9μg/L。上腹部 CT 检查示肝硬化，肝右叶巨块肝癌，肝右叶后下段小结节状病灶，考虑为子灶；肝右叶肿块由肝动脉供血。入院诊断：①右半肝占位，原发性肝癌；②慢性乙型肝炎；③肝炎后肝硬化，肝功能 Child A 级。肝右叶巨块型原发性肝癌（段Ⅵ、段Ⅶ、段Ⅷ）患者，乙型肝炎后肝硬化，肝功能 Child A 级，术前上腹部 CT 检查示动脉期肿瘤强化，瘤内可见低密度坏死区，门静脉期肿瘤较肝实质密度低，呈典型的"快进快出"表现；肿瘤未侵犯门静脉右支主干，已侵犯门静脉段Ⅶ分支，与门静脉段Ⅷ分支关系密切，但在 CT 上难以判别是否存在侵犯关系。MI-3DVS 三维重建后，从多角度不同方位观察，可见肿瘤与门静脉段Ⅷ分支仅为推压关系。术前反复演练仿真手术，发现若行常规右半肝切除，残肝体积百分比为 40.8%，不能满足残肝增生代偿的要求，术后很可能发生肝功能不全、肝衰竭，故改施行段Ⅵ、段Ⅶ、段Ⅷ切除术，胆囊切除术，拟保留大部分段Ⅴ正常肝组织，重新测量计算残肝体积百分比为 51.1%，故认为此手术方案可行。患者在气管插管全身麻醉下行段Ⅵ、段Ⅶ、段Ⅷ切除术，胆囊切除术。在仿真手术中反复演练并优化手术方案，最后拟定行扩大的系统性右后叶扩大切除术。术前仿真手术让临床医师熟悉了术中步骤，使术者术中配合更加默契，加快了手术进程，减少了术中出血，术中出血仅为 400ml。仿真手术过程与真实手术过程一致。术后常规病理检查提示肝细胞癌，低分化，慢性胆囊炎。患者术后恢复良好，未发生术后出血、肝功能不全、肝衰竭、肝性脑病、肝肾综合征、胆漏、腹腔感染等并发症。

运用 MI-3DVS 进行三维重建，观察重建模型中肝

癌的空间定位及其与肝内脉管的解剖关系，拟定行段Ⅵ、段Ⅶ、段Ⅷ切除术。运用立体框选法框选残肝并进行残肝体积测量，并测量功能肝，计算残肝体积百分比，结合患者临床资料，评估手术方案的可行性与安全性。首先运用仿真超声刀离断镰状韧带、右侧冠状韧带及部分左侧冠状韧带，运用仿真电刀锐性分离肝裸区，并在保护右侧肾上腺的情况下继续向右下分离，以显露肝结肠韧带、肝肾韧带。仿真切除胆囊，分别仿真结扎离断胆囊管及胆囊动脉。观察三维重建模型，可见在第三肝门处存在一粗大的右后下静脉，仔细解剖分离后结扎。继续仿真解剖肝右后叶与肾上腺粘连直至右半肝完全游离完毕。因患者病灶局限在肝段Ⅵ、段Ⅶ、段Ⅷ，为防止术后肝衰竭，拟行段Ⅵ、段Ⅶ、段Ⅷ切除术。仿真电刀画定肝脏预切线，解剖第一肝门，分别游离出门静脉左、右支，肝动脉，肝左、右管，分别置带备阻断；仿真离断肝实质，逐一缝扎肝内脉管，直至将肝癌组织完整切除，最后仿真彻底电凝止血（图 9-2-76～图 9-2-106）。

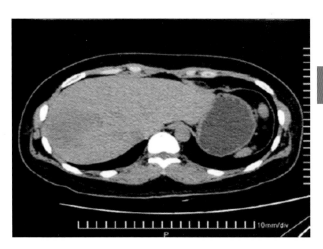

图 9-2-76　CT 平扫期可见肝右叶稍低密度占位

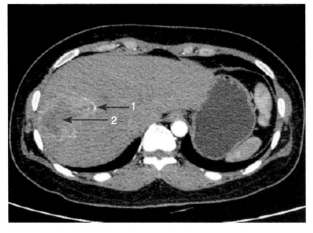

图 9-2-77　CT 动脉期可见占位强化程度比周围肝组织明显

1. 肝右动脉分支；2. 肝癌（内可见低密度坏死区）。

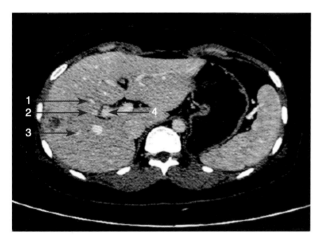

图 9-2-78　CT 门静脉期可见右半肝占位强化有所消退
1. 门静脉段Ⅷ分支；2. 门静脉段Ⅶ分支；3. 门静脉段Ⅵ分支；4. 门静脉右支主干。

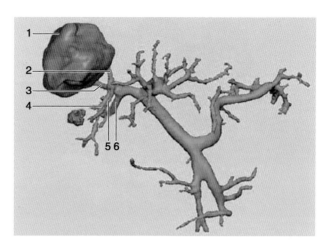

图 9-2-81　MI-3DVS 三维重建后显示肝癌与门静脉的解剖关系
1. 肝癌；2. 门静脉段Ⅷ分支；3. 门静脉段Ⅶ分支；4 和 6. 门静脉段Ⅵ分支；5. 门静脉段 V 分支。

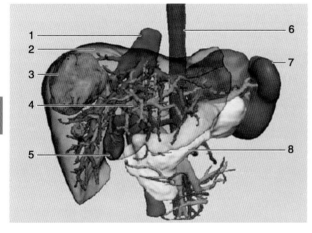

图 9-2-79　MI-3DVS 三维重建后整体观
1. 下腔静脉；2. 透明化肝脏；3. 肝癌；4. 门静脉；5. 胆囊；6. 腹主动脉；7. 脾；8. 胰。

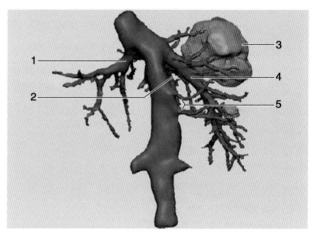

图 9-2-82　MI-3DVS 三维重建后显示肝癌与肝静脉的解剖关系
1. 肝左静脉；2. 肝中静脉；3. 肝癌；4. 肝右静脉；5. 肝右后下静脉。

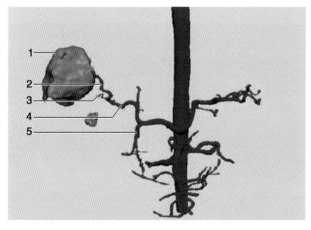

图 9-2-80　MI-3DVS 三维重建后显示肝癌与肝动脉的解剖关系
1. 肝癌；2. 肝左动脉；3. 肝右动脉；4. 肝固有动脉；5. 胃十二指肠动脉。

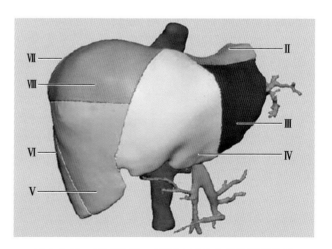

图 9-2-83　MI-3DVS 三维重建后行个体化肝脏分段

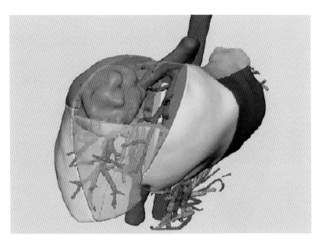

图 9-2-84 MI-3DVS 三维重建后从图中看，肿瘤主要位于段Ⅶ、段Ⅷ

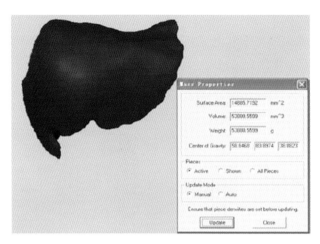

图 9-2-87 MI-3DVS 三维重建后术前测量扩大的切除的残肝体积

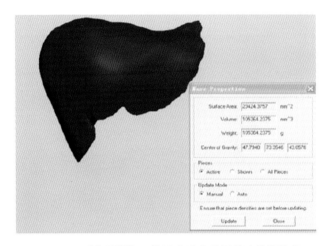

图 9-2-85 MI-3DVS 三维重建后术前测量功能肝体积

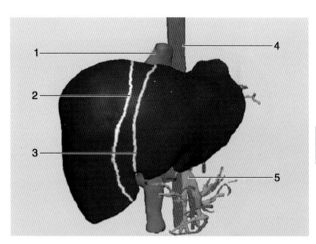

图 9-2-88 MI-3DVS 三维重建后规划肝切除的预切线
1.下腔静脉；2.白色线为缩小右半肝切除的预切线；
3.黄色线为规则右半肝切除的预切线；4.腹主动脉；
5.门静脉。

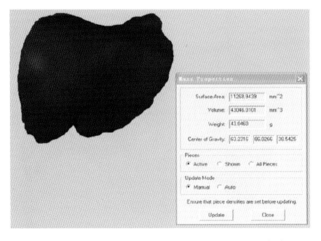

图 9-2-86 MI-3DVS 三维重建后术前测量规则右半肝切除的残肝体积

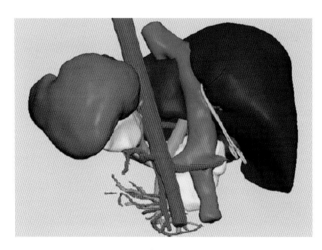

图 9-2-89 MI-3DVS 三维重建后仿真手术解剖肝右后下静脉

9

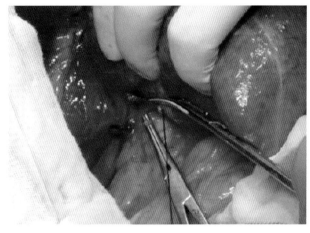

图 9-2-90 术中结扎并离断肝右后下静脉

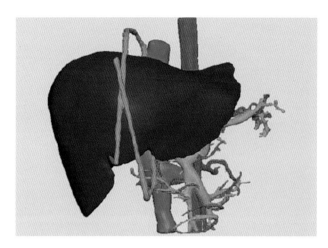

图 9-2-93 MI-3DVS 三维重建后仿真手术置入肝脏阻断绳

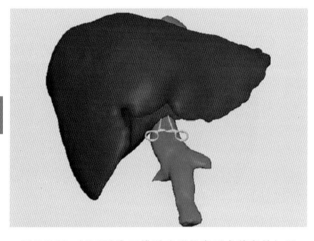

图 9-2-91 MI-3DVS 三维重建后仿真手术游离并打通肝脏与下腔静脉间隙中的隧道

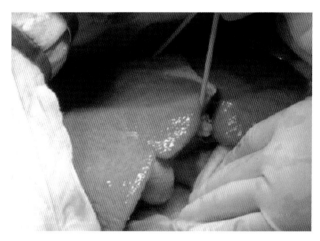

图 9-2-94 术中置入肝脏阻断绳

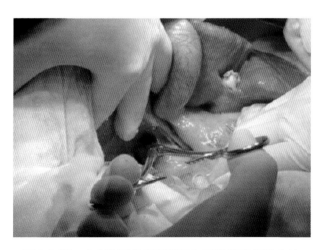

图 9-2-92 术中游离并打通肝脏与下腔静脉间隙中的隧道

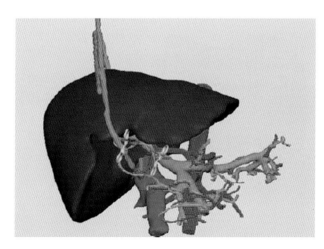

图 9-2-95 MI-3DVS 三维重建后仿真手术解剖第一肝门

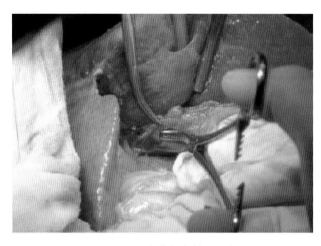

图 9-2-96　术中解剖第一肝门

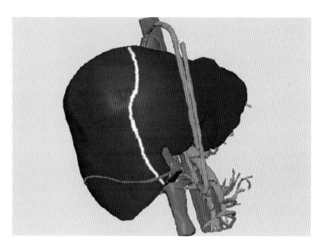

图 9-2-99　MI-3DVS 三维重建后仿真手术画定段Ⅵ、段Ⅶ、段Ⅷ切除术预切线

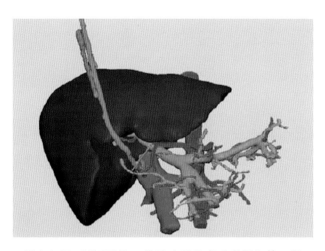

图 9-2-97　MI-3DVS 三维重建后仿真手术置入第一肝门阻断带

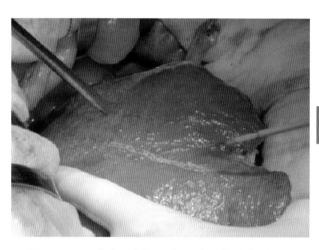

图 9-2-100　术中画定段Ⅵ、段Ⅶ、段Ⅷ切除术预切线

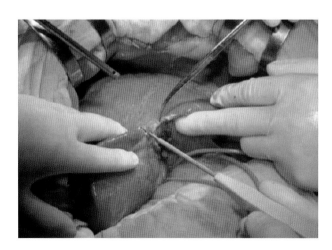

图 9-2-98　术中第一肝门置入阻断带

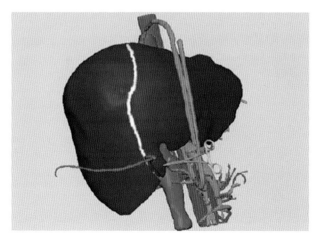

图 9-2-101　MI-3DVS 三维重建后仿真手术离断肝实质

9

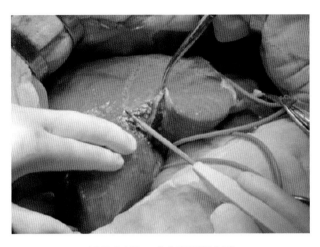

图 9-2-102　术中离断肝实质

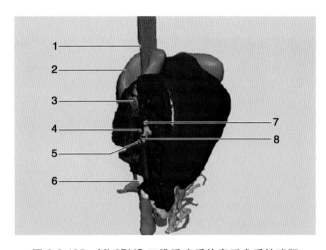

图 9-2-105　MI-3DVS 三维重建后仿真手术后的残肝
1. 腹主动脉；2. 脾；3. 肝右静脉；4. 门静脉段Ⅶ分支；5. 门静脉段Ⅵ分支；6. 胰；7. 门静脉段Ⅷ分支；8. 门静脉。

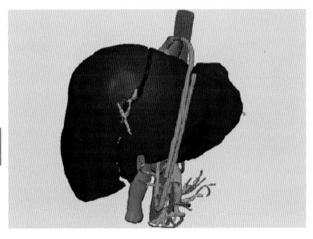

图 9-2-103　MI-3DVS 三维重建后仿真手术离断肝实质过程中，离断并结扎肝脏管道，图为钳夹结扎门静脉段Ⅷ分支

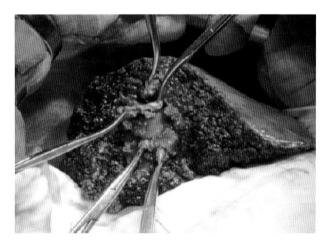

图 9-2-106　术中真实手术后的残肝

（二）肝段Ⅵ、段Ⅶ、段Ⅷ切除术可视化

仿真手术病例二：患者，男性，35 岁。因体检发现肝脏占位 2 个月余入院。患者 2 个月前偶发上腹部隐痛不适，不伴有腰背部放射痛及发热、恶心、呕吐，休息后可缓解，在当地医院门诊行 B 超检查提示肝右后叶巨块性占位，考虑肝癌可能性大，未予进一步治疗。患者为求进一步诊治来笔者所在医院，入院后检查结果为白细胞计数 7.39×10^9/L，Hb 130g/L，AFP 127μg/L，乙肝"两对半" HBsAg（+）、HBeAg（+）、HBsAb（+），AST 47U/L，ALT 39U/L，血清白蛋白 36g/L，血清总胆红素 18.7μmol/L，肝功能 Child A 级。行上腹部增强 CT 检查示肝右叶巨块型占位，考虑为肝癌可能性大。临床诊断：右半肝巨块型肝癌。经 MI-3DVS 三维重建和术前规划设计后，决定行扩大的系统性肝右后叶切除术（图 9-2-107 ~ 图 9-2-144）。

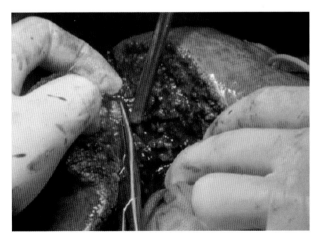

图 9-2-104　术中离断肝实质过程中，离断并结扎肝脏管道，图为钳夹结扎门静脉段Ⅷ分支

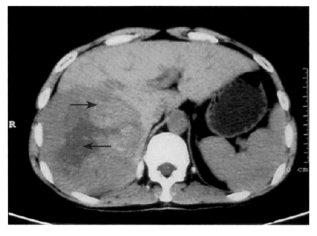

图 9-2-107 CT 平扫可见肝脏轮廓规则,外形饱满,肝右叶巨大低密度影(上方箭头所指),大小约为 11cm×10cm,边缘规则,无明显包膜,中央区密度低于周围(下方箭头所指),呈液化坏死样改变,符合原发性巨块型肝癌的平扫特点。脾不大,腹腔内未见液性暗区

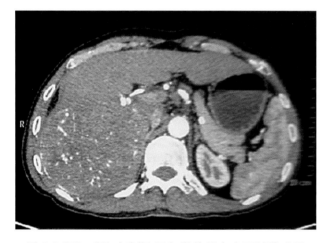

图 9-2-108 CT 动脉期:平扫期的低密度区域快速强化,内可见大量点状强化影,血供丰富,其余肝脏无明显强化区域。肝动脉、脾动脉、腹主动脉显影良好

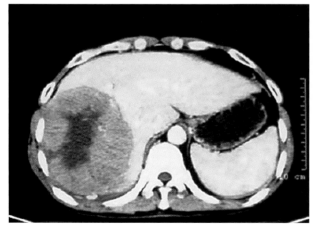

图 9-2-109 CT 静脉期:动脉期强化的区域迅速消退,其密度低于周围肝脏的密度,中央区密度更低,呈典型的"快进快出"特点,符合原发性肝癌的影像学特点

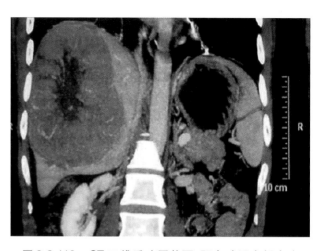

图 9-2-110 CT 三维重建冠状面,肝右叶巨大低密度影,中央区坏死,呈巨块型占位改变,内可见条索状供血血管,考虑为原发性巨块型肝癌的可能性大

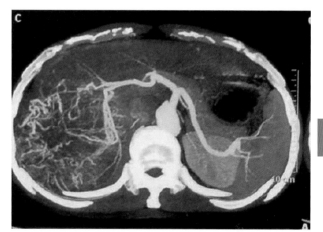

图 9-2-111 CT 三维重建横断面,右半肝占位动脉血供丰富,内见团状曲张血管影,供血动脉主要来自肝右动脉 CT 扫描,由于实现了亚毫米,获得图像数据精确、信息量大,真正实现了活体人个体化原发性肝癌解剖数字化

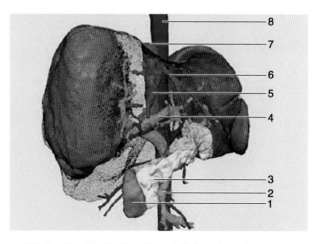

图 9-2-112 MI-3DVS 三维重建整体观察肝脏、肿瘤、门静脉、肝动脉、肝静脉和下腔静脉,肿瘤巨大,位于右半肝
1.胆囊;2.肠系膜上静脉;3.胰腺;4.门静脉左支横部;5.肝中静脉;6.肝左静脉;7.下腔静脉;8.腹主动脉。

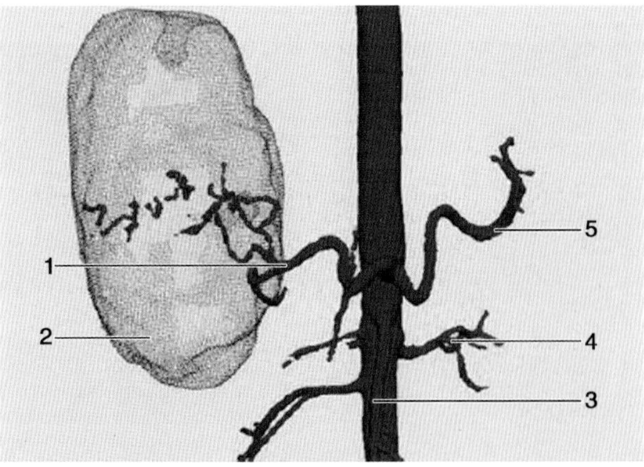

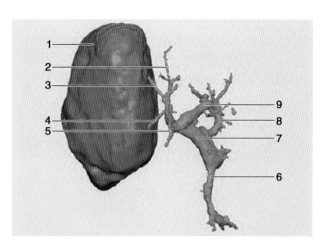

图 9-2-113 MI-3DVS 三维重建单独观察肿瘤与肝动脉
的关系,肿瘤由肝右动脉供血
1.肝固有动脉;2.肿瘤;3.肠系膜上动脉;4.左肾动脉;
5.脾动脉。

图 9-2-116 右面观:肿瘤与门静脉主干关系不密切,门
静脉右后分支因肿瘤生长而缺如,段 V 和段Ⅷ分支未被
肿瘤侵犯

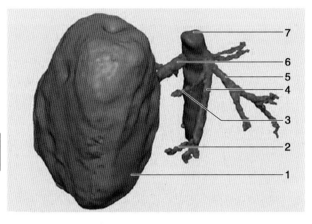

图 9-2-114 单独观察肿瘤与肝静脉和下腔静脉系统的
关系,肝中静脉和肝左静脉共同汇入下腔静脉,肿瘤与
肝中静脉距离较远,与肝右静脉关系密切。肝右静脉因
肿瘤的生长而主干短小,只见起始部,肿瘤与下腔静脉
关系不密切
1.肿瘤;2.肝中静脉段 V 分支;3.肝中静脉段Ⅷ分支;
4.肝中静脉;5.肝左静脉;6.肝右静脉;7.下腔静脉。

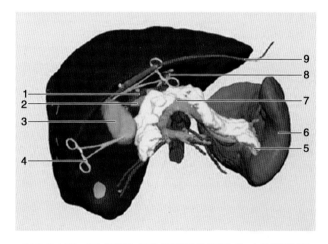

图 9-2-117 MI-3DVS 三维重建后仿真手术:中弯钳游离
胆囊周围浆膜后电刀离断,行胆囊切除术,为切除右半肝
做准备
1.肝右动脉;2.门静脉右支;3.胆囊;4.中弯钳;5.胰腺;6.脾;
7.肠系膜上静脉与脾静脉汇合处;8.门静脉左支;9.电刀。

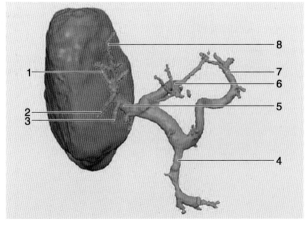

图 9-2-115 解剖位:单独观察肿瘤与门静脉的位置关
系,门静脉段 V 和段Ⅷ分支未被肿瘤侵犯
1.门静脉段Ⅶ分支;2.门静脉段Ⅵ分支;3.门静脉段 V
分支;4.肠系膜上静脉;5.门静脉右支;6.门静脉左支;
7.脾静脉;8.门静脉段Ⅷ分支。

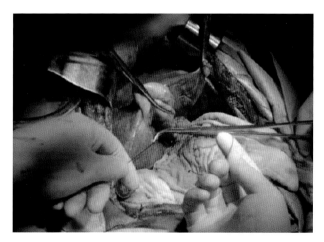

图 9-2-118 真实手术:游离解剖胆囊周围浆膜,行胆囊
切除术

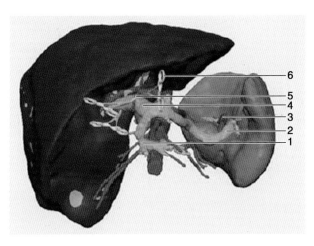

图 9-2-119　MI-3DVS 三维重建后仿真手术：分离解剖第一肝门和门静脉周围结缔组织，分离肝外门静脉主干
1. 肠系膜上静脉；2. 脾静脉；3. 脾动脉；4. 门静脉主干；5. 门静脉肝外小分支；6. 肝。

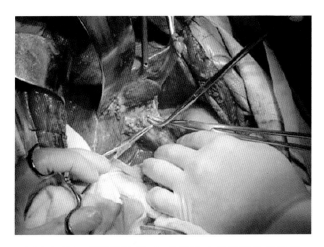

图 9-2-120　行胆囊切除术，为切除右半肝做准备的真实手术：分离第一肝门周围浆膜，结扎离断其周围的细小血管分支

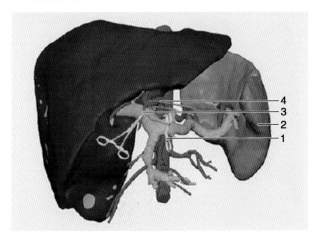

图 9-2-121　MI-3DVS 三维重建后仿真手术：游离解剖第一肝门，充分显露肝蒂，结扎离断门静脉肝外小属支，分离解剖肝动脉后置入阻断带
1. 中弯钳；2. 脾；3. 门静脉肝外小分支；4. 肝动脉阻断带。

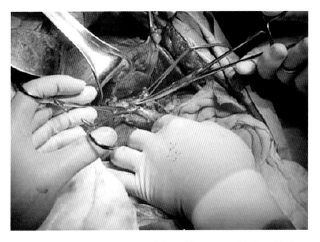

图 9-2-122　真实手术：分离解剖第一肝门，结扎门静脉肝外小属支，分离出肝动脉，置入肝固有动脉阻断带

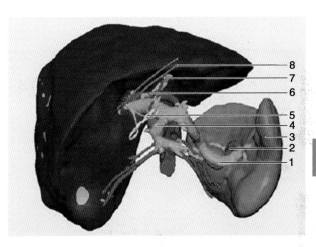

图 9-2-123　MI-3DVS 三维重建后仿真手术：充分解剖第一肝门，游离肝总动脉、门静脉主干和分支，肝固有动脉、肝右动脉置入阻断带
1. 脾静脉；2. 脾动脉；3. 脾；4. 肠系膜上静脉；5. 中弯钳；6. 肝动脉门静脉左支；7. 肝右动脉阻断带；8. 肝。

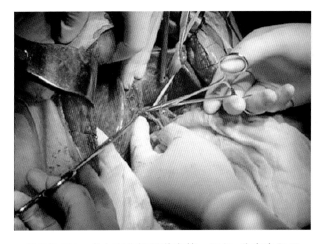

图 9-2-124　术中充分解剖游离第一肝门，分离出肝固有动脉、门静脉和胆管，肝固有动脉主干和右支置入阻断带

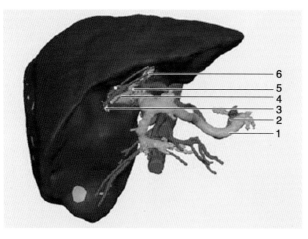

图 9-2-125　MI-3DVS 三维重建后仿真手术：充分游离显露肝门的各个管道，并放置阻断带备用

1. 脾静脉；2. 脾动脉；3. 门静脉右支阻断带；4. 肝右动脉阻断带；5. 门静脉主干阻断带；6. 肝固有动脉阻断带。

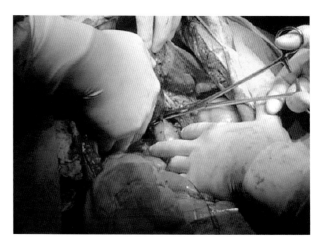

图 9-2-128　术中分离解剖并结扎离断肝短静脉，为显露右半肝做准备

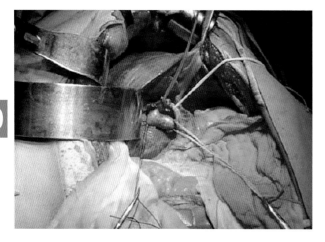

图 9-2-126　真实手术：充分游离解剖出肝蒂内的各个管道，并分别置入阻断带备用

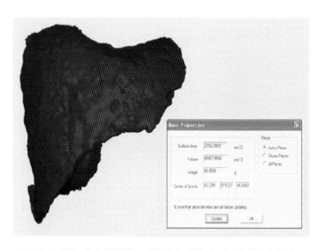

图 9-2-129　MI-3DVS 三维重建后仿真手术测量全肝去瘤体积

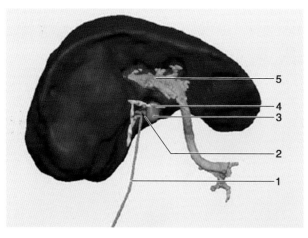

图 9-2-127　MI-3DVS 三维重建后仿真手术：分离结扎肝短静脉，以便充分显露右半肝

1. 中弯钳带阻断线；2. 肝短静脉；3. 下腔静脉；4. 中弯钳；5. 门静脉。

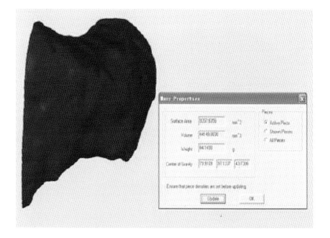

图 9-2-130　MI-3DVS 三维重建后仿真手术：若行常规右半肝切除，测量保留肝脏的体积占 49%

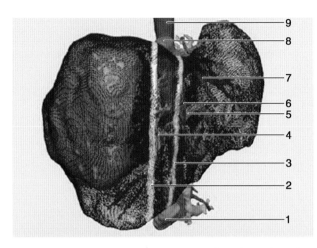

图 9-2-131 MI-3DVS 三维重建后仿真手术:仿真手术改行缩小的右半肝切除术,再次测量残肝的体积占 59.9%。该术式保留肝脏体积较多,手术风险减小许多,拟行缩小的右半肝切除术

1.胆囊;2.手术预切线;3.标准右半肝预切线;4.门静脉右支;5.门静脉左支;6.肝中静脉;7.肝左静脉;8.下腔静脉;9.腹主动脉。

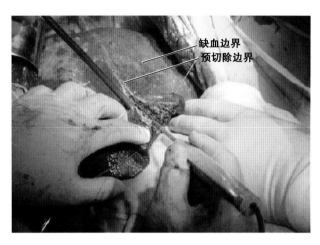

图 9-2-133 在真实的手术中,上面的指示线指示的是门静脉右支临时阻断后的缺血带,即标准右半肝切除的边界,相当于仿真手术中的黄色线;下面的指示线指示的是实际手术的切除边界,即缩小的右半肝切除术切除边界,相当于仿真手术中的白色线。按照体积测算结果,选择后一种术式

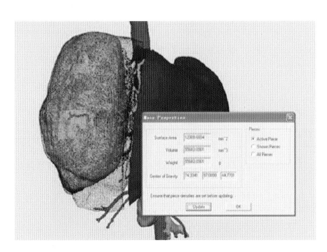

图 9-2-132 MI-3DVS 三维重建后仿真手术:充分游离肝脏周围韧带及解剖肝门各管道置入阻断带后,确定预切线,黄色线为标准右半肝切除标记线,即门静脉右支阻断后的缺血带边缘,白色线为本次手术的拟切除线。透明化肝脏和肿瘤,肿瘤内可见供血动脉和门静脉

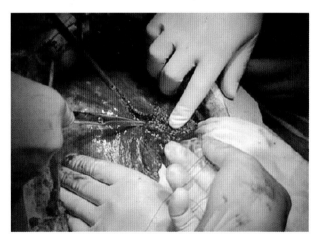

图 9-2-134 在真实的手术中,沿预切线逐步离断肝实质,离断过程中的肝断面血管均予以夹闭后结扎离断,较大血管予以缝扎,防止术后肝断面出血或胆漏

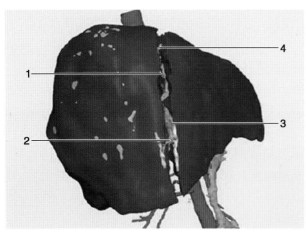

图 9-2-135　MI-3DVS 三维重建后仿真手术:预切除门静脉右支的段Ⅵ、段Ⅶ分支,保留门静脉段Ⅴ、段Ⅷ分支,以保证残存的段Ⅴ、段Ⅷ术后存活,上图中为夹闭段Ⅵ分支

1.门静脉段Ⅶ分支;2.门静脉段Ⅵ分支;3.门静脉段Ⅴ分支;4.门静脉段Ⅷ分支。

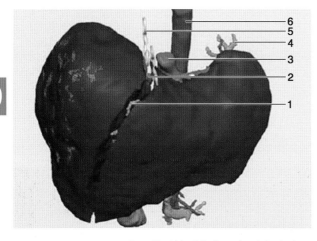

图 9-2-136　MI-3DVS 三维重建后仿真手术:在切断右半肝实质过程中,夹闭肝右静脉主干,为离断做准备

1.门静脉段Ⅶ分支;2.肝右静脉;3.下腔静脉;4.脾静脉;5.中弯钳;6.腹主动脉。

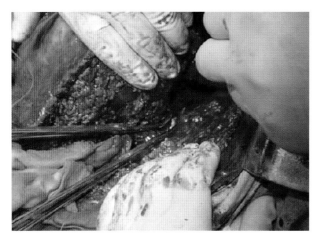

图 9-2-137　在真实的手术中,夹闭肝右静脉并离断

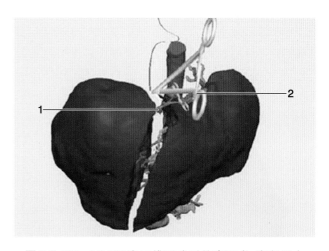

图 9-2-138　MI-3DVS 三维重建后仿真手术:离断肝右静脉主干后,缝扎近端肝右静脉残端

1.肝右静脉;2.持针器。

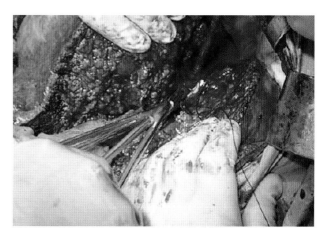

图 9-2-139　术中离断肝右静脉后缝扎近端,防止线结撕脱

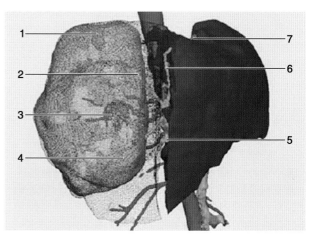

图 9-2-140　MI-3DVS 三维重建后仿真手术:整体观,随肿瘤切除的肝叶中的门静脉分支、肝静脉分支和肝动脉分支一目了然

1.肿瘤;2.长入肿瘤内的门静脉段Ⅶ分支;3.长入肿瘤内的动脉;4.长入肿瘤内的门静脉段Ⅵ分支;5.门静脉段Ⅴ分支;6.门静脉段Ⅷ分支;7.肝左静脉。

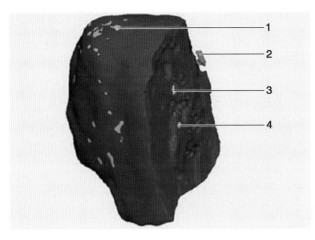

图 9-2-141　MI-3DVS 三维重建后仿真手术:肝标本断面
1. 肿瘤;2. 肝右静脉断端;3. 门静脉段Ⅶ分支;4. 门静脉段Ⅵ分支。

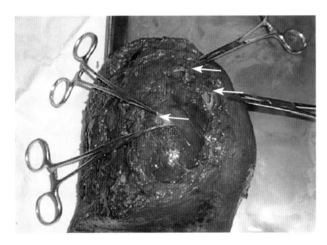

图 9-2-142　真实手术切除的肝脏断面:从上向下,第 1 个箭头是门静脉段Ⅶ分支,第 2 个箭头是肝右静脉,第 3 个箭头是门静脉段Ⅵ分支

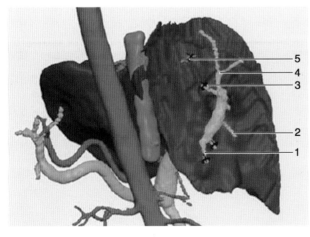

图 9-2-143　MI-3DVS 三维重建后仿真手术保留的肝脏断面结构:门静脉段Ⅵ、段Ⅶ分支被离断,门静脉段Ⅴ、段Ⅷ分支被保留,手术切除了部分段Ⅴ、段Ⅷ和全部段Ⅵ、段Ⅶ。该手术称为扩大的系统性肝右后叶切除术(缩小的右半肝切除术)
1. 门静脉段Ⅵ分支断端;2. 门静脉段Ⅴ分支;3. 门静脉段Ⅶ分支;4. 门静脉段Ⅷ分支;5. 肝右静脉断端。

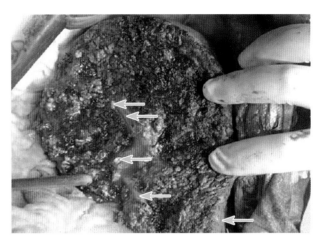

图 9-2-144　在真实的手术中,保留的肝脏断面:上图中从上向下,第 1 个箭头是门静脉段Ⅶ分支断端,第 2 个箭头是保留的门静脉段Ⅷ分支,第 3 个箭头是门静脉段Ⅵ断端,第 4 个箭头是保留的门静脉段Ⅴ分支,第 5 个箭头显示手术后开放临时阻断的门静脉右支后,剩余的段Ⅴ血供良好

为实现原发性肝癌个体化三维重建和诊断程序化,采用 MI-3DVS 术前进行三维重建,可以清晰地显示肝脏、肿瘤、肝静脉及下腔静脉、门静脉、肝动脉、脾、胰腺,可以清晰显示肿瘤的大小、形状、肝内位置、与周边大血管的关系,可以根据肝内肝静脉和门静脉的走行分布个体化划分肝段,进行术前可切除性评估并行仿真手术切除,指导选择最佳的治疗方案,实现精准肝切除。

该术式切除肝脏体积较多,手术风险较大,暂不考虑行该术式。由于该患者门静脉右支供血的段Ⅴ、段Ⅵ、段Ⅶ、段Ⅷ 4 条分支较为明显,每一分支供应相对应肝段,因此根据体积测算和门静脉右支走行分布,考虑放弃常规右半肝切除术,改行扩大的系统性肝右后叶切除术(缩小的右半肝切除术),即切除完整的段Ⅵ、段Ⅶ和切除靠右边的部分段Ⅴ、段Ⅷ,保留靠左边的部分段Ⅴ、段Ⅷ。

五、肝右三叶切除术

(一)肝右三叶切除术临床手术常规

1. 适应证　适用于病变累及右半肝和肝左内叶,无明显肝硬化,肝左外叶有代偿性增大,肝功能正常者。

2. 术前准备　同右半肝切除术。

3. 麻醉　同右半肝切除术。

4. 手术步骤

(1)切开,游离右半肝同右半肝切除术,单切除范围包括左内叶,属极量肝切除。

（2）切除胆囊,阻断第一肝门血流,上起自下腔静脉右侧壁,下至第一肝门,沿镰状韧带右侧0.5~1cm用电刀切开肝包膜及表浅肝实质,钝性分离肝实质,肝内的管道逐一钳夹、切断。

（3）将右半肝向上翻转,沿左纵沟右侧和肝门H沟上缘切开肝包膜,以刀柄分开肝实质,显露门静脉左干的矢状部和囊部,推开左内叶,显露左内叶的门静脉支、肝管支和动脉支,予以结扎切断,注意勿损伤门静脉的横部、矢状部、囊部及左外叶的肝内胆管和动脉支。

（4）沿肝门横沟上缘分开肝实质,在肝门右切迹将肝组织向右侧推开,充分显露门静脉右干、肝右管和肝右动脉,将其结扎、切断;然后,分出肝右静脉和肝中静脉,在肝实质内上段予以钳夹、切断和缝扎,肝短静脉处理与右半肝切除术相同。

（5）右三叶切除后,移去阻断肝门血流的乳胶管,断面彻底止血。

（6）冲洗,肝断面可游离周围韧带或用大网膜覆盖后缝合固定,留置引流,关腹。如开胸者,留置胸腔闭式引流,关胸。

5.术中和术后注意事项

（1）术中应注意的问题:①在分离左内叶的管道时,应特别注意解剖关系,勿将门静脉左主支和肝左管主支损伤和结扎,否则会影响左外侧叶的血流供应和胆汁的排出。②肝中静脉与肝左静脉有时于第二肝门区汇合成一干,然后注入下腔静脉,因此处理肝中静脉前应认清肝左、肝中静脉合干部位,勿损伤肝左静脉。

（2）术后应注意的问题:同右半肝切除术。

（二）肝右三叶切除术主要仿真手术过程

运用MI-3DVS进行三维重建,观察重建模型中肝癌的空间定位及其与肝内脉管的解剖关系,肝癌主要位于段Ⅳ、段Ⅴ、段Ⅷ,肝癌由肝右动脉供血,肝癌包绕门静脉右后支,侵犯肝中静脉及肝右静脉,并侵犯门静脉后支,为彻底切除肿瘤,拟行肝右三叶切除术。运用立体框选法框选残肝并进行残肝体积测量,并测量功能肝,计算残肝体积百分比,结合患者临床资料,评估手术方案的可行性与安全性。首先运用仿真超声刀离断镰状韧带、右侧冠状韧带及部分左侧冠状韧带,运用仿真电刀锐性分离肝裸区,并在保护右侧肾上腺的情况下继续向右下分离,以显露肝结肠韧带、肝肾韧带。仿真切除胆囊,胆囊管及

胆囊动脉分别仿真结扎离断。观察三维重建模型,可见在第三肝门处存在一粗大的右后下静脉,仔细解剖分离后结扎。继续仿真解剖肝右后叶与肾上腺粘连直至右半肝完全游离完毕。备仿真电刀划定肝脏预切线,解剖第一肝门,分别游离门静脉左、右支,肝动脉,肝左、右管,分别置带备阻断;仿真离断肝实质,逐一缝扎肝内脉管,直至将肝癌组织完整切除,最后仿真彻底电凝止血。

（三）肝右三叶切除可视化仿真手术病例

患者因右上腹隐痛不适3年,加重6天入院。术前肝功能生化检查:TB 33μmol/L,ALT 48U/L,AST 55U/L;肿瘤标志物:AFP 1 210μg/L。上腹部CT检查提示肝脏轮廓不光整,肝叶比例失常,肝左叶体积增大,肝右前叶可见大块状低密度影,增强扫描动脉期呈不均匀强化,静脉期明显消退,内可见更低密度影。胆囊未见结石,肝内外胆管未见扩张。胰脏未见异常。术前诊断:①原发性肝癌;②乙型肝炎后肝硬化,肝功能Child A级。

三维重建后进行个体化肝脏分段,肝癌主要位于段Ⅴ、段Ⅶ、段Ⅷ,肝癌由肝右动脉供血,肝癌包绕门静脉右后支,侵犯肝中静脉及肝右静脉,并侵犯门静脉后支,为彻底切除肿瘤,拟行扩大的右半肝切除,术前运用MI-3DVS计算有效残肝体积百分比为56.0%,按照术前拟定的手术方案顺利完成手术,真实手术过程与仿真手术过程一致,术中残肝边缘多点取材进行术中冷冻切片检查,均未找到癌细胞,术后常规病理检查提示右半肝肝细胞癌,中分化。患者术后恢复良好,术后无发生肝功能不全、肝衰竭、胆漏等严重并发症(图9-2-145~图9-2-173)。

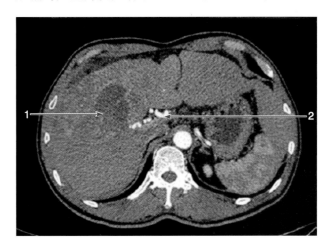

图9-2-145　CT动脉期可见肝右前叶肿块呈不均匀强化

1.肝癌;2.肝固有动脉。

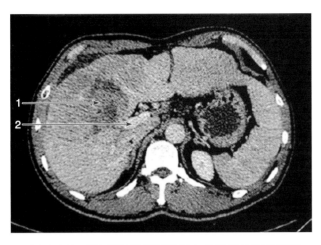

图 9-2-146 CT 门静脉期可见肝右前叶肿块强化明显减退

1. 肝癌；2. 门静脉右后支。

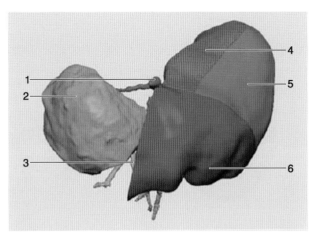

图 9-2-149 MI-3DVS 三维重建个体化肝脏分段，肝癌主要位于段 V、段Ⅶ、段Ⅷ

1. 下腔静脉；2. 肝癌；3. 门静脉右支；4. 肝段Ⅱ；5. 肝段Ⅲ；6. 肝段Ⅳ。

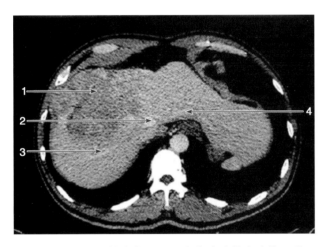

图 9-2-147 CT 静脉期可见肝右前叶肿块密度较正常肝组织低，呈"快进快出"的改变

1. 肝癌；2. 肝中静脉；3. 肝右静脉；4. 肝左静脉。

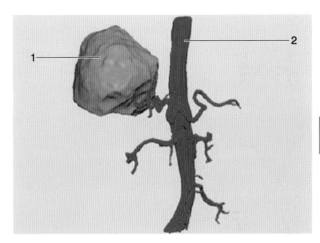

图 9-2-150 MI-3DVS 三维重建单独显示肝癌与肝动脉之间的关系

1. 肝癌；2. 腹主动脉。

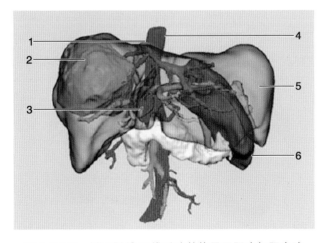

图 9-2-148 MI-3DVS 三维重建整体显示肝癌与肝内脉管的解剖关系

1. 下腔静脉；2. 肝癌；3. 门静脉；4. 腹主动脉；5. 透明化肝脏；6. 脾。

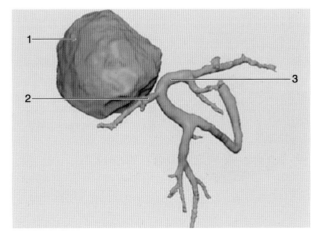

图 9-2-151 MI-3DVS 三维重建单独显示肝癌与门静脉的解剖关系

1. 肝癌；2. 门静脉右后支；3. 门静脉右前支。

9

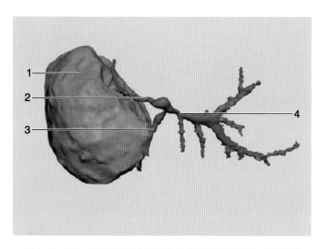

图 9-2-152 MI-3DVS 三维重建单独显示肝癌与肝静脉的解剖关系
1.肝癌;2.肝右静脉;3.肝中静脉;4.肝左静脉。

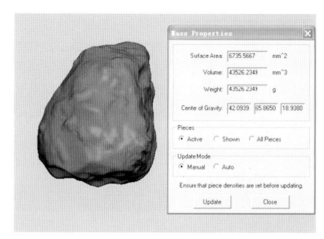

图 9-2-155 MI-3DVS 三维重建术前测量肝癌瘤体体积

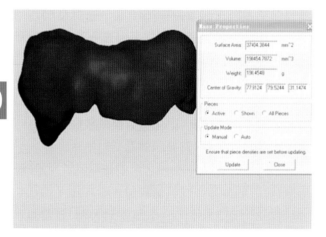

图 9-2-153 MI-3DVS 三维重建术前测量功能肝体积

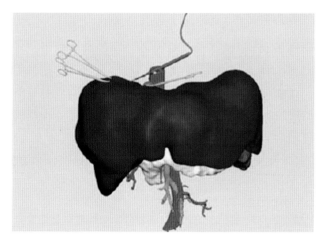

图 9-2-156 MI-3DVS 三维重建仿真游离右三角韧带

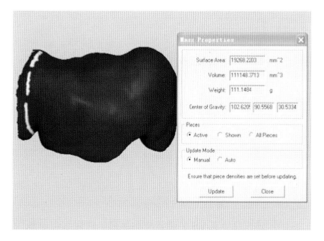

图 9-2-154 MI-3DVS 三维重建术前测量残肝体积

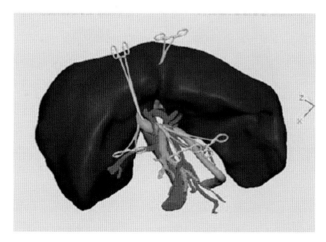

图 9-2-157 MI-3DVS 三维重建仿真解剖第一肝门(1)

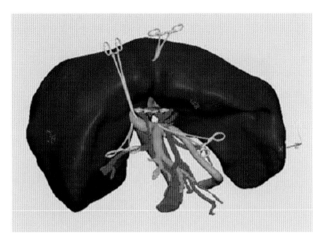

图 9-2-158　MI-3DVS 三维重建仿真解剖第一肝门(2)

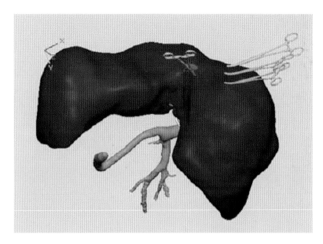

图 9-2-161　MI-3DVS 三维重建仿真解剖第二肝门(1)

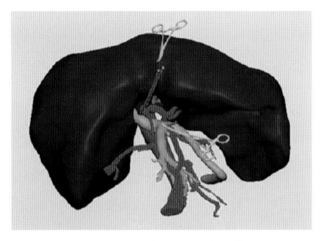

图 9-2-159　MI-3DVS 三维重建仿真解剖第一肝门,留置肝右动脉血管阻断带

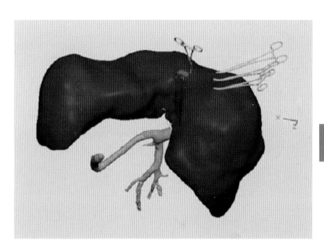

图 9-2-162　MI-3DVS 三维重建仿真解剖第二肝门(2)

9

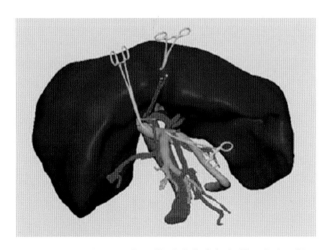

图 9-2-160　MI-3DVS 三维重建仿真解剖第一肝门,留置门静脉右支血管阻断带

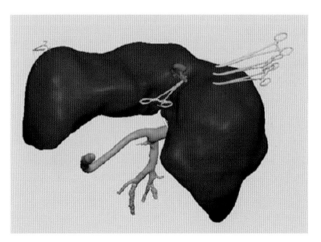

图 9-2-163　MI-3DVS 三维重建仿真解剖第二肝门,放置肝右静脉阻断带

9

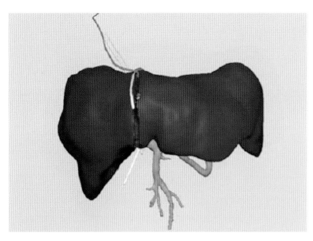

图 9-2-164　MI-3DVS 三维重建仿真画定肝脏预切线，并离断肝实质

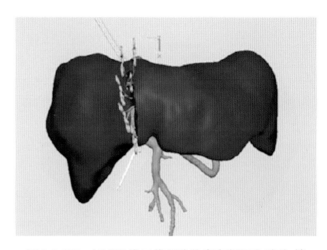

图 9-2-167　MI-3DVS 三维重建仿真离断肝实质时，缝扎肝内脉管（2）

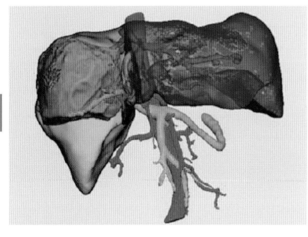

图 9-2-165　MI-3DVS 三维重建透明化显示残肝

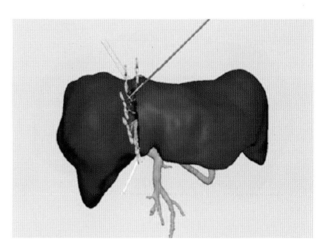

图 9-2-168　MI-3DVS 三维重建仿真离断肝实质时，缝扎肝内脉管（3）

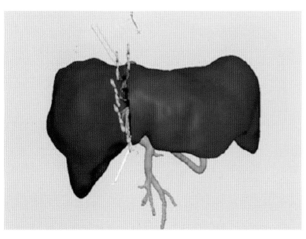

图 9-2-166　MI-3DVS 三维重建仿真离断肝实质时，缝扎肝内脉管（1）

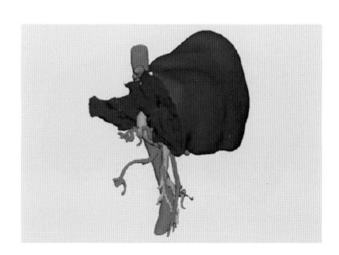

图 9-2-169　MI-3DVS 三维重建仿真的残肝

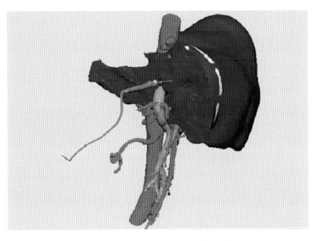

图 9-2-170　MI-3DVS 三维重建仿真肝断面电凝止血

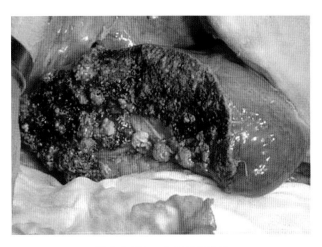

图 9-2-173　术中真实残肝

（方驰华　曾　宁　黄燕鹏　李克晓）

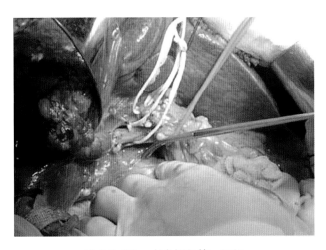

图 9-2-171　术中解剖第一肝门

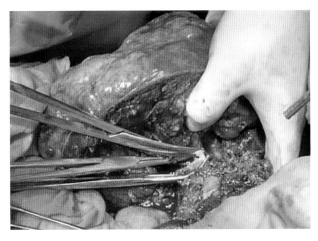

图 9-2-172　术中缝扎肝内脉管

第三节　左半肝切除可视化仿真手术

一、左半肝切除术

（一）左半肝切除术临床手术常规

1. 适应证　同肝部分切除术,病变局限在左半肝。

2. 术前准备　同右半肝切除术。

3. 麻醉　同右半肝切除术。

4. 手术步骤

（1）采用剑突下"Λ"形切口,左肋缘下切口应长于右肋缘下。

（2）剖腹探查,证实病变部位及范围后,切断肝圆韧带,相继切断镰状韧带、左三角韧带、左冠状韧带和肝胃韧带,游离左半肝。

（3）用止血钳钳夹小纱布球在镰状韧带和冠状韧带相接处钝性分离,以便显露肝左静脉、肝中静脉和下腔静脉左侧缘。

（4）如胆囊偏向内侧,可以切除胆囊,如偏外侧,则切开胆囊的左侧浆膜,钝性分离,并将其推向右侧,此时左半肝已基本游离。

（5）以乳胶管缠绕肝十二指肠韧带,阻断入肝血流,距离正中裂左侧 1cm,以电刀或手术刀切开肝包膜及浅表肝实质。

（6）术者左手拇指放在肝的表面,其余四指伸到肝的后面将肝轻轻托起,一旦发生大出血,四

9

指抬起可起到压迫止血的作用。沿切断线用刀柄或手指钝性分离肝实质,所遇管道逐一切断、结扎。

(7)在第一肝门附近,可遇到较粗的管道,包括肝左管、门静脉左支、肝动脉左支等,应切断、缝扎,最后剩下肝脏后壁包膜,剪断后移除左半肝,松开阻断肝血流所用的乳胶管。

(8)断面出血点可逐一缝扎止血,两断端尽可能对拢缝合,如缝合困难,可取周围韧带或大网膜覆盖。冲洗,左膈下留置引流,关腹。

(9)亦可应用肝外血管结扎法行左半肝切除术。左半肝游离后不阻断肝门,在肝十二指肠韧带前层剪开,分离出肝固有韧带,再向上分离出肝左动脉结扎,由肝门向左侧切开 Glisson 鞘,显露门静脉左支,小心予以分离,结扎后切断或仅结扎不切断,肝左管亦可同时结扎或留在肝内处理。肝左静脉位置较表浅,术者左手将已游离的肝左外叶向下方牵开,以长弯圆针做一针深的"8"字缝合,以缝闭肝左静脉,然后在不阻断肝门的情况下,按前法切断左半肝。

5. 术中和术后注意事项

(1)术中应注意的问题:①约5%患者存在副肝左动脉,它起源于胃左动脉,走行于肝胃韧带,游离肝胃韧带时应予以结扎切断,以免术中漏扎引起出血。②门静脉左支深在又较短,游离时应注意,一旦损伤应立即阻断肝门部,看清破口,缝合修补1~2针即可。③肝中静脉与肝左静脉常合成一干注入下腔静脉,因此,处理肝左静脉时避免同时结扎肝中静脉,在肝内处理肝左静脉更安全。

(2)术后应注意的问题:①同右半肝切除术。②除常规保肝治疗外,应补充白蛋白、血浆、氨基酸等,必要时少量多次输新鲜血,并可输注精氨酸、谷氨酰胺等防治肝性脑病的药物。

(二)常规左半肝切除术的主要仿真手术过程

运用 MI-3DVS 进行三维重建,观察重建模型中肝癌的空间定位及其与肝内脉管的解剖关系,拟定行左半肝切除术。运用立体框选法框选残肝并进行残肝体积测量,并测量功能肝,计算残肝体积百分比,结合患者临床资料,评估手术方案的可行性与安全性;用仿真电刀切断肝圆韧带与镰状韧带并向两侧剪开肝冠状韧带,充分显露视野;运用仿真中弯钳夹肝左三角韧带,离断后结扎,并游离肝

左外叶;仿真解剖第一肝门,并放置第一肝门阻断带,以便在切肝时控制血流;运用仿真长圆弯针在已游离的肝左外叶做深"8"字缝合;保证完整切除肿瘤,用仿真电刀画定肝脏预切线,离断肝实质,遇到肝内脉管钳夹并缝扎,注意损伤肝中静脉,最后离断肝左静脉;移除荷瘤肝,肝断面用仿真电刀彻底电凝止血。

(三)左半肝切除可视化仿真手术举例

患者,男性,63 岁。诊断为原发性肝癌,合并肝炎后肝硬化、乙肝病毒携带者。术前 Child-Pugh 分级为 A 级。检验显示 AFP 180.7μg/L。上腹部 64 层螺旋 CT 平扫加增强扫描提示肝左外叶巨大球形低密度影,增强扫描呈"快进快出"的特点,肿瘤大小约为 10.6cm×6.7cm×26.0cm,肿瘤直径计算方法同前,约为 14.4cm。

根据 CT 图像可知肿瘤局限于左半肝,未突入段 V 或段Ⅷ生长,肿瘤距离肝中静脉较近(图 9-3-1~图 9-3-4),右半肝体积较大,有手术切除、根治的可能性。基于 CT 图像的术前手术规划,若行扩大的左半肝切除,包括切除肝中静脉,则无法得知肝右前叶切除范围,因患者左半肝肿瘤巨大,行扩大的左半肝切除可能导致术后剩余肝脏体积不足 50%,无法保证手术的安全性。若行标准的左半肝切除,预切除线应该是膈面从下腔静脉到胆囊切迹的连线,脏面以胆囊左壁为界,达横沟上缘时转向左侧直至左纵沟,位于左外叶和尾状叶之间。对于合并肝硬化的患者,需要明确剩余肝体积比例,故为确保手术的安全性而予行术前虚拟仿真手术。

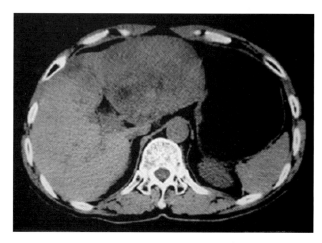

图 9-3-1　CT 平扫:左半肝可见巨大球形低密度灶,内部密度不均匀,中央区呈坏死样改变,边缘不规则,未见明显包膜,肝叶比例失调,边缘不规则

将原始 CT 数据动脉期及肝静脉期图像经转换后先后导入自主研发的 MI-3DVS 后,重建方法同前,并进行个体化肝分段(图 9-3-5,图 9-3-6)。

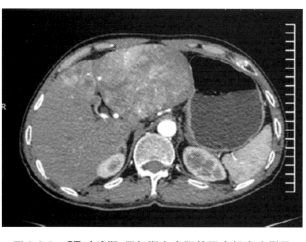

图 9-3-2 CT 动脉期:平扫期左半肝的巨大低密度影呈快速强化,密度高于周围肝脏组织,其内部可见供血动脉丰富,病灶边缘不规则,无明显边界

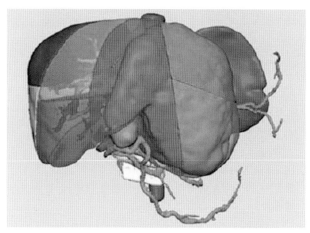

图 9-3-5 MI-3DVS 三维重建各脏器三维模型

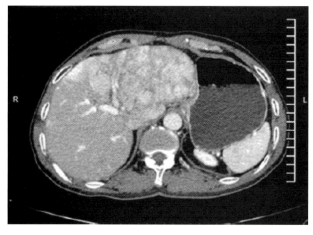

图 9-3-3 CT 门静脉期:左半肝病灶依然强化明显,边缘不清,门静脉左支短小,末端深入病灶内部,右支管壁光滑完整,走行分布清晰,与病灶距离较远

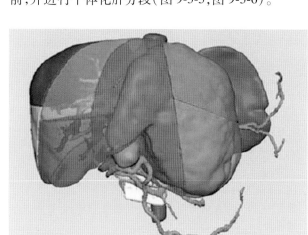

图 9-3-6 MI-3DVS 三维重建可见肝肿瘤分布于肝段Ⅱ、段Ⅲ、段Ⅳ,与肝中静脉关系密切

通过三维模型观察血管情况发现肝静脉及下腔静脉无明显变异,因肿瘤生长、侵蚀导致肝左静脉短小,肝中静脉也较细,肝右静脉较粗大,属肝右静脉优势型(图 9-3-7),左半肝切除术有利于保留更多的剩余肝组织;门静脉出现变异,门静脉主干同时发出门静脉左支主干、右前上分支及右后下分支,不存在门静脉右支主干,左支主干短小,深入肿瘤内,门静脉右前上分支及右后下分支皆较粗大,其中前者供血少部分肝段Ⅳ组织,术中需予以结扎(图 9-3-8,图 9-3-9)。

按照 Couinaud 原则对肝脏进行分段,发现胆囊位于段Ⅳ范围内。因为本病例为左半肝癌巨大,故对于本病例来说,标准的左半肝切除线应沿胆囊窝

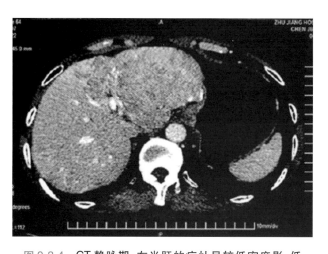

图 9-3-4 CT 静脉期:左半肝的病灶呈较低密度影,低于周围肝组织,内部密度不均匀。肝右静脉和肝中静脉的右半肝分支显影清晰,肝中静脉主干与病灶关系较为密切,肝左静脉未见

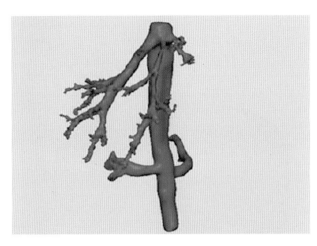

图 9-3-7　MI-3DVS 三维重建肝静脉及下腔静脉,无明显变异,可见肝左静脉短小,肝中静脉也较细,肝右静脉较粗大

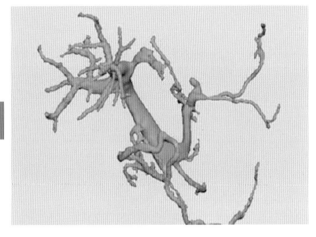

图 9-3-8　MI-3DVS 三维重建门静脉,门静脉出现变异,同时发出左支主干、右前上分支及右后下分支,左支主干短小,后两者皆较粗大

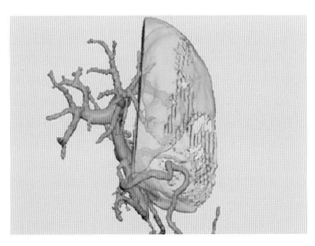

图 9-3-9　MI-3DVS 三维重建可见门静脉右前上分支部分供应段Ⅳ,术中需予以结扎

右侧缘至下腔静脉左侧缘(图 9-3-10~图 9-3-12),这是基于 CT 图像的手术规划很难发现和觉察的。对左半肝切除术进行肝脏容积分析,测量总肝体积为 1 680.3ml,除去肿瘤的功能肝体积为 976.3ml,去瘤段Ⅱ体积 23.3ml,去瘤段Ⅲ体积 57.3ml,去瘤段Ⅳ体积 140.8ml,段Ⅴ体积 189.5ml,段Ⅵ体积 114.7ml,段Ⅶ体积 270.1ml,段Ⅷ体积 234.6ml(图 9-3-13,图 9-3-14);右半肝体积为 808.9ml,占总肝体积的 48.1%,占功能肝体积的 82.8%;肝右后叶体积 384.8ml,占总肝体积的 39.4%,因为该患者合并肝硬化,剩余肝体积小于功能肝体积的 50%,不足以代偿术后肝功能,行肝左三叶切除术不可行,故左半肝切除是可行的。行仿真肝切除术,测量剩余肝体积为 882.6ml(图 9-3-15~图 9-3-17),占总肝体积的 52.5%,占功能肝体积的 90.4%,故左半肝切除是安全的,实际手术即按此方案进行,术后肝断面见图 9-3-18。术后恢复良好。

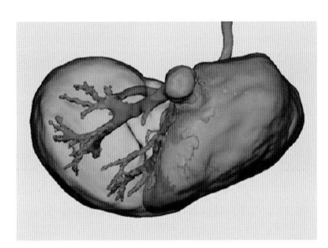

图 9-3-10　MI-3DVS 三维重建可见左半肝肿瘤与肝中静脉关系密切

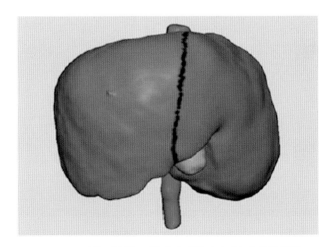

图 9-3-11　MI-3DVS 三维重建后仿真规划手术预切线,可见膈面预切线上端在下腔静脉左缘,下端在胆囊窝右侧,有别于基于 CT 图像手术规划的手术预切线

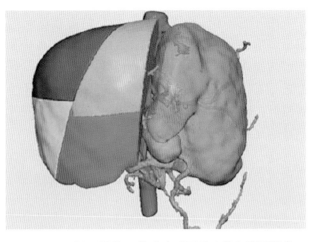

图 9-3-12 MI-3DVS 三维重建后可见病灶与胆囊的关系：胆囊位于段Ⅳ范围内。再次说明本例左半肝切除线采取胆囊窝右侧至下腔静脉左缘的正确性及基于三维模型手术规划的优越性

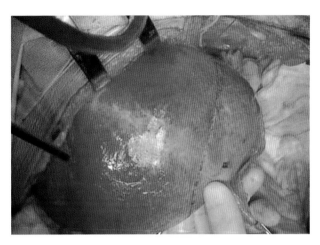

图 9-3-15 术中左半肝预切线

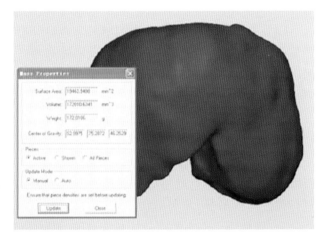

图 9-3-13 MI-3DVS 三维重建总肝体积为 1 680.3ml

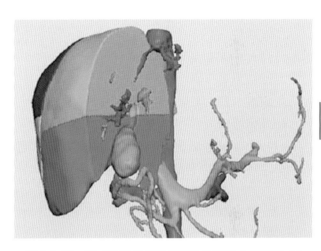

图 9-3-16 MI-3DVS 三维重建后仿真切除左半肝后，可见肝断面的肝中静脉

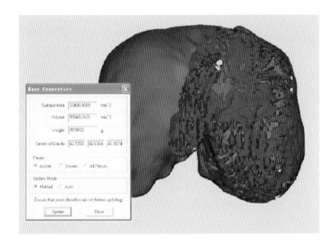

图 9-3-14 MI-3DVS 三维重建后测算去瘤肝体积为976.3ml

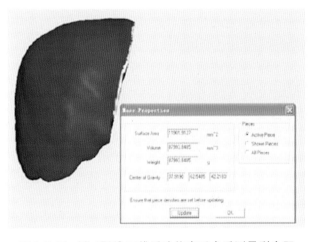

图 9-3-17 MI-3DVS 三维重建仿真手术后测量剩余肝体积为 882.6ml

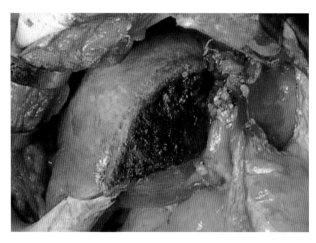

图 9-3-18　术中左半肝切除后的肝断面

二、肝左三叶切除术

（一）肝左三叶切除临床手术常规

1. 适应证　适用于病变或损伤涉及左半肝及右前叶，如合并肝硬化应慎重考虑。

2. 术前准备　同右半肝切除术。

3. 麻醉　同右半肝切除术。

4. 手术步骤

（1）取双侧肋缘下斜切口，中央向上延伸并超过剑突，切除剑突以利显露肝静脉汇入肝上下腔静脉处。

（2）游离肝脏的方法与左半肝切除相似，切断肝圆韧带、镰状韧带、左右三角韧带、左右冠状韧带、肝胃韧带、肝结肠韧带和肝肾韧带。

（3）切除胆囊，以乳胶管束扎肝十二指肠韧带，阻断第一肝门血流。

（4）自右叶间裂左侧 1cm 起至第二肝门的下腔静脉右侧缘止为切断线。

（5）电刀或手术刀切开肝包膜，以刀柄或手指钝性分离肝实质，所遇管道逐一钳夹切断，于门静脉右主干上方，遇到通向右前叶的血管支和胆管支；于第二肝门附近肝实质中遇到肝中静脉、肝左静脉；在横沟部遇到左侧门静脉左干、肝左管、肝左动脉，分别结扎和缝扎，亦可用血管钳钳夹，最后一并结扎、缝扎。

（6）继续向下分离，直至下腔静脉左缘，剪断肝包膜后面包膜，移除左三叶。去除阻断肝门血流的乳胶管，肝断面所有小出血点逐一进行"8"字缝扎止血。

（7）另一种方法是肝门解剖肝外血管结扎法：于肝门区夹开 Glisson 鞘，将肝左管、肝左动脉和门静脉左支分别结扎、切断，再将肝向上翻起，在肝脏组织内找到肝右管、门静脉右支及肝右动脉通向前叶的分支，分别结扎、切断；按上述方法在第二肝门区将肝左静脉和肝中静脉在肝内分出，钳夹、切断，再按前述方法切除左三叶。

（8）切除后，肝断面往往较大，难以对拢缝合，可游离周围韧带或用大网膜覆盖，断面旁留置引流，关腹。

（二）术中和术后注意事项

1. 术中应注意的问题

（1）必须保留肝右静脉，以利右后叶血液的回流。

（2）必须保留门静脉右干的后叶支和肝右管的后叶支，以保证右后叶的血供和胆汁排泄。

（3）右叶间裂在肝表面无明显标志，常以肝右静脉根部为起点，斜向胆囊窝中点和肝前缘右角之间连线的右 1/3 处，视为右叶间裂。

2. 术后应注意的问题　同左半肝切除术。

（三）肝左三叶切除主要仿真手术过程

运用 MI-3DVS 进行三维重建，观察重建模型中肝癌的空间定位及其与肝内脉管的解剖关系，拟行肝左三叶切除术。运用立体框选法框选残肝并进行残肝体积测量，并测量功能肝，计算残肝体积百分比，评估手术方案的可行性与安全性。首先仿真结扎并缝扎肝圆韧带，分离镰状韧带至第二肝门处。仿真向下牵拉肝圆韧带，以进一步显露肝脏周围韧带，仿真电刀切断镰状韧带、左右三角韧带、左右冠状韧带、肝胃韧带、肝结肠韧带和肝肾韧带。向下向左分离肝脏周围韧带至下腔静脉鞘。至此肝左三叶肝周韧带游离完全。仿真解剖第二肝门，分离出肝上静脉窝，肝左静脉及肝中静脉起始部，经下腔静脉表面正前方向肝上下腔静脉窝钝性分离，在肝外分离出肝左静脉及肝中静脉，放置仿真阻断带备阻断。仿真切除胆囊，解剖出胆囊管及胆囊动脉，分别予以结扎，经胆囊底部分，分离胆囊，最后将胆囊自胆囊床完整剥离，最后离断胆囊管，胆囊切除完毕。仿真解剖第一肝门，分离出肝总管及肝左、右管分叉处，游离出肝动脉、门静脉主干及左右分支，分别置带备阻断。再次观察三维重建模型，收紧肝门静脉左支及门静脉右前支、肝左静脉阻断带及肝中静脉血管阻断带,阻断左三肝血管。虚拟电刀沿肝癌边缘 2cm 画定肝脏预切线,进行离断肝实质,逐一缝扎肝内脉管,保留门静脉右支完整及肝中静脉主干 2cm 和右侧血管完整,将段 II、段 III、段 IV 及大部分段 V、段 VIII 肿瘤组织切除,最后仿真电凝止血肝断面。

（四）肝左三叶切除可视化仿真手术举例

患者,女性。因上腹部胀痛不适 2 个月余,加重 10 天入院。既往史:2002 年患者曾患"肺结核",已按疗程正规标准化治疗;2006—2008 年曾先后有两次"脑梗死"病史,有"高血压病"等慢性病病史,否认"糖尿病"及"乙肝"病史。专科查体:腹壁平坦,无腹壁静脉曲张、胃肠型、蠕动波及异常搏动;右上腹轻度压痛,无反跳痛,右下腹轻压痛,余腹部腹肌软,无压痛及反跳痛,墨菲征阴性,全腹未扪及肿块,肝肋缘下 2cm 可触及,质稍硬、有压痛;腹部叩诊鼓音,肝区叩击痛阳性,双肾区无叩击痛,移动性浊音阴性,肠鸣音正常,每分钟 4 次,未闻及血管杂音。

术前诊断:①左半肝占位性质待查:原发性肝癌;②右半肝囊肿;③右肾囊肿;④慢性胆囊炎;⑤高血压 III 级（极高危组）;⑥慢性结肠炎;⑦高脂血症;⑧骨质疏松症。

入院行上腹部增强 CT 检查提示肝癌主要位于段 IV、段 V、段 II、段 III 有散在的卫星灶,肝段 VII 存在一巨块囊肿。肝癌动脉期强化不明显,内见其供血动脉,血供丰富,由肝左动脉供血,肝左动脉存在变异,发自肠系膜上动脉;肝癌包绕门静脉左内支,包绕肝中静脉（图 9-3-19~图 9-3-21）。

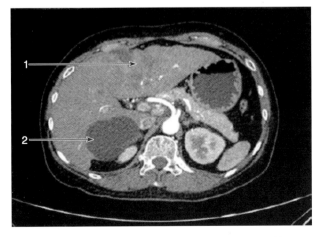

图 9-3-19 CT 动脉期可见段 VI、段 VII 巨大低密度灶,无强化;段 IV 可见不均匀强化灶
1.肝肿瘤;2.囊肿。

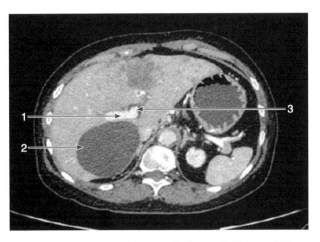

图 9-3-20 CT 门静脉期可见左半肝强化灶明显消退,密度较周围肝组织低,与门静脉右支无密切关系
1.门静脉右支主干;2.囊肿;3.门静脉左支主干。

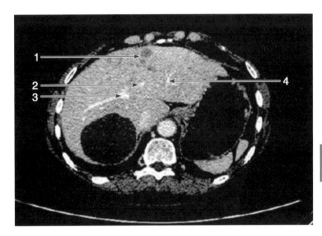

图 9-3-21 CT 静脉期可见左半肝病灶消退更明显
1.肝癌;2.肝中静脉;3.肝右静脉;4.肝左静脉。

将该患者原始 CT 数据导入 MI-3DVS 系统进行三维重建,通过旋转、透明化、隐去、放大等手段直接观察肝脏、肝内病灶在肝内的具体位置及其与周围血管的关系等并进行肝脏个体化分段（图 9-3-22~图 9-3-31）。仿真手术并测量仿真手术后残肝体积,从而评估术后肝体积不足引起的肝衰竭风险,仿真手术过程与实际手术过程基本一致。

观察术前三维重建模型,肝癌主要位于段 IV、段 V,段 II、段 III 有散在的卫星灶,肝段 VII 存在一巨块囊肿。肝肿瘤由肝左动脉供血,肝左动脉存在变异,发自肠系膜上动脉;肝肿瘤包绕门静脉左内支,并包绕肝中静脉。

患者在气管插管全身麻醉下行肝左三叶切除+胆囊切除术。术程顺利,术后安返病房。术中常规病理检查提示肝细胞癌。患者术后恢复良好,无发生术后出血、肝功能不全、肝衰竭、肝性脑病、肝肾综合征、胆漏、腹腔感染等并发症。术前演练仿真手术,并与真实手术进行对比,结果显示一致（图 9-3-32~图 9-3-68）。

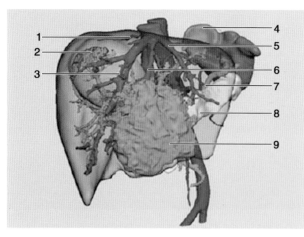

图 9-3-22 MI-3DVS 三维重建各脏器三维模型

1. 肝右上缘静脉;2. 囊肿;3. 肝右静脉;4. 脾;5. 肝左静脉; 6. 肝中静脉;7. 脾静脉;8. 胰腺;9. 肝癌。

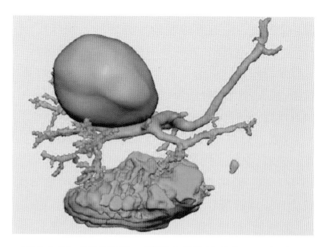

图 9-3-25 MI-3DVS 三维重建后旋转从上面观察肿瘤与门静脉左支、右前支关系密切

9

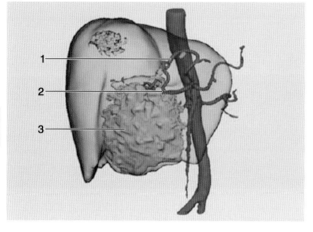

图 9-3-23 MI-3DVS 三维重建后观察肿瘤与肝动脉的关系

1. 肝右动脉;2. 肝左动脉;3. 肝癌。

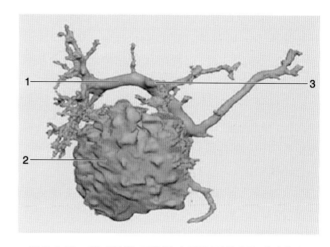

图 9-3-26 MI-3DVS 三维重建后正面观察肝肿瘤与门静脉的关系

1. 门静脉右支主干;2. 肝癌;3. 门静脉左支主干。

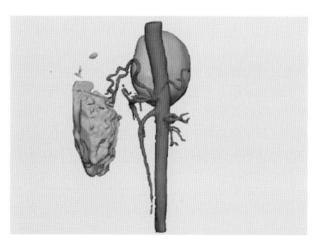

图 9-3-24 MI-3DVS 三维重建后旋转侧面观察肿瘤由肝左动脉供血

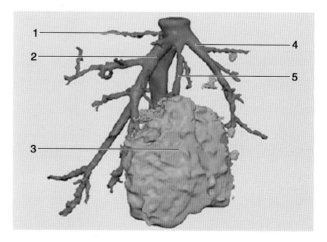

图 9-3-27 MI-3DVS 三维重建后正面观察肝肿瘤与肝静脉的关系

1. 肝右上缘静脉;2. 肝右静脉;3. 肝癌;4. 肝左静脉;5. 肝中静脉。

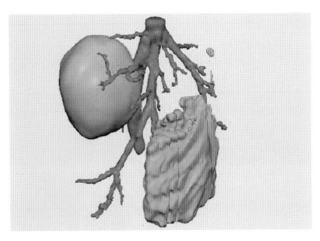

图 9-3-28 MI-3DVS 三维重建后旋转观察可见肿瘤与肝中静脉主干无密切关系

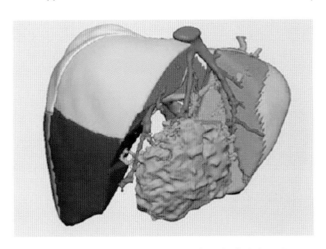

图 9-3-31 三维重建后透明化肝脏观察肿瘤主要位于段Ⅳ、段Ⅴ及肝左内叶散在卫星灶

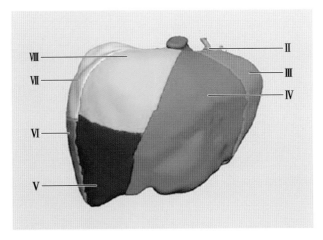

图 9-3-29 MI-3DVS 三维重建后肝脏分段：由于肝癌位于段Ⅳ、段Ⅴ，段Ⅱ、段Ⅲ存在散在病灶，为彻底切除肿瘤，拟行左三肝切除，运用 MI-3DVS 进行术前仿真手术与体积计算，计算残肝体积百分比为 58.2%，从而解决了只保留段Ⅵ、段Ⅶ，残肝体积百分比能否满足大于50%的要求，以及残肝功能是否代偿这一疑虑，认为可采用左三肝切除

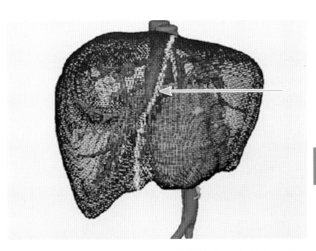

图 9-3-32 箭头所指黄色线为术前仿真手术划定的肝左三叶切除的预切线

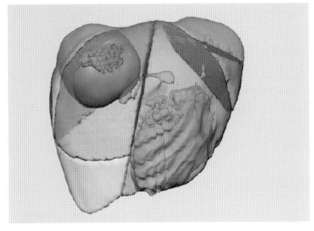

图 9-3-30 MI-3DVS 三维重建后个体化分段可见囊肿位于段Ⅶ、段Ⅷ，肿瘤位于段Ⅱ、段Ⅲ、段Ⅳ

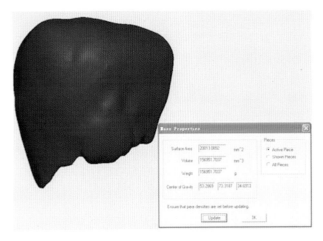

图 9-3-33 运用 MI-3DVS 三维重建测量功能肝体积

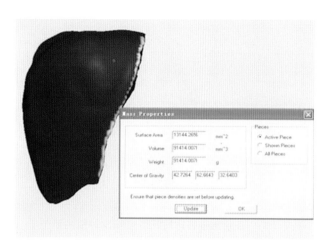

图 9-3-34　运用 MI-3DVS 三维重建系统测量残肝体积

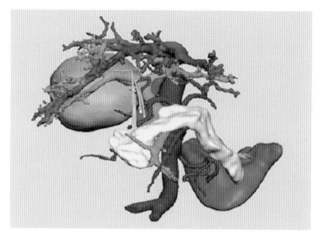

图 9-3-37　MI-3DVS 三维重建后仿真手术:解剖肝右动脉并放置血管阻断带

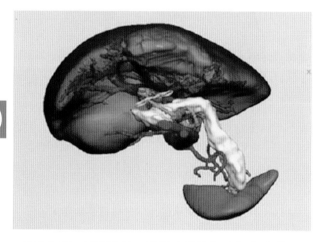

图 9-3-35　MI-3DVS 三维重建后仿真手术:解剖第一肝门

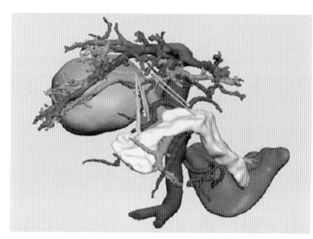

图 9-3-38　MI-3DVS 三维重建后仿真手术:解剖门静脉左支并放置血管阻断带

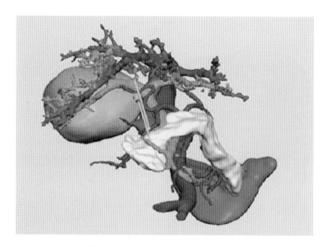

图 9-3-36　MI-3DVS 三维重建后仿真手术:解剖门静脉右支并放置血管阻断带

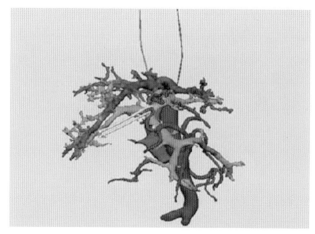

图 9-3-39　MI-3DVS 三维重建后仿真手术:解剖肝脏上段腔静脉并放置血管阻断带

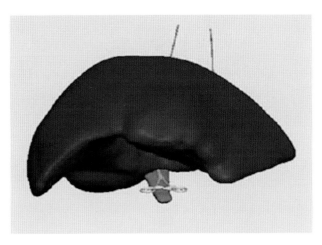

图 9-3-40　MI-3DVS 三维重建后仿真手术：经肝后隧道留置阻断带提拉肝脏（1）

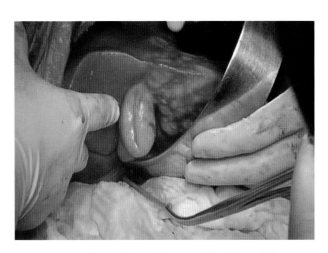

图 9-3-43　术中经前入路打通下腔静脉与肝脏背面之间的间隙，放置肝脏阻断绳

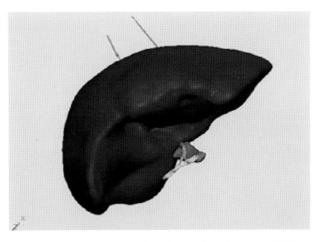

图 9-3-41　MI-3DVS 三维重建后仿真手术：经肝后隧道留置阻断带提拉肝脏（2）

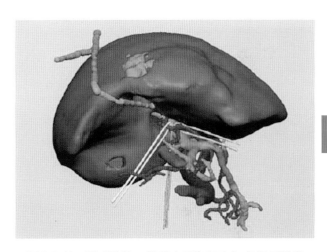

图 9-3-44　MI-3DVS 三维重建后仿真手术：经肝后隧道绕带提拉肝脏并解剖第一肝门，于肝总动脉、肝固有动脉、门静脉左支置入血管阻断带

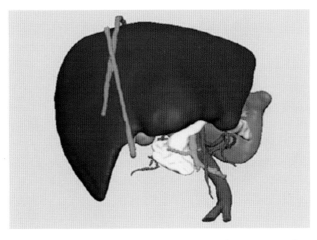

图 9-3-42　MI-3DVS 三维重建后仿真手术：经肝后隧道留置阻断带提拉肝脏（3）

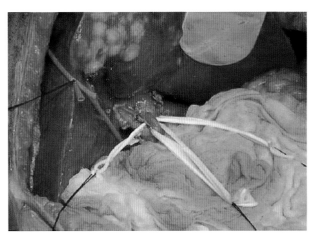

图 9-3-45　术中解剖第一肝门，并在肝总动脉、肝固有动脉、门静脉左支置入血管阻断带

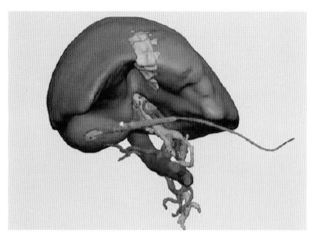

图 9-3-46　MI-3DVS 三维重建后仿真手术：对肝囊肿开窗引流

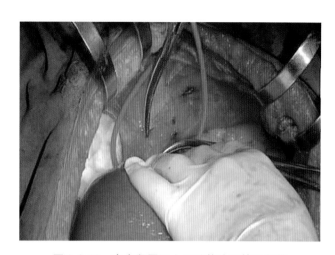

图 9-3-49　术中留置肝上下腔静脉血管阻断带

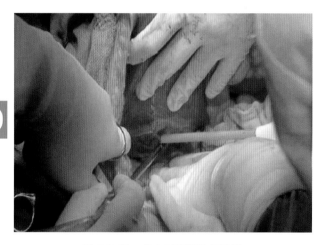

图 9-3-47　术中开窗引流肝囊肿

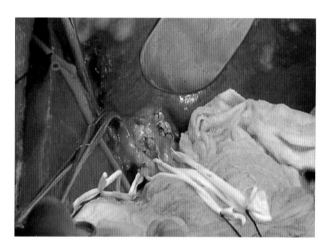

图 9-3-50　术中解剖第一肝门，置入肝血流阻断带，并放置肝上下腔静脉阻断带

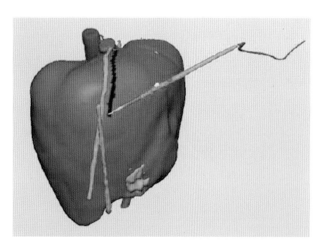

图 9-3-48　MI-3DVS 三维重建后仿真手术：划定肝脏手术预切线

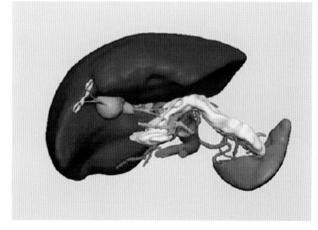

图 9-3-51　MI-3DVS 三维重建后仿真手术切除的胆囊(1)

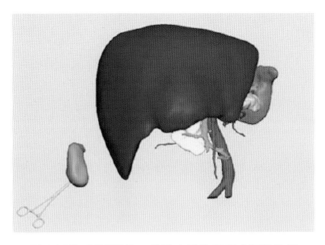

图 9-3-52　MI-3DVS 三维重建后仿真手术切除的胆囊（2）

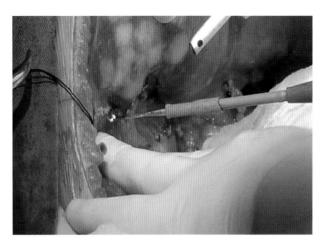

图 9-3-55　术中划定肝脏预切线

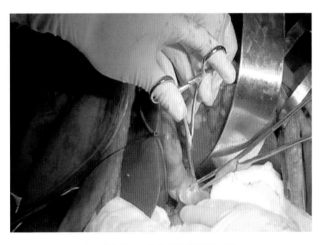

图 9-3-53　术中解剖胆囊三角

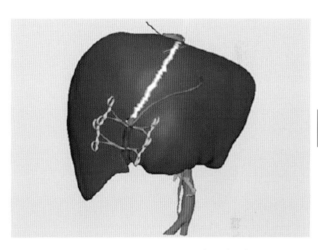

图 9-3-56　MI-3DVS 三维重建后仿真手术：离断肝实质

9

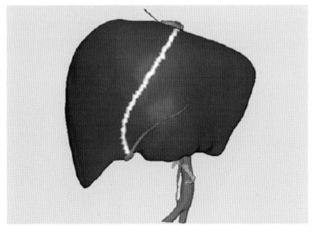

图 9-3-54　MI-3DVS 三维重建后仿真手术：划定肝脏预切线

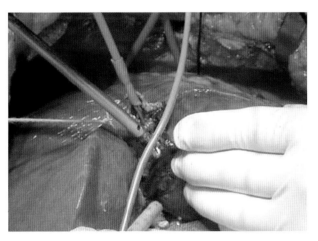

图 9-3-57　术中离断肝实质

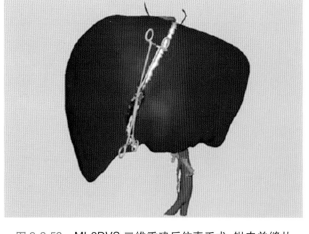

图 9-3-58　MI-3DVS 三维重建后仿真手术：钳夹并缝扎肝脏断面主要管道

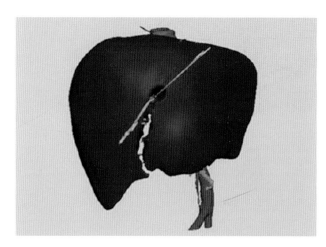

图 9-3-61　MI-3DVS 三维重建后仿真手术：钳夹并缝扎门静脉左支

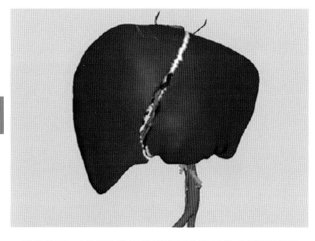

图 9-3-59　MI-3DVS 三维重建后仿真手术：肝脏断面管道结构的观察

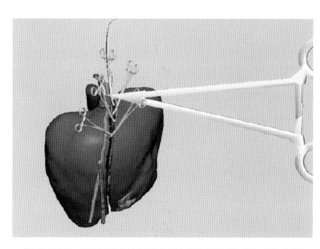

图 9-3-62　MI-3DVS 三维重建后仿真手术：贯穿缝合肝左静脉

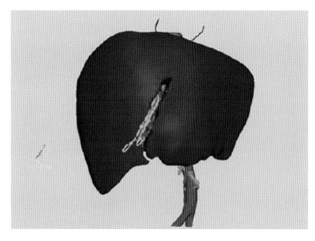

图 9-3-60　MI-3DVS 三维重建后仿真手术：钳夹并缝扎肝中静脉

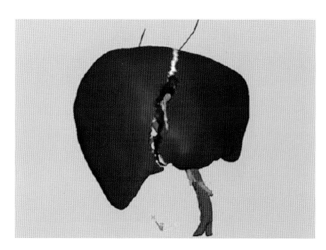

图 9-3-63　MI-3DVS 三维重建后仿真手术：钳夹并缝扎肝左静脉

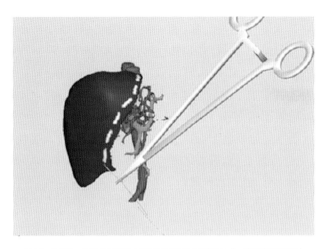

图 9-3-64　MI-3DVS 三维重建后仿真手术:行肝断面对拢缝合

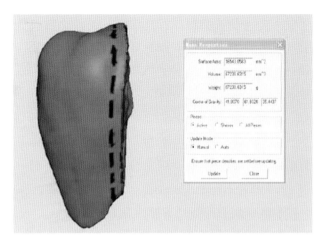

图 9-3-67　仿真手术残肝体积为 672.3ml

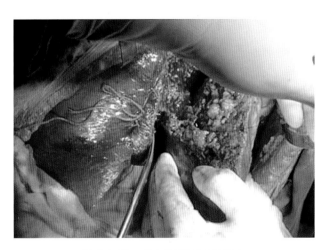

图 9-3-65　术中肝断面对拢缝合

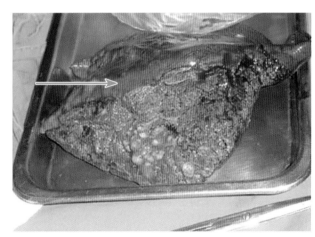

图 9-3-68　箭头所指为切除的荷瘤肝

（方驰华　黄燕鹏）

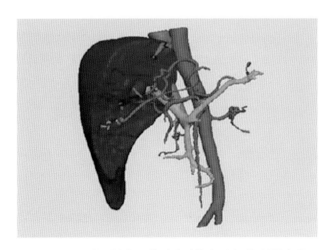

图 9-3-66　MI-3DVS 三维重建后仿真手术:肝断面电凝止血

第四节　右半肝切除联合尾状叶切除可视化仿真手术

一、右半肝切除联合尾状叶切除临床手术常规

1. 适应证　适用于病变局限于右半肝及尾状叶,无肝外转移者。

2. 术前准备　同右半肝切除术。

3. 麻醉　同右半肝切除术。

4. 术中和术后注意事项

（1）术中应注意的问题:①尾状叶深藏于肝脏面,骑跨于下腔静脉上,切除常很困难,如左外叶代偿良好,无肝硬化或肝硬化不严重,有时可先将右半肝切除,使尾状叶显露更佳。②尾状叶静脉属于肝短静脉系统,可能很粗且与下腔静脉很近,游离时易撕裂出血,故切除时应先阻断肝上、肝下下腔静脉,游离时动作要轻柔,如发生破损,应阻断全肝血流,应用无损伤线修补下腔静脉。

（2）术后应注意的问题:同右半肝切除术。

二、右半肝切除联合尾状叶切除主要仿真手术过程

运用 MI-3DVS 进行三维重建,观察重建模型中肝癌的空间定位及其与肝内脉管的解剖关系,肝脏轮廓不规则,肝叶比例失调,尾状叶和右半肝巨块性占位。拟决定行右半肝联合尾状叶切除术。运用立体框选法框选残肝并进行残肝体积测量并测量功能肝,计算残肝体积百分比,结合患者临床资料,评估手术方案的可行性与安全性。首先用仿真超声刀离断镰状韧带,显露第一肝门,分离肿瘤下方与横结肠、十二指肠球粘连;仿真分离胆囊管与胆囊动脉后分别予以缝扎,仿真切除胆囊;仿真刮吸刀分离肾皮质与肾上腺,转向分离第二肝门,分离全部右侧和部分左侧冠状韧带后显露肝上下腔静脉及肝右静脉起始部和肝静脉窝,在下腔静脉和左后方钝性分离贯通后仿真放置肝中静脉阻断带;仿真将右半肝向左翻起,紧靠肝脏模型及下腔静脉模型处将肾上腺离断;仿真解剖第三肝门,离断并缝扎肝短静脉;于肝上下腔静脉窝处至胆囊床处左侧用仿真刮吸刀划定肝脏预切线,离断肝实质,逐一缝扎肝内脉管,继续向深面分离,于下腔静脉表面尾状叶肿瘤左侧离断尾状叶,向上切除至肝右静脉起始部,于肝实质内离断肝右静脉,至此将右半肝及尾状叶右侧连同肿瘤和胆囊模型一并移除,最后肝断面仿真电凝止血。

三、右半肝切除联合尾状叶切除可视化仿真手术举例

患者,男性,37 岁。因腹胀 5 个月余入院。患者 5 个月前无任何诱因出现上腹部饱胀不适感,自觉可扪及右上腹部肿物,无畏寒、发热、黄疸、腹痛等不适。患者到外院就诊,诊断为尾状叶肝癌,于 5 个月内分别行 3 次 TACE 治疗,第 4 次到该院行 TACE 治疗,术中 DSA 显示患者肝内血管闭塞,遂放弃了 TACE 治疗。患者为求进一步治疗来笔者所在医院,入院的检验结果:白细胞计数 3.7×10⁹/L,中性

粒细胞百分数 40.1%,血红蛋白 135g/L,血小板 175×10⁹/L,血清白蛋白 41.6g/L,总胆红素 10.3μmol/L,ALT 48U/L,AST 36U/L,AFP 2142μg/L,HBsAg（+）,HBeAb（+）,HBcAb（+）。上腹部 CT 检查结果:肝尾状叶和肝右叶病灶,大小约 4cm×10cm,门静脉右支主干受推挤变形,病灶平扫期呈低密度,动脉增强期稍强化,静脉期稍消退,边界不清,影像学诊断考虑原发性肝癌（图 9-4-1～图 9-4-3）。入院初诊:原发性肝癌,慢性乙型病毒性肝炎,肝功能 Child A 级。行 MI-3DVS 进行三维重建,结合患者临床资料,评估手术方案的可行性与安全性。术前演练仿真手术,并与真实手术进行对比（图 9-4-4～图 9-4-41）。

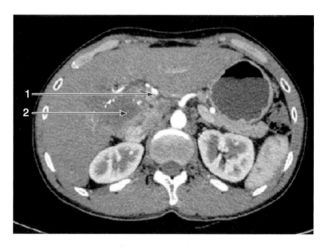

图 9-4-1　CT 动脉期可见尾状叶和右半肝的病灶周边少许强化,由于患者进行 3 次 TACE 治疗导致肝内动脉闭塞,所以病灶及肝脏强化不明显

1. 肝右动脉;2. 肝癌。

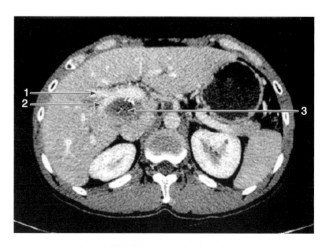

图 9-4-2　CT 门静脉期可见尾状叶及右半肝病灶依然呈低密度影,周边少许强化影,内部碘油点状沉积,病灶边缘不规则,界限不清晰

1. 门静脉右前支;2. 门静脉右后支;3. 肝癌。

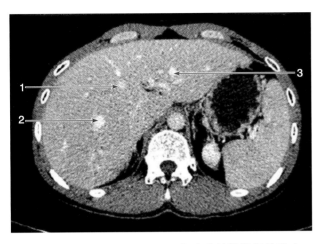

图 9-4-3 CT 门静脉期可见尾状叶病灶推挤门静脉右支分叉处,但门静脉管壁光滑未见明显侵蚀影
1. 肝中静脉;2. 肝右静脉;3. 肝左静脉。

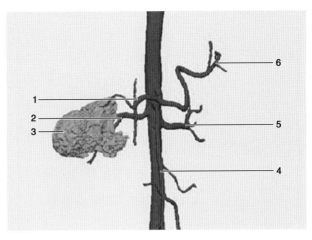

图 9-4-6 MI-3DVS 三维重建后肿瘤与动脉的关系,由于患者已进行 3 次 TACE 治疗,造成动脉已闭塞,肿瘤供血动脉已不丰富
1. 肝总动脉;2. 右肾动脉;3. 肿瘤;4. 肠系膜上动脉;5. 左肾动脉;6. 脾动脉。

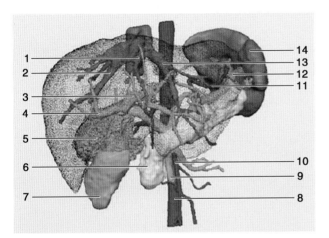

图 9-4-4 MI-3DVS 三维重建后总体观:肝脏轮廓变形,左半肝肥大,肿瘤发生于尾状叶并伸向段 V、段 VI
1. 肝中静脉;2. 肝右静脉;3. 门静脉左支;4. 门静脉右支;5. 肿瘤;6. 胰腺;7. 胆囊;8. 腹主动脉;9. 肠系膜上静脉;10. 肠系膜上动脉;11. 脾动脉;12. 脾静脉;13. 肝左静脉;14. 脾。

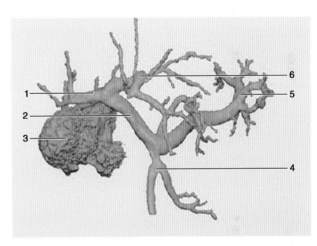

图 9-4-7 MI-3DVS 三维重建前面观,观察门静脉与肿瘤的关系:肿瘤与门静脉右支主干关系密切
1. 门静脉右支;2. 门静脉主干;3. 肿瘤;4. 肠系膜上静脉;5. 脾静脉;6. 门静脉左支。

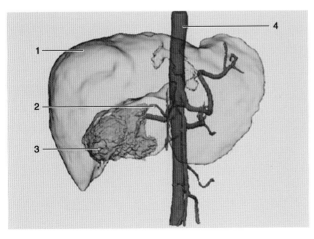

图 9-4-5 MI-3DVS 三维重建后单独显示肝癌与肝动脉的解剖关系
1. 透明化肝脏;2. 肝右动脉;3. 肝癌;4. 腹主动脉。

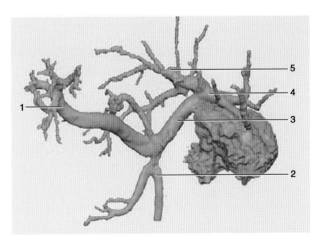

图 9-4-8 MI-3DVS 三维重建后面观,观察门静脉与肿瘤的关系:肿瘤对门静脉右支主干形成包绕,若实行手术切除肿瘤,势必联合切除门静脉右支主干,即右半肝切除
1. 脾静脉;2. 肠系膜上静脉;3. 门静脉主干;4. 门静脉右支;5. 门静脉左支。

9

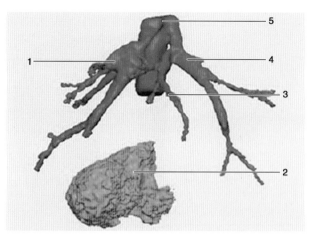

图 9-4-9 MI-3DVS 三维重建肿瘤与肝静脉关系不密切
1. 肝右静脉;2. 肿瘤;3. 肝中静脉;4. 肝左静脉;5. 下腔静脉。

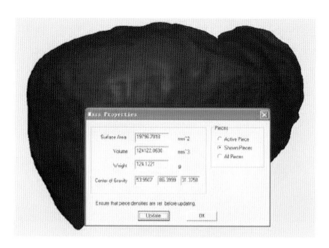

图 9-4-12 MI-3DVS 三维重建后测量肝脏总体积

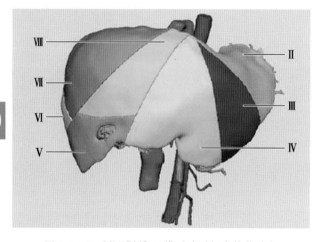

图 9-4-10 MI-3DVS 三维重建后行个体化分段

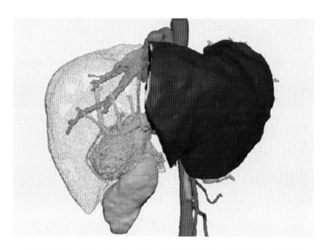

图 9-4-13 MI-3DVS 三维重建后实行仿真尾状叶联合右半肝切除术

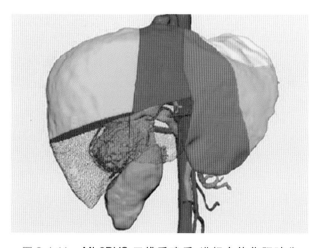

图 9-4-11 MI-3DVS 三维重建后,进行个体化肝脏分段,肿瘤位于尾状叶并伸向段Ⅴ、段Ⅵ,与胆囊关系密切

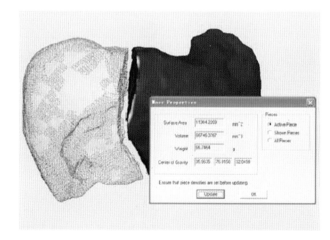

图 9-4-14 MI-3DVS 三维重建后测量剩余肝脏的体积占 53.8%,提示手术可行,实际手术按此方案进行

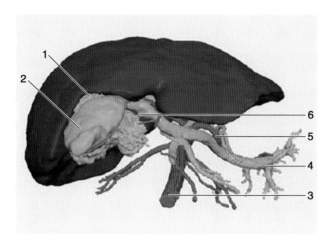

图 9-4-15　MI-3DVS 三维重建后仿真手术中解剖游离第一肝门,分离出第一肝门

1. 肿瘤;2. 胆囊;3. 腹主动脉;4. 脾静脉;5. 脾动脉;6. 第一肝门阻断带。

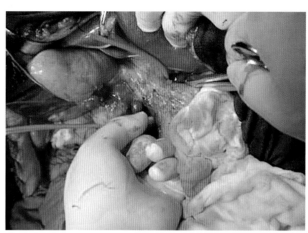

图 9-4-17　在真实的手术中,游离第一肝门后置入肝门阻断带

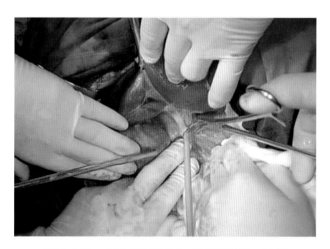

图 9-4-16　在真实的手术中,分离解剖第一肝门

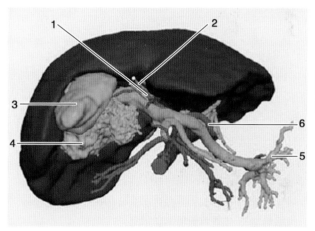

图 9-4-18　MI-3DVS 三维重建后仿真手术中,肝右动脉置入阻断带,并准备结扎及离断

1. 肝固有动脉;2. 肝动脉阻断带;3. 胆囊;4. 肿瘤;5. 脾静脉;6. 脾动脉。

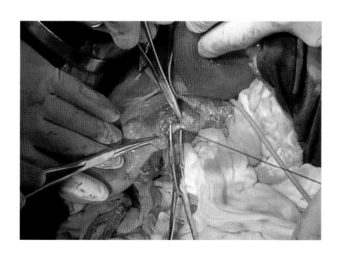

图 9-4-19　在真实的手术中,结扎并离断肝右动脉

9

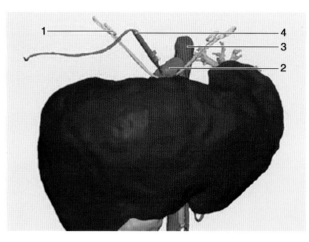

图 9-4-20　MI-3DVS 三维重建后仿真手术中,解剖分离肝上下腔静脉周围,准备放置下腔静脉阻断带

1. 中弯钳;2. 下腔静脉;3. 腹主动脉;4. 电刀。

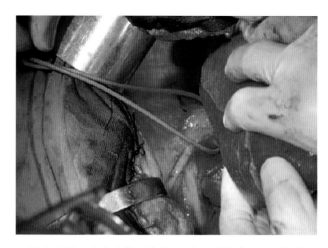

图 9-4-23　在真实的手术中,肝上下腔静脉置入阻断带

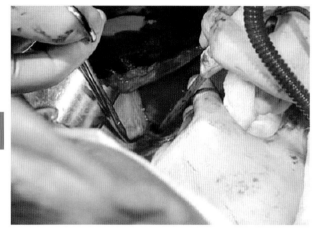

图 9-4-21　在真实的手术中,分离下腔静脉周围浆膜结缔组织,准备放置阻断带

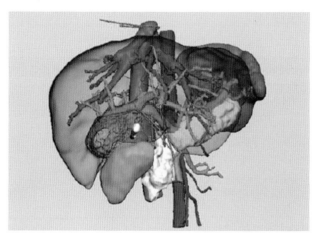

图 9-4-24　MI-3DVS 三维重建后仿真手术中,留置肝上下腔静脉血管阻断带,于肝固有动脉、门静脉主干、门静脉左支置入血管阻断带

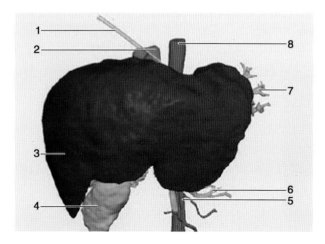

图 9-4-22　MI-3DVS 三维重建后仿真手术中,肝上下腔静脉置入阻断带

1. 下腔静脉阻断带;2. 下腔静脉;3. 肝脏;4. 胆囊;5. 肠系膜上动脉;6. 肠系膜上静脉;7. 脾静脉;8. 腹主动脉。

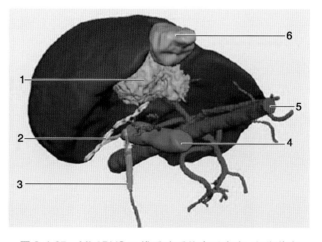

图 9-4-25　MI-3DVS 三维重建后仿真手术中,充分游离右半肝后缘,以备翻转右半肝切除

1. 肿瘤;2. 中弯钳;3. 电刀;4. 下腔静脉;5. 腹主动脉;6. 胆囊。

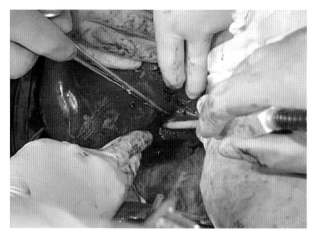

图 9-4-26　在真实的手术中,充分游离右半肝后缘,翻起右半肝行手术切除

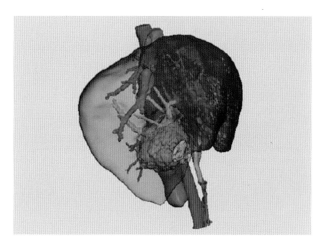

图 9-4-29　透明化显示残肝,观察肝断面结构

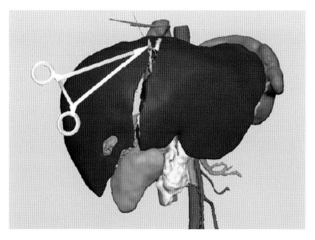

图 9-4-27　MI-3DVS 三维重建后仿真手术中,仿真缝扎肝右静脉

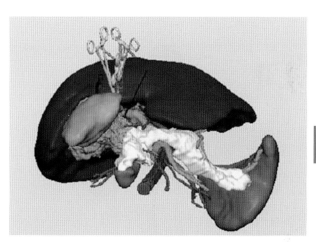

图 9-4-30　MI-3DVS 三维重建后仿真手术中,解剖第一肝门

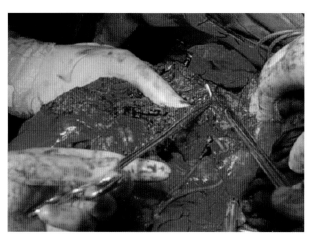

图 9-4-28　术中钳夹并缝扎肝右静脉

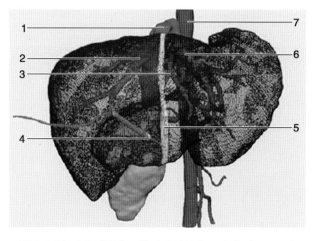

图 9-4-31　MI-3DVS 三维重建后仿真手术中,标记肝脏预切线

1.下腔静脉;2.肝右静脉;3.肝中静脉;4.电刀;5.标记线;6.肝左静脉;7.腹主动脉。

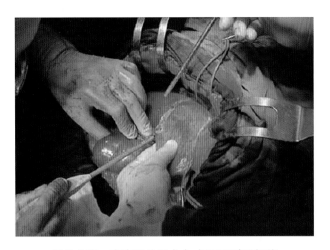

图 9-4-32　在真实的手术中,标记肝脏预切线

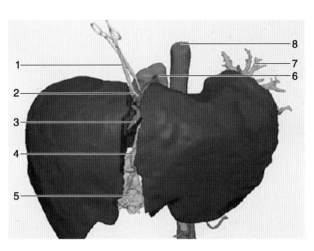

图 9-4-35　MI-3DVS 三维重建后仿真手术中,离断肝断面的门静脉右支主干,同时离断肝右静脉根部并结扎
1.中弯钳;2.肝右静脉断端;3.肝右静脉断端;4.门静脉主干分叉处;5.肿瘤;6.下腔静脉;7.脾静脉;8.腹主动脉。

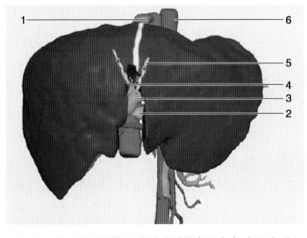

图 9-4-33　MI-3DVS 三维重建后仿真手术中,切开部分肝实质,保留门静脉左支后,结扎离断门静脉右支
1.下腔静脉;2.门静脉主干;3.门静脉左支;4.门静脉左支阻断带;5.中弯钳;6.腹主动脉。

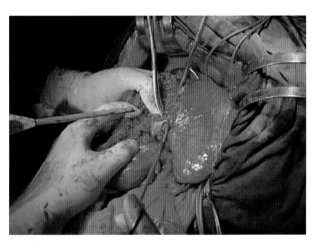

图 9-4-36　在真实的手术中,分离出门静脉左右支分叉处后离断,并结扎门静脉右支主干

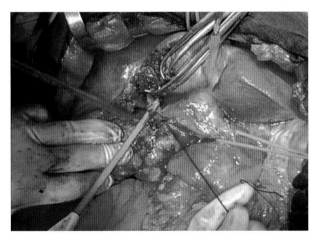

图 9-4-34　在真实的手术中,切开部分肝实质后,结扎离断门静脉右支

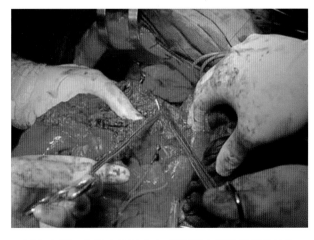

图 9-4-37　在真实的手术中,离断肝右静脉根部并结扎

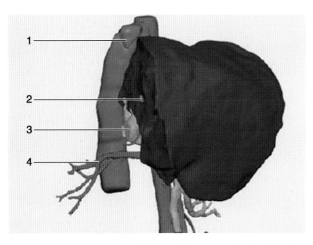

图 9-4-38 MI-3DVS 三维重建后仿真手术中,切除荷瘤肝后的残肝断面

1. 肝右静脉;2. 肝中静脉右侧分支;3. 门静脉主干左右支分叉处;4. 右肾动脉。

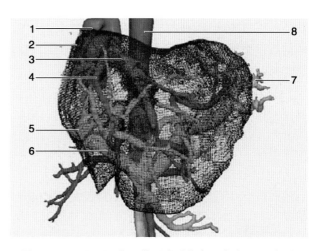

图 9-4-41 MI-3DVS 三维重建后仿真手术中,透明化残肝可见内部结构完整,门静脉左支和肝左动脉的供血,肝左静脉及其分支回流血液,符合肝脏的解剖与生理

1. 下腔静脉;2. 肝右静脉断端;3. 肝左静脉;4. 肝中静脉;5. 门静脉主干左右支分叉处;6. 门静脉主干;7. 脾静脉;8. 腹主动脉。

(方驰华 刘 军)

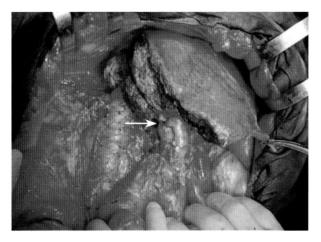

图 9-4-39 在真实的手术中,切除荷瘤肝后的残肝断面,箭头所示为门静脉主干左右支分叉处

第五节 肝中叶切除可视化仿真手术

一、肝中叶切除临床手术常规

1. 适应证 肝中叶包括左内叶和右前叶,病变局限于肝中叶者,宜做肝中叶切除术。

2. 术前准备 同右半肝切除术。

3. 麻醉 同右半肝切除术。

4. 手术步骤

(1) 行双侧肋缘下斜切口,进腹后切断肝圆韧带、镰状韧带、右冠状韧带、肝结肠韧带和肝肾韧带,钝性分离肝后裸区直至下腔静脉,将右半肝充分游离。

(2) 切除胆囊,显露右切迹,在右切迹处切开 Glisson 鞘,推开肝实质,显露通向右前叶的门静脉支、胆管支和动脉支,予以结扎、切断,但不可损伤门静脉右主干、肝右管和肝右动脉。

(3) 肝固有动脉向上寻找肝左动脉,在靠近左纵沟处找到左内叶动脉,予以结扎、切断,再沿肝门横沟到左纵沟切开肝包膜,在肝左管和门静脉左主支上钝性推开肝组织,于门静脉左干矢状部和囊部内侧分离出通向左内叶的门静脉支和肝管支,予以结扎、切断。

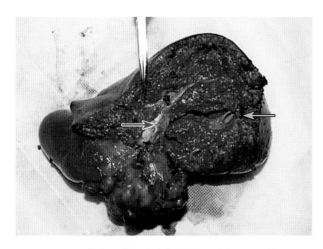

图 9-4-40 在真实的手术中切除的肝脏断面,绿箭头所指为肝右静脉断端,红箭头所指为门静脉右支断端

(4) 沿预定切除或切开肝包膜,钝性分离肝实质,所遇管道逐一结扎、切断,分离至后面肝实质时,

将遇到下腔静脉,同右半肝切除术将下腔静脉前壁有关的肝短静脉逐一钳夹、切断、缝扎,最后肝实质两切线汇聚于肝中静脉根部,将肝中静脉钳夹、切断后缝扎,肝中叶整块切下移除。

(5)阻断肝门的乳胶管,肝断面再次彻底止血,将右后叶与左外叶对拢缝合,如不能对拢,则任其分开,两个肝断面分别以镰状韧带或大网膜覆盖,留置引流,关腹。

5. 术中和术后注意事项

(1)术中应注意的问题:①如肝门处粘连或肿瘤巨大,解剖分离肝门有困难时,可阻断第一肝门血流后即切肝,肝中叶内的管道均在肝内处理,但应熟悉解剖关系,不可损伤门静脉左右主干和肝左右管主干。②切开肝中叶左侧时,注意保护肝左静脉;再切开肝中叶右侧时也要注意勿损伤肝右静脉。③肝中叶切除时,两侧端面应从肝的膈面斜向下腔静脉,于下腔静脉前壁会合,使整个标本成一楔形,即膈面宽、脏面窄。

(2)术后应注意的问题:同右半肝切除术。

二、肝中叶切除主要仿真手术过程

运用 MI-3DVS 进行三维重建,观察重建模型肝中叶癌的空间定位及其与肝内脉管的解剖关系,肝脏轮廓大致正常,左内叶和右前叶可见一圆形占位性病变。拟行肝中叶切除术。运用立体框选法框选残肝进行残肝体积测量,并测量功能肝,计算残肝体积百分比,评估手术方案的可行性与安全离断性。首先运用仿真超声刀离断镰状韧带、左肝冠状韧带及左三角韧带、肝胃韧带,将左右肝冠状韧带游离。继续离断左肝三角韧带、肝胃韧带前后叶,将左半肝完全游离。游离右肝冠状韧带及肝肾韧带,分离右侧肾上腺与右半肝间隙,将右半肝完全游离。仿真分离胆囊三角,游离胆囊管及胆囊动脉,分别结扎后以电刀逆行剥离胆囊,最后离断胆囊管,移除胆囊。仿真分离第二肝门,将肝上下腔静脉左侧钝性分离直至右侧,置下腔静脉阻断带,提起备阻断。继续分离第一肝门,将第一肝门置 10 号仿真导尿管向左上提起,显露下方下腔静脉,显露尾状叶表面进入肝短静脉,0 号虚拟丝线分别带线近下腔静脉结扎后,剪断并结扎肝侧,以虚拟大弯血管钳沿下腔静脉表面钝性向第二肝门分离,同时第二肝门钝性分离肝右静脉和肝中静脉间隙,贯通后置入两条虚拟下腔静脉阻断带,分别经肿瘤左右侧收紧备阻断。收紧肿瘤左右侧肿瘤阻断带及收紧第一肝门阻断带,运用

虚拟电刀划定肝脏预切线,进行仿真离断肝实质,逐一缝扎肝内脉管,离断肝中静脉发向肿瘤的分支,离断门静脉右前支及其分支,将肿瘤完整切除,最后仿真肝断面电凝止血。

三、肝中叶切除可视化仿真手术举例

患者,男性,81 岁。因体检时发现肝脏占位 1 周入院。检查结果:血常规基本正常,血清白蛋白39.2g/L,ALT 39U/L,AST 38U/L,总胆红素 7.7μmol/L,直接胆红素 1.5μmol/L,间接胆红素 6.2μmol/L,AFP 711.8μg/L,CEA5.94μg/L,HBsAg(+),HBeAb(+),HBcAb(+)。上腹部增强 CT 提示肝脏左内叶、右叶前段平扫期可见一低密度影,大小约为 7.5cm×7.0cm,动脉期病灶呈不均匀强化,内可见点状血管强化影,静脉期病灶消退明显,内可见斑片状低密度影,肝右动脉增粗,由肠系膜上动脉发出,病灶内呈握球样(图 9-5-1～图 9-5-4)。临床诊断:原发性肝癌,肝功能 Child A 级,乙肝病毒携带者。将 CT 原始数据用 MI-3DVS 三维重建后进行术前规划和可切除性评估(图 9-5-5～图 9-5-11)。MI-3DVS 三维重建后,测量整个肝体积(图 9-5-12),进行仿真手术预演,若实行左半肝切除,剩余肝脏体积占 44%(图9-5-13)。MI-3DVS 三维重建后,进行仿真手术预演,若实行肝右三叶切除,剩余肝脏体积占 11.3%(图 9-5-14)。以上两种术式剩余肝脏体积均不足50%,手术后风险较大,发生肝衰竭的概率很大,暂不予以考虑。若实行肝中叶切除,剩余肝脏体积占59.5%(图 9-5-15)。经过上述仿真手术预演,决定行肝中叶切除(图 9-5-16～图 9-5-39)。

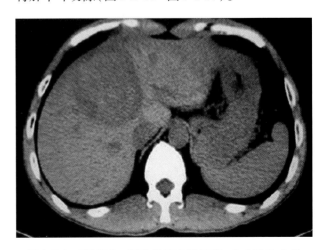

图 9-5-1　CT 平扫:肝脏轮廓大致正常,左内叶和右前叶可见一圆形低密度灶,大小约为 7.5cm×7.0cm,其前方呈包裹性积液改变,脾大小正常

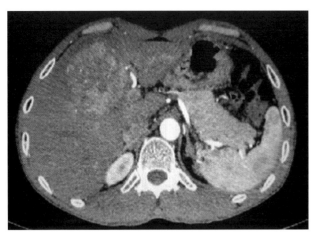

图 9-5-2 CT 动脉期:CT 平扫的低密度灶强化明显,内可见点状弥散分布的供血动脉,呈"握球"样,脾、胰腺形态良好

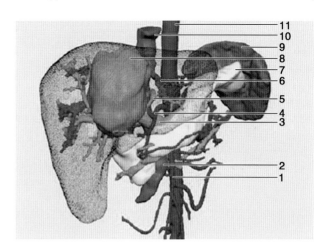

图 9-5-5 MI-3DVS 三维重建后整体观察肝脏、肿瘤、肝动脉、门静脉、肝静脉和下腔静脉,肿瘤位于肝中叶段Ⅳ
1.肠系膜上动脉;2.肝下下腔静脉;3.门静脉;4.肝总动脉;5.门静脉左支;6.肝左静脉;7.胰腺;8.肿瘤;9.脾;10.肝上下腔静脉;11.腹主动脉。

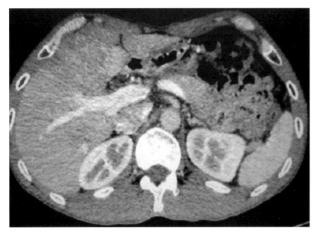

图 9-5-3 CT 门静脉期:病灶密度稍低于周围,与门静脉主干及右支关系密切,未见管腔受推挤

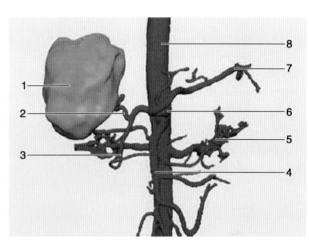

图 9-5-6 MI-3DVS 三维重建后前面观:单独观察肿瘤与动脉的关系,肝右动脉来源于肠系膜上动脉,肝固有动脉只发出肝左动脉
1.肿瘤;2.肝右动脉;3.胰十二指肠上动脉;4.肠系膜上动脉;5.左肾动脉;6.腹腔干;7.脾动脉;8.腹主动脉。

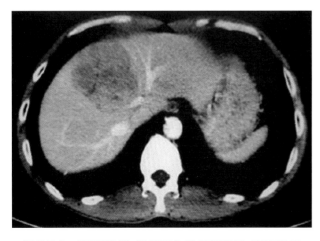

图 9-5-4 CT 静脉期:肝脏强化灶迅速消退,密度低于周围肝脏,肝右静脉、肝左静脉主干清晰可见,与病灶关系不密切,肝中静脉只见起始端

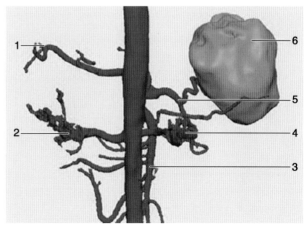

图 9-5-7 MI-3DVS 三维重建后面观肿瘤与动脉的关系:肝左动脉和肝右动脉均参与肿瘤血供
1.脾动脉;2.左肾动脉;3.肠系膜上动脉;4.右肾动脉;5.肝固有动脉;6.肿瘤。

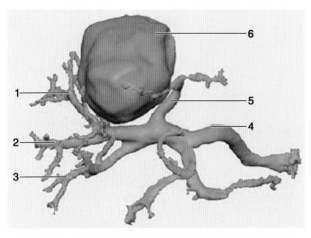

图 9-5-8 MI-3DVS 三维重建单独观察肿瘤与门静脉的关系:肿瘤位于门静脉左支主干和右支主干之间
1. 门静脉段Ⅶ分支;2. 门静脉段Ⅵ分支;3. 门静脉段Ⅴ;4. 脾静脉;5. 门静脉左支;6. 肿瘤。

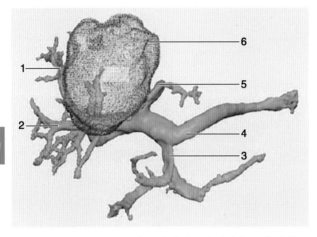

图 9-5-9 MI-3DVS 三维重建单独观察肿瘤与门静脉的关系:将肿瘤透明化后可见肿瘤位于门静脉左支主干和右支主干之间
1. 门静脉段Ⅶ分支;2. 门静脉段Ⅴ分支;3. 肠系膜上静脉;4. 脾静脉;5. 门静脉左支;6. 肿瘤。

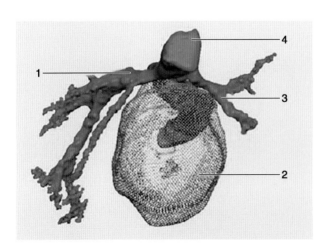

图 9-5-10 MI-3DVS 三维重建上面观,透明化肿瘤后单独观察肿瘤与肝静脉、下腔静脉之间的关系
1. 肝右静脉;2. 肿瘤;3. 肝左静脉;4. 下腔静脉。

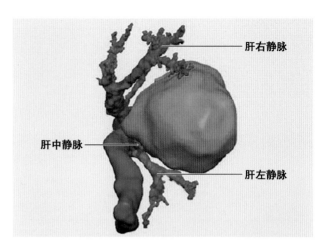

图 9-5-11 MI-3DVS 三维重建下面观:肿瘤与肝右静脉、肝左静脉和下腔静脉之间均存在间隙,肝中静脉短小,只见主干起始部

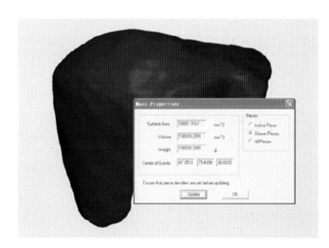

图 9-5-12 MI-3DVS 三维重建后测量肝脏的总体积

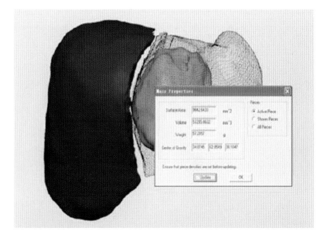

图 9-5-13 MI-3DVS 三维重建后,进行仿真手术预演,若实行左半肝切除,剩余肝脏体积占 44%

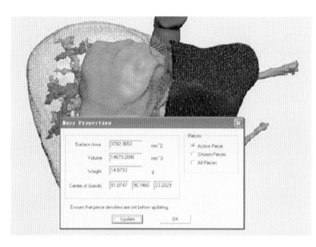

图 9-5-14　MI-3DVS 三维重建后,进行仿真手术预演,若实行肝右三叶切除,剩余的肝脏体积占 11.3%

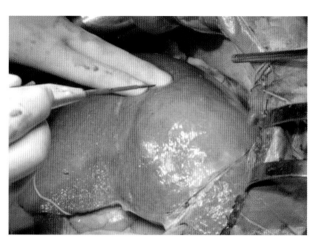

图 9-5-17　在真实的手术中,切除肝中叶前两侧预切线的标记

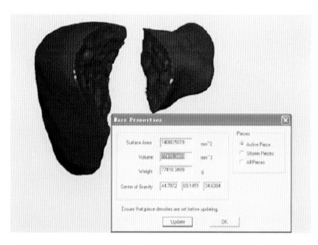

图 9-5-15　MI-3DVS 三维重建后,若实行肝中叶切除,剩余的肝脏体积占 59.5%,手术决定行肝中叶切除

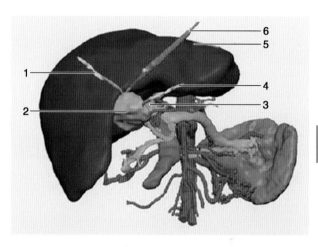

图 9-5-18　MI-3DVS 三维重建后仿真手术中切除胆囊
1. 中弯钳;2. 胆囊;3. 门静脉;4. 中弯钳;5. 肝脏;6. 电刀。

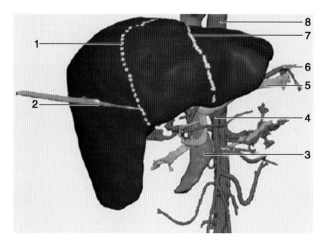

图 9-5-16　MI-3DVS 三维重建后仿真手术中,划定肝中叶切除预切线,仿真手术实行肝中叶切除的左右两侧切缘的确定
1. 右侧预切线;2. 电刀;3. 下腔静脉;4. 肠系膜上动脉;5. 脾静脉;6. 脾动脉;7. 左侧预切线;8. 腹主动脉。

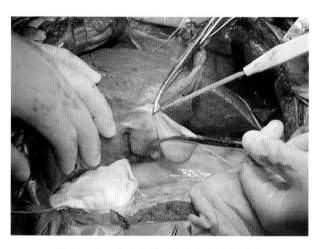

图 9-5-19　在真实的手术中行胆囊切除术

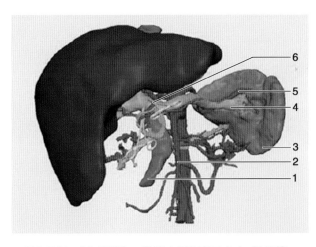

图 9-5-20　MI-3DVS 三维重建后仿真手术中,解剖第一肝门,降低肝门板

1. 下腔静脉;2. 肠系膜上动脉;3. 脾;4. 脾静脉;5. 脾动脉;6. 中弯钳。

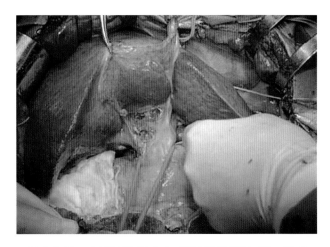

图 9-5-23　在真实的手术中,降低肝门板后,第一肝门置入阻断带备用

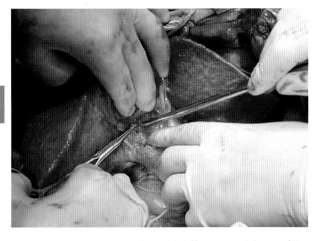

图 9-5-21　在真实的手术中,解剖第一肝门,降低肝门板

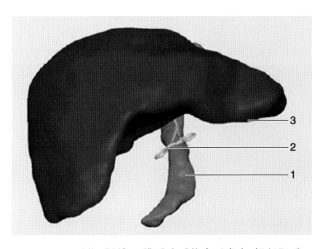

图 9-5-24　MI-3DVS 三维重建后仿真手术中,解剖肝后下腔静脉与肝脏脏面的间隙,准备打通肝后与下腔静脉前的隧道,以便放置肝脏阻断带

1. 下腔静脉;2. 弯钳;3. 肝脏。

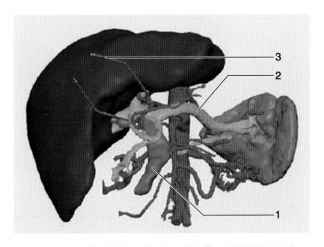

图 9-5-22　MI-3DVS 三维重建后于第一肝门置入阻断带备用,防止切肝术中出血

1. 下腔静脉;2. 脾静脉;3. 肝门阻断带。

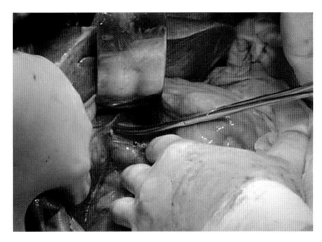

图 9-5-25　在真实的手术中,解剖肝后与下腔静脉间隙

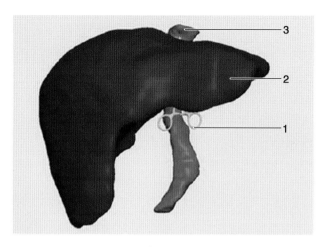

图 9-5-26　MI-3DVS 三维重建后仿真手术中,打通肝后与下腔静脉前的隧道,图中标号 1 所指为穿过肝后隧道露出的大弯钳头

2. 肝脏;3. 下腔静脉。

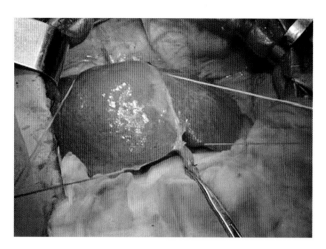

图 9-5-29　在真实的手术中,通过肝后隧道置入两条肝脏左右切除边界阻断带

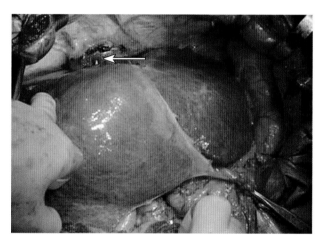

图 9-5-27　MI-3DVS 三维重建后真实手术中,打通肝后与下腔静脉前的隧道,图中箭头所指为穿过肝后隧道露出的大弯钳头

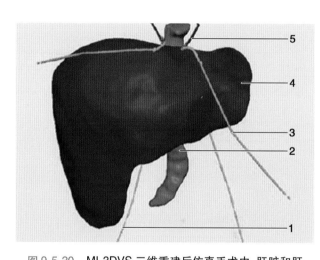

图 9-5-30　MI-3DVS 三维重建后仿真手术中,肝脏和肝上下腔静脉分别置入阻断带

1. 右半肝阻断带;2. 肝下下腔静脉;3. 左半肝阻断带;4. 肝;5. 肝上下腔静脉阻断带。

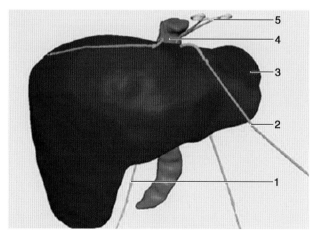

图 9-5-28　MI-3DVS 三维重建后仿真手术中,通过肝后隧道置入左右两条肝脏阻断带

1. 右半肝阻断带;2. 左半肝阻断带;3. 肝;4. 肝上下腔静脉;5. 中弯钳。

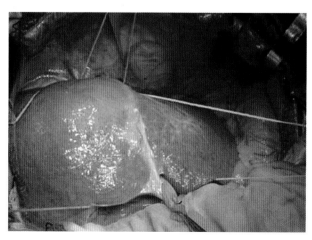

图 9-5-31　在真实的手术中,肝脏左右预切线、肝上下腔静脉分别置入阻断带

9

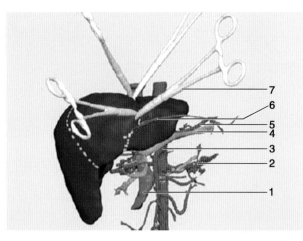

图 9-5-32　MI-3DVS 三维重建后仿真手术中,钳夹并离断肝脏组织

1. 下腔静脉;2. 左肾动脉;3. 肠系膜上动脉;4. 脾静脉;5. 脾动脉;6. 电刀;7. 胆囊钳。

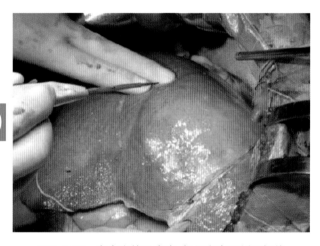

图 9-5-33　在真实的手术中,标记左右两侧预切线

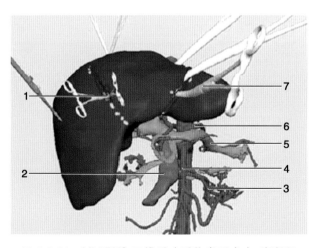

图 9-5-34　MI-3DVS 三维重建后仿真手术中,离断肝脏,并将肝脏管道予以结扎及离断

1. 肝断面门静脉结扎小分支;2. 下腔静脉;3. 左肾动脉;4. 肠系膜上动脉;5. 脾静脉;6. 脾动脉;7. 胆囊钳。

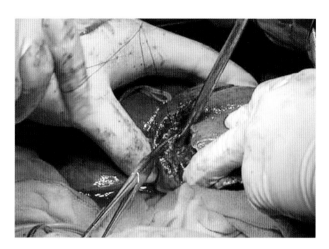

图 9-5-35　在真实的手术中,离断右侧肝脏,并将断面的血管予以结扎及离断

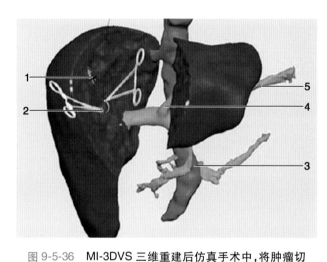

图 9-5-36　MI-3DVS 三维重建后仿真手术中,将肿瘤切除后,仔细检查并处理肝断面的血管系统

1. 肝断面门静脉结扎小分支;2. 缝扎肝断面门静脉小分支;3. 下腔静脉;4. 门静脉左支;5. 脾静脉。

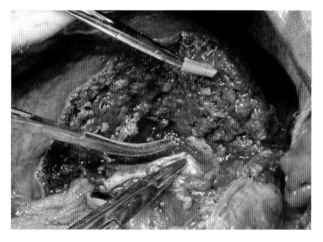

图 9-5-37　在真实的手术中,缝扎并修补门静脉前壁,以保留门静脉鼻梁部和左、右支主干的完整性

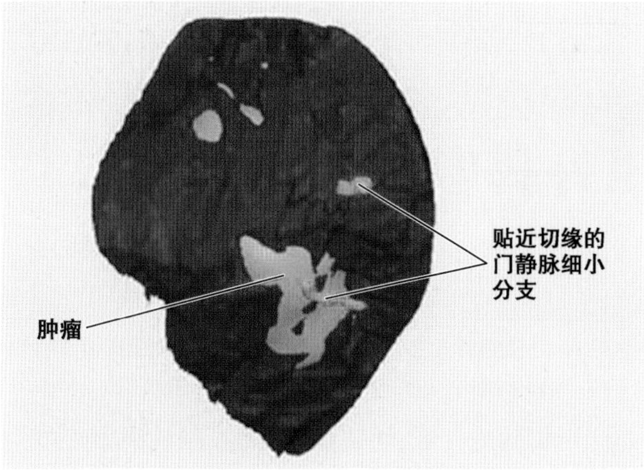

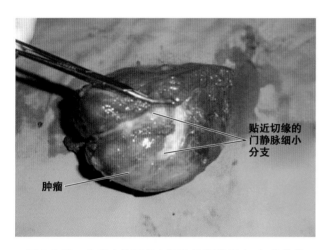

图 9-5-38　MI-3DVS 三维重建后仿真手术中切除的肝脏标本右侧断面,图中显示的是近肿瘤切缘离断的门静脉小分支

图 9-5-39　在真实的手术中切除的肝脏标本,与术前仿真手术完全一致

（方驰华　黄燕鹏）

参考文献

[1] 徐国成,韩秋生,王新文.普通外科手术图谱[M].沈阳:辽宁科学技术出版社,2003:320-330.

[2] 梁力建.复杂性肝切除的术前评估与决策[J].中国实用外科杂志,2010,30(8):645-647.

[3] 方驰华,郑晓辉,黄燕鹏,等.腹部医学图像处理系统在极量肝切除术中的临床应用研究[J].中华外科杂志,2010,48(3):181-184.

[4] 方驰华,鲁朝敏,黄燕鹏,等.数字医学技术在肝癌外科诊治中的应用价值研究[J].中华外科杂志,2009,47(7):523-526.

[5] 方驰华,陈智翔,范应方,等.个体化肝脏体积测量的新体系研究[J].中华外科杂志,2010,48(10):788-789.

[6] YAMANAKA J,SATIO S,FUJIMOTO J. Impact of preoperative planning using virtual segmental volumetry on liver resection for hepatocellular carcinoma[J]. World J Surg,2007,31(6):1249-1255.

[7] TU R,XIA L P,YU A L,et al. Assessment of hepatic functional reserve by cirrhosis grading and liver volume measurement using CT[J]. World J Gastroenterol,2007,13(29):3956-3961.

[8] 朱新勇,方驰华,鲍苏苏,等.基于 64 层螺旋 CT 扫描数据的肝脏图像分割和三维重建[J].南方医科大学学报,2008,28(3):345-347.

[9] 方驰华,李克晓,范应方,等.医学图像三维可视化系统在精准肝切除中的应用价值[J].中华消化外科杂志,2011,10(1):29-32.

[10] FANG C H,HUANG Y P,CHEN M L,et al. Digital medical technology based on 64-slice computed tomography in hepatic surgery[J]. Chinese medical Journal,2010,123(9):1149-1153.

[11] FANG C H,YOU J H,LIU Y Y,et al. Anatomical variations of hepatic veins:three-dimensional computed tomography scans of 200 subjects[J]. World J Surg,2012,36(1):120-124.

[12] 吴在德,吴肇汉.外科学[M].北京:人民卫生出版社,2008:518-522.

[13] MUTTER D,DALLEMAGNE B,BAILEY C,et al. 3D virtual reality and selective vascular control for laparoscopic left hepatic lobectomy[J]. Surg Endosc,2009,23(2):432-435.

[14] LAMATA P,LAMATA F,SOJAR V,et al. Use of the resection map system as guidance during hepatectomy[J]. Surg Endosc,2010,24(9):2327-2337.

[15] 黄志强,周宁新,黄晓强,等.尾状叶外科——肝外科的最后领域[J].消化外科杂志,2004,3(1):1-17.

[16] 陈亚进,张磊.解剖肝后下腔静脉的经验与技巧[J].中国实用外科杂志,2010,30(8):719-721.

[17] 姚和祥,王烈,邹忠东.肝 Spiegel 叶和尾状突的外科局部解剖[J].中华肝胆外科杂志,2003,9(1):14-15.

[18] 刘允怡.肝切除与肝移植应用解剖学[M].北京:人民卫生出版社,2010:77-79.

[19] GARDER O J. Hepatobiliary and pancreatic surgery[M].4th ed. Philadelphia:Saunders,2009:56-60.

[20] 黄志强,黄晓强.肝脏外科手术学[M].北京:人民卫生出版社,2007:181-203.

[21] CHERQUI D,HUSSON E,HAMMOUD R,et al. Laparoscopic liver resections:a feasibility study in 30 patients[J]. Ann Surg,2000,232(6):753-763.

9

第十章

VR、AR、MR 在肝脏外科中的应用

第一节 概　述

虚拟现实（virtual reality，VR）技术最早出现 1962 年，是指利用计算机对现实场景进行三维模拟仿真的虚拟环境，集成了计算机图形、三维建模仿真技术、传感技术、人工智能、显示技术等，可提供给使用者关于各种感官的模拟，进行可视化操作与交互。理想的 VR 技术将实现人、虚拟环境及现实环境三者之间的正常交互，使用户产生身临其境之感。增强现实（augmented reality，AR），发展于 VR 技术，是涉及计算机图形技术、多媒体技术等的一项新技术，是将虚拟的场景叠加到真实场景中，实现对现实的增强，是一种结合图像识别、虚实融合、人机交互、三维显示等关键技术实现对自然世界感知、交互、反映的混合技术，达到虚拟和真实的同步结合。混合现实（mixed reality，MR）则是在此基础上发展，将虚拟信息和真实信息融合，利用全息影像、实时交互等技术对现实世界进行重塑，实现虚拟信息在物理现实中的真实投影。AR 与 MR 的概念存在差异，但两者所要实现的都是虚实相合，是对现实世界有限信息的增加和强化，两者的技术路线也有很大的相似性，在现阶段大部分的开发和应用介于两者之间，尚无法对其进行明确区分，出现了两者概念和应用上的混淆。相对于 VR 来说，AR/MR 不仅仅是在虚拟空间内进行模拟仿真，而是依靠超强算法提高环境识别和空间感知能力，全息实时再现虚拟与现实图像和数据，让使用者所能感受到的真实物理环境变得更加立体、生动。

（祝　文）

第二节 虚拟现实技术的概念及优势

虚拟现实技术是一种通过交互式计算机模拟真实世界的人机界面技术，也称灵境技术或人工环境，是利用电脑模拟产生一个三度空间的虚拟世界，提供用户关于视觉、听觉、触觉等感官的模拟，让用户如同身临其境一般，可以及时、无限制地观察三度空间内的事物。用户进行位置移动时，电脑可以立即进行复杂的运算，将精确的三维世界视频传回，产生临场感。目前，VR 技术已经广泛地应用于医学领域，VR 技术与现代外科手术学结合产生了虚拟手术系统，为外科手术的教学及手术指引与评估提供了全新的模式，正逐步显示了它的巨大潜力和实用前景。虚拟手术系统集计算机技术、传感器技术、生物力学、现代医学、图像处理、虚拟可视化及生物医学工程技术于一体，为医师提供一个模拟真实手术操作过程中可能遇到的各种现象的 VR 系统。虚拟手术系统的研究和开发为医师提供了可反复使用的训练和教学工具，可以应用于手术前规划与演练、手术中的导航以提高手术成功率及与网络技术结合进行远程手术等。在术前规划及术中辅助方面，VR 技术同样可以发挥重要的作用，利用虚拟手术系统，医师术前对病变部位进行较精确的前期测量和估算，从而预见手术的复杂性和风险点，极大降低了手术风险，有效提高手术安全性。

（祝　文）

第三节 增强现实技术在肝脏外科中的应用

一、AR 技术的概念及优势

AR 是一种新的技术，也称人机互动技术，是将计算机绘制的虚拟模型融合到使用者所看到的真实世界景象中，对于现实目标通过叠加虚拟景象产生类似于 X 线透视的增强效果。使用者可从计算机重建的虚拟模型中获得额外的信息，从而对真实环境进行增强。AR 具有三大特点：虚实结合，实时交互，三维匹配。

二、AR 技术与 VR 技术的区别

AR 与 VR 有着本质的区别。AR 的产生得益于 20 世纪 60 年代以来计算机图形学技术的迅速发展,实际上图形学领域的 VR 技术就是 AR 技术的前身,而 AR 技术正是在 VR 技术发展的基础上产生的一项新技术。AR 与 VR 不同,VR 强调使用者感观效果上的完全沉浸感,旨在将用户完全沉浸在计算机生成的虚拟环境中。而 AR 则与其相反,旨在将计算机生成的虚拟对象添加到真实环境中,增强用户对真实世界的感受。AR 系统的最终目标是要将计算机生成的虚拟环境和人所处的真实环境有机地合成起来,使它们看起来就像一个整体,并通过硬件和软件系统的协调作用,使身处其中的用户可以以更加自然的方式与环境中的真实和虚拟物体进行三维交互。

VR 是以计算机仿真、计算机图形、人机交互等技术为核心模拟产生的三维虚拟环境,学习者借助相关设备可实现视、听、触觉的一体化,并可产生身临其境的直观感受。在 VR 中,所有的对象需要经过计算机建模和三维处理以营造一个完整的虚拟世界,与人的感觉器官产生关联以发生交互作用。

AR 是指通过计算机、手持设备或头戴显示器将虚拟信息叠加到学习者的视觉场景中,以增强学习者对现实的体验。AR 使用摄像机或裸眼对真实场景进行采集,可以显著减少计算机渲染处理时间,并为学习者提供真实感强、交互性佳的视觉场景。

三、VR、AR 技术在肝脏外科中的应用概述

由于肝脏解剖结构复杂,肝内血管系统变异情况多,肝切除目前仍是一高风险手术,存在较高的并发症发生率与手术病死率。随着影像学技术的发展,VR、AR 技术在肝脏手术规划及术中引导中发挥的作用越来越大,首先基于患者薄层 CT 或 MR 数据的个性化肝脏、肿瘤及肝内管道三维重建模型,不但能够免去肝脏外科医师对 CT 或 MR 多帧二维图像复杂的图像综合、空间想象过程,而且能直观、清晰、多维度地显示肝脏病灶位置及其与肝内脉管的空间毗邻关系。在此基础上指导术前规划、手术模拟及术中引导,可以缩短手术时间、提高手术的精确性和安全性。

(一) 术前规划

通过三维可视化软件,可对高质量肝脏肿瘤 CT 或 MR 图像数据进行三维重建。在三维可视化软件中,可充分了解肝脏脉管走行和变异情况,以及其与肝脏肿瘤的空间关系。通过三维可视化技术获取的 3D 图像模型,可根据需要进行肝脏、肿瘤与脉管的自由组合和适当透明化,进行放大、缩小、旋转,可多角度、全方位观察并分析肝脏脉管分型,了解其与肝脏肿瘤的空间关系,测量肝肿瘤与相关脉管的距离。同时,还可以进行自动化肝脏分段,观察肝脏肿瘤所属肝段、肝叶部位,进行虚拟肝切除,并计算虚拟切除肝体积和残肝体积(图 10-3-1)。

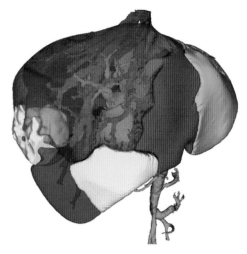

图 10-3-1　**VR 环境中进行个体化肝分段**

(二) 基于 VR 技术的肝脏虚拟手术

良好的肝癌切除手术结果除了与精准的术前规划密不可分,还取决于肝脏外科医师精湛的手术操作技巧。然而传统的肝脏切除术的训练方法,如在塑料模型、实验动物上进行训练的方式,都无法提供较为丰富、精细和个性化的案例供肝脏外科医师训练使用。因此,基于 VR 技术的肝脏手术训练平台,一方面可以用来进行术前的诊断分析、方案设计、手术过程模拟和术后残肝体积预测分析,改变仅凭主观经验诊断、分析和设计手术方案的传统模式,提高手术的安全性;另一方面,可以在已确定的术前规划基础上,使医师能够在患者个性化的虚拟 3D 肝脏模型上进行安全、有效、反复的训练(图 10-3-2),提高技巧,确保术中操作的精度,同时避免在模型、动物或真实患者身上训练时手感的不真实和易引起医疗道德争议等问题。

(三) 术中导航

VR、AR 技术应用于肝脏切除手术导航主要包括三维可视化、VR 环境构建和 3D 打印 3 个方面。

1. 三维可视化　肝脏外科医师可以将肝脏虚拟 3D 模型带入手术室,放置于主刀医师对面,在术

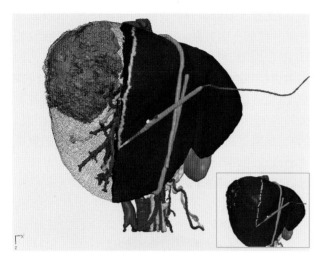

图 10-3-2　VR 环境中进行虚拟肝切除

中进行肝切除术的间接实时引导。三维可视化技术辅助的肝切除术治疗原发性肝癌可减少手术损伤，降低术后并发症发生率，提高手术的有效性和安全性，使患者获得较好的预后。

2. VR 环境构建　将重建后的三维可视化图像导入一个高质量的开发引擎（unreal engine 4，UE4），并在 UE4 中设置传输函数的方法，优化体绘制扩展得到 VR 结果。同时，利用 UE4 提供的各种丰富工具，创建出包含灯光、材质等的虚拟场景，UE4 支持头盔显示器的自由集成，以及安装了捕捉手和手指运动的传感器装置。用户通过头戴式显示器和 VR 眼镜融入三维 VR 环境中，在 VR 环境中观察及操控患者个体化的模型。重点观察肝内病变部位、大小及与周围血管的关系（图 10-3-3）。

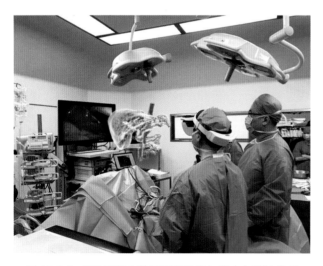

图 10-3-3　VR 环境中详细观察肿瘤与肝内血管的关系

3. 3D 打印　有研究表明，采用 3D 打印肝脏模型指导肝切除术（图 10-3-4），能够对关键部位快速

识别和定位，通过精确定位病灶并确定手术切除平面，实时引导重要脉管的分离和肿瘤病灶的切除，实现了准确切除病灶和避免重要解剖结构的副损伤。

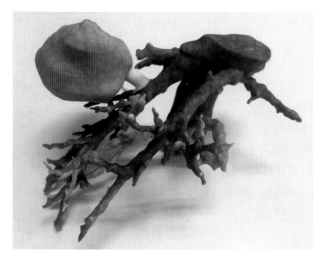

图 10-3-4　3D 打印明显显示肿瘤与肝内血管的关系

（祝　文）

第四节　混合现实技术在肝脏外科中的应用

一、MR 技术的概念

MR 是继 VR、AR 之后，建立在人类自然知觉之上的全新数字化全息影像技术，通过计算机可视化图形技术生成虚拟模型，并将其叠加至使用者所看到的现实环境中，带来一种难以置信的现实和虚拟混合的场景，该技术通过在现实场景呈现虚拟场景信息，在现实世界、虚拟世界和用户之间搭起一个交互反馈的信息回路，与现实世界进行交互和信息的及时获取。MR 系统具备 3 个主要特征：现实与虚拟世界结合、实时交互性、精确匹配性。MR 技术为用户提供增强全息实时数字内容，并且增加到真实空间中，带来一种让人难以置信的数字虚拟世界与物理真实世界融合的场景。

二、MR 技术与常用影像学检查技术、VR、AR 等的对比

MR 技术是继 VR、AR 之后，出现的全新数字全息影像技术。MR 有时也称 hybrid reality，它打破真实世界和数字世界的界限，借助于沉浸技术将两者融合生成一个新的环境，包容了 VR 和 AR。MR 比 AR 更进一步，对环境进行识别，不只是简单地在相

机的图像上叠加了虚拟图像,而是将计算机生成的图像锚定在真实世界的某一个点上,可以说 MR 是高保真的 AR。

MR 如同 VR 和 AR,是现实增强技术的一种,涉及虚拟世界的建构及现实世界的展示,且较后两者拥有更为广泛的概念内涵。与 VR、AR 相比,MR 最大的优势在于其灵活性。在使用 VR 时完全沉浸于另一个世界,难以与真实世界互动。MR 是借助先进的计算机技术、图像处理技术和人机交互技术生成具有虚实相融的可视化环境,在该环境中虚拟和现实对象并存,观察者可与之进行实时交互。此外,MR 为学习者提供自然的交互方式,形成视觉、触觉及嗅觉的感知,以促进使用者与 MR 环境发生联系。

常用影像学技术(B 超、CT、MRI 等)存在以下局限性:①均为二维平面影像;②不能立体、单独地显示肿瘤与肝内主要血管的相互关系和侵犯程度;③难以发现腹腔动脉系统与门静脉系统属支的变异情况;④需由影像科医师协助分析图像;⑤不能根据术前规划进行仿真手术,选择最优手术方案。然而,MR 技术可在所获取的原始数据的基础上,利用三维可视化精准渲染技术构建三维模型,并借助相关软件实施定位、渲染和高维态处理,并调整物理参数和设定功能,再将三维模型载入 MR 设备,构建源于 MR 技术的医学模型。将被研究部位分别指定对比强烈的颜色渲染,使整个三维重构模型不但可以从任意角度浏览、缩放、调节亮度与对比度,还能隐藏与透明化各种组织,并对组织结构的大小进行测量计算,实现基于 MR 技术的各项医学研究。

三、MR 技术在肝脏外科领域中的应用

(一) MR 技术在肝脏外科教学培训方面的应用

目前,解剖学作为临床医学教学中最重要的一个环节,却由于标本短缺、成本高昂、医疗环境和法规限制等原因导致教学质量受制约。而当前广泛使用的解剖图谱都是平面图像,视觉效果不佳,难以激发学生兴趣,也影响教学效果。MR 技术的应用提供了一种高效、立体的全新教学模式,在已有的影像数据和断层扫描基础上构建全息数字化立体解剖影像,借助 MR 眼镜,使相应的解剖部位真实、立体地呈现。医学生和年轻的外科医师可以对模型进行移动、旋转、透明化等操作,任意调整观察角度,更加直观地了解解剖结构和病灶,实现真实、立体的数字化

解剖学教学。

手术操作的训练是提高外科医师能力的基础,但由于模拟器材、手术操作风险及手术室条件的限制等,其教学与实践却陷入了"瓶颈"。而基于 MR 技术的仿真手术系统为医学生和年轻外科医师提供了一个具有真实感的虚拟手术环境,操作者可在其中重复练习和观察、模仿专家手术过程,设计、预演和修正手术的整个过程。手术模拟系统实现了由单一的结构器官辨识向系统解剖方向发展,由平面显示向 3D 方向发展,由"只能看"向"还能动"的虚拟解剖方向发展。在手术器械上安装反馈装置后,受训者不但可以从虚拟眼镜中看到手术部位,还可以感觉到虚拟患者的肢体和器官。

(二) MR 技术在肝脏外科术前规划方面的应用

传统肝切除手术多通过二维影像学资料(超声、CT、MRI 等)对肝脏肿瘤进行术前评估,而从二维图像中很难细致、准确地分析肝内管道、肿瘤、肝段血管之间的关系,无法在术前准确评估切除范围,不能在根治性切除肿瘤的同时保证剩余肝脏的血液供应及其代偿功能,并且对解剖结构和各种变异的理解偏差会影响手术方案的精准制订。通过 MR 技术可以对断层扫描影像学资料进行深度分析和构建组织器官模型,使外科医师能够立体化、全方位地观察病灶部位、形态及大小;根据患者个体化血流拓扑关系进行肝脏分段和体积计算,经过仿真手术的"演练""彩排",由此制订出最佳的手术方案,指导精准手术的实施,不仅可以让医师对病灶的理解更加精准,也使医师之间的沟通变得更加便捷、直观,同一学科甚至不同学科的医师,也能通过对疾病细节信息的实时共享,为最佳手术方案的制订提供强有力的工具。

(三) MR 技术在肝脏外科术中导航方面的应用

随着现代外科手术智能化、微创化的发展,以及患者对手术操作要求的提高,手术操作的复杂性和难度均较以前有了很大增加。在实际手术过程中,预定手术方案的实施需要依赖实时、可靠的术中导航系统。MR 辅助导航系统将术前 CT 或 MRI 生成的三维重建虚拟模型集成到相应的患者体内,提供实时的三维可视化的最佳匹配位置,术中跟踪手术器械,并将手术器械的位置在患者影像上以虚拟器械的形式实时更新显示,使医师对手术器械对应的解剖结构一目了然,使外科手术更精确和安全,借助

10

于 MR 辅助导航系统,医师拥有高维度"透视"手术区域的工具,手术的精确性和安全性均得到提升。

四、展望

VR 和 AR 技术作为一种高科技模拟技术已经被逐步开展并应用于肝脏外科中,它能够让我们获得更加精准全面的影像信息、更加直观具体的 3D 模型、更加通俗易懂的教学方式,进而更加精确地指导肝脏手术实施和教学训练。与 VR 和 AR 比较,MR 是一种更加实用的技术,它在不关闭原来真实世界的同时又打开了一个新的视野,不仅有相互校正的作用,还使手术的安全性和精确性进一步提高。与 3D 打印比较,MR 在时效性上也具有很大的优势,获取数据后,3D 打印模型至少需要 10 小时以上,而 MR 图像仅需要 5~10 分钟,并能对图像可以进行各种渲染、放大、切割、选择性虚化,使医师对疾病的观察更加精准细致,手术方案的制订和医患沟通也变得更加精准和高效。随着肝脏外科学、计算机科学、医学影像学等学科的进一步交叉发展,VR、AR、MR 技术将更好地融合应用于肝脏外科手术导航及虚拟手术系统构建中,推动肝胆外科向个体化、微创化、精准化方向发展,必将给医疗界带来颠覆性变化,极大地推进变革时代的医学创新。

（祝　文）

10

参考文献

[1] 程凯,陈敏.虚拟现实技术在健康医疗领域的应用[J].中国医院管理,2017,37(8):45-47.

[2] FERRARI V,MEGALI G,TROIA E,et al. A 3-D mixed-reality system for stereoscopic visualization of medical dataset [J]. IEEE Trans Biomed Eng,2009,56(11):2627-2633.

[3] 祝文,何松盛,曾思略,等.以血管为轴心的中央型肝癌三维可视化评估及虚拟现实的研究[J].中华外科杂志,2019,57(5):358-365.

[4] 曾思略,祝文,方驰华,等.以血管为轴心的巨块型肝癌三维可视化评估及虚拟现实技术研究[J].中华普通外科杂志,2019,34(4):323-327.

[5] 王壮雄,李林容,王芳元,等.虚拟和增强现实技术在肝脏外科中的应用[J].实用医学杂志,2018,34(7):1210-1212.

[6] 郝英好.人机交互新模式,VR/AR/MR 产业开始形成[J].新型工业化,2016,6(8):65-70.

[7] 刘文霞,王树杰,张继伟,等.虚拟现实技术在医学上的应用[J].生物医学工程学杂志,2007,24(4):946-949.

[8] 张加尧,吴星火,冯晓波,等.混合现实技术在医学领域的应用[J].中华实验外科杂志,2019,36(1):179-181.

[9] MORO C,STROMBERGA Z,RAIKOS A,et al. The effectiveness of virtual and augmented reality in health sciences and medical anatomy[J]. Anat Sci Educ,2017,10(6):549-559.

[10] SCHREUDER H W R,OEI G,MAAS M,et al. Implementation of simulation in surgical practice:minimally invasive surgery has taken the lead:the Dutch experience[J]. Med Teach,2011,33(2):105-115.

[11] MITRASINOVIC S,CAMACHO E,TRIVEDI N,et al. Clinical and surgical applications of smart glasses[J]. Technol Health Care,2015,23(4):381-401.

[12] BERNHARDT S,NICOLAU S A,SOLER L,et al. The status of augmented reality in laparoscopic surgery as of 2016 [J]. Med Image Anal,2017,37:66-90.

[13] WU X,LIU R,YU J,et al. Mixed reality technology-assisted orthopedics surgery navigation[J]. Surg Innov,2018,25(3):304-305.

[14] PESSAUX P,DIANA M,SOLER L,et al. Towards cybernetic surgery:robotic and augmented reality-assisted liver segmentectomy[J]. Langenbecks Arch Surg,2015,400(3):381-385.

[15] SAUER I M,QUEISNER M,TANG P,et al. Mixed Reality in Visceral Surgery:Development of a Suitable Workflow and Evaluation of Intraoperative Use-cases[J]. Annals of Surgery,2017,266(5):1.

第十一章

影像组学技术在肝癌外科中的应用

肝癌(liver cancer)可分为原发性和继发性两大类,其中原发性肝癌是我国高发的、危害极大的恶性肿瘤。原发性肝癌主要包括肝细胞癌(hepatocellular carcinoma,HCC)、肝内胆管癌(intrahepatic cholangio-carcinoma,ICC)和HCC-ICC混合型3种不同病理类型,三者在发病机制、生物学行为、组织学形态、治疗方法及预后等方面差异较大,其中肝细胞癌是肝癌的主要组织学亚型,占原发性肝癌的90%,因此"肝癌"在本书中指肝细胞癌。HCC发病率在全球恶性肿瘤发病率中排第6位,是全世界癌症相关死亡率的第三大常见原因(图11-0-1)。最新数据表明,HCC在我国的发病率和致死率分别居恶性肿瘤的第4位和第3位。HCC的外科治疗是HCC患者获得长期生存最重要的手段,包括肝切除术和肝移植术。肝切除术作为早期HCC患者的首选治疗方案,术后5年的复发转移率高达40%~70%。而肝移植术作为肝癌最有效的治疗方法,术后较高的复发率也是影响术后疗效的主要因素。HCC患者复发的前瞻性识别对于手术技术、器官分配、预后预测等有重大意义。

随着CT、MRI和PET广泛应用于临床,相关检查结果为辅助癌症诊断和评估癌症患者预后提供了参考依据。医学影像作为一种无创的早期诊断方法,已经广泛用于各种癌症的辅助诊断中。但目前用于辅助医师进行临床诊断的影像信息主要依靠主观经验,通过影像反映出的患者疾病的影像特征给予相应诊断,但这种判断的主观性和经验性难以得到客观的可重复的诊断效果,医学影像包含大量与病变有关的有用信息仍需要开发。譬如,通常临床医师可以从影像(CT、MRI等)中获取肿瘤的形状、大小、图像对比度和肿瘤代谢等简单信息,但这些信息可能与肿瘤的病理生理、治疗效果等并没有相关性,从而无法量化肿瘤的病理分期分型或接受治疗后的肿瘤变化的影像学表现。但医学影像不仅包括可视化的影像学信息,还包含与肿瘤病理生理和组织细胞微环境有关的大量潜在信息。

11

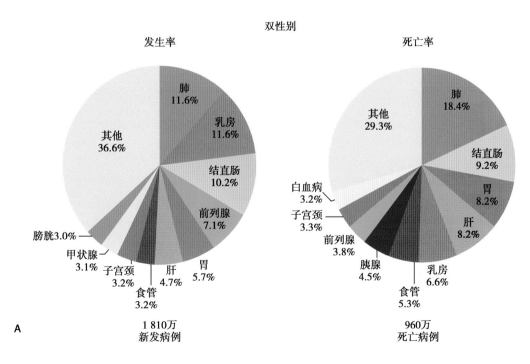

双性别

A 1810万新发病例 / 960万死亡病例

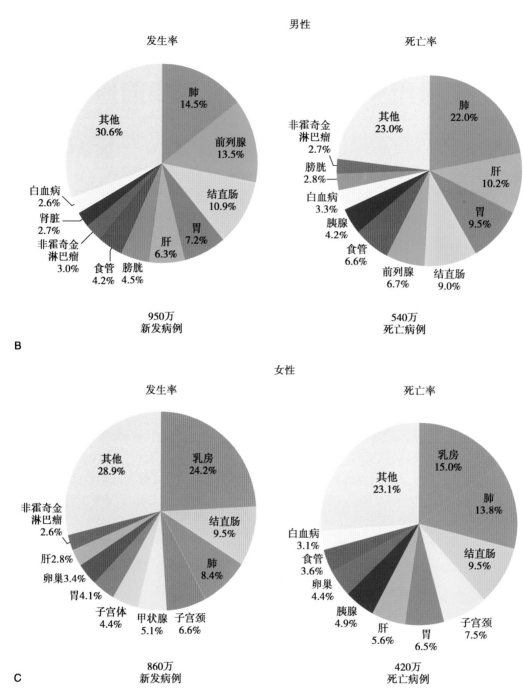

图 11-0-1 世界癌症病例和死亡率统计

在目前的临床操作中,影像科医师会定量一些影像学特征来进行肿瘤评估,如在 CT 中,通过一维或二维的方法对肿瘤大小进行评估;在 PET 影像中,利用最大或平均摄入量对代谢进行量化。尽管这些信息对于肿瘤诊断很有意义,但能够提供的信息仍然有限,而影像学表型则提供大量的潜在影像学特征去量化肿瘤表型。基于自动的图像分析算法,可以提取反映肿瘤表型信息的影像学特征。首先由有经验的影像学专家对肿瘤区域进行勾画,然后在肿瘤区域内采用自动特征计算算法获得量化影像组学特征,从而反映肿瘤的影像学表型信息。

除了量化的影像组学特征,从医学图像中还可以获取语义型特征。语义型特征是指通过影像学专家对医学影像进行肉眼评估获得的肿瘤特性特征。在临床上,语义型特征是对肿瘤的定性判断,需要评估者具备专业医学影像学背景知识,而且容易受评估者的不同影响,然而临床医师也做了大量的定义术语工作以统一标准。建立统一术语标准的好处在于,术语由经验丰富的影像学专家定义,可以为肿瘤定性建立一个统一的衡量标准,而且,影像学评估者可以也可以对分辨率低或受噪声影响大的低质量的医学影像进行评估并给出诊断结果。

随着医学影像学的快速发展，计算机辅助诊断（computer aided diagnostic，CAD）在过去的几十年里在许多临床问题上得到应用，在常规诊断中起重要作用，从单纯的图像数据检索到计算机辅助定量分析，极大地减轻了放射科医师的负担。CAD 通过输出一个计算机的结果来作为备选意见，从而辅助放射科医师对医学图像进行分析。现代医学扫描仪通常会产生一个数量巨大的图像数据，如一名患者的 CT 序列可能包含 200 张以上的二维图像。假设医师要仔细查看每位患者的每一张影像，但是这些图像中包含感兴趣区域的只有少数部分，有些小的病灶可能只有一两张，所有图片查看一遍不仅费事费力而且会极大地降低医师的工作效率。通过 CAD 系统自动对图像进行量化分析，可以在短时间内筛选出感兴趣区域并进行初步的诊断分析，这极大地提高了医师的工作效率。CAD 系统的构建需要图像处理、模式识别和机器学习等多个领域的协同发展。

第一节 概　述

一、肝细胞癌的流行病学

在过去 20 年中，HCC 的发病率在全球呈上升趋势。世界各地 HCC 的发病率不尽相同，其中亚洲和非洲的发病率最高，而这些地区是乙型病毒性肝炎和丙型病毒性肝炎的高发病区域，这说明了慢性肝炎和 HCC 发病之间的关系。

HCC 的高危发病因素包括乙型肝炎病毒（HBV）、丙型肝炎病毒（HCV）感染，长期酗酒，非酒精脂肪性肝炎食用被黄曲霉毒素污染的食物，各种原因引起的肝硬化及有肝癌家族史等。HCC 的发病率表现出较强的男性优势，并随着年龄的增长在所有人群中逐渐增加。在过去的几十年中，肥胖和 2 型糖尿病的患病率大大增加，导致非酒精性脂肪性肝病（non-alcoholic fatty liver disease，NAFLD）和非酒精性脂肪性肝炎（non-alcoholic steatohepatitis，NASH）的发病率上升，这可能导致肝纤维化和肝硬化，最终导致 HCC。

二、肝细胞癌的诊断

（一）血清分子标志物

血清甲胎蛋白（alpha-fetoprotein，AFP）是当前诊断肝癌常用而又重要的方法。诊断标准：AFP ≥ 400μg/L，排除慢性或活动性肝炎、肝硬化、睾丸或卵巢胚胎源性肿瘤及妊娠等。AFP 低度升高者，应动态观察，并与肝功能变化对比分析，有助于诊断。约 30% 的肝癌患者 AFP 水平正常，检测甲胎蛋白异质体，有助于提高诊断率。其他常用的肝癌诊断分子标志物包括 α-L-岩藻苷酶、异常凝血酶原等。

（二）影像学检查

1. 超声　腹部超声检查因操作简便、灵活直观、无创便携等特点，是临床上最常用的肝脏影像学检查方法。常规超声筛查可以早期、敏感地检出肝内可疑占位性病变，准确鉴别是囊性或实质性占位，并观察肝内或腹部有无其他相关转移灶。彩色多普勒血流成像不仅可以观察病灶内血供，也可明确病灶与肝内重要血管的毗邻关系，为临床治疗方法的选择及手术方案的制订提供重要信息。实时超声造影技术可以揭示肝肿瘤的血流动力学改变，帮助鉴别和诊断不同性质的肝肿瘤，凭借实时显像和多切面显像的灵活特性，在评价肝肿瘤的微血管灌注和引导介入治疗方面具有优势。

2. CT　常规 CT 扫描采用平扫+增强扫描方式（常用碘对比剂），检出和诊断小肝癌能力总体略逊于磁共振成像。目前除用于肝癌的临床诊断及分期外，更多应用于肝癌局部治疗的疗效评价。同时，借助 CT 的三维肝体积和肿瘤体积测量、肺和骨等其他脏器转移评价，临床应用广泛。

3. MRI　MRI 扫描通常采用平扫+增强扫描方式（常用对比剂 Gd-DTPA），因其无辐射影响，组织分辨率高，可以多方位、多序列参数成像，并具有形态结合功能（包括弥散加权成像、灌注加权成像和波谱分析）综合成像技术能力，成为临床肝癌检出、诊断和疗效评价的常用影像技术。若结合肝细胞特异性对比剂（Gd-EOB-DTPA）使用，可提高直径 ≤ 1.0cm 肝癌的检出率和对肝癌诊断及鉴别诊断的准确性。在 MRI 或 CT 增强扫描动脉期（主要在动脉晚期），肝癌呈不均匀明显强化，偶可呈均匀明显强化，尤其是直径 ≤ 5.0cm 的肝癌，门静脉期和/或实质平衡期扫描肿瘤强化明显减弱或降低，这种"快进快出"的增强方式是肝癌诊断的特点。

4. DSA　数字减影血管造影（digital subtraction angiography，DSA）是一种侵入性创伤性检查，多主张采用经选择性或超选择性肝动脉进行检查，该技术更多用于肝癌局部治疗或急性肝癌破裂出血治疗等。肝癌在 DSA 的主要表现是肿瘤血管和肿瘤染

11

色,还可以明确显示肝肿瘤的数量、大小及其血供情况。DSA 能够为血管解剖变异和重要血管解剖关系及门静脉浸润提供正确客观的信息,对于判断手术切除的可能性和彻底性以及决定合理的治疗方案有重要价值。

5. PET/CT　氟-18-脱氧葡萄糖(^{18}F-FDG)正电子发射计算机体层显像(positron emission tomography and computed tomography,PET/CT)的优势在于:①对肿瘤进行分期,通过一次检查能够全面评价淋巴结转移及远处器官的转移;②再分期,因 PET 功能影像不受解剖结构的影响,可准确显示解剖结构发生变化后或解剖结构复杂部位的复发转移灶;③疗效评价,对于抑制肿瘤活性的靶向药物,疗效评价更加敏感、准确;④指导放疗生物靶区的勾画、穿刺活检部位;⑤评价肿瘤的恶性程度和预后。碳-11标记的乙酸盐(^{11}C-acetate)或胆碱(^{11}C-choline)PET 显像可提高对高分化肝癌诊断的灵敏度,与^{18}F-FDG PET/CT 显像具有互补作用。

（三）肝穿刺活检

具有典型肝癌影像学特征的占位性病变,符合肝癌的临床诊断标准的患者,通常不需要以诊断为目的进行肝穿刺活检。对于缺乏典型肝癌影像学特征的占位性病变,肝穿刺活检可获得病理诊断,对于确立肝癌的诊断、指导治疗、判断预后非常重要。

肝穿刺活检需要在超声或 CT 引导下进行,可采用 18G 或 16G 肝穿刺空芯针活检获得组织学诊断,也可用细针穿刺获得细胞学诊断。肝穿刺活检主要的风险是出血或针道种植。因此,术前应检查血小板和凝血功能,对于有严重出血倾向或严重心肺、脑、肾疾病和全身衰竭的患者,应避免肝穿刺活检。为了避免肿瘤结节破裂和针道种植,选择穿刺路径需要经过正常的肝组织,避免直接穿刺肝脏表面的结节。推荐在肿瘤和肿瘤旁肝组织分别穿刺 1 条组织,以便客观对照提高诊断准确度。肝穿刺的病理诊断存在一定假阴性率,阴性结果不能完全排除肝癌的可能。

（四）病理学诊断

肝脏占位病灶或肝外转移灶活检或手术切除组织标本,经病理组织学和/或细胞学检查诊断为肝癌。病理诊断需与临床证据相结合,全面了解患者的HBV、HCV 感染史,肿瘤标志物及影像学检查等信息。

三、HCC 的外科治疗

（一）肝切除术前肝功能评估

在术前应对患者的全身情况及肝功能储备进行

全面评价:常采用美国东部肿瘤协作组提出的功能状态评分(ECOG PS)来评估患者的全身情况;采用 Child-Pugh 评分、ICG 清除试验或瞬时弹性成像测定肝脏硬度评价肝功能储备情况;如预期保留肝组织体积较小,则采用 CT 和/或 MRI 测定剩余肝体积,并计算剩余肝体积占标准化肝体积的百分比。一般认为 Child-Pugh A 级、ICG R15<20%~30%是实施手术切除的必要条件;剩余肝体积需占标准肝体积的40%以上(肝硬化),或 30%以上(无肝硬化)也是实施手术切除的必要条件。

（二）肝移植适应证

关于肝移植的适应证,国际上主要采用米兰(Milan)标准,美国加州大学旧金山分校(UCSF)标准等。国内尚无统一标准,已有多家单位和学者陆续提出了不同的标准,包括杭州标准、上海复旦标准、华西标准和三亚共识等。各家标准对于无大血管侵犯、淋巴结转移及肝外转移的要求都比较一致,但是对于肿瘤的大小和数量的要求不尽相同。上述国内标准均不同程度地扩大了肝癌肝移植的适用范围,可使更多的肝癌患者因肝移植手术受益,并未明显降低术后总体生存率和无瘤生存率。但仍需多中心协作研究以支持和证明,从而获得高级别的循证医学证据。

四、影像组学

随着计算机存储技术和信息化改革的不断发展和改进,患者的医学图像信息能够得到有效的数字化保存,这使医学影像资料不再是少量的数据资源,而是能够与互联网数据、金融数据并列的第三大数据资源。不同于以往的小样本的简单图像处理,海量的医学图像为研究带来了新的机遇:①基于大数据的影像数据研究,能够构建更为精准的统计模型,提高 CAD 系统的诊断和检测水平,逼近人的诊断精度;②在影像大数据的基础上,很多复杂并且表达能力强的机器学习、模式识别及统计学方法能够发挥出更有效的作用,挖掘出更多潜在规律和有用信息。医学影像大数据的积累及图像处理技术的快速发展促进了影像组学分析方法的诞生。

通常情况下,影像组学分析以 CT、PET 或 MRI 作为输入数据,基于自动化的特征计算算法从影像中提取具有表达性的影像学特征,利用机器学习和统计分析方法对疾病进行量化分析和预测。不同于仅仅依靠医师经验的人眼查看,影像组学能够从影像数据中挖掘出人眼难以量化地可以反映肿瘤内部异质性的高维度特征,并将这些特征与患者的临床和病理信息进行关联分析,从而实现疾病的诊断或基因的预测。利用先进的生物信息学工具和机器学习方法,研究人员能够在海量影像组学特征的基础上建立一个潜在的可提高诊断精度和预后预测精度的模型。

影像组学分析通常包括以下几个步骤:数据采集、病灶检测、病灶分割、特征提取和信息挖掘。在获取统一采集标准的影像数据后,先利用自动的检测算法对病灶区域进行检测,针对检测到的感兴趣区域利用手动或自动分割方法得到精准的肿瘤区域图像。对提取出的肿瘤感兴趣区域提取高维影像组学特征,再根据研究目的筛选有效特征,使用机器学习或统计学方法建立影像数据预测模型预测结果。

（一）图像采集

海量数据是研究可靠性的基础,特别是基于影像大数据的影像组学研究,是从医学影像数据中提取定量的海量特征并研究影像特征与临床数据间的相关关系。医学影像是影像组学研究的基础,因此可靠的大量的医学影像数据能够帮助研究人员得到最有效的分析结果。但是,由于医学影像数据分散在不同的地区和医院中,而不同医院和机构使用的不同扫描仪器的扫描参数、扫描方式和重建方法的不同,日常获取的临床影像格式、层厚等具有较大差异,这会给不同中心及不同患者群体之间的比较分析带来困难,导致分析精度不高。为了确保研究的可靠性,使预测模型具有鲁棒性,要尽量减小图像间的差异:一方面可以制订统一的医学图像采集标准,尽可能地降低参数的差异;另一方面可以在进行分析的过程中选取在不同患者中稳定性较高的、具有一定动态范围的而且对图像获取协议和重建算法不敏感的特征。

为了达到建立影像图像和肿瘤表型间的关系的目的,建立一套图像、特征、临床数据及分子数据相关的完整的数据库是非常重要的。目前,已经有一些公开的影像数据平台,如 TCIA,提供特定的癌症的影像和临床数据,这些数据来自世界各地的不同机构和医院。其中,构成 TCIA 数据库的一个大型数据集是肺图像数据库 LIDC-IDRI,该数据集包含了原始的 CT 影像和 4 名放射科医师对肿瘤边界的标记,同时给出了临床医师对肺结节的诊断信息及结节位置和良恶性等信息。由于医学影像数据来自不同的机构和医院,数据库的构建过程中要尽量制订一系列统一的采集标准,保证数据的规范性,避免一些可能意想不到的影响,同时要注意保护患者的隐私,遵循患者隐私最小化的原则。

（二）肿瘤分割

肿瘤分割是影像数据采集后进行图像分析的重要步骤,精准的肿瘤分割对影像分析具有重要意义。但图像分割算法虽然已经有很多研究,但能够投入使用的肿瘤全自动分割算法还有待改善。这是因为分割算法有以下几个难点:①没有真正的"金标准"来定义肿瘤边界。肿瘤和周围正常组织一般都有粘连,边界的定义存在一定主观性,不同学者对边界的标记存在差异,难以取得一致的分割结果。这可能导致基于机器学习的分割算法的训练标签不一定是真实的,从而使分割精度降低。②依靠医师进行手动分割费时、费力。医师需要逐一观察每个切片,在包含肿瘤区域的每个影像切片上一层一层地进行勾画,而病灶区域较大的患者,病灶通常会分布在很多层切片上,勾画时间较长。另外,由于肿瘤一般不具有统一的规则的几何形状,这导致对肿瘤区域的建模也存在很大困难。③由于存在粘连等情况,肿瘤边界很多情况下都是不清晰的,这也会导致分割不准确。

除了以上这些情况,肿瘤分割的可重复性也很重要,这是保证提取的特征能够反映真实的肿瘤内部异质性特性的基础,而且可重复的分割能够保证提取的特征稳定可靠,保证相关分析的鲁棒性。

目前肿瘤图像的分割算法主要分为以下 4 类。

1. 阈值分割 具有实现简单、计算量较小而且性能稳定的特点,因此在 PET 等具有低分辨率、高对比度特征的影像中得到广泛应用。阈值分割一般包括固定阈值分割和自适应阈值分割。对于固定阈值分割,临床上最常用 SUV = 2.5 和 SUVmax（ROI 内的最大 SUV 值）的 40%作为阈值。而对于自适应阈值分割,多数研究通过最小化不同类间的方差来设置最优阈值（如 Otsu 算法）,或者在不同 S/B 下利用防体实验构建矫正的阈值-体积曲线寻找合适的阈值。所以寻找最优阈值是目前阈值分割面临的主要挑战。

2. 基于模糊理论的分割算法 针对肿瘤边界模糊不清的特点,基于模糊集理论的图像分割算法被提出,如模糊 C 均值法（FCM）、模糊局部自适应贝叶斯法、模糊连接度算法及模糊隐马尔科夫模型等。这种方法适合肿瘤边界模糊的医学影像,但是通常对于形状简单的较大的病变组织有较好的分割结果。

3. 基于边缘的图像分割算法 通常是根据图

11

像区域内定义的曲线或曲面由图像数据计算出的约束信息,确定图像中的边缘像素,然后再把这些像素连接在一起构成肿瘤区域的边界,从而达到提取感兴趣区域边界的目的。虽然 PET 图像存在较高的噪声和较低的分辨率,使准备定位病灶区域的边界有一定困难,但是这种方法可以克服匀质性的限制,往往可以得到更准确的分割结果。

4. 基于区域的分割算法　这类分割算法中常见的有区域生长和基于图的图像分割等,主要基于病变区域的匀质性的假设,使得它对于异质性的肿瘤分割结果往往不令人满意。

肿瘤分割算法多样,精确的分割算法直接影响后期影像组学特征的提取,但目前关于如何选取肿瘤分割方法及不同分割方法对结果的影像究竟如何,并没有统一和全面的定论。

（三）特征提取

肿瘤分割完成后,需要对分割的感兴趣区域进行海量的定量影像特征的提取。特征提取是影像组学分析的核心,是连接分割后的图像和临床分析结果的桥梁。目前,根据特征的计算方法可以把影像组学特征分为传统影像特征、深度学习和量化的语义特征。

1. 传统影像特征是基于数学表达式从分割后的肿瘤区域中进行计算得到的。通过量化多种高维图像信息描述肿瘤特性,对肿瘤区域提取形状、强度、纹理和小波 4 类影像组学特征。其中,形状特征可量化肿瘤的大小、长短经、紧实度等信息;强度特征组可通过熵、峰度、偏度等计算公式量化肿瘤的非均质性;纹理和小波特征通过对肿瘤图像进行多尺度、多频域的分解提取一系列高维复杂特征,主要用于量化肿瘤影像中人眼无法直接识别但具有重要诊断价值的高维信息。

2. 深度学习特征提取。与传统影像组学信息互补,深度学习特征可自适应地描述具有特定癌症特异性的非线性信息。如利用卷积神经网络(convolutional neural network,CNN),通过卷积与池化堆叠的方式,可以从病灶图像中自动学习具有高特异性的非线性特征。CNN 中每一层卷积层可提取不同层次的特征,最后一层卷积层的输出所包含的特征信息量最大,复杂度最高。因此,最后一层卷积层的特征将作为深度学习特征。

3. 语义特征是指医师理解的定性描述的特征,如均匀性和边缘毛刺等,这类特征通常缺乏有效的数学表达式。

（四）特征降维

在特征提取过程中,一般为了更加全面地对数据进行描述,往往会从多个方面提取大量特征。但是,过多的特征并不一定有利于结果的分析,一方面,大量的特征需要足够量的训练数据支持才能构建出鲁棒性高且有效的模型,否则会因为高复杂度的计算导致维度灾难;另一方面,大量特征中会存在干扰项、冗余项及不相关的特征,可能会影响训练模型的预测精度。通过对特征的选择与降维,可以减少过拟合(overfitting),提高模型的准确性,缩减模型的训练时间。

目前,特征降维方法包括传统的线性降维和基于特征选择的降维方法两大类。

1. 传统线性降维　机器学习算法包含很多线性降维方法,如 PCA、ICA、LDA、LFA、LPP 等,但由于这些方法大部分是基于数据投影到达降维的目的,导致降维后的数据难以理解,所以目前影像组学中比较常用的降维方法主要包括 PCA 和 LDA。①主成分分析(principal component analysis,PCA),是机器学习中最常用的一种线性降维方法,其主要思想类似于最小二乘法,相当于在高维空间中保持最小二乘法误差的方法。PCA 的目标是在损失最小的前提下降低维度,相当于把一个面的点压缩成一条线,在损失最小的情况下,找到一条离所有点的距离和最小的线。这条线就是压缩的结果,而每个点的距离就是误差。②线性判别分析(linear discriminant analysis,LDA),是机器学习中常用的一种有监督降维方式。与 PCA 不同的是,它需要输入已知的标签,即需要监督条件。LDA 的主要思想是在高维空间找到一个低维空间,使得两类或多类数据的均值(中心点)之间的距离最远而且每一类的类内方差最小。

2. 基于特征选择的降维方法　由于传统线性降维方法投影后的特征不能简单地与之前特征对应起来,难以对特征进行解释,所以一般只能与分类模型一起使用,作为整体分析,因此在影像组学中的应用较为局限,因此还有基于特征本身进行降维的一些方法,它们对特征本身的重要性进行评估。①基于统计检验的方法。通常在提取特征后,可以利用简单的统计或检验方法对特征信息进行评估。如在分类问题中目的是寻找可以最有效地将两个或多个类别分开的特征,可以使用线性判别分析,或针对两个类别的数据通过 t 检验或卡方检验判断是否有显著不同。而回归问题中目的是寻找和目标结果相关性最高的特征,可以通过相关性分析、方差分析(anova)、线性回归等方式对特征与目标值进行评估。②基于线性模型与正则化的特征选择。在影像组学分析中,常用的正则化特征选择方法是 L1 范数正则化,即 LASSO(least absolute shrinkage and selection operator)。LASSO 的基本思想是在回归系数的绝对值之和小于一个常数的约束条件下,使残差平方和最小化,从而能够产生某些严格等于 0 的回归系数,得到可以解释的模型。③基于数模型和 mRMR 进行特征选择。基于决策树模型和 mRMR(最小冗余最大相关性)的方法是基于系统的混乱程度的变化对特征进行选取。目前常用的树模型包括决策树、随机森林及梯度树等,其模型评价指标包括 Gini 因子、熵增益、残差等多种形式,其主要思想都是向对模型改进程度大的方向进行拓展,逐步使模型更加精细有效。mRMR 是一种滤波式的特征选择方法,常用的特征选择方法是最大化特征与分类变量之间的相关度,但是在特征选择的过程中,对于单个好的特征的组合有可能由于特征之间是高度相关的,通过定量特征间的冗余度,选择冗余度小的特征。④递归消除特征:递归特征消除的主要思想是反复构建模型(如线性模型的 LR、SVM,树模型的随机森林,梯度树等)评价选出对模型性能提升效果最差(或最好)的特征,把选出来的特征拿出数据集,然后在剩余的特征中重复这个过程,直到所有特征都被拿出。这个过程中特征被消除的次序就是特征的排序。因此,这是一种寻找最优特征子集的贪心算法。

(五) 模型构建

影像组学常用的模型包括线性回归模型、线性分类模型、树模型及近年来发展的深度学习模型等。

1. 线性回归模型　①线性回归是最常见的回归模型,通过最小二乘法拟合或基于目标函数迭代,求出每个特征与目标之间的关系系数,最后加上偏置项及构成最终的预测模型。②Cox 回归分析是生存分析的一种半参数分析方法,它提出一种比例风险模型的想法,能够有效处理多个因素对生存时间影响的问题。其优势在于可以不考虑生存时间的分布,并有效利用截尾数据。

2. 线性分类模型　与线性回归类似,其目标一般是 1/0 的二分类或多个离散的多分类。线性分类器是通过一条线或一个超平面将两类物体分开的算法,常用的包括 logistic 回归、支持向量机(support vector machine,SVM)及它们的一系列变体。①Logistic 回归是一种广义线性模型(generalized linear model),相比直接的线性回归模型,logistic 回归更适合分类任务,它在线性回归模型的基础上引入了 sigmoid 函数作为激活函数从而达到分类的目的。②SVM 是目前非常常用的一种监督学习模型,在解决小样本、非线性及高维模式识别问题中表现出许多独特优势。SVM 的思想是希望找到一条分界面可以完美地将两个类别分开,而且两类距离分界面的距离相等。

3. 树模型　①决策树是一种简单高效而且容易解释的模型,本质是一个具有多个判断节点的树状结构。决策树的主要思想是通过对数据的学习,选定判断节点,建立一个最合适的决策树模型,通常利用 Gini 纯度等来判断是否需要分裂。②随机森林与梯度树都是通过将多棵树模型进行组合决策,最终得到更全面的结果。随机森林通过随机方法建立很多个决策树,组成一个决策树的"森林",通过多棵树的投票进行决策。梯度树提升(gradient tree boosting)也是由多个决策树组合而成,但其核心在于,每个数都是在之前所有数的残差中学习而来。与随机森林的并行结构不同,梯度树相当于串联学习,一步一步减少残差,最终将结果加权组合起来。所以结果来说随机森林是通过减少模型方差提高性能,梯度树是通过减少模型偏差提高性能。

五、小结

影像组学是一个发展迅速的领域,近几年已经广泛用于各种癌症的诊断、分级、预后预测和基因表达预测中。如 Aerts 团队对影像组学特征进行分析发现异质性和肿瘤球形程度等特征与患者的预后生存期有关,原位瘤的异质性越大,患者的预后生存越差,而患者的肿瘤具有球形特征通常预示着较好的预后;Coroller 和团队成员发现 CT 影像中提取的特征与癌症的远端转移有关,并与传统的预测远端转移的肿瘤体积特征进行对比发现,影像组学特征的预测能力更好。现在越来越多的研究人员进入影像组学的临床应用研究中,而且研究证明影像组学特征可以有效辅助医师的临床决断。

(田　捷)

第二节　影像组学技术在肝癌外科中的应用

一、影像组学技术术前预测肝癌微血管侵犯

（一）微血管侵犯指导肝癌治疗决策

微血管侵犯是指肿瘤细胞对小血管的侵袭，与肿瘤扩散和侵袭性生物学特征相关，往往预示着不良预后和高风险的早期复发。在观察移植患者生存率的大规模回顾性研究中，作者发现存在微血管侵犯的患者死亡风险增加 1 倍左右。外科手术前检测微血管侵犯具有极大的临床意义，可以为临床医师制订治疗决策提供支持。鉴于肝移植供体缺乏和肿瘤复发风险，伴随微血管侵犯的肝细胞癌患者通常建议不进行肝移植手术，而建议采用解剖分段切除术或大切缘部分肝切除术以改善其预后，这既保证了微血管侵犯肝细胞癌患者的预后，同时为肿瘤复发低风险患者优化了肝移植资源；另一方面，对小尺寸肿瘤及在移植扩展标准范围内的大肿瘤，预测微血管侵犯的缺失也具有临床意义，常建议采用肝移植手术，而非手术切除。因此，术前检测微血管侵犯有助于对术后复发高危人群的分层，从而有助于肝细胞癌患者的治疗决策。

术前活检可识别微血管侵犯，但仅在检测结果呈阳性时有效；由于肿瘤异质性和活检取样的误差，活检呈阴性的患者并不能排除微血管侵犯的可能。另外，由于活检带来的肿瘤播散风险，不建议患者在肝移植手术前进行活检穿刺。因此，许多研究团队探索了微血管侵犯非侵入性的临床预测因子，其中包括肿瘤直径、结节数量、AFP 水平高及血小板数量等。基于这些非侵入性临床风险因子，Lei 等构建了术前预测微血管侵犯的诺谟图，该模型在测试集上曲线下面积为 0.8，阳性预测值和阴性预测值分别为 0.832 和 0.579。

目前，微血管侵犯基本上是通过术后组织病理学检测获取的，其滞后性阻碍了合理治疗方案的制订。术前活检和非侵入性临床预测因子各自都存在局限性，因此，术前无创的微血管侵犯预测标志物亟待开发，从而为临床医师制订合理治疗决策提供支持。

（二）影像组学助力微血管侵犯术前预测

临床成像模态，如 CT、PET 或多参数 MRI 是现代肿瘤学诊断和管理的关键基石。不同于术前活检，临床成像具有非侵入性和实时检测的优势，且可全面显示肿瘤信息，全方位量化肿瘤异质性。因此，影像在反映肿瘤生物学行为及异质性，患者治疗响应及预后等方面具有天然优势。大量研究表明，影像学特征可反映微血管侵犯，如纤维化包膜存在与否、肿瘤边界光滑程度、瘤周强化程度、病灶数量、肿瘤大小及肿瘤代谢程度等。此外，有研究表明，肝细胞癌在钆塞酸二钠造影的 T_1 加权像上的强度与微血管侵犯相关。然而，影像学研究中的绝大多数影像学特征都是定性的，观察者间的差异是难以避免的。

近几年来，通过客观定量分析医学影像来探索影像生物标志物的新研究方法得到了快速发展。影像组学对常规获取的放射影像进行高通量挖掘和量化，通过人工智能方法建立量化信息与临床结果之间的关联，为癌症表型和肿瘤微环境提供了重要的见解。与组织生物标志物相比，影像组学生物标志物可以无创地表征整个肿瘤区域异质性。大量研究表明，从 CT 和 MRI 影像上获取的定量特征能够提高各种肿瘤，如脑肿瘤、鼻咽癌及肺癌等的诊断和预后精确度。同时，影像组学方法也应用于肝细胞癌微血管侵犯术前预测的研究临床工作中。Zheng 团队和 Yang 团队分别基于 CT 和 MRI 影像组学特征开展微血管侵犯术前预测工作，且取得了令人满意的预测效果。

1. 基于 CT 的影像组学微血管侵犯预测工作　Zheng 团队基于纳入的双中心回顾性肝细胞癌患者数据开展的影像组学研究揭示了定量影像分析作为微血管侵犯标志物的重要性。该工作共纳入 348 例肝细胞癌患者。所有参与研究的患者在手术切除后的 3 个月内进行腹部 CT 检查，且门静脉期 CT 增强影像采用常规临床成像协议。排除缺少对比增强CT 扫描或有金属伪影浸润肿瘤的患者；由于术前治疗会改变肝癌影像学表现并损害定量影像分析，术前接受过消融、栓塞、切除或移植的患者也被排除在外；肿瘤破裂或弥漫浸润型肿瘤由于其肿瘤边界难以确定也被排除；存在严重大血管侵犯的患者也被排除。最终，该工作正式入组 120 例满足上述入组标准的肝细胞癌患者，其中，53 例患者通过病理证实为伴随微血管侵犯的肝细胞癌。

该研究团队利用半自动分割软件分割肿瘤和肝脏区域。基于分割得到的感兴趣区域，两类纹理特征被自动提取：38 个角度共生矩阵特征和 128 个局部二值模式特征。角度共生矩阵量化指定距离和方

向上相邻像素的方向模式,而局部二值模式特征量化相邻像素的强度模式。除此之外,该研究纳入的临床特征包括年龄、性别、潜在肝病、体质量指数、Child-Pugh 分级、终末期肝病模型、甲胎蛋白和血小板水平;病理特征包括肿瘤和外围组织数量、最大肿瘤直径、肿瘤细胞分化程度、肿瘤坏死程度、肝包膜侵犯和边缘状态。同时,两位肝胆放射科医师独立地回顾了 CT 图像,确定了定性影像特征,包括肿瘤数量、最大肿瘤直径、肿瘤内动脉存在与否、低密度光晕、肿瘤肝差异、非光滑边缘、外周边缘强化和肿瘤周围强化。

在该研究的单变量分析工作中,Fisher 精确检验和曼-惠特尼 U 检验用于分析临床变量与微血管侵犯间的相关性;卡方检验用于分析影像定性特征与微血管侵犯间的相关性;逻辑斯谛回归用于评估定量影像组学特征与微血管侵犯间的相关性。所有在单变量分析中有意义的术前可用变量(临床、定性影像特征和定量影像组学特征)均纳入逻辑斯谛回归模型进行多变量分析。由于较大肿瘤中存在与肿瘤内血管生成、细胞增殖和坏死变化有关的较大异质性,该工作基于上述微血管侵犯预测模型构建方法分别在肿瘤直径≤5cm 和>5cm 的患者中建立多变量模型。在肿瘤直径≤5cm 的患者中,没有任何临床表现和影像定性特征与微血管侵犯相关,而基于角度共生矩阵的定量特征预测微血管侵犯 AUC 为 0.80,阳性预测值和阴性预测值分别为 0.63 和 0.85。在肿瘤直径>5cm 的患者中较高的甲胎蛋白水平、较大的肿瘤大小和病毒性肝炎病史与 MVI 相关,而影像定性特征则不相关。然而,结合甲胎蛋白水平、肿瘤大小、肝炎状况和基于局部二元模式的定量特征的多变量模型预测微血管侵犯 AUC 为 0.88,阳性预测值为 0.72,阴性预测值为 0.96(图 11-2-1)。

综上所述,该工作基于影像组学定量分析 CT 图像,客观定量地识别预测肝细胞癌微血管侵犯,从而为临床医师制订合理的治疗决策提供支持。

2. 基于 MR 的影像组学微血管侵犯预测工作　Yang 团队基于 208 例肝细胞癌患者数据及钆塞酸二钠造影 MRI T$_1$ 加权像构建了用于术前预测微血管侵犯的影像学组诺漠图模型,且该模型达到了令人满意的预测精度(测试集 AUC = 0.861)。该团队所在单位的伦理委员会批准了这项回顾性研究并免除了患者的知情同意程序。该工作收集了 2012 年 3

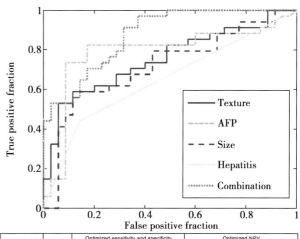

Variables	AUC	Optimized sensitivity and specificity				Optimized NPV			
		Sensitivity	Specificity	PPV	NPV	Sensitivity	Specificity	PPV	NPV
LBP	0.75 (0.62~0.86)	0.59 (0.41~0.75)	0.89 (0.73~0.97)	0.83 (0.63~0.95)	0.69 (0.63~0.95)	1.00 (0.90~1)	0.11 (0.03~0.27)	0.52 (0.40~0.65)	1.00 (0.40~1.00)
AFP	0.79 (0.66~0.89)	0.82 (0.66~0.93)	0.83 (0.66~0.93)	0.82 (0.66~0.93)	0.83 (0.66~0.93)	0.82 (0.66~0.93)	0.83 (0.66~0.93)	0.82 (0.66~0.93)	0.83 (0.66~0.93)
Tumor size	0.72 (0.58~0.84)	0.59 (0.41~0.75)	0.86 (0.70~0.95)	0.80 (0.59~0.93)	0.68 (0.52~0.81)	1.00 (0.90~1)	0.09 (0.02~0.23)	0.52 (0.39~0.64)	1.00 (0.29~1.00)
Hepatitis	0.65 (0.54~0.75)	0.44 (0.27~0.62)	0.86 (0.70~0.95)	0.75 (0.51~0.91)	0.61 (0.46~0.75)	0.44 (0.27~0.62)	0.86 (0.70~0.95)	0.75 (0.51~0.91)	0.61 (0.46~0.75)
LBP+AFP+tumor size+hepatitis	0.88 (0.77~0.94)	0.97 (0.85~1)	0.63 (0.45~0.79)	0.72 (0.57~0.84)	0.96 (0.78~1)	1.00 (0.90~1)	0.51 (0.34~0.69)	0.67 (0.52~0.79)	1.00 (0.82~1.00)

图 11-2-1　临床特征和局部二值模式特征预测直径>5cm 肿瘤的微血管侵犯

LBP. 局部二值模式;AFP. 甲胎蛋白。

月至 2017 年 9 月接受术前钆塞酸二钠增强 MRI 的所有患者,共纳入 505 例肝细胞癌患者。基于该研究制订的入选标准,最终研究队列包括 208 例连续患者。入选标准如下:经组织学证实的肝细胞癌患者,且在 MRI 或 CT 影像上没有明显的血管侵犯或肝外转移的证据;没有既往干预治疗史或部分肝切除术;无胆管肿瘤血栓形成;术前 1 个月内进行钆塞酸二钠增强 MRI 检查;组织病理报告中对肝细胞癌的完整描述;图像质量良好。与 Zheng 等的研究不同,该研究根据患者 MRI 的检查时间,将所有患者分为训练集和时间独立的验证集,其中训练集和验证集分别包含 146 例和 62 例患者。

该研究所有患者均使用 1.5TMRI 扫描仪进行钆塞酸二钠增强 MRI 检查。成像序列包括轴向压脂 T$_2$ 加权像、弥散加权成像、同相和反相 T$_1$ 加权像及将 0.025mmol/kg 钆塞酸二钠静脉注射对比前和在动脉期(20~30 秒)、门静脉期(60~70 秒)、延迟期(180 秒)和 HBP(20 分钟)对比后动态三维 T$_1$ 加权容积内插屏气检查(VIBE),然后用 20ml 生理盐水冲洗。接着,采用三维梯度回波立体内插屏气检查,双翻转角 2° 和 12° 进行对比前和 HBP T$_1$ 成像,采集数据后利用 MAPIT 处理工具在体素基础上自动重建定量的对比前和 HBP T$_1$ 图像。

该工作影像组学的分析过程包含肿瘤分割、特征提取、特征选择、模型构建和评估。拥有 8 年工作经验的影像学专家使用 ITK-SNAP 软件进行肝细胞癌三维病灶分割。感兴趣区域分别在 T_2 加权像、b 值为 $500s/mm^2$ 的弥散加权成像，增强前和增强后动脉期、门静脉期和延迟期，以及钆塞酸二钠 T_1 加权成像和增强前 T_1 及钆塞酸二钠 T_1 图上进行勾画。分割结果由另一名拥有 18 年工作经验的具有高级职称的影像学专家进行确认，并且对随机选择的 20 例患者进行感兴趣区域重新勾画，以选择稳定的影像组学特征。基于每个分割的病灶，647 个影像组学特征被自动提取，主要分为肿瘤形状大小特征、灰度直方图特征、纹理特征及小波特征。除了定量的影像组学特征，该工作还提取与微血管侵犯具有潜在关联的影像学定性特征，包括肿瘤大小、肿瘤边界光滑程度、动脉瘤周增强程度、增强模式、影像包膜表现、钆塞酸二钠影像上肿瘤低信号及钆塞酸二钠影像上瘤周低信号。

在每个序列上，类内一致性系数小于 0.8 的特征被排除掉，以保证影像组学特征的稳定性。LASSO 算法被用来选择特征，逻辑斯谛回归模型用来整合这些选择到的特征，构建影像组学标签。基于钆塞酸二钠 T_1 加权像和钆塞酸二钠 T_1 图特征的影像组学标签在训练集和测试集上均得到满意的结果，AUC 分别为 0.754 和 0.858，以及 0.705 和 0.721。该工作将钆塞酸二钠 T_1 加权像和钆塞酸二钠 T_1 图的影像组学标签融合得到融合影像组学标签，其性能得到了较好的提升（训练集和测试集 AUC 分别为 0.895 与 0.837）。同时，该工作对临床影像特征单因素分析结果显示，血清甲胎蛋白水平、Edmondson-Steiner 肝细胞癌级别、肿瘤大小、非光滑肿瘤边缘、动脉瘤周强化及钆塞酸二钠图像上瘤周低信号与微血管侵犯显著相关（$P<0.05$）。多变量逻辑斯谛回归分析结果显示，血清甲胎蛋白水平、非光滑肿瘤边缘及动脉瘤周强化是预测微血管侵犯的独立因子，且基于这 3 个因子的逻辑斯谛回归预测模型在训练集和测试集上 AUC 分别为 0.850 和 0.759。最终，通过多变量逻辑斯谛回归模型融合临床影像风险因子和融合影像组学标签构建微血管侵犯预测模型，该模型在训练集和测试集上 AUC 分别为 0.943 和 0.861（图 11-2-2）。

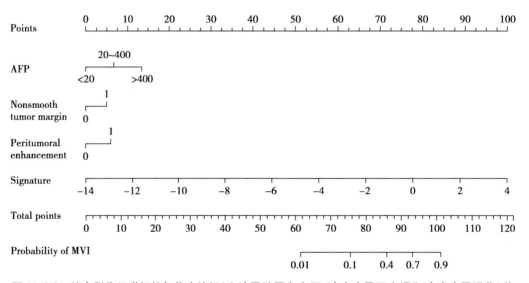

图 11-2-2　结合影像组学标签与临床特征（血清甲胎蛋白水平、肿瘤边界不光滑和动脉瘤周强化）构建影像组学诺谟图

该工作证实钆塞酸二钠 T_1 加权像和钆塞酸二钠 T_1 图的影像组学特征是预测肝细胞癌患者微血管侵犯的潜在生物标志物，且其性能优于其他序列 MR 图像特征及 CT 图像特征。另外，该工作结合临床影像危险因素及钆塞酸二钠图像融合影像组学标签构建的诺谟图实现了对微血管侵犯个体化风险术前评估。

二、影像组学技术术前预测肝内胆管癌淋巴结转移

（一）淋巴结转移影响肝内胆管癌的治疗决策

肝内胆管癌是继肝细胞癌后第二大最常见的原发性肝恶性肿瘤，其全球发病率不断上升。根据宏观生长模式，肝内胆管癌可分为肿块形成型、导

管周或导管内浸润性,其中肿块形成型是最常见的类型。根治性切除术为肝内胆管癌患者延长生存期提供了唯一机会,5年生存率为15%~40%。不幸的是,不到40%的肝内胆管癌患者有可接受手术的早期疾病,并且在治疗性切除后肿瘤复发率高达50%~70%。

淋巴结转移是肝内胆管癌术后最显著的恶性特征,同时也是不良预后最相关的因素。据报道,20%~60%接受淋巴结切除的肝内胆管癌患者存在转移性淋巴结疾病,且伴有淋巴结转移的肝内胆管癌患者术后中位生存期为6.6~2.0个月。尽管如此,常规淋巴结切除术的作用仍存在争议,特别是对于没有淋巴结肿大的肝内胆管癌患者。尽管临床上切除明显的转移性淋巴结是强制性的,但一些研究者认为,淋巴结解剖不能提供治疗益处。根据管理指南,淋巴结阳性疾病是手术的相对禁忌证,对于淋巴结转移的患者强烈建议术后辅助治疗。因此,精确的淋巴结转移状态的预测是肝内胆管癌管理和手术决策的关键步骤。

(二)基于影像组学的淋巴结转移术前预测

根据常规的成像协议,术前确定淋巴结转移状态是很困难的。长期以来,CT一致作为评估肿瘤进展程度的标准成像方法,但其检测淋巴结转移的能力有限,灵敏度为30%~50%。而影像组学将数字医学图像转化为高通量的定量特征,通过人工智能的方法挖掘高维数据,从而支持临床决策,这为术前预测肝内胆管癌淋巴结转移提供了新思路。

Ji等基于155例肝内胆管癌患者的临床病理信息及动脉增强期CT影像数据构建肝内胆管癌淋巴结转移状态的术前预测模型。该模型在训练集和测试集上均达到较高的预测精度(AUC分别为0.846和0.892),并且生存分析结果证实该模型为总生存期和无复发生存期的术前独立预测因子。该团队所在单位的伦理委员会批准了这项回顾性研究并免除了患者的知情同意程序。该工作收集了2010年6月至2018年3月在该研究团队所在单位接受肝内胆管癌根治性切除和淋巴结切除术的患者,共纳入334例连续患者。基于该工作中制订的入组排除标准,最终研究队列共包括155例肝内胆管癌患者。入组标准如下:病理证实为肝内胆管癌,且诊断时没有发现远端转移;进行过局部淋巴结解剖术;术前1个月内进行过增强CT扫描;临床和随访数据完备。排除标准如下:CT扫描前接受过任何干预或治疗(内镜或经皮胆管引流);临床数据不完整。按照CT

扫描时间,这155例患者被划分为训练集和测试集,分别包含有103例和52例肝内胆管癌患者,其中训练集用来构建淋巴结转移预测模型,测试集用来验证该模型预测性能。

所有患者的肿瘤感兴趣区域均由两个独立的观察者使用开源软件3D Slicer在CT横轴面图上勾画。同时,3D Slicer软件在安装独立Radiomics模块后支持影像组学特征提取功能。基于此,他们提取105个三维影像组学特征,其中包含18个一阶统计量特征,13个形状特征和个基于统计量的纹理特征。一阶统计量特征主要包含能量、熵、最小值、最大值、均值、范围、平均绝对差和均方根等;形状特征包含体积、表面积、表面积对体积比、球形度、最大3D直径等;基于统计量的纹理特征描述体素灰度水平的空间分布模式,是基于灰度共生矩阵、灰度游程长度矩阵和灰度区域大小矩阵进行提取的,主要包含对比度、相关性、自相关性、联合能量、联合熵、逆方差、短游程优势、长游程优势、灰度水平非均匀性、游程长度非均匀性、小区域优势、大区域优势、区域尺寸非均匀性等。除此之外,该工作中两名影像学专家对横截面CT影像进行评估,并对下述定性影像特征达成一致意见:肿瘤尺寸,图像上肿瘤最大直径;肿瘤占位,根据肝门部是否有肿瘤浸润分为肝门型和外周型;血管侵犯,与肿瘤侵犯相关的血管阻塞、狭窄或轮廓畸形;以及阳性淋巴结转移,短轴直径超过10mm,中心坏死或与门静脉肝实质相比过度衰弱。

该影像组学特征选择工作采用两步降维过程。首先,为确定观察者间的可重复性,另一位影像学专家对随机选择的20例患者重新分割,以获取新的感兴趣区域,基于此,执行相同的特征提取过程。该工作利用类间相关系数评价影像组学特征的稳定性和可重复性,最初只选择类间相关系数大于0.9的特征。其次,采用最小绝对值收敛和选择算子(LASSO)逻辑斯谛回归算法,通过10折交叉验证进行参数优化,从可重复特征中选择关键有效特征,进而通过这些关键特征的线性组合构建影像组学标签。在该工作中,105个影像组学特征中共包含67个稳定影像组学特征(ICCs>0.9)。LASSO特征选择方法最终获得8个淋巴结转移预测的关键特征,且基于逻辑斯谛回归模型将这8个特征进行线性组合得到影像组学标签。该影像组学标签在训练集和测试集上获得较好的预测性能,AUC分别为0.823和0.871。他们利用逻辑斯谛回归模型整合影像组学标签和CA19-9得到影像组学诺谟图,同时利用多变

11

量回归模型通过整合临床影像风险因子得到临床模型,发现 CT 显示淋巴结转移状态和 CA19-9 是预测淋巴结转移的独立因子。与临床模型相比,影像组学诺谟图在训练集和测试集上的性能有明显提高（AUC 为 0.846 vs 0.714 和 0.892 vs 0.722, $P<0.05$,图 11-2-3）。另外,KM 曲线分析显示在整个集合上影像组学诺谟图与总生存期及无复发生存期显著相关（P 值均小于 0.001）。

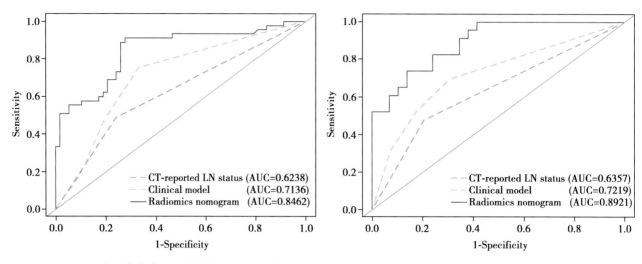

图 11-2-3　影像组学诺谟图。临床模型和 CT 报告淋巴结状态预测淋巴结转移在训练集（左图）和测试集（右图）的 ROC 曲线对比

在该工作中,Ji 等基于影像组学在术前预测肝内胆管癌患者淋巴结转移情况,且在训练集和测试集均取得令人满意的预测性能。同时,结合影像组学标签与临床风险因子后的模型预测性能明显优于临床模型,且该模型具有良好的危险分层能力。另外,该工作提供了一个稳定的淋巴结转移预测工具,有利于实现淋巴结转移术前个体化预测,从而辅助临床医师制订临床决策。

三、影像组学技术术前评估外科手术后患者的预后

（一）肝细胞癌患者的预后危险因素

手术切除和肝移植是治疗肝细胞癌的潜在治愈性的治疗方式。然而,肿瘤复发发生在 70% 的肝切除术后患者及 25% 的肝移植后患者,并且 5 年总生存率为 10%~20%。由于高复发率及不良预后,肝细胞癌患者的术后管理仍是一个难题。因此,即使在肝癌根治性切除术或肝移植后,仍建议患者参与早期复发检测的监测项目。然而,由于所有肝细胞癌患者复发风险并不一致,大量研究已经尝试确定有助于识别高危险患者的预测因子。对于高危组肝细胞癌患者,早期接受术后强化监测或接受根治性治疗有可能改善患者预后。因此确定术后复发或不良预后的危险因素可能是提高肝细胞癌患者术后总生存率的关键策略。

为此,大量临床病理因素被证实与术后高复发率或不良预后密切相关,其中包括肿瘤大小、微血管侵犯、外围结节数量、肿瘤/结节转移状态及组织学分级。然而到目前为止,有效的肝细胞癌患者复发或生存的风险模型尚未建立,部分原因在于这些临床病理因素无法获得异质性肿瘤的详细定量信息。因此,临床上有必要探索更加有效的定量肝细胞癌预后的标志物。

（二）基于影像组学的肝细胞癌患者的预后预测

数字医学影像,如术前 CT 或 MRI 包含大量能够精确反映组织内在特征和异质性的有效信息,可能弥补临床病理信息作为肝细胞癌患者预后因素的缺陷。影像组学技术能够将数字医学影像转化成高通量定量影像特征,通过机器学习等方法构建有效的预后预测标志物。在此之前,数字医学影像中包含的大量预后因子并未得到有效开发,只有少数定性影像特征被证实与肝细胞癌患者预后相关。最近研究表明,影像组学技术能够提高肝细胞癌患者预后预测的性能。

Jiseon 等回顾性收集了 81 例经四期肝脏 CT 检查后进行外科切除术的肝细胞癌患者。该研究团队对这些患者随访直到他们死亡或者截止日期。随访期间,至少每 3~6 个月在门诊使用肿瘤标志物或医学影像（如超声、CT 或 MRI）跟踪肝细胞癌患者复发

情况。这些患者无疾病生存的定义为从手术日期到复发日期或者最后一次临床随访时间的跨度。他们通过商业可用的 TexRAD 软件基于原图像上的肝细胞癌感兴趣区域和拉普拉斯高斯空间带通滤波器后的感兴趣区域提取到均值、熵值、峰度、偏度标准差等像素分布直方图的纹理特征。另外，该工作组对每个肝细胞癌患者评估先前报道的预测肝细胞癌复发的影像学特征以及组织学数据，其中包括边缘动脉强化、肿瘤周实质强化、肿瘤边缘不光滑、肿瘤大小、微血管侵犯、外周结节及组织学分级等。其他临

床数据，如年龄、性别、Child Pugh 评分等也在收集的信息中。单变量分析显示 CT 纹理特征中偏度是预测肝细胞癌无疾病进展的显著标志物（$P<0.001$，图 11-2-4）。多变量分析显示动脉期图像偏度（$P<0.001$）、肿瘤大小（$P=0.001$）、微血管侵犯（$P=0.034$）、边缘动脉增强（$P=0.024$）和瘤周实质增强（$P=0.010$）为肝细胞癌患者无疾病生存的独立预测因子。总之，该工作证实除了具有预后价值的定性影像学和临床病理学特征外，动脉期 CT 图像能够提供额外的定量预后生物标志物及预后价值。

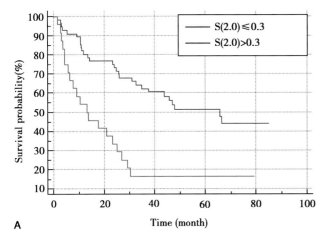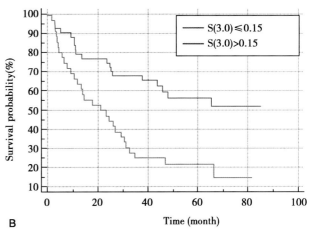

图 11-2-4　空间尺度因子为 2.0（A）和 3.0（B）下的动脉期 CT 图像偏度特征的 Kaplan-Meier 曲线

Zheng 等回顾性收集 319 例经手术切除的肝细胞癌患者及其术前对比增强 CT 图像与术后随访信息，进而构建肝细胞癌患者无复发生存及总生存期预测模型。复发时间被定义为手术与复发之间的时间间隔，或未复发患者的手术与最后观察之间的时间间隔，总生存期被定义为手术与死亡或存活患者最后观察之间的时间间隔。该工作将所有 319 例患者分为训练集和测试集，分别包含 212 例和 107 例肝细胞癌患者，其中训练集用来构建影像组学预测预后模型，验证集用来验证预后模型预测性能。该工作基于肝细胞癌病灶的动脉期增强 CT 图像感兴趣区域自动提取 110 个影像组学特征，且全部影像组学特征显示出较高的可重复性（类间一致性系数大于 0.71，类内一致性系数大于 0.83）。最小绝对值收敛与选择特征选择算法从 110 个影像组学特征中选择到 6 个关键预测预后因子，且利用逻辑斯谛回归模型对这 6 个影像特征进行线性加权得到影像组学标签。他们利用 X-tile 软件计算出最优影像组学标签分割阈值，且在训练集和测试集中低标签值患者与更短的总生存期显

著相关（P 值均等于 0.003，图 11-2-5A 和图 11-2-5B）。另外，在训练集中，低标签值患者与更短的肿瘤复发时间显著相关（$P=0.005$，图 11-2-5C），然而在测试集中高低标签值患者间的肿瘤复发时间没有显著差异（$P=0.054$，图 11-2-5D）。

多变量 Cox 分析表明，影像组学标签在训练集和测试集中均是肝细胞癌患者术后复发和生存的独立预后因素，影像组学标签值越低，肝细胞癌患者复发率越高，生存率越低。另外，结合包膜状态、血管侵犯、γ-谷氨酰转移酶及影像组学标签的预测肝细胞癌复发的影像组学诺谟图在训练集和测试集中 C 指数分别为 0.639 和 0.587，结合肿瘤大小、包膜、血管侵犯、γ-谷氨酰转移酶及影像组学标签的预测肝细胞癌总生存期的影像组学诺谟图在训练集和测试集中 C 指数分别为 0.714 和 0.710。与包含 TNM 分级、BCLC 分级系统、日本综合分期及中国香港肝癌分期评分在内的传统分级系统相比，影像组学诺谟图展示出更好的预后预测能力。总之，该工作基于 CT 影像组学特征构建影像组学标签，且证实其为孤立型肝细胞癌患者肿

11

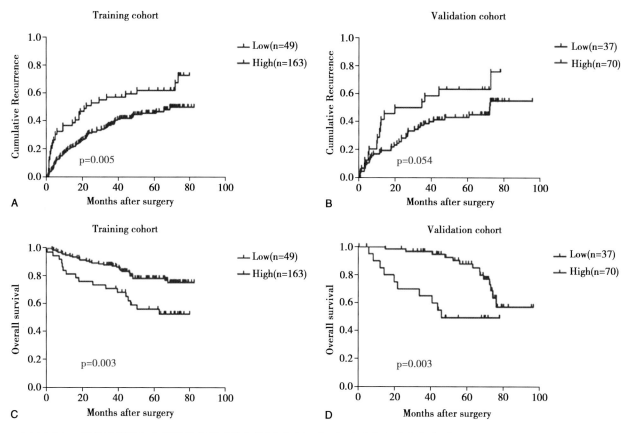

图 11-2-5 **影像组学标签在训练集和测试集上分别对孤立型肝细胞癌患者肿瘤复发时间(A、B)和总生存期(C、D)预测的意义**

瘤复发和生存的独立预后因素。该影像组学标签可作为对目前肝细胞癌患者分期系统的补充。最后,结合临床病理特征与影像组学标签提出的影像组学诺谟图性能优于传统分期系统,为孤立型肝细胞癌患者的预后预测提供了一种便捷的工具,并可能影响手术的临床收益。

Guo 等回顾性收集 133 例肝移植的肝细胞癌患者,基于肝动脉期 CT 图像利用影像组学技术构建肝移植后患者复发预测模型。通过检索电子病历,他们共招募 50 例经组织病理学证实的肝细胞癌患者。入组标准为:2011 年 10 月至 2016 年 12 月接受肝移植治疗的原发性肝细胞癌患者;术前 1 个月内进行腹部增强 CT 图像;随访时间 1 年以上;术前无肝细胞癌治疗史;术中及术后均获得常规的抗免疫排斥反应及预防方案。排除标准为:在其他机构进行术前 CT 检查并缺乏可用影像资料或改为术前 MRI 的患者;有经导管动脉化疗栓塞史的患者,经皮乙醇注射或射频消融术患者;经病理证实为腹部淋巴结转移患者;或 1 年内随访失败患者。最终,133 例肝细胞癌患者被纳入最后的研究队列中,其中训练集包含 90 例患者,测试集包含 43 例患者。基于肝癌细胞患者 CT 影像上病灶感兴趣区域,自动提取 647 个影像组学特征。该工作利用套索算法选择 9 个与肝细胞癌患者复发相关的关键影像组学特征,利用逻辑斯谛回归模型通过这些关键特征线性加权和获得影像组学标签,该标签在训练集和测试集上 C 指数分别为 0.743 和 0.705。另外,与肝细胞患者肝移植术后复发有潜在关联的临床特征包括年龄、性别、血清白蛋白、总胆红素、终末期肝脏疾病评分、腹水程度、乙肝表面抗原或丙肝病毒抗体状态、甲胎蛋白、丙氨酸氨基转移酶、γ-谷氨酰转肽酶、天冬氨酸氨基转移酶、Child-Pugh 等级及 BCLC 等级。基于此的单因素和多因素 Cox 回归模型用来构建预测术后复发的临床模型,且在训练集和测试集上 C 指数分别为 0.675 和 0.713。通过融合影像组学标签和临床模型构建的结合模型在训练集和测试集上预测肝细胞癌复发的 C 指数分别为 0.785 和 0.789。总结来说,该研究证实影像组学标签是预测肝细胞癌肝移植术后复发的有效生物标志物,且结合临床风险因子后预后预测性能有显著提高,有利于临床实践中指导临床器官配置和手术技术。

四、小结

综上所述,数字医学影像,如 CT 或 MRI 包含大量有效信息,能够精确描绘肿瘤异质性。影像组学技术将这些有效信息加以量化并从中挖掘出关键有效特征,从而辅助临床决策的制订。在肝癌外科手术中,影像组学技术发挥着重要的作用,如微血管侵犯术前预测,外科手术后复发和生存期预测等,且有待进一步多中心海量数据研究的验证。

(田　捷)

参考文献

[1] BRAY F,FERLAY J,SOERJOMATARAM I,et al. Global cancer statistics 2018:GLOBOCAN estimates of incidence and mortality worldwide for 36 cancers in 185 countries [J]. CA Cancer J Clin,2018,68(6):394-424.

[2] COLECCHIA A,SCHIUMERINI R,CUCCHETTI A,et al. Prognostic factors for hepatocellular carcinoma recurrence [J]. World J Gastroenterol,2014,20(20):5935-5950.

[3] O'CONNOR J P B. Rethinking the role of clinical imaging [J]. Elife,2017,6:e30563.

[4] GILLIES R J,KINAHAN P E,HRICAK H. Radiomics:images are more than pictures,they are data[J]. Radiology,2016,278(2):563-577.

[5] DOI K. Current status and future potential of computer-aided diagnosis in medical imaging[J]. Br J Radiol,2005,78:S3-S19.

[6] DOI K. Computer-aided diagnosis in medical imaging:Historical review,current status and future potential[J]. Comput Med Imaging Graph,2007,31(4/5):198-211.

[7] JIANG Y L,NISHIKAWA R M,SCHMIDT R A,et al. Improving breast cancer diagnosis with computer-aided diagnosis[J]. Acad Radiol,1999,6(1):22-33.

[8] KUO W J,CHANG R F,CHEN D R,et al. Data mining with decision trees for diagnosis of breast tumor in medical ultrasonic images[J]. Breast Cancer Res Treat,2001,66(1):51-57.

[9] PETRICK J L,KELLY S P,ALTEKRUSE S F,et al. Future of hepatocellular carcinoma incidence in the United States forecast through 2030[J]. J Clin Oncol,2016,34(15):1787-1794.

[10] WHITE D L,THRIFT A P,KANWAL F,et al. Incidence of hepatocellular carcinoma in all 50 United States,from 2000 through 2012[J]. Gastroenterology,2017,152(4):812-820.

[11] GUO D,GU D,WANG H,et al. Radiomics analysis enables response prediction for hepatocellular carcinoma after liver transplantation[J]. European Journal of Radiology,2019.

[12] FERLAY J,SOERJOMATARAM I,DIKSHIT R,et al. Cancer incidence and mortality worldwide:sources,methods and major patterns in GLOBOCAN,2012[J]. Int J Cancer,2015,136(5):e359-e386.

[13] BUGIANESI E,LEONE N,VANNI E,et al. Expanding the natural history of nonalcoholic steatohepatitis:from cryptogenic cirrhosis to hepatocellular carcinoma[J]. Gastroenterology,2002,123(1):134-140.

[14] NOUREDDIN M,RINELLA M E. Nonalcoholic fatty liver disease,diabetes,obesity,and hepatocellular carcinoma [J]. Clin Liver Dis,2015,19(2):361-379.

[15] PARADIS V,ZALINSKI S,CHELBI E,et al. Hepatocellular carcinomas in patients with metabolic syndrome often develop without significant liver fibrosis:a pathological analysis[J]. Hepatology,2009,49(3):851-859.

[16] ZENG M S,YE H Y,GUO L,et al. Gd-EOB-DTPA-enhanced magnetic resonance imaging for focal liver lesions in Chinese patients:a multicenter,open-label,phase Ⅲ study[J]. Hepatobiliary Pancreat Dis Int,2013,12(6):607-616.

[17] LEE Y J,LEE J M,LEE J S,et al. Hepatocellular carcinoma:diagnostic performance of multidetector CT and MR imaging-a systematic review and meta-analysis[J]. Radiology,2015,275(1):97-109.

[18] ICHIKAWA T,SAITO K,YOSHIOKA N,et al. Detection and characterization of focal liver lesions:a Japanese phase Ⅲ,multicenter comparison between gadoxetic acid disodium-enhanced magnetic resonance imaging and contrast-enhanced computed tomography predominantly in patients with hepatocellular carcinoma and chronic liver disease[J]. Invest Radiol,2010,45(3):133-141.

[19] 丁莺,陈财忠,饶圣祥,等. Gd+-EOB-DTPA 与 Gd+-DTPA 增强磁共振检查肝细胞癌的对照研究[J]. 中华普通外科杂志,2013,28(9):682-685.

[20] YOO S H,CHOI J Y,JANG J W,et al. Gd-EOB-DTPA-enhanced MRI is better than MDCT in decision making of curative treatment for hepatocellular carcinoma[J]. Ann Surg Oncol,2013,20(9):2893-2900.

[21] CHEN C Z,RAO S X,DING Y,et al. Hepatocellular carcinoma 20 mm or smaller in cirrhosis patients:early magnetic resonance enhancement by gadoxetic acid compared with gadopentetate dimeglumine[J]. Hepatol Int,2014,8(1):104-111.

［22］CHEN B B，MURAKAMI T，SHIH T T，et al. Novel imaging diagnosis for hepatocellular carcinoma：consensus from the 5th Asia-Pacific Primary Liver Cancer Expert Meeting（APPLE 2014）［J］. Liver Cancer，2015，4（4）：215-227.

［23］MERKLE E M，ZECH C J，BARTOLOZZI C，et al. Consensus report from the 7th International Forum for Liver Magnetic Resonance Imaging［J］. Eur Radiol，2016，26（3）：674-682.

［24］PARK J W，KIM J H，KIM S K，et al. A prospective evaluation of 18F-FDG and 11C-acetate PET/CT for detection of primary and metastatic hepatocellular carcinoma［J］. J Nucl Med，2008，49（12）：1912-1921.

［25］LIN C Y，CHEN J H，LIANG J A，et al. 18F-FDG PET or PET/CT for detecting extrahepatic metastases or recurrent hepatocellular carcinoma：a systematic review and meta-analysis［J］. Eur J Radiol，2012，81（9）：2417-2422.

［26］BOELLAARD R，DELGADO-BOLTON R，OYEN W J，et al. FDG PET/CT：EANM procedure guidelines for tumour imaging：version 2. 0［J］. Eur J Nucl Med Mol Imaging，2015，42（2）：328-354.

［27］BOELLAARD R，O'DOHERTY M J，WEBER W A，et al. FDG PET and PET/CT：EANM procedure guidelines for tumour PET imaging：version 1. 0［J］. Eur J Nucl Med Mol Imaging，2010，37（1）：181-200.

［28］WAHL R L，JACENE H，KASAMON Y，et al. From RECIST to PERCIST：evolving considerations for PET response criteria in solid tumors［J］. J Nucl Med，2009，50 Suppl 1（Suppl 1）：122S-150S.

［29］CHALIAN H，TORE H G，HOROWITZ J M，et al. Radiologic assessment of response to therapy：comparison of RECIST Versions 1. 1 and 1. 0［J］. Radiographics，2011，31（7）：2093-2105.

［30］FERDA J，FERDOVA E，BAXA J，et al. The role of 18F-FDG accumulation and arterial enhancement as biomarkers in the assessment of typing，grading and staging of hepatocellular carcinoma using 18F-FDG-PET/CT with integrated dual-phase CT angiography［J］. Anticancer Res，2015，35（4）：2241-2246.

［31］LEE J W，OH J K，CHUNG Y A，et al. Prognostic significance of ^{18}F-FDG uptake in hepatocellular carcinoma treated with transarterial chemoembolization or concurrent chemoradiotherapy：a multicenter retrospective cohort study［J］. J Nucl Med，2016，57（4）：509-516.

［32］HYUN S H，EO J S，LEE J W，et al. Prognostic value of ^{18}F-fluorodeoxyglucose positron emission tomography/computed tomography in patients with Barcelona Clinic Liver Cancer stages 0 and A hepatocellular carcinomas：a multi-

center retrospective cohort study［J］. Eur J Nucl Med Mol Imaging，2016，43（9）：1638-1645.

［33］BERTAGNA F，BERTOLI M，BOSIO G，et al. Diagnostic role of radiolabelled choline PET or PET/CT in hepatocellular carcinoma：a systematic review and meta-analysis［J］. Hepatol Int，2014，8（4）：493-500.

［34］IMAMURA H，SEYAMA Y，KOKUDO N，et al. One thousand fifty-six hepatectomies without mortality in 8 years［J］. Arch Surg，2003，138（11）：1198-1206.

［35］KUBOTA K，MAKUUCHI M，KUSAKA K，et al. Measurement of liver volume and hepatic functional reserve as a guide to decision-making in resectional surgery for hepatic tumors［J］. Hepatology，1997，26（5）：1176-1181.

［36］ZHENG S S，XU X，WU J，et al. Liver transplantation for hepatocellular carcinoma：Hangzhou experiences［J］. Transplantation，2008，85（12）：1726-1732.

［37］FAN J，YANG G S，FU Z R，et al. Liver transplantation outcomes in 1，078 hepatocellular carcinoma patients：a multi-center experience in Shanghai，China［J］. J Cancer Res Clin Oncol，2009，135（10）：1403-1412.

［38］LI J，YAN L N，YANG J，et al. Indicators of prognosis after liver transplantation in Chinese hepatocellular carcinoma patients［J］. World J Gastroenterol，2009，15（33）：4170-4176.

［39］AERTS H J，VELAZQUEZ E R，LEIJENAAR R T，et al. Decoding tumour phenotype by noninvasive imaging using a quantitative radiomics approach［J］. Nat Commun，2014，5：4006.

［40］KUMAR V，GU Y，BASU S，et al. Radiomics：the process and the challenges［J］. Magn Reson Imaging，2012，30（9）：1234-1248.

［41］LAMBIN P，RIOS-VELAZQUEZ E，LEIJENAAR R，et al. Radiomics：extracting more information from medical images using advanced feature analysis［J］. Eur J Cancer，2012，48（4）：441-446.

［42］BALAGURUNATHAN Y，GU Y，WANG H，et al. Reproducibility and prognosis of quantitative features extracted from CT images［J］. Transl Oncol，2014，7（1）：72-87.

［43］GATENBY R A，GROVE O，GILLIES R J. Quantitative imaging in cancer evolution and ecology［J］. Radiology，2013，269（1）：8-15.

［44］ARMATO S G，MCLENNAN G，BIDAUT L，et al. The lung image database consortium（LIDC）and image database resource initiative（IDRI）：a completed reference database of lung nodules on CT scans［J］. Med Phys，2011，38（2）：915-931.

［45］MCNITT-GRAY M F，ARMATO S G，MEYER C R，et al.

The lung image database consortium (LIDC) data collection process for nodule detection and annotation[J]. Academic Radiology,2007,14(12):1464-1474.

[46] NESTLE U,KREMP S,GROSU A L. Practical integration of ^{18}F-FDG-PET and PET-CT in the planning of radiotherapy for non-small cell lung cancer(NSCLC):the technical basis, ICRU-target volumes, problems, perspectives[J]. Radiother Oncol,2006,81(2):209-225.

[47] OTSU N. A threshold selection method from gray-level histograms[J]. Automatica,1975,11:23-27.

[48] DREVER L,ROA W,MCEWAN A,et al. Iterative threshold segmentation for PET target volume delineation[J]. Med Phys,2007,34(4):1253-1265.

[49] JENTZEN W,FREUDENBERG L,EISING EG,et al. Segmentation of PET volumes by iterative image thresholding[J]. J Nucl Med,2007,48(1):108-114.

[50] VAN DALEN J A,HOFFMANN A L,DICKEN V,et al. A novel iterative method for lesion delineation and volumetric quantification with FDG PET[J]. Nucl Med Commun, 2007,28(6):485-493.

[51] BELHASSEN S,ZAIDI H. A novel fuzzy C-means algorithm for unsupervised heterogeneous tumor quantification in PET[J]. Med Phys,2010,37(3):1309-1324.

[52] HATT M,CHEZE LE REST C,DESCOURT P,et al. Accurate automatic delineation of heterogeneous functional volumes in positron emission tomography for oncology applications[J]. Int J Radiat Oncol Biol Phys, 2010, 77 (1):301-308.

[53] HATT M,CHEZE LE REST C,TURZO A,et al. A fuzzy locally adaptive Bayesian segmentation approach for volume determination in PET[J]. IEEE Trans Med Imaging, 2009,28(6):881-893.

[54] GUO Y,FENG Y,SUN J,et al. Automatic lung tumor segmentation on PET/CT images using fuzzy markov random field model[J]. Comput Math Methods Med, 2014, 2014:401201.

[55] HATT M,LAMARE F,BOUSSION N,et al. Fuzzy hidden Markov chains segmentation for volume determination and quantitation in PET[J]. Phys Med Biol,2007,52(12): 3467-3491.

[56] ABDOLI M,DIERCKX R,ZAIDI H. Contourlet-based active contour model for PET image segmentation[J]. Med Phys,2013,40(8):082507.

[57] GEETS X,LEE J,BOL A,et al. A gradient-based method for segmenting FDG-PET images:methodology and validation[J]. Eur J Nucl Med Mol Imaging, 2007, 34 (9): 1427-1438.

[58] HSU C Y,LIU C Y,CHEN C M. Automatic segmentation

of liver PET images[J]. Comput Med Imaging Graph, 2008,32(7):601-610.

[59] MARKEL D,ZAIDI H,EL NAQA I. Novel multimodality segmentation using level sets and Jensen-Rényi divergence [J]. Med Phys,2013,40(12):121908.

[60] DAY E,BETLER J,PARDA D,et al. A region growing method for tumor volume segmentation on PET images for rectal and anal cancer patients[J]. Med Phys, 2013, 36 (10):4349-4358.

[61] BAGCI U,UDUPA J K,MENDHIRATTA N,et al. Joint segmentation of anatomical and functional images:Applications in quantification of lesions from PET, PET-CT, MRI-PET, and MRI-PET-CT images [J]. Med Image Anal,2013,17(8):929-945.

[62] FOSTER B,BAGCI U,MANSOOR A,et al. A review on segmentation of positron emission tomography images[J]. Comput Biol Med,2014,50:76-96.

[63] COROLLER T P,GROSSMANN P,HOU Y,et al. CT-based radiomic signature predicts distant metastasis in lung adenocarcinoma [J]. Radiother Oncol, 2015, 114 (3):345-350.

[64] HWANG S,LEE Y J,KIM K H,et al. The impact of tumor size on long-term survival outcomes after resection of solitary hepatocellular carcinoma:single-institution experience with 2558 patients[J]. J Gastrointest Surg,2015,19(7): 1281-1290.

[65] SHI M,GUO R P,LIN X J,et al. Partial hepatectomy with wide versus narrow resection margin for solitary hepatocellular carcinoma:a prospective randomized trial[J]. Ann Surg,2007,245(1):36-43.

[66] OMATA M,CHENG A L,KOKUDO N,et al. Asia-Pacific clinical practice guidelines on the management of hepatocellular carcinoma:a 2017 update[J]. Hepatol Int,2017, 11(4):317-370.

[67] ZHENG J,CHAKRABORTY J,CHAPMAN W C,et al. Preoperative prediction of microvascular invasion in hepatocellular carcinoma using quantitative image analysis[J]. J Am Coll Surg,2017,225(6):778-788.

[68] RODRIGUEZ-PERALVAREZ M,LUONG T V,ANDREANA L,et al. A systematic review of microvascular invasion in hepatocellular carcinoma:diagnostic and prognostic variability [J]. Ann Surg Oncol, 2013, 20 (1): 325-339.

[69] ZHAO W C,FAN L F,YANG N,et al. Preoperative predictors of microvascular invasion in multinodular hepatocellular carcinoma[J]. Eur J Surg Oncol,2013,39(8): 858-864.

[70] PAWLIK T M,GLEISNER A L,ANDERS R A,et al. Pre-

operative assessment of hepatocellular carcinoma tumor grade using needle biopsy：implications for transplant eligibility［J］. Ann Surg,2007,245(3)：435-442.

［71］BANERJEE S,WANG D S,KIM H J,et al. A computed tomography radiogenomic biomarker predicts microvascular invasion and clinical outcomes in hepatocellular carcinoma ［J］. Hepatology,2015,62(3)：792-800.

［72］LEI Z,LI J,WU D,et al. Nomogram for preoperative estimation of microvascular invasion risk in hepatitis B virus-related hepatocellular carcinoma within the Milan Criteria ［J］. JAMA Surg,2016,151(4)：356-363.

［73］SUMIE S,KUROMATSU R,OKUDA K,et al. Microvascular invasion in patients with hepatocellular carcinoma and its predictable clinicopathological factors［J］. Ann Surg Oncol,2008,15(5)：1375-1382.

［74］LAMBIN P,LEIJENAAR R T,DEIST T M,et al. Radiomics：the bridge between medical imaging and personalized medicine［J］. Nat Rev Clin Oncol,2017,14(12)：749-762.

［75］BOWEN S R,YUH W T,HIPPE D S,et al. Tumor radiomic heterogeneity：multiparametric functional imaging to characterize variability and predict response following cervical cancer radiation therapy［J］. J Magn Reson Imaging,2018,47(5)：1388-1396.

［76］KICKINGEREDER P,NEUBERGER U,BONEKAMP D,et al. Radiomic subtyping improves disease stratification beyond key molecular,clinical,and standard imaging characteristics in patients with glioblastoma［J］. Neuro-oncol,2018,20(6)：848-857.

［77］ZHANG B,TIAN J,DONG D,et al. Radiomics features of multiparametric MRI as novel prognostic factors in advanced nasopharyngeal carcinoma［J］. Clin Cancer Res,2017,23(15)：4259-4269.

［78］HUANG Y,LIU Z,HE L,et al. Radiomics signature：a potential biomarker for the prediction of disease-free survival in early-stage（Ⅰ or Ⅱ）non-small cell lung cancer［J］. Radiology,2016,281(3)：947-957.

［79］ZHENG J,CHAKRABORTY J,CHAPMAN C W,et al. Preoperative prediction of microvascular invasion in hepatocellular carcinoma using quantitative image analysis［J］. J Am Coll Surg,2017,225(6)：778-788.

［80］YANG L,GU D,WEI J,et al. A radiomics nomogram for preoperative prediction of microvascular invasion in hepatocellular carcinoma［J］. Liver Cancer,2019,8(5)：373-386.

［81］RIZVI S,KHAN S A,HALLEMEIER C L,et al. Cholangiocarcinoma-evolving concepts and therapeutic strategies ［J］. Nat Rev Clin Oncol,2018,15(2)：95-111.

［82］JOO I,LEE J M,YOON J H. Imaging diagnosis of intrahepatic and perihilar cholangiocarcinoma：recent advances and challenges［J］. Radiology,2018,288(1)：7-13.

［83］KHAN S A,DAVIDSON B R,GOLDIN R D,et al. Guidelines for the diagnosis and management of intrahepatic cholangiocarcinoma ［J］. J Hepatol,2014,60(6)：1268-1289.

［84］ZHANG X F,BEAL E W,BAGANTE F,et al. Early versus late recurrence of intrahepatic cholangiocarcinoma after resection with curative intent［J］. Br J Surg,2018,105(7)：848-856.

［85］ZHANG X F,CHAKEDIS J,BAGANTE F,et al. Trends in use of lymphadenectomy in surgery with curative intent for intrahepatic cholangiocarcinoma［J］. Br J Surg,2018,105(7)：857-866.

［86］ADACHI T,EGUCHI S,BEPPU T,et al. Prognostic impact of preoperative lymph node enlargement in intrahepatic cholangiocarcinoma：a multi-institutional study by the Kyushu Study Group of Liver Surgery［J］. Ann Surg Oncol,2015,22(7)：2269-2278.

［87］DE JONG M C,NATHAN H,SOTIROPOULOS G C,et al. Intrahepatic cholangiocarcinoma：an international multi-institutional analysis of prognostic factors and lymph node assessment［J］. J Clin Oncol,2011,29(23)：3140-3145.

［88］MORINE Y,SHIMADA M. The value of systematic lymph node dissection for intrahepatic cholangiocarcinoma from the viewpoint of liver lymphatics［J］. J Gastroenterol,2015,50(9)：913-927.

［89］BENSON A B 3RD,D'ANGELICA M I,ABRAMS T A,et al. Hepatobiliary cancers,version 2. 2014［J］. J Natl Compr Canc Netw,2014,12(8)：1152-1182.

［90］RAZUMILAVA N,GORES G J. Cholangiocarcinoma［J］. Lancet,2014,383(9935)：2168-2179.

［91］BLECHACZ B,KOMUTA M,ROSKAMS T,et al. Clinical diagnosis and staging of cholangiocarcinoma［J］. Nat Rev Gastroenterol Hepatol,2011,8(9)：512-522.

［92］JI G W,ZHU F P,ZHANG Y D,et al. A radiomics approach to predict lymph node metastasis and clinical outcome of intrahepatic cholangiocarcinoma［J］. Eur Radiol,2019,29(7)：3725-3735.

［93］TAKAYAMA T,MAKUUCHI M,HIROHASHI S,et al. Early hepatocellular carcinoma as an entity with a high rate of surgical cure［J］. Hepatology,1998,28(5)：1241-1246.

［94］POON R T,FAN S T,NG I O,et al. Different risk factors and prognosis for early and late intrahepatic recurrence after resection of hepatocellular carcinoma［J］. Cancer, 2000,89(3):500-507.

［95］IMAMURA H,MATSUYAMA Y,TANAKA E,et al. Risk factors contributing to early and late phase intrahepatic recurrence of hepatocellular carcinoma after hepatectomy ［J］. J Hepatol,2003,38(2):200-207.

［96］ADHOUTE X,PENARANDA G,BRONOWICKI J P,et al. Usefulness of the HKLC vs. the BCLC staging system in a European HCC cohort［J］. J Hepatol,2015,62(2):492-493.

［97］LIU P H,HSU C Y,HSIA C Y,et al. Prognosis of hepatocellular carcinoma:assessment of eleven staging systems ［J］. J Hepatol,2016,64(3):601-608.

［98］FARINATI F,VITALE A,SPOLVERATO G,et al. Development and validation of a new prognostic system for pa-

tients with hepatocellular carcinoma［J］. PLoS Med,2016, 13(4):e1002006.

［99］PARIKH N D,SCAGLIONE S,LI Y,et al. A comparison of staging systems for hepatocellular carcinoma in a multicenter US cohort［J］. Clin Gastroenterol Hepatol,2018,16 (5):781-782.

［100］JISEON O,JEONG M L,JUNGHOAN P,et al. Hepatocellular carcinoma:texture analysis of preoperative computed tomography images can provide markers of tumor grade and disease-free survival［J］. Korean J Radiol, 2019,20(4):569-579.

［101］ZHENG B H,LIU L Z,ZHANG Z Z,et al. Radiomics score:a potential prognostic imaging feature for postoperative survival of solitary HCC patients［J］. BMC Cancer, 2018,18(1):1148-1159.

第十二章

分子影像技术在肝脏外科中的应用

第一节 光学分子影像手术导航技术

医学影像技术日新月异,其中磁共振成像(MRI)、计算机体层成像(CT)、正电子发射体层成像(PET)等已成功运用在了术前诊断和术后疗效评估领域。尽管如此,在手术过程中视觉、触觉和医师的经验依然是制约手术质量的关键因素。术中客观有效成像技术的缺乏,加大了医师实施精准手术的难度。光学分子影像手术导航是一种新兴的医学影像技术,它能够对手术视野中的微小组织结构进行可视化,帮助医师实现更精准手术操作,以此减少手术创伤,提高患者的术后生存率。

一、光学分子影像手术导航的概述

光学分子影像手术导航技术具有灵敏度高、对比度高、安全性好、无电离辐射和特异性强等优势,可以在手术过程中实现对病灶边界的精确定位,准确反映病灶的位置与形态。该技术能够为医师早期发现与精准切除病灶提供技术上的保障,并对分子细胞水平的病变进行定性和定量分析。

近年来光学分子影像术中导航技术蓬勃发展,文献发表数量与日俱增。据统计,以光学分子影像手术导航技术为主题的论文发表数量从 1995 年的不足 50 篇增长到了 2015 年的接近 500 篇。目前,诸如肝癌、乳腺癌、卵巢癌等恶性肿瘤均已从光学分子影像手术导航技术中受益。除了针对恶性肿瘤,该技术还可运用于术中对淋巴结、血管、胆囊及肝内外胆管,甚至交感神经等重要组织结构的识别。

光学分子影像术中导航技术的临床应用机制见图 12-1-1。在术前通过静脉或直接对局部器官组织注射荧光造影剂。在开放式手术中,成像设备位于视野前方,以此实现造影剂分布的可视化。在微创手术中,成像设备通过内镜实现造影剂分布的可视化。除了对造影剂进行成像,新一代成像设备通常可以同时产生彩色图、荧光图和彩色荧光融合图。

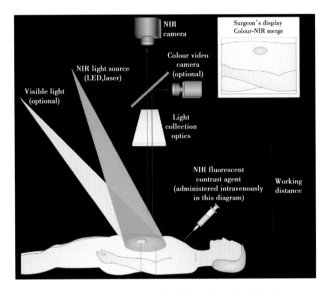

图 12-1-1 光学分子影像术中导航技术的临床应用机制

二、荧光造影剂

光学分子影像手术导航技术依赖于荧光造影剂,荧光造影剂的特性决定了该技术的应用范围。目前运用最广泛的荧光造影剂是吲哚菁绿(indocyanine green,ICG)。相比亚甲蓝(methylene blue),ICG 具有独特的代谢特性和光学特性,这些特性使得其更适合用于肝脏切除手术。

ICG 是一种水溶性化合物,当 ICG 进入人体组织后,能够立刻与血浆蛋白紧密结合,并被肝细胞中的有机阴离子转运多肽 1B3(organic anion transporting polypeptide 1B3,OATP 1B3)和钠离子-牛磺胆酸共转运蛋白(Na^+ -taurocholate co-transporting polypeptide,NTCP)摄取。肝组织的正常与否能够显著影响被肝细胞摄取的 ICG 的代谢。对于正常肝组织,ICG 不参与肝肠循环,而是通过毛细胆管上表达的多药耐药蛋白 2(multidrug resistance protein 2,MRP2)载体系统经胆道系统排泄,荧光会随着 ICG 的排泄很快消退。对于肝硬化或肝癌等病变组织,ICG 无法经胆道系统正常排出,出现荧光延迟消退现象。ICG 这一独特的代谢特性可在术中实现对肝脏中病灶和正常组织的精准区分。

除了良好的代谢特性,ICG 的光学特性也备受青睐。目前,已经有许多利用 ICG 光学特性的案例,最典型的是基于 ICG 荧光特性的眼科视网膜或脉络膜成像。如图 12-1-2 所示,ICG 的光吸收峰值波长约为 800nm,在水中的荧光发光峰值波长约为 810nm,在血液中的荧光发光峰值波长约为840nm。不难发现,ICG 的发光峰值与血红蛋白和水的吸收峰值无重叠,处于近红外区域。因此,ICG 发出的荧光可以在几乎不受任何生物组织"干扰"的情况下穿出组织,这显著增加了 ICG 荧光成像的深度,其深度能达 5~10mm。然而,ICG 近红外激发与发射的特性使其成像需要依赖高灵敏度的近红外相机。

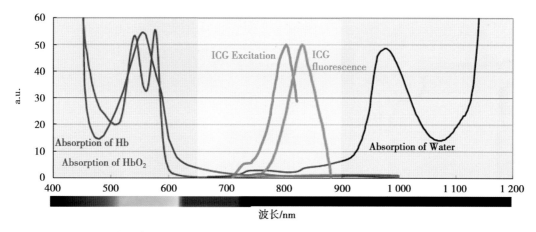

图 12-1-2 ICG 分别在脱氧血红蛋白(Hb)、含氧血红蛋白(HbO₂)和水中的吸收光谱,以及 ICG 的激发和发射光谱

近 30 年来,基于 ICG 的荧光成像技术的临床应用已经屡见不鲜。20 世纪 90 年代初,眼底血管造影最早利用 ICG 荧光成像实现。21 世纪,ICG 荧光成像已经涉及四肢淋巴流量测定、乳腺癌前哨淋巴结活检、胃癌及冠状动脉旁路移植和脑动脉瘤夹闭过程中的血流示踪。然而,ICG 荧光成像很少被应用在肝胆外科和胰腺外科中。直到近几年,科研工作者再度对 ICG 的胆汁排泄特性产生兴趣,并将 ICG 应用于肝脏切除术的术中导航,取得了良好的治疗效果。研究表明,肝癌结节、微小病灶和残余病灶均能通过 ICG 荧光成像技术被高灵敏度高精确度地定位,ICG 荧光成像能够显著提高肝切除术的精准性。

(田 捷 王 坤)

第二节 光学分子影像手术导航设备

目前,光学分子影像手术导航设备主要分为 3 类:便携式、功能型和内窥式,图 12-2-1 是一些已经相对比较成熟的手术导航设备。

一、便携式光学分子影像手术导航设备

便携式光学分子影像手术导航设备能够在相对狭小的空间中,便捷地对患者颈部以下的浅表病变进行检测。目前,该类设备已运用在甲状腺、颈下颌区和锁骨上淋巴结、乳腺前哨淋巴结、腹股沟淋巴结及四肢淋巴血管等术中成像当中。我国生产的 Digi-MIH-001 是一款小巧灵活、操作方便、功能强大的近红外荧光成像设备。在国外,日本的 PDE™ 是一台类似手电筒的成像设备,它能够发射环形的近红外光,并接收生物组织发出的荧光,从而实现术中实时成像。同样的手持产品还有 Fluobeam® 和 Artemis™。

二、功能型光学分子影像手术导航设备

功能型光学分子影像手术导航设备能够实现术中多光谱图像的实时采集,并对荧光图像进行后处理以提高成像质量。美国哈佛医学院研发的 FLARE™ 成像设备包含 3 台相机,通过 3 台相机分别采集手术野的近红外和可见光信号,其中包括两路近红外信号和一路可见光信号。该设备能够对采集到的近红外信号和可见光信号进行图像融合。该设备及其衍生产品 miniFLARE 已经运用在多种肿瘤的治疗中,并且特别擅长对于前哨淋巴结的活检。在国内,中国科学院分子影像重点实验室研发的光学分子影像手术导航系统 GXMI Navigator 擅长图像快速融合并且具有操作简便的特点。该系统的构成类似无影手

12

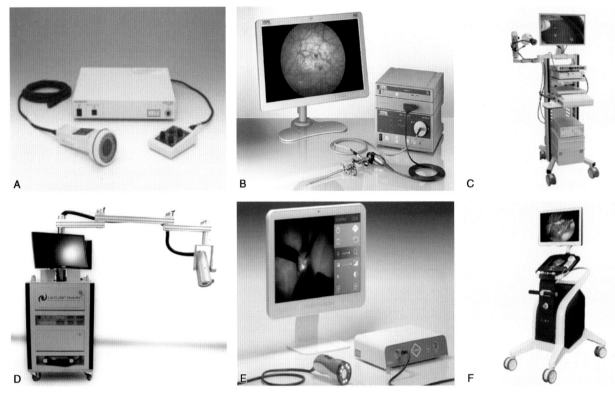

图 12-2-1 商业化光学分子影像手术导航设备

A. 日本的 PDE™；B. 德国的 D-Light P；C. 荷兰的 Quest Spectrum Platform；D. 美国的 Lab-FLARE；E. 法国的 Fluobeam；F. 中国科学院自动化研究所的"智眼"系统。

术灯,可以通过两台相机实时采集,并通过其设计的配套算法对荧光和可见光信号行快速的配准融合。目前,该设备已经应用于肝癌的术中精准切除、乳腺癌及胃癌的前哨淋巴结活检等方面。

三、内窥式光学分子影像手术导航设备

为了减少 ICG 荧光成像深度的限制,内窥式光学分子影像手术导航设备应运而生。目前,这类系统在肿瘤的微创手术治疗中发挥了重要作用。通常,内窥式光学分子影像手术导航系统具有较高的信背比,这是由于人体可以被视作一个暗室。Mao 等利用该类设备实现了肺结节的术中 ICG 造影,精确地定位了肿瘤组织。Oh 等设计了一种多通道宽视角的荧光内镜系统,适用于对早期结直肠癌的病变组织进行术中检测。Glatz 等利用一种彩色、近红外荧光融合视频成像的腹腔镜成像系统实现了对大肠肿瘤边界的精确定位。上述案例充分说明了内窥式光学分子影像手术导航技术的实用性,但其应用领域不仅局限于此。通过技术的不断发展,内窥式光学分子影像手术导航设备在不久的将来可以更广泛地被应用于患者的术中诊疗。

（田　捷　王　坤）

第三节　光学分子影像手术导航在肝脏肿瘤切除术中的应用

光学分子影像手术导航技术是在分子细胞层面,使用造影剂结合特定病灶或者组织器官,经近红外激光照射,实时成像,从而可以术中在体区分病灶,实现辅助医师精准切除的目的。大量临床注册试验表明,基于不可见光的激发荧光成像技术具有安全性高、特异性强、灵敏度高、对比度大等优势。目前,针对荧光成像的靶向探针正在如火如荼地发展壮大,基于特定组织或蛋白结构的探针可以更加灵敏地汇聚到靶向区域,实现更高精度的成像、更高灵敏度地评估癌灶区域和阳性切缘。但合成的靶向探针需要经过多层次病理毒理测试及临床多期试验,才会被批准应用于临床,所以就目前的发展情形来看,远未达到合成的靶向探针大范围应用临床的发展阶段,大部分仍然是基于 ICG 等临床批准的造影剂,应用于肝胆手术中,ICG 荧光成像可以成像肿瘤区域,实现对肝脏肿瘤部位、大小边界的划分,拓宽自然光可视范围,辅助医师对肿瘤阳性切缘及微小病灶和微小转移灶识别,从而降低肝脏肿瘤手术

12

的漏切率和误切率。除此之外,近红外荧光成像方法在腹腔镜肝癌切除术中,可以直观成像病变组织,缓解微创手术中触觉感知受到的限制,辅助临床医师根据荧光图像分布和荧光分布强弱情况,有效地对不同组织做出判断,完成临床决策。

一、原发性肝癌

Gotoh 等在 2009 年的一项初步研究中,首次报道了使用 ICG 近红外荧光术中导航技术识别 HCC 结节的方法,10 个原发灶均显示出较强的荧光信号。与此同时,Ishizawa 团队也使用该项技术检测到了 63 个原发性 HCC 结节,进一步说明了该方法的有效性。

基于 ICG 造影的术中近红外荧光成像系统,具有高灵敏度、高对比度、无放射、安全性高的特点。

应用于肝癌切除术中,通常按照患者体重,采用术前静脉注射 0.5mg/kg ICG 的方式,使造影剂经过人体代谢过程,汇集于肝脏肿瘤区域。术中行开放式近红外荧光实时成像,检测肿瘤位置,评估切缘和残腔的阳性结果,引导肿瘤切除。Ishizawa 团队的试验结果显示肝癌具有较强的荧光信号,与周围组织呈现出加大的荧光对比度差异。

成像结果表明,对于分化程度不同的肝癌组织,荧光成像效果有所差异。图 12-3-1A 为高分化肝癌组织,表现为较强荧光的肿瘤实质显影;图 12-3-1B 为中分化肝癌,表现为肿瘤部分区域显影;图 12-3-1C 为低分化肝癌,表现为周边肝组织或非匀质肿瘤显影;图 12-3-1D 为结直肠癌肝转移的荧光成像效果。对于肝癌分化程度和相应显影效果的对应关系,类似的成像结果也被其他文献报道过。

Total fluorescent type

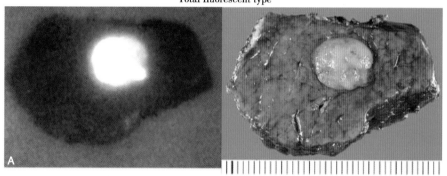

Partial fluorescent type

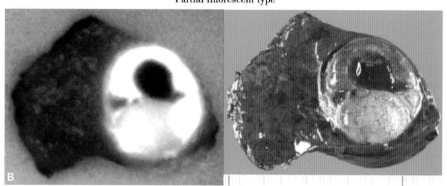

Rim fluorescent type

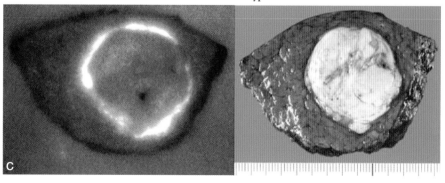

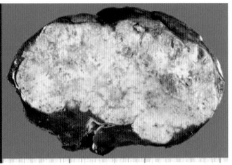

图 12-3-1　肝细胞癌标本的荧光图和白光图

A.肿瘤全亮型,高分化 HCC,直径 7mm;B.肿瘤部分亮型,中分化 HCC,直径 36mm;C.肿瘤边缘亮型,低分化 HCC,直径 30mm;D.肿瘤边缘亮型,结肠癌肝转移,直径 130mm。

Kokudo 等也入组了 170 例行肝癌切除术的患者,探究荧光成像对肝切除术的效果。术前静脉注射 ICG 0.5mg/kg 后,使用近红外荧光成像系统对肝脏表面和切除的标本进行术中检查。结果在 276 个 HCC 中,荧光成像方法识别出 273 个(99%)。切下的肝细胞癌显示,与边缘型 HCC 相比,癌性荧光与更高的癌细胞分化相关($P<0.001$)。荧光显微镜检查在癌细胞细胞质的小管侧存在 ICG,并且 HCC 的假性腺显示出癌性荧光模式。NTCP 和 OATP8 在癌组织和非癌组织中的基因和蛋白质表达水平的比率,与肝细胞通过门静脉对 ICG 的摄取量有关。结果表明,癌性荧光的 HCC 高于显示边缘型荧光的 HCC。部分肝癌显影结果见图 12-3-2。

根据切除前肝脏表面的 ICG 荧光成像,另外切除了 21 例未通过术前成像检测到荧光信号的组织(19 例)。其中,病理证实 14 个病灶为 HCC(图 12-3-2A),其余 7 个病灶为假阳性(大的再生结节,$n=4$;无病变,$n=3$)。切除前术中 ICG 荧光成像还能够识别 3 例 HCC,这些 HCC 已通过术前对比增强 CT 诊断,但在手术过程中无法通过视觉检查、手动触诊、基础术中超声(intraoperative ultrasound,IOUS)或对比度增强 IOUS 进行识别(图 12-3-2B)。在肝脏切除后,荧光成像识别了 6 例患者肝脏原始表面上的残留病变组织,使得能够进一步切除这些病变,所有这些病变都被病理证实为 HCC(图 12-3-2C)。荧光成像也可用于确认手术室切除标本(图 12-3-2D)。

近红外荧光成像手术导航技术能够术中实时显示原发肿瘤部位,同时可探测到术前常规影像检查和术中视、触诊漏检的微小病灶,为肝癌切除术提供一种客观、精准成像的方法,有助于肿瘤的彻底清除。

二、肝转移癌

对于微小病灶,尤其是肝转移癌的病灶显影,肝脏微转移几乎与明显远处转移有相同的不良预后。肿瘤手术的基本原则是完全切除恶性细胞,但是小肿瘤在使用常规技术的手术中通常很难找到。近红外荧光成像技术对于肝转移癌表现出较好的临床效果,成像效果服务于临床,弥补术前筛查不够、术中视野模糊、区分度不高的不足。

文献中针对结直肠癌肝微转移这一关键临床问题,使用临床批准的造影剂 ICG 和术中近红外荧光成像设备开展了研究,其研究目的在于优化注射剂量和注射时间,评估光学成像对肝转移瘤切除术的影响。结果显示,共有 71 个浅表位(肝包膜下<6.2mm)结直肠肝转移灶,使用 NIR 荧光成像识别和切除。其中有 5 例患者使用近红外荧光检测到额外的小的和表面位置的病变,并且通过术前 CT、术中超声、视觉检查和触诊检测不到。如图 12-3-3 所示,第二行图片中的白色箭头是仅能通过近红外荧光成像识别的肝转移微小病灶。这项研究表明结直肠癌肝转移切除过程中,近红外荧光成像可以识别出更多更小的肿瘤。

这项研究证明了术中近红外荧光成像系统可以检测到其他术前成像模态不能检测到的微小癌症转移。对于结直肠癌肝转移,术中荧光成像是传统技术的补充检测,并且具有很大的腹腔镜手术潜力。

三、肝癌腹腔镜手术

改进的成像方法和手术技术开创了肝胆胰手术的新纪元。尽管有这些发展,视觉检查、触诊和术中超声仍然是今天手术中使用最多的工具。但对于腹腔镜手术来说,触诊是不可能的。近红外荧光成像技

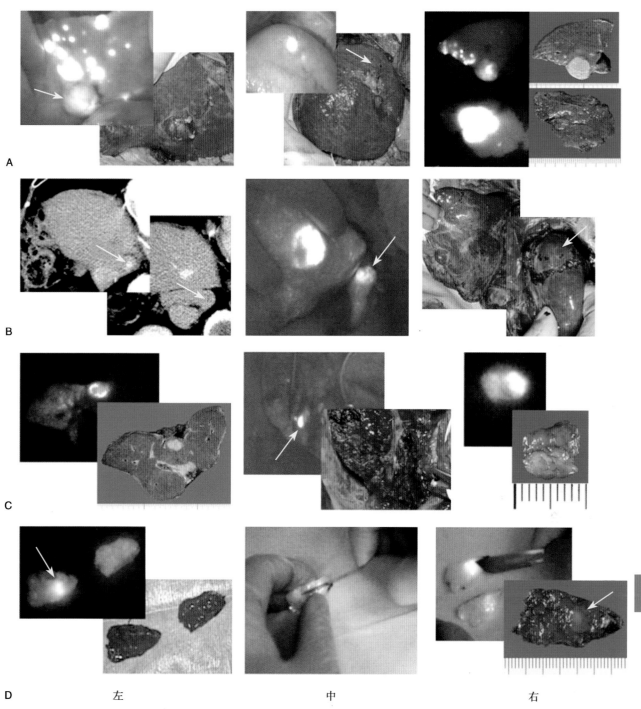

图 12-3-2 ICG 荧光成像用于术中肝切除术

A. 荧光成像不仅对分散在大肿瘤周边的微小肝内转移灶可视化(箭头,左),也检测到不同肝段上的其他发展中的 HCC (箭头,中)荧光成像清楚地描绘了肝内转移和切除标本上白光下不易识别的肿瘤边缘;B. 术前 CT 显示段 I 的 HCC 早期增强,随后在门静脉期清除(箭头,左),术中荧光成像不仅可以识别段 II 明显可见的 HCC,还可以识别段 I 的 HCC (箭头,中),这些 HCC 无法通过视觉检查(右)、手动触诊或对比增强术中超声(IOUS)确定;C. 右半肝切除术后切除表面(左)癌灶区域显示 ICG 荧光,荧光成像显示肝中静脉壁上的荧光病灶(肿瘤已附着)(箭头,中),从而能够进一步切除剩余的 HCC 组织(右);D. 在手术室切下的肝癌标本中,切开标本确认癌灶是否切除,但未找到癌组织(左),因为在一个切除的标本中发现荧光(箭头,左),在荧光成像(中)的指导下在标本上进行再切除,证明是肝癌组织(箭头,右)。

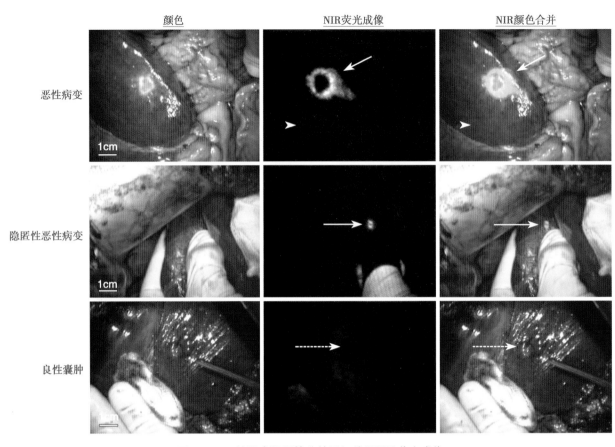

	颜色	NIR荧光成像	NIR颜色合并

恶性病变

隐匿性恶性病变

良性囊肿

图 12-3-3　结肠直肠肝转移的近红外(NIR)荧光成像

结直肠肝转移(箭头)是在注射 10mg 吲哚菁绿后 24 小时,通过体内肿瘤周围的边缘清楚地识别。正常肝脏组织(第一行,箭头)显示吲哚菁绿的最小背景摄取。在 5 例患者中,通过 NIR 荧光成像鉴定小的、浅表的病变,否则会出现隐匿的转移(第二行,箭头)。良性病变(第三行,虚线箭头)可能是由于病灶周围缺少荧光边缘而与恶性病变相区别。

术可用于微创手术期间,实时评估组织的解剖结构(如肿瘤和重要结构的划分)和功能(如管腔流量和组织灌注的评估)。Ishizawa 报道了肝细胞癌腹腔镜手术结合近红外荧光成像的相关研究。成像结果见图 12-3-4。

近红外荧光成像技术结合腹腔镜手术,可实现肝癌患者术中病灶的可视化,传统腹腔镜手术因不能直观手触,长期以来一直干扰着医师的直观判断,近红外荧光成像可以成像出自然光条件下不能观察到的肿瘤边缘,实现在腹腔镜手术条件下的辅助判断和对肿瘤病灶的识别。

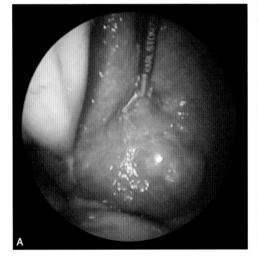

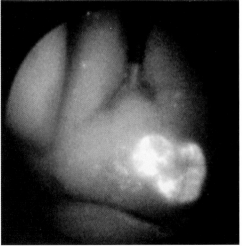

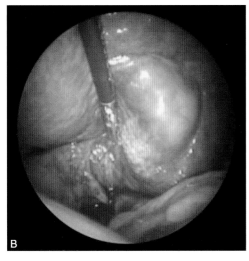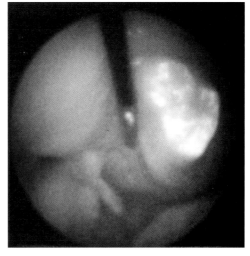

图 12-3-4　肝细胞癌的腹腔镜近红外荧光成像

A.彩色图像(左)和荧光图像(右)移动前左半肝的内脏表面,荧光成像清楚地描绘了位于肝段Ⅱ的肿瘤。B.左半肝肿瘤移动后成像,使用荧光成像确认肿瘤边缘和切除范围,实现精准切除。

(田　捷　王　坤)

第四节　光学分子影像手术导航在肝脏手术中的其他应用

对于半肝或部分肝段切除术,ICG 荧光成像可以对肝表面边界和肝实质内肝段之间的边界进行识别,辅助医师进行肝段切除,避免误切脉管等造成的术后并发症。在肝移植手术中也显示出重要的作用,如供体与受体之间吻合胆管的匹配,术后肝功能的评估。对于胆管的检测能力,可有效降低术后胆漏的发生率。

一、肝分段切除术中的荧光成像

近年来一些学者提出的解剖性肝段切除术(anatomical hepatectomy resection,AHR),是通过系统性地沿门静脉将一个肝段及其所属分支支配的区域肝段等一并切除的手术方式。与非解剖性肝段切除术相比,该方法不但完整地切除了肝段(或肝叶)内的原发病灶及微小转移灶;同时最大限度地保留了剩余肝脏结构与功能,也能获得满意的肝切缘。有证据表明解剖性肝段切除术不仅安全,而且有利于患者长期生存。但对肝段的准确划分一直是解剖性肝段切除术存在的一大难点。

传统的肝段切除方法虽简单易行,但是只能标记肝表面节段,不能标记肝内节段平面,术中肝实质的离断面仍需通过肝静脉走行和术者的经验进行判断。此外,传统亚甲蓝染色存在时间短、易洗脱,遇

肝表面粘连或肝硬化时无法识别手术范围。利用 ICG 近红外荧光成像技术,外科医师能够在荧光的实时可视化引导下,精准实施肝段之间的分割、离断和肝断面的结扎止血操作,不必刻意处理肝段之间凹凸不平的界面。因此,基于 ICG 的近红外荧光成像方法被认为是一种实时有效、简单易行的肝段显影成像方法。目前,术中使用 ICG 近红外荧光成像技术标定肝段的方法可以分为两种:正显示法和负显示法。其中正显示法是利用术中超声及可视化模型对预切除的肝段门静脉进行识别,然后使用细穿刺针抽取 ICG 溶液并注入目标门静脉。通过该方法可表现出荧光的部分便是欲切除的肝段部分。负显示法则是先分离并结扎欲切除肝段的门静脉血供,然后经外周静脉注射 ICG 溶液。在该方法中,发出荧光的部分是需要保留的肝段(资源 12-4-1)。

资源 12-4-1　**3D 腹腔镜实时导航右半肝切除术(PPT)**

对肝段分别使用正显示法和负显示法的 ICG 近红外荧光成像的结果如图 12-4-1 所示。在图 12-4-1A 中,尽管肝脏表面周围有先前肝切除而形成的较厚的结缔组织,但荧光成像(右)依旧清楚地描绘了段Ⅳ(ICG 染料的荧光)与其周围的无荧光肝段之间的

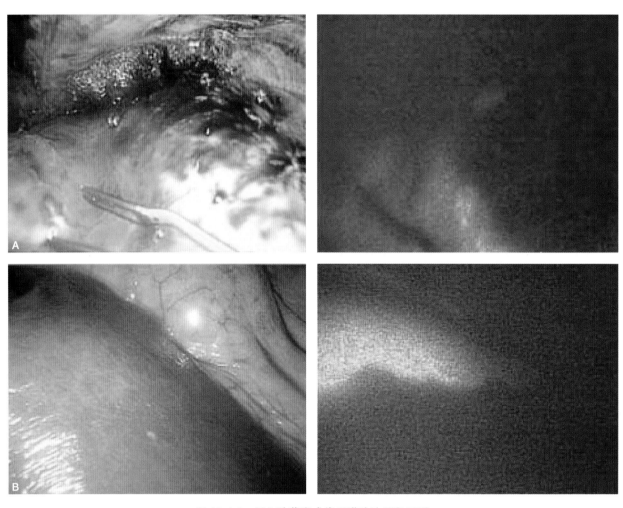

图 12-4-1　近红外荧光成像反灌注法肝段显影
A. 正显影法；B. 负显影法。

分界线。在图 12-4-1B 中，荧光图像（右）清楚地显示了段Ⅱ（具有门静脉摄取功能）和段Ⅲ（区段门静脉分支闭合并缺血）之间的分界线。

　　ICG 近红外荧光成像技术可以在重复肝切除术或肝硬化实质中（常规方法不清楚时），对切除线的描绘提供清晰的可视化。此外，传统染色方法需要钳夹肝动脉以获得清晰的着色，可以使用 ICG 荧光成像方法规避掉上述步骤。使用 ICG 近红外荧光成像技术识别肝段是一种新方法，克服了传统方法无法区分肝深层面界线的弱点，有助于实现肝段的精准切除。

二、肝移植手术中的应用

　　在目前的临床研究中，得到报道的活体肝移植（living donor liver transplantation，LDLT）手术中，终止供肝切除手术的最常见原因便是胆道系统的解剖结构异常。实际上在对 100 例尸体的解剖检查中，约有 15% 在肝门周围的肝管出现了异常，有 6% 的肝右管后支直接来自肝左管。事实上，在 LDLT 中，供

体手术中胆道并发症是较为常见的现象。因此，恰当切割移植肝的胆管，对于预防供体和受体的胆道并发症是极为重要的。通过胆囊管注射 ICG 溶液，应用 ICG 近红外分子荧光成像技术，可以获得清晰的胆道解剖图像。这将有利于术者准确判断供肝切除术中的肝预切除线及胆管切割点。

　　图 12-4-2 显示的是在供体肝切除手术中的常规胆道造影与术中荧光胆道造影结果：图 12-4-2A 为常规胆道造影显示肝右管（posterior branch of the right hepatic duct，PB）源于肝左管（left hepatic duct，LHD）的后内侧分支。图 12-4-2B 为荧光胆道造影结果，尽管胆管腔会出现不规则染色，但也可以确定 PB 起源于 LHD 后的一个分支且部分折弯贴附 LHD。图 12-4-2C 为通过荧光胆道造影获得肝门的胆管解剖结构图，其中胆管腔内被不规则染色。图 12-4-2D 为该病例在荧光成像指导下，拟定出较适合于供体和受体的胆管切割线。图 12-4-2E 是左半肝切除术后的常规胆道造影，结果显示 PB 通畅并且

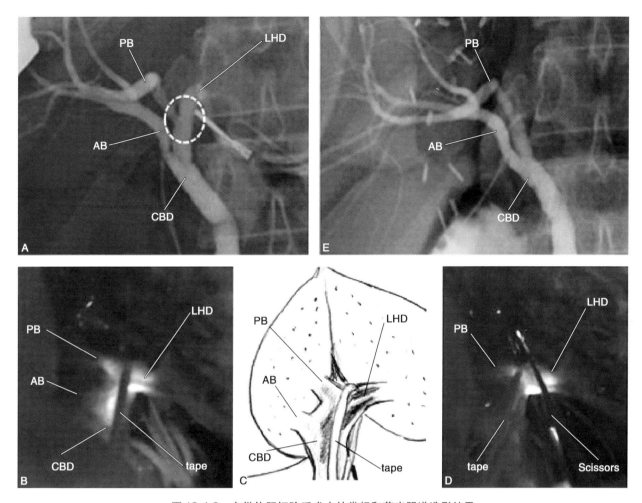

图 12-4-2　在供体肝切除手术中的常规和荧光胆道造影结果
A. 常规胆道造影；B. 荧光胆道造影；C. 胆管解剖图；D. 胆管割线图；E. 术后常规胆道造影。
PB：右肝管后支；LHD：左肝管；CBD：胆总管；AB：右肝管前支；tape：保护/分离血管；Scissors：组织剪。

没有变窄。

由上可见，ICG 近红外分子荧光成像技术在肝移植手术中具有两大优势：①匹配并指导供体与受体的胆管胆管吻合，肝移植手术的成败很大程度上取决于供体与受体之间胆管吻合口的质量，胆管解剖变异是制约胆管吻合质量的重要因素之一，为了确保胆管吻合成功，术前手术者需要获得供、受体双方的胆管解剖方面的信息。通过 ICG 荧光成像技术，可以精确识别供、受体胆管行径、长短、口径的大小及胆管壁厚度等解剖图像；为术者提供最直观最实用的胆管吻合信息，极大提高了胆管吻合口的质量，有效降低了术后胆漏和胆管狭窄的发生率。②评估移植肝脏肝细胞功能，根据 ICG 在肝脏中的生物特性，当肝移植手术结束时，通过外周静脉注入 ICG，在肝外胆管检测 ICG 近红外光成像的影像，即可证明移植肝的肝细胞分泌胆汁。可见 ICG 荧光成像技术对肝移植后肝细胞功能的评估具有一定的前瞻性。

三、胆管检测方面的应用

胆漏是肝切除术后最常见的并发症之一，其发生率为 3.6% ~ 33%。胆漏可引起术后腹腔感染和腹膜炎，甚至可导致脓毒症、肝衰竭和死亡，并与住院时间延长有显著相关性。因此，降低胆漏的发生率是十分重要的。术中实时、在体、高对比度地显示胆管解剖结构和功能安全性，可以辅助医师在切除肝组织的同时避免医源性损伤，是很有必要的。

近红外荧光成像为肝胆外科手术中胆道解剖和功能的安全探索提供了新的机会。最常见的方法是静脉注射如 ICG 荧光团，它被排泄到胆汁中，导致胆管荧光造影（图 12-4-3）。一些研究还报道了将 NIR 探针逆行注射到胆管中，然而，引入导管可能导致医源性损伤。总之，近红外荧光成像技术为检测胆管、预防或减少肝脏手术后胆漏，提供了一种有效、实用的方法。

12

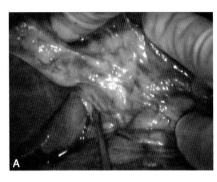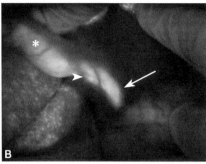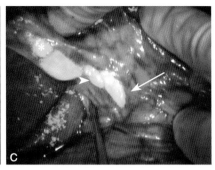

图 12-4-3 胆管术中荧光显影图

彩色图像(A)、近红外荧光图像(B)和胆囊管(小箭头)及胆总管术中成像的彩色近红外覆盖图(C,大箭头),接受肝切除术治疗结直肠转移的患者,术前 24 小时注射 10mg ICG,星号表示胆囊的位置。

截至目前,ICG 荧光导航技术主要有两个局限:一是穿透深度有限(10mm 以内),对较深处的病灶灵敏度低;二是肝脏结节的假阳性率高,特别是有肝硬化的患者。通过结合术中超声、合成靶向性探针及提高成像设备灵敏度的方法,有望解决以上问题。光学分子影像手术导航技术在提高手术治疗效果、减少手术创伤、降低手术费用等方面有很好的应用前景,被誉为临床个体化精准手术治疗未来的发展方向。相信随着临床实践和成像技术的不断创新和进步,该技术将在肝胆外科手术中发挥更大的作用。

(田 捷 王 坤)

第五节 ICG 分子荧光影像技术在肝脏分段中的应用

一、肝脏的分段

1957 年,Couinaud 教授提出功能性肝分段标准,根据肝静脉和门静脉的分布及走行,将肝脏分为 8 个功能性的段,并以罗马字Ⅰ~Ⅷ来代表。依据肝脏的血管灌注和胆管灌注的研究结果,可知血管或胆管在肝内的分布遵循一定的节段性,即肝脏的一定区域有其一定的血管供给和胆管引流,胆管、肝动脉、门静脉进入肝实质时,由源自肝门处的纤维组织包绕,在此形成肝门管,延伸至肝小叶之间的结缔组织,故三者在肝内的分布是一致的,通常称为 Glisson 系统,这是肝脏分段的解剖学基础。在生物学上,段是指身体或器官的一部分,能通过自然的、人为的或想象的界限与其周围分开。肝脏各个分段具有自己独立的血供和引流系统,血管、胆管、神经间的关系比较恒定,各肝段均可以

单独地用外科手术切除而不影响余下肝段的独立完整。

二、肝脏分段在解剖性肝切除术中的应用

解剖性肝切除是指预先切断病肝部分的入肝血流后,按解剖上的肝段、区、半肝或肝三区的范围切除相应肝组织。在过去,解剖性肝切除经常被误认为一定是大面积的肝脏切除。产生这样的误解是因为过去对肝脏的内部解剖认识不够,所以当时解剖性肝脏切除仅限于右半肝切除、左半肝切除、肝右三叶切除、肝左三叶切除和左外叶切除 5 种常见手术。经过近十几年多位肝胆外科学者的努力,肝脏的解剖结构逐渐变得明确,内部的管道解剖结构也变得明确。现今的解剖性肝切除可单独切除肝脏 8 个肝段中的任何 1 个,甚至可进行中央肝段(段Ⅰ、段Ⅳ、段Ⅴ、段Ⅷ)和亚肝段的切除。

三、ICG 分子荧光影像技术在肝脏分段中的研究应用

(一)ICG 肝段染色在腹腔镜肝癌切除术中的意义

随着腹腔镜技术的进步,已有报道能以 Makuuchi 教授的标准完成从段Ⅰ~段Ⅷ的腹腔镜解剖性肝切除。腹腔镜解剖性肝切除的难点在于荷瘤肝段的标记及断肝平面的选择。由于腹腔镜超声引导的目标肝蒂门静脉穿刺技术较之开腹更加困难,术者多选择经肝门板途径鞘外解剖目标肝蒂阻断后,据缺血线标记目标肝段范围,而在肝实质内部则以主肝静脉的走行为指引断肝。对于一些特殊部位的肝段,如段Ⅶ、段Ⅷ,需要通过半肝或肝区的肝蒂解剖获得缺血线,并沿缺血线扩大断肝平面才能显露目标肝蒂。对于这些特殊部位的肝段,标记最理想的

方法还是腹腔镜超声引导的目标肝蒂门静脉穿刺亚甲蓝注射肝段染色。此方法除了穿刺困难外，还要求同时阻断肝动脉，而且即使肝段染色成功，亚甲蓝也会很快被洗脱，肝实质内无法通过亚甲蓝染色有效区分相邻肝段的界限。由于肝段间的界限并不是一个"平面"，术中肝实质的离断面仍需通过肝静脉的走行和术者的经验进行判断。而且对于二次手术的病例，由于肝表面的粘连和纤维化，亚甲蓝染色范围常常难以辨别。近几年来，ICG 荧光引导的解剖性肝切除术越来越受到外科医师的重视，通过注入 ICG，术中可获得肝表面及实质内确切持久的荧光染色，既解决了传统亚甲蓝染色时间短、易洗脱的问题，也解决了由于肝表面粘连或肝硬化造成的缺血线或亚甲蓝染色范围不能清晰辨识的问题，且无须阻断肝动脉。肝实质内部的荧光标记可实时引导断肝操作中肝断面的选择，持续时间可达 8 小时以上。有了 ICG 肝段染色的引导，外科医师可完成真正意义上的腹腔镜解剖性肝切除，使肝段间凹凸不平的界面自然显露的同时，主肝静脉或其分支也获得被动显露，而非主动沿肝静脉进行剥离操作。此时肝静脉表面会有少量肝实质附着，一旦有小的筛孔出血可双极电凝止血，减少缝合操作。通过 ICG 荧光融合影像引导的腹腔镜解剖性肝切除，使外科医师能够对肝实质内部立体染色区域有更加快速直接的理解，而无须在头脑中整合两个分离的影像来进一步理解肝内解剖（资源 12-5-1）。

资源 12-5-1　近红外荧光染色在肝段中的应用研究（PPT）

（二）ICG 肝段染色的方法及选择

ICG 荧光肝段染色方法分为正染法和反染法。①正染法（图 12-5-1）：经皮超声或腹腔镜超声引导目标肝蒂门静脉穿刺，或者经解剖第一肝门（鞘内或鞘外）或劈肝后找到目标肝蒂门静脉穿刺后注入 ICG0. 125～0. 25mg（具体配制方法：将 1 支 25mg ICG 溶解于 10ml 自带注射用水中，取 1ml 注入手术台上 100ml 注射用水，然后根据目标肝段体积大小注入 5～10ml）。穿刺可选用最小号的头皮针并连接延长管，将头皮针的塑料侧翼减掉一边经 12mm 戳卡置入腹腔，穿刺前注意排空延长管内气体并充满

ICG，回抽有血后注入。②反染法（图 12-5-2）：鞘外解剖 Glisson 鞘找到目标肝蒂，寻找较高分叉的肝蒂通常需要根据肝表面解剖标志切开肝实质，沿低位肝蒂"爬树样"寻找高位相应肝蒂分支，阻断后经外周静脉注入 ICG 2. 5mg（具体配制方法：将 1 支 25mg ICG 溶解于 10ml 自带注射用水中，取 1ml）。对于不同肝段的染色方法及注入 ICG 的浓度和剂量，目前无统一标准，各项技术指标仍在不断优化中，总体看来应进一步减少 ICG 的用量，避免过强的荧光染色使肝段间的界面对比度过高而难于辨认。

笔者初步经验显示，ICG 荧光肝段染色方法的选择应遵循以下原则：①单一肝段或亚肝段染色尽量选用正法，只要穿刺成功后注入合适浓度和剂量的 ICG，经肝细胞摄取后目标肝段染色会非常持久，且不会出现随着时间的推移而染色范围变化的情况。②联合肝段、肝区或半肝切除时，由于目标肝蒂的数量增加会进一步加剧穿刺困难，而当目标肝段体积较大时，正染法 ICG 的剂量不易掌握，且常常出现因肝脏旋转压迫等造成血流不均所致的染色不均，因此应尽量选择反染。反染时应采用鞘外解剖法寻找并阻断目标肝蒂。因为如采用鞘内解剖阻断目标肝蒂的门静脉，ICG 会经过肝动脉或肝门板间的交通支血管再次进入目标肝蒂，而造成目标肝段短暂无染色后再次染色，从而使反染失败。以右半肝切除为例，当门静脉右支经鞘内解剖分离悬吊后正染注入 ICG，右半肝染色范围经常不均匀，有些肝段染色不佳，尤其是左右半肝的界线往往和缺血线不一致，这主要由于门静脉右支起始部发出的肝段 V 和尾状叶的分支未能注入 ICG 所致。同时如不阻断门静脉左支，也可出现 ICG 反流入左半肝致其染色，从而造成正染失败；反染时，如通过鞘内解剖切断了肝右动脉并阻断门静脉右支，即使左右半肝间缺血线很明显，当注入 ICG 反染后，会看到短时间的理想染色，即左半肝染色、右半肝无荧光染色。但很快，还没有完成左、右半肝表面界线的标记就会发现右半肝逐渐有了染色，断肝时肝实质内部的染色指引更是完全不能辨认。造成反染失败的主要原因是左右半肝的肝门板有大量的动脉交通支，循环中的 ICG 会通过肝门板的动脉交通支进入右半肝，造成右半肝染色。因此，右半肝切除反染时应通过鞘外解剖法阻断整个右肝蒂，包括肝右动脉、门静脉右支和肝右管及肝门板，才能在注入 ICG 后避免右半肝染色。当然，如遇异常的血供如右半肝存在膈动脉供血仍会造成反染失败。总之，当联合肝段、肝区或

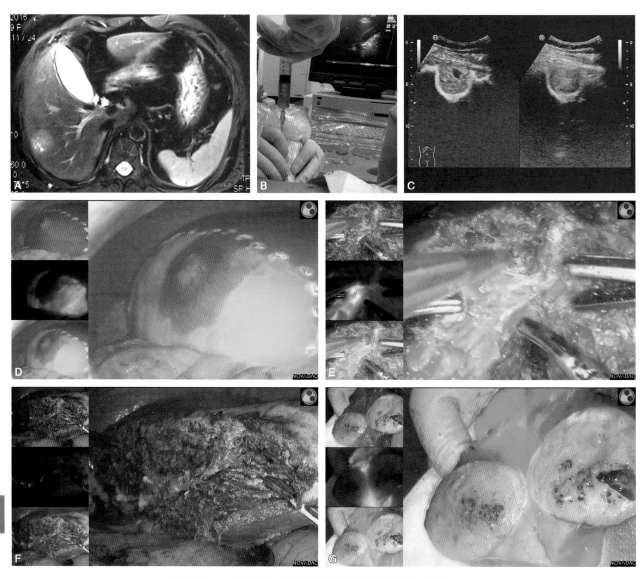

图 12-5-1　近红外荧光引导腹腔镜解剖性肝段Ⅵ切除（正染）

A. MRI 显示肝细胞癌位于段Ⅵ；B. 经皮超声引导肝段Ⅵ门静脉穿刺注入 ICG 和超声造影剂（sonovue）；C. 超声造影显示增强的肝段完全包含肿瘤；D. 近红外荧光显示肿瘤和肝段Ⅵ荧光染色；E. 近红外荧光引导肝实质离断；F. 残肝断面凹凸不平并可见肝右静脉主要分支显露；G. 标本剖面可见肿瘤切缘阴性及肝实质内荧光。

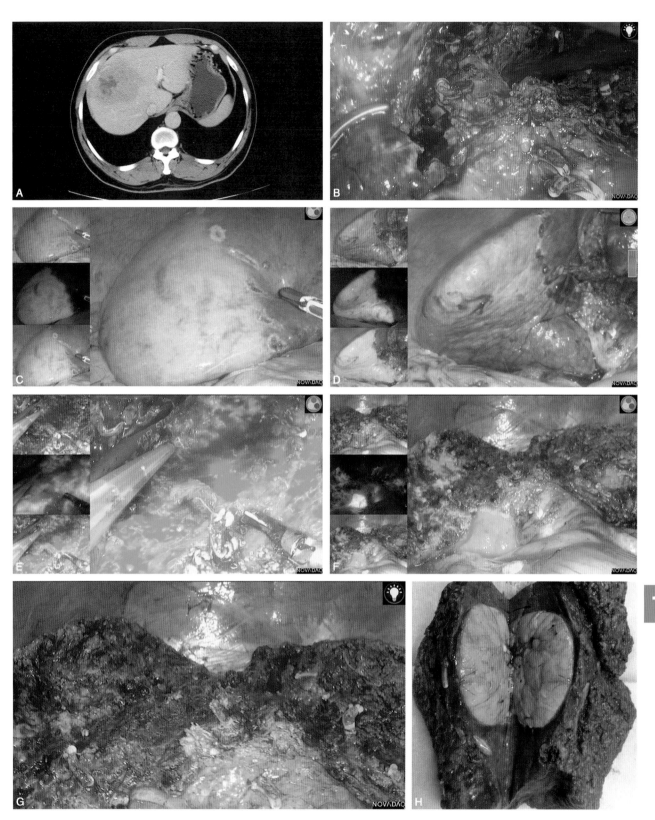

图 12-5-2　近红外荧光引导腹腔镜解剖性肝段Ⅳ、段Ⅴ、段Ⅷ切除（反染）

A. 增强 CT 显示肝细胞癌位于肝段Ⅳ、段Ⅴ、段Ⅷ；B. 游离段Ⅴ、段Ⅷ肝蒂；C. 近红外荧光显示肝段Ⅵ、段Ⅶ荧光染色；D. 蓝光模式显示肝段Ⅵ、段Ⅶ荧光染色；E. 近红外荧光引导肝实质离断；F. 近红外荧光显示肝脏断面；G. 高清显示肝脏断面；H. 切除的标本。

半肝切除时应选择鞘外解剖的反染法。笔者在之前的文章中提到"反染时目标肝蒂的肝门部解剖既可鞘内也可鞘外",这是不对的。

四、讨论

迄今为止,笔者已完成腹腔镜下 ICG 肝段染色治疗肝癌 40 多例,染色成功率不足 70%。回顾染色成功的病例不难看出,通过术前影像三维重建门静脉系统,个体化了解肿瘤所在目标肝段的肝蒂供应情况,经荷瘤门静脉流域功能标定目标肝段范围,并确定支配肝蒂数量和穿刺部位,克服了术前二维影像对于荷瘤肝段门静脉流域的判断障碍;术中以腹腔镜超声全程确认管道结构并引导穿刺和离断,保证术前染色规划的正确实施。因此,术前的三维手术规划和精湛的腹腔镜超声技术是保证 ICG 荧光肝段染色成功的关键。总结染色失败的病例多集中在多支肝蒂供应肝段反染中,未将全部目标肝蒂阻断即注入 ICG,造成部分拟切除肝段的染色,由此造成染色失败且不可重复。早期的半肝切除常采用鞘内解剖反染的方法,也是反染失败的主要原因。实际上,肝段的解剖个体化很强。有些肝段,如段 V 有时会有 4~5 支肝蒂供应,此时任何方法都很难成功完成肝段的染色。一旦染色失败,进一步的目标肝段标定和切除需结合缺血线、腹腔镜术中超声引导及主肝静脉走行完成。ICG 荧光肝段染色的正染反染结合与开腹手术亚甲蓝染色中的正染负染结合有所不同,相应技术仍需摸索。

(曾超挺　王宏光)

第六节　ICG 分子荧光影像技术在肝脏切线和肿瘤边界中的应用

ICG 作为一种近红外荧光染料,具有吸收和发射近红外光的特性,蛋白质结合的 ICG 可被波长范围在 750~810nm 的外来光所激发,发射波长在 840nm 左右的近红外光。由于该波长区域处于组织光窗范围内,因此几乎不被血红蛋白或水吸收,而且其聚集区域可发出穿透深度为 5~10mm 的荧光信号,可被对近红外光敏感且具有合适过滤器的摄像设备所侦测,形成光学影像,真实地反映了体内分子细胞功能水平的生物学特性。ICG 成像已被用于评估肝功能和肝血流量达 50 年之久。自 2009 年 Ish-izawa 等首次报道了应用 ICG 分子荧光成像技术指导肝癌手术切除以来,该技术作为一种细胞功能水平的辅助工具,因其肿瘤标记、肝脏分段、微小病灶识别等优势,在肝脏肿瘤诊断和手术导航中的应用越来越广泛。

目前,原发性肝癌的首选治疗方案为手术切除,术中准确定位肿瘤部位、明确肿瘤边界、是否存在术前未被发现的新病灶是完整切除肝脏肿瘤、降低术后复发率的关键。如果切除范围过小,将导致肿瘤残余;如果切除范围过大,将增加血管损伤及肝衰竭的风险。相对于传统的成像方式,如 B 超、CT、MRI 等,ICG 分子荧光影像技术具备的优势是:在正常肝脏组织与肿瘤组织间呈现高对比度的荧光显像,而且 ICG 分子荧光影像技术反映的是活体状态下生物体内细胞分子水平的病变状态,初步实现了细胞功能层面的边界界定。此外,在实际手术中,对于有腹部手术史,特别是肝切除手术史的患者,肝脏表面常被纤维增生组织所粘连和覆盖,即使在开腹条件下,术者有时候也很难寻找肝包膜下的病灶。而 ICG 分子荧光影像技术则可透过纤维增生组织,发射高强度的荧光信号,从而对肝脏肿瘤病灶进行定位及边界界定。

解剖性肝切除术是肝癌治疗中必不可少的手术,传统的阻断预切肝段的入肝血流显示缺血线和通过预切肝段的门静脉注入染料显示预切范围的方法,都有一定的限制。首先,亚甲蓝溶液作为门静脉穿刺法常用的染色剂,在肝内停留时间较短,很快被洗脱,难以持久地界定切除平面;其次,Glisson 鞘阻断法在凹凸不平的硬化肝脏表面及有腹部手术史、覆盖纤维组织的肝脏表面上常难以获得清晰的界线;在肝脏离断过程中,肝实质内缺血界线远不如肝脏表面明显,不能起到很好的引导作用。而 ICG 荧光染色不仅能够提供肝脏表面的肝段分界,还能持久提供肝断面的三维界限,且不受出血及组织焦痂的影响,术中可以及时调整手术切除平面。目前,术中使用 ICG 分子荧光影像标定肝段可通过两种方法,即正显示法和负显示法。正显示法的荧光信号强烈,但相对负显示法而言,技术难度较高。负显示法通常适用于门静脉分支易于显露的肝段,其缺点在于 ICG 聚集的浓度不高,荧光信号相对较弱。由于正显示法需要对目标肝段行细针穿刺后注射 ICG,一般适用于较少肝蒂(1~2 支)供应的肝段或亚肝段显影。负显示法适用于门静脉左右分支易于显露的肝段,常为较多肝蒂(≥3 支)供应的肝段或半肝显影。在临床应用过程中发现,无论是正显示法还是反显示法均有一定的失败率,常常发生于肝门部血管解剖变异的患者。对于目标肝段或肝蒂难以解剖易导致穿刺失败的患者,宜采用负显示法;而当目标肝段有较多肝蒂供应,未能将全部肝蒂阻断时,行负显示法容易造成染色失败,则宜采用正显示法。

典型病例:患者因反复右上腹隐痛不适 1 个月入院。上腹部增强 CT 提示肝段 V、段 VI 肿物,呈"快进快出"表现,符合原发性肝癌的诊断;门静脉右支及肝内分支癌栓形成(图 12-6-1);术前肝功能 Child-Pugh A 级。术前三维可视化手术方案:拟行右半肝切除术,虚拟肝切除体积 834.4ml,剩余肝体积比 43.1%(图 12-6-2)。实际手术:术前 24 小时经

外周静脉注射 10ml ICG 溶液。术中游离肝脏后,探查可见肿瘤压迫下腔静脉,未构成侵犯,肿瘤具有可切除性。使用近红外荧光扫描肝脏,可见肿瘤呈高荧光信号,边界清晰(图 12-6-3)。随后进行第一肝门解剖,游离并结扎肝右动脉及门静脉右支,再经外周静脉注射 1ml ICG 溶液,2 分钟后使用近红外光摄像机扫描肝脏,可见左半肝呈高荧光成像,左、右半肝出现完整的、高识别度的分界线(图 12-6-4),使用电刀进行标记后,沿此分界线进行肝切除术。术中根据荧光界线实时调整肝切除线。离断肝实质后,控制门静脉右支主干,连续放血冲癌栓。

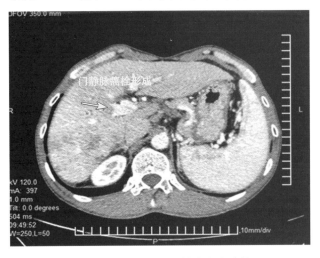

图 12-6-1　CT 显示门静脉右支癌栓

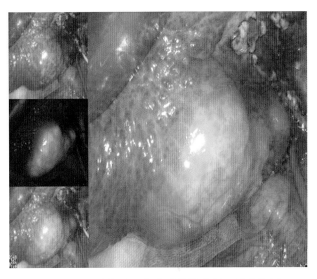

图 12-6-3　ICG 分子荧光成像精准显示肿瘤边界

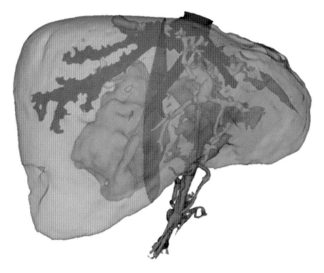

图 12-6-2　术前三维可视化行虚拟右半肝切除术

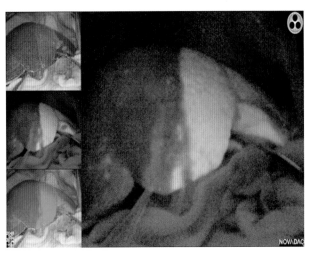

图 12-6-4　经负显示法 ICG 成像的半肝切除线

(祝　文)

第七节　ICG 分子荧光影像技术在微小肝癌侦测中的应用

目前肝癌术后复发率仍然较高,这可能与术前可能已存在微小播散癌灶或多中心来源有关,因此精准界定肿瘤边界及发现术前未被发现的新病灶,是完整切除肝脏肿瘤、降低术后复发率的关键。不断进步的影像学技术在很大程度上提高了肿瘤的检出率和切除率,然而目前临床常用的检查手段仍然难以发现和鉴别微小的肿瘤病灶(直径<10mm),导致切除不彻底而引起肿瘤残留和复发。目前常用术中超声检查协助肝癌的手术切除,但术中超声检查是一种结构式成像方式,对于肝表面小病灶或切缘残留病灶的检测仍然是术中超声的盲点。

近红外荧光成像技术的出现为临床医师提供了有效帮助,并将在未来肿瘤切除术中具有广泛的应用前景。文献表明,ICG 能发现其他已有的常规检测手段所不能发现的最大径<10mm 的肝脏浅表小病灶,经 ICG 发现的结节最小直径甚至可达到1.5mm。Ishizawa 等报道,ICG 在显微镜确诊的肝癌和肝转移灶中的阳性预测值甚至可以达到 100%。因此,ICG 分子荧光成像技术在肝脏肿瘤切除术中能够很好地使肿瘤可视化而帮助术者调整手术方式,改变手术决策。

典型病例:患者,女性,46 岁。因发现肝脏占位病变入院。上腹部 CT 提示肝右叶段 V 可见一个边界欠清低密度灶,大小约为 1.5cm×1.4cm,增强扫描呈"快进快出"改变(图 12-7-1)。术前肝功能 Child-Pugh A 级,甲胎蛋白 74.3μg/L,既往有乙型肝炎病史。诊断考虑为右肝原发性肝癌。实际手术:术前 24 小时经外周静脉注射 15ml ICG 溶液。术中游离肝脏后,使用近红外光摄像机扫描肝脏表面,可见段 V 肿瘤位置呈荧光积聚(图 12-7-2)。同时在左外叶可见另一处直径约 5mm 的高亮区域(图 12-7-3),怀疑为肿瘤子灶,术中行肿瘤局部切除并病理学检查结果提示为肝细胞癌(高中分化)。

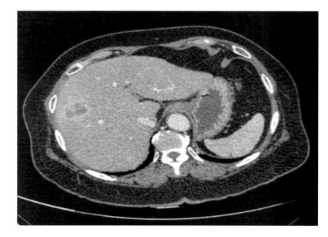

图 12-7-1　CT 显示段 V 肿瘤位置

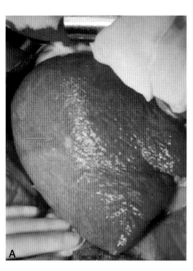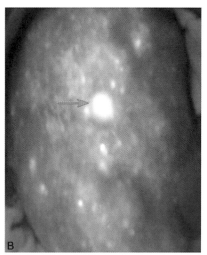

图 12-7-2　正常光模式及荧光模式下段 V 肿瘤所见

A. 箭头示肉眼所见肿瘤位置;B. 箭头示荧光下显示肿瘤位置。

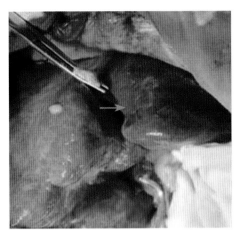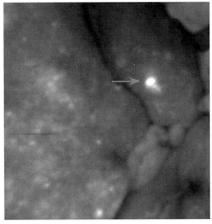

图 12-7-3　正常光模式及荧光模式下左半肝新发现肿瘤(箭头)

（祝　文）

第八节　ICG 分子荧光影像技术在 3D 腹腔镜肝切除术中的应用

一、概述

ICG 自 1959 年在美国被正式批准使用，至今为止已在临床使用超过 50 年，而相关报道的不良反应发生率<0.01%，目前 ICG 已经被广泛应用于心血管系统造影、前哨淋巴结定位、肝功能评估、眼科血管造影、脑血管造影等领域中。自 2009 年 Ishizzawa 等首次报道 ICG 应用于肝切除术以来，该技术在肝脏肿瘤手术中的应用日益广泛。本节主要介绍 ICG 在 3D 腹腔镜肝切除术中的应用。

二、ICG 分子荧光成像技术的临床应用

（一）原发性肝癌分化程度的初步鉴别

由于低分化肝癌组织摄取 ICG 的能力低下，导致病灶本身可提供的荧光信号较弱，但由于癌周正常肝组织受肿瘤压迫，使 ICG 的排泄延迟，因而此类肿瘤通常表现为环绕癌组织的环形荧光。高分化肝癌组织对 ICG 仍有一定的摄取能力，但其胆道排泄功能异常，因而可较长时间显示荧光，表现为全荧光型信号。中分化肝癌组织中的部分细胞丧失摄取功能，通常表现为部分荧光型信号(图 12-8-1)。

（二）肝脏肿瘤的识别与定位

1. 原发性肝癌　目前原发性肝癌的术后复发率仍然较高，这与术前可能已存在微小播散癌灶或多中心来源有关。在肝硬化背景较为明显的情况下，微小肝癌的术前诊断及术中发现有一定难度。待这部分漏诊癌灶进一步生长、转移后，往往已失去了再切除的机会。有研究结果提示，存在部分原发性肝癌病灶，术前影像学资料、术中超声、术中裸眼及手触均未能发现，仅能通过 ICG 分子荧光成像技术识别，而且该技术能探测到最小直径仅为 1.5mm 的原发性肝癌病灶。因而，ICG 分子荧光成像技术对提高原发性肝癌的根治性切除率具有一定的价值。

2. 结直肠癌及胰腺癌肝转移　肝脏是恶性肿瘤的血行转移器官，其中以结直肠癌及胰腺神经内分泌恶性肿瘤肝转移的情况尤为多见。目前主张，在原发癌灶能够或已经根治性切除，残余肝脏有足够代偿功能的前提下，可对肝内转移癌进行根治性切除。然而，常规的检查方法，如 CT、MRI 及术中超声容易错过直径较小的癌灶，这使得肝转移癌的完整切除成为一个难点。肝转移癌组织本身不具备肝细胞功能，ICG 分子荧光检测下通常表现为环绕肿瘤组织的环形荧光。

3. 原发性肝癌的肝外转移瘤　2013 年，Satou 等首次在术中对原发性肝癌的肝外转移瘤进行 ICG 分子荧光检测，提示该检测手段对于此类病灶的识别及定位具有一定的价值(图 12-8-2)。该研究指出，原发性肝癌的肝外转移瘤细胞有摄取 ICG 的能力，且不存在胆道系统的排泄功能或其他邻近细胞的代谢功能，这可能是导致转移瘤组织中 ICG 滞留的原因。此外，由于 ICG 在人体组织中的穿透力由不同的吸收剂(如血红蛋白等)所决定，原发性肝癌肝外转移瘤的荧光信号在不同转移器官中的可检测性可能有所差别，这方面的差异性特征尚待进一步研究。

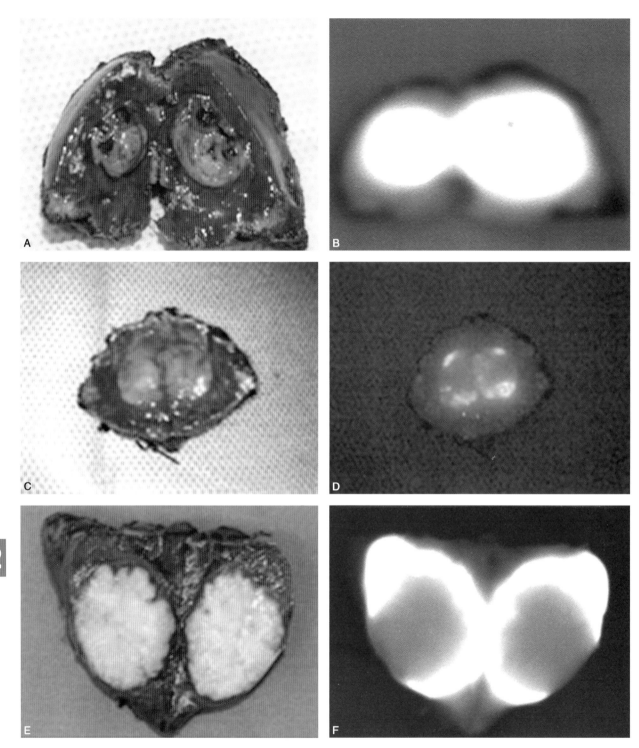

图 12-8-1　肝切除标本及其荧光特征

A、B. 全荧光型(高分化);C、D. 部分荧光型(中分化);E、F. 环形荧光(低分化)。

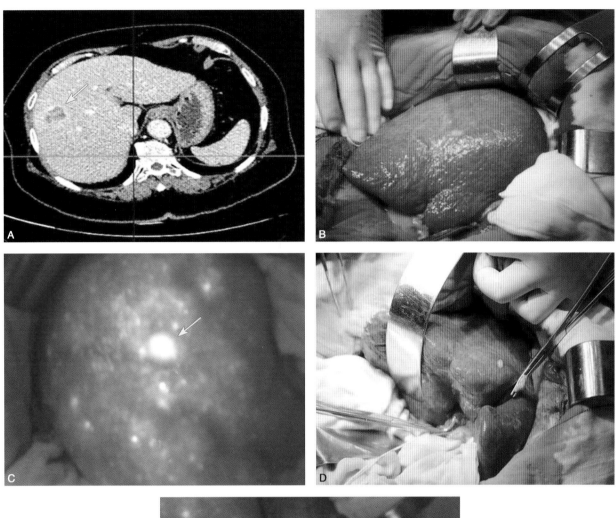

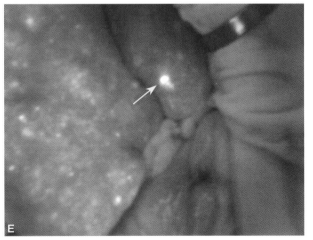

图 12-8-2　ICG 分子荧光成像技术在原发性肝癌中的识别与定位(同一患者)

A. 上腹部增强 CT 提示右半肝占位,诊断原发性肝癌;B. 术中裸眼和手触未发现右半肝肿瘤;C. 术中使用 ICG 分子荧光成像技术清楚显示肿瘤位置、边界和荧光类型;D. 术前 CT、MRI、术中裸眼和手触未发现左半肝占位;E. 使用 ICG 分子荧光成像技术于左半肝外区发现大小约为 3mm 荧光结节(箭头),术后病理切片诊断为肝细胞癌。

（三）初步鉴别与肝脏相连的肿瘤来源

来源不明的腹腔占位性病变在临床常有出现,如位于左半肝、肝胃间隙处或肝脏后方的病灶,瘤体与肝脏粘连或压迫肝脏,影像学检查容易误诊为肝脏肿瘤。术中快速病理学检查对确定此类患者的手术方式具有十分重要的意义。然而,术中快速病理学检查结果目前仍存在一定的误诊率及不可诊断率。非肝脏来源的肿瘤,由于肿瘤本身及周围组织均无摄取及代谢 ICG 的组织,因而不存在荧光造影剂的滞留问题。术前通过外周静脉注射 ICG，排除代谢时间过长的因素，如术中探测肿瘤及其周围无荧光显示，则提示病灶来源于肝脏的可能性小。此外，三维可视化技术对于判断肿瘤供血动脉及肿瘤与肝脏的空间关系具有独特的价值。ICG 分子荧光成像技术、三维可视化技术及术中快速病理检查三者的联合应用，对提高术中诊断的准确性并明确手术方式具有一定的价值（图 12-8-3）。

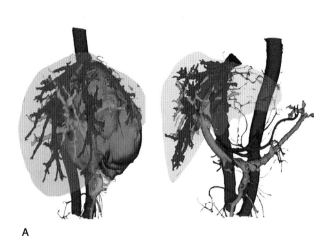

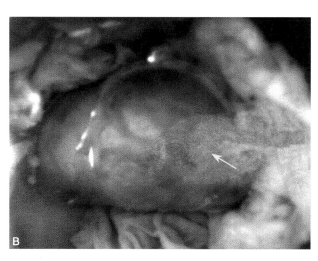

图 12-8-3　ICG 分子荧光成像技术初步鉴别与肝脏相连的肿瘤来源

A. 术前三维可视化评估提示肿瘤血供并非来源于肝脏；B. 术中使用 ICG 分子荧光成像技术检测左半肝下巨大肿物（箭头），未见荧光信号，考虑为非肝脏来源的肿瘤，术中冷冻及术后病理切片均诊断为胃肠间质瘤。

（四）肿瘤边界与肝切除范围的界定

肿瘤边界的界定是实行 R_0 肝切除术的关键，因此要求在术中对肿瘤边界及肝切除范围进行高精度的识别与划定。ICG 分子荧光成像技术已证实能够实现肿瘤组织与正常肝组织精准的实时对比成像。拟行非解剖性肝段切除术时，术前经外周静脉注射 ICG，术中可在 ICG 分子荧光探测下明确肿瘤边界，并在距离肿瘤至少 1cm 的距离下进行肝切除范围的界定。而拟行解剖性肝段切除术时，可在术中通过正显示法或负显示法，划定预切除的肝区或肝段范围，并进行精准肝切除。此外，ICG 分子荧光成像技术还可对肝切除后的残余肝脏进行检测，协助判断是否存在微小癌灶的残留，以降低肿瘤残留率（图 12-8-4）。

（五）肝切除术后胆漏的检测

肝切除术后胆漏是引起腹腔感染、肝衰竭，甚至死亡的重要原因之一，其发生率为 4.0%～9.8%。术中发现并及时修复是降低胆漏发生率的关键。近年来，基于 ICG 分子荧光成像技术的血管造影已经应用于血流通畅性的评估。由于胆汁中含有可以结合 ICG 的蛋白质，经胆囊管注射 ICG 并临时阻断胆总管后，使用 ICG 分子荧光成像技术检测，可进行胆漏的识别。部分研究指出，使用 ICG 分子荧光成像技术进行肝切除术后胆漏的检测，与常规手段相比，术后胆漏的发生率明显降低。此外，该技术对于预防肝囊肿、肝脏囊腺瘤术后胆漏也有一定意义（图 12-8-5）。

（六）局限性

就目前而言，ICG 分子荧光成像技术主要有两个技术局限：一是对深部结节的灵敏度低。由于近红外光透过人体组织的能力有限，ICG 发出的荧光信号仅能穿透 10mm 以内的肝实质。虽然 Miyata 等运用光声联合成像在一定程度上增加了探测深度，但仍然没有达到理想的效果。目前只有在肝切除过程中对肝断面进行 ICG 分子荧光的动态检测，同时结合术中超声及术中快速病理学检查，才可部分弥补 ICG 深度受限的问题。二是肝脏结节的高假阳性率，特别是有肝硬化背景的患者，肝脏肿瘤组织与其余肝组织的荧光对比度下降，检测灵敏度将进一步降低。但假阳性病灶的检出率及其特征仍需要通过更大宗的病例研究来进一步明确。

（七）应用前景

计算机辅助联合 ICG 分子荧光成像技术在肝脏肿瘤诊断和手术导航中的应用为肝脏肿瘤的外科治疗提供了一种新的数字化外科诊疗技术。当前，ICG 靶向光学分子影像探针在疾病诊断和治疗的研究与应用中已经得到越来越多的关注，相信随着临床实践和技术创新的不断深入发展，该项技术亦将不断改善、完善，在肝脏肿瘤的精准诊疗方面展示良好的应用前景。

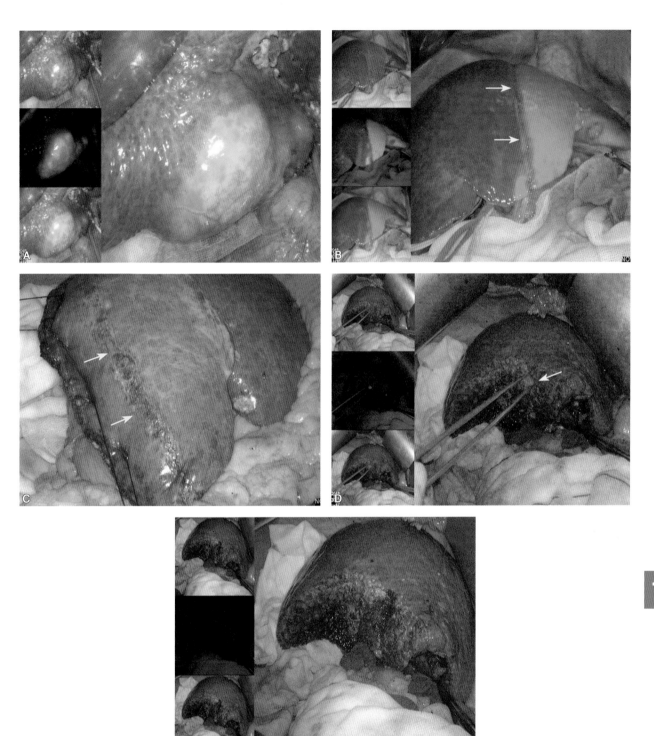

图 12-8-4　ICG 分子荧光成像技术对肿瘤边界和肝切除范围的界定及对残留肿瘤病灶的检测

A. 术前使用 ICG，术中在 ICG 分子荧光探测下明确肿瘤边界；B. 术中通过负显示法，明确左、右半肝分割线（箭头）；C. 在明确右半肝界限（箭头）的基础上，根据肿瘤位置及残肝体积比，行缩小右半肝切除术；D. 缩小右半肝切除术后，通过 ICG 分子荧光成像技术发现肝断面残留高信号（箭头）；E. 切除残留病灶后再进行 ICG 分子荧光探测，荧光结节消失。

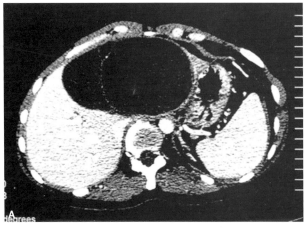
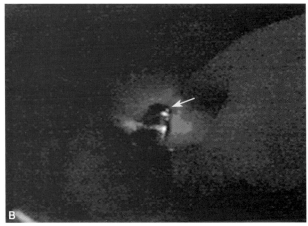
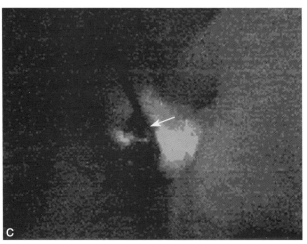

图 12-8-5　ICG 分子荧光成像技术对肝囊腺瘤术后胆漏的检测

A. 上腹部 CT 提示肝囊腺瘤;B. 行囊腺瘤切除、基底内剥除术后使用 ICG 分子荧光成像技术检测胆漏情况,发现残留高信号(箭头);C. 经缝合等处理后再使用 ICG 分子荧光成像技术检测断面,荧光信号消失(箭头)。

(杨 剑 罗 旺)

第九节　ICG 分子荧光影像联合三维可视化在解剖性、功能性、根治性肝切除术中的应用

一、概述

解剖性、功能性、根治性肝切除术,即术前通过三维可视化评估肿瘤和血管的关系,对荷瘤肝段、叶进行标记及确定断肝平面;术中通过 ICG 分子荧光成像对肿瘤边界及左右半肝界线、肝段进行染色实时导航肝切除术,在确保切缘阴性、彻底切除病灶的情况下尽可能保留足够的剩余肝体积。

二、ICG 分子荧光影像联合三维可视化在解剖性、功能性、根治性肝切除术中的应用方法

1. 患者术前采用 64 层或 256 层螺旋 CT 扫描,获取高质量的 4 期(平扫期、动脉期、肝静脉期、门静脉期)薄层 CT 图像(层厚 0.625mm),将 DICOM 格式的薄层 CT 图像数据导入 MI-3DVS 中进行数据分割,利用体绘制交互分割算法、区域自生长法和面绘制等方法进行腹腔脏器(肝、胆囊、胰和脾)、病灶和脉管系统自动化三维重建,三维重建肝内脉管分支可达 3~4 级水平。对于复杂性肝脏肿瘤三维模型的重建,需要临床医师与影像科医师相互协作进行病变范围确定和人工分割,以确保三维模型的准确性。

2. 通过对个体化重建的三维模型进行多角度的旋转、拆分,了解肿瘤与周围血管关系,通过血流拓扑学进行个体肝分段确定肿瘤所在肝段及所分布出肝与入肝脉管的数量。根据三维可视化血流拓扑学关系,每一个肝段均有其门静脉的供应血管及肝静脉的回流血管分支,因此可以此为基础进行个体化肝脏分段。图 12-9-1 所示为段Ⅰ~段Ⅷ的血流拓扑学个体化肝分段。术前准确的三维可视化重建、

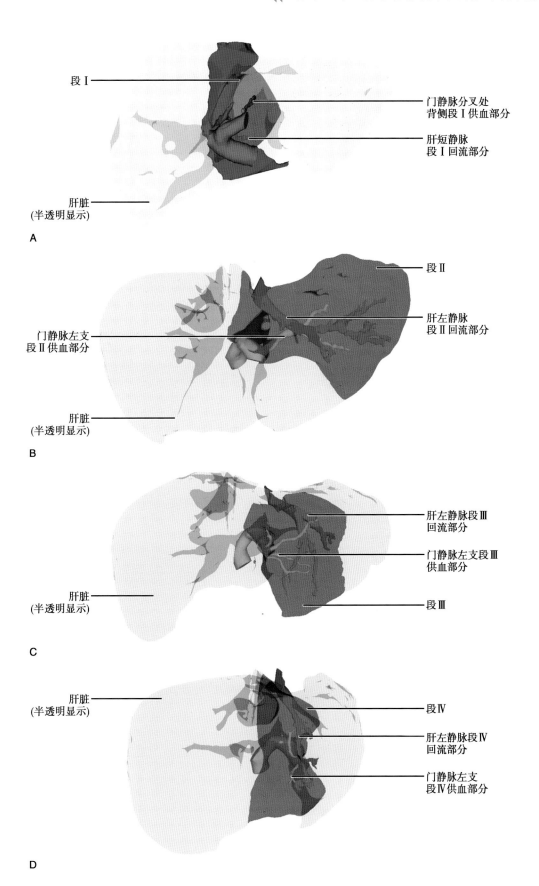

段 I

门静脉分叉处
背侧段 I 供血部分

肝短静脉
段 I 回流部分

肝脏
(半透明显示)

A

段 II

肝左静脉
段 II 回流部分

门静脉左支
段 II 供血部分

肝脏
(半透明显示)

B

肝左静脉段 III
回流部分

门静脉左支段 III
供血部分

段 III

肝脏
(半透明显示)

C

肝脏
(半透明显示)

段 IV

肝左静脉段 IV
回流部分

门静脉左支
段 IV 供血部分

D

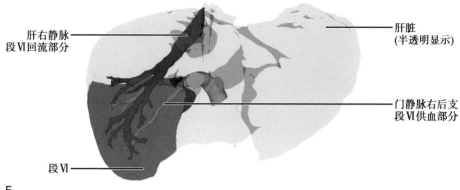

E

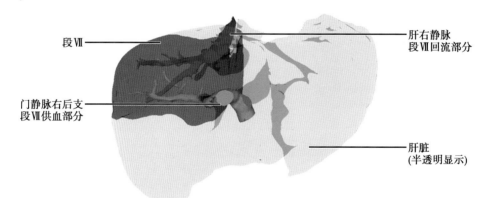

F

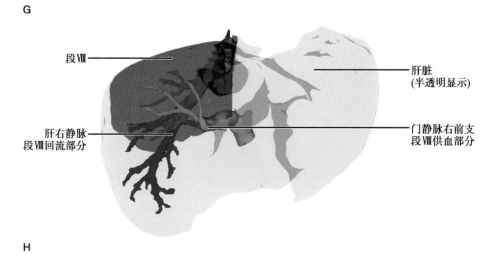

G

H

图 12-9-1　根据血流拓扑学进行个体化肝分段

个体化肝脏分段、虚拟肝切除、计算功能肝体积、肿瘤体积、残肝体积是术中确保手术成功的关键。

3. 根据术前的三维可视化术中结合 ICG 分子荧光成像进行肝段染色及导航手术。一般术前根据患者的肝硬化程度及肝功能储备情况调整 ICG 的注射时间，对于存在肝硬化的患者可以适当延长术前注射时间，剂量一般为 0.25~0.50mg/kg，术中使用 ICG 进行侦测，定位肿瘤位置及观察肝脏表面肿瘤边界、侦测有无微小肝癌；结合术前三维可视化确定肿瘤位置、与周围重要血管的关系、肝预切除线。充分解剖游离显露第一肝门，结扎目标门静脉后予以正染色或反染色目标肝段。根据 ICG 染色情况予以行解剖性肝段切除术或局部肝切除术，将肿瘤组织完整切除。

三、ICG 分子荧光影像联合三维可视化在解剖性、功能性、根治性肝切除术中的应用意义

传统对于肝脏肿瘤的诊断大多基于 CT、MRI、PET 等影像学信息，但是仅仅依靠这些无法从立体的角度全面、系统地了解肿瘤的大小、部位、形态及无法整体、宏观地了解肝动脉、肝静脉和门静脉，更不能了解肿瘤在肝脏或者与这 3 个血管的位置关系及肿瘤的生物学信息。因此，传统对肝脏肿瘤的诊断也是依靠二维的经验性诊断，临床医师根据经验在大脑中形成抽象的三维图像进行评估，从而施行手术。这种方式是经验性诊断，多依赖于临床经验，存在误差，而且对于复杂性肝脏肿瘤来说，仅从二维或单一模态的影像资料很难准确地进行术前可切除性评估和手术方案的制订，以至于部分患者可能失去手术治疗的机会。三维可视化改变了这种模式，利用高质量的 CT 图像进行三维重建，真实还原肝脏肿瘤在肝内空间的立体位置，显示肝动脉、门静脉、肝静脉的空间解剖性关系，精准评估目标肝段所支配的门静脉及肝静脉，确定断肝平面及手术入路，从解剖学层面对目标肝段进行切除，减少对正常肝组织及其他肝内脉管的损伤。

1. 界定左右半肝界线 ICG 可被正常肝细胞摄取并在激发光的照射下发出荧光，而肿瘤细胞不摄取 ICG，故可用于肝切除术中的导航。既往 Cantlie 线能够从肝脏表面大致分出左右半肝，一般认为左半肝切除线为肝上下腔静脉左缘到胆囊底部，右半肝切除线为肝上下腔静脉右缘到胆囊底部。在实际的临床手术中，ICG 所界定的左右半肝界线，少数呈现为规则的直线，多数 Cantlie 线为不规则形，包括地图状、驼峰状等形态（图 12-9-2）。根据 ICG 所显

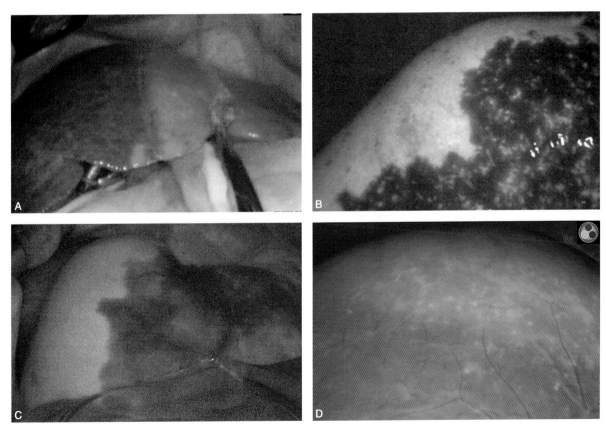

图 12-9-2 **ICG 分子荧光成像显示左右半肝界线**
A. 直线；B. 驼峰状；C. 地图状；D. 显影不清。

示的界线进行切肝,可以尽可能保留更多具有正常功能的肝组织。一般肝功能正常患者保留30%即可确保避免术后出现肝衰竭风险,而对于肝硬化患者则需要保留40%左右的剩余肝体积才能保证围手术期的安全。但是,临床上行半肝切除,特别是右半肝切除往往遇到剩余肝体积不足的情况。因此,参照ICG分子荧光成像所显示的界线进行切肝,可最大限度保留功能正常的肝脏,从而降低术后肝衰竭的风险,这对于存在肝硬化病史的患者有很大的意义。

2. 微小病灶及肝断面边缘残余肿瘤侦测 既往对肝脏肿瘤的侦测定位多依靠超声、CT及MRI等二维影像学方法,但是对于直径小于1cm的肝脏肿瘤是上述方法的盲点。ICG由于其可被肝细胞特异性摄取的特性,能够从分子细胞层面对肝癌病灶进行侦测显影,因此ICG介导的近红外光技术对于直径小于1cm的肝脏表浅小病灶的侦测具有独特优势。此外,ICG分子荧光成像还可对肝切除后的残余肝脏进行检测,判断是否存在微小癌灶残留,降低术后肿瘤残留率(图12-9-3)。有meta分析研究报道ICG分子荧光成像应用于肝脏肿瘤的精准诊疗,可有效提高切缘的阴性率,有助于实现根治性肝切除,提高患者术后无瘤生存率。

3. 界定肿瘤边界 ICG分子荧光成像能够实现肿瘤组织与正常肝组织的实时对比成像,能够精准、客观地界定肿瘤边界,从而确保达到R₀切除。在术中进行肿瘤侦测,ICG可用于初步判定肿瘤分化程度。低分化肝癌细胞摄取ICG的能力较低,病灶本身荧光信号较低,而癌周正常组织受肿瘤压迫使得IGC排泄缓慢延迟,因此显示为环形荧光;高分化肝癌细胞对ICG有一定的摄取能力,但是胆道排泄功能异常,因而可较长时间显示荧光,表现为全荧光信号;中分化肝癌细胞,部分丧失了摄取功能,通常表现为部分荧光显示(图12-9-4)。传统观点认为肿瘤切除的切缘应距离肿瘤1.5~2cm。但对于巨块型肝癌考虑残肝体积和术后肝功能,难以达到此要求。ICG进行肝脏染色可清楚界定肿瘤边界,结合三维可视化定位肿瘤与大血管关系及术中快速病理诊断,在确保切缘阴性前提下,可最大限度地保留更多的残肝组织。

四、小结

三维可视化技术联合ICG分子荧光成像在肝脏肿瘤的诊断及手术导航中的应用为肝脏肿瘤的外科诊治提供了一种新的数字智能化诊疗技术,实现了解剖性、功能性、根治性肝切除术,提高手术的精准度及患者术后的无瘤生存率,与现代"精准外科"的理念相符合。尽管ICG分子影像仍有一定的局限性,穿透人体组织的深度有限、存在一定的假阳性率,但是随着临床实践与技术创新的不断深入,这项技术将不断完善,在肝脏肿瘤的精准诊疗方面展示良好的应用前景(资源12-9-1)。

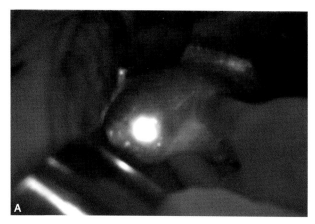
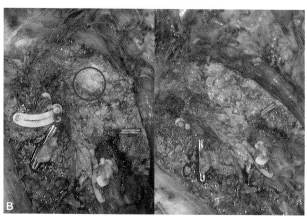

图 12-9-3 ICG分子荧光成像术中微小病灶及边缘残余肿瘤侦测
术中肝脏表面侦测到微小肝癌病灶;切缘见荧光显影,病理证实为肝细胞癌,予以切除后未见荧光。

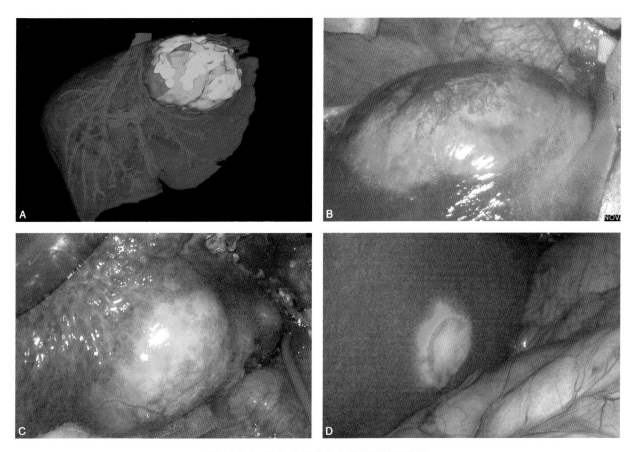

图 12-9-4　ICG 分子荧光成像显示肿瘤边界

A、B. 术中 ICG 结合三维可视化技术确定肿瘤边界；C、D. ICG 分子荧光成像术中显示肿瘤边界分别为全荧光及环形荧光。

资源 12-9-1　ICG 联合三维可视化在解剖性、功能性、根治性肝切除术中的应用（PPT）

（方驰华　曾思略）

第十节　ICG 分子荧光影像联合三维可视化技术引导解剖性肝段切除术

　　解剖性肝段切除术由 Makuuchi 教授提出并倡导，以完整切除荷瘤肝段门静脉属支所支配的全部区域为目标，其技术标准包括根据肝脏表面的染色或缺血线确定肝段边界、充分显露段间的肝静脉、目标肝段 Glisson 鞘的起始部离断等。由于肝细胞癌（HCC）多伴有门静脉侵犯并向肝内转移，且常伴有肝硬化，因此解剖性肝段切除术尤其适用

HCC。该术式既能达到根治肿瘤的目的，又能保存肝脏功能，可以提高 HCC 患者生存率并减少手术并发症。此外，对于 KRAS 突变的结直肠癌肝转移、肝内胆管结石等病例，解剖性肝段切除也可使患者获益。

　　解剖性肝段切除术中识别肝段界限的常用方法包括：①超声引导门静脉穿刺亚甲蓝染色法，该方法由 Mukuuchi 教授发明并提倡。但亚甲蓝染色洗脱速度快，需夹闭肝动脉才能维持较长时间。此外，亚甲蓝染色法在肝实质深部无法识别段与段之间的平面，需循肝静脉进行；而在没有肝静脉的区域，控制好离断平面并非易事。②Glisson 鞘外解剖法，自肝门循 Glisson 鞘找到相应肝段的肝蒂，阻断后依据缺血线行肝段切除术。段Ⅰ～段Ⅵ的肝蒂距离肝门较近，切除较为适宜，而段Ⅶ、段Ⅷ肝蒂位置深在，自肝门解剖较困难且费时。该方法仍无法在肝实质深部识别段与段之间的平面。③ICG 荧光染色法与亚甲蓝染色相比，染色维持时间长，无须阻断肝动脉，不仅可以在肝脏表面持久清晰地显示肝段的界线，而且能在肝实质深部清晰界定肝段间平面，因此该方

法优于前两种方法。笔者实践中发现利用三维可视化技术可以明显提高 ICG 荧光染色的成功率。

段Ⅷ切除是解剖性肝段切除术中最具挑战性的术式之一。由于段Ⅷ的 Glisson 鞘变异较多、位置深在,自肝门解剖并结扎段Ⅷ的所有 Glisson 鞘较为困难且费时,因此负染法不易实施。而术中超声联合三维可视化技术引导穿刺段Ⅷ门静脉分支的正染法较易实现。术前采用三维可视化技术分析段Ⅷ门静脉属及流域,拟定穿刺点(图 12-10-1A、B)。术中采用腹腔镜超声探查肝脏,定位肿瘤并寻找段Ⅷ的门静脉分支,与三维可视化技术图像匹配,确定拟穿刺的段Ⅷ门静脉分支。自腹壁插入穿刺针,在腹腔镜超声及三维可视化技术引导下穿刺目标门静脉。注

入 0.025g/L 浓度的 ICG 5~10ml,肝实质即刻显示荧光染色(图 12-10-1C~G),沿荧光染色的边界标记段Ⅷ界线,离断肝实质的过程中根据荧光边界调整离断平面。循荧光边界逐步离断,肝段边界的肝静脉分支在断面上自然显露出来,顺着分支可达肝中静脉、肝右静脉主干。继续沿左侧切面显露肝中静脉主干至下腔静脉前壁。在此过程中可遇肝中静脉的段Ⅷ属支,夹闭后切断。将段Ⅷ向头侧掀起,循荧光边界离断,可见段Ⅷ的 Glisson 鞘,于根部夹闭切断。段Ⅷ向右侧牵拉,循荧光边界向右进行离断,顺足侧向头侧显露肝右静脉主干直至下腔静脉。越过肝右静脉后将段Ⅷ抬起,沿段Ⅷ与段Ⅶ间的荧光界线将剩余肝实质切断。

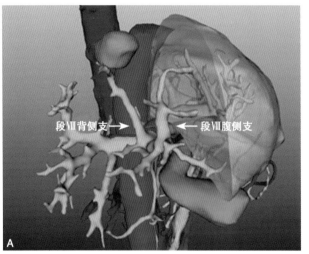

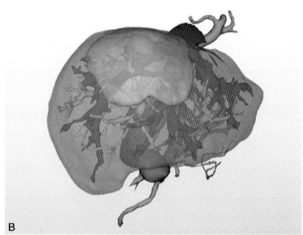

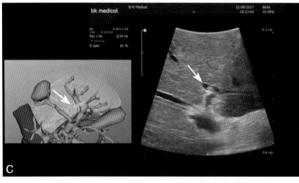

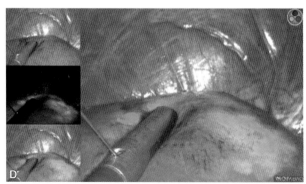

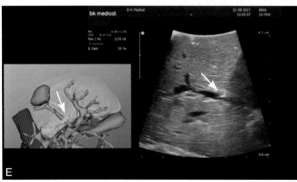

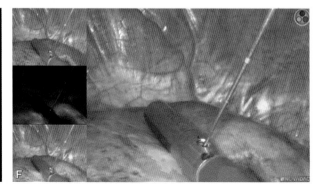

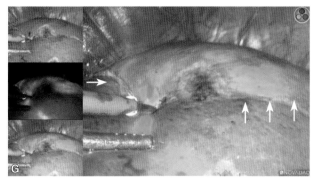

图 12-10-1　腹腔镜超声联合三维可视化技术引导门静脉穿刺 ICG 荧光染色段Ⅷ
A. 三维可视化示段Ⅷ门静脉分支；B. 三维可视化示段Ⅷ门静脉分支流域（绿色区域）；C. 腹腔镜超声联合三维可视化技术引导段Ⅷ腹侧门静脉分支（箭头）穿刺；D. 段Ⅷ腹侧门静脉分支穿刺成功后注射 ICG 荧光染色；E. 腹腔镜超声联合三维可视化技术引导段Ⅷ背侧门静脉分支（箭头）穿刺；F. 段Ⅷ背侧门静脉分支穿刺成功后注射 ICG 荧光染色；G. 沿荧光染色边界标记切线。

段Ⅶ位于右后叶上段，支配段Ⅶ的门静脉多数为一支，有时另有一支外侧支，因此术中超声引导门静脉穿刺 ICG 正染法成功率高（图 12-10-2）。也可自肝门循右后支 Glisson 鞘分离，保留段Ⅵ分支，找到段Ⅶ Glisson 鞘，阻断后予以 ICG 负染。段Ⅶ切除需充分游离右半肝，沿荧光界线标记段Ⅶ与段Ⅷ、段Ⅵ间的切线，自足侧向头侧离断肝实质，肝右静脉分支及主干在荧光边界上逐步显露，在其背侧分离出段Ⅶ Glisson 鞘，结扎切断，然后沿肝右静脉离断至下腔静脉汇合部，切断肝右静脉段Ⅶ分支，直至完全离断肝组织。

段Ⅵ的 Glisson 鞘多数在 Rouviere 沟中，比较容易解剖，因此负染法容易实施。而 76% 的患者支配段Ⅵ的门静脉为 1 支，因此也可通过术中超声引导穿刺门静脉行正染法（图 12-10-3）。染色成功后，标记段Ⅵ与段Ⅴ、段Ⅶ的界线。离断自段Ⅴ、段Ⅵ的边界开始，期间会遇到肝右静脉段Ⅵ属支，段Ⅵ的 Glisson 鞘通常在其背侧，切段后再沿段Ⅵ、段Ⅶ的界线进行（资源 12-10-1）。

段Ⅴ位于右前下 2，通常有 3~5 支门静脉供血。支配段Ⅴ的 Glisson 鞘可以通过降低肝门板的方法沿右前肝蒂的鞘外分离解剖，因此负染法容易接受。对于有熟练的门静脉穿刺技巧的术者，也可采用门静脉穿刺正染法（图 12-10-4）。肝脏的离断自段Ⅳ、段Ⅴ分界线开始，切断肝中静脉段Ⅴ属支，然后沿段Ⅷ分界线离断，切段段Ⅴ腹侧及背侧 Glisson 鞘，最后沿段Ⅴ、段Ⅷ的界线离断，显露肝右静脉，最后与先前的离断面汇合。

段Ⅳ主要的门静脉支有上、下两支，但多支门静脉支配的情况多见，因此实际穿刺门静脉正染不易覆盖全部段Ⅳ或染色不均匀。沿肝圆韧带及矢状段右侧逐步分离解剖段Ⅳ的 Glisson 鞘时，可见多个分支进入段Ⅳ，因此结扎切断支配段Ⅳ的所有分支，待段Ⅳ缺血线明确后，采用负染法，可获得满意效果（图 12-10-5）。然后沿段Ⅳ与段Ⅴ、段Ⅷ的分界线自足侧向头侧离断，离断肝中静脉段Ⅳ属支后，显露肝中静脉主干，之后向 Arantius 管方向离断，与左侧切面汇合。

段Ⅲ的 Glisson 鞘表浅，在矢状部左侧容易分离，阻断后采用负染法，简单易行（图 12-10-6）。段Ⅲ通常只有一支门静脉支配，因此术中超声引导穿刺门静脉正染亦容易实施。染色成功后，先沿段Ⅲ、段Ⅳ界线离断，后转向段Ⅱ、段Ⅲ界面。

段Ⅱ的 Glisson 鞘在矢状部左侧深面（图 12-10-7），虽然可从左外叶脏面进入肝内解剖出相应分支并阻断，结合负染法勾画出段Ⅱ，但因段Ⅱ通常只有一支门静脉支配，因此超声引导门静脉穿刺 ICG 正染成功率高，且省时。离断时先从段Ⅱ、段Ⅲ界线开始，显露肝左静脉，段Ⅱ的 Glisson 鞘通常在肝左静脉背侧，离断后转向段Ⅱ与段Ⅳ的界线进行，最后切断肝左静脉段Ⅱ分支。

段Ⅰ的门静脉分支表浅且纤细，超声引导穿刺不易。因此通常解剖出段Ⅰ的 Glisson 鞘夹闭后负染（图 12-10-8），可得到左尾状叶及尾状突边界，而全尾状叶染色仅能通过阻断左右肝蒂经门静脉直接注射。

综上所述，ICG 荧光染色在解剖性肝段切除术中不仅可以在肝脏表面显示肝段的界线，而且在肝实质深部也可以清晰显示段间平面，可以明显提高段Ⅰ~段Ⅷ解剖性肝段切除的精度。在三维可视化技术的基础上合理使用正、负染策略可以提高染色成功率。腹腔镜超声联合三维可视化技术引导门静脉穿刺 ICG 荧光染色尤其适合后上段等困难部位的解剖性肝段切除术。

资源 12-10-1　荧光引导腹腔镜解剖性肝脏 S6 切除术（视频）

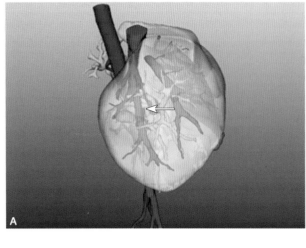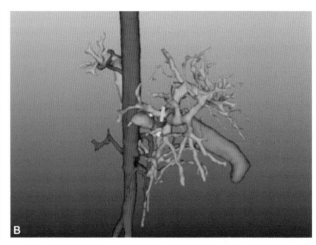

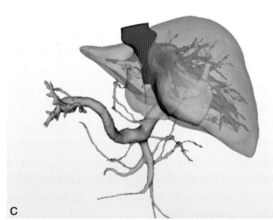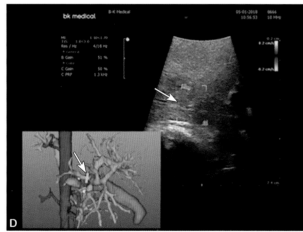

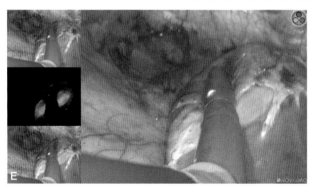

图 12-10-2　腹腔镜超声联合三维可视化技术引导门静脉穿刺 ICG 荧光染色段Ⅶ

A. 三维可视化重建肝脏；B. 三维可视化示段Ⅶ门静脉分支，拟定门静脉穿刺点；C. 三维可视化示段Ⅶ门静脉分支流域；
D. 腹腔镜超声联合三维可视化技术引导段Ⅶ门静脉分支穿刺；E. 门静脉穿刺成功后注射 ICG 荧光染色肝段Ⅶ。

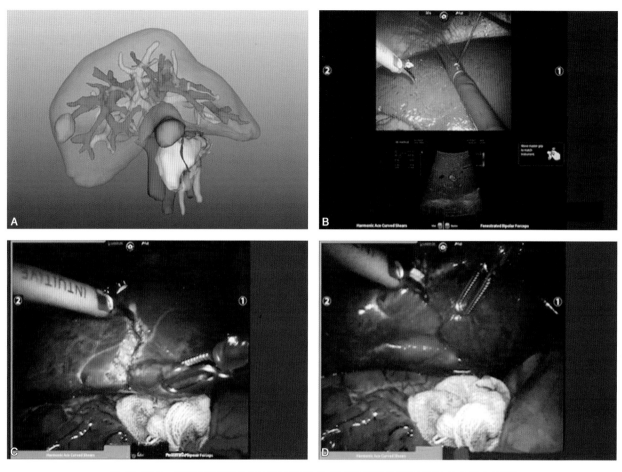

图 12-10-3　腹腔镜超声联合三维可视化技术引导门静脉穿刺 ICG 荧光染色段Ⅶ

A. 三维可视化示段Ⅶ门静脉分支;B. 腹腔镜超声联合三维可视化技术引导段Ⅶ门静脉分支穿刺;C. 门静脉穿刺成功后注射 ICG 荧光染色段Ⅶ(膈面观);D. 门静脉穿刺成功后注射 ICG 荧光染色段Ⅶ(脏面观)。

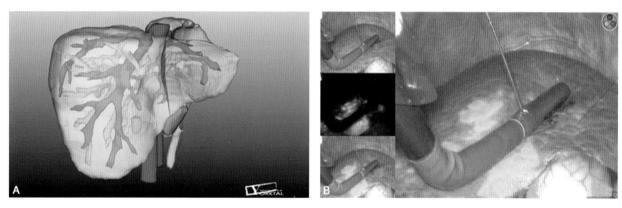

图 12-10-4　腹腔镜超声联合三维可视化技术引导门静脉穿刺 ICG 荧光染色段Ⅷ

A. 三维可视化示段Ⅷ门静脉分支;B. 腹腔镜超声联合三维可视化技术引导段Ⅷ门静脉分支穿刺。

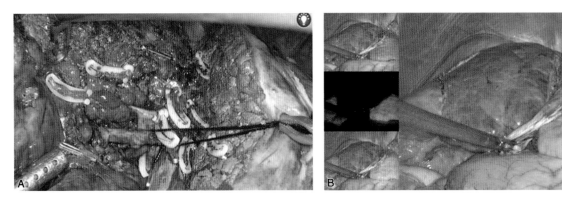

图 12-10-5　ICG 荧光负染段Ⅳ

A. 沿肝圆韧带及矢状段右侧逐一解剖切断支配段Ⅳ的 Glisson 鞘;B. 段Ⅳ缺血线明确后,采用负染法 ICG 荧光染色。

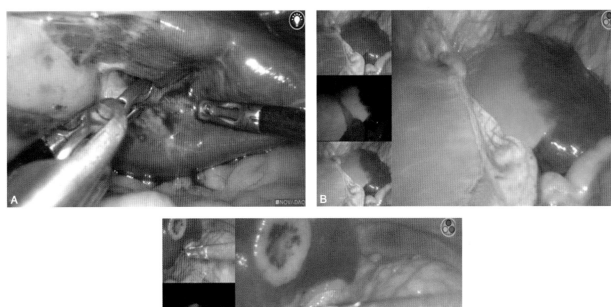

图 12-10-6　ICG 荧光负染段Ⅲ

A. 分离及夹闭段Ⅲ的 Glisson 鞘;B. 缺血线明确后,采用负染法 ICG 荧光染色;C. 缺血线明确后,采用负染法 ICG 荧光染色(脏面)。

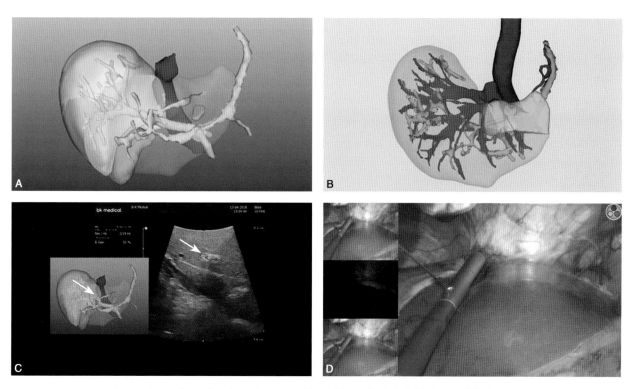

图 12-10-7　腹腔镜超声联合三维可视化技术引导门静脉穿刺 ICG 荧光染色段Ⅱ

A. 三维可视化示段Ⅱ门静脉分支；B. 三维可视化示段Ⅱ门静脉分支流域（绿色区域）；C. 腹腔镜超声联合三维可视化技术引导段Ⅱ门静脉分支穿刺；D. 门静脉穿刺成功后注射 ICG 荧光染色段Ⅱ。

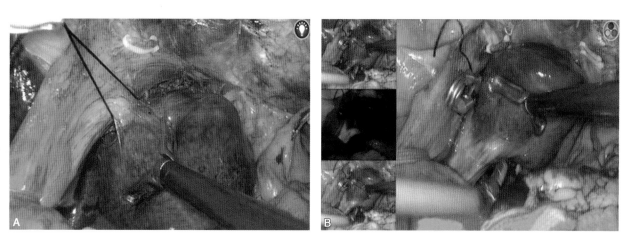

图 12-10-8　ICG 荧光负染段 Ⅰ

A. 解剖段 Ⅰ 的 Glisson 鞘；B. 夹闭后负染段 Ⅰ。

（王晓颖）

参考文献

［1］ DELONG J C,HOFFMAN R M,BOUVET M. Current status and future perspectives of fluorescence-guided surgery for cancer［J］. Expert Rev Anticancer Ther,2016,16(1):71-81.

［2］ XI L,JIANG H. Image-guided surgery using multimodality strategy and molecular probes［J］. Wiley Interdiscip Rev Nanomed Nanobiotechnol,2016,8(1):46-60.

［3］ CHONGWEI C,YANG D,JINZUO Y,et al. Intraoperative imaging-guided cancer surgery:from current fluorescence molecular imaging methods to future multi-modality imaging technology［J］. Theranostics,2014,4(11):1072-1084.

［4］ DSOUZA A V,LIN H,HENDERSON E R,et al. Review of fluorescence guided surgery systems:identification of key performance capabilities beyond indocyanine green imaging ［J］. J Biomed Opt,2016,21(8):80901.

［5］ AOKI T,MURAKAMI M,KOIZUMI T,et al. Determination of the surgical margin in laparoscopic liver resections using infrared indocyanine green fluorescence［J］. Langenbecks Arch Surg,2018,403(5):671-680.

［6］ FRUMOVITZ M,PLANTE M,LEE P S,et al. Near-infrared fluorescence for detection of sentinel lymph nodes in women with cervical and uterine cancers(FILM):a randomised, phase 3,multicentre,non-inferiority trial［J］. Lancet Oncol, 2018,19(10):1394-1403.

［7］ HOOGSTINS C E,TUMMERS Q R,GAARENSTROOM K N,et al. A novel tumor-specific agent for intraoperative near-infrared fluorescence imaging:a translational study in healthy volunteers and patients with ovarian cancer［J］. Clin Cancer Res,2016,22(12):2929-2938.

［8］ HE K,CHI C,KOU D,et al. Comparison between the indocyanine green fluorescence and blue dye methods for sentinel lymph node biopsy using novel fluorescence image-guided resection equipment in different types of hospitals ［J］. Transl Res,2016,178:74-80.

［9］ HE K,JIAN Z,FAN Y,et al. Near-infrared intraoperative imaging of thoracic sympathetic nerves:from preclinical study to clinical trial［J］. Theranostics,2018,8(2):304-313.

［10］ VAHRMEIJER A L,HUTTEMAN M,VAN DER VORST J R,et al. Image-guided cancer surgery using near-infrared fluorescence［J］. Nat Rev Clin Oncol,2013,10(9):507-518.

［11］ HUANG L Y,VORE M. Multidrug resistance P-glycoprotein 2 is essential for the biliary excretion of indocyanine green［J］. Drug Metab Dispos,2001,29(5):634-637.

［12］ DE GRAAF W,HAEUSLER S,HEGER M,et al. Transporters involved in the hepatic uptake of Tc-99m-mebrofenin and indocyanine green［J］. J Hepatol,2011,54(5):738-745.

［13］ FLOWER R W. Extraction of choriocapillaris hemodynamic data from ICG fluorescence angiograms［J］. Invest Ophthalmol Vis Sci,1993,34(9):2720-2729.

［14］ OHTSUBO S,KUSANO M. Indocyanine Green Fluorescence Properties［M］//ICG Fluorescence Imaging and Navigation Surgery. Tokyo:Springer,2016:9-20.

［15］ GUYER D R,PULIAFITO C A,MONéS J M,et al. Digital indocyanine-green angiography in chorioretinal disorders ［J］. Ophthalmology,1992,99(2):287-291.

［16］ OGATA F,AZUMA R,KIKUCHI M,et al. Novel lymphography using indocyanine green dye for near-infrared fluorescence labeling［J］. Ann Plast Surg,2007,58(6):652-655.

［17］ KITAI T,INOMOTO T,MIWA M,et al. Fluorescence navigation with indocyanine green for detecting sentinel lymph nodes in breast cancer［J］. Breast cancer(Tokyo,Japan), 2005,12(3):211-215.

［18］ KUSANO M,TAJIMA Y,YAMAZAKI K,et al. Sentinel node mapping guided by indocyanine green fluorescence imaging:A new method for sentinel node navigation surgery in gastrointestinal cancer［J］. Dig Surg,2008,25(2):103-108.

［19］ RUBENS F D,RUEL M,FREMES S E. A new and simplified method for coronary and graft imaging during CABG ［J］. Heart Surgery Forum,2002,5(2):141-144.

［20］ RAABE A,NAKAJI P,BECK J,et al. Prospective evaluation of surgical microscope-integrated intraoperative near-infrared indocyanine green videoangiography during aneurysm surgery［J］. Journal of Neurosurgery,2005,103(6):982-989.

［21］ LEE B T,HUTTEMAN M,GIOUX S,et al. The FLARE intraoperative near-infrared fluorescence imaging system:a first-in-human clinical trial in perforator flap breast reconstruction ［J］. Plast Reconstr Surg,2010,126(5):1472-1481.

［22］ VAN DER VORST J R,SCHAAFSMA B E,HUTTEMAN M,et al. Near-infrared fluorescence-guided resection of colorectal liver metastases［J］. Cancer,2013,119(18):3411-3418.

［23］ MIEOG J S,TROYAN S L,HUTTEMAN M,et al. Toward optimization of imaging system and lymphatic tracer for near-infrared fluorescent sentinel lymph node mapping in breast cancer［J］. Ann Surg Oncol, 2011, 18 (9)：2483-2491.

［24］ HUTTEMAN M,CHOI H S,MIEOG J S, et al. Clinical translation of ex vivo sentinel lymph node mapping for colorectal cancer using invisible near-infrared fluorescence light［J］. Ann Surg Oncol,2011,18(4):1006-1014.

［25］ VAN DER VORST J R,SCHAAFSMA B E,VERBEEK F P, et al. Near-infrared fluorescence sentinel lymph node mapping of the oral cavity in head and neck cancer patients［J］. Oral Oncol,2013,49(1):15-19.

［26］ HE K S,CHI C W,KOU DQ,et al. Comparison between the indocyanine green fluorescence and blue dye methods for sentinel lymph node biopsy using novel fluorescence image-guided resection equipment in different types of hospitals［J］. Transl Res,2016,178:74-80.

［27］ JAFARI M D,LEE K H,HALABI W J,et al. The use of indocyanine green fluorescence to assess anastomotic perfusion during robotic assisted laparoscopic rectal surgery ［J］. Surg Endosc,2013,27(8):3003-3008.

［28］ MAO Y,CHI C,YANG F,et al. The identification of sub-centimetre nodules by near-infrared fluorescence thoraco-scopic systems in pulmonary resection surgeries［J］. Eur J Cardiothorac Surg,2017,52(6):1190-1196.

［29］ OH G,YOO S W,JUNG Y,et al. Intravital imaging of mouse colonic adenoma using MMP-based molecular probes with multi-channel fluorescence endoscopy［J］. Biomed Opt Express,2014,5(5):1677-1689.

［30］ GLATZ J,VARGA J,GARCIA-ALLENDE P B,et al. Concurrent video-rate color and near-infrared fluorescence laparoscopy［J］. J Biomed Opt,2013,18(10):101302.

［31］ ALI T,CHOYKE P L,KOBAYASHI H. Endoscopic molecular imaging of cancer［J］. Future Oncology,2013, 9(10):1501-1513.

［32］ GOTOH K,YAMADA T,ISHIKAWA O,et al. How I do it a novel image-guided surgery of hepatocellular carcinoma by indocyanine green fluorescence imaging navigation［J］. J Surg Oncol,2009,100(1):75-79.

［33］ ISHIZAWA T,FUKUSHIMA N,SHIBAHARA J, et al. Real-time identification of liver cancers by using indocyanine green fluorescent imaging［J］. Cancer, 2009, 115 (11):2491-2504.

［34］ GOTOH K,KOBAYASHI S,MARUBASHI S,et al. Intra-perative Detection of Hepatocellular Carcinoma Using Indocyanine Green Fluorescence Imaging［M］// ICG Fluorescence Imaging and Navigation Surgery. Tokyo：Springer,2016:325-334.

［35］ ISHIZAWA T,MASUDA K,URANO Y,et al. Mechanistic background and clinical applications of indocyanine green fluorescence imaging of hepatocellular carcinoma［J］. Annals of surgical oncology,2014,21(2):440-448.

［36］ TERASAWA M,ISHIZAWA T,MISE Y,et al. Applications of fusion-fluorescence imaging using indocyanine green in laparoscopic hepatectomy［J］. Surg Endosc, 2017,31(12):5111-5118.

［37］ ISHIZAWA T,BANDAI Y,HARADA N,et al. Indocyanine green-fluorescent imaging of hepatocellular carcinoma during laparoscopic hepatectomy：an initial experience ［J］. Asian J Endosc Surg,2010,3(1):42-45.

［38］ 张雅敏,王建. 解剖性肝切除与非解剖性肝切除对肝癌预后影响的研究进展［J］. 中华外科杂志, 2016, 54 (12):947-950.

［39］ EMOND J C,POLASTRI R. Anatomical hepatectomy for resection or transplantation［J］. Am J Surg, 1996, 172 (1):29-34.

［40］ ISHIZAWA T,ZUKER N B,KOKUDO N,et al. Positive and negative staining of hepatic segments by use of fluorescent imaging techniques during laparoscopic hepatectomy［J］. Arch Surg,2012,147(4):393-394.

［41］ INOUE Y,ARITA J,SAKAMOTO T,et al. Anatomical liver resections guided by 3-dimensional parenchymal staining using fusion indocyanine green fluorescence imaging ［J］. Ann Surg,2015,262(1):105-111.

［42］ MAKUUCHI M,HASEGAWA H,YAMAZAKI S. Ultrasonically guided subsegmentectomy［J］. Surg Gynecol Obstet, 1985,161(4):346-350.

［43］ MIZUNO S,ISAJI S. Indocyanine Green（ICG）Fluorescence imaging-guided cholangiography for donor hepatectomy in living donor liver transplantation［J］. Am J Transplant,2010,10(12):2725-2726.

［44］ TERAJIMA H,IKAI I,HATANO E,et al. Effectiveness of endoscopic nasobiliary drainage for postoperative bile leakage after hepatic resection［J］. World J Surg,2004,28 (8):782-786.

［45］ RUDOW D L,BROWN R S,EMOND J C,et al. One-year morbidity after donor right hepatectomy ［J］. Liver Transpl,2004,10(11):1428-1431.

［46］ CAPUSSOTTI L,FERRERO A,VIGANO L,et al. Bile

leakage and liver resection-Where is the risk？[J]．Arch Surg，2006，141（7）：690-694．

[47] YAMASHITA Y，HAMATSU T，RIKIMARU T，et al．Bile leakage after hepatic resection[J]．Ann Surg，2001，233（1）：45-50．

[48] VERBEEK F P，VAN DER VORST J R，SCHAAFSMA B E，et al．Image-guided hepatopancreatobiliary surgery using near-infrared fluorescent light[J]．J Hepatobiliary Pancreat Sci，2012，19（6）：626-637．

[49] GOTOH K，YAMADA T，ISHIKAWA O，et al．A novel image-guided surgery of hepatocellular carcinoma by indocyanine green fluorescence imaging navigation[J]．J Surg Oncol，2009，100（1）：75-79．

[50] 黄志强，黄晓强，宋青．胆道外科手术学[M]．2版．北京：人民军医出版社，2010．

[51] 刘允怡，余俊豪．肝段为本的肝切除手术[J]．中华普通外科杂志，2003，18（2）：123-125．

[52] ISHIZAWA T，GUMBS A A，KOKUDO N，et al．Laparoscopic segmentectomy of the liver：from segment Ⅰ to Ⅷ[J]．Ann Surg，2012，256（6）：959-964．

[53] 梁霄，王宏光，李建伟，等．"普通外科著名专家学术沙龙（23）"纪要[J]．中国实用外科杂志，2017，37（12）：1429-1432．

[54] SHINDOH J，MISE Y，SATOU S，et al．The intersegmental plane of the liver is not always flat--tricks for anatomical liver resection[J]．Ann Surg，2010，251（5）：917-922．

[55] AOKI T，YASUDA D，SHIMIZU Y，et al．Image-guided liver mapping using fluorescence navigation system with indocyanine green for anatomical hepatic resection[J]．World J Surg，2008，32（8）：1763-1767．

[56] MIYATA A，ISHIZAWA T，TANI K，et al．Reappraisal of a dye-staining technique for anatomic hepatectomy by the concomitant use of indocyanine green fluorescence imaging[J]．J Am Coll Surg，2015，221（2）：e27-36．

[57] 王宏光，许寅喆，陈明易，等．吲哚菁绿荧光融合影像引导在腹腔镜解剖性肝切除术中的应用价值[J]．中华消化外科杂志，2017，16（4）：405-409．

[58] 张雯雯，王宏光．腹腔镜超声在腹腔镜肝切除术中应用价值和评价[J]．中国实用外科杂志，2017，37（5）：580-585．

[59] 中国肝胆外科术中超声学院．腹腔镜超声在肝脏外科的应用专家共识（2017）[J]．中华肝胆外科杂志，2017，23（11）：721-728．

[60] 张雯雯，王宏光，陈明易，等．腹腔镜超声引导的腹腔镜肝脏切除术[J]．中华肝胆外科杂志，2017，23（11）：762-765．

[61] AOKI T，YASUDA D，SHIMIZU Y，et al．Image-guided liver mapping using fluorescence navigation system with indocyanine green for anatomical hepatic resection[J]．World J Surg，2008，32（8）：1763-1767．

[62] 张玮琪，卓嘉明，方驰华．ICG分子荧光影像技术用于肝脏肿瘤手术安全性和有效性META分析[J]．中国实用外科杂志，2019，39（7）：729-734．

[63] 方驰华，梁洪玻，迟崇巍，等．吲哚氰绿介导的近红外光技术在微小肝脏肿瘤识别、切缘界定和精准手术导航的应用[J]．中华外科杂志，2016，54（6）：444-450．

[64] 中华医学会数字医学分会，中国研究型医院学会数字智能化外科专业委员会，中国医师协会肝癌专业委员会，等．计算机辅助联合吲哚菁绿分子荧光影像技术在肝脏肿瘤诊断和手术导航中应用指南（2019版）[J]．中国实用外科杂志，2019，39（7）：641-650．

[65] 刘兵，迟崇巍，袁静，等．吲哚菁绿近红外荧光显像技术在肝细胞癌肝切除术中的应用价值[J]．中华消化外科杂志，2016，15（5）：490-495．

[66] 姚舜禹，荚卫东，王润东，等．吲哚菁绿荧光融合影像引导精准右半肝切除治疗肝细胞癌临床研究[J]．中国实用外科杂志，2018，38（4）：430-434．

[67] ZHANG Y，SHI R，HOU J，et al．Liver tumor boundaries identified intraoperatively using real-time indocyanine green fluorescence imaging[J]．J Cancer Res Clin Oncol，2017，143（1）：51-58．

[68] KAWAGUCHI Y，NOMURA Y，NAGAI M，et al．Liver transection using indocyanine green fluorescence imaging and hepatic vein clamping[J]．Br J Surg，2017，104（7）：898-906．

[69] ISHIZAWA T，ZUKER N B，KOKUDO N，et al．Positive and negative staining of hepatic segments by use of fluorescent imaging techniques during laparoscopic hepatectomy[J]．Arch Surg，2012，147（4）：393-394．

[70] LANDSMAN M L，KWANT G，MOOK G A，et al．Light-absorbing properties，stability，and spectral stabilization of indocyanine green[J]．Journal of Applied Physiology，1976，40（4）：575-583．

[71] 张树庚，刘连新．吲哚菁绿荧光融合影像引导技术在腹腔镜肝切除中的应用及展望[J]．中华肝胆外科杂志，2019，25（2）：129-131．

[72] SPEICH R，SAESSELI B，HOFFMANN U，et al．Anaphylactoid reactions after indocyanine-green administration[J]．Annals of Internal Medicine，1988，109（4）：345-346．

［73］ YAMAMOTO M，NISHIMORI H，HANDA T，et al. Quantitative assessment technique of HyperEye medical system angiography for coronary artery bypass grafting［J］. Surgery Today，2016，47（2）：1-8.

［74］ RUSH R B，RUSH S W. Evaluation of idiopathic choroidal neovascularization with indocyanine green angiography in patients undergoing bevacizumab therapy［J］. Journal of Ophthalmology，2015，2015：642624.

［75］ ROCHA A，DOMíNGUEZ A M，LéCURU F，et al. Indocyanine green and Infra-red fluorescence in detection of sentinel lymph nodes in endometrial and cervical cancer staging-a systematic review［J］. Eur J Obstet Gynecol Reprod Biol，2016，206：213-219.

［76］ 张绍祥，姜洪池，梁力建，等. 计算机辅助联合吲哚菁绿分子荧光影像技术在肝脏肿瘤诊断和手术导航中的应用专家共识［J］. 中国实用外科杂志，2017（5）：75-82.

［77］ NGUYEN D P，HUBER P M，METZGER T A，et al. A specific mapping study using fluorescence sentinel lymph node detection in patients with intermediate- and high-risk prostate cancer undergoing extended pelvic lymph node dissection［J］. European Urology，2016，70（5）：734-737.

［78］ 中华人民共和国卫生部. 原发性肝癌诊疗规范（2011年版）［J］. 临床肝胆病杂志，2011，20（11）：929-946.

［79］ DAHIYA D，WU T J，LEE C F，et al. Minor versus major hepatic resection for small hepatocellular carcinoma（HCC）in cirrhotic patients：a 20-year experience［J］. Surgery，2010，147（5）：676-685.

［80］ 中华医学会外科学分会胃肠外科学组，中华医学会外科学分会结直肠肛门外科学组，中国抗癌协会大肠癌专业委员会，等. 结直肠癌肝转移诊断和综合治疗指南（V2016）［J］. 中华胃肠外科杂志，2016，19（7）：721-730.

［81］ SHRIKHANDE S V，KLEEFF J，REISER C，et al. Pancreatic resection for M1 pancreatic ductal adenocarcinoma［J］. Ann Surg Oncol，2007，14（1）：112-127.

［82］ SEELIG S K，BURKERT B，CHROMIK A M，et al. Pancreatic resections for advanced M1-pancreatic carcinoma：the value of synchronous metastasectomy［J］. HPB Surgery，2010，2010（6）：1-6.

［83］ SATOU S，ISHIZAWA T，MASUDA K，et al. Indocyanine green fluorescent imaging for detecting extrahepatic metastasis of hepatocellular carcinoma［J］. Journal of Gastroenterology，2013，48（10）：1136-1143.

［84］ WEISSLEDER R. A clearer vision for in vivo imaging［J］. Nature Biotechnology，2001，19（4）：316-317.

［85］ 朱瑞萍. 术中冷冻切片诊断的临床意义及其影响因素分析［J］. 中国实用医药，2009，4（9）：51-52.

［86］ HOWANITZ P J，HOFFMAN G G，ZARBO R J. The accuracy of frozen-section diagnoses in 34 hospitals［J］. Arch Pathol Lab Med，1990，114（4）：355-359.

［87］ TANAKA S，HIROHASHI K，TANAKA H，et al. Incidence and management of bile leakage after hepatic resection for malignant hepatic tumors［J］. J Am Coll Surg，2002，195（4）：484-489.

［88］ NAGANO Y，TOGO S，TANAKA K，et al. Risk factors and management of bile leakage after hepatic resection［J］. World Journal of Surgery，2003，27（6）：695-698.

［89］ LINKE R，ULRICH F，BECHSTEIN W O，et al. The White-Test helps to reduce biliary leakage in liver resection：A systematic review and meta-analysis［J］. Annals of Hepatology，2015，14（2）：161-167.

［90］ GUILLAUD A，PERY C，CAMPILLO B，et al. Incidence and predictive factors of clinically relevant bile leakage in the modern era of liver resections［J］. HPB（Oxford），2013，15（3）：224-229.

［91］ UNNO N，YAMAMOTO N，INUZUKA K，et al. Indocyanine green fluorescence angiography for intraoperative assessment of blood flow：a feasibility study［J］. Eur J Vasc Endovasc Surg，2008，35（2）：205-207.

［92］ MULLOCK B M，SHAW L J，FITZHARRIS B，et al. Sources of proteins in human bile［J］. Gut，1985，26（5）：500.

［93］ KAIBORI M，ISHIZAKI M，MATSUI K，et al. Intraoperative indocyanine green fluorescent imaging for prevention of bile leakage after hepatic resection［J］. Surgery，2011，150（1）：91-98.

［94］ SAKAGUCHI T，SUZUKI A，UNNO N，et al. Bile leak test by indocyanine green fluorescence images after hepatectomy［J］. American Journal of Surgery，2010，200（1）：e19-e23.

［95］ TANAKA M，INOUE Y，MISE Y，et al. Laparoscopic deroofing for polycystic liver disease using laparoscopic fusion indocyanine green fluorescence imaging［J］. Surgical Endoscopy，2016，30（6）：2620-2623.

［96］ TOMASSINI F，SCARINCI A，ELSHEIK Y，et al. Indocyanine green near-infrared fluorescence in pure laparoscopic living donor hepatectomy：a reliable road map for intra-hepatic ducts？［J］. Acta Chir Belg，2015，115（1）：2-7.

［97］ LIM C，VIBERT E，AZOULAY D，et al. Indocyanine green fluorescence imaging in the surgical management of liver

12

cancers：Current facts and future implications［J］. Journal of Visceral Surgery，2014，151（2）：117-124.

［98］ MIYATA A，ISHIZAWA T，KAMIYA M，et al. Photoacoustic tomography of human hepatic malignancies using intraoperative indocyanine green fluorescence imaging ［J］. PLoS One，2014，9（11）：e112667.

［99］ YE J，CHI C，XUE Z，et al. Fast and robust reconstruction for fluorescence molecular tomography via a sparsity adaptive subspace pursuit method［J］. Biomed Opt Express，2014，5（2）：387-406.

［100］ 中华医学会数字医学分会，中国医师协会肝癌专业委员会，中国医师协会临床精准医学专业委员会，等. 复杂性肝脏肿瘤三维可视化精准诊治指南（2019 版）［J］. 中国实用外科杂志，2019，39（8）：766-774.

［101］ YANG J，TAO H S，CAI W，et al. Accuracy of actual resected liver volume in anatomical liver resections guided by 3-dimensional parenchymal staining using fusion indocyanine green fluorescence imaging［J］. J Surg Oncol，2018，118（7）：1081-1087.

［102］ 方驰华，陈康，张鹏. 智能化诊疗技术在普通外科中应用现状及前景［J］. 中华外科杂志，2019，57（1）：1-5.

12

第十三章

3D 打印技术在肝脏外科中的应用

第一节 概　述

原发性肝细胞癌（hepatocellular carcinoma，HCC）是危害人类生命健康的最常见的恶性肿瘤之一，发病率居全球第 5 位，死亡率居第 2 位。HCC 是我国多发疾病，《2012 中国肿瘤登记年报》显示我国肝癌发病率居所有恶性肿瘤第 4 位，死亡率居第 2 位。由此可见，肝癌是近几十年来主要威胁人类健康的疾病之一。外科手术切除和肝移植是根治肝癌的主要方法。而肝脏是人体内脏中最复杂的消化器官，具有复杂的脉管结构，包括肝动脉、肝静脉、门静脉和胆管等脉管结构，且常存在变异，而且个体肝脏内的血管和胆管的空间毗邻关系可能不一，肝脏手术常常存在较大的难度、风险，而导致潜在的可能较为严重并发症。传统二维影像如 CT、MRI 等在肝切除术中具有重要价值，但是单一模式的影响存在一定的不足，精准肝脏外科理念需要寻求更好的影像或诊疗模式，目的在于满足手术医师详细了解肝脏病灶的形状、大小、毗邻结构、脉管分布，以及熟悉肝脏病灶与脉管的复杂多变的空间解剖关系。

20 世纪 80 年代，3D 打印技术开始应用于医学领域。近年来，3D 打印在医学的应用越来越多，其主要是帮助医师术前诊断、术前规划，如精确解剖定位、模拟手术等，以及指导实时术中操作等，均具有积极的作用。在医学外科领域，如在头颈外科、颅面畸形和颌面部整形外科、骨科、口腔修复外科等领域发挥重要作用。医学 3D 打印已经延伸至肝脏外科并发挥着积极的作用。

一、3D 打印技术的概念

3D 打印（three-dimensional printing）是一种采用计算机辅助设计（computer aided design，CAD）三维重建数据集的方法，用于制造具有触觉反馈的物理模型，依据不同的制造方法也被称为快速成型技术、固体自由成型、计算机自动化和叠层制造。快速成

型的原理是采用三维数字化模型通过逐层添加制造的方法重构 3D 物理模型。3D 打印，也称增材制造（additive manufacturing），是一种与传统的材料去除加工方法相反的、基于三维数字模型的、通常是采用逐层制造方式将材料结合起来的工艺。主要的 3D 打印技术包括立体光刻技术（stereo lithography apparatus，SLA）、熔丝沉积成形（fused deposition modeling，FDM）、激光选区烧结（selective laser sintering，SLS）和三维打印（3 dimensional printing，3DP）等。医学应用的 3D 打印可包括四大方面：生物模型制造、置入物定制设计和制造、组织工程多孔支架制造、药物载体和微型医学设备制造等。医学 3D 打印过程涉及 3 个阶段：获取感兴趣人体部位的 CT 或 MRI 薄层二维图像（DICOM）数据；将二维图像采用计算机三维模型软件二维图像转化为标准模板库（standard template library，STL）格式文件；STL 导入 3D 打印机打印，把打印材料逐层叠加打印，将图像变成立体的实物物理模型。

二、肝脏 3D 打印的基本步骤

肝脏 3D 物理模型打印的基本步骤：肝脏二维图像（CT 或 MRI）薄层 DICOM 数据获取，3D 图像重建数字化准备，3D 物理模型打印和 3D 打印后处理。

1. 肝脏 2D 图像 DICOM 数据获取　通过多排螺旋 CT 增强扫描或 MRI 增强扫描获取薄层 CT（0.625～1.5mm）DICOM 多期数据。

2. 3D 图像重建数字化准备　采用三维重建软件（如 MI-3DVS、Mevis、MIMICS）对 DICOM 数据进行数字化分割、配准、重建，获取感兴趣器官如肝脏及其病灶，以及脉管结构如肝动脉、肝静脉、门静脉和胆管等 3D 图像模型，并以 STL 格式文件保存。将感兴趣的元件文件导入 3D 打印机进行处理分析。

3. 3D 物理模型打印　将感兴趣的、需要打印的元件（STL 格式）文件导入 3D 打印软件分析处理、建模，发送至 3D 打印机进行物理实体打印。3D 打印材料可以是塑料、粉末状金属物质、陶瓷、石膏、

粉末、橡胶体、液体或其他可黏合材料,也可以是活的细胞。

4. 3D 打印后处理　肝脏 3D 物理模型打印后处理,主要涉及支撑材料清除和脉管着色处理。比如 Connex 350 3D 打印后处理需清除支撑材料,脉管采用水枪注射彩色染料染色优化处理,并对肝脏表面进行涂层等优化处理,可获得可视化的肝内胆管和血管结构;如 Spectrum Z™ 510 3D 打印肝内外胆道及血管、病灶完成后,除去实体模型表面粉末后,采用固化胶水 Z bond 90 对模型表面进行渗透固化;将肝实质外壳模具实体模型与肝管道实体模型进行装配,形成铸型模具,将液体状的透明蜡注入模具,待固化后,去除外壳即可获得透明 3D 物理模型。

3D 打印在肝脏外科领域的应用,文献报道主要为 3D 打印技术在肝脏解剖性肝切除术中的应用,在活体肝移植肝体积评估中的应用,医学解剖教学,以及医患沟通等方面具有积极的作用。

(方驰华　方兆山)

第二节　3D 技术在肝脏外科领域中的优势

1957 年 Couinaud 等对肝脏解剖的分段打开了现代肝脏外科的大门,有助于人们对肝脏复杂解剖的认知。传统影像学如 CT、MRI、DSA 等二维图像在临床中具有不可替代的作用,但已经不能满足现代肝脏精准外科的要求,计算机技术、数字化影像学技术、数字医学技术、虚拟现实技术的不断发展、完善,以及数字医学智能化诊疗技术在肝胆外科的应用为精准肝脏外科的发展提供了更好的舞台,3D 打印技术作为一种全新的技术出现在肝脏外科领域,使精准肝切除理念得到更好的阐释和运用。

一、3D 打印技术在精确术前评估及手术规划中的应用价值

在肝脏外科手术,熟悉掌握肝脏脉管走行,明确可能变异的脉管可减少肝切除术中、术后并发症的发生。进行肝脏 3D 物理模型打印,可真实展现肿瘤的部位、大小、形态,全方位观察肿瘤和脉管的关系,真实还原器官在活体体内的特征,通过多角度观察肝内解剖、病灶与肝内血管和/或胆管之间的空间关系,从而评估肿瘤可切除性,以及剩余肝脏组织结构的完整性,即流入道及流出道的完整性,确保手术的可行性、精准性、可控性。肝脏 3D 打印模型在术中

可提供直观、实时、间接导航,对关键部位可快速识别和定位,使肝切除手术解剖更清晰、手术更精准可控。方驰华教授团队等利用三维可视化软件系统(MI-3DVS)构建出肝癌三维可视化平台,通过 3D 图像模型构建患者 3D 打印模型数据,通过设计及打印感兴趣结构,可打印出个体化肝动脉、肝静脉、门静脉及肝脏肿瘤病灶的 3D 物理实体模型,3D 打印模型可如实展示肝脏内外的脉管系统,真实地反馈给外科医师,成功指导手术进行。方驰华团队报道了 1 例通过 3D 分析发现肝脏脉管变异,术前通过 3D 打印技术获得患者物理模型后发现,明确患者段 IV 门静脉缺如,变异的段 IV 门静脉起源于门静脉右前支。如果在术中忽略了这一变异,行右半肝切除术,实际相当于进行肝右三叶切除,则剩余肝体积为 21.37%;经评估,改行保留门静脉右前支的缩小右半肝切除术,剩余肝体积可达 57.25%,极大降低了肝衰竭的发生风险;并且通过实际手术印证了该血管变异。通过 3D 分析、3D 打印技术纠正了传统二维影像分析的右半肝切除术,确保了手术的安全性,实际手术操作顺利,3D 打印评估与实际手术完全一致。通过肝脏 3D 打印辅助伴有门静脉变异的巨块型肝肿瘤手术,可提高手术成功率和降低手术风险,是一种安全、有效的方法。因此,只有术前掌握患者个体化的肝脏解剖结构才能做出准确详细的手术评估和规划,才可降低术后并发症发生率,进而避免个体化解剖学变异导致的手术风险。3D 打印技术有助于发现肝脏脉管变异,确保预留肝脏结构和功能的完整性;有助于达到精细的术前评估和精密的手术规划,指导精细的手术操作。3D 打印技术在改善外科实践可预测性、可控性中具有重要的价值,可对肝脏解剖结构和病灶进行定性、定量分析,进行模拟肝切除、设定合理切除面,预判保留重要脉管结构、功能肝体积,精确评估剩余肝体积。3D 物理模型术中间接导航手术操作已经成为可行,并逐步被接受、采用。

3D 打印技术应用于肝脏肿瘤的手术规划,在精准肝切除的术前评估有一定的指导意义。

二、3D 打印具有精准导航解剖性肝切除术的价值

3D 打印实现了三维图像向三维实体模型的转变,术前通过多维度观察预见术中解剖,精确定位肿瘤并制订最优的手术路径和切除面并预演手术,实现完整切除病灶和避免重要解剖结构损伤。进行肝

脏手术时,手术医师将 3D 打印模型带入手术室,术中进行实时比对,为手术关键步骤提供直观的实时导航,引导重要脉管的分离和肿瘤病灶的切除,减少术中出血,缩短手术时间,提高肿瘤根治性切除率,降低手术风险,减少术后并发症的发生,甚至可能提高手术室使用效率。

Igami 等报道了 2 例结肠癌发生肝转移的病例,经过新辅助化疗后,肝脏转移灶缩小至超声无法探测,但是通过增强 CT 可以显示,他们随后利用 3D 打印技术构建肿瘤的空间位置,设定预切除肝脏的分界线,顺利实施了手术。方驰华教授团队将 3D 打印技术联合三维可视化技术应用于 22 例 3D 腹腔镜肝肿瘤切除术患者的术前规划和术中指导,结果显示 3D 打印模型可以立体显示肝脏肿瘤和肝内脉管的空间关系,辅助界定肝预切除面,确保了实际手术的精确操作。Takagi 等采用肝血管 3D 成像原理进行肝内脉管 3D 打印,成功地用于术中精准指导对肝内胆管癌患者进行大部分肝切除术。

3D 打印技术的应用为手术科学规划、术中精准手术的实施提供了有力的支持。Shintaro 等认为,肝脏血管与肿瘤的关系是肝脏解剖性肝切除术中最重要的空间毗邻关系,通过简化 3D 打印模型(打印肝癌病灶及周围血管)对一个肝段Ⅶ肝癌术中实时指导解剖性切除术手术,辨认找到段Ⅶ Glisson 蒂,顺利完成了段Ⅶ解剖性肝切除术;对侵犯肝中静脉的肝段Ⅳ、段Ⅷ肝癌,通过简化 3D 打印模型术中实时辅助手术,成功完成了解剖性肝段Ⅳ及右前区腹侧根治性解剖性切除术。3D 打印肝脏血管及肿瘤病灶有助于解剖性肝切除术的精确完成。3D 打印肝脏模型能辅助难以定位的肝脏深部脉管进行判别、定位,为精准解剖性肝切除术提供了实时导航,能提高手术成功率,降低手术风险。

三、3D 打印在活体肝移植术中具有精确评估肝体积的价值

肝移植是肝胆系统疾病终末期的有效的治疗方法。伴随着移植外科的技术发展、日臻成熟,但供肝又严重短缺,越来越多的肝胆系统疾病终末期患者正在接受活体肝移植。活体肝移植的供体可能面临出血、损伤其他组织器官,甚至死亡的风险,因此,准确评估移植肝脏的体积,避免因体积不符所导致的并发症十分重要。Zein 等进行了 3D 打印肝脏物理模型在活体肝移植中的研究,分别对肝移植术的 3 个供体肝脏和 3 个受体肝脏进行半透明 3D 打印,并

用于术前规划、术中实时指导手术。该研究显示,进行肝脏模型与切除的相应实体肝脏对比,利用 3D 技术打印出来的肝脏与实际肝脏大小相比,空间误差<4mm,脉管直径误差<1.3mm,同时肝脏 3D 物理模型帮助理解肝脏的血管和胆管空间解剖关系非常有价值,也有助于实时指导肝脏手术,减少手术及冷缺血时间,进而减少手术并发症。

3D 打印技术不仅在成人肝移植中有潜在的应用前景,在小儿肝移植中也有所突破。Ikegami 等在活体肝移植发现准确评估肝脏体积和准确划定切除平面非常重要,如果高估了供肝者体积,将可能导致术后发生"小肝综合征";而供肝体积过大,往往容易形成门静脉血栓,影响血流动力学,导致局部血流低灌注,将可能增加术后并发症。在小儿肝移植过程中,往往面临的主要问题是将成人供肝进行修整,在保留肝体积的前提下不损伤脉管系统。Soejima 等报道了 1 例小儿活体肝移植的病例,患儿 9 个月,患有先天性胆道闭锁,供体是患儿的父亲,通过利用 3D 打印技术将供肝及患儿腹腔结构完整"复制"下来,从而对供肝体积及患儿腹腔容积进行精确测算,成功实施肝移植。肝脏 3D 打印在小儿肝移植中,可减少潜在供者肝脏组织的损失,通过打印受体的腹腔,可评估移植物是否适合该腹腔,进而可减少小儿肝移植中的"大肝综合征",并可减少该综合征所导致血管并发症的发生,从而改善预后。3D 打印肝脏模型可精确评估供肝体积和解剖定位,有助于小儿的活体肝移植手术。

四、3D 打印技术在解剖教学和年轻医师培养中的价值

近年来,采用尸体进行医学解剖教学越来越受伦理争议,而 3D 打印技术的进步,可以通过 3D 打印机对人体器官任何解剖部位(如上肢、手、冠状动脉血管、气管等)打印 3D 物理模型,能提供比 2D 图像更多的信息,可用于解剖教学等方面,可避免尸体解剖等伦理问题。在医学教育,特别是解剖学教学方面,3D 打印物理模型相比 2D 计算机 3D 图形模型、教材 2D 描绘图像,其所反应的精确空间解剖关系更容易理解和掌握,使学生的学习积极性更高,可帮助医学生及年轻医师全方位、多角度、多感官把握肝脏、脉管解剖结构与病灶的关系,学习变得更加有趣,有助于掌握肝脏解剖结构。另外,利用肝脏 3D 物理模型进行术前病例讨论分析、科学研究等同样起到积极的指导作用。3D 打印模型也有利于提高

13

肝胆外科医师的 CT 阅片能力,有助于缩短外科医师的成长学习曲线。

五、3D 打印技术在医护沟通中的价值

大多数患者及其家属(患方),应当是缺乏相关医学专业知识的,对肝脏肿瘤相关专业知识的了解是有限的,特别是对于肝脏不透明的复杂解剖结构更是知之甚少。通过 CT 阅片、画肝脏肿瘤草图,很难完全展示肝脏肿瘤与周围脉管、组织的全貌,尽管 3D 图像已经具备很多优势,但在客观反映肝脏肿瘤与肝脏脉管的空间关系方面还是略有不足。3D 打印物理模型解决了以上问题。3D 打印模型如实地将肝脏肿瘤与肝脏脉管结构展示在患方眼前,有助于患方术前直观地了解病变情况、手术方案和风险,辅以医师的解析,患方理解度可提高,增加医患信任度,有助于诊治的顺利开展,有助于改善患方在住院期间的满意度。3D 打印模型使患方更直观地了解病情及手术方案和风险,改善医患之间的信息不对称,为医患沟通搭建更好的桥梁,加强医患交流,增加医患信任感,有助于减少或避免医患矛盾、医疗纠纷。

综上所述,3D 打印技术在肝脏外科的应用优势主要有:①3D 打印技术可以精确地打印出肝脏物理模型,可多维度、全方位熟悉肝脏肿瘤及肿瘤与肝内管道的解剖关系,术前手术规化可使肝切除术更加精准、安全、有效。②3D 打印的物理模型可以帮助肝胆外科医师做出精细的术前评估和规划,界定合理的手术切除面,选择最优的手术路径,术中导航手术精准操作,有助于解剖性肝切除术的实施,减少手术时间、手术并发症。③3D 打印技术可精确评估肝体积,有助于活体肝移植的开展。④3D 打印技术在解剖教学、年轻医师培训、医患沟通方面具有积极的作用。

(方驰华　方兆山)

第三节　肝脏外科 3D 打印模型实例

一、3D 打印发现脉管变异及制订精细的手术方案

1. 病例资料　患者,男性,35 岁。因反复腹泻 4 年余,发现肝脏占位 10 余天入院。既往有"乙肝"病史十余年。实验室检查:乙肝"两对半"显示 HBsAg(+)、HBsAgb(-)、HBeAg(+)、HBeAb(-)、

HBcAb(+),乙肝病毒 DNA 定量 $1.49×10^4$ U/ml,AFP 76μg/L。术前评估:肝功能 Child-Pugh 分级 A 级。术前诊断:①肝右叶巨块型肝癌;②肝炎后肝硬化;③慢性乙型病毒性肝炎。

2. 影像学评估　肝脏增强 CT:肝右叶低密度肿块,肿瘤为肝固有动脉供血,内可见较多迂曲及新生血管影,拟考虑为肝细胞癌(图 13-3-1A)。肝脏特异性 MRI:肝右叶可见约 10.6cm×11.7cm×12.4cm 大小的肝右叶巨大肿块,呈长 T_1、长 T_2 信号,门静脉右支受压,动脉期不均质强化,门静脉期消退,肝胆期呈低信号,即呈典型的"肝癌"影像学表现,拟诊断为肝叶巨块型肝癌(图 13-3-1B)。根据术前二维影像学表现,拟行右半肝切除术。

3. 3D 分析

(1)三维可视化分析:发现罕见腹腔血管变异,其中腹腔动脉变异(图 13-3-1C)包括肝总动脉缺如,胃十二指肠动脉起源于腹腔干;替代肝右动脉发自肠系膜上动脉;替代肝左动脉发自胃左动脉;门静脉变异包括门静脉主干发出门静脉左支,门静脉左支仅发出段Ⅱ、段Ⅲ门静脉,正常门静脉段Ⅳ支缺如,变异门静脉段Ⅳ支发自门静脉右前分支(图 13-3-1D)。个体化肝脏分段包括肿瘤位于段Ⅵ、段Ⅶ和部分段Ⅴ、段Ⅷ;肝中叶(段Ⅳ、段Ⅴ、段Ⅷ)由门静脉右前分支供血(图 13-3-1E)。

(2)肝脏 3D 打印手术规划:肝脏 3D 打印模型立体显示与三维可视化模型完全一致(图 13-3-1F)。模拟肝切除方案 A:结扎门静脉右支主干,实施右半肝切除,切除肝体积 599.5ml(59.24%),剩余肝体积 412.5ml(40.76%)(图 13-3-1G);因变异的门静脉段Ⅳ分支发自右前分支,结扎门静脉右支,将会导致肝段Ⅳ缺血坏死,术中被迫行右三叶切除,切除肝体积 795.74ml(78.63%),剩余肝体积 216.26ml(21.37%),增加术后发生肝衰竭的风险。仿真肝切除方案 B:保留门静脉段Ⅳ分支的缩小右半肝切除(图 13-3-1H),切除肝体积 432.64ml(42.75%),剩余正常肝体积 580.04ml(57.25%)。

4. 手术和病理　根据三维可视化和肝脏 3D 打印模型分析结果,最终选择施行缩小右半肝切除。手术操作:切除胆囊,Glisson 蒂鞘内解剖,术中分别解剖游离肝右动脉及右后分支、右前分支,门静脉右支主干及右后分支。阻断门静脉右后分支,可见右后叶肝脏缺血,标记缺血范围,然后同时阻断门静脉右后分支和右前分支,观察肝脏缺血界线位于镰状韧带右侧 0.5cm,缺血范围为右三叶肝

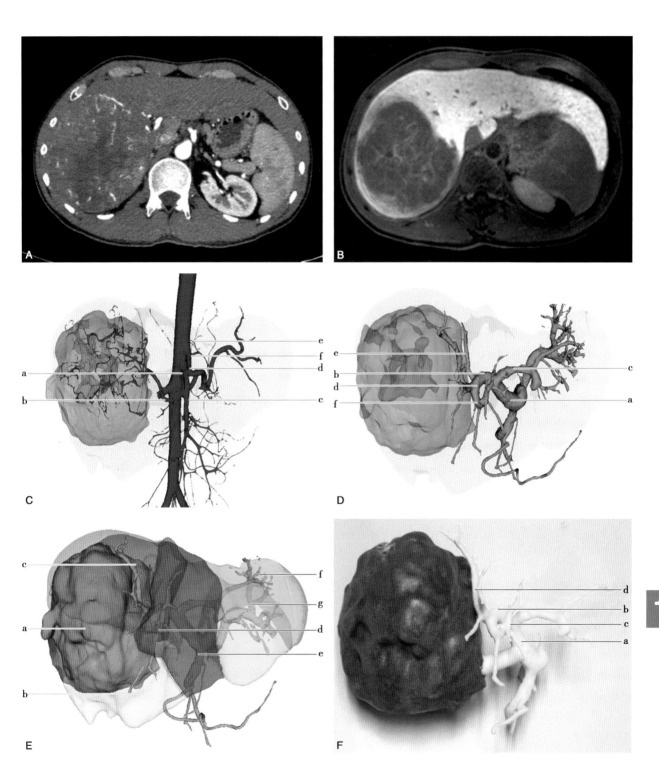

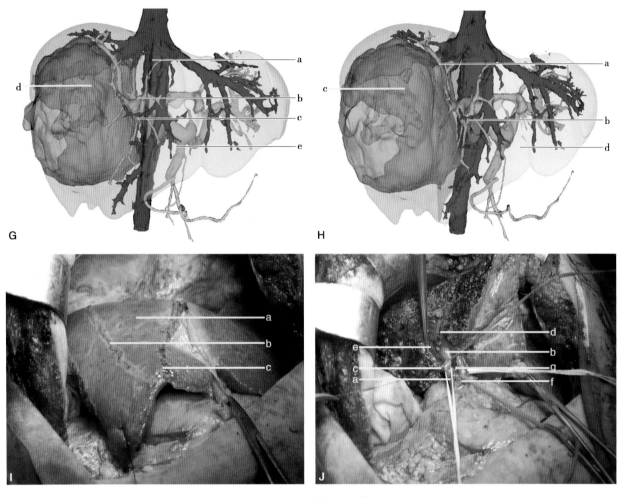

图 13-3-1　病例 1 图片

A. 肝右叶巨块型肝癌动脉期。B. 钆塞酸二钠增强 MRI 显影期。C. 腹腔动脉变异三维可视化：a. 胃十二指肠动脉（GDA）；b. 替代肝右动脉（rRHA）；c. 肠系膜上动脉（SMA）；d. 腹腔干（CT）；e. 替代肝左动脉（rLHA）；f. 胃左动脉（LGA）。D. 门静脉三维可视化：a. 门静脉主干（PV）；b. 门静脉右支（RPV）；c. 门静脉左支（LPV）；d. 门静脉右前支（RAPV）；e. 门静脉右后支（RPPV）；f. 门静脉段Ⅳ分支（S₄PV）。E. 个体化肝分段：a. 肿瘤；b. 段 V；c. 段Ⅷ；d. 门静脉段Ⅳ分支（S₄PV）；e. 段Ⅳ；f. 段Ⅱ；g. 段Ⅲ。F. 三维测量肿瘤距离目标血管的最短距离：a. 门静脉主干（PV）；b. 门静脉右支（RPV）；c. 门静脉段Ⅳ分支（S₄PV）；d. 门静脉段Ⅷ分支（S₈PV）。G. 模拟右半肝切除：a. 仿真肝切除平面；b. 门静脉段Ⅳ分支（S₄PV）；c. 门静脉段Ⅳ分支（S₄PV）；d. 切除肝脏体积（红色）；e. 剩余肝脏体积（绿色）。H. 缩小右三叶切除：a. 仿真肝切除平面；b. 门静脉段Ⅳ分支（S₄PV）；c. 切除肝脏体积（红色）；d. 剩余肝脏体积（绿色）I. 术中照片：a. 肝段Ⅳ；b. 右半肝切除标记线；c. 右三叶切除标记线。J. 术中照片：a. 门静脉右支（RPV）；b. 门静脉右前支（RAPV）；c. 门静脉右后支（RPPV）残端；d. 门静脉段Ⅳ分支（S₄PV）；e. 门静脉段Ⅷ分支（S₈PV）；f. 替代肝右动脉（rRHA）；g. 替代肝右动脉（rRHA）右后分支残端。

脏缺血范围，证实门静脉段Ⅳ分支发自门静脉右前分支（图 13-3-1I），不能直接离断门静脉右支主干（即不能实施常规的右半肝切除术），需行保留门静脉右前分支主干和段Ⅳ分支的缩小右半肝切除。结扎并离断肝右动脉右后分支和门静脉右后分支，阻断肝右动脉和门静脉右后分支，在肝脏 3D 打印模型指导下，距离肿瘤边界 1.5cm 切除肿瘤，切除过程中能保护门静脉右前分支、段Ⅳ分支和段 V、段Ⅷ分支主干，成功施行缩小右半肝切除术（图 13-3-1J）。手术时间 280 分钟，术中出血量 180ml，术后住院时间

10 天。术后无肝衰竭发生。得益于 3D 分析对门静脉解剖变异的辨别及三维可视化肝脏体积测定，手术方式由初步规划的右半肝切除修正为缩小右半肝切除术，能在保留足够重要流入道血管的前提下，最大限度简化手术操作步骤并更符合肿瘤整块切除原则。术后未出现肝衰竭。病理诊断：肝细胞癌，中分化。肝脏切缘阴性。术后第 10 天 AFP 降至 8.8μg/L。实际手术与患者肝脏肿瘤、血管变异、肝脏三维可视化模型、三维可视化肝脏 3D 打印物理模型完全一致。具体手术过程见视频资源 13-3-1。

资源 13-3-1　三维可视化、3D 打印在肝动脉、门静脉变异的肝右叶巨块型肝癌中的应用（视频）

5. 病例小结

（1）三维可视化对脉管解剖变异判断具有重要作用。

（2）门静脉解剖变异的判断对手术决策具有重要影响。

（3）模拟肝切除术，设定最佳切除面，设计合理手术流程，3D 评估残肝体积，有助于降低术后肝衰竭风险，3D 分析对确保预留（肝脏流入道脉管）门静脉的完整性具有重要决策意义，即定量化肝体积测算对肝癌手术决策具有重要影响。

（4）3D 打印可真实展现肿瘤的部位、大小、形态，全方位观察肿瘤和脉管的关系；术中提供直观实时间接导航，能对关键部位快速识别和定位。3D 打印实时术中导航，可达到保留足够的功能性肝实质，保留重要脉管的完整性，可同时获得足够的无瘤切缘。

（5）术后未发生肝衰竭，表明术前预估残余肝体积与功能准确。

（6）3D 技术可以对外科手术起到精细指导作用。

（7）基于 3D 分析进行处理的手术规划与术中实际情况完全符合，肝切缘阴性，与术前 3D 分析评估具有足够的阴性切缘相符合。

（8）术前三维可视化、3D 打印与实际手术完全一致。

二、3D 打印评估门静脉变异的肝右叶巨大肿瘤手术可行性

1. 病例资料　患者，男性，36 岁。因发现右半肝占位 6 个月余，上腹部胀痛不适 1 周入院。上腹部增强 CT、肝脏增强 MRI 检查显示肝右叶原发性胆管细胞癌。诊断：①右半肝巨块型肝癌；②肝炎后肝硬化；③慢性乙型肝炎病毒感染。

2. 影像学评估　上腹部增强 CT 检查显示肝右叶多发片状混杂低密度占位，考虑为肝右叶原发性肝癌（胆管细胞癌可能），合并肝内多发转移，病灶由肝右动脉供血，呈"抱球"状改变（图 13-3-2A）。

术前二维影像学评估，肝肿瘤一期切除，联合肝脏分隔和门静脉结扎的两步肝切除术（ALPPS）。

3. 3D 分析

（1）三维可视化分析：肝动脉分型为正常型（Michels Ⅰ型）门静脉分型程氏Ⅵ型，门静脉存在变异，门静脉主干先发出门静脉右后支，向上发出门静脉左支，门静脉右前支发自门静脉左支（图 13-3-2B）。

（2）三维可视化肝脏 3D 打印：获得 1∶1 高真度的肝脏 3D 打印物理模型（图 13-3-2C）。

（3）模拟肝切除术：如果进行常规右半肝切除，三维可视化系统计算残肝体积为 620ml，残肝体积占比为 47%；该患者有肝炎后肝硬化，保留的残肝体积应大于 50%。经过三维可视化模型分析及三维可视化 3D 打印模型进行分析，肿瘤与下腔静脉最短距离为 27.3mm，肿瘤与门静脉左支主干最短距离为 26.7mm，进行缩小右半肝切除术，可保留残肝体积为 687ml，残肝体积占比为 52%（图 13-3-2D）。

4. 手术及病理　行腹腔镜探查进一步评估手术可行性，无肿瘤腹腔内转移，开腹行前入路肝切除术，解剖第一肝门，分离出门静脉右后支、右前支，阻断门脉右前支，标记缺血范围，于缺血线右侧 1cm 进行肝切除术，手术过程离断门静脉右前支需远离左支主干，否则可能导致左半肝缺血，引发术后肝衰竭。根据术前手术规划，在肝脏 3D 打印物理模型指导下，成功进行了缩小右半肝切除术（右后区切除术+部分右前区切除术），手术标本见图 13-3-2E。术后病理诊断：①右半肝胆管细胞癌，中低分化；②肝脏切缘未见癌组织。手术后患者恢复顺利，无肝衰竭发生。

5. 病例小结

（1）定量化肝体积测算对巨块型肝切除术的手术决策有重要影响。

（2）考虑为胆管细胞癌，术中应进一步探查明确肿瘤有无转移、实际侵犯程度和可切除性。

（3）通过三维可视化分析，可以明确显示需要离断和保留的血管，确保有足够的残肝体积维持正常生理功能，在切除肿瘤的同时最大限度保证患者安全。

（4）对于右半肝切除术后残肝体积不足的患者，宜选择缩小右半肝切除术。

（5）三维可视化技术在术前能准确显示门静脉走行和识别存在的变异，根据变异类型制订合理

13

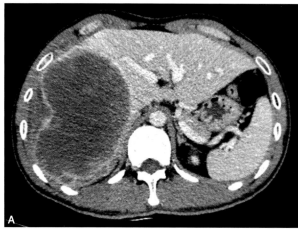
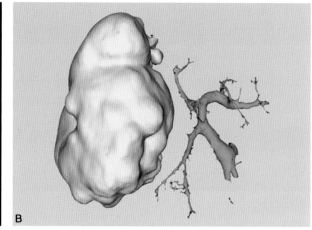
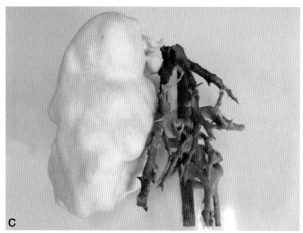
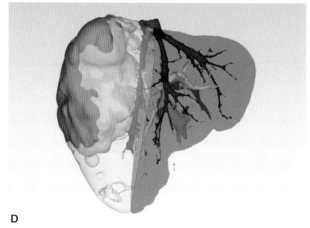
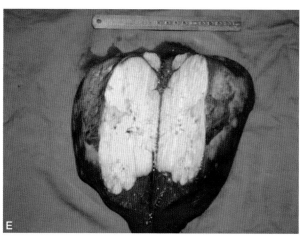

图 13-3-2 病例 2 图片

A. 肝右叶肿瘤 CT 门静脉期;B. 门静脉变异与肿瘤关系;C. 3D 打印模型:黄色为肿瘤,红色为腹主动脉,深蓝色为肝静脉,浅蓝色门静脉图;D. 虚拟肝切除术:浅蓝色为切除范围,淡红色为虚拟保留肝组织;E. 肝肿瘤标本。

的手术计划,对减少术中血管的副损伤和保留更多残肝组织具有重大意义。

三、3D 打印联合 3D 腹腔镜肝切除术

1. 病例资料　患者,男性,68 岁。因体检发现肝脏占位病变 10 天入院。查体:腹部平坦,上腹部轻压痛,未触及明显包块,肝肾区无叩击痛。术前诊断:①肝右叶原发性肝癌;②慢性乙型病毒性肝炎。

2. 影像学评估　上腹部增强 CT 显示肝右叶肿块,大小约为 4.6cm×5.4cm×6.0cm,增强扫描呈"快进快出"表现,考虑为肝细胞癌。

3. 3D 分析

(1) 肝门部脉管变异情况:肝动脉起源正常(Michels Ⅰ型);门静脉走行正常(程氏 Ⅰ型)。

（2）利用三维可视化技术模拟肝切除术，沿肝右静脉的右侧设计横断线，模拟行右后区肝切除后，功能肝体积为 1 050ml，肿瘤体积为 50ml，虚拟切除肝体积 327ml，残肝体积 722ml，残肝体积比 68%。据此可认为右后区肝切除是安全的

（图 13-3-3）。

4. 手术及病理　手术时间为 300 分钟，术中出血量为 450ml，实际切除体积为 310ml，术后住院 10 天。术后病理：肝细胞癌，伴脂肪变。术后 5 个月 CT 复查和 3D 可视化未见肿瘤复发。

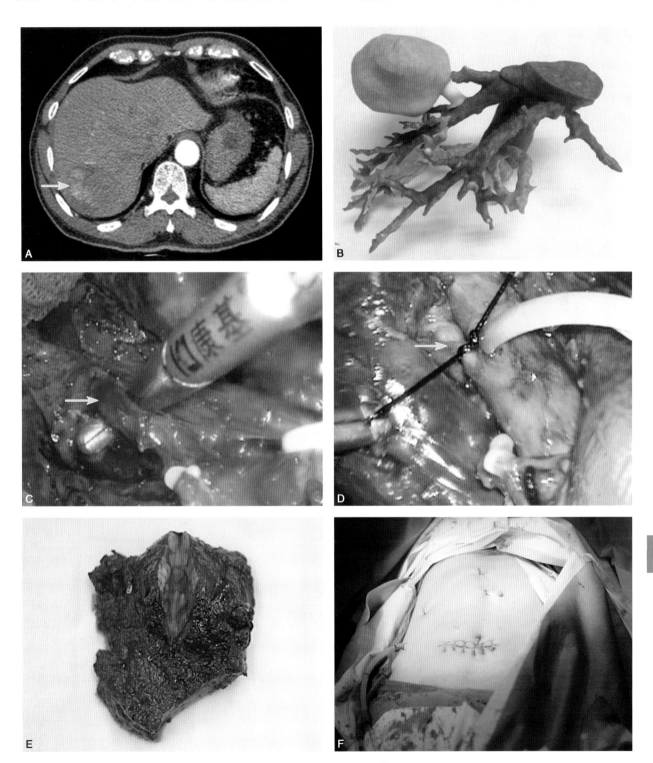

13

图 13-3-3　**病例 3 图片**
A. 术前 CT 图像（黄色箭头指向肝肿瘤）；B. 3D 打印模型；C. 肝动脉右后支分离（黄色箭头）；D. 结扎门静脉右后支（黄色箭头）；E. 肝切除标本；F. 术后腹部照片。

四、3D 打印联合 3D 腹腔镜肝右后区切除术

1. 病例资料　患者,男性,58 岁。因直肠癌术后 6 年余,反复右上腹胀痛 7 天入院。查体:腹部平坦,左下腹可见长约 15cm 的纵向手术瘢痕。右锁骨中线肋缘下约 5cm,剑突下约 3cm 可触及肝脏,边缘钝,无触痛,移动性浊音阴性。术前诊断:①右半肝转移性腺癌;②直肠癌术后。

2. 影像学评估　上腹部增强 CT 显示肝右叶肿块,大小约为 8.3cm×9.5cm×12cm,呈"快进快出"表现,考虑为肝右叶肝癌(图 13-3-4A)。

3. 3D 分析

(1) 肝门部脉管变异情况:肝动脉起源和走行正常(Michels Ⅰ型);门静脉走行正常(程氏Ⅰ型)。

(2) 残肝体积评估:利用三维可视化技术模拟肝切除术,沿 Cantlie 线起点至肝中静脉的左侧设计横断线,模拟行右半肝切除后,功能肝体积为 1 450ml,肿瘤体积 433ml(全肝体积为 1 783ml),虚拟切除肝体积为 765ml,残肝体积为 1 018ml,残肝体积比 70%,据此可认为右半肝切除是安全的(图 13-3-4B)。

(3) 3D 打印:获得 1∶1 高真度的肝脏 3D 打印物理模型(图 13-3-4C、D)。

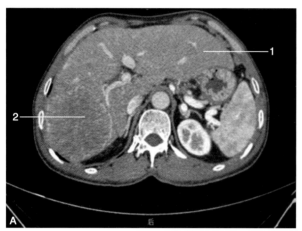

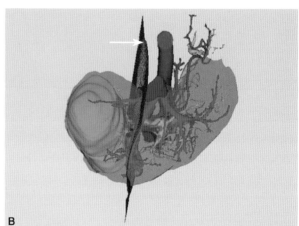

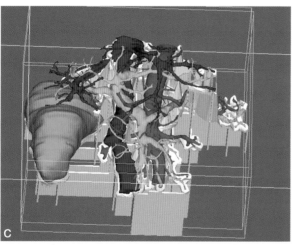

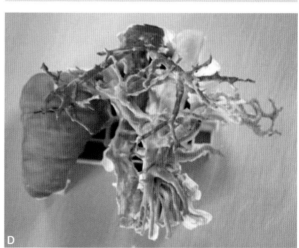

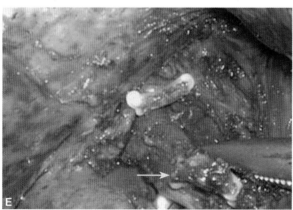

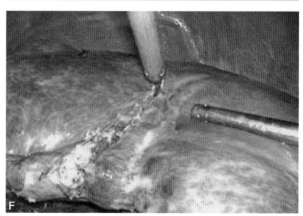

13

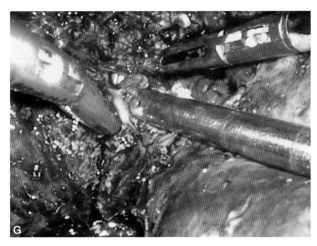

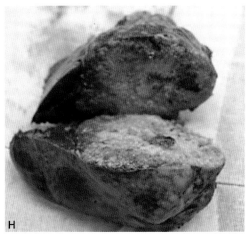

图 13-3-4　病例 4 图片

A. 术前 CT 图像(1. 肝脏;2. 肝肿瘤);B. 模拟肝切除平面(白色箭头);C. 计算机 3D 打印建模;D. 3D 打印物理模型;E. 门静脉右支分离(黄色箭头);F. 肝缺血线和肝切除术平面;G. 肝实质离断和脉管的处理;H. 肝切除标本。

4. 手术及病理　手术时间为 290 分钟,术中出血 650ml,实际切除肝体积为 750ml,术后住院时间 12 天。术后病理:肝右叶转移性腺癌。术后 7 个月 CT 复查和三维可视化均未见肿瘤复发(图 13-3-4E~H)。

5. 病例小结

(1) 基于三维可视化处理的手术规划与术中实际情况基本符合。

(2) 术后未发生肝衰竭,表明术前预估残余肝体积与功能准确。

五、3D 打印指导中央型肝肿瘤切除术

1. 病例资料　患者,男性,42 岁。因肝癌破裂出血行介入栓塞治疗 3 个月余入院。患者术前行 TACE3 次。术前诊断:①中央型巨块型肝癌(段Ⅳ、段Ⅴ、段Ⅷ);②慢性乙型病毒性肝炎。

2. 影像学评估　上腹部增强 CT 检查显示肝右前叶占位,考虑为肝细胞癌,其内可见多发斑点状栓塞碘油沉积,拟为肝癌介入术后改变,肿瘤凝固改变,并内部稀疏碘油沉积(图 13-3-5A)。MRI 检查显示肝癌肝动脉碘油栓塞术后,肝右前叶类圆形占位,考虑为肿瘤明显凝固坏死改变。

3. 3D 分析

(1) 三维可视化分析:肿瘤位于肝段Ⅳ、段Ⅴ和段Ⅷ,三维可视化示中央型肝癌Ⅲ型,肝右静脉、下腔静脉及门静脉左右支均与肿瘤关系密切(图 13-3-5B)。

(2) 术前规划:观察分析三维可视化模型和 3D 打印物理模型,进行虚拟肝中叶(段Ⅳ、段Ⅴ、段Ⅷ)切除,残肝体积为 720ml,残肝体积比 75%(图 13-3-5C)。

(3) 三维可视化肝脏 3D 打印:获得 1:1 高真度的肝脏 3D 打印物理模型(图 13-3-5D、E)。

4. 手术　根据术前手术规划,在肝脏 3D 打印物理模型指导下,成功进行肝段Ⅳa、Ⅳb 切除±部分段Ⅴ、段Ⅷ切除(缩小肝中区切除)(图 13-3-5F)。术后恢复顺利。

13

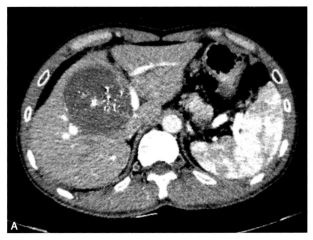

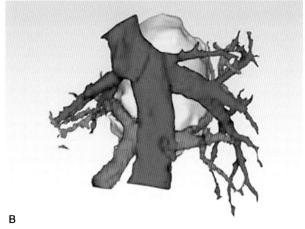

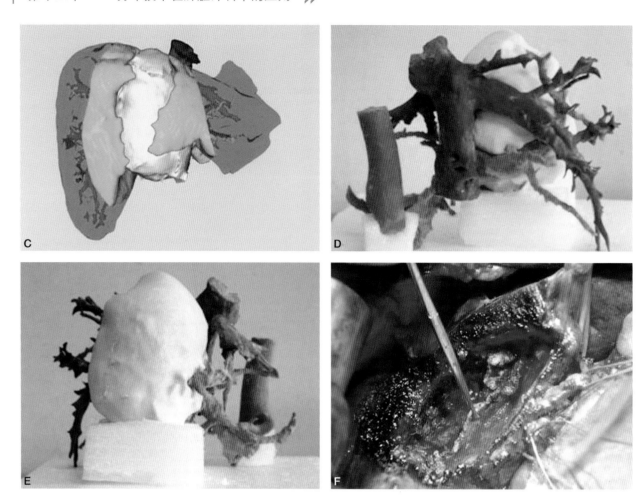

图 13-3-5　病例 5 图片

A. 中央型肝肿瘤 CT 门静脉期；B. 三维可视化模型：脉管与肝肿瘤的关系（后面观）；C. 三维可视化虚拟肝切除：淡绿色（包括黄色肝肿瘤范围）为虚拟切除范围，粉红色为虚拟剩余肝脏组织；D. 3D 打印模型：脉管与肝肿瘤的关系（后面观）；E. 3D 打印模型：脉管与肝肿瘤的关系（前面观）；F. 术后肝断面。

5. 病例小结　运用三维可视化技术进行中央型肝脏肿瘤的分型和术前规划，可以在有效地帮助术中保留更多肝实质的同时，达到精准手术切除的目的。

（方驰华　方兆山）

第四节　展　望

3D 打印技术作为一种全新的数字化肝脏外科学技术，存在诸多不足，比如耗时较长、费用较高，在肝脏外科的应用仍处在初级阶段，需要更多的探索研究。随着生物材料的研发、3D 打印技术的不断进步和完善，3D 打印将越来越便捷，效率更高、费用更低，从而可能改变外科诊疗模式。正如黎介寿院士所说："对于创新技术和医疗设备，要用欢迎的态度看待它，用严谨的态度尝试它，用参与的态度发展它"。

目前，3D 打印肝脏细胞模型在药物研制如药物毒理学、新药物研发等方面逐渐显示出重要性。尽管传统方法尚不能完成伴有血管网络集成的多细胞结构的复杂器官 3D 打印，但 2013 年 4 月 26 日，Organovo 公司利用 3D 打印技术打印出深度为 0.5mm、宽度为 4mm 的微型肝脏。生物打印机逐层打印肝脏细胞和血管内壁细胞，大约打印了 20 层。该微型肝脏具备真实肝脏的多项功能，能够产生蛋白质、胆固醇和解毒酶，并将盐和药物运送至全身各处，已经给 3D 打印技术在生物打印领域的应用带来了曙光。3D 打印技术是一种思考医学和生物医学工程的新方法，尽管还有很多问题有待进一步验证和接受，但未来 3D 打印在肝脏等组织工程方面将发挥重大作用。3D 打印技术的革命已经触及了肝脏外科手术领域，未来有一天可能实现生物 3D 打印具有功能和复杂脉管结构的肝脏，并应用于肝移植，有望解决肝移植供肝短缺的问题。

（方驰华　方兆山）

参考文献

[1]　FERLAY J, SOERJOMATARAM I, DIKSHIT R, et al. Cancer incidence and mortality worldwide：sources，methods and major patterns in GLOBOCAN 2012［J］. Int J Cancer，2015，136（5）：E359-E386.

[2]　IKEDA K, OSAKI Y, NAKANISHI H, et al. Recent progress in radiofrequency ablation therapy for hepatocellular carcinoma［J］. Oncology，2014，87（Suppl 1）：73-77.

[3]　MICHALSKI M H, ROSS J S. The shape of things to come：3D printing in medicine［J］. JAMA，2014，312（21）：2213-2214.

[4]　RENGIER F, MEHNDIRATTA A, VON TENGG-KOBLIGK H, et al. 3D printing based on imaging data：review of medical applications［J］. Int J Comput Ass Rad，2010，5（4）：335-341.

[5]　ESSES S J, BERMAN P, BLOOM A I, et al. Clinical applications of physical 3D models derived from MDCT data and created by rapid prototyping［J］. Am J Roentgenol，2011，196（6）：W683-W688.

[6]　IKEGAMI T, MAEHARA Y. Transplantation：3D printing of the liver in living donor liver transplantation［J］. Nat Rev Gastroenterol Hepatol，2013，10（12）：697-698.

[7]　IGAMI T, NAKAMURA Y, HIROSE T, et al. Application of a Three-dimensional Print of a Liver in Hepatectomy for Small Tumors Invisible by Intraoperative Ultrasonography：Preliminary Experience［J］. World Journal of Surgery，2014，38（12）：3163-3166.

[8]　PELTOLA S M, MELCHELS F P, GRIJPMA D W, et al. A review of rapid prototyping techniques for tissue engineering purposes［J］. Ann Med，2008，40（4）：268-280.

[9]　FANG C, TAO H, YANG J, et al. Impact of three-dimensional reconstruction technique in the operation planning of centrally located hepatocellular carcinoma［J］. J Am Coll Surgeons，2015，220（1）：28-37.

[10]　PELTOLA S M, MELCHELS F P, GRIJPMA D W, et al. A review of rapid prototyping techniques for tissue engineering purposes［J］. Ann Med，2008，40（4）：268-280.

[11]　GIANNATSIS J, DEDOUSSIS V. Additive fabrication technologies applied to medicine and health care：a review［J］. Int J Adv Manuf Tech，2009，40（1/2）：116-127.

[12]　方驰华,陈康,张鹏. 智能化诊疗技术在普通外科中应用现状及前景［J］. 中华外科杂志,2019,57（1）：1-5.

[13]　张朋飞. 3D 打印技术在精准肝切除术前评估的应用［D］. 银川：宁夏医科大学,2017.

[14]　DONG J, YANG S, ZENG J, et al. Precision in liver surgery［J］. Seminars in Liver Disease，2013，33（3）：189-203.

[15]　COUINAUD C. Le foie：etudes anatomiques et chirurgicales［M］. Paris：Masson et Cie，1957：284-289.

[16]　TAKAMOTO T, HASHIMOTO T, OGATA S, et al. Planning of anatomical liver segmentectomy and subsegmentectomy with 3- dimensional simulation software［J］. Am J Surg，2013，206（4）：530-538.

[17]　KISHI Y, HASEGAWA K, KANEKO J, et al. Resection of segment Ⅷ for hepatocellular carcinoma［J］. Br J Surg，2012，99（8）：1105-1112.

[18]　PREECE D, WILLIAMS S B, LAM R, et al. "Let's Get Physical"：Advantages of a physical model over 3D computer models and textbooks in learning imaging anatomy［J］. Anat Sci Educ，2013，6（4）：216-224.

[19]　OZBOLAT I T, YU Y. Bioprinting toward organ fabrication：challenges and future trends［J］. IEEE Trans Biomed Engineering，2013，60（3）：691-699.

[20]　陈康,熊力,郑砚文,等. 3D 打印技术在肝脏外科应用现状及展望［J］. 中国普通外科杂志,2017（1）：90-95.

[21]　MCMENAMIN P G, QUAYLE M R, MCHENRY C R, et al. The production of anatomical teaching resources using three-dimensional（3D）printing technology［J］. Anat Sci Educ，2014，7（6）：479-486.

[22]　ROTH A, SINGER T. The application of 3D cell models to support drug safety assessment：Opportunities & challenges［J］. Adv Drug Deliver Rev，2014，69-70：179-189.

[23]　SOEJIMA Y, TAGUCHI T, SUGIMOTO M, et al. Three-dimensional printing and biotexture modeling for preoperative simulation in living donor liver transplantation for small infants［J］. Liver Transplantation，2016，22（11）：1610-1614.

[24]　ZEIN N N, HANOUNEH I A, BISHOP P D, et al. Three-dimensional print of a liver for preoperative planning in living donor liver transplantation［J］. Liver Transpl，2013，19（12）：1304-1310.

[25]　方兆山,刘星星. 3D 打印在肝脏外科应用的研究进展［J］. 中国医学物理学杂志,2015,32（3）：374-378.

[26]　方驰华,方兆山,范应方,等. 三维可视化、3D 打印及 3D 腹腔镜在肝肿瘤外科诊治中的应用［J］. 南方医科大学学报,2015,35（5）：639-645.

[27]　XIANG N, FANG C, FAN Y, et al. Application of liver three-dimensional printing in hepatectomy for complex massive hepatocarcinoma with rare variations of portal vein：preliminary experience［J］. Int J Clin Exp Med，2015，8（10）：18873-18878.

[28]　方兆山. 三维可视化、3D 打印及 3D 腹腔镜在肝肿瘤外科诊治中的应用研究［D］. 广州：南方医科大学,2015.

[29]　刘允怡,张绍祥,姜洪池,等. 复杂性肝脏肿瘤三维可视化精准诊治专家共识［J］. 中国实用外科杂志,2017,37

13

（1）:53-59.

［30］ KURODA S, KOBAYASHI T, OHDAN H. 3D printing model of the intrahepatic vessels for navigation during anatomical resection of hepatocellular carcinoma［J］. Int J Surg Case Rep,2017,41:219-222.

［31］ OSHIRO Y,MITANI J,OKADA T,et al. A novel three-di-mensional print of liver vessels and tumors in hepatectomy［J］. Surg Tod,2017,47(4):521-524.

［32］ OZBOLAT I T, YU Y. Bioprinting toward organ fabrication:challenges and future trends［J］. IEEE Trans Biomed Eng,2013,60(3):691-699.

13

第十四章

3D 腹腔镜实时导航的肝切除术

缺乏立体视觉景深信息是传统二维（2D）腹腔镜的缺点之一，配备偏振光眼镜的三维（3D）腹腔镜成像技术可以给外科医师提供良好的立体视觉信息，提高外科手术操作的安全性和精准性。然而，软组织器官内部的病灶、血管等信息仍然无法在 3D 腹腔镜的立体视野下呈现。外科医师需要根据术前重建的患者三维模型信息，结合相关解剖知识，在 3D 腹腔镜视频图像上依靠想象"定位"病灶或血管的位置，这个过程对外科医师的经验积累要求较高。3D 腹腔镜实时导航技术可以实现术前三维模型和术中 3D 腹腔镜视频的融合显示，通过在 3D 腹腔镜视频上实时显示术前重建的病灶、血管等模型，让外科医师具有"透视"手术区域中器官的能力，扩展手术视野，有助于提高手术成功率和降低手术风险，达到精准手术的目的。

第一节 概　　述

一、3D 腹腔镜导航发展的概况

从广义上讲，3D 腹腔镜实时导航技术是增强现实（augmented reality，AR）技术中的一种，属于基于视频的 AR 显示（video-based AR display）技术。3D 腹腔镜 AR 导航系统融合了术前 CT、MRI 图像或术中图像重建的模型（虚拟）和术中实时腹腔镜视频（现实），方便外科医师查看位于器官内部的关键结构，从而实现更安全有效的手术结果。

AR 导航技术最早应用于神经外科，颅骨的刚性结构决定了术中形变相对较小，使得 AR 导航技术在神经外科领域发展迅速。耳鼻咽喉科、颌面外科和整形外科等涉及的解剖部位具有与颅骨类似的刚性或半刚性结构，AR 导航技术在这些领域也取得快速发展。腹部软组织器官由于心搏、呼吸运动和手术器械操作等的影响，要将术前模型精准地与术中腹腔镜视频图像进行融合，更具难度和挑战性。软组织器官与刚性结构不具有恒定的空间关系，术前

模型和术中器官发生显著变形，也是这个原因，AR 导航技术在腹部软组织器官的外科领域中发展相对滞后。但是腹部脏器的实时导航技术一直是研究的热点方向之一，特别是腹部最大的实质性器官——肝脏。

国内外的研究人员把导航技术应用于腹腔镜手术取得了一些前期实验结果。例如，日本九州大学医院在患者全身麻醉后，建立 8mmHg 气腹，然后在患者腹部粘贴 6~9 个可以在磁共振下显影的标记点，然后行术中低场磁共振成像，之后通过标记点最小二乘配准实现物理空间与图像空间的对应，这种方式与传统的神经外科手术导航一样，虽然是在气腹后成像，与使用术前 CT 成像相比，术中肝脏、血管、病灶模型变形较小，但是由于软组织运动和形变，标记点配准误差较大，可达（6.88±6.18）mm，导致导航误差也相应增大。日本名古屋大学研发了腹腔镜下胃切除导航系统，通过采用体外表面的解剖标记点（包括剑突和脐），并在 CT 图像中选取相应的标记点进行配准，其中虚拟腹腔镜视图和腹腔镜视频图像分别呈现在两个显示屏幕上。英国伦敦大学学院研发了 AR 导航系统并应用于腹腔镜肝切除术，利用立体腹腔镜重建术中肝脏表面，并与术前的肝脏模型进行配准，再将术前的肿瘤、血管等模型投影到 3D 腹腔镜视频图像上融合显示，该系统通过术中 3D 腹腔镜重建器官的表面模型，在一定程度上减少了人工选择标记点的干预，但是由于使用术前 CT 图像，并且没有进行形变校正，导致误差较大，接近 10mm。美国华盛顿国家儿童医疗中心研发了融合 3D 腹腔镜视频和腹腔镜超声（laparoscopic ultrasound，LUS）图像的实时导航系统，LUS 实时超声图像叠加显示于 3D 腹腔镜视频图像上，协助外科医师了解器官内部的解剖结构。

二、3D 腹腔镜实时导航的主要功能模块

从系统研发的角度看，3D 腹腔镜实时导航系统主要由 5 个模块组成（图 14-1-1），分别是手眼校准、

14

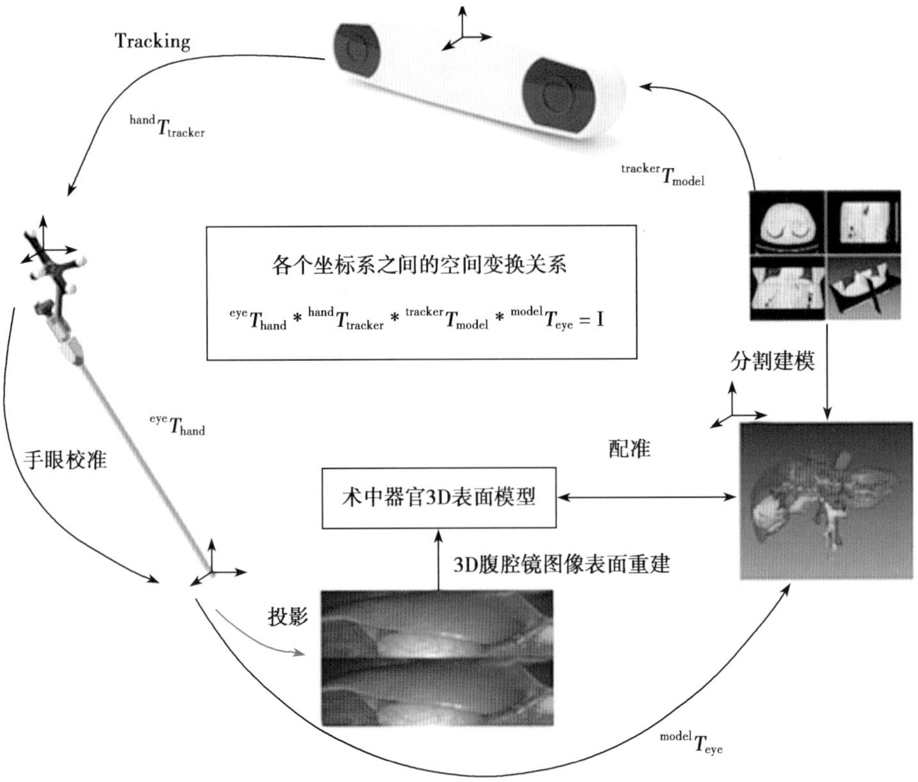

图 14-1-1　3D 腹腔镜实时导航系统主要功能模块示意图

术前模型分割、术中器官表面立体重建、配准和可视化模块。以下针对每个模块的主要功能和原理进行简要介绍。

（一）手眼校准

"手眼校准"一词来源于机器人领域，原意是指确定机械臂（手）与固定其上的摄像机（眼）坐标之间的空间变换关系的过程。在 3D 腹腔镜实时导航系统中，表示计算 3D 腹腔镜的相机空间坐标与固定于腹腔镜末端的空间定位工具坐标系之间的三维空间变换关系，即图 14-1-1 所示的空间变换 $^{eye}T_{hand}$ 的计算过程。考虑图 14-1-1 所示的 3D 腹腔镜导航系统中各个空间实体对象的空间变换关系，可以形成一个闭合的变换回路，见式 1。

$$^{eye}T_{hand} \times {}^{hand}T_{tracker} \times {}^{tracker}T_{model} \times {}^{model}T_{eye} = I \qquad 式 1$$

从式 1 可以看出，根据术前的 CT 图像或 MR 图像分割所得的病灶、血管等模型要精准投影至 3D 腹腔镜视频图像上的前提之一是准确计算手眼校准变换矩阵 $^{eye}T_{hand}$，由此可见手眼校准对 3D 腹腔镜导航系统的误差精度有显著影响。

（二）术前模型分割

术前模型分割是指从术前 CT 或 MR 图像中分割出感兴趣的组织、血管和器官等对象，并建模生成 3D 模型。准确分割出术前模型是 3D 腹腔镜实时导航的重要基础，影响术中导航配准的精度和导航可视化模块，同时也是外科医师执行手术操作的依据之一。

医学图像自动分割问题以前一直非常有挑战性，自动分割方法虽然很多，如统计形状模型、主动轮廓方法、水平集方法等，但不同医院、不同设备、不同患者的数据往往分割性能差异较大。要执行个体化精准的分割任务，一般需要人工干预和相关的专业解剖知识，这种方法比较耗时。国内外有公司开发了半自动的医学图像三维分割建模软件，并提供相关的三维建模服务。近年来，随着人工智能领域的快速发展，医学图像分割的深度学习方法不断被提出，并且取得了超越经典方法的性能，接近甚至超越了专家的分割性能，这些方法会逐渐部署到商业产品中，提高分割的自动化程度、精确度和效率。

（三）术中器官表面立体重建

术中器官表面立体重建是指根据 3D 腹腔镜视频图像恢复手术区域器官的表面模型，一般采用计算机立体视觉的方法来解决这个问题。但是基于视觉的立体重建方法需要在一对立体图像对中寻找匹配的特征点来计算视差，在腹腔镜手术的操作环境中，往往会因为镜面反射形成高亮区域，或者手术过程中出血区域、肝脏表面的周期性纹理等影响器官表面的 3D 重建结果,典型结果就是重建较为稀疏。快速从腹腔镜视频图像中重建器官表面的稠密三维模型,是研究的热点问题之一。

(四) 配准

考虑式 1 所描述的空间变换闭环关系,其中手眼校准变换 ${}^{eye}T_{hand}$ 可以通过手眼校准过程计算得出; ${}^{hand}T_{tracker}$ 表示固定于腹腔镜上的定位工具与空间定位系统之间的变换,可以从导航定位设备中直接读取; ${}^{model}T_{eye}$ 表示术前模型与 3D 腹腔镜图像空间的变换,该变换是通过 3D 腹腔镜的标定过程中所确定的相机的内外参数来确定的;而 ${}^{tracker}T_{model}$ 则表示术前模型空间与术中定位系统空间的变换关系,这个变换的确定过程称为“配准”(registration,亦称“注册”)。

配准过程可以实现不同坐标系统之间的统一,配准的精度也决定着导航系统的精度,是手术导航系统的关键技术之一。在 3D 腹腔镜实时导航系统中,配准是特指将术前分割重建的模型和 3D 腹腔镜视频图像统一到 3D 腹腔镜图像空间坐标系下的过程,确定术前模型和术中腹腔镜视频图像的空间映射关系。配准的输入需要两个实体对象,一为术前模型,二为术中器官表面三维重建的模型,由于后者一般形成的是 3D 点云信息,所以在 3D 腹腔镜实时导航系统中,采用的配准方法是基于 3D 点云的,如迭代最近点(iterative closest point,ICP)算法。

(五) 可视化

3D 腹腔镜实时导航系统的显示方式采取的是视频叠加(overlapped)的形式,也就是将术前 CT、MRI 图像重建的 3D 模型经配准和手眼校准的矩阵变换后叠加显示到术中 3D 腹腔镜视频图像中,达到增强现实导航的目的。这种显示方式可以有效地结合现有的 2D、3D 腹腔镜视频,使用自然方便,便于推广,无须再借助其他显示设备,是当前腹腔镜实时导航 AR 系统的主要显示形式。

三、技术挑战与难点

虽然 3D 腹腔镜实时导航技术的研究已有近 20 年的时间,但更多的研究还是停留在实验室阶段,截至目前仍然没有临床上可用的腹部软组织器官的商业化 AR 导航系统。究其原因,除上述的腹部器官的非刚性特性外,还面临以下几个方面的挑战。

(一) 配准算法

如前所述,配准算法是导航系统的核心算法之一,确定了真实场景和虚拟场景之间的空间映射关系。对于神经外科、骨科等刚性结构的外科手术对象,可以借助外部解剖标记点或粘贴人工标记点,再通过选取术前术中相应的标记点来完成基于标记点配准的算法,获得刚性的空间变换。而对于腹部软组织而言,虽然也可以采取类似的方法,如文献所述的方法,然而由于手动选取标记点本身即存在误差,而且刚性的配准算法无法客观地刻画腹部软组织的形变特性,特别是气腹压前后引起的形变。如何同时兼顾术前模型与术中手术场景的变化及获取反应术中器官真实状态的器官表面实时三维重建,是研发精准腹部器官 AR 导航系统的技术难点和方向。

(二) 形变和呼吸运动补偿

腹腔镜手术的实施需要在患者的腹腔内填充二氧化碳等气体,维持一定的手术操作空间,气腹压强的作用下势必会导致腹部软组织器官的挤压变形,从术前 CT、MRI 图像中建模得到的 3D 模型与术中真实的器官状态存在明显的形变;另一方面患者的呼吸、心搏和手术器械的操作也会导致器官解剖位置发生位移和变形,手术器械的操作甚至会引起器官拓扑结构的变化。根据气腹压强等已知的物理参数实时对术前的器官模型做形状的动态调整,根据呼吸运动的周期性规律完成器官的呼吸运动补偿,可以在一定程度上可以显著提高导航配准和系统的精度,并进一步提高 AR 导航系统的鲁棒性。

(三) 精度验证与可视化

导航系统的主要评价标准是目标配准误差(target registration error,TRE),在腹腔镜实时导航系统中就是评估目标投影位置与真实目标位置之间的误差,一般需要依赖几何尺寸已知的标志物或体外模型数据进行验证,这对于实际的腹腔镜临床手术而言,不可能通过向患者腹部置入评估误差的标志物来验证导航的精度,导致外科医师在使用导航系统操作手术时,无法感知系统真实的精度如何。近年来有研究人员提出使用器官的边界投影与真实腹腔镜的器官边界的吻合程度来评估导航系统的精度,这种方法给外科医师提供了一种较为直观的导航精度的可视化方法,但是对于器官内部深处的目标区域(如肿瘤、血管),仍然缺乏有效的精度验证方法。

(四) 可视化技术

AR 导航系统能够让医师拥有“透视”的能力,可以看到器官内部的结构。然而 AR 导航的可视化视图也会对医师手术操作的注意力产生影响,因此,应该在导航可视化的渲染算法和人眼观察的舒适度中寻找平衡点,尽量减少对外科医师的干扰,这也是

14

AR 导航系统中的可视化技术需要解决的问题。

四、小结

3D 腹腔镜实时 AR 导航技术,可以协助外科医师对手术场景的感知,扩展了医师的手术视野,同时降低了医师手术过程中的心理负担和对医师经验积累的要求,对提高手术精度和手术安全性、利于患者术后恢复具有重要的临床意义,尤其是肝切除这种对血管定位要求较高的手术,3D 腹腔镜实时 AR 导航技术是实现精准外科治疗的重要手段之一。

（罗火灵　贾富仓）

第二节　3D 腹腔镜实时导航左半肝切除术

由于肝脏具有特殊的血供及复杂的管道系统,在离断左半肝的过程中需要解剖和处理第一、第二肝门,联合尾状叶切除时还需要处理第三肝门,腹腔镜下行左半肝切除术（laparoscopic left hemihepatectomy,LLH）的难度更大、风险更高。随着现代影像技术的不断发展与数字外科平台的建立,腹腔镜也从 2D 图像发展到 3D 图像。3D 腹腔镜相比传统 2D 腹腔镜优势明显,它能提供立体视觉,观察更有层次感,提高缝合打结等精细操作的准确性,实现高清视野和深度感知,提高视觉灵敏度和精确度,有助于辨认肝门、肝脏深部各种管道结构,3D 腹腔镜的出现为腹腔镜肝切除术提供了良好的术中实时图像。LLH 近年来已出现标准化流程,国内外多个肝脏中心陆续开展相关手术。

一、适应证

1. 原发性肝癌,适用于病变局限于左半肝者,包括左外叶、左内叶。患者全身状况良好,肝功能正常或处代偿期（Child-Pugh 分级 A～B 级）,肿瘤较局限,无远处转移。

2. 继发性肝癌,原发病灶可切除,转移灶较局限,局限于左半肝者,包括左前叶或左后叶。

3. 根治性切除术后复发性肝癌,肿瘤较小且局限于肝左叶。

4. 局限于左半肝的肝脏良性肿瘤,包括有症状或直径超过 10cm 的海绵状血管瘤、局灶性结节增生、腺瘤、肝囊肿等。

5. 肝内胆管结石反复发作,左半肝组织萎缩、纤维化,丧失功能。

6. 左半肝慢性脓肿长期不愈,形成局限性厚壁脓肿。

7. 肝棘球蚴病。

二、禁忌证

除与开腹肝切除禁忌证相同外,还包括以下方面。

1. 不能耐受气腹者。

2. 曾有上腹部手术史,腹腔内粘连难以分离显露病灶者。

3. 病变紧邻或直接侵犯大血管者。

4. 病变紧邻第一、第二或第三肝门,影响显露和分离者。

5. 肝门被侵犯或病变本身需要大范围的肝门淋巴结清扫者。

第 3～5 项禁忌证目前临床上已被部分高水平的肝脏中心所突破,但是至今尚未有国内外指南纳入适应证的范围,因此对具体病例而言应根据个体化原则谨慎选择。

三、术前准备及评估

1. 患者一般状况的评估:无明显心、肺、肾等重要脏器功能障碍,无手术禁忌证。肝功能 Child 分级 A～B 级。

2. 局部病灶的评估:分析影像学（B 超、CT 和 MRI 等）资料,了解局部病灶是否适于行腹腔镜肝切除,有条件者可根据三维可视化评估行虚拟手术肝切除,评估剩余肝体积,确保剩余肝体积>30%,降低术后出现肝衰竭的概率,如有肝硬化等基础肝脏疾病剩余肝体积应>40%。对于恶性肿瘤,还需明确有无门静脉癌栓及肝外转移。

3. 基于三维重建的手术方案设计:基于患者术前 CT 图像资料,采用 MI-3DVS 进行肝脏、血管、肿瘤三维重建。基于三维重建图像进行虚拟肝切除手术规划,评估肝脏血管的解剖与变异及肿瘤与肝内血管的位置关系,设定不同的肿瘤切缘距离,确定相应的肝动脉、门静脉和肝静脉分支的切断平面,计算肿瘤切除后残余肝体积比,拟定出最佳肝切除面。

4. ICG 分子荧光的使用方法:术前 24 小时经外周静脉注射 ICG 0.05～0.10mg/kg,视患者肝硬化程度和 ICG R15 检测结果,可适当延长时间窗口（24～72 显示）。

术中正染色法:经目标门静脉缓慢注射 ICG 0.25mg,防止反流或溢出;术中负染色法:解剖出目标肝段门静脉后予以阻断结扎,经外周静脉注射ICG 2.5mg。术中游离和显露肝脏后,将荧光侦测设备近红外光摄像头放在距离肝脏表面 20~30cm 处扫描肝脏,根据肝脏肿瘤的荧光信号特点,结合术中快速冷冻切片检查,可初步判定原发性肝癌的分化程度,肝切除后对肝断面进行残留肿瘤病灶和胆漏的检测。肝门部炎症或粘连较重时,荧光成像可清楚显示肝外胆道系统,防止胆道损伤。荧光侦测设备内的图像和录像资料可通过存储设备导出。

5. 腹腔镜手术导航系统(laparoscopic hepatectomy navigation system,LHNS):是中国科学院深圳先进技术研究院为主开发的系统,由术前模型分割、术中腹腔镜立体表面重建、术中配准和术中腹腔镜姿态跟踪模块组成。腹腔镜图像或 pinpoint 荧光成像系统信号先输入视频解析器(e-communication system GK310),然后通过 Epihan AV. io HD 视频采集卡传输至预装了 LHNS 系统的笔记本电脑,再将术前重建的 3D 模型导入 LHNS,经过配准后,在显示器上同时显示 3D 模型实时融合 ICG 荧光图像。

6. 术前宣教:腹腔镜肝切除术较为复杂,与传统肝脏切除手术不同,所以患者术前存在不同程度的恐慌与焦虑情绪,担心腹腔镜手术是否能完整切除病灶,疗效是否确切,害怕术后疼痛和并发症。这些负面情绪的产生都会影响患者术后的身心康复。术前通过口头、书面、展板及网络信息传播等方式向患者及其家属介绍手术和围手术期治疗的有关知识,可以很好地提高患者及其家属对治疗的配合度,减轻患者的不良情绪。由于腹腔镜肝切除术的特殊性,告知内容具体包括:①告知麻醉和腹腔镜手术的方式和过程,减轻患者的恐惧和焦虑情绪,术前良好的作息有助于术后康复;②告知腹腔镜肝脏手术的特点及可能出现的中转开腹情况,强调中转并非手术失败而是已有预案的正常实施;③充分告知腹腔镜肝切除的手术目的、技术优势、预后、围手术期可能发生的并发症及处理方案,提高患者及其家属的依从性;④介绍实时导航系统的目的、具体流程和目标,签署知情同意书;⑤告知出院标准、出院随访及注意要点等。

7. 术前备皮、备血,可准备自体血回输。

8. 麻醉方式:常采用气管插管全身麻醉,也可采用全身麻醉复合硬膜外麻醉。

四、手术步骤及要点

首先离断肝圆韧带和镰状韧带,切断肝脏周围韧带,游离肝左叶。解剖第一肝门,在 LHNS 引导下解剖出肝动脉、门静脉左侧分支,可吸收夹或钛夹夹闭并离断肝左动脉,可吸收缝线结扎门静脉左支、不离断,控制入肝血流,可见左半肝呈缺血改变。解剖第二肝门,在 LHNS 引导下定位肝左静脉和肝中静脉位置,不建议肝外处理肝左静脉,离断肝实质时最后肝内处理。结合肝缺血线、正染色法或负染色法荧光成像左半肝分界线及术中超声定位肝中静脉的位置,根据肿瘤是否侵犯肝中静脉以及肝右静脉能否回流右前叶,确定是否需要联合肝中静脉切除。标记左半肝预切除平面。采用超声刀、双极电凝等器械离断肝实质,在 LHNS 引导下处理肝脏断面血管,主要包括肝中静脉段Ⅳ分支和脐裂静脉。采用内镜下直线切割闭合器分别离断左肝蒂和肝左静脉。切下的肝组织标本用一次性取物袋装好从延长脐孔切口处、耻骨上切口或耻骨联合上切口取出,良性病灶可在取物袋中捣碎后取出。

五、注意事项

(一)术中应注意的问题

1. 入肝血流阻断的选择 左半肝血流阻断,必要时采用 Pringle 法,其操作简单、止血效果确切,但此方法如长时间阻断入肝血流容易导致残肝缺血再灌注损伤,对肝功能损害较大,甚至造成术后肝衰竭。行腹腔镜左半肝切除时,断肝时间通常较长,常由于行第一肝门阻断时间太长或反复多次间歇性阻断,导致左半肝缺血再灌注损伤率增高。而选择性半肝入肝血流阻断,虽操作难度较大,但更好地保护了剩余肝功能,降低术后发生肝衰竭的可能。

2. 出肝血流阻断的选择 在断肝过程中应该在肝内处理肝静脉,而因避免在断肝前阻断肝静脉。因为在腹腔镜下,在肝外要成功游离并离断肝右静脉操作难度较大,且分离过程容易造成下腔静脉或肝静脉损伤出血和气体栓塞。在阻断入肝血流后,显示缺血线即左半肝切除界线,配合三维可视化技术和术中导航技术联合腹腔镜可预见性地了解肝内情况,实时指导断肝过程,并且配合低中心静脉压和最适低气腹压可以降低出血和栓塞的风险。

3. 肝实质的离断 目前用于腹腔镜肝切除术肝实质离断有较多器械可供选择,使用较多的有超声刀、LPMOD、超声吸引装置(CUSA)、内镜下直线切割闭合器(Endo-GIA)等。各种器械使用的优劣缺少前瞻性临床随机对照试验。如何选择器械主要还是由操作者的习惯与偏好来决定,有时还要综合运用各种器械。断肝重点在于出血的预防及处理,

14

精准解剖处理管道是关键。而为了精准完成腹腔镜左半肝切除术，肝中静脉的解剖和显露是关键。沿着肝中静脉平面离断肝脏，是左半肝切除基本的手术要求。利用肝中静脉作为引导标志，可以有效保证完整切除左半肝，同时保证肝右静脉回流，从而能够最大限度保留右半肝的功能。如肿瘤侵犯肝中静脉，且肝右静脉可回流右前叶，可联合肝中静脉切除。离断后的肝脏创面应再次冲洗，仔细观察有无出血及胆漏。

4. 行腹腔镜或手助腹腔镜　肝脏切除术时，如出血难以控制或出现患者难以耐受气腹情况，或因显露不佳、病灶较大等情况切除困难时，应立即中转开腹进行手术。

（二）术后应注意的问题

1. 预防术后腹腔出血、消化道应激性出血、术后腹腔感染、肺部感染等。

2. 保持腹腔引流通畅，记录每日引流液的性状和量。

3. 继续应用抗生素，持续低流量吸氧 2~3 天。

4. 术后积极给予保肝措施，静脉滴注葡萄糖、维生素 C、维生素 K 及其他保肝药物。

5. 术后第 1、3、5、7 天应根据病情定期抽血做肝功能、肾功能、电解质等检测，并根据结果调整用药。

六、典型病例

患者，男性，49 岁。因发现肝脏占位病变 10 余天入院。既往有"乙肝"病史，长期口服抗病毒药物治疗。肝功能 Child-Pugh 评分为 A 级。实验室检查：血常规无明显异常；AFP 12.3μg/L；HBV-DNA 定量 2.57×10⁴U/ml。查体无特殊。临床诊断：①左肝原发性肝癌；②乙肝病毒携带者。根据三维重建信息，可见肿瘤位于左内叶和部分左外叶，透明化肝脏，可分别显示肿瘤与门静脉、肝静脉、肝动脉的关系。病变侵犯肝中静脉，肝右静脉有段 V、段Ⅷ分支回流右前叶血流。根据三维重建信息，可确定手术方式：左半肝切除术（切除肝中静脉）。患者皮试排除碘、ICG 过敏后，按 0.25~0.5mg/kg 剂量术前 24 小时经外周静脉注射 ICG。

1. CT 评估　平扫 CT 可见肝左叶约 7cm×8cm 低密度影（图 14-2-1A），增强 CT 动脉期可见肝左叶肿物内不均匀强化（图 14-2-1B），门静脉期可见肝

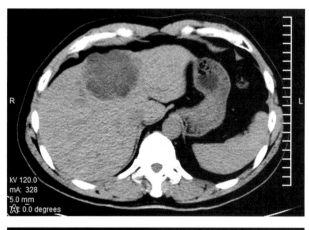
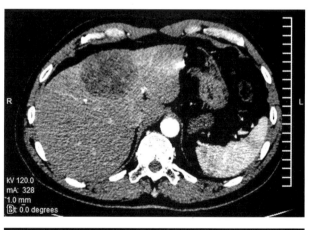
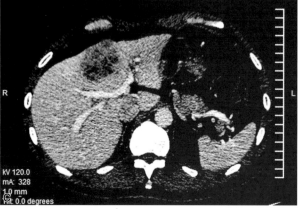
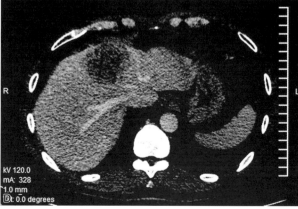

图 14-2-1　典型病例的 CT 图像

左叶肿物密度较正常肝组织低,呈不均匀低强化(图14-2-1C),静脉期可见肝左叶肿物呈环状低强化,且侵犯肝中静脉(图 14-2-1D),总体呈"快进快出"表现。

2. MRI 评估 T₁WI 可见肝左叶低信号肿块(图 14-2-2A),T₂WI 可见肝左叶肿块和胆囊呈高信号(图 14-2-2B),钆塞酸二钠动脉增强期可见肝左叶内环形强化(图 14-2-2C),静脉期可见肝左叶肿块强化消退(图 14-2-2D),肝胆特异性期可见肝实质均匀强化,肝左叶肿块呈低摄取表现

(图 14-2-2E)。

3. 三维可视化评估 肿瘤与肝动脉的位置关系:正常型肝动脉(图 14-2-3A);肿瘤与门静脉的位置关系:Ⅰ 型门静脉变异(图 14-2-3B);肿瘤与肝静脉的位置关系:可见肿瘤压迫并侵犯肝中静脉(图14-2-3C);总体观:肿瘤主要位于段Ⅳ(图 14-2-4)。

4. 虚拟手术评估 根据三维可视化结果,拟行左半肝切除(切除肝中静脉),通过软件模拟手术切除提示剩余肝体积约为 70.0%,可安全施行左半肝切除术(图 14-2-5)。

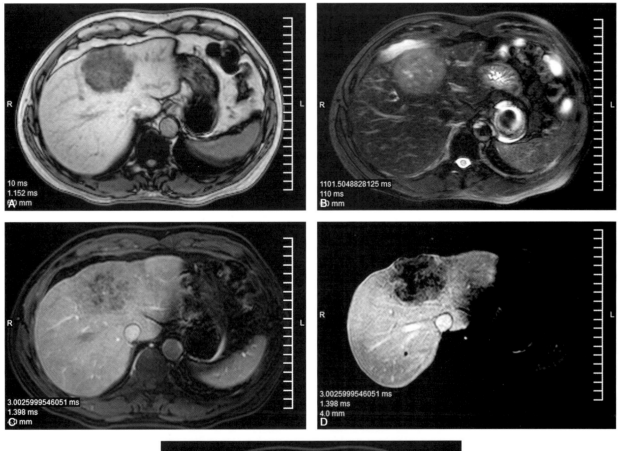

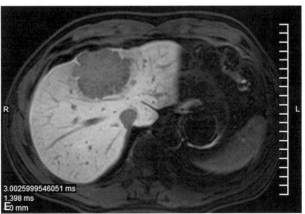

图 14-2-2 典型病例的 MRI 图像

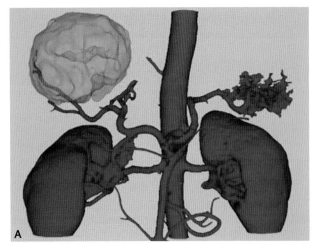

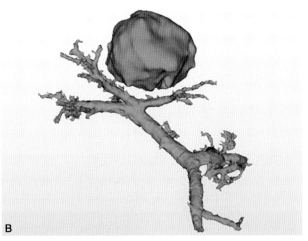

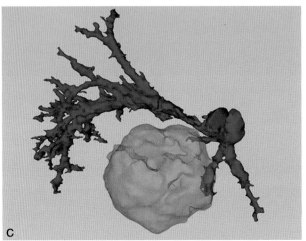

图 14-2-3　肿瘤与肝内血管位置关系

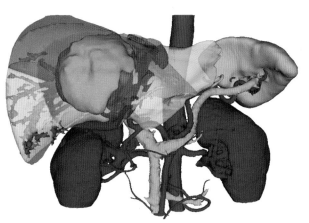

图 14-2-4　三维可视化总体观

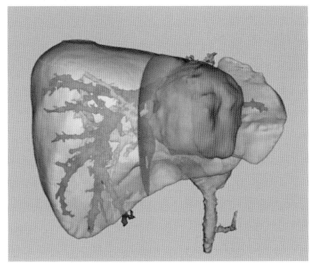

图 14-2-5　虚拟手术切除示意图

5. 手术过程 见图 14-2-6 ~ 图 14-2-10,资源 14-2-1,资源 14-2-2。

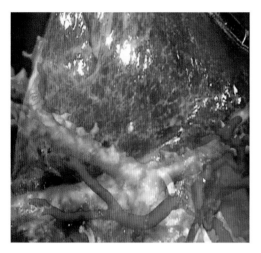

图 14-2-6 增强现实导航解剖分离肝左动脉

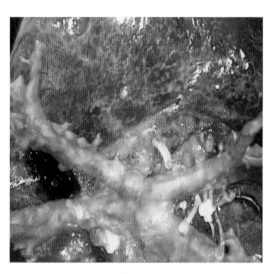

图 14-2-7 结扎门静脉左支

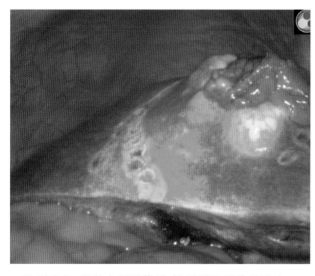

图 14-2-8 结扎左侧肝蒂后,使用 ICG 反染法确定左半肝界限,标记预切线

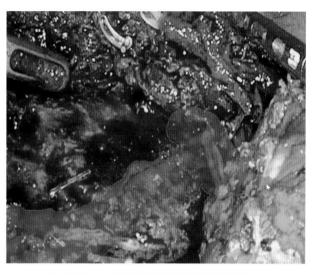

图 14-2-9 增强现实导航离断肝中静脉

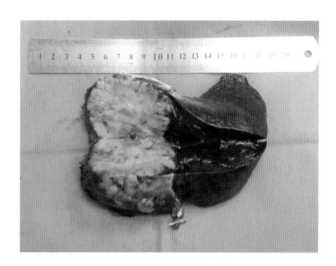

图 14-2-10 术后标本图片

资源 14-2-1 3D 腹腔镜实时导航左半肝切除术(PPT)

资源 14-2-2 3D 腹腔镜实时导航左半肝切除术(视频)

(项 楠)

第三节　3D 腹腔镜实时导航右半肝切除术

由于肝脏具有特殊的血供及复杂的管道系统,在离断右半肝过程中需要解剖和处理第一、第二和第三肝门,腹腔镜下处理的难度更大、风险更高,导致腹腔镜右半肝切除术(laparoscopic right hemihepatectomy,LRH)进展缓慢,随着现代影像技术的不断发展与数字外科平台的建立,腹腔镜也从 2D 图像发展到 3D 图像。3D 腹腔镜相比传统 2D 腹腔镜优势明显,它能提供立体视觉,观察更有层次感,提高缝合打结等精细操作的准确性,实现高清视野和深度感知,提高视觉灵敏度和精确度,有助于辨认肝门、肝脏深部各种管道结构,3D 腹腔镜的出现为腹腔镜肝切除术提供了良好的术中实时图像。LRH 近年来已出现标准化流程,国内外多个肝脏中心陆续开展相关手术。

一、适应证

1. 原发性肝癌,适用于病变局限于右半肝者,包括右前叶、右后叶。患者全身状况良好,肝功能正常或处代偿期(Child-Pugh 分级 A~B 级),肿瘤较局限,无远处转移。

2. 继发性肝癌,原发病灶可切除,转移灶较局限,局限于右半肝者,包括右前叶或右后叶。

3. 根治性切除术后复发性肝癌,肿瘤较小且局限于肝右叶。

4. 局限于右半肝的肝脏良性肿瘤,包括有症状或直径超过 10cm 的海绵状血管瘤、局灶性结节增生、腺瘤、肝囊肿等。

5. 肝内胆管结石反复发作,右半肝组织萎缩、纤维化,丧失功能。

6. 右半肝慢性脓肿长期不愈,形成局限性厚壁脓肿。

7. 肝棘球蚴病。

二、禁忌证

除与开腹肝切除禁忌证相同外,还包括以下方面。

1. 不能耐受气腹者。

2. 曾有上腹部手术史,腹腔内粘连难以分离显露病灶者。

3. 病变紧邻或直接侵犯大血管者。

4. 病变紧邻第一、第二或第三肝门,影响显露和分离者。

5. 肝门被侵犯或病变本身需要大范围的肝门淋巴结清扫者。

第 3~5 项禁忌证目前临床上已被部分高水平的肝脏中心所突破,但是至今尚未有国内外指南纳入适应证范围,因此对具体病例而言应根据个体化原则谨慎选择。

三、术前准备及评估

1. 患者一般状况的评估:无明显心、肺、肾等重要脏器功能障碍,无手术禁忌证。肝功能 Child 分级 A~B 级。

2. 局部病灶的评估:分析影像学(B 超、CT 和 MRI 等)资料,了解局部病灶是否适于行腹腔镜肝脏切除,有条件者可根据三维可视化评估行虚拟手术肝切除,评估剩余肝体积,确保剩余肝体积>30%,降低术后出现肝衰竭的概率,如有肝硬化等基础肝脏疾病剩余肝体积应>40%。对于恶性肿瘤,还需明确有无门静脉癌栓及肝外转移。

3. 术前备皮、备血,可准备自体血回输。

4. 麻醉方式:常采用气管插管全身麻醉,也可采用全身麻醉复合硬膜外麻醉。

四、手术步骤及要点

手术应用原位前入路的方式或称为尾状叶入路。总体可概括为:从下至上、由浅入深,先实质后韧带,沿"肝内间隙"精细解剖,逐条结扎。常规切除胆囊。打开肝十二指肠韧带 Glisson 鞘,沿胆总管向后方分离"胆总管门静脉间隙",向头侧解剖出门静脉右支并结扎。然后在门静脉右支前方解剖结扎肝右动脉,左右半肝出现明显的缺血分界线。可与术中超声定位的肝中静脉走行做对比。沿缺血线从下至上、由浅至深离断肝实质。在胆囊床深面约 3cm 的位置是肝中静脉发出的较粗大的段 V 肝静脉分支,其后方是右半肝 Glisson 系统走行,可称为"段 V 肝静脉间隙"。解剖出段 V 肝静脉分支上下方的工作面后予以直线切割闭合器或组织夹夹闭离断。抬起尾状叶,由下至上使之与下腔静脉右前方游离,此间可称为"肝后下腔静脉间隙",注意其进入右半肝的 1~2 支较粗大的肝短静脉。离断尾状突的肝实质,前上方为右肝蒂的后侧缘,此为"右肝蒂间隙"。至此右肝蒂上下方工作面完全显露,予以直线切割闭合器鞘外离断右肝蒂。显露出下腔静脉右侧

14

缘,此为"下腔静脉旁间隙",沿其与肝中静脉右侧缘组成的平面,从下至上离断肝实质,注意夹闭沿途的肝短静脉,向前上方会遇到肝中静脉向段Ⅷ发出的粗大分支。段Ⅷ肝静脉与下腔静脉之间为"段Ⅷ肝静脉间隙",解剖出段Ⅷ肝静脉上下方的工作面,予以直线切割闭合器或组织夹夹闭离断。断续沿"下腔静脉旁间隙"向头侧游离肝实质直至肝右静脉,肝右静脉与下腔静脉之间为"肝右静脉间隙",离断其间的下腔静脉韧带。解剖肝右静脉上下方的工作面后以直线切割闭合器离断。然后主操作者与助手交换位置,以剑突下戳卡孔为主操作孔,游离右侧冠状韧带及右三角韧带,整块移除右半肝并装入标本袋。经脐下延长正中纵切口约 10cm 取出标本袋,肝创面检查无胆漏后放置引流管。

五、注意事项

(一) 术中应注意的问题

1. 入肝血流阻断的选择 目前肝门阻断方法多采用 Pringle 法,其操作简单,止血效果确切,但此方法如长时间阻断入肝血流容易导致残肝缺血再灌注损伤,对肝功能损害较大,甚至造成术后肝衰竭。行腹腔镜右半肝切除时,断肝时间通常较长,常由于行第一肝门阻断时间太长或反复多次间歇性阻断,导致左半肝缺血再灌注损伤率增大。而选择性半肝入肝血流阻断,虽操作难度较大,但更好地保护了剩余肝脏功能,降低术后发生肝衰竭的可能。

2. 出肝血流阻断的选择 在断肝过程中应该在肝内处理肝静脉,避免在断肝前阻断肝静脉。因为在腹腔镜下,在肝外要成功游离并离断肝右静脉操作难度较大,且分离过程容易造成下腔静脉或肝静脉损伤出血和气体栓塞。在阻断入肝血流后,显示缺血线即右半肝切除界线,配合三维可视化技术联合腹腔镜可预见性地了解肝内情况,实时指导断肝过程,并且配合低中心静脉压和最适低气腹压可以降低出血和栓塞的风险。

3. 肝实质的离断 目前用于腹腔镜肝切除术肝实质离断有较多器械可供选择,使用较多的有超声刀、LPMOD、超声吸引装置(CUSA)、内镜下直线切割闭合器(Endo-GIA)等。各种器械使用的优劣缺少前瞻性临床随机对照试验。如何选择器械主要还是由操作者的习惯与偏好来决定,有时还要综合运用各种器械。断肝重点在于出血的预防及处理,精准解剖处理管道是关键。而为了精准完成腹腔镜右半肝切除术,肝中静脉的解剖和显露是关键。沿着肝中静脉平面离断肝脏,是右半肝切除基本的手术要求。利用肝中静脉作为引导标志,可以有效保证完整切除右半肝,同时保证肝左静脉回流,从而能够最大限度保留左半肝的功能。离断后的肝脏创面应再次冲洗,仔细观察有无出血及胆漏。

4. 行腹腔镜或手助腹腔镜 肝脏切除术时,如出血难以控制或出现患者难以耐受气腹情况,或因显露不佳、病灶较大等情况切除困难时,应立即中转开腹进行手术。

(二) 术后应注意的问题

1. 预防术后腹腔出血、消化道应激性出血,术后腹腔感染、肺部感染等。

2. 保持腹腔引流通畅,记录每日引流液的性状和量。

3. 继续应用抗生素,持续低流量吸氧 2~3 天。

4. 术后积极给予保肝措施,静脉滴注葡萄糖、维生素 C、维生素 K 及其他保肝药物。

5. 术后第 1、3、5、7 天应根据病情定期抽血做肝功能、肾功能、电解质等检测,并根据结果调整用药。

六、典型病例

患者,男性,56 岁。因发现肝脏占位病变 1 周入院。既往有"乙肝"病史,长期口服抗病毒药物治疗。肝功能 Child-Pugh 评分为 A 级。实验室检查:血常规无明显异常;AFP 1 544μg/L。查体无特殊。临床诊断:①原发性肝癌;②乙肝病毒携带者。根据三维重建信息,可见肿瘤位于段 V、段Ⅶ、段Ⅷ,透明化肝脏,可分别显示肿瘤与门静脉、肝静脉、肝动脉的关系。根据三维重建信息,可确定手术方式:右半肝切除术。患者皮试排除碘、ICG 过敏后,按 0.25~0.5mg/kg 剂量术前 24 小时经外周静脉注射 ICG。

1. CT 评估 CT 平扫可见肝右后叶约 7cm×8cm 大小低密度影(图 14-3-1A),增强 CT 动脉期可见肝右后叶肿物内不均匀强化(图 14-3-1B),门静脉期可见肝右后叶肿物密度较正常肝组织低,呈不均匀低强化(图 14-3-3C),静脉期可见肝右后叶肿物呈环状低强化,且与肝右静脉关系密切(图 14-3-1D),总体呈"快进快出"表现。

2. MRI 评估 T₁WI 可见右后叶低信号肿块(图 14-3-2A),T₂WI 可见肝右后叶肿块和胆囊呈高信号(图 14-3-2B),钆塞酸二钠动脉增强期可见肝右后叶内环形强化(图 14-3-2C),肝胆特异性期可见肝实质均匀强化,胆囊和肝后叶肿块呈低摄取表现(图 14-3-2D)

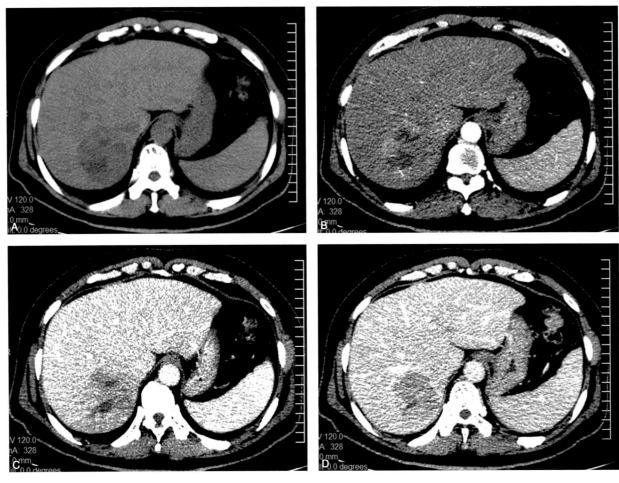

图 14-3-1　典型病例的 CT 图像

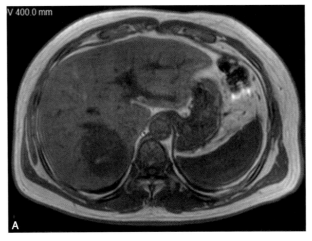

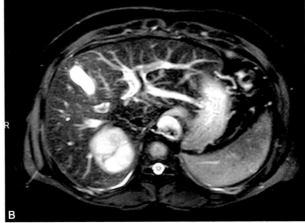

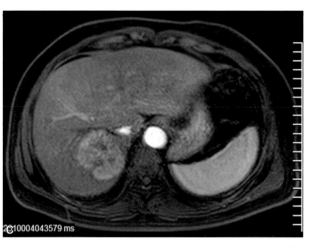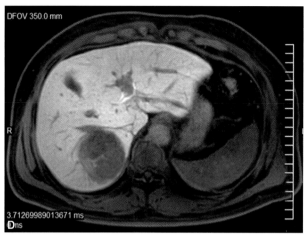

图 14-3-2 典型病例的 MRI 图像

3. 三维可视化评估 肿瘤与肝动脉的位置关系:可见肝动脉起自肠系膜上动脉(图 14-3-3A);肿瘤与肝静脉的位置关系:可见肿瘤压迫肝右静脉(图 14-3-3B);肿瘤与门静脉的位置关系:肿瘤靠近门静脉右后支(图 14-3-3C);总体观:肿瘤位于段Ⅶ、段Ⅷ(图 14-3-4)。

4. 虚拟手术评估 根据三维可视化结果,拟行右半肝切除,通过软件模拟手术切除提示剩余肝脏体积约为 40%,可安全施行右半肝切除术(图 14-3-5,资源 14-3-1,资源 14-3-2)。

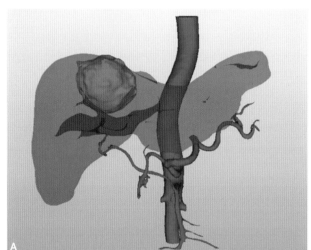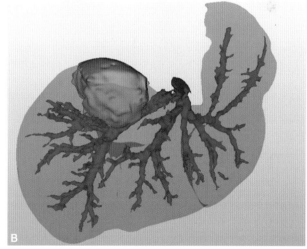

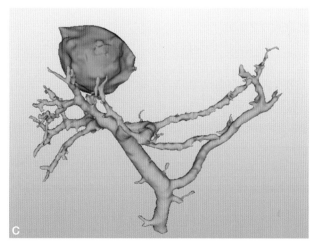

图 14-3-3 肿瘤与肝内血管的位置关系

14

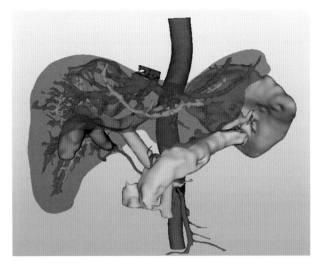

图 14-3-4 三维可视化总体观

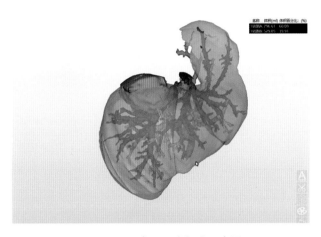

图 14-3-5 虚拟手术切除示意图

资源 14-3-1 3D腹腔镜实时导航右半肝切除术(PPT)

资源 14-3-2 数字智能化技术联合3D腹腔镜解剖性右半肝切除术(视频)

5. 手术过程 见图 14-3-6~图 14-3-17。

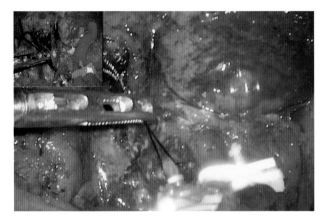

图 14-3-6 增强现实导航解剖分离肝右动脉

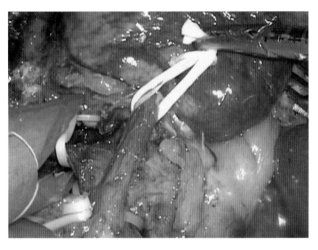

图 14-3-7 结扎门静脉右支

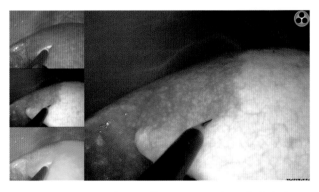

图 14-3-8 结扎右侧肝蒂后,使用 ICG 反染法确定左右半肝界限,标记预切线

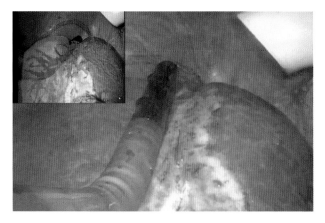

图 14-3-9 使用腔镜下超声探查标记肿瘤与肝内血管的位置关系

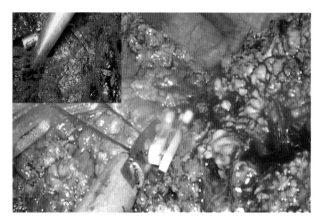

图 14-3-12 增强现实导航离断肝中静脉段Ⅷ分支

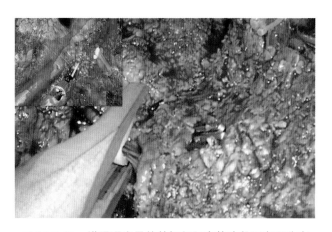

图 14-3-10 增强现实导航并解剖肝中静脉段 V 主要分支

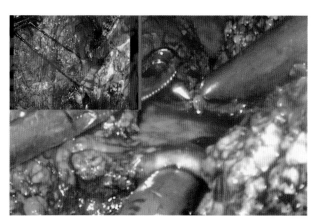

图 14-3-13 增强现实导航离断肝右静脉

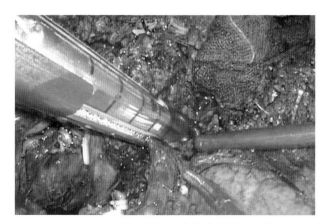

图 14-3-11 使用切割吻合器离断右侧肝蒂

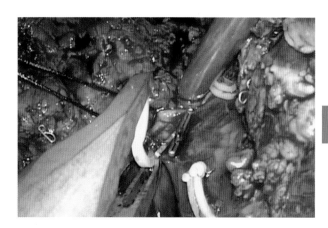

图 14-3-14 沿下腔静脉右侧离断肝短静脉

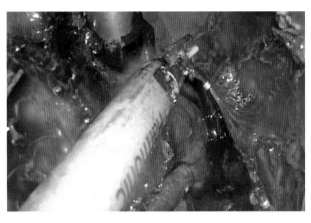

图 14-3-15　游离肝周韧带

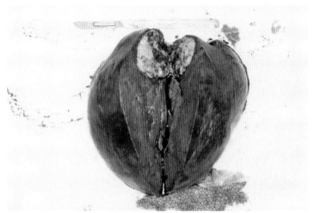

图 14-3-16　术后标本图片

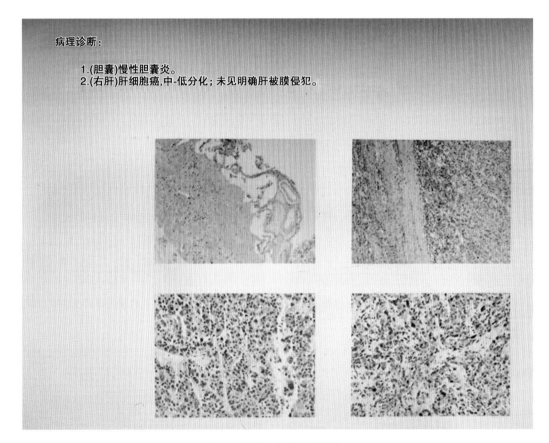

病理诊断：

1.(胆囊)慢性胆囊炎。
2.(右肝)肝细胞癌,中-低分化；未见明确肝被膜侵犯。

图 14-3-17　术后病理报告

（杨　剑　罗　旺）

第四节　3D 腹腔镜实时导航
肝中叶切除术

　　肝中叶是指肝左内叶和右前叶,包括 Couinaud 肝段划分法中的段Ⅳ、段Ⅴ、段Ⅷ,邻近第一、第二、第三肝门及肝后下腔静脉,是进出肝脏重要管道的枢纽。肝中叶切除需完成左、右两侧切面的肝实质离断,涉及肝实质深部重要管道结构的处理,肝切除过程中必须确保肝左外叶及右后叶入肝及出肝管道结构的完整性,手术难度大、风险高,在合并肝硬化或肿瘤较大、累及肝门等情况下难度和风险更大,即使在开腹条件下,也属极具挑战性的术式。

　　参考相关文献,根据病灶所在位置,肝中叶切除术可分为以下几类。

　　1. Ⅰ型　病灶位于段Ⅴ、段Ⅷ或右前区,其特点为病灶靠近或侵犯一些门静脉的分支,但是并不黏附或侵犯门静脉右支主干。

可选择手术方式:段Ⅴ、段Ⅷ肝切除±部分段Ⅳ切除。

2. Ⅱ型　病灶位于段Ⅳa、段Ⅳb 或左内区,其特点为病灶靠近或侵犯一些门静脉的分支,但是并不黏附或侵犯门静脉左支主干。

可选择手术方式:段Ⅳa、段Ⅳb 肝切除。

3. Ⅲ型　病灶位于段Ⅳ、段Ⅴ和段Ⅷ,其特点为病灶范围较大、在肝实质的位置较深,或者十分贴近肝中静脉主干。

可选择手术方式:段Ⅳ、段Ⅴ和段Ⅷ肝切除±段Ⅰ切除。

4. Ⅳ型　病灶位于段Ⅳ、段Ⅴ和段Ⅷ,其特点为病灶范围较大、在肝实质的位置较深,并且贴近或直接侵犯门静脉右支或左支主干,或者贴近、直接侵犯肝右静脉或肝左静脉主干。

可选择手术方式:段Ⅳ~段Ⅷ切除,段Ⅱ~段Ⅳ、段Ⅴ、段Ⅷ肝切除;如果残肝体积不够,门静脉、肝静脉条件满足,也可实施缩小右三肝切除,或缩小左三肝切除。

5. Ⅴ型　病灶位于段Ⅳ、段Ⅴ和段Ⅷ表面,其特点为病灶尚未贴近或未直接侵犯门静脉或肝静脉主干可以施行 ALPPS 术。

可选择手术方式:保留切缘阴性的肝切除术。

一、适应证

1. 原发性肝癌,适用于病变局限于肝中叶者。患者全身状况良好,肝功能正常或处代偿期(Child-Pugh 分级 A~B 级),肿瘤较局限,无肝内转移或远处转移。

2. 继发性肝癌,原发病灶可切除,转移灶较局限,局限于肝中叶者。

3. 根治性切除术后复发性肝癌,肿瘤较小且局限于肝中叶。

4. 局限于肝中叶的肝脏良性肿瘤,包括有症状或直径超过 10cm 的海绵状血管瘤、局灶性结节增生、腺瘤、肝囊肿等。

5. 肝内胆管结石反复发作,肝组织萎缩、纤维化,丧失功能。

6. 慢性脓肿长期不愈,形成局限性厚壁脓肿。

7. 肝棘球蚴病。

二、禁忌证

除与开腹肝切除禁忌证相同外,还包括以下方面。

1. 不能耐受气腹者。

2. 曾有上腹部手术史,腹腔内粘连难以分离显露病灶者。

3. 病变紧邻或直接侵犯大血管者。

4. 病变紧邻第一、第二或第三肝门,影响显露和分离者。

5. 肝门被侵犯或病变本身需要大范围的肝门淋巴结清扫者。

第 3~5 项的禁忌证目前临床上已被部分高水平的肝脏中心所突破,但是与右半肝切除术一样至今尚未有国内外指南纳入适应证的范围,因此对具体病例而言应根据个体化原则谨慎选择。

三、术前准备及评估

1. 患者一般状况的评估:无明显心、肺、肾等重要脏器功能障碍,无手术禁忌证。肝功能 Child 分级 A~B 级。

2. 局部病灶的评估:分析影像学(B 超、CT 和 MRI 等)资料,了解局部病灶是否适于行腹腔镜肝切除,有条件者可根据三维可视化评估行虚拟手术肝切除,评估剩余肝体积,确保剩余肝体积>30%,降低术后出现肝衰竭的概率,如有肝硬化等基础肝脏疾病剩余肝体积应>40%。对于恶性肿瘤,还需明确有无门静脉癌栓及肝外转移。

3. 术前备皮、备血,可准备自体血回输。

4. 麻醉方式:常采用气管插管全身麻醉,也可采用全身麻醉复合硬膜外麻醉。

四、手术步骤及要点

手术根据切除方法及范围不同又可分为解剖性和非解剖性切除两种方式,广义的解剖性肝切除包括肝中叶段Ⅳ、段Ⅴ、段Ⅷ的肝叶切除,狭义的解剖性肝中叶切除术是指完整切除肝段Ⅳ、段Ⅴ、段Ⅷ,手术过程中要求在肝外或肝实质内解剖出肝左内叶、右前叶 Glisson 鞘及肝中静脉根部,沿左外叶与左内叶之间以及右前叶和右后叶之间的解剖平面进行肝实质离断,切肝完成后肝断面上显露肝左内叶及右前叶 Glisson 鞘断端、肝中静脉断端、肝右静脉、第一肝门分叉部以及下腔静脉前壁。根据解剖 Glisson 鞘方法不同,解剖性肝中叶切除术又可分为传统解剖性肝中叶切除术和 Glisson 鞘横断式解剖性肝中叶切除术,前者指先打开 Glisson 鞘,分别解剖出左内叶及右前叶的肝动脉、门静脉及胆管支,然

14

后离断;后者无须打开 Glisson 鞘,直接解剖出左内叶及右前叶的 Glisson 鞘,将肝动脉、门静脉及胆管支一同离断。因传统解剖性肝中叶切除在实际操作中有一定难度,故腹腔镜下解剖性肝中叶切除术多用 Glisson 鞘横断式。非解剖性肝中叶切除术是指肝脏中央区病灶的局部切除或不规则性切除,与解剖性肝中叶切除术相比,非解剖性肝中叶切除术一般不需解剖肝门,也不需完整切除段Ⅳ、段Ⅴ、段Ⅷ,难度与风险相对较小,实施较为广泛。以下主要介绍全腹腔镜下 Glisson 鞘横断式解剖性肝中叶切除术的技术方法和要点。

(一) 解剖 Glisson 鞘及离断肝实质

先切除胆囊,预置第一肝门阻断带,降低肝门板及肝管分叉部,离断肝圆韧带及镰状韧带直至肝上下腔静脉前壁,解剖下腔静脉窝,显露肝左静脉、肝中静脉共干及肝右静脉根部,无须进一步游离肝脏即可开始肝实质离断。一般采用先左侧后右侧的顺序,首先沿镰状韧带右侧以超声刀由下往上、由浅入深进行肝实质离断,解剖出段Ⅳb 及段Ⅳa 的 Glisson 鞘,段Ⅳa 肝蒂位于段Ⅳb 肝蒂的深部,有时两者可形成共干汇入左侧矢状部,根据阻断后肝左内叶缺血范围易于确认,以血管夹夹闭后离断,继续向深部离断肝实质直至肝中静脉根部及下腔静脉前壁。将肝右前侧牵引,沿肝门板向右侧离断肝实质,解剖出肝右前叶 Glisson 鞘,以腔镜下直线切割闭合器直接离断,肝右前叶与右后叶之间即可形成明显缺血分界线,沿缺血分界线进行肝实质离断,以术中超声定位肝右静脉走行,沿肝右静脉走行进行深部肝实质离断,直至肝右静脉根部及下腔静脉前壁,此时即可完全显露肝中静脉根部,确认其与肝左静脉及肝左、中静脉共干和下腔静脉的解剖关系后以直线切割闭合器离断,完整切除病灶及肝中叶。切除标本后装入标本袋,破碎后经 12mm 操作孔取出(良性病变)或经耻骨上横切口取出(恶性肿瘤)。

(二) 肝断面处理

肝中叶切除术后,残肝留下较大“锅底”样创面,有诸多管道断端,渗血及胆汁漏较多,处理原则是确切止血,消除胆汁漏。对于肝断面渗血及较小的出血点,采用单极、双极电凝或氩气刀喷凝止血;经过反复电凝止血后出血仍未停止者应仔细观察创面,寻找出血点及出血来源血管,用血管夹钳夹止血或缝合止血。用生理盐水或蒸馏水反复冲洗断面,再以干净白色纱布覆盖断面,检查纱布有无黄染,确认断面有无胆汁漏,对可疑胆漏处进行缝合或夹闭

来源胆管断端。两侧肝断面经确认无出血及胆汁漏后喷洒生物胶或覆盖可吸收止血纱布,于肝下、膈下、肝断面等处放置引流管。建议敞开断面,不必勉强对拢缝合,以免对肝左、肝右静脉造成压迫,造成肝脏流出道受阻。

五、注意事项

1. 如何安全完成两侧断面的肝实质离断,并确保预留肝脏出入肝脏管道结构的完整性是腹腔镜肝中叶切除的重要步骤和难点之一。根据文献报道及笔者经验,应尽早解剖出肝左内叶及右前叶 Glisson 鞘,在缺血线以内进行肝实质离断。超声刀一般使用慢档,采用正确手法对肝脏断面组织进行小块、蚕食状钳夹破碎、切割凝闭,配合使用吸引器进行吸引、推拨、分离,操作务必轻柔,将肝脏管道结构裸化后以血管夹夹闭后离断,较粗大的管道结构及与断面平行的管道结构也可用直线切割闭合器直接离断,切忌用超声刀大块钳夹切割肝组织。在肝脏膈面 $1\sim2cm$ 范围的表浅肝实质内无重要管道结构,用超声刀离断一般不会有大出血风险。但在肝实质深部,尤其是邻近第一肝门、肝静脉主干及下腔静脉区域,若盲目使用超声刀切割,易造成腔镜下难以控制的大出血。在处理肝实质深部组织时,将中心静脉压降至 $3\sim5cmH_2O$($1cmH_2O=0.098kPa$),同时间歇性阻断第一肝门入肝血流以减少肝静脉回流血量,保持术野清晰,仍以超声刀和吸引器仔细处理肝脏断面管道结构。对肝静脉表面的细小分支、筛孔出血及下腔静脉出血,以 5-0 Prolene 缝线缝合止血,缝合要精密、确切,防止造成管腔狭窄。对显露不好的静脉出血,可先用止血纱布压迫待切除病肝,术野显露清晰后再行缝合止血。

2. 另一技术要点是如何确保正确的肝实质离断平面,防止断面偏移损伤预留肝脏的出入肝脏管道结构或造成肿瘤切缘不充分。左侧肝实质离断平面只要紧贴镰状韧带右侧,形成向第一、第二肝门的合拢走向,一般不会造成断面偏移。但在处理右侧断面时,因肝右前叶和右后叶间无明确的解剖标识,易出现断面偏移情况,可沿右侧叶间裂进行肝实质离断。选择性肝右前叶 Glisson 鞘阻断后的缺血线可作为浅表肝实质离断的引导,深部肝实质离断常需用术中超声定位肝右静脉走向,然后沿肝右静脉走向进行。

3. 行腹腔镜或手助腹腔镜肝切除术时,如出血难以控制或出现患者难以耐受气腹情况,或因显露

不佳、病灶较大等情况切除困难时,应立即中转开腹进行手术。

4. 术后应注意的问题

(1) 预防术后腹腔出血、消化道应激性出血,术后腹腔感染、肺部感染等。

(2) 保持腹腔引流通畅,记录每日引流液的性状和量。

(3) 继续应用抗生素,持续低流量吸氧 2 ~ 3 天。

(4) 术后积极给予保肝措施,静脉滴注葡萄糖、维生素 C、维生素 K 及其他保肝药物。

(5) 术后第 1、3、5、7 天应根据病情定期抽血做肝功能、肾功能、电解质等检测,并根据结果调整用药。

六、典型病例

患者,女性,39 岁。因发现肝脏占位病变 20 天入院。既往有胃大部切除术病史,入院后发现"乙肝"病史,未曾服用抗病毒药物治疗。肝功能 Child-Pugh 评分为 A 级。实验室检查:血常规无明显异常;AFP 2.8μg/L。查体无特殊。临床诊断:①原发性肝癌;②肝炎后肝硬化;③乙肝病毒携带者。根据三维重建信息,可见肿瘤位于段 V、段Ⅷ,透明化肝脏,可分别显示肿瘤与门静脉、肝静脉、肝动脉的关系。根据三维重建信息,可确定手术方式:肝中叶段 V、段Ⅷ切除术。患者皮试排除碘、ICG 过敏后,按 0.25 ~ 0.5mg/kg 剂量术前 24 小时经外周静脉注射 ICG。

1. CT 评估　CT 平扫可见肝右后叶约 4cm× 4cm 大小的低密度影(图 14-4-1A),增强 CT 动脉期可见肝右后叶肿物内不均匀强化(图 14-4-1B),静脉期可见肝右后叶肿物密度较正常肝组织低,呈不均匀低强化,且与肝右静脉关系密切(图 14-4-1C),总体呈"快进快出"表现。

2. MRI 评估　T_1WI 可见段 V、段Ⅷ低信号肿块(图 14-4-2A),钆塞酸二钠动脉增强期可见段 V、段Ⅷ肿块环形强化(图 14-4-2B),肝胆特异性期可见肝脏实质均匀强化,段 V、段Ⅷ肿块呈低摄取表现(图 14-4-2C)。

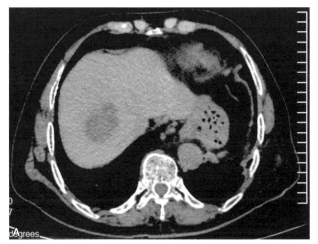
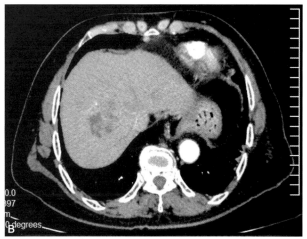
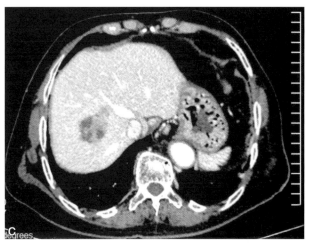

图 14-4-1　典型病例的 CT 图像

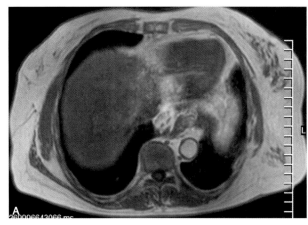
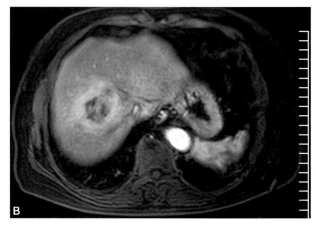
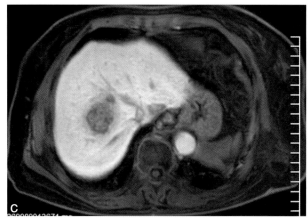

图 14-4-2 典型病例的 MRI 图像

3. 三维可视化评估 肿瘤与肝动脉的位置关系：未见明显变异（图 14-4-3A）；肿瘤与肝静脉的位置关系：可见肿瘤压迫肝中静脉（图 14-4-3B）；肿瘤与门静脉的位置关系：门静脉右支分为前支和后支，而肿瘤靠近门静脉右前支（图 14-4-3C）；总体观：肿瘤位于段 V、段Ⅷ（图 14-4-4）。

4. 虚拟手术评估 根据三维可视化结果，拟行腹腔镜肝中叶段 V、段Ⅷ切除术，通过软件模拟手术切除提示剩余肝体积>40%，可安全施行该手术（图 14-4-5）。

5. 手术过程 见图 14-4-6~图 14-4-16。术后病理报告：（肝组织）肝细胞癌，中分化；未见侵犯肝被膜，未见明确侵犯脉管和神经；脂肪样组织内可见纤维组织韧带样组织，未见癌组织。

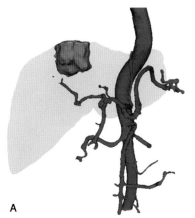
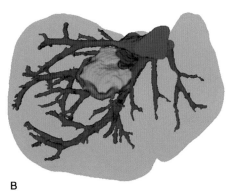
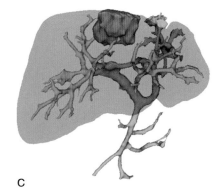

图 14-4-3 肿瘤与肝内血管的位置关系

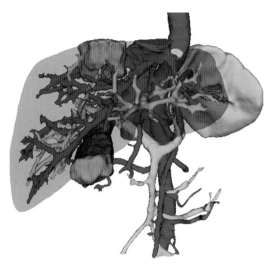

图 14-4-4 三维可视化总体观

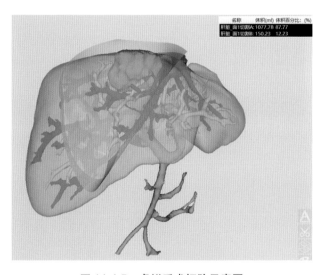

图 14-4-5 虚拟手术切除示意图

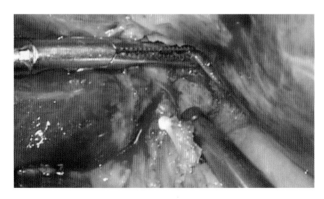

图 14-4-6 解剖游离肝门

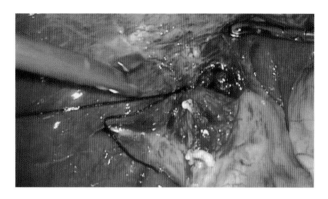

图 14-4-7 结扎门静脉右前支

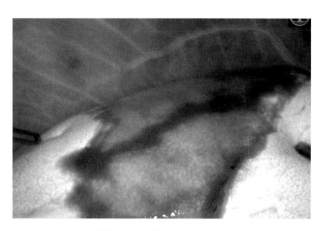

图 14-4-8 结扎右侧肝蒂后，使用 ICG 反染法确定段 Ⅴ、段Ⅷ界限，标记预切线

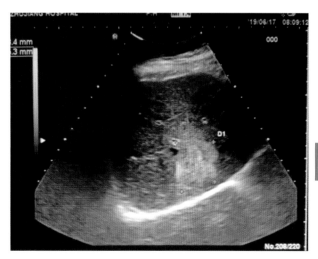

图 14-4-9 使用腔镜下超声探查标记肿瘤与肝内血管的位置关系

14

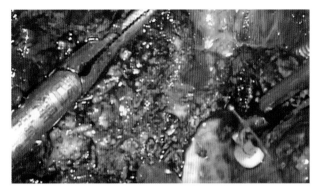

图 14-4-10 解剖肝中静脉及分支

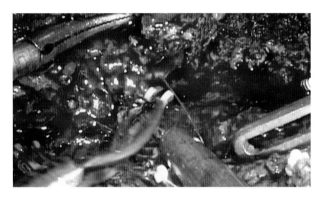

图 14-4-11 离断肝右静脉分支

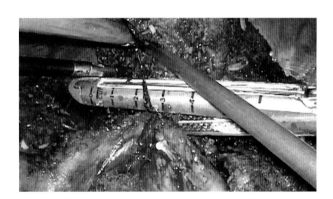

图 14-4-12 使用切割吻合器离断左侧肝蒂

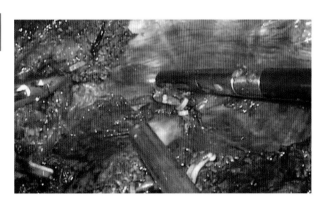

图 14-4-13 游离肝右静脉

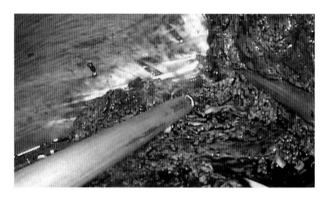

图 14-4-14 游离肝周韧带

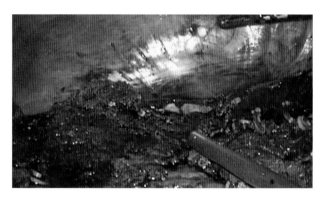

图 14-4-15 术后"锅底"样创面,彻底止血,消除胆漏

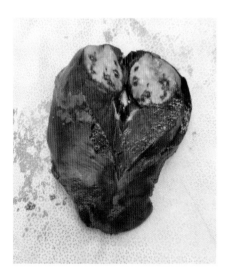

图 14-4-16 术后标本图片

(杨 剑 罗 旺)

第五节 AR 联合 ICG 分子荧光影像实时导航腹腔镜肝切除术

一、概述

腹腔镜肝切除术（laparoscopic hepatectomy）不仅需要外科医师具有专业和熟练的手术技巧，还需要清楚了解肝脏内部复杂的解剖结构和影像指导肝实质切开。肝脏三维可视化（three dimensional visualization，3DV）对复杂的肝内血管系统与肿瘤实现三维重建和可视化观察，外科医师可在术前进行虚拟仿真肝切除及个体化肝脏分段和体积计算，但是将术前虚拟肝手术规划落实到实际手术中仍具有一定的误差。同时，吲哚菁绿（ICG）荧光融合影像已被广泛应用于术中帮助识别肿瘤和肿瘤边界的界定，还可为外科医师提供以往肝切除术无法实现的肝实质切开三维实时导航。

二、AR 联合 ICG 分子荧光影像实时导航方法

（一）三维可视化及手术规划

经 64 层及以上螺旋 CT 扫描后获得 4 期（平扫、动脉期、门静脉期和延迟期）CT 图像数据，重建层厚为 0.625～1mm，格式为 DICOM，最后经储存设备将 4 期数据导出并保存。薄层 CT 图像数据导入 MI-3DVS，进行三维可视化处理和重建。

按照《复杂性肝脏肿瘤三维可视化精准诊治指南（2019 版）》进行精确化、流程化和规范化的三维虚拟仿真手术规划：①个体化腹腔器官和病灶的三维可视化模型的建立；②三维可视化个体化血管分型和量化分析；③基于门静脉血流拓扑关系进行个体化肝脏分段和体积计算；④判断肿瘤与相邻重要血管的距离，决定手术方式和切除范围，设定不同的手术切面，确定相应肝内血管分支的离断平面，然后计算切除肝脏体积和剩余肝脏体积；⑤高年资经验丰富的肝脏外科医师分别对手术方案进行模拟及评估手术的可行性。将术前虚拟仿真手术规划的三维模型保存和导出，用于手术导航。

（二）ICG 分子荧光影像

按照《计算机辅助联合吲哚菁绿分子荧光影像技术在肝脏肿瘤诊断和手术导航中应用指南（2019 版）》，标准化、流程化和规范化地应用 ICG 分子荧光影像技术（具体方法详见第十二章第五节和第六节）。

（三）计算机辅助肝切除手术导航系统

计算机辅助肝切除手术导航系统由术前模型分割、术中实时图像表面重建、术中配准和术中相机姿态跟踪模块组成。该系统的主要技术特点是：配置简单，支持导入 STL 格式的配置文件，可以在导航前先进行配置操作和参数设定，术中只需导入相关的 STL 格式的三维模型文件即可；导航界面直观，术前的模型可通过配准空间变换，叠加显示在腹腔镜或荧光内镜图像上，可以实时显示出肝脏内部血管和肿瘤的位置关系。

术中实时 ICG 荧光手术影像的采集通过内镜荧光成像系统摄像头，输出的视频信号需要经过视频解析器解析，再通过视频采集卡输入计算机辅助肝切除手术导航系统（图 14-5-1），系统的安装、调试、三维模型导入、定位和图像配准平均需要 10 分钟，但不影响外科医师的操作。

具体步骤：①将肝脏、胆囊、肿瘤、肝动脉、肝静脉和门静脉模型的 STL 格式导入计算机手术导航系统，对模型进行渲染，分别对分别赋予棕色、绿色、黄色、红色、蓝色和天蓝色，初始设定整体三维模型的透明度为 0.5（图 14-5-2 和图 14-5-3）。②在游离肝周韧带前，选择肝静脉根部和胆囊底部，同时结合肝脏边缘形状作为导航图像配准的标志定位点。手术操作的过程中挑起或翻动肝脏，肝脏形态会发生变化，解剖第一肝门后，以肝门部血管（门静脉分叉点、肝动脉或下腔静脉）作为固定标志进行实时导航空间配准（图 14-5-4 和图 14-5-5）。③将术前三维手术规划模型投影融合至 ICG 分子荧光影像，进行肿瘤定位、确定肝切除的范围和界限（图 14-5-6 和图 14-5-7）。④三维手术规划融合 ICG 分子荧光影像实时导航肝切除（图 14-5-8 和图 14-5-9）。⑤ICG 分子荧光影像侦测肝脏断面有无残余肿瘤及胆漏（资源 14-5-1）。

三、AR 联合 ICG 分子荧光影像实时导航腹腔镜肝切除术的应用价值

根治性肝切除是治疗原发性肝癌的重要手段。随着现代影像技术的发展、肝切除技术的提高和肝实质离断设备仪器的进步，腹腔镜肝切除已经广泛

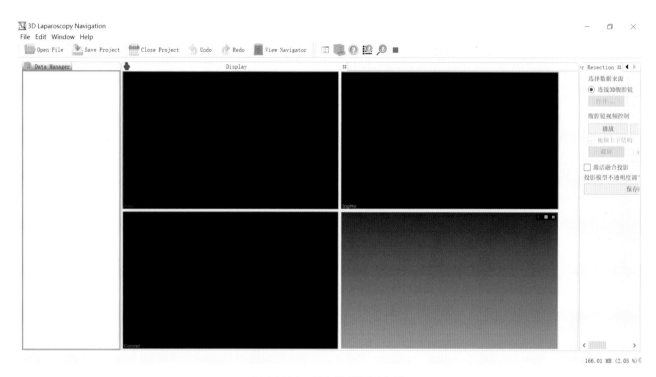

图 14-5-1　程序的界面及布局

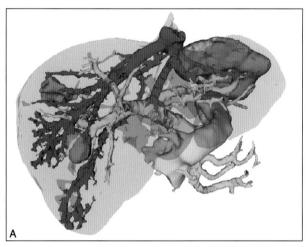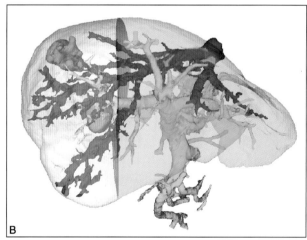

图 14-5-2　术前三维重建
A.术前三维重建和可视化模型;B.术前三维手术规划模型

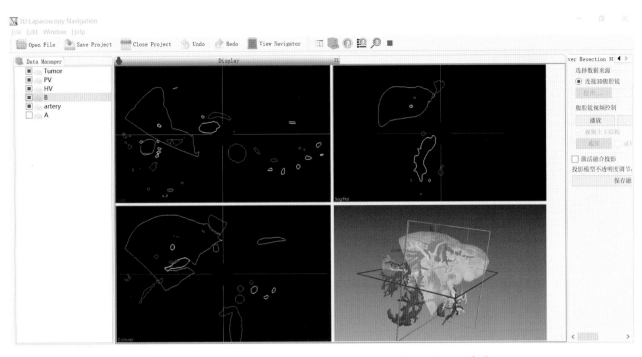

图 14-5-3　3D 模型导入系统后进行参数设置、渲染和赋予不同颜色

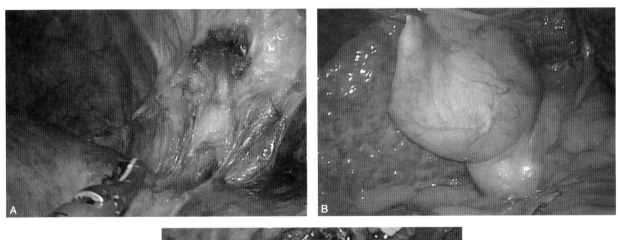

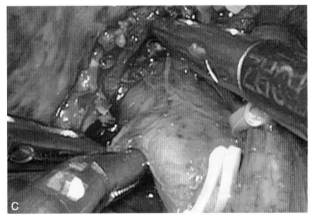

图 14-5-4　腹腔镜肝切除手术导航系统的解剖标志定位点
A. 肝上下腔静脉窝；B. 胆囊床；C. 肝门部血管。

14

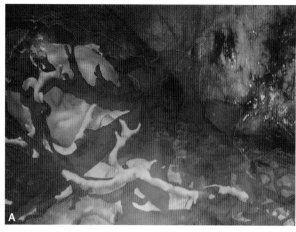

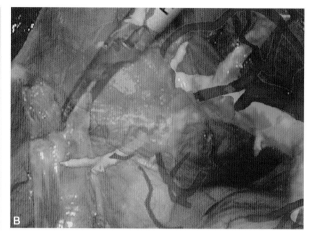

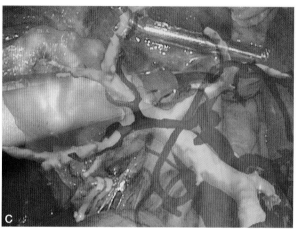

图 14-5-5　肝脏图像配准融合

A. 肝上下腔静脉窝图像配准；B. 胆囊床图像配准；C. 肝门部血管图像配准。

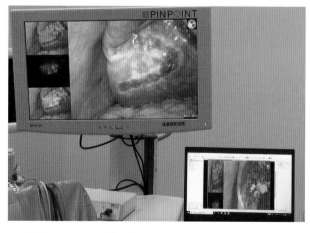

图 14-5-6　3D 模型与 ICG 分子荧光影像融合导航定位肿瘤边界

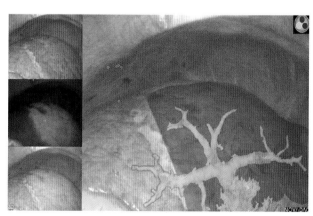

图 14-5-7　3D 模型与 ICG 分子荧光影像融合确定肝切线

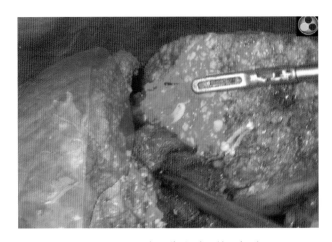

图 14-5-8　融合图像实时导航肝切除

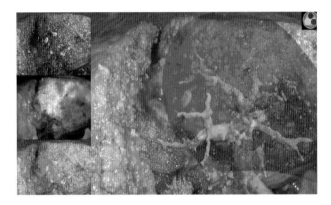

图 14-5-9　肝脏及血管 3D 模型融合 ICG 荧光影像实时导航肝切除

资源 14-5-1　AR 联合 ICG 分子荧光影像实时导航 3D 腹腔镜肝切除术(PPT)

应用于肝脏疾病的外科治疗。与开腹手术相比,腹腔镜肝切除术在减少手术时间、减少术后并发症的发生和缩短术后住院天数方面更具有优势。但是,腹腔镜手术存在缺乏手部触觉反馈、操作空间狭窄、内镜视野及视角受限等缺陷。在肝内解剖结构立体化和可视化的基础上,利用 ICG 荧光影像进行肿瘤的边界界定和肝切除范围的界定,可为术者提供更多指导手术的信息,从而在一定程度上弥补了腹腔镜手术中触觉和视野的缺陷。此外,应用 AR 导航技术将术前三维手术规划模型投影至 ICG 分子荧光手术影像进行多模态图像实时导航腹腔镜肝切除术,是在真实肝脏背景下确定肿瘤的大小、形状和拟切除的肝脏范围,从宏观解剖学层面实现肿瘤边界界定和肝切除范围的确定;结合术中 ICG 分子荧光成像进行肿瘤定位、目标肝段染色和转移灶侦测,从微观分子细胞水平实现肿瘤边界界定和肝切除范围的确定。两种模态图像实现优势互补融合的同时达到解剖性、功能性、根治性切除。

肝脏血管三维模型投影有利于外科医师发现肝内脉管系统的解剖变异情况,对预防和控制肝切除术中肝内血管分支出血,减少围手术期输血具有重要作用。腹腔镜肝切除术中出血主要来源于肝脏的游离、肝门部的解剖和肝实质的离断,而术中因血管损伤的出血必然会增加围手术期输血风险,同时也会增加术后患者死亡和发生并发症的风险。目前,用于预防和控制术中出血的主要方法有肝血流阻断和降低中心静脉压,但是阻断肝门的时间过长容易引起肝脏缺血再灌注损伤,增加术后肝衰竭发生的风险。而且,断肝方法的改进和手术能量器械的发展并未在改善缺血再灌注损伤和并发症的发生方面表现出明显绝对的优势。利用 AR 技术将肝脏三维模型投影至术区以指导第一肝门的解剖和肝实质的离断,对手术处理区域的脉管结构做到"心中有数",提前预测实际手术中肝切除平面内可能遇见的重要血管的主干和主要分支,预防术中损伤肝静脉系统的意外出血和损伤门静脉系统分支导致术后肝脏缺血。

目前,方驰华教授团队利用术前三维手术规划和术中 ICG 荧光影像融合实时导航腹腔镜肝切除术的研究结果证明,与对照组相比,手术导航组在减少术中出血量、降低术中输血率和缩短术后住院时间方面均表现出明显的优势,差异有统计学意义($P<0.05$)。但是,两组总并发症发生率差异无统计学意义。下一步研究需要进一步扩大研究对象的样本量和长期随访来确定该技术对术后并发症和生存状态的影响。

多模态融合图像手术导航技术作为一种前沿的肝脏外科诊治模式,以三维可视化技术为代表,联合 ICG 分子荧光成像、AR 感知技术可实现多方式、相互验证、互补不足的手术导航方式,这种融合多种成像方式的多模态影像技术使传统二维图像指导下的手术呈现出多信息化趋势,必将给未来数字智能化微创外科的发展带来飞跃与突破,有助于实现解剖性、功能性、根治性肝切除。

(方驰华　张　鹏)

14

第六节　三维可视化技术在胸腔镜辅助微波消融治疗小肝癌中的应用

肝癌是威胁我国人民生命和健康的常见恶性肿瘤之一,据最新的国家癌症中心统计数据显示,2014年肝癌发病率居各类癌症的第4位,死亡率居第2位。目前多个肝癌治疗指南或诊疗规范推荐的根治性治疗手段主要包括手术切除、肝移植和消融治疗。尽管外科手术是肝癌的首选治疗方法,但因肝癌患者大多合并肝硬化,或者在确诊时大部分患者已达中晚期,能获得手术切除机会的患者占20%~30%。近年来,随着微创技术的发展和快速康复理念日益深入人心,消融治疗因其具有微创、并发症少、恢复快、可重复、疗效确切、能潜在治愈肿瘤等优点在肝癌治疗中日益受到青睐,使一些不能耐受手术切除的肝癌患者也可以获得根治机会。

一、小肝癌的临床特点

小肝癌的定义目前多采用米兰(Milan)标准:单个肿瘤直径不超过5cm或肿瘤数目不超过3个,其中最大直径不超过3cm。小肝癌早期常无明显症状和体征,目前超声检查及AFP测定作为筛查肝癌的可靠手段。随着医疗条件和体检制度的完善,越来越多的患者可在常规体检筛查时发现肝脏占位,数据表明亚临床肝癌有81.6%为小肝癌,可见能够发现并及时诊治小肝癌是提高肝癌患者总生存率的重要途径。肝癌根治术后复发率可达60%~80%,成为肝癌患者术后的主要死因。复发性肝癌多为单发或多发小肝癌,故复发性小肝癌的诊治也逐渐得到重视。根据巴塞罗那临床肝癌(Barcelona clinic liver cancer,BCLC)分期(表14-6-1),可手术治疗小肝癌归类为A期。故肝癌术后应嘱患者积极地定期规律随访,做到早发现复发、早治疗,可以使患者获得更好的预后。

表 14-6-1　BCLC 分期

肿瘤分期	PS(活动状态)	肿瘤	肝功能
极早期(0)	0	单一肿瘤<2cm	肝功能 Child A 级,无门静脉高压
早期(A)	0	单一肿瘤或 2~3 个结节<3cm	肝功能 Child A 级,可有门静脉高压
中期(B)	0	多个结节	肝功能 Child A~B 级
晚期(C)	1~2	门静脉受侵或肝外转移	肝功能 Child A~B 级
终末期(D)	3~4	任何情况	肝功能 Child C 级

二、特殊位置小肝癌的外科治疗

对于小肝癌的首选方法是根治,根治方法包括移植、切除,局部消融治疗,经导管动脉栓塞化疗(transcatheter arterial chemoembolization,TACE)等。肝移植因供体不足,花费较高,目前没有得到广泛应用。TACE较适用于不可切除的大病灶或多结节HCC,主要目的是姑息性治疗,且反复进行TACE会出现肝功能恶化,暂且不作为小肝癌治疗的首选。早期小肝癌有较高的手术切除率,临床试验数据显示腹腔镜肝切除与开腹切除的预后及总生存率相当。随着微创技术的成熟与推广,越来越多的患者接受并要求微创治疗以减轻手术创伤,加快术后恢复时间。目前,局部消融治疗为公认的安全、有效的方法,可归类为肝癌的微创治疗方式之一。

局部消融治疗是借助医学影像技术的引导对肿瘤靶向定位,局部采用物理或化学的方法直接杀灭肿瘤组织的一类治疗手段。常用的热消融治疗有微波消融和射频消融。微波消融作为一种高温热消融治疗方法,是利用高频电磁场对人体组织中的水分子、蛋白质等极性分子及钠离子、钾离子等离子的致热效应以产生局部高温从而杀死肿瘤细胞。微波的致热原理决定了微波消融的技术优势。相比于射频消融等其他消融方法,微波对组织的穿透性更强,升温范围较均匀,升温速度更快,具有更高的加热效率,消融体积更大,治疗时间更短,且安全性良好,肿瘤消融也更彻底。近年来微波消融在肝癌治疗中取得了广泛的应用。由于其具有高效、安全等技术优势,已经成为肝癌治疗的可靠技术手段,并成为早期肝癌的治愈性方法之一。肝癌微波消融的疗效已经得到了多中心大规模研究的证实。对于BCLC分期的极早期和早期肝癌,研究显示微波消融与手术切除和射频消融具有同等治疗效果。

当肝脏肿瘤位于段Ⅶ、段Ⅷ时，由于解剖位置特殊，腹腔镜下手术显露困难，术野差，导致出血不易控制，也不易获得足够安全的手术切缘。尤其当患者既往有右半肝手术史，肝脏周围粘连使腹腔镜手术更加困难，游离过程中容易导致膈顶部肿瘤破裂，甚至播散种植。另外，因段Ⅶ、段Ⅷ肿瘤紧邻膈肌受肺部气体影响，经皮超声引导下消融容易导致肿瘤无法定位或定位不准确、消融不完全。因此，对于这些病例，有学者主张采用经胸入路胸腔镜辅助下热消融或手术切除。1998年Asahara等首次报道了胸腔镜辅助微波消融成功治疗4例合并晚期肝硬化的段Ⅶ、段Ⅷ膈顶部肝细胞癌患者，其中1例出现胸腔积液和发热。2013年Ishiko等报道了一组经膈肌切口胸腔镜辅助热消融治疗膈顶部肿瘤病例（56例肝细胞癌，3例肝转移癌），7例发生并发症，无手术相关死亡，肝细胞癌5年总生存率达51.0%，2例局部复发。笔者已成功开展6例胸腔镜辅助微波治疗段Ⅶ、段Ⅷ膈顶部小肝癌，取得了较好的效果。

三、三维可视化技术结合胸腔镜在微波消融治疗小肝癌中的价值

肝脏肿瘤三维可视化是通过CT和/或MRI图像数据来立体化描述肝脏肿瘤三维解剖和形态特征的影像学工具，可直观准确地将肝脏各段、胆道血管系统、肿瘤等目标从视觉上分离出来。多个临床试验结果已证实三维可视化术前评估系统对肝脏手术制订合理的个体化手术方案，提高手术成功率，减少术后并发症，避免肝衰竭等方面具有重要的临床价值。

胸腔镜下微波消融成功的关键取决于肿瘤定位的精确程度、微波针穿刺引导的精准程度，以及肿瘤消融的完全程度（即需获得足够的安全边界）。近年来，随着三维可视化技术的不断发展和完善，已逐渐在临床上得到推广应用。三维可视化技术有助于微波消融术前根据肿瘤的形态、尺寸和位置等设计相应的微波消融针布局，以及如何准确定位消融针并采用合适的消融剂量和疗效评估等，有效地降低了手术并发症发生率，提高了胸腔镜辅助微波消融的成功率。

（一）术前影像学检查与手术计划的制订

微波消融中常用的影像学方法包括CT、超声成像、MRI等，其中CT和超声最为常用。无论哪种成像方式，对医师而言，基于传统二维影像的整个消融治疗过程都需要较强的空间想象力和丰富的治疗经验才能胜任。如何将一组二维影像信息经过形象思维重建为三维立体结构，并通过其中的空间关系在脑海中规划穿刺路径、定位针尖位置，是对医师影像学能力的考验。

近年来，随着三维可视化技术、手术导航技术在消融手术中的逐步应用，基于三维影像的消融手术系统成为研究热点。靠近膈肌的肝段Ⅶ、段Ⅷ肝癌病灶可能毗邻重要管道结构，包括肝右静脉、肝中静脉、下腔静脉等，术前需要通过三维可视化评估系统制订合适的进针位置、方向，尤其是需要在多针、多点消融时避开重要的管道结构，可提高手术的安全性。如消融次数过多、时间过长，容易并发膈肌热损伤，在3D系统下制订手术消融计划时，在保证肿瘤得以完全消融的前提下应尽量减少进针次数和消融时间。

（二）术中影像引导

手术时将三维构建图像带入术间，便于实时模拟并指导术中操作。手术首先进入胸腔，充分显露膈肌，使用术中超声经膈肌对肝脏进行扫查，结合三维可视化技术寻找目标结节（图14-6-1）。肿瘤定位准确后，在胸腔镜监视下插入微波针，术中通过人工胸腔积液方法减少气体干扰，进而提高超声显像的清晰度。术者手持微波针，助手持超声探头，两人需配合使微波针进针面与超声长轴面尽可能重合，从而达到精准穿刺消融。由于消融后局部组织气化形成的气化区在超声下呈强回声状态，影响消融针的精确定位，术者常等待5~10分钟待消融区气化减退后再行下一针穿刺。整组患者术中进针方向、位置，均按术前计划进行。其中2例患者单点消融，术

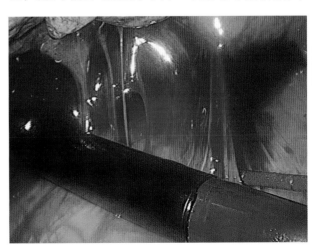

图14-6-1　胸腔镜入路

371

中未改变进针位置,4 例多点消融,单个肿瘤平均消融 3~5 个周期。

(三)术后基于影像学的疗效评估

术后及时、准确的影像学评估对提高治疗效果、延长患者生存期有重要意义。目前临床上评价肝癌消融术后肿瘤残余与复发的影像学技术主要包括超声造影、增强 CT、增强 MRI 及 PET/CT 和 PET/MR,但前三者更经济有效。三维超声造影能获取 3 个相互正交的平面,从而立体展现整个肿瘤,且可在极短动脉期内捕捉到消融灶全部血供信息,因此对消融术后残余肿瘤及复发检测的灵敏度和准确度较高。术后 1 天评价消融是否完全的灵敏度、特异度、准确度分别为 97%、100%、97%。但受气体、肥胖、呼吸等因素影响,超声造影对一些位置较深或位于肝脏膈顶部的肝癌病灶难以显示完全,术后对这类病灶评价的准确度难以令人满意。目前临床上对肝癌消融术后的复查多采用增强 CT。但是术后 3 天增强 CT 成像均显示围绕消融区域一环形增强带,较难与残余肿瘤鉴别。增强 MRI 对肝癌患者残存肿瘤的检出灵敏度较 CT 高(89% vs 44%)。MRI 上消融治疗前后肝癌组织变化主要表现为信号差异,术前肿瘤组织在 T_2WI 主要表现为高信号,术后原肿瘤区在 T_2WI 与正常肝实质一样为等信号,但坏死区周围会出现炎性、水肿、出血等变化,使环绕消融区域在 T_2WI 也为高信号,给残余肿瘤鉴别带来一定困难。MRI 平扫对肿瘤消融是否完全难以达到精确评价,因此临床上更多采用增强 MRI。通过静脉注射对比剂显示肝脏动脉期、门静脉期、延迟期成像,评价肿瘤血管及灌注情况。尤其是新型肝脏特异性对比剂的出现,大大提高了增强 MRI 诊断消融术后肿瘤残余与复发的准确度与灵敏度。笔者术后常规通过超声造影、肝脏增强 CT 或 MRI 来评估手术效果,有 1 例患者增强 CT 确认消融完全,超声显示仍有残余,经超声造影确认后进行补救消融。因此,术后评估应至少选择两种影像学手段进行评估,确保消融完全,提高疗效。

四、适应证和禁忌证

(一)适应证

1. 肿瘤位于右侧膈顶部。
2. 肿瘤最大直径不超过 3cm,个数不超过 3 个。
3. 不适合超声引导下经皮消融。
4. 不适合经腹腔镜消融或经腹腔镜操作困难。
5. 肝功能 Chlid 分级为 A 或 B 级。

6. 病灶周围无大血管侵犯。

(二)禁忌证

1. 心脑血管疾病不能耐受全身麻醉。
2. 肝功能 Chlid 分级为 C 级或凝血功能较差,腹水较多者。
3. 肺功能较差。
4. 血小板<20×10^9/L。

(三)典型病例

1. 病例 1　患者,男性,57 岁。主因肝癌微波消融术后 16 个月后复发入院。既往史:"乙肝"病史 20 年,规律服用恩替卡韦 3 年。患者于 2016 年 9 月 1 日因原发性肝癌于我院行超声引导下肝癌微波消融(固化)术,2017 年 6 月 20 日因肝癌复发于我院行腹腔镜肝癌微波消融治疗术。入院检查:术前化验结果显示肝功能 Child 分级为 A 级,肿瘤标志物均正常范围。ICG R15 为 14%。肝脏增强 CT 提示肝硬化,肝顶部段Ⅷ结节,直径约为 1.9cm,动脉期及静脉期轻度强化,延迟期显示欠清。术前三维构建见图 14-6-2。

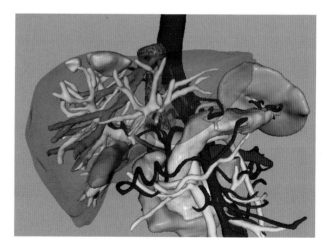

图 14-6-2　术前三维构建

手术过程:全身麻醉后左侧卧位。取腋前线第 7 肋间切口,插入胸腔镜,超声检查确定肝段Ⅷ病灶。从第 6 肋间置入微波针,微波消融(60W,3 分钟)5 个循环。检查无活动出血,涨肺未见漏气,确认无误后置入胸腔闭式引流管 1 枚,排出胸腔气体。手术完毕。术中出血不足 5ml,未输血。术后恢复及随访(图 14-6-3 ~ 图 14-6-5):2018 年 11 月 5 日进行手术,术后第 8 天拔除引流管,肝功能恢复正常,期间有发热,物理降温可改善,术后住院时间为 8 天。至今来我院复查未发现复发及转移。

14

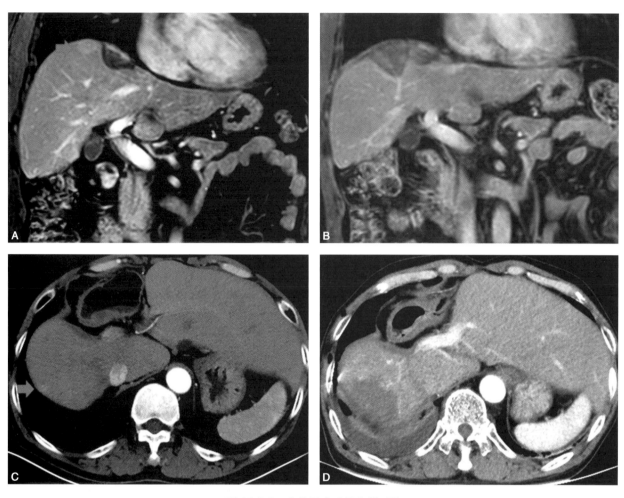

图 14-6-3　术前及术后影像学对比

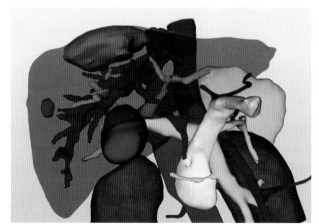

图 14-6-4　术后三维构建

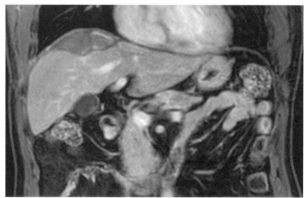

图 14-6-5　术后 9 个月随访未见复发及转移

14

2. 病例 2　患者,女性,60 岁。主因肝癌术后 6 年,复查发现肝占位为主诉入院。既往史:"乙肝"病史 6 年,按时服用恩替卡韦,2011 年于我科诊断肝右叶段Ⅵ肝癌,行腹腔镜下微波辅助肝癌切除术,术后病理提示肝细胞癌。入院检查:增强 CT 显示肝段Ⅶ新增类圆形等密度结节影,边缘可见环形低密度影,增强扫描动脉期明显强化,静脉期强化较前略

减低,最大横截面约 2.2cm×1.8cm。化验结果:PLT 29×10^9/L,总胆红素 39.4μmol/L,凝血酶原时间 17 秒,甲胎蛋白 861.1μg/L。肝功能 Child 分级为 B 级,ICG R15 为 33%。术前三维构建见图 14-6-6。

手术过程:全身麻醉后右侧卧位。取右侧第 6 肋间切口放入胸腔镜镜头。探头经膈肌检查肝脏见一略低回声实性病灶,直径约 3cm。在超声探头导

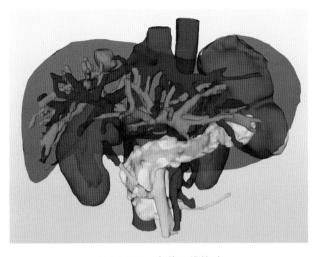

图 14-6-6　术前三维构建

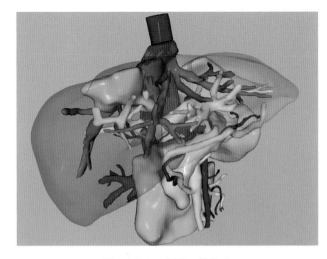

图 14-6-8　术后三维构建

引下,微波针刺入病灶所在,多点逐层次消融,共消融 5 次(60W,3 分钟)。经检查膈肌下方可见范围约 2cm 的血肿,观察血肿无扩大,张力变低,确认无活动性出血后,放入胸腔闭式引流管 1 枚。术毕。术中出血约 10ml,输注 400ml 血浆 10U 冷沉淀。

术后恢复(图 14-6-7~图 14-6-9):2017 年 8 月 17 日进行手术,术后第 2 天腹腔内渗血,形成肝周积液,经输注血浆、红细胞,改善凝血功能等非手术治疗后好转,术后第 11 天拔除引流管,出院时肝功恢复至 B 级。期间肺部炎症,行祛痰等治疗后恢复。术后住院时间为 13 天。术后随访 22 个月,未见复发及转移。

3. 总结与讨论　总体来说,三维可视化技术辅助的胸腔镜下微波消融治疗小肝癌是安全有效。但应严格把握其手术适应证与禁忌证。对于特殊部位小肝癌的微创治疗方法的选择应以患者生命安全为基础,首先应考虑治疗方法是否能达到根治效果,其

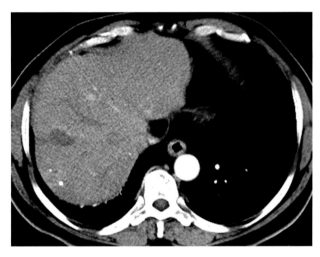

图 14-6-9　术后 22 个月随访未见复发及转移

次考虑治疗入路的微创。应综合考虑患者的具体情况,制订个体化的治疗方案:对于肝功能 Child A~B 级的患者,在靠近膈肌顶部且无大血管侵犯时,胸腔镜下辅助微波消融为较好的方法;直径为 3~5cm 的小肝癌或位置较特殊如位于肝门处或尾状叶时,为保证患者安全,手术切除常为首选方法。对于肝硬化较重伴有脾功能亢进的患者,如凝血时间过长、血小板过低,应对症改善凝血功能后再实施手术治疗。

如今数字化的应用已深入各学科肿瘤的治疗。三维可视化技术已越来越广泛地应用于肝脏手术中。针对胸腔镜辅助微波消融治疗小肝癌,三维可视化系统的主要作用如下:①术前显示肿瘤与肝内脉管系统的解剖关系,拟定手术计划。②术中进行实时指导,降低手术风险,减少出血量,缩短手术时间,减少术后并发症。③术后与术前图像对比,评估消融是否完全。

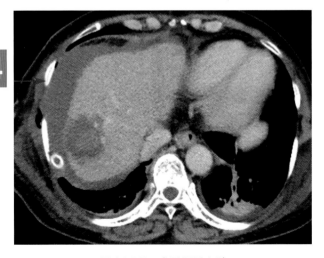

图 14-6-7　术后肝周血肿

(徐　锋　戴朝六)

14

第七节　以肝段为本的多模图像实时融合导航腹腔镜肝切除术

一、概述

规则性肝切除术是指预先切断病肝部分的入肝血流后,按解剖上的肝段、区、半肝或肝三区的范围切除肝组织,主要沿解剖学上的界面切除相应肝组织,所以也称为解剖性肝切除术。以肝段为本的肝切除手术也属于规则性肝切除,但是需要外科医师有足够的肝内解剖知识和进行精确的肝脏分段。经典的 Couinaud 分段法基于离体肝脏铸型的研究结果,活体人的肝静脉和门静脉存在血管变异的情况,所以仅通过简单的解剖分割计算各肝段体积显然是不准确的。笔者团队通过自主研发的腹部医学图像三维可视化系统(MI-3DVS),基于门静脉血流拓扑关系进行个体化肝脏分段和肝段体积测算,可实现任意门静脉分支引流区域的体积测算,真实反映各肝段的情况。以个体化肝段为本的解剖性肝切除术具有以下优点:①肝段界面中没有大的血管和胆管,断肝通过无血管界面可减少术中出血;②由于不会破坏大血管和胆管,避免了术后残肝缺血或坏死,降低术后并发症发生率;③术前和术中决定要切除的肝段,可保证切缘足够和保留最多的非肿瘤组织,降低术后肝衰竭的风险;④有效解决肝内肿瘤播散的手段,减少术后肿瘤复发。原发肝脏肿瘤通常存在一个肝段内,肝内播散是由于肿瘤侵犯门静脉分支所致,肿瘤细胞可能会自血管壁脱落,流入相同肝段的相邻门静脉分支,逐步形成肝内广泛播散。这种播散形式可由肝癌附近的卫星灶发展为同肝段、同肝区的转移灶,直到最终播散整个半肝或对侧肝。由于早期卫星灶和主体肿瘤位于同一肝段,以肝段为本的肝切除是实现肿瘤解剖性、根治性和功能性切除的最好方法。

随着数字智能化诊疗技术在肝胆胰外科的快速发展,新型的影像技术所产生的多模态影像与外科手术实现了交互融合,笔者团通过自主研发的计算机辅助肝切除手术导航系统,通过增强现实导航技术将术前三维手术规划、个体化肝脏分段与术中 ICG 分子荧光影像多模融合后实时导航腹腔镜肝切除术。在将个体化肝脏分段图像与术中实时图像融合的同时,联合 ICG 分子荧光染色可以精确界定肝段边界,实现以肝段为本的多模图像实时融合导航腹腔镜肝切除术。

二、具体方法

(一) 三维可视化及个体化肝脏分段

经 64 层及以上螺旋 CT 扫描后获得 4 期(平扫、动脉期、门静脉期和延迟期)CT 图像数据,重建层厚为 0.625~1mm,格式为 DICOM,最后经储存设备将 4 期数据导出并保存。薄层 CT 图像数据导入 MI-3DVS,进行三维可视化处理和重建。

基于门静脉血管拓扑结构关系进行肝脏分段。以下为肝脏分段步骤:①门静脉、肝静脉血管图像的分割与三维建模;②门静脉血管中心线的提取;③门静脉血管中心线的标记;④采用最近邻域近似分割算法进行肝脏分段。各个肝段的三维模型保存为 STL 格式文件。

(二) ICG 分子荧光影像

按照《计算机辅助联合吲哚菁绿分子荧光影像技术在肝脏肿瘤诊断和手术导航中应用指南(2019版)》,进行标准化、流程化和规范化地应用 ICG 分子荧光影像技术(具体方法详见第十二章第五节和第六节)。

(三) 计算机辅助肝切除手术导航系统

计算机辅助肝切除手术导航系统由术前模型分割、术中实时图像表面重建、术中配准和术中相机姿态跟踪模块组成。该系统的主要技术特点是:配置简单,支持导入 STL 格式的配置文件,可以在导航前先进行配置操作和参数设定,术中只需导入相关的肝脏分段、肿瘤和血管 STL 格式的三维模型文件即可;导航界面直观,术前的模型可通过配准空间变换,叠加显示在腹腔镜或荧光内镜图像上,可以实时在肝脏表面显示各段肝脏、肝脏内部的血管和肿瘤的位置关系。

三、典型病例

男性,63 岁,发现肝脏占位 4 天,HBsAg(+)。肝功能 Child-Pugh A 级。血常规无明显异常;AFP 10.1μg/L。查体无特殊。临床诊断:原发性肝癌。根据三维重建及可视化分析,可见肿瘤数量 3 个,位于右半肝,透明化肝脏,可分别显示肿瘤与门静脉、肝静脉、肝动脉的关系,基于门静脉血流拓扑关系进行个体化肝脏分段,显示肿瘤位于段Ⅴ、段Ⅷ,虚拟仿真手术方式为右半肝切除术。患者皮试排除碘造影剂和 ICG 过敏后,按 0.25~0.5mg/kg 剂量术前 24 小时经外周静脉注射 ICG,术中使用负染色法进行左右半肝边界界定。手术中场景见图 14-7-1。

14

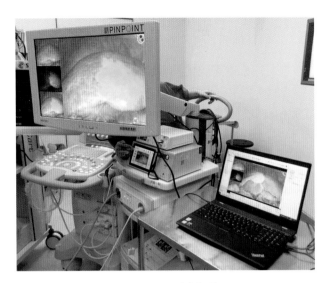

图 14-7-1　手术场景

1. CT 评估　平扫期肝右叶段Ⅵ见边缘不清稍低密度结节,增强扫描动脉期肝右叶段Ⅴ、段Ⅶ、段Ⅷ见大小分别约 33mm、21mm、23mm 的明显强化结节,肝右叶段Ⅶ结节强化不均匀,强化方式符合肝癌,门静脉期、平衡期呈等、稍低、低密度结节(图 14-7-2)。

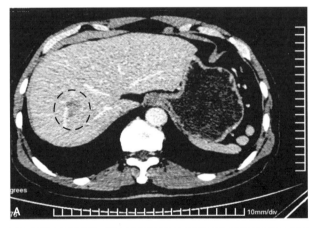

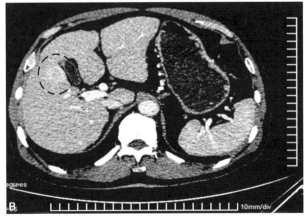

图 14-7-2　CT 图像

2. MRI 评估　肝脏轮廓欠光整,部分区域略微呈小波浪状改变,肝裂增宽,肝右前叶(肝膈顶、胆囊窝旁)见多个类圆形长 T_1 稍长 T_2 信号,边界尚清,增强扫描动脉期呈明显强化,门静脉期及平衡期强化程度减低,肝胆排泄期呈低信号,大小约 38mm×36mm、26mm×23mm、24mm×24mm。肝硬化,肝右前叶多发结节,考虑多中心肝细胞癌可能,肝左内叶上段小囊肿(图 14-7-3)。

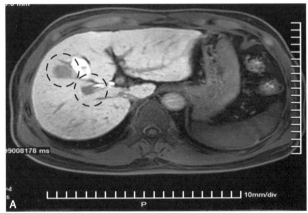

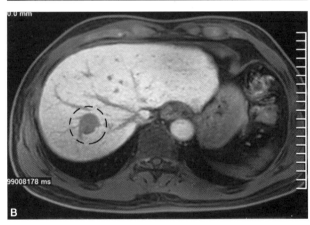

图 14-7-3　MRI 图像

3. 三维可视化评估及手术规划　三维重建及可视化分析,可见肿瘤分别位于肝右叶段Ⅴ、段Ⅶ、段Ⅷ,透明化肝脏,可分别显示肿瘤与门静脉、肝静脉、肝动脉的关系。基于门静脉血流拓扑关系进行个体化肝脏分段,个体化肝脏分段形态不规则,左右半肝的分界线不规则,虚拟仿真手术拟行右半肝切除术(图 14-7-4,资源 14-7-1、资源 14-7-2)。

4. 手术过程　见图 14-7-5 ~ 图 14-7-16,资源14-7-1,资源 14-7-2。

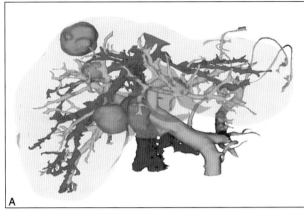

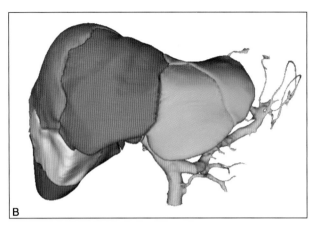

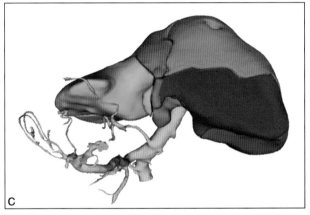

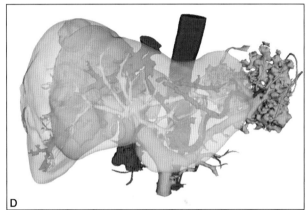

图 14-7-4　三维重建

A.术前三维重建和可视化模型；B.个体化肝脏分段（正面观）；C.个体化肝脏分段（后面观）；D.术前三维手术规划模型。

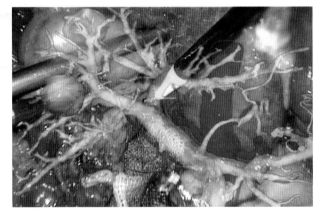

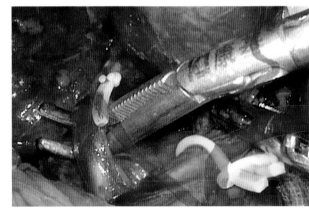

图 14-7-5　肿瘤、门静脉和动脉融合导航　　　　图 14-7-6　增强现实导航解剖分离肝右动脉

14

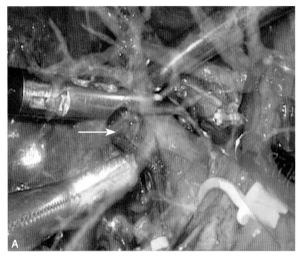

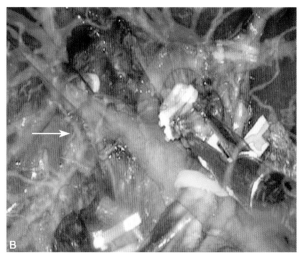

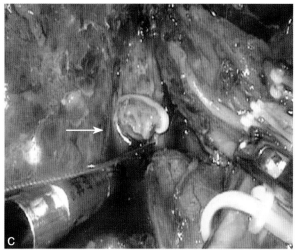

图 14-7-7　结扎门静脉右支

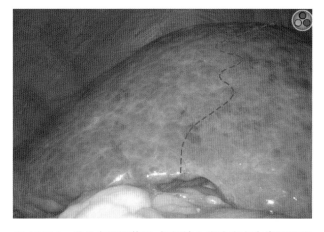

图 14-7-8　结扎右侧肝蒂后,根据缺血线确定左右半肝界线

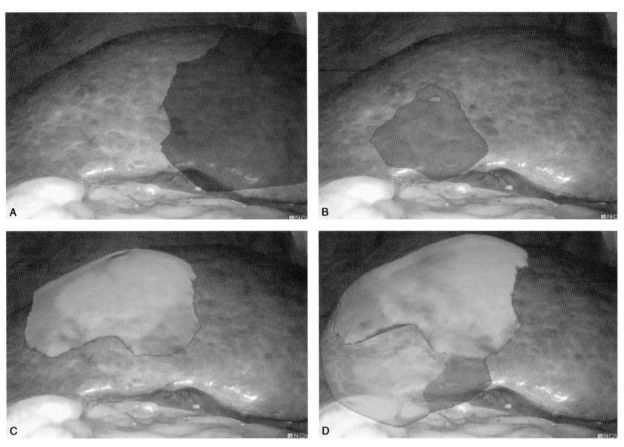

图 14-7-9 个体化肝脏分段投影

A. 肝段Ⅳ投影；B. 肝段Ⅴ投影；C. 肝段Ⅷ投影；D. 肝段Ⅴ、段Ⅵ、段Ⅶ、段Ⅷ(右半肝)投影。

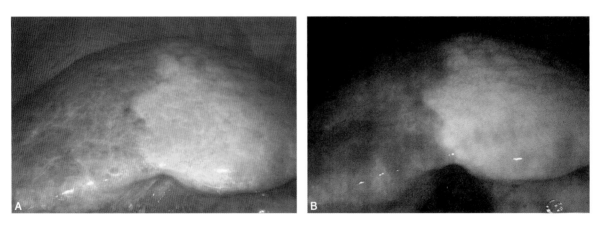

图 14-7-10 使用 ICG 负染法确定左右半肝界线

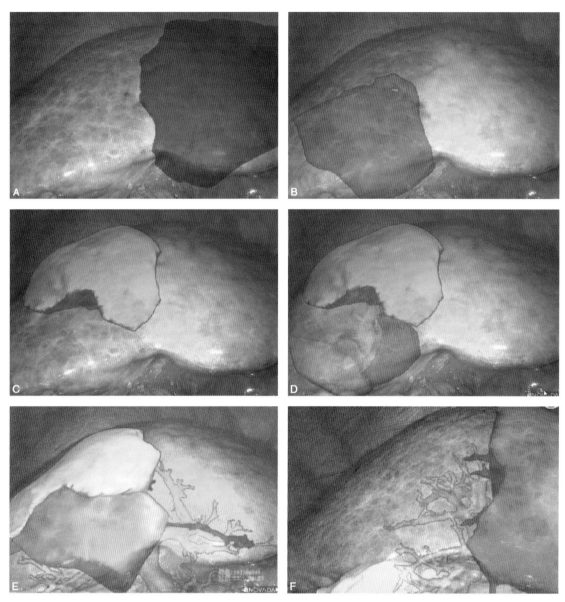

图 14-7-11　肝脏分段 3D 模型与 ICG 分子荧光影像融合导航

A.肝段Ⅳ与荧光影像融合;B.肝段Ⅴ与荧光影像融合;C.肝段Ⅷ与荧光影像融合;D.肝段Ⅴ、段Ⅵ、段Ⅶ、段Ⅷ(右半肝)与荧光影像融合;E.肝段Ⅴ、段Ⅷ、门静脉和肝静脉与荧光影像融合;F.肝段Ⅳ、门静脉和肝静脉与荧光影像融合。

14

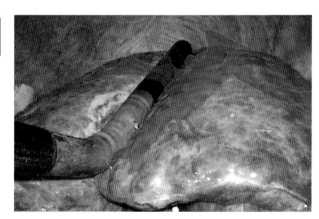

图 14-7-12　AR 联合腹腔镜下超声探查标记肝中静脉位置

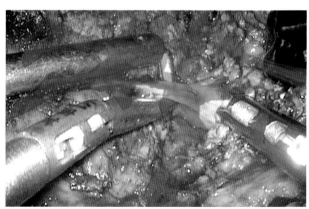

图 14-7-13　AR 导航并解剖肝中静脉主要分支处理

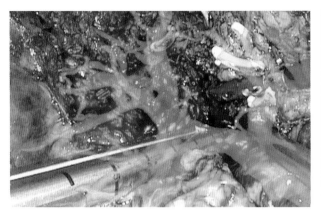

图 14-7-14　AR 导航切割吻合器离断右侧肝蒂

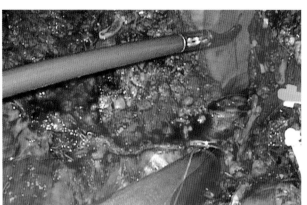

图 14-7-15　AR 导航离断肝右静脉主干

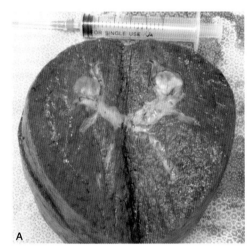

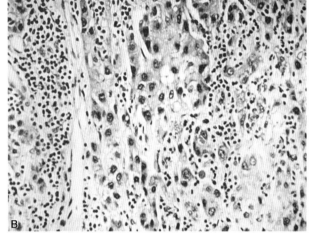

图 14-7-16　术后标本及病理图片,病理示肝细胞癌,高分化

资源 14-7-1　以肝段为本的多模图像实时融合导航肝切除术(PPT)

资源 14-7-2　以肝段为本的多模图像实时融合导航肝切除术(视频)

四、应用价值

在肝内解剖结构立体化和可视化的基础上,肝胆外科医生对肝脏解剖结构的认识进一步加深,肝脏手术方式也发生巨大变化,从既往的大面积肝叶切除发展到解剖更为精确的以肝段为本的规则性肝切除,保证足够的阴性切缘的同时保留最多的功能性肝体积,降低术后肝衰竭风险。术中联合 ICG 荧光影像进行肿瘤的边界界定和肝切除范围的界定,在分子、细胞层面指导进行功能性肝切除。此外,应用增强现实导航技术将术前三维手术规划和个体化肝脏分段模型投影至 ICG 分子荧光手术影像进行多模图像实时导航腹腔镜肝切除术,是在真实肝脏背景下确定肿瘤的大小、形状及所在肝段,更精确地指导手术。以肝段为本的多模图像实时融合导航肝切除术在实现多种模态图像优势互补融合的同时达到解剖性、功能性、根治性切除。

（方驰华　张　鹏）

参考文献

[1] TANG R,MA L F,RONG Z X,et al. Augmented reality technology for preoperative planning and intraoperative navigation during hepatobiliary surgery:a review of current methods[J]. Hepatobiliary Pancreat Dis Int,2018,17(2): 101-112.

14

［2］ ROBERTS D W，STROHBEHN J W，HATCH JF，et al，A frameless stereotaxic integration of computerized tomographic imaging and the operating microscope［J］. Journal of neurosurgery，1986，65（4）：545-549.

［3］ KELLY P J，KALL B A，GOERSS S，et al. Computer-assisted stereotaxic laser resection of intra-axial brain neoplasms［J］. J Neurosurg，1986，64：427-439.

［4］ WINNE C，KHAN M，STOPP F，et al. Overlay visualization in endoscopic ENT surgery［J］. International Journal of Computer Assisted Radiology and Surgery，2011，6（3）：401-406.

［5］ ZINSER M J，SAILER H F，RITTER L，et al. A paradigm shift in orthognathic surgery？ A comparison of navigation，computer-aided designed/computer-aided manufactured splints，and "classic" intermaxillary splints to surgical transfer of virtual orthognathic planning［J］. Journal of oral and maxillofacial surgery，2013，71（12）：2151.

［6］ WENGERT C，CATTIN P C，DUFF J M，et al. Markerless Endoscopic Registration and Referencing［M］. Berlin，Heidelberg：Springer Berlin Heidelberg，2016.

［7］ TSUTSUMI N，TOMIKAWA M，UEMURA M. et al. Image-guided laparoscopic surgery in an open MRI operating theater［J］. Surgical Endoscopy，2013，27：2178-2184.

［8］ HAYASHI Y，MISAWA K，ODA M，et al. Clinical application of a surgical navigation system based on virtual laparoscopy in laparoscopic gastrectomy for gastric cancer［J］. International Journal of Computer Assisted Radiology and Surgery，2016，11（5）：827-836.

［9］ THOMPSON S，TOTZ J，SONG Y，et al. Accuracy validation of an image guided laparoscopy system for liver resection［M］// SPIE Medical Imaging，2015.

［10］ KANG X，AZIZIAN M，WILSON E，et al. Stereoscopic augmented reality for laparoscopic surgery［J］. Surgical endoscopy，2014，28（7）：2227-2235.

［11］ RONNEBERGER O，P FISCHER，T BROX. U-net：Convolutional networks for biomedical image segmentation［C］// International Conference on Medical image computing and computer-assisted intervention，2015.

［12］ MILLETARI F，N NAVAB，S AHMADI. V-Net：Fully Convolutional Neural Networks for Volumetric Medical Image Segmentation［C］// 2016 Fourth International Conference on 3D Vision（3DV），2016.

［13］ YANIV Z，LINTE C A. Applications of Augmented Reality in the Operating Room. Fundamentals of Wearable Computers and Augmented Reality［M］. 2nd eD. New York：CRC Press Taylor & Francis Group，2016：485-510.

［14］ HAYASHI Y，MISAWA K，HAWKES DJ，et al. Progressive internal landmark registration for surgical navigation in laparoscopic gastrectomy for gastric cancer［J］. International Journal of Computer Assisted Radiology and Surgery，2016，11（5）：837-845.

［15］ THOMPSON S，SCHNEIDER C，BOSI M，et al. In vivo estimation of target registration errors during augmented reality laparoscopic surgery［J］. International Journal of Computer Assisted Radiology and Surgery，2018，13（6）：865-874.

［16］ DIXON B J，DALY M J，CHAN H，et al. Surgeons blinded by enhanced navigation：the effect of augmented reality on attention［J］. Surgical endoscopy，2013，27（2）：454-461.

［17］ CHEN P，BIE P，LIU J，et al. Laparoscopic left hemihepatectomy for hepatolithiasis［J］. Surgical Endoscopy，2004，18（4）：717-718.

［18］ FUKS D，VELAYUTHAM V，NOMI T，et al. 3D visualization reduces operating time when compared to high-definition 2D in laparoscopic liver resection：A case matched study［J］. HPB，2016，18：e699.

［19］ 王雪飞，胡明根，赵国栋，等. 一种腹腔镜标准术式的探索：模式化腹腔镜左半肝切除术［J］. 中华腔镜外科杂志（电子版），2014（3）：1-5.

［20］ 尹新民，朱鹏，张万广，等. 腹腔镜肝切除术专家共识（2013 版）［J］. 中国肿瘤临床，2013，40（6）：303-307.

［21］ MANIZATE F，HIOTIS S P，LABOW D，et al. Liver functional reserve estimation：state of the art and relevance for local treatments［J］. Oncology，2010，17（4）：380-384.

［22］ TRANCHART H，GIURO GDI，LAINAS P. Laparoscopic liver resection with selective prior vascular control［J］. American Journal of Surgery，2013，205（1）：8-14.

［23］ 陈永军，卢榜裕，蔡小勇，等. 腹腔镜下精准肝蒂解剖在肝切除术中的应用评价［J］. 中华肝胆外科杂志，2014，20（6）：422-424.

［24］ 王文斌，闫长青，吕海涛，等. 腹腔镜解剖性肝切除术临床分析［J］. 中华肝胆外科杂志，2016，22（1）：9-12.

［25］ 尹新民，朱斯维. 腹腔镜解剖性半肝切除术技巧及关键技术［J］. 中国实用外科杂志，2017，37（5）：477-481.

［26］ HUANWEI C，FEIWEN D. Pure laparoscopic right hemihepatectomy via anterior approach［J］. Surgical Endoscopy，2016，30（12）：1.

［27］ 陈亚进，陈捷. 腹腔镜右半肝切除术的技术要领——手术流程的标准化［J］. 中国实用外科杂志，2017，37（5）：481-485.

［28］ LEE S Y. Central hepatectomy for centrally located malignant liver tumors：A systematic review［J］. World Journal of Hepatology，2014，6（5）：347-357.

［29］ FANG C H，TAO H S，YANG J，et al. Impact of three-dimensional reconstruction technique in the operation planning of centrally located hepatocellular carcinoma［J］.

14

Journal of the American College of Surgeons, 2015, 220 (1):28-37.

[30] 郑树国. 腹腔镜解剖性肝中叶切除术[J]. 中国普外基础与临床杂志, 2014, 21(8):929-931.

[31] CHO J Y, HAN H S, YOON Y S, et al. Feasibility of laparoscopic liver resection for tumors located in the posterosuperior segments of the liver, with a special reference to overcoming current limitations on tumor location[J]. Surgery, 2008, 144(1):32-38.

[32] VIGANÒ LUCA, TAYAR CLAUDE, LAURENT ALEXIS, et al. Laparoscopic liver resection: a systematic review [J]. Journal of Hepato-Biliary-Pancreatic Surgery, 2009, 16(4):410-421.

[33] 方驰华, 张鹏, 罗火灵, 等. 增强现实导航技术联合吲哚菁绿分子荧光影像在三维腹腔镜肝切除术中的应用 [J]. 中华外科杂志, 2019, 57(8):578-584.

[34] 王晓颖, 朱小东. 术中影像引导在腹腔镜和机器人肝切除术中的应用[J]. 中华肝胆外科杂志, 2017, 23(11): 741-744.

[35] NISHINO H, HATANO E, SEO S, et al. Real-time navigation for liver surgery using projection mapping with indocyanine green fluorescence[J]. Annals of Surgery, 2018, 267(6):1134-1140.

[36] ZHANG P, LUO H, ZHU W, et al. Real-time navigation for laparoscopic hepatectomy using image fusion of preoperative 3D surgical plan and intraoperative indocyanine green fluorescence imaging[J]. Surg Endosc, 2020, 34 (8):3449-3459.

[37] LUO H, YIN D, ZHANG S, et al. Augmented reality navigation for liver resection with a stereoscopic laparoscope[J]. Comput Methods Programs Biomed, 2020, 187:105099.

[38] 张万广, 龙新. 肝癌肝切除术中损伤控制和无瘤操作策略[J]. 中国实用外科杂志, 2018, 38(4):367-372.

[39] 郑树国. 腹腔镜肝切除术肝静脉系统出血处理策略 [J]. 中国实用外科杂志, 2017, 37(5):485-489.

[40] 张鹏, 祝文, 方驰华, 等. 多模影像技术在解剖性肝切除手术导航研究及应用[J]. 中国实用外科杂志, 2019, 39(5):480-486.

[41] FANG C, ZHANG P, QI X. Digital and intelligent liver surgery in the new era: Prospects and dilemmas[J]. EBio Medicine, 2019, 41:693-701.

[42] 中华人民共和国卫生和计划生育委员会医政医管局. 原发性肝癌诊疗规范(2017 年版)[J]. 中华消化外科杂志, 2017, 16(7):635-647.

[43] HEIMBACH J K, KULIK L M, FINN R S, et al. AASLD guidelines for the treatment of hepatocellular carcinoma [J]. Hepatology, 2018, 67(1):358-380.

[44] 刘晓琳, 徐锋, 王超, 等. 微波消融联合腔镜技术在肝癌治疗中的研究进展[J]. 中国普外基础与临床杂志, 2017(5):127-131.

[45] 徐邦浩, 文张, 宋经清, 等. 经胸腔肋间隙腹腔穿刺器辅助腹腔镜肝Ⅶ、Ⅷ段肿瘤切除 20 例报告[J]. 中华肝胆外科杂志, 2018, 24(4):231-234.

[46] QIN L, FEI L, YONGGANG W, et al. Use of Transthoracic transdiaphragmatic approach assisted with radiofrequency ablation for thoracoscopic hepatectomy of hepatic tumor located in segment Ⅷ[J]. J Gastrointest Surg, 2019, 23 (8):1547-1548.

[47] ASAHARA T, KATAYAMA K, ITAMOTO T, et al. Thoracoscopic microwave coagulation therapy for hepatocellular carcinoma[J]. Hiroshima J Med Sci, 1998, 47(3): 125-131.

[48] ISHIKO T, BEPPU T, CHIKAMOTO A, et al. Thoracoscopic local ablation with diaphragmatic incision method for liver surface tumor in the hepatic dome[J]. Surg Laparosc Endosc Percutan Tech, 2013, 23(4):415-418.

[49] YAMASHITA S, LOYER E, KANG HC, et al. Total transthoracic approach facilitates laparoscopic hepatic resection in patients with significant prior abdominal surgery [J]. Ann Surg Oncol, 2017, 24(5):1376-1377.

[50] 陈敏山, 潘扬勋. 小肝癌的多学科微创治疗进展[J]. 中国普外基础与临床杂志, 2018, 25(4):396-400.

[51] 权冰, 李镇利, 韩骏, 等. 三维可视化技术在肝细胞癌切除术中的应用及展望[J]. 中华肝脏外科手术学电子杂志, 2019, 8(1):18-21.

[52] 刘允怡, 余俊豪. 肝段为本的肝切除手术[J]. 中华普通外科杂志, 2003, 18(2):123-125.

[53] 陈焕伟, 刘允怡, 甄作均, 等. 超声引导下以肝段为本的解剖性肝切除术[J]. 中华肝胆外科杂志, 2006(6): 378-380.

14

第十五章

光成像系统在肝脏肿瘤边界界定的研究

第一节 概　述

长期以来,临床上对于肝脏肿瘤的诊断主要依靠 CT、MRI 等设备,然而,CT、MRI 等只能从大体轮廓上对肿瘤的形态影像进行刻画,无法从分子、细胞、微血管密度、组织功能等层面对在体肿瘤实现精准的边界界定。

在电磁波谱中,光(特别是可见光和近红外光)是唯一可以和生物体内几乎所有类型的分子,如 DNA/RNA、葡萄糖、脂肪、细胞色素、血红蛋白、黑色素及水等直接相互作用的频段。因此,利用光学成像方法可以获得细胞和组织的结构、功能、新陈代谢及分子信息,如血红蛋白浓度、血氧饱和度、血流速度及血管密度等。与此同时,光还是一种安全的电磁波(与高能射线相比),检测系统也相对结构简单且成本可控(与 MRI 相比)。因此,光学技术近些年在生物成像领域受到了很大的关注。但是,由于生物组织对光的折射率不均匀,光在生物体内被高度散射,导致非常少的光可以不被生物组织多次散射而深入到达人体皮肤约 1mm 之下。因此,对于大部分光学成像技术而言,成像深度和成像分辨率通常是"鱼和熊掌不可兼得"。这也是为什么很多穿透较深的光学成像技术,如漫射光断层扫描成像通常空间分辨率欠佳,而高分辨率光学成像技术,如亮场显微镜、共聚焦显微镜、双光子/多光子显微镜、光学相干断层成像及自适应光学等均无法很好地侦测深层的在体肝脏肿瘤,更不用说对肿瘤边界进行精准界定。

光声生物医学成像技术作为一种新型技术,于 2000 年前后出现在研究者的视野范围,引起了广泛的关注。光声成像是一种非入侵式和非电离式的成像技术,结合了光学成像的高对比度和超声成像的深穿透性,基本原理(图 15-1-1)是特定波长的脉冲激光束照射目标物,生物组织会吸收激光束的能量,引起周边组织的温度升高并产生热膨胀,周围的介质也随着这一过程发生热胀冷缩,从而产生振动,以超声波的形式在生物组织内传播,可以被放置于组织周围的超声换能器所检测。超声换能器将检测到的声信号转换成电信号,经过前放、滤波、重建等信号处理程序,最终可以得到对应生物组织光学吸收信息的图像信息。利用生物组织对光的特异性吸收,将散射的光转换成在组织内弱散射的超声,光声成像可以得到超声空间分辨率(或亚超声的空间分

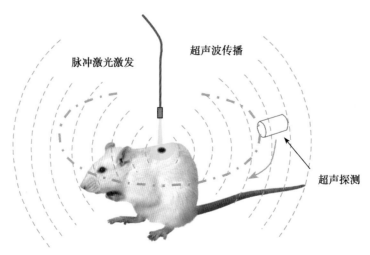

脉冲激光激发　超声波传播

超声探测

脉冲激光 → 吸收 → 热扩散 → 超声波 → 超声探测 → 图像形成

图 15-1-1　光声成像原理图

15

辨率,如果在目标位置光斑比声学换能器敏感区域还要小)的光学信息。光声信号的产生并不区分激发光是汇聚、平面还是散射光,因此,光声成像技术突破了传统光学技术成像深度和分辨率无法两全的限制,兼具光学成像高对比特性和纯超声成像高穿透深度的优点。

光声成像中的信号对比度主要来源于生物组织的特异性光学吸收,其中既包括内源性分子,也包括外源性引入的各种造影剂。人体组织含各种具有不同吸收光谱的内源性生色团,如水、黑色素、脂肪、含氧血红蛋白和脱氧血红蛋白等(图 15-1-2)。作为生物组织内最天然的典型内源性光吸收分子血红蛋白的两种形态(氧合血红蛋白与脱氧血红蛋白),其吸光度一般会明显高于周围其他物质,因此成为血管光声成像常用的内源性造影剂。而且,许多疾病的发生与组织成分的变化有密切联系,一般生物体内肿瘤的产生常常与血管的变异和活动有密不可分的关系,如肿瘤前期发生的血管新陈代谢明显加快。血管的增生或缺失、血液流速的变化、血氧饱和度的增加与减少都与肿瘤的不同阶段存在一定关系。因此,根据含氧血红蛋白及脱氧血红蛋白产生的内源性对比物质,可以对肿瘤进行可视化及量化分析。与此同时,光声成像也可以利用脂质的吸收波段在 930~1 210nm 对生物组织内的脂质进行定位标记,而水的吸收峰位于 975nm,不同的波长可以对其进行区分。另一方面,黑色素是一种普遍存在于皮肤、头发和眼睛中的天然色素,具有强烈的光学吸收效应,因此光声成像能够对原发性黑色素瘤和转移性黑色素瘤进行敏感表征。除去天然的内源性生色团,也有部分基因改造后的蛋白质可以作为一种内源性生色团,这种生色团可以有效地将基因表达等级、蛋白质活动进行可视化观察及定位,为光声成像提供了新的手段,例如,遗传编码的绿色荧光蛋白家族(green fluorescent protein,GFP)可以为光声成像提供直接的造影剂。

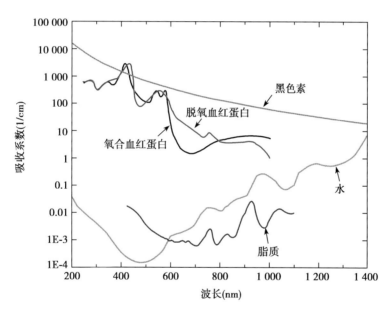

图 15-1-2　主要内源性生色团的吸收光谱图

理想的光声外源性造影剂不仅要满足高摩尔吸光系数、一定的吸收峰、性质稳定、较低的量子产率,还需要具有生物相容性、低毒性,能够穿过生物体循环进入组织细胞并与目标物互相结合的特异性,能够被新陈代谢排出体外。常见的光声外源性造影剂包括小分子有机染料,具有生物相容性好、体外功能性修饰操作简单、能快速被生物组织清除体外的优势;还包括贵金属纳米颗粒,具有很高的摩尔吸收系数和较高的光声转换效率的特点。贵金属纳米颗粒主要包括金纳米颗粒和银纳米颗粒,金颗粒已经被广泛应用于光声成像。此外,碳纳米颗粒、有机纳米多聚物也被作为光声外源性造影剂广泛使用。

将光声成像应用于肿瘤边界界定,技术上的主要依据是光声成像通过将强散射光转换为弱散射的超声,上千倍地降低了光散射对图像空间分辨率的影响,因此兼具纯光学成像高对比度特性和纯超声成像高穿透深度特性的优点,突破了高分辨率光学成像深度"软极限"(约 1mm)。光声成像融合了光学成像技术与超声成像技术各自的优势,相比传统影像技术,光声成像有诸多优势:①比超声成像对软组织及其变异更灵敏,无伪影;②可实现结构和功能成像;③成像空间分辨率在一定范围内可以通过改

15

变所使用的超声换能器频率予以调节;④系统设计难度、建造成本及维护费用比 MRI、PET 等要低得多;⑤在保持较高分辨率的基础上突破了纯光学技术成像深度的限制。因此,理论上光声成像具备活体小动物深层分子成像的能力,可以敏感捕捉肿瘤分子、细胞、微血管、氧代谢等病理引发的生理变化,为高精准肝脏肿瘤边界界定带来了新机遇,是目前国内外生物医学光子学和在体肿瘤早期诊断的热门课题之一。

（周颖颖　黄夏子　赖溥祥）

第二节　光成像系统

一、PAM 和 PACT 系统

迄今为止,应用于动物模型的光声成像技术根据成像方式的差异主要分为光声显微成像(photoacoustic microscopy,PAM)和光学计算机断层扫描(photoacoustic computed tomography,PACT)两大类别。PAM 是基于单阵元超声换能器的机械聚焦扫描直接成像,而 PACT 是基于阵列式多阵元超声换能器的机械/电子扫描再利用算法重建而获得目标物的图像。在功能上,PAM 主要侧重从微观的角度实现局部成像,而 PACT 是从整体角度出发,实现生物体组织整体的检测观察。

依照超声换能器阵元的空间分布方式,PACT 可以分为三种形式:平面视图、环形视图及球形视图。平面视图 PACT 中使用的超声换能器主要是二维的阵列式超声换能阵元(图 15-2-1A),理想情况下每个阵元均小于超声波长以确保尽可能大地接收信号;环形视图 PACT 中多利用环形阵列式超声探头(图 15-2-1B),为了提高环形 PACT 的横截面成像能力,单个阵元通常呈现圆柱形聚焦,确保了阻挡平面外信号;而球形视图 PACT(图 15-2-1C)可以提供几乎各向同性的空间分辨率中心成像区域。对于 3 种视图 PACT 来说,轴向分辨率是一致的,均由超声换能器的中心频率和带宽决定。横向分辨率与不同超声换能器本身单阵元的间距及本身聚焦能力有关。

PAM 根据横向分辨率的不同可以分为光学分

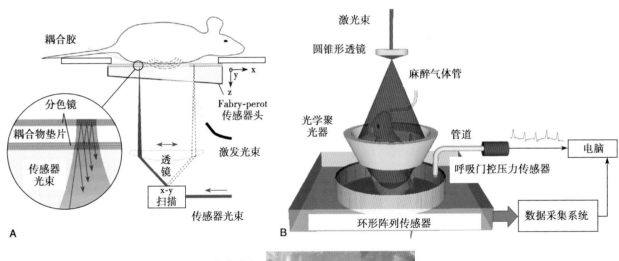

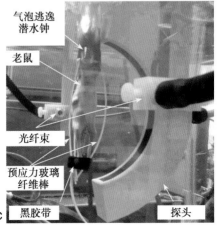

图 15-2-1　PACT 的 3 种典型成像类型

15

辨率光声显微成像（optical resolution PAM, OR-PAM）和声学分辨率光声显微成像（acoustic resolution PAM, AR-PAM）。在 OR-PAM 中，激光束紧密聚焦到光学衍射极限，大小通常可比声学聚焦点小一个数量级。因为光声效应只发生于有光学吸收的区域，因此 OR-PAM 的横向分辨率主要由光学聚焦点的大小决定。但是，由于 OR-PAM 依赖于高度光学聚焦点，而光在生物组织里被强烈散射，因此 OR-PAM 的穿透深度通常低于 1mm。AR-PAM 中，激光束只是较为松散地聚焦于整个检测组织，因此其横向分辨率并不依赖于组织的光学聚焦，而是由超声聚集点的大小决定。由于 AR-PAM 对于光的聚焦要求并不高，因此穿透深度比 OR-PAM 更深。但无论是 OR-PAM 还是 AR-PAM，轴向分辨率均由超声聚焦点的尺寸决定，相比 PACT、PAM 的成像深度较浅，但是分辨率较高。

图 15-2-2A 所示的是典型 OR-PAM 系统，其中的激光束最后是通过一个显微物镜聚焦到衍射极限点，在组织中高分辨率激发光声信号。一个光声束组合器由夹着薄硅油层的两个棱镜组成，位于物镜下方，可以使光束和声信号同轴且共焦。它可以使光束穿透这个棱镜聚焦于目标物，获得的超声信号被同一个棱镜反射到超声换能器接收。贴在棱镜右上角表面的透镜会补偿激光束穿透过棱镜所造成的损失。为了集中声学检测的信号，将一个凹面声学透镜贴附到菱形棱镜的底部，而具有与其接收的声波匹配的宽带未聚焦超声换能器刚附接到菱形棱镜的顶部。尽管理想的是光透射，但固液界面将85%的入射声能从纵波转换为剪切波。因为超声换能器没有高灵敏度地检测到剪切波的能力，所以使用菱形棱镜来重新获得第二倾斜表面处的纵波。由于 OR-PAM 利用的是光学聚焦，其穿透生物组织所

面临的最大问题是生物组织的高强度散射，导致其穿透深度低于 1mm。

AR-PAM 则是实现了超出光学扩散极限的深度（1mm），即几毫米的深度范围内实现高分辨率成像，是利用超声信号在生物组织内较低的散射来实现高分辨率。尽管 AR-PAM 使用非聚焦激光束激发，通过超声信号的衍射极限实现了数十微米的横向分辨率。在 AR-PAM 中，光激发通过暗场照明实现（图15-2-2B），原因有两个：首先，环形照明可以消除来自组织表面的其他显著干扰信号；其次，环形孔对于实现超声换能器和照明激光束同轴共焦是比较理想的。该系统可在体内提供约 45μm 的横向分辨率，而成像深度可达到数毫米。当然，为了宏观成像，将成像深度进一步推进到厘米级，可以通过在低脉冲重复率下使用更高能量的激光而实现。但是必须看到，逐点扫描成像的过程对于许多临床应用而言均太慢，因此应用受到一定的限制。

与 PAM 使用单元超声换能器相比，PACT 用的是阵列式多元超声换能器，同一时间内可以接收更多更大范围的超声信号。与此同时，PACT 用的激光束能量较高，穿透深度较深，与之对应的是分辨率较 PAM 低。图 15-2-2C 所示的是一个典型的 PACT 系统，其中的超声换能器阵列可以接收来自同一个平面内各个方向的光声信号，因此可以整体显示目标信息。相较于 PAM，PACT 具有实时成像的优势，可以实时对实验样本的整体特征进行成像和定量分析。

二、PAM 和 PACT 系统在肿瘤诊断中的应用

目前，PACT 和 PAM 均被广泛应用于肿瘤的

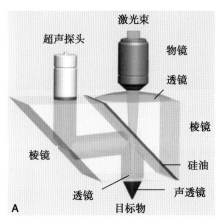
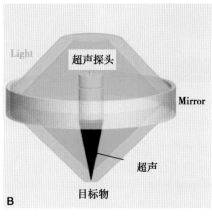
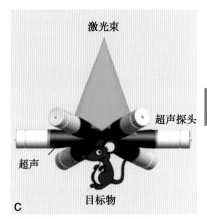

图 15-2-2　典型的光声系统
A. 典型 OR-PAM 系统；B. 典型 AR-PAM 系统；C. 典型 PACT 系统。

在体检测研究（图 15-2-3 ~ 图 15-2-5）。图 15-2-3 所示的利用两种不同波长（584nm 和 764nm）的入射光所测得的黑色素瘤在体动物的光声显微图像。其中，血管主要吸收的是 584nm 波长的激光束，而黑色素瘤主要吸收的是 764nm 波长的激光束。从图中可以清晰看到，黑色素瘤及其周围的血管可以被清晰地呈现出来，黑色素瘤的边界也清晰明了。

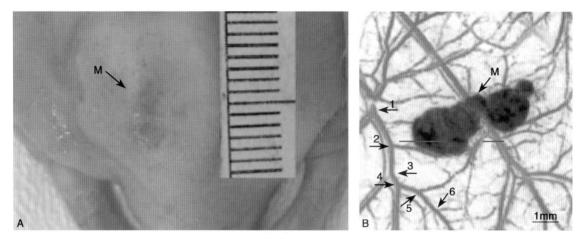

图 15-2-3　黑色素瘤与其光声显微成像图

A.黑色素瘤照片；B.黑色素瘤 PAM 图（在这张图片中，可以看到血管分支的变量高达 6 级，分别用数字 1~6 表示）。

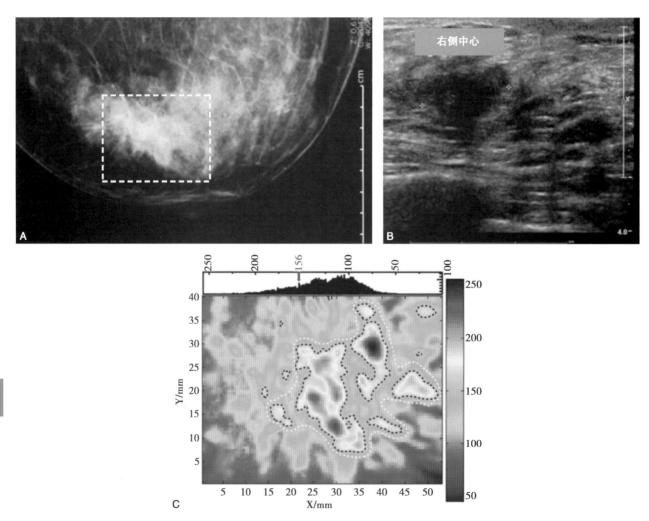

图 15-2-4　乳腺肿瘤图

A.乳腺肿瘤 X 线图；B.乳腺肿瘤超声图；C.乳腺肿瘤 PACT 图。

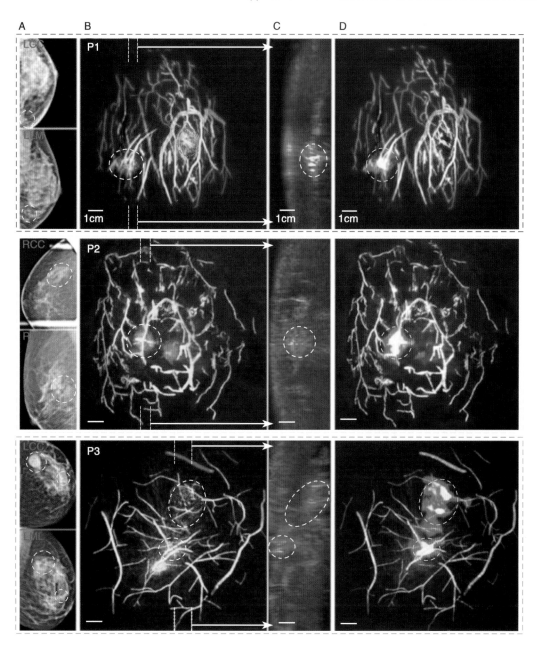

图 15-2-5　1 064nm 波长下乳腺肿瘤血管密度图

A. 不同乳腺肿瘤 X 线图；LCC. 左头尾位；LLM. 左外内侧位；RCC. 右头尾位；RML. 右内外侧位；LML. 左内外侧位；B. PACT 乳腺血管密度图；C. B 图中白圈对应最大密度投影图；D. 基于乳腺血管密度的肿瘤自动检测。

图 15-2-4 所示的是一位 50 岁女性的右乳房 X 线图（图 15-2-4A）、超声图（图 15-2-4B）及光声图（图 15-2-4C）。其中，X 线图显示乳房部分位置出现结构扭曲及毛刺，超声图显示在目标位置有一个 17mm 大小的不规则低回声固体，而光声图在肿瘤血管位置表现出更强的信号，在主区域边界的微小病灶信号也可以清晰成像，肿瘤区域可被精确地描述刻画出来。

随着光声成像技术的愈加成熟，目前也实现了肿瘤高分辨率的诊断。如最新研究利用 PACT 对不同乳腺癌患者的乳房进行成像，可以清晰获得乳房的整体血管密度图（图 15-2-5B）。与 X 线图得到的结果（图 15-2-5A）进行对比，PACT 所得结果是一致的，并且可以通过 PACT 成像条件下血管密度的异常对应出肿瘤的相应位置，图 15-2-5B 中由白色圆圈识别；为了参考，红色圆圈标记出了乳头的位置。图 15-2-5C 显示的是图 15-2-5B 中由白色虚线标记的矢状平面中厚切片的最大幅度投影（maximum amplitude projection，MAP）图像，而图 15-2-5D 则是血管密度图上的自动肿瘤检测，肿瘤由绿色圆圈识

15

别。该项研究充分说明了 PACT 可以高分辨率地进行肿瘤检测。

光声成像不仅可以实现生物组织目标物的结构成像，更可以利用不同生物成分的吸收差异性实现功能性成像。图 15-2-6 所示的例子为 PACT 下的小鼠脑部功能和结构成像图，其中，图 15-2-6A 显示了小鼠脑部的血氧饱和度分布图，红色部分表示血氧浓度较高，而蓝色部分表示血氧浓度较低。从图中可发现，右脑上部分的血氧饱和度较其他部位低。将数据进行定量分析（图 15-2-6C、图 15-2-6D），证实了相比于正常组织，肿瘤部位的血氧饱和度呈现较低状态。图 15-2-6B 中呈现的是小鼠脑部的血红蛋白分布图。因此，无论是形态还是功能，光声成像都显示正常血管与肿瘤血管相比具有较高的血红蛋白浓度和血氧浓度。因此，光声成像可以从结构和功能角度来对正常组织和肿瘤组织进行区分和边界界定。

光声功能性成像还被应用于人类皮肤病的检测（图 15-2-7）。通过光声成像分析，可以发现正常组织与患病组织的血管密度呈现较大差异。图 15-2-7A 中的绿色部分表示较小血管的光声信号，红色标识的是较大血管的光声信号。在银屑病皮肤中，细长的毛细血管环几乎到达皮肤表面并且看似与真皮层的血管交织在一起；在银屑病皮肤的真皮层中，血管密集组织在一起扩张。而在健康的皮肤下（图 15-2-7B），血管密度及血管的交织均呈现较大差异，其中真皮层下的血管密度明显少于银屑病皮肤，表皮层的血管直径也比银屑病的小较多。从图 15-2-7C 和图 15-2-7D 相比来看，健康皮肤与银屑病皮肤的表面血管分布的方式及血管直径均有较大差异。这些结果与组织切片的结果（图 15-2-7E、F）是相符合的，再次验证了光声成像在检测疾病方面的巨大潜力。

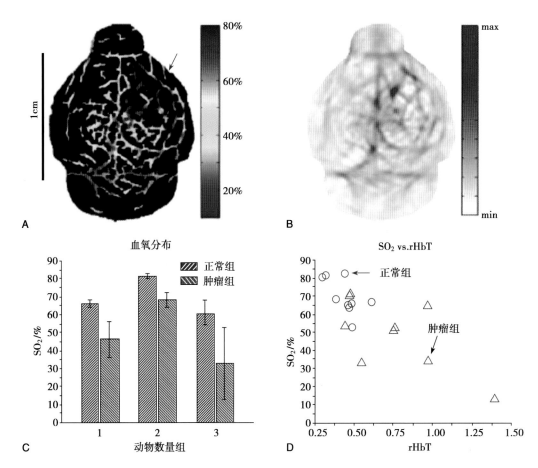

图 15-2-6　PACT 下脑部肿瘤的功能和结构成像

A. PACT 下脑部肿瘤的脑部整体血氧分布图；B. PACT 下脑部肿瘤的脑部整体血红蛋白含量分布图；C. 正常组老鼠和肿瘤组老鼠的血氧分布对比；D. 正常组老鼠和肿瘤组老鼠的血氧含量与血红蛋白总含量之间的关系对比图。

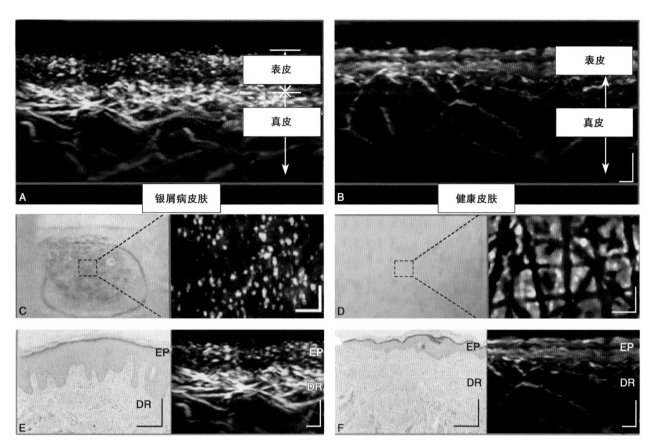

图 15-2-7　PAM 下银屑病皮肤与正常皮肤对照图

A. 银屑病斑块横向横断面 PAM 图；B. 正常皮肤横向横断面 PAM 图；C. 银屑病板块 PAM 图；D. 正常皮肤 PAM 图；E. 图 C 中所示位置的组织学横截面；F. 图 D 中所示位置的组织学横截面。

（周颖颖　黄夏子　赖溥祥）

第三节　光声成像在肝脏肿瘤边界界定的应用研究

精准肝切除是治疗可切除肝癌最为理想的方式。现有超声、CT 或 MRI 等影像学检查所识别的仅仅是肿瘤大体轮廓，无法达到分子、细胞、微血管水平，即现有的精准肝切除术并非严格意义上的精准。光声成像技术（photoacoustic imaging，PAI）一方面具备从分子、细胞、组织、器官等角度进行高精度成像的能力（图 15-3-1），另一方面还可对病灶血流、氧代谢等进行定量分析，为精准界定肿瘤边界、精确切除肝脏肿瘤提供了历史性的契机。

以近红外荧光成像技术为代表的纯光学成像技术目前已应用于临床肝脏、乳腺、胃肠道手术中，为实时、高精度手术导航提供技术支持。光声成像与其他影像学检查的主要区别在于：①PAI 反映了生物组织的内部结构特征，实现了对生物组织特定功能区的成像。②PAI 将光学成像与超声成像的优点

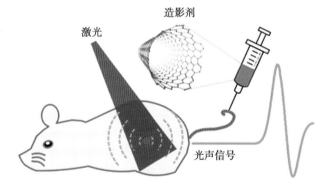

图 15-3-1　光声成像原理示意图

结合，相较于纯光学成像系统具有更深的穿透深度，打破了纯光学成像系统的深度软极限；相较于超声成像，具有更高的软组织成像对比度。③PAI 技术是一种非侵入性成像技术，在对生物组织成像的过程中，光学成像所需要的激光功率密度远小于相应的生理组织的损害阈值；同时其产生的超声场强度也不会对生理组织造成破坏，真正做到了无损、非电离、非辐射检测。

15

光声成像分子包括内源性生色团和外源性造影剂两类。内源性生色团主要包括血红蛋白、黑色素、水和脂质等。外源性造影剂主要来源于自然界提取和人工合成,靶向性的外源性分子探针或特异性造影剂,可检测到相应肿瘤分子标志物或异常代谢功能。利用光声分子造影剂可实现功能成像,具有重要的临床意义,也是目前研究的热点。光声成像既可在不使用外源性造影剂的情况下对血红蛋白、脂质成分等进行定量测定,又可在外源性造影剂,特别是肿瘤靶向性造影剂辅助下实现对肿瘤的特异性光声分子成像。

肿瘤复发与切除程度密切相关,精准识别肿瘤边界是实现精准手术、改善预后的重要前提。然而,由于光在生物组织中强烈的散射,纯光学成像仅能对肝脏表面的病灶进行识别(成像深度<5mm),达不到对深层病灶探测和识别的目的。此外,组织自发荧光背景的干扰、成像的特异性等也是荧光光学成像面临的重大挑战。光声成像是一种新颖的采用光声效应来得到物质内部形态结构的二维或三维立体图像的成像方式,兼具光学成像高对比度和超声成像高分辨率、高成像深度的优势,从而克服了荧光光学成像深度和超声成像对比度的短板,不仅标志着生物医学成像领域的一次重大技术革新,也为高精度识别肿瘤边界带来了新的机遇。目前,PAI技术已经取得了很大进展,特别是小动物的组织,如肿瘤、血管、大脑等。目前主要的研究分支有光声断层成像(photoacoustic tomography,PAT)、光声显微成像(photoacoustic microscopy,PAM)、光声内镜成像(intravascular photoacoustic imaging,IVPAI)。

结构与功能信息的全面获取能力是光声成像技术的突出优势之一。一方面,光声成像可通过血液本身的光学吸收,对肝肿瘤的滋养血管进行高灵敏度成像,定量测量血管形态、密度、血流速度、血氧、氧代谢等与肿瘤微环境密切相关的重要生理参数。另一方面,可通过光声分子成像的方法,采用高灵敏度和高特异度(如 VEGF 靶向等)的光声分子探针,在分子层面上对肿瘤分子、细胞、微血管等进行高精度、特异性的在体三维成像,从而识别出肿瘤精准边界。光声成像的灵敏度在一定程度上受成像深度的影响,但这一缺点并不影响其作为肿瘤手术中精准边界识别的巨大潜在应用价值。

最近有学者将光声成像和超声成像技术有机融合,即光声多模态影像技术,可以同时获取光声成像的分子信息和超声成像的三维宏观形态结构信息,为微小病灶的精准识别和诊断提供更为多元的信息支持。光声成像在成像深度和分辨率上与医学超声成像完全匹配,在技术上也能与超声成像自然融合。光声成像与超声技术的有机融合,弥补了传统光学与超声成像的不足,具备从微观到宏观对细胞表达因子、细胞、血流、血氧饱和度等信息进行跨尺度分子和功能成像的优势,不仅适用于肝癌边界精准界定,而且其提供的分子与功能成像信息还能与超声技术提供的宏观形态、结构信息形成重要互补。此外,该技术可在分子、细胞、微血管等水平对肿瘤进行高精度的在体三维成像,从而实现对肝癌边界精准界定。针对肝组织血液信号对光声信号的干扰,有学者提出可开关分子探针技术,通过不同波长切换,对目标区域光声特征信息进行"减影",提高光声成像灵敏度和分辨率,为肝癌光声成像和边界界定提供有力支持。采用光声多模态成像技术,通过超声成像可以从形态、结构方面对肝癌的外观轮廓进行刻画,结合超声弹性成像还可以对肝癌的弹性特质进行分析。更为重要的是,利用光声成像的跨尺度成像能力,一方面可以在跨尺度范围对新生血管等与肝癌生长环境密切相关的重要生理功能参数进行测量,同时还可以结合光学分辨(分辨率<10μm)技术,对肝癌演进过程中细胞形态、微血管、血流、氧代谢等变化进行侦测和高分辨率成像。有研究表明,在注射肿瘤特异性探针 CS2-ICG 后,在光声下可清楚显示肿瘤微血管,并且在第6小时的信号达到最强(图15-3-2)。钯纳米片(palladium nanosheet,PNS)在生物系统中具有良好的成像能力和细胞渗透性潜力,有学者证实 PNS 可以作为光声成像的良好造影剂,能清晰显示在体肿瘤的上、下边,在特异性分子探针的辅助下,侦测肝癌微血管变化和关键细胞因子表达情况,有助于对肝脏微小肿瘤的早期诊断(图15-3-3)。

高精度光声成像技术结合靶向肝癌关键因子的纳米探针,将有助于识别小肝癌、微小肝癌的边界,提高肝脏深部肿瘤的侦测准确度,从而推动肿瘤边界的精准识别、精准肝脏手术及肿瘤基础医学研究的发展。

Time/h

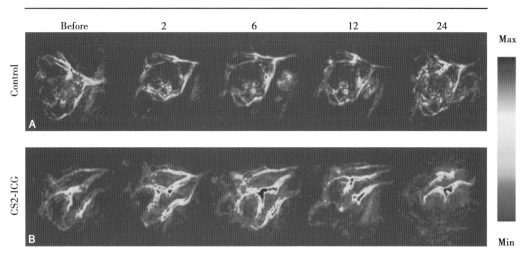

图 15-3-2　静脉注射 PBS(A)和 CS2-ICG(B)后,荷瘤小鼠肿瘤微血管光声信号变化

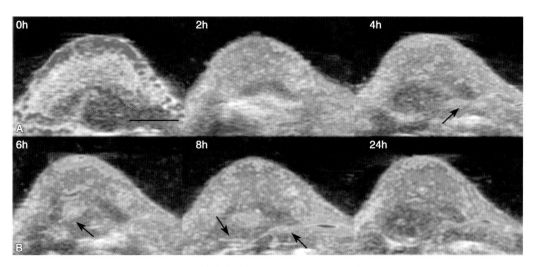

图 15-3-3　静脉内注射 PNS 后,肿瘤边界清晰可见

（聂立铭　陈　康）

参考文献

[1] WANG L V,HU S. Photoacoustic tomography:in vivo imaging from organelles to organs [J]. Science, 2012, 335 (6075):1458-1462.

[2] MH X U,WANG L V. Photoacoustic imaging in biomedicine[J]. Review of Scientific Instruments,2006,77:4.

[3] HU S,MASLOV K,WANG L V. Optical-Resolution Photoacoustic Microscopy for In Vivo Volumetric Microvascular Imaging in Intact Tissues[J]. Handbook of Photonics for Biomedical Science,2010:361-375.

[4] MASLOV K,ZHANG H F,HU S,et al. Optical-resolution photoacoustic microscopy for in vivo imaging of single capillaries[J]. Optics Letters,2008,33(9):929-931.

[5] WANG L V. Tutorial on photoacoustic microscopy and computed tomography[J]. IEEE Journal of Selected Topics in Quantum Electronics,2008,14(1):171-179.

[6] WANG L V. Multiscale photoacoustic microscopy and computed tomography [J]. Nature Photonics, 2009, 3(9): 503-509.

[7] XIE Z X,JIAO S L,ZHANG H F,et al. Laser-scanning optical-resolution photoacoustic microscopy[J]. Optics Letters,2009,34(12):1771-1773.

[8] YAO J J,MASLOV K I,ZHANG Y,et al. Label-free oxygen-metabolic photoacoustic microscopy in vivo[J]. Journal of Biomedical Optics,2011,16(7):076003.

[9] ZHANG H F, MASLOV K, STOICA G, et al. Functional photoacoustic microscopy for high-resolution and noninvasive in vivo imaging[J]. Nature Biotechnology,2006,24 (7):848-851.

[10] ZHANG H F,MASLOV K,WANG L V. In vivo imaging of subcutaneous structures using functional photoacoustic mi-

15

croscopy[J]. Nature Protocols,2007,2(4):797-804.

[11] HU S,WANG L V. Photoacoustic imaging and characterization of the microvasculature[J]. Journal of Biomedical Optics,2010,15(1):011101.

[12] LIANG Y Z,JIN L,GUAN B O,et al. 2 MHz multi-wavelength pulsed laser for functional photoacoustic microscopy[J]. Optics Letters,2017,42(7):1452-1455.

[13] YAO J J,MASLOV K I,SHI Y F,et al. In vivo photoacoustic imaging of transverse blood flow by using Doppler broadening of bandwidth[J]. Optics Letters, 2010, 35(9):1419-1421.

[14] WANG T,SUN N,CAO R,et al. Multiparametric photoacoustic microscopy of the mouse brain with 300-kHz A-line rate[J]. Neurophotonics,2016,3(4):045006.

[15] ROSSETTO N,FORTUNATI I,GELLINI C,et al. An optofluidic light detector based on the photoacoustic effect[J]. Sensors and Actuators B-Chemical, 2016, 233: 71-75.

[16] LIU Y,LAI P X,MA C,et al. Optical focusing deep inside dynamic scattering media with near-infrared time-reversed ultrasonically encoded(TRUE) light[J]. Nature Communications,2015,6:5904.

[17] LEE C,JEON M,JEON M Y,et al. In vitro photoacoustic measurement of hemoglobin oxygen saturation using a single pulsed broadband supercontinuum laser source[J]. Applied Optics,2014,53(18):3884-3889.

[18] WANG L V,YAO J J. A practical guide to photoacoustic tomography in the life sciences[J]. Nature Methods, 2016,13(8):627-638.

[19] CAO F,QIU Z H,LI H H,et al. Photoacoustic imaging in oxygen detection[J]. Applied Sciences-Basel, 2017, 7:12.

[20] ESENALIEV R O,KARABUTOV A A,ORAEVSKY A A. Sensitivity of laser opto-acoustic imaging in detection of small deeply embedded tumors[J]. IEEE J Selected Topics Quantum Electron,1999,5:981-988.

[21] LI M L,OH J T,XIE X,et al. Simultaneous molecular and hypoxia imaging of brain tumors in vivo using spectroscopic photoacoustic tomography[J]. Proceedings of the IEEE,2008,96(3):481-489.

[22] MALLIDI S,LUKE G P,EMELIANOV S. Photoacoustic imaging in cancer detection,diagnosis,and treatment guidance[J]. Trends in Biotechnology, 2011, 29(5): 213-221.

[23] MANOHAR S,VAARTJES S E,VAN HESPEN J C,et al. Initial results of in vivo non-invasive cancer imaging in the human breast using near-infrared photoacoustics[J]. Optics Express,2007,15(19):12277-12285.

[24] SIPHANTO R I,THUMMA K K,KOLKMAN R G,et al. Serial noninvasive photoacoustic imaging of neovascularization in tumor angiogenesis[J]. Optics Express,2005,13(1):89-95.

[25] VAN DEN BERG P J,BANSAL R,DAOUDI K,,et al. Preclinical detection of liver fibrosis using dual-modality photoacoustic/ultrasound system[J]. Biomedical Optics Express,2016,7(12):5081-5091.

[26] XIA J,YAO J,WANG L V. Photoacoustic tomography: principles and advances[J]. Progress in Electromagnetics Research-Pier,2014,147:1-22.

[27] WEBER J,BEARD P C,BOHNDIEK S E. Contrast agents for molecular photoacoustic imaging[J]. Nature Methods, 2016,13(8):639-650.

[28] LAI P,WANG L,TAY J W,et al. Photoacoustically guided wavefront shaping for enhanced optical focusing in scattering media[J]. Nature Photonics, 2015, 9(2): 126-132.

[29] NIE L,CHEN X. Structural and functional photoacoustic molecular tomography aided by emerging contrast agents[J]. Chem Soc Rev,2014,43(20):7132-7170.

[30] YAO J,KABERNIUK AA,LI L,et al. Multiscale photoacoustic tomography using reversibly switchable bacterial phytochrome as a near-infrared photochromic probe[J]. Nature Methods,2016,13(1):67-73.

[31] LIU Y,KANG N,LV J,et al. Deep photoacoustic/luminescence/magnetic resonance multimodal imaging in living subjects using high-efficiency upconversion nanocomposites[J]. Adv Mater,2016,28(30):6411-6419.

[32] NIE L,CHEN M,SUN X,et al. Palladium nanosheets as highly stable and effective contrast agents for in vivo photoacoustic molecular imaging[J]. Nanoscale,2014,6(3): 1271-1276.

[33] WANG D,XIA J. Optics based biomedical imaging:Principles and applications[J]. Journal of Applied Physics, 2019,125(19):191101.

[34] KIM C,FAVAZZA C,WANG L V. In vivo photoacoustic tomography of chemicals:high-resolution functional and molecular optical imaging at new depths[J]. Chemical Reviews,2010,110(5):2756-2782.

[35] BEARD P. Biomedical photoacoustic imaging[J]. Interface Focus,2011,1(4):602-631.

[36] LIN L,HU P,SHI J,et al. Single-breath-hold photoacoustic computed tomography of the breast[J]. Nat Commun, 2018,19(1):2352.

[37] HINDELANG B,AGUIRRE J,SCHWARZ M,et al. Noninvasive imaging in dermatology and the unique potential of raster-scan optoacoustic mesoscopy[J]. Journal of the European Academy of Dermatology and Venereology, 2019,33(6):1051-1061.

15

第十六章

多模态影像技术在肝脏外科中的应用

第一节 概 述

肝脏是人体最大的实质性器官,在新陈代谢中起重要作用,其解剖结构及功能复杂,疾病谱广泛,是肿瘤及其他疾病的最常见脏器。目前,应用于肝脏疾病的医学影像技术主要包括 B 超、超声造影、CT、多能谱 CT、PET/CT、MRI、ICG 及各种造影技术等。肝脏外科疾病中,肝脏占位性病变最为常见,影像学诊断信息不仅要求了解占位性病变性质,还需明确占位性病变的数量、大小、与邻近肝内血管和胆管的空间结构及位置关系,从而制订详细的术前方案。

医学影像学在临床医学中的地位不断提高,由 X 线、超声、放射性核素显像、CT、MRI、数字减影血管造影及介入装置所组成的医学影像学家族已经成为临床主要的诊断和鉴别诊断方法。

1. 超声 超声是肝脏疾病的首选和主要影像检查技术之一,也用于健康体检。经二维灰阶超声检查可敏感地发现肝脏大小、形态、边缘、肝实质回声及肝内胆管和血管的异常改变,从而检出病变并多能明确诊断;多普勒超声检查能够反映病变的血流状况,对疾病诊断有较大帮助;声学造影检查则能定量分析病变组织内血流灌注改变,常用于肝肿块的鉴别诊断。同时超声也是胆系疾病的首选和主要影像检查方法之一,优点是方便快捷、费用低廉、无辐射损伤,能清楚地显示胆囊和胆管解剖及胆系结石、肿瘤等病变,还能进行胆囊收缩功能检查。此外,彩色多普勒血流成像还可用于了解胆系肿瘤血供及其与邻近门静脉和肝动脉的关系。超声检查前患者需空腹,使胆囊在充盈状态下进行检查。

2. CT CT 的出现使肝癌影像学诊断有了一个质的飞跃,并带动了肝脏外科的进步。CT 对软组织的分辨率高、横断成像并可进行增强扫描,可清楚地显示肝脏肿瘤的大小、数量、形态、部位、边界、肿瘤血供丰富程度,以及与肝内管道的关系,对门静脉、肝静脉和下腔静脉是否有癌栓,肝门和腹腔淋巴结是否有转移,肝癌是否侵犯邻近组织器官都有很重要的诊断价值。CT 还可通过显示肝脏的外形、脾脏的大小及有无腹水来判断肝硬化的轻重,对原发性肝癌的分期及临床治疗方案的制订和估计预后有重要价值。

螺旋 CT 是近年发展起来的新的扫描技术,扫描速度快,并采用螺旋方式扫描,图像的获得是连续不间断的。由于采用容积式扫描,在患者一次屏气内即可完成,不受呼吸、运动的影响,使全肝分别在动脉期及门静脉期连续扫描,双期对比能正确评价病变的血流变化及性质,因此,对小病灶的检出率高于常规 CT 扫描。另外可进行回顾性重建,对病灶内部的观察更为清楚,如小的出血、坏死或钙化、脂肪变性等易于发现。螺旋 CT 动态增强扫描在对病灶的检出、定性、分期和术后随访方面都明显优于常规 CT 检查。螺旋 CT 增强动脉期、静脉期扫描的优势是可以保证全肝均在动脉期内完成扫描,因此,肝内多发结节、巨块结节或弥漫性结节等都能见到强化表现,对小的子灶的检出无疑优于常规 CT 增强扫描和动态扫描。

3. MRI MRI 从 20 世纪 80 年代开始进入肝癌的临床研究与诊断。MRI 在发现肝癌、鉴别诊断和肝癌分期方面均很有帮助。新型的 MRI 已经克服了早期成像速度太慢的缺点,场强提高到 $1.5 \sim 3.0T$,使得多种新的成像技术如梯度回波序列及波谱分析等得以实现,加上肝细胞特异性造影剂的应用,对小肝癌的检出率大大提高,直径小于 1cm 的病灶检出率为 55%,$1 \sim 2cm$ 为 70%,$2 \sim 3cm$ 达 82%。MRI 能清晰显示肝内血管和胆管结构,对了解肿瘤与肝内血管、胆管的关系有很大帮助。MRI 还能较好地显示肝脏和肝癌组织的内部结构,对评估各种治疗的疗效很有帮助,如经皮瘤内乙醇注射术、射频消融术或微波固化术后,肿瘤坏死在 T_2 期显示为均匀的低信号,如果肿瘤内部信号不均匀,则常常提示治疗后坏死不完全。MRI 易于发现位于肝表面的

CT 难以检测到的小肝癌,对肝内小转移灶的灵敏度亦颇高,但肝左叶边缘受心脏及主动脉搏动的影响,因而小肝癌检出率与 CT 相差不大。Gd-EOB-DTPA 是一种钆与乙氧基苯甲基二乙烯五胺乙酸螯合物的二钠盐,在钆喷酸葡胺分子结构上添加了脂溶性乙氧基苯甲基而形成,是一种新型的肝细胞特异性 MRI 对比剂。CT 联合 Gd-EOB-DTPA 增强 MRI 检查应用于原发性肝癌切除术,可降低肝癌复发率,提高患者生存率。CT 检查均未发现病灶,MRI 检查发现病灶但不能确定性质,联合 Gd-EOB-DTPA 可特异性鉴别诊断微小肝癌、肝脏结节性增生、肝脏腺瘤等。因此,Gd-EOB-DTPA 在微小肝癌的早期诊断和鉴别诊断方面有独特优势。

4. PET/CT 近年来,科学发展日新月异,高端医学影像学诊断设备 PET/CT 的应用,标志着医学影像学的重大突破,PET/CT 将 CT 与 PET 融为一体,由 CT 提供病灶的精确解剖定位,而 PET 提供病灶详尽的功能与代谢等分子信息,具有灵敏、准确、特异及定位精确等特点,一次显像可获得全身各方位的断层图像,可了解全身整体状况,达到早期发现病灶和诊断疾病的目的。PET/CT 将 PET 与 CT 有机结合在一起,使用同一检查床和同一个图像处理工作站,将 PET 图像与 CT 图像融合,可以同时反映病灶的病理生理变化和形态结构,明显提高了诊断的准确性。PET/CT 对恶性肿瘤的诊断优势明显,能对肝癌病灶进行早期诊断和鉴别诊断,鉴别肝癌有无复发,对肝癌进行分期和再分期,寻找肝癌原发灶和转移灶,指导和确定肝癌的治疗方案、评价疗效。在肝癌患者中,经 PET/CT 检查,有相当数量的患者因明确诊断而改变了治疗方案;PET/CT 能准确评价疗效,及时调整治疗方案,避免无效治疗,为患者节省医疗费用,争取宝贵的治疗时间。

5. ICG 吲哚菁绿(indocyanine green,ICG)是一种近红外荧光染料,蛋白质结合的 ICG 可被波长范围在 750~810nm 的外来光所激发,发射波长 840nm 左右的近红外光。自 Ishizawa 等首次使用 ICG 分子荧光影像技术指导肝切除术以来,该技术作为一种细胞功能水平的辅助工具,在肝脏肿瘤诊断和手术导航中的应用越来越广泛。计算机辅助联合 ICG 分子荧光影像技术在肝脏肿瘤诊断和手术导航中的应用为肝脏肿瘤的外科治疗提供了一种新的数字化外科诊疗技术。当前,ICG 靶向光学分子影像探针在疾病诊断和治疗的研究与应用中已经得到越来越多的关注,相信随着临床实践和技术创新的

不断深入发展,该项技术亦将不断改善、完善,在肝脏肿瘤的精准诊疗方面展示良好的应用前景。

就目前而言,ICG 分子荧光影像技术主要有两个技术局限:一是对深部结节的低灵敏度。由于近红外光透过人体组织的能力有限,ICG 发出的荧光信号仅能穿透 10mm 以内的肝实质。目前只有在肝切除过程中对肝断面进行 ICG 分子荧光的动态检测,同时结合术中超声及术中快速病理检查,才可部分弥补 ICG 深度受限的问题。二是肝脏结节的高假阳性率,特别是有肝硬化的患者,肝脏肿瘤组织与其余肝组织的荧光对比度下降,检测灵敏度将进一步降低。但假阳性病灶的检出率及其特征仍需要通过更大宗的病例研究来进一步明确。

上述各种不同成像原理及设备得到的图像信息不同,在疾病的诊断方面具有一定的局限性,使得单独使用某一类图像的效果并不理想,然而联合应用多种成像技术可实现彼此优势互补,能够为明确诊断提供更加精确而全面的信息。近年来,随着对肝脏解剖结构和功能认识的不断深入,单一的现代数字影像学技术难以满足临床需求,在肝脏疾病尤其是肿瘤的早期诊断,以及肝脏外科疾病的精准治疗方面,常需多种影像学技术联合诊断,制订合理的治疗方案。例如,在肝内血管解剖结构方面,CT 优于 MRI,但在胆道系统成像方面,MRI 优于 CT;对于肝脏肿瘤的诊断,MRI 优于 CT,对于微小病变的早期诊断和微血管侵犯等,MRI 的灵敏度优于 CT。因此,在肝脏疾病的临床诊断方面,应根据疾病特点,结合生化检查,兼顾诊断灵敏度和经济学需求,合理选择不同的影像学诊断方法,综合利用多模态医学影像技术的优点,进行肝脏疾病的综合诊断。

例如,针对早期肝脏微小肿瘤的诊断策略如下:采用 CT 扫描明确肿瘤的数量、部位,与肝内血管的解剖关系;利用钆塞酸二钠增强 MRI 三期扫描和肝胆排泄期诊断肿瘤的数量和性质,利用超声造影进一步辅助明确肿瘤是否有血供;术中还可利用 ICG 荧光显像(ICG 术前 72 小时注射)。利用上述方法,综合诊断肝脏肿瘤的部位和性质,制订手术方案,以及术中可能因病变性质不同而采用的备选方案。

不同模态的医学影像学诊断技术可以从各个方面提供不同的信息,不同成像方法各有优缺点,且各种模态之间具有互补性。为了满足临床日益精准的诊断需求,由此产生了多模态图像融合技术。按图像融合对象的来源可分为同类图像融合(inner-modality，如 SPECT-SPECT、CT-CT 等）和异类图像融合（inter-modality，如 SPECT-CT、PET-MRI 等），对多种来自不同类别的医学图像进行融合的技术通常成为多类融合或多模态医学图像融合技术（multi-modality medical imaging fusion）。多模态图像融合方案的实现有两种：一是研制一种新的成像设备；二是研究新的图像处理算法或方法。多模态图像融合是利用计算机技术，将不同成像原理和设备所获得的各种图像信息进行数字化综合处理，将多源数据协同应用，进行几何变换、空间分辨率统一、空间配准叠加后，产生一种全新的信息影像，以获得研究对象的一致性描述。多模态医学图像融合技术所得的图像综合了不同成像技术图像的优势，能够提供更加丰富的影像信息，对疾病的诊断、治疗、预后评估有深远的意义。

多模态图像融合技术的研究已经成为当下的热点与前沿课题之一，为疾病的临床诊治开拓了新的思维。多模态图像融合技术在神经外科及乳腺、胃肠道肿瘤的诊断方面多有应用报道。在肝脏疾病的诊疗方面，利用超声及 CT 融合图像，引导肝脏肿瘤的穿刺及消融治疗，提高了治疗的准确性及计划性。南方医科大学珠江医院采用三维重建软件 MI-3DVS 融合 MRI（分割静脉期肝静脉图像和胆道排泄期肿瘤图像）和 CT（分割动脉期动脉图像和门静脉期图像）进行图像融合和三维重建，极大地提高了肝脏肿瘤的定位和定性诊断率。作为一种诊疗技术，随着图像融合技术的发展及设备的研发，多模态融合技术在肝脏疾病的诊断方面将发挥重要的作用。

（范应方）

第二节 术中超声在肝脏外科中的应用

一、概述

（一）术中超声的定义及基本作用

术中超声（intraoperative ultrasound，IOUS）是 20 世纪 50 年代出现的一种手术辅助影像技术，随着超声技术的进步及精准医学的发展，术中超声越发受到外科医师的认可和重视。超声成像技术具有实时动态、简便易行、灵活性高、无放射性、价格低廉等优势，为肝脏外科术中提供实时、直观的影像学信息，在术中进一步明确诊断、优化术式选择等方面有重要价值。

肝脏的术中超声具有其独特性。第一，检查过程中能将超声探头直接置于脏表面，消除了腹壁、胃肠道、肺等组织的干扰，检查更加全面（图 16-2-1）。第二，因术中超声对肝脏成像的距离短，能使用更高频率的探头进行检查，获取分辨率更优的图像，提病灶（尤其是微小病灶）的检出率和诊断效能。第三，与术中 X 线造影检查比较，术中超声设备轻巧，操作简便，成像时间短；同时，术中超声造影的价格仅为 X 线造影检查的一半；人员无须放射防护；检查能随时、反复进行。

肝脏外科的术中超声检查的作用主要包括以下几方面。

1. 发现术前常规超声检查或其他模态影像学检查漏诊的肝脏微小病灶。

2. 对病灶的性质进行判断。

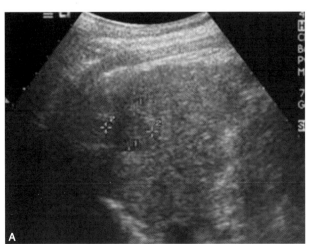
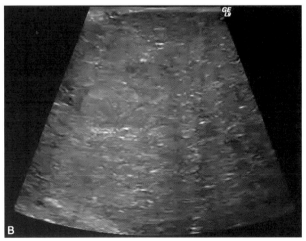

图 16-2-1 术中超声消除肺对肝脏近膈顶部位病灶的干扰
A. 经腹超声检查显示病灶部分被肺阻挡；B. 术中超声能显示病灶的全貌。

3. 术中对病灶进行明确定位,明确病灶的数量、范围、与周围脉管结构的关系。

4. 了解肝脏的解剖结构,辅助术式的选择。

5. 术中超声引导下对病灶进行精准的手术切除。

6. 术中超声引导下进行穿刺、活检、抽吸、注射药物、置管引流等操作。

7. 术中超声引导下进行肿瘤消融治疗。

8. 术后立即评估手术效果,明确是否存在病灶残留、出血等情况。

(二) 术中超声成像的基本要求

1. 超声仪器　肝脏外科的术中超声成像对成像设备无特殊要求,目前临床上能安装术中超声探头的彩色多普勒超声成像仪均可在术中使用。随着外科医师对术中超声成像要求的提高,具备超声造影、CT/MR 超声图像融合及导航功能的高级超声设备在术中应用也越来越多。此外,因手术室环境特殊,众多设备需要同时运转,要求手术室的电源配置安全可靠。术中超声检查者并非都是手术操作者,超声设备的显示器距离术者较远,最好配置高分辨率的外置显示器以便于术者观察。

2. 超声探头　术中超声检查时根据具体的情况选择探头。一般情况下,超声探头的频率与成像的分辨率、成像深度相关。首先,在保证成像深度的情况下,应尽量选择高频率的线阵探头。表 16-2-1 提供常用的探头频率及其应用场景。其次,根据手术的需要选择探头的形状。T 形、I 形的线阵探头视野广(达 3~7cm),探测深度较大,应用较多。T 形探头可用于常规肝脏的横断扫查;I 形探头多适用于需要深入到膈下的纵向扫查。笔形探头的换能器小,能对组织进行高分辨率成像;指套式探头可套于术者示指末端,方便膈下或右肝后叶探查。但后两种探头的成像深度浅、视野范围较窄(仅 1~3cm)。术中超声设备常规配备 T 形和 I 形线阵探头,能基本满足常规需求。若手术有特殊要求,需要提前预约配置相关笔形或指套式探头。

表 16-2-1　肝脏外科对术中超声探头频率的选择

探头频率/MHz	病灶分辨能力/mm	探测深度/cm	应用场景
5.0	3~5	10~12	肝脏深部病灶
7.5	2~3	4~6	肝脏、胆道、胰腺
10	1~2	3~5	胆道、胰腺、小血管
12	<1	3~3.5	末梢小血管

3. 其他要求　①穿刺引导装置:根据选择的不同探头,准备相匹配的穿刺引导装置,在术中辅助穿刺、活检、抽吸、注射药物、置管引流等操作。②声学介导物:术中超声检查时需要利用声学介导物耦合肝脏表面与探头,排除空气对成像的影响。灭菌级的超声耦合剂是良好的声学介导物,但实际操作过程中往往选择更便利的无菌生理盐水。此外,使用频率较低的探头对肝脏进行探测时,浅表部位的组织处于探头聚焦范围之外,图像质量并不理想。因此,观察靠近肝脏表面的病灶时,需要准备特定的透声模块或水囊置于肝脏与探头之间,提高成像的质量。③超声造影剂:术中超声造影技术能实时提供病灶的血流灌注信息,可用于术前对病灶性质的判定、观察病灶与血管的关系、术后立即评估病灶是否切除完全等。因此,可根据需要提前准备超声造影剂。

(三) 肝脏外科术中超声的准备

1. 术前准备

(1) 患者术前需要进行常规经腹肝脏超声检查,并把术前 CT、MRI 等影像学资料带入手术室,以便术中超声检查时参考。

(2) 提前预约超声设备,准备相关器材,预约超声专业医师。

(3) 若术中超声操作者非超声专业人员,需要提前熟悉超声设备的功能、操作界面、转接探头的方法等。

(4) 术中探头、穿刺引导装置需要提前置于福尔马林气体熏蒸箱内灭菌,常规需要 24 小时以上。遇到紧急情况,熏蒸时间不得少于 1 小时,并使用专用消毒剂进行擦拭,避免损伤探头。

2. 操作前准备

(1) 提前将超声设备、显示器置于合适的位置,以利于操作者和术者的实时观察。

(2) 用探头套或腔镜套包裹探头及连接线,注意在探头套内要挤入无菌超声耦合剂排除探头表面的空气,保证术中超声的图像质量。

(3) 在手术台上妥善固定探头连接线,以防探头脱落;检查间歇时使用纱布垫保护探头,避免尖锐手术器械的损伤。

(4) 操作者常规穿手术衣,注意右手需要佩戴手套,用于超声扫查,左手不戴手套,用于设备的调节操作。若条件允许,操作者可双手佩戴手套,由助手负责操作超声设备。

3. 术中超声的操作方法　术中超声的操作与

经腹肝脏超声检查基本一致,但有其独特性。对于T形和I形探头,采用常规的持弓式手法持握;笔形探头以持笔式手法持握。开腹后直接扫查肝脏时,应以另一只手或嘱助手固定肝脏,以防扫查过程中图像丢失。扫查中需要操作者有良好的三维解剖认识,了解探头接触肝脏的部位及声速传播的方向等,以便正确理解术中的超声图像。

简单来说,术中超声检查主要包括以下3种方法。①接触式扫查法,是指用生理盐水湿润探头后在肝脏表面直接扫查。此法的优势在于操作简单,无须额外的声学介导物,适用于肝脏外科手术的绝大部分情况,尤其适用于肝脏深部病灶的检查(图16-2-2)。但接触式扫查法对非常浅表的结构,如肝外胆管、末梢血管、肝脏表面的病灶显示不理想。此外,若肝脏因各种原因导致表面凹凸不平,会造成术中超声检查时肝表面与探头接触不良而影响观察。②压迫式扫查法,是指在接触式扫查过程中,利用探头对组织进行加压观察。此法的作用在于能排除消化道等组织对成像的影响,也能用于对动脉和静脉的鉴别诊断。③游离式扫查法,是指在术区灌注无菌生理盐水浸润组织后,将探头置于水中对组织进行观察;也可在脏器与探头间垫水囊或特定透声模块进行检查。通过该方法能获得高质量的浅表组织图像,但操作烦琐,而且在注入生理盐水的过程中容易混入空气产生气泡,影响观察。在实际操作过程中,接触式扫查法最常用,检查时注意要灵活地对病灶运用横断、纵断、斜切、旋转等手法,同时配合压迫式及游离式检查法,以获得满意的检查结果。

4. 术中超声的图像判读　术中超声的图像判读方法与经腹肝脏超声检查的图像基本一致,检查

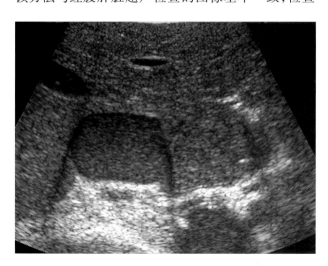

图 16-2-2　**术中超声对肝脏管道结构及病灶显示更清晰**

同样需要描述以下图像特征:病灶的部位、大小、形态、边界、边缘、内部回声、后方回声、侧方声影、与周围组织的关系、内部及周围的血流情况等。但由于术中超声检查的探头频率及操作环境特殊,其图像判读也具有一定特点,需要特别注意。第一,术中超声检查距离病灶更近,能获得比经腹超声更高的图像分辨率,对病灶内部细节观察更全面,病灶的声学特点与经腹检查时可不同。第二,因检查过程中患者处于全身麻醉状态及手术对肝脏局部血流的影响,术中超声所见的组织血流动力学与经腹超声不同。第三,术中能用呼吸机短暂控制患者的呼吸,消除经腹超声检查时呼吸运动对检查造成的影响。第四,术中超声能直接暴露肝脏,能结合术中视诊、触诊对图像一起判读。

二、术中超声在肝脏切除手术中的应用

(一) 术中超声对肝局灶性病变性质的诊断

1. 肝恶性肿瘤　肝恶性肿瘤是患者接受肝切除手术的首要原因,其术中超声的表现与经腹超声基本一致。

原发性肝癌:主要包括肝细胞癌(hepatocellular carcinoma, HCC)和肝内胆管癌(intrahepatic cholangiocarcinoma, ICC)。其声像图特点为内部镶嵌样图案、周边低回声晕、侧方声影及后方回声增强。病灶较小(<2cm)时,上述特征可能不典型,仅表现为均匀低回声团。病灶较大(>5cm)时,因肿瘤出现变性、液化坏死等,内部回声变得不均匀。肿瘤内部可见扭曲、走行异常的动脉血流。HCC 的术中超声造影呈典型的"快进快出"表现,即动脉期呈高增强,门静脉期、延迟期呈低增强。ICC 的特征为肿瘤内可见胆管结石;若不伴结石的 ICC,在术中超声也难以鉴别。

转移性肝癌:转移性肝癌因原发病灶的差异,其超声图像多样。一般来说,转移性肝癌的声像图特点为多发病灶,位置主要位于肝脏周边,因病灶中央发生坏死呈"牛眼征",血流不丰富等。超声造影表现为肿瘤增强快速消退(图16-2-3)。术中超声的优势在于能发现术前经腹超声遗漏的肝脏表面小病灶。

术中超声除了需要对肝脏恶性肿瘤本身的数量、大小、位置和性质进行判断外,还要注意病灶向周围组织浸润、是否存在脉管内癌栓、是否存在肝内转移、有无肝门部或腹膜后淋巴结转移等情况。其中,对肿瘤侵犯血管的判断尤为重要,术中若发现肿

16

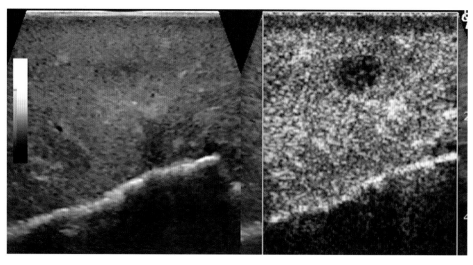

图 16-2-3　肝转移瘤的术中超声造影表现为增强快速彻底地消退

瘤病灶与血管接触,需要细心鉴别血管是否真实受侵,以便及时对术式进行抉择。术中超声检查能发现肿瘤侵犯血管的标志:①血管完全被肿瘤包绕;②血管走行不规则;③血管壁连续性中断或管壁结构受破坏;④静脉血管的管径不随呼吸运动而变化;⑤血管内有癌栓。

2. 肝良性肿瘤　肝良性肿瘤是肝脏外科手术的另一大类疾病,主要包括肝血管瘤、局灶性结节增生(focal nodular hyperplasia,FNH)、肝硬化结节、肝血管平滑肌脂肪瘤、肝腺瘤等,其中,以血管瘤最常见。肝血管瘤术中超声的表现为类圆形或类椭圆形高回声团,边界清楚,内部回声均匀,边缘可见低或无回声晕环或高回声带,彩色多普勒超声可见少量点条状血流信号或血流不丰富。因术中超声可以用探头直接接触肝脏,使用压迫式扫查法检查时肿瘤容易被压缩,彩色多普勒超声表现为解除压迫后,肿瘤内血流明显变丰富,随后恢复压迫前的血流状态。肝脏良性肿瘤鉴别往往较困难,术中超声同时能提供超声引导下的肝肿瘤穿刺活检。

3. 肝内胆管结石　表现为肝内沿胆管分布的条索状、串珠状或团块状强回声,后方伴有声影;局部胆管可有不同程度的扩张,也可不扩张。胆管内泥沙样结石(胆泥)因结构松散,不易形成大界面,表现为在胆管内的片状高或等回声,后方不伴有声影。值得注意的是,在手术切开胆管后,空气沿切口进入肝内胆管,在声像图上表现为沿胆管分布的串珠状强回声,酷似肝内胆管结石。其鉴别要点:①肝内胆管积气后方表现为多重反射的高回声,不伴有声影;②肝内胆管积气形态多变,随探头压迫、肝脏

位置改变、术中胆管内操作而发生流动、形变或融合。

4. 肝脏囊性局灶性病变　常见的肝内囊性局灶性病变包括肝囊肿、肝脓肿、肝血肿等,其共同表现为肝内局灶性的无回声区,其中以肝囊肿最常见。单纯性肝囊肿主要表现为边界清楚的无回声区,壁薄光滑,后方回声增强,伴有侧边声影,一般容易诊断。但位于肝脏表面直径较小(<1cm)的肝囊肿因位置浅表,表面张力高,在经腹超声图像上与肝转移瘤相似,需要术中超声或超声造影予以鉴别。肝囊肿伴有出血、寄生虫性肝囊肿等特殊类型表现为无回声区内可见混合回声团,厚薄不均的分隔或囊壁。肝脓肿表现为壁厚且不均匀,边界不清楚,内部呈不均匀的低或无回声区,或因致病菌产气而出现高回声。肝血肿呈无壁的均匀低回声区,若血肿发生机化,则内部出现实性不均质回声。

(二) 术中超声辅助肝脏切除手术

1. 非规则性肝切除术　在非规则性肝切除术中,术中超声主要用于明确病灶的范围、实时追踪病灶与周围血管、胆管的关系,明确肿瘤旁的血管是否受侵或能否保留,协助制订手术操作方案。在超声定位的辅助下用电刀在肝表面描绘切除线,指导手术切除的方向。若在手术过程中,遇到未知的血管难以确定其来源和走向时,可再次用超声进行确定。在术中怀疑切除方向或位置发生偏移时,可立即行超声检查以确认和纠正。在切除肝组织后,可再次行超声检查,配合彩色多普勒或超声造影技术,以明确病灶是否完整切除,是否损伤重要血管等。此外,对于胆管取石手术,术中超声能明确结石的数量、大

小和范围；术后能立刻判断结石是否已经取净。

当病灶侵犯肝右静脉致其无法保留，往往需要把肝右后叶同时切除。但有部分患者的肝内存在下肝右静脉，能引流肝右后叶下段的血流。因此，术中超声寻找并评估这部分病例的下肝右静脉，有利于保留更多的肝组织，提高患者的预后。

2. 规则性肝段切除术　　主要用于 HCC 根治性治疗，该术式的优势是除肿瘤本身外，还会将肿瘤所在肝段的门静脉切除，比单纯的肿瘤切除或非规则性肝切除更加彻底，疗效更好。规则性肝段切除术需要用染料（如亚甲蓝、吲哚菁绿等）对肝段进行染色，在染色的指导下对肝脏进行切除。因此，术中超声在规则性肝段切除术中尤为重要。

在具体操作过程中，需要用超声对肿瘤所在肝段的门静脉进行定位，并在超声引导下进行穿刺，注入染料对目标肝段染色，以便电刀标记切除线。随后再次在术中超声引导下对该段门静脉的起始部进行穿刺，但不能穿破管壁；在该处肝实质内注入染料，作为肝内门静脉结扎时的标记。

三、术中超声在肝移植术中的应用

在过去的 50 多年中，肝移植由动物实验研究逐步发展为一种切实可行的手术方式，并广泛用于临床，成为终末期肝病、良性或恶性肝脏肿瘤、遗传及代谢性肝病、胆管疾病等的有效治疗方法之一。肝移植的手术方式也由早期的经典原位肝移植术发展到如今的多种术式，如活体肝移植、劈离式肝移植、减体积肝移植等，部分解决了尸体供肝肝源不足的问题。然而随着手术方式复杂程度的增加，术中血管和胆管重建难度增大，术后血管、胆管并发症的发生亦随之增加，成为移植肝失功的首要原因。

术中超声可在肝移植术中为外科医师提供供体胆管解剖变异、各脉管系统吻合情况及通畅性等多方面的诊断信息，并通过改变手术方式方法或修正异常的管道吻合，减少术后并发症的发生，提高肝移植的成功率。

（一）活体肝移植供体术中胆道变异的观察

胆道系统解剖变异发生率高，有报道可达 40% 以上，供体胆道系统变异的观察对活体肝移植手术方式的选择十分重要。二维超声难以显示不扩张的胆管，经胆管的二维或三维腔内超声造影则能清楚显示胆道的走行，尤其是三维腔内超声造影可以直观显示胆管树的空间解剖关系和变异，从而有效减少活体肝移植供体术中胆道的损伤。

术中将稀释的超声造影剂注入供体胆管，通过超声造影特异成像技术即可在二维图像上显示胆道系统，启动三维扫查便可获得胆道系统的三维图像，有报道该方法可清晰显示至右肝内胆管五级分支及左肝内胆管四级分支，三维图像还可自由旋转，从而实现多角度观察，有助于显示前后重叠的肝内胆管分支，便于术者对胆道解剖变异进行准确评估。

（二）活体肝移植供体术中肝脏离断平面的确定

为保证受者得到适合的供肝体积及确保供者的安全，在活体肝移植术前需要对供者、受者进行详细评估，并详细了解供者肝内各管道系统的走行及解剖变异，以制订合适的肝脏离断平面，常见的离断部位有以下几个：①镰状韧带右侧，段Ⅱ、段Ⅲ做供肝；②肝中静脉左侧，左半肝或包含肝中静脉的右半肝做供肝；③肝中静脉右侧，右半肝或包含肝中静脉的左半肝做供肝；④肝右静脉右侧，段Ⅵ、段Ⅶ做供肝；⑤其他，如切除某一肝段做供肝。术中超声因去掉了腹壁及肺气、肠气的遮挡，能更加地清晰显示肝内管道结构，可在术中辅助供肝离断面的确定。

在活体肝移植供肝切除术中暂时夹闭、阻断肝右动脉和门静脉右支可清晰显示左、右半肝的分界线，但当肝门处存在异常汇入的肝右动脉分支或门静脉右支分支，或肝门板处有大的肝右动脉和肝左动脉的交通支时，左、右半肝的分界线难以确定，此时可以通过术中超声确定肝中静脉的位置，经肝中静脉及下腔静脉肝后段头端的纵行平面即为左、右半肝的分界。

活体肝移植供肝切除时需针对不同的肝脏管道结构解剖变异情况予以不同的处理，如当存在粗大的下肝右静脉或肝中静脉存在粗大的段Ⅴ或段Ⅷ属支时，结扎下肝右静脉或段Ⅴ、段Ⅷ属支常会引起相应节段肝实质引流不畅，为避免供肝淤血及肝功能损害应予以保留和重建，避免结扎；又如门静脉右支可有尾状叶的分支发出，为获得足够长的门静脉右支利于吻合，这些尾状叶分支应切断和结扎。术中超声可以更准确地评估管道的解剖变异，有助于选择合适的手术方式和进行必要的定位引导。

（三）肝移植受体术中血管吻合情况的评估

血管并发症是肝移植最严重的并发症之一，是移植肝失功的最常见原因。血管并发症发生率在不同移植中心不同（8%～15%），与尸体供肝移植相比，在劈离式肝移植或活体肝移植中更高（20%），因为血管吻合更为复杂。儿童患者发生率更高，因为

16

用于重建的血管细小,血管蒂短。

肝移植受体血管重建始于肝静脉,之后依次为门静脉和肝动脉。术中超声评估通常在肝移植血管重建之后、胆道重建之前。供肝再灌注数分钟后肝动脉痉挛缓解,此时评估更为准确。检查肝外血管时(如门静脉主干和肝固有动脉),应将血管没入生理盐水,以游离式扫查法进行检查;检查肝内血管时,可以接触式扫查法将探头置于肝表面或肝切缘扫查。

1. 肝静脉的术中评估　肝静脉并发症少见(1%~6%),其中活体肝移植因血管吻合相对复杂,肝静脉并发症发生率相对较高,是尸体供肝移植的2倍。术中肝静脉的评估十分重要,因为肝静脉是血流离肝的唯一出路,狭窄或梗阻可导致肝淤血和危及生命的移植肝失功。

术中超声观察的主要内容有肝静脉吻合口的形态,肝静脉频谱波形,吻合口/肝内段肝静脉血流速度比,结扎或重建的下肝右静脉及段Ⅴ、段Ⅷ肝中静脉属支。

正常移植肝静脉血流频谱波形与健康成人相似,表现为与心动周期对应的三相波,方向为出肝血流,并可随呼吸时相、血容量、心功能变化而变化。正常肝静脉吻合口处血流速度亦升高,但小于肝内段肝静脉流速的3倍。

肝静脉吻合口狭窄的术中超声表现包括:①吻合口处管腔狭窄及远端管腔扩张;②三相频谱波形消失;③吻合口/肝内静脉血流速度比>3;④还可出现继发性的门静脉流速降低(有报道<14cm/s)。术中相应引流区的肝实质可淤血变色,硬度增加,三相频谱波形消失即为肝实质硬度增加的表现。当三相频谱波形存在时,可基本排除吻合口狭窄的可能,而仅有三相频谱波形消失不足以诊断肝静脉狭窄。另外,移植肝位置不良导致肝静脉扭曲也可出现类似的超声表现,因重建肝静脉吻合具有一定风险,因此需仔细鉴别避免误诊。

肝静脉血栓:临床少见,术后发生的肝静脉血栓可继发于未治疗的肝静脉狭窄。术中结扎的段Ⅴ、段Ⅷ肝静脉属支内可有急性肝静脉内血栓形成,超声表现为管腔内低回声充填,彩色血流信号消失。如果结扎的肝静脉属支较大,大范围的肝淤血可能导致移植肝失功。术中重建的肝静脉大分支内血栓形成是罕见的,但一旦出现可导致严重后果,需要立即介入处理。

2. 门静脉的术中评估　门静脉并发症相对少

见,多数报道发生率为1%~3%,在劈离式肝移植及活体肝移植中更多见,与术后并发症和移植肝失功关系密切。术中超声观察的主要内容有受体门静脉全长、肠系膜上静脉、脾静脉近端有无血栓,供、受体门静脉管径差异,门静脉吻合口内径,吻合口/吻合口前段门静脉血流速度比,肝内门静脉段级分支。

正常的门静脉频谱具有波动性。健康人门静脉平均血流速度为12~30cm/s,移植肝门静脉流速正常范围目前尚无定论,但通常>30cm/s,有报道不伴有血管并发症的术后即刻门静脉血流速度可高达400cm/s。肝移植后门静脉血流速度增高的原因可有以下几点:①活体肝移植为受体门静脉主干与供体门静脉右支间吻合,血管管径减小,流速增快。②活体肝移植或劈离式肝移植为部分肝脏移植,相比全肝血管床数量少。在同样的血流量下,肝内门静脉血流速度更快。③肝硬化患者肝移植后造成门静脉高压的机械梗阻即刻解除,但内脏的高动力循环状态却不能马上恢复。因此,术后出现移植肝高灌注,包括门静脉血流量和血流速度增加,同时伴有肝动脉阻力指数升高。④移植肝失去交感神经支配或心排血量的增加。

门静脉流速增高:如上所述,肝移植术中和术后早期可出现良性的门静脉流速增高,然而没有界值可以很好地界定病理性高流速。需要外科处理的异常门静脉流速增高通常伴发以下两种情况:①移植物和受体体重比相对不足,此时门静脉流速增高可能提示移植肝高灌注损伤和小肝综合征的发生;②移植后早期门静脉压力高于20mmHg,此时门静脉流速增高可能提示移植肝功能不佳。

造成肝移植后门静脉流速降低的原因可能有:①受体术前门静脉高压导致门体分流形成,移植后未结扎的分流血管窃血;②供肝体积偏小时为减少门静脉血流灌注而在移植术中建立的门腔分流;③肝静脉梗阻继发门静脉流速降低;④移植肝位置不良导致门静脉折叠扭曲。门静脉流速低于10cm/s时需要引起临床注意和进行必要的介入处理。

门静脉吻合口狭窄:随着手术技术改进,肝移植后门静脉吻合口狭窄的发生率很低,在活体肝移植中不足3%。不同时期出现的门静脉吻合口狭窄的原因不同:移植术中或术后早期门静脉吻合口狭窄通常源于手术操作不当,术后早期门静脉吻合口狭窄也可由吻合口水肿引起,而术后晚期门静脉吻合口狭窄常继发于纤维化和内膜增生。

门静脉吻合口狭窄的临床表现不明显,临床进展缓慢,通常在常规超声复查时偶然发现。当出现门静脉高压症状或征象时应注意是否存在门静脉吻合口狭窄。门静脉吻合口狭窄的超声表现有吻合口处缝合环向管腔内突出局部狭窄(内径<4mm),吻合口/吻合口前段门静脉血流速度比>4,严重的狭窄还可引起吻合口后段门静脉瘤样扩张。血管成形术和支架置入常被用于门静脉吻合口狭窄的治疗。

门静脉血栓:是一种严重的肝移植并发症,可以发生在受体术中或术后。原位肝移植门静脉血栓发生率为0.3%~2.6%,活体肝移植发生率较原位肝移植高,有报道可达4%,与门静脉血管蒂短、重建难度大有关。

门静脉血栓的临床表现与血栓产生的时间有关,早期发生的门静脉血栓可引起急性严重的移植肝功能失代偿和肝衰竭;发生在晚期时,由于门腔侧支循环的建立,其临床表现类似门静脉高压,部分还可继发门静脉海绵样变。

超声早期诊断严重的门静脉栓塞,及时进行干预治疗,可以避免因热缺血时间延长导致的移植肝失功。其超声表现与肝静脉血栓类似,包括管腔内低回声充填和彩色血流信号消失。门静脉血流流速很低时管腔内也会出现低回声充填,但仔细观察可见流动征,彩色多普勒超声可显示低速血流信号,应注意与血栓形成的鉴别。门静脉血栓可继发肝实质栓塞梗死,通常表现为肝包膜下不规则或楔形异常回声区。

3. 肝动脉的术中评估　肝动脉并发症是最常见的肝移植血管并发症,可以导致移植肝缺血和失功能,与不良预后和死亡率升高密切相关。

术中超声观察的主要内容有:二维超声观察肝动脉管腔内是否有血栓、夹层,吻合口是否狭窄,在吻合口近侧、吻合口处、吻合口远侧获取血流多普勒频谱图像,并分别测量各段收缩期峰值血流速度(peak systolic velocity,PSV)、舒张末期血流速度(end-diastolic velocity,EDV)、阻力指数(resistance index,RI),计算吻合口/吻合口前段血流速度比,肝内动脉频谱波形的检测也至关重要,波形正常间接表明吻合口无明显狭窄。

正常移植肝动脉频谱与健康成人相同,为两相波,收缩期及舒张期均在基线以上。阻力指数[RI,(PSV-EDV)/PSV]可以半定量评估动脉阻力,是最常用的多普勒参数,正常范围为0.55~0.8。肝硬化门静脉高压的患者内脏高动力循环状态导致肝动脉肥大增粗,供、受体肝动脉管径不匹配会影响肝动脉

血流。另外中心动脉压差异,频繁发生的一过性肝动脉痉挛也会使肝动脉血流动力学发生变化。

肝移植后数天内受体肝动脉阻力指数常升高,通常与并发症的增加和预后不良无显著相关,这通常是机体调节机制和动脉缓冲反应造成的,即门静脉高灌注诱发肝动脉血管收缩、阻力指数升高。暂时夹闭门静脉血流可使肝动脉血流增加证明了这一机制的存在。肝动脉阻力指数升高的其他原因还包括供者年龄偏大,供肝冷缺血时间延长和保存损伤,肝脂肪变性和慢性胆汁淤积性肝病。

肝动脉痉挛:是指肝动脉处于收缩状态,使受累段或整个肝内动脉管壁僵硬、管腔狭窄,甚至闭塞,常见于肝移植受体术中,发生于大量手术操作和缝合之后。肝动脉痉挛的潜在危害尚不明了,可能会引起组织血流灌注减少,诱发血栓形成。

肝动脉痉挛缺乏公认的超声诊断标准,可能表现为一段收缩变细的肝动脉,频谱多普勒显示痉挛动脉阻力指数升高,有时可见消失或倒置的舒张期血流。血管扩张剂有效有助于肝动脉痉挛与其他原因引起的阻力指数升高的鉴别。

肝动脉血栓栓塞:是最常见的肝移植术后血管并发症,发生率为1%~12%,术后早期出现的肝动脉血栓栓塞后果严重,可引起暴发性移植肝衰竭和脓毒症,必须快速再通血管以避免移植肝失功。诱发肝动脉血栓栓塞的危险因素有肝动脉痉挛、夹层、扭曲,显著的供受体肝动脉管径不匹配,肝动脉吻合口狭窄,动脉盗血、动脉旁路移植等,其他非外科因素包括血液高凝状态、巨细胞病毒感染、ABO血型不合、手术时间延长、急性排斥反应等。

急性肝动脉血栓栓塞的超声表现为二维管腔内低回声充填及彩色多普勒血流信号消失。在肝动脉血栓完全阻塞前会出现一些特征性的血流动力学改变,有助于预测肝动脉血栓栓塞的发生,比如出现肝动脉吻合口附近频谱舒张期血流信号消失或反转伴有收缩期峰值流速降低、形态不规则。

肝动脉夹层:肝动脉夹层常继发于外科创伤和钳夹损伤,表现为肝动脉内、中膜分离或中、外膜分离,以前者多见,常伴随血管壁出血及假腔形成,在肝动脉受体段或供体段均可发生。

术中受体段肝动脉夹层形成少见,主要见于老年患者粗大、硬化的肝动脉,由于血流方向驱使撕裂部分逐渐闭合,因此通常是自限性的,也可采取重建吻合或更换受体段动脉的方式进行修正。而供肝侧肝动脉夹层更为凶险,因为血流方向驱使撕裂部分

16

逐渐增大,甚至深入肝内分支,最终导致肝动脉梗阻。

肝动脉夹层的最常见超声表现二维呈双腔,间隔为撕裂的内膜片;环形撕裂时表现为腔内两条平行内膜片,中间为真腔,外侧为填充着血肿的假腔。肝动脉血流完全消失、血流速度明显减慢,真假腔均可见血流信号显示并出现收缩期双峰频谱(夹层进展的表现),时常需进行吻合口重建。

动脉盗血:是移植术后肝动脉低灌注的原因之一,主要表现为肝动脉血流减少,血流流向脾动脉或胃十二指肠动脉。超声可表现为肝动脉血流速度减慢、RI 及血流频谱形态改变。术中实验性地夹闭胃十二指肠动脉和脾动脉,观察肝动脉频谱波形的变化有助于发现潜在的动脉盗血。

肝动脉吻合口狭窄:移植后肝动脉狭窄发生率为 2%～13%。肝动脉狭窄可能导致移植肝缺血,如果不予治疗可出现血栓栓塞、早期移植肝失功、急性胆管坏死和胆源性脓毒症等严重后果,因此术中及时检出肝动脉狭窄十分重要。

术中二维超声可直接显示狭窄的肝动脉吻合口,彩色多普勒超声可显示吻合口处的高速湍流和彩色混叠(可高于 200cm/s)。吻合口/吻合口前段肝动脉流速比>3,吻合口远侧出现特征性的小慢波(包括峰值流速降低,阻力指数低于 0.55,加速度时间延长)是肝动脉狭窄典型的超声表现。

(郑荣琴 尹庭辉 鞠金秀)

第三节 CT 在肝脏外科中的应用

详见第二章第二节。

(全显跃)

第四节 MRI、钆塞酸二钠在肝脏外科中的应用

详见第二章第四节。

(全显跃)

第五节 ICG 在肝脏外科中的应用

吲哚菁绿(indocyanine green,ICG),是一种无毒、具有荧光效应的医用染料,分子式如图 16-5-1,分子量为 751.4Da,可溶于水。ICG 静脉注射后与血浆白蛋白和 α、β-脂蛋白结合(98%),随肝血流进入

肝血窦,由两种膜转运系统(OATP 家族的 OATP lB3 有机离子转运载体和 NTCP 协同转运多肽)转运入肝细胞,然后由多药耐药蛋白 2(multidrug resistance protein 2,MRP2)转运出肝细胞膜,以游离形式分泌到毛细胆管。ICG 半衰期为 150～180s,在体内 20 分钟后即有 97%从肠道排出,不参与体内化学反应,无肠肝循环、无淋巴引流、不从肾脏等其他肝外脏器排泄。ICG 作为荧光染料,于 1957 年在梅奥诊所进行了人体医学研究后,1959 年获得 FDA 批准作为指示剂用于临床。ICG 被引用于临床医学的诊断和治疗过程中,用来检测心血管功能、眼部血管造影、胆道造影及肝功能储备检查。而 2000 年以后,随着荧光成像系统的进步,ICG 的荧光效应在组织灌注、肿瘤定位、前哨淋巴结检测等诸多领域得到了广泛应用。

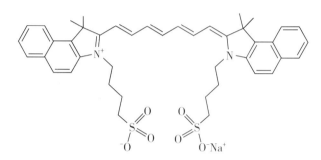

图 16-5-1 吲哚菁绿(ICG)分子式:$C_{43}H_{47}N_2NaO_6S_2$

一、肝脏血流量的测定与肝功能的定量评估

ICG 最著名的特征是肝脏的快速清除作用,由于 ICG 在体内无明显毒副作用,不发生任何化学结构变化,与胆红素代谢不同,不参与体内生物转化及肝肠循环,完全经肝脏清除,是迄今为止在临床上应用最广的动态监测肝脏储备功能的手段。ICG 在体内被肝细胞以一级动力学清除,即呈指数函数衰减,通过连续定量监测注射入血的 ICG 被肝实质细胞膜摄取—转运—排泄入胆道系统这一动态代谢过程,可描绘出血中 ICG 浓度-时间曲线,该曲线初呈近直线下降,15 分钟后逐渐趋于平缓,故临床上通常以 ICG 15 分钟滞留率(ICG R15)、血浆 ICG 清除率(ICG-K)、有效肝血流量等作为衡量指标,量化评估剩余功能性肝细胞量的多少,反映肝脏有效储备功能。而 ICG R15 作为反映肝脏排泄和储备功能的指标,时至今日,仍被广泛应用于肝功能的定量评估。通常认为 ICG R15<10%,反映肝储备功能正常。肝脏结构及功能异常会导致 ICG 在肝内的清除率降低,ICG R15 升高,从而反映了肝功能的不同异常状

态。《日本东京大学肝脏切除安全限量的评估标准》中认为，ICG R15>40%时，肝代偿功能差，是肝切除术的禁忌证。

但在肝血流动力学不稳定或低血流量（门静脉栓塞，肝内动静脉瘘，应用血管扩张药等），高胆红素血症，胆汁淤积，血清胆红素升高，血浆白蛋白浓度低、肥胖、肝炎及肝炎后肝硬化，门静脉高压症等情况，ICG R15 结果会出现严重偏倚而失去意义。现代精准肝切除术前评估要求将 ICG R15 水平、Child 分级、肝实质及脉管病变的影像学检查评估与肝脏体积测算相结合，综合量化评估，作为肝切除安全限量的判断依据。

二、肝脏肿瘤及占位性病变的ICG显像及边界界定

20 世纪 70 年代，人们首次发现蛋白质结合的吲哚菁绿可在波长范围在 750~810nm 的外来光激发，并发射出波长在 840nm 左右的近红外光。ICG 发射的荧光信号可以穿透 5~10mm 厚的组织，并被近红外荧光显像设备显示。正常肝脏组织可以迅速摄取 ICG，在几小时内代谢完全。而肝脏肿瘤等非正常肝组织由于完全不摄取 ICG 而不显像；或占位性病变挤压边缘毛细胆管，使病变组织内肝细胞分泌、排泄功能受损，导致 ICG 代谢延迟，在组织内长时间的蓄积。因此在不同的时间节点用荧光成像系统观察肝脏，可以对肝脏的占位性病变进行侦测和边界判定。

自 2009 年 Ishizawa 报道了应用该技术导航肝癌切除手术后，ICG 应用于开腹或腹腔镜下肝脏肿瘤边界界定（肝表面及肝实质内）、肝内多发或转移性病灶侦测等的报道已逐渐增多。临床应用方面，一般于术前 48 小时以上静脉注射 ICG，利用占位性病变 ICG 代谢异常的特定，其荧光强度与周围正常肝实质形成对比而显像。但各种肝脏肿瘤的性质不同，其 ICG 荧光影像也各具特点。对于低分化原发性肝癌（肝细胞癌、肝内胆管癌和混合性肝癌），由于肿瘤组织中无正常肝细胞，完全丧失了肝细胞膜上转运 ICG 的 NTCP 与 OATP 1B3 蛋白，因此 ICG 不能被转运到肿瘤组织，但肿瘤组织压迫周围的毛细胆管，导致肿瘤组织周围 ICG 排泄功能异常，因而癌灶本身不出现荧光，而通常表现为环绕肿瘤组织周围的环形荧光。对于中-高分化的细胞癌，根据 NTCP 与 OATP 1B3 表达水平的不同，肿瘤实质呈现的是部分或全部荧光型信号。肝内胆管癌

和混合性肝癌的荧光成像特点与肝细胞癌类似。转移性肝癌来源于肝外组织，癌组织无正常肝细胞，无法摄取 ICG，但肿瘤组织压迫周围毛细胆管，导致 ICG 滞留而成为环形荧光影像。肝脏良性肿瘤，如局灶性结节增生（FNH），其病理特点为增生结节具有正常功能的肝细胞，同时含有增生结缔组织、库普弗细胞、畸形胆管、巨噬细胞及异常血管等，由于含有大量正常肝细胞，ICG 摄取功能正常，但病变中心存在畸形血管和纤维组织，ICG 排泄异常，导致整个病灶呈均匀荧光信号，且明显强于周围正常肝组织。肝硬化结节和炎性结节内肝细胞排列紊乱，缺乏规则有序的毛细胆管系统，致使 ICG 排泄障碍，荧光特点与 FNH 类似，表现为均匀的强于周围肝组织的荧光。肝囊肿因包膜毛细胆管受挤压而呈不同程度的片状荧光显影，但其内为低荧光信号，与肝内胆汁淤积性病变的高荧光信号相反。

目前，结合术前 CT、MRI 图像或三维可视化技术，以及术中 ICG 的多模态影像技术应用于肝脏肿瘤的术中诊断和导航切除的报道逐渐增多，但由于 ICG 荧光穿透能力有限，对于距离肝脏表面 1cm 以上的肝实质内的占位性病变，ICG 无法做出精确的侦测和边界判定。

三、ICG 辅助术中肝分段及规则性肝段/叶切除术

经典的 Couinaud 肝分段法作为肝分段的基本原理，对解剖性肝切除的实施提供了简单实用的技术方法，但肝脏肿瘤等占位性病变导致肝脏出现病理性解剖变化，且肝脏肿瘤有沿着门静脉分支浸润转移的特点，因此，以"肝段为本"的规则性肝段/叶切除术能最大限度地清除肿瘤及其可能的微转移，提高远期疗效。传统的肝门解剖及局部肝段/叶入肝血流阻断法能在肝脏面及膈面的肝包膜上显示缺血线，但肝实质内的缺血平面却难以清晰显示，尤其在巨大肿瘤压迫周围组织的情况下，经常导致肝实质内切除平面的偏移，一方面导致出血增多，另一方面可能导致切缘肿瘤细胞残留。而 ICG 术中成像，可以从容地解决肝实质内切除平面难以辨别的难题，指导拟切除肝段/叶的精准切除。同时，ICG 能够在肝内停滞较长时间，术者在手术过程中可通过对 ICG 荧光显像的动态观察，对肝切除平面和切除方向等做出精确判断及调整，达到更好的切除效果。

ICG 肝段染色法可以分为术中正染法和反染法。正染法即第一肝门解剖出目标肝段的肝蒂后，

16

术中经门静脉注入 ICG;或者术中超声引导穿刺目标肝段/叶肝蒂的门静脉注射 ICG,使拟切除肝段/叶荧光染色。而反染法为经第一肝门解剖出目标肝段的肝蒂后予以阻断,经周围静脉注射 ICG,拟保留侧肝脏荧光染色。两种方法 ICG 注射后,不仅肝包膜表面,而且肝实质内相邻肝段间出现明显的荧光分界,沿着相邻肝段间的荧光染色边界切除,保证了精准的肝段/叶切除的实施。上述两种方法目前在开腹和腹腔镜下均可实施。但正染法的实施需要术前精准判断目标肝段的肝蒂解剖,是否有多支门静脉供血,术中超声是否定位准确,穿刺是否成功等。相比正染法,反染法相对技术简单,只要目标肝蒂入肝血流完全阻断,经周围静脉注射 ICG 即可使保留肝脏染色,无须开腹或腹腔镜下超声引导穿刺技术的支持。

四、ICG 胆道系统显影

ICG 经肝细胞摄取后很快通过胆道排泄,导致胆道显影,采用荧光显像设备可以清晰地显示肝内外胆道的解剖结构,指导胆道手术的实施。2009 年,Ishizawa 等第 1 次报道了在腹腔镜胆囊切除术中,通过术前静脉注射 ICG 作为荧光来源,利用 ICG 排泄到胆汁的原理完成荧光胆管造影。

胆管损伤是腹腔镜胆囊切除术（laparoscopic cholecystectomy,LC）常见的并发症,而 ICG 术中胆道显影可以帮助和预防 LC 中胆管损伤的发生,尤其是急性胆囊炎及胆道感染,导致胆囊三角解剖结构难以辨认的情况下,可术前 6 ~ 12 小时静脉注射 ICG,术中采用荧光腹腔镜下,清晰辨识胆囊管和肝总管的解剖关系,防止损伤胆管和血管。值得注意的是,腹腔镜手术使用 CO_2 造成气腹状态,导致肝脏血流量下降的同时也使 ICG 的半衰期延长。

Barbara M 等指出,胆汁内大部分蛋白质来源于血浆,同样含有能与 ICG 相结合的蛋白质,如血清白蛋白等,术中可经胆囊管注射 ICG 并临时阻断胆总管,借助 ICG 荧光检测设备可清楚显示胆汁流向,识别胆漏。部分研究指出,与常规手术相比,肝切除术中使用 ICG 荧光检测技术识别胆漏能明显降低术后胆漏的发生率。

对于肝内胆管癌栓形成、卡罗利病及肝外胆管梗阻性等疾病,由于局部胆道梗阻、肝内胆汁淤积,导致 ICG 滞留而荧光显像,也可以帮助清晰辨识病变与周围肝脏的解剖关系,帮助实施精确的病灶切除术。

（范应方）

第六节　特异性靶向分子探针在肝脏外科中的应用

一、肝脏外科的诊疗难点

肝脏是人体重要的器官,有新陈代谢、免疫、消化、解毒、维生素储存等一系列功能。过去几十年里肝脏外科取得了重大的进展,人们对肝脏生理、病理特点、解剖结构的认识不断深入,各种创新理念、创新术式不断涌现。肝脏恶性肿瘤的外科治疗是肝脏外科的重要内容。根治性手术切除是治愈肝癌主要手段,由于肿瘤残余、浸润血管等因素影响,肝癌术后 5 年复发率高达 70%。目前,包括术中超声、三维可视化技术、3D 打印技术、增强现实技术等一系列先进的科技为肝癌的手术切除提供了有意义参考,对规划合理的手术方案、确定最佳手术入路、规避手术风险、预防术中副损伤等都颇为有益,但要高效解决肿瘤残余等影响患者远期预后的关键问题仍有很多工作要做。分子影像是指运用影像学手段显示组织水平、细胞和亚细胞水平的特定分子,反映活体状态下分子水平变化,对其生物学行为在影像方面进行定性和定量研究的科学,与目前的医学影像学相比具有高特异度、高灵敏度和高图像分辨率等优点。分子探针是指能精准回答生物医学问题的功能性物质,是实现分子功能成像的先决条件和核心技术。因此,以特异性靶向分子探针为基础的分子影像可将传统影像学优势和分子探针特异性靶向性、外源性的信号组件等有效结合,有望为肝癌的诊疗提供全新的策略。

二、肝脏外科特异性靶向分子探针

（一）特异性靶向分子探针的分类

近年来,ICG 分子荧光影像技术作为一种细胞水平的辅助诊断方法,在肝脏肿瘤诊断和手术导航中的应用越来越广泛,有助于原发性肝癌分化程度的初步鉴别,微小肝癌的术中探测,辅助肝分段、肿瘤边界与肝切除范围的界定及肝切除术后胆漏的检测,也常应用于活体肝移植中的胆道成像、评估重建后血管通畅性及移植肝的肝功能恢复情况。ICG 的成功应用,加大了人们对肝脏特异性靶向分子探针研发的热情。目前,肝脏外科分子探针种类繁多,根据成像设备的不同,分子探针可分为光学、核医学、磁学、光声及多模分子探针等不同种类(图 16-6-1)。

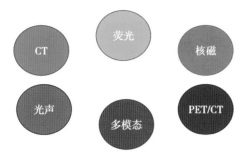

图 16-6-1　成像模态分类

根据靶向性不同,可分为主动靶向及被动靶向分子探针。根据来源不同,可分为内源性探针和外源性探针。根据组成成分不同,可分为有机分子探针及无机分子探针两类。根据应用方向不同可分为诊断型、治疗型及诊疗一体化分子探针等。

（二）特异性靶向分子探针的构建及作用原理

特异性靶向分子探针是指将该分子探针引入体内与组织、细胞特定的分子靶点特异性结合,或通过肿瘤组织高渗透长滞留效应（EPR 效应）被动靶向肿瘤组织。这些携带外源性影像信号的分子探针,可放大肿瘤区域信号,从而可被 PET/CT、CT、MRI、光声及荧光成像等系统探测到。从上述定义可知,分子探针的构建主要基于以下原则:①三要素,包括靶点、载体及信号组件;②良好的生物相容性;③良好的内环境稳定性;④强大的体内生理屏障的穿透能力,如血脑屏障等。肿瘤代谢旺盛、血管生长比正常血管快,血管内皮间隙较正常血管内皮更大,纳米尺寸的特异性靶向分子探针注入生物体内后经血液循环,可通过血管内皮细胞间隙进入肿瘤组织区域。作用原理主要有两类:①被动靶向,分子探针粒径大多在纳米尺度范围内,有利于肿瘤组织增强 EPR 效应产生被动的靶向行为;②主动靶向,分子探针上连接的特异性靶标可与特定肿瘤细胞膜、肿瘤区域新生血管高表达受体及肿瘤微环境标志物特异性结合,实现肿瘤的主动靶向。

（三）特异性靶向分子探针在体的代谢途径

分子探针进入血液循环的途径有吸入、摄入、注射及皮肤暴露。分子探针进入血液循环后,周转全身,它们特别倾向于在肝脏、脾脏内的网状内皮系统（reticuloendothelial system,RES）中积累,这是分子探针有效靶向目标区域的主要挑战,也是纳米尺寸的分子探针产生在体副作用的主要原因。除此之外,还包括以下影响因素:①肿瘤区域血管内皮细胞间隙开放程度;②分子探针的理化特征,如<5nm 分子探针主要由肾脏清除,10～20nm 的会被肝脏摄取,大尺寸（>200nm）的分子探针会被脾脏等网状内皮系统清除,尺寸为 20～200nm 的在血液循环中能稳定较长时间;③肿瘤的微环境等。分子探针的理化特性,如尺寸、形状、表面电荷、表面官能团等,以及靶器官中特定的生物微环境对分子探针有很大的影响。大量的体内研究表明,肺、肝和肾是纳米分子探针的主要清除器官。

三、特异性靶向分子探针的应用现状

Feng Ding 等报道一种聚乙二醇（PEG）包裹的小分子染料 CH1055 的分子探针 SCH1,详细研究其尺寸及其理化性质,结果表明 SCH1 大小约为 170nm,具有优良的荧光成像能力（量子产率约为 0.14%）,能产生较好的信噪比追踪淋巴系统,同时研究发现 SCH1 产生的肿瘤/正常组织信噪比>7,可实现肝癌图像引导下的精准手术,还可利用近红外二区荧光成像评估肝纤维化。HuiQi 等通过双亲性嵌段共聚物将疏水性的磁性氧化铁纳米粒子自组装至聚合物胶束,并将荧光染料 Cy5.5 与靶向多肽转铁蛋白（Tf）偶联,合成纳米尺寸的分子探针 SPIO@PEG-b-PCL-Tf/Cy5.5（SPPTC）,细胞毒性试验证实其有良好的生物相容性。进一步研究其体外及在体成像性能发现,靶向的分子探针具有 MRI 及光学成像能力,能够辅助肝癌术前诊断和术中手术切除。Jin Hee Na 等合成单相磷酸钙纳米粒,具有 MRI T_1、T_2 像诊断及热消融能力,用于肝癌的术前诊断和辅助热消融治疗。Benqing Zhou 等报道 99mTC 标志的 RGD 多肽-聚乙烯亚胺（PEI）-耦合金纳米颗粒（RGD-99mTc-Au PENPs）,该分子探针有助于原位肝癌 SPECT/CT 双模成像。本研究中 RGD 多肽可以有效靶向肝癌细胞表面高表达的 $\alpha_v\beta_3$,体内 CT 和 SPECT 成像结果显示,该分子探针能够在原位肝癌内积聚,并在肿瘤组织中显示 CT 和 SPECT 信号增强,其良好的生物相容性也得到证实。Yang Chen 等合成一种叶酸-纳米钆-卟啉金属有机骨架分子探针（FA-NPMOFs）,研究证明该分子探针针对叶酸受体高表达的肝癌具有双模成像及光动力治疗能力。Zhenhua Hu 等合成一种新型放射性药物分子探针,该探针具有激发荧光成像能力,能够导航手术切除。采用内部激发放射性药物氧化铈纳米粒子,并通过伽马射线和切连科夫光成像,在荷瘤小鼠皮下肝癌模型上,系统评价了这种新型影像引导手术技术的疗效。结果表明新型的 REF 成像引导肿瘤手术技术在检测微小的超小型肿瘤（甚至<1mm）和残余肿瘤组织方面表现出了很高的性能,研究显示了新型影像引导肿瘤手术在精确切除肿瘤方面的巨大潜

16

力。Chihua Fang 等合成的主动靶向整合素 $\alpha v \beta_3$ 受体的近红外荧光探针 ICG/MSNS-RGD,研究证实其具有良好的生物适应性,对整合素 $\alpha v \beta_3$ 受体具有良好的特异靶向性,可提供良好的信噪比辅助术中实时精准定位亚毫米微小肿瘤(原位肿瘤或转移肿瘤),还可确定肿瘤边界,给术者提供一个实时的、客观的肿瘤边界和手术切缘的参考,实现根治性肝癌切除手术。CD146 的表达情况与肝癌患者侵袭、复发及预后差相关,YY146 为抗 CD106 单克隆抗体,耦合近红外染料 ZW800-Ⅰ,螯合剂去铁胺 Df,Reinier Hernandez 等合成[89]Zr-Df-YY146-ZW800,研究证明该分子探针在原位肝癌中能显著积累,可实现 PET 及 NIRF 双模成像,有助于肝癌早期诊断及图像引导的手术切除。Chihua Fang 等合成一种新型双模态探针 SPIO@ Liposome-ICG-RGD,一系列体外及在体试验证明该探针无明显细胞毒性,可实现术前 MRI 诊断和术中荧光手术导航,新型的 MRI-NIRF 双模探针有望实现更准确的肝肿瘤检测和切除。Hongyun Zhao 等制备多功能超声分子探针,透明质酸介导的细胞穿透肽修饰的 10-羟基喜树碱负载相变脂质纳米分子探针 HA/CPPs-10-HCPT-NPs,并将 HA/CPPs-10-HCPT-NPs 与低强度聚焦超声相结合,用于肝癌的精准诊疗研究。实验证明该分子探针能够有效靶向肿瘤位点,增强超声成像信号,是一种有价值有前途的肝癌诊疗手段。Glypican-3(GPC3)在大多数肝细胞癌中都有高表达,包括小肝癌,可作为肝癌早期检测的潜在生物标志物。适配子是一种较抗体有独特优势的有潜力的靶向制剂。研究旨在通过对肝癌皮下瘤模型进行近红外(NIR)荧光成像,介绍一种新的 GPC3 特异性细胞适配体(AP613-1)并有效标志 Alexa Fluor 750,验证其体外特异性细胞结合特性,评价其体内靶向效果,试验证明 AP613-1 与 GPC3 阳性 HCC 具有特异性结合亲和性。荧光标记 AP613-1 可作为荧光探针成功实现皮下肝癌诊断。

四、前景

随着分子成像技术的不断发展和靶向分子探针的不断研发,分子影像技术在肝癌诊疗中扮演越来越重要的角色。高特异度、高灵敏度、良好生物相容性的分子探针的研发及其临床转化研究是未来的发展趋势,有望提高肝癌精准诊断和导航切除效率,改善患者的预后。

(方驰华　陈青山)

第七节　光声成像技术在肝脏外科中的应用

详见第十五章第三节。

(聂立明)

第八节　多模态影像技术在肝脏外科中的应用

详见资源 16-8-1。

资源 16-8-1　多模态影像技术在肝脏外科学中的应用(PPT)

(范应方　张文宇)

参考文献

[1] 中华消化外科杂志编辑部.精准肝脏外科技术特征[J].中华消化外科杂志,2014,13(6):427-430.

[2] 方驰华,刘军.医学影像技术的进步对肝脏外科的影响[J].肝胆外科杂志,2013,21(2):89-93.

[3] 张峰,谢良骏,曹素娥,等.[18]F-FDG PET/CT 延迟显像在原发性肝癌诊断中的应用价值[J].中华肝脏外科手术学电子杂志,2017,6(4):324-327.

[4] MAJLESARA A,GOLRIZ M,HAFEZI M,et al. Indocyanine green fluorescence imaging in hepatobiliary surgery[J]. Photodiagnosis Photodyn Ther,2017,17:208-215.

[5] 方驰华,梁洪玻,迟崇巍,等.吲哚氰绿介导的近红外光技术在微小肝脏肿瘤识别、切缘界定和精准手术导航的应用[J].中华外科杂志,2016,54(6):444-450.

[6] 中华医学会数字医学分会,中国研究型医院学会数字医学临床外科专业委员会,中国图学学会医学图像与设备专业委员会,等.计算机辅助联合吲哚菁绿分子荧光影像技术在肝脏肿瘤诊断和手术导航中的应用专家共识[J].中国实用外科杂志,2017,37(5):531-538.

[7] ISHIZAWA T,FUKUSHIMA N,SHIBAHARA J,et al. Real-time identification of liver cancers by using indocyanine green fluorescent imaging[J]. Cancer,2009,115(11):2491-2504.

[8] LIM C,VIBERT E,AZOULAY D,et al. Indocyanine green fluorescence imaging in the surgical management of liver cancers:Current facts and future implications[J]. J Visc

Surg,2014,151(2):117-124.

［9］ 周晖,吴俊娇,范洁琳.多模态分子影像技术应用于肿瘤的研究进展［J］.中国医学影像学杂志,2011,19(10):794-797.

［10］ 梁洪玻.多模态影像技术在肝脏肿瘤中的应用［D］.广州:南方医科大学,2017.

［11］ 王荣福.多模态影像技术在肿瘤诊治中的应用进展［J］.肿瘤影像学,2013,22(4):292-295.

［12］ KRAEIMA J,DORGELO B,GULBITTI H A,et al. Multimodality 3D mandibular resection planning in head and neck cancer using CT and MRI data fusion:A clinical series［J］. Oral Oncology,2018,81:22-28.

［13］ 赵岩,孙健,杨学军.多模态影像融合技术在神经外科的应用及进展［J］.中国现代神经疾病杂志,2012,12(6):645-650.

［14］ CHEN Y T,WANG M S. Three-dimensional reconstruction and fusion for multi-modality spinal images［J］. Computerized Medical Imaging and Graphics, 2004, 28 (1/2): 21-31.

［15］ WANG G,KALRA M,MURUGAN V,et al. Vision 20/20: Simultaneous CT-MRI--Next chapter of multimodality imaging［J］. Med Phys,2015,42(10):5879-89.

［16］ YANG J,TAO H S,CAI W,et al. Accuracy of actual resected liver volume in anatomical liver resections guided by 3-dimensional parenchymal staining using fusion indocyanine green fluorescence imaging［J］. Journal of Surgical Oncology,2018,118(7):1081-1087.

［17］ 陈规划.移植肝脏病学［M］.北京:人民卫生出版社,2010.

［18］ ABDELAZIZ O,ATTIA H. Doppler ultrasonography in living donor liver transplantation recipients:Intra- and postoperative vascular complications［J］. World J Gastroenterol,2016,22(27):6145-6172.

［19］ REN J,WU T,ZHENG B W,et al. Application of contrast-enhanced ultrasound after liver transplantation:Current status and perspectives［J］. World J Gastroenterol,2016, 22(4):1607-1616.

［20］ ZHENG R Q,CHEN G H,XU E J,et al. Evaluating biliary anatomy and variations in living liver donors by a new technique:three-dimensional contrast-enhanced ultrasonic cholangiography［J］. Ultrasound Med Biol,2010,36:1282-1287.

［21］ XU E J,MAO R,ZHENG R Q,et al. Three dimensional contrast-enhanced ultrasonic cholangiography:a new technique for delineation of the biliary tract in a liver donor ［J］. Liver Transpl,2009,15:1154-1156.

［22］ DUFFY J P,HONG J C,FARMER D G,et al. Vascular complications of orthotopic liver transplantation:experi-

ence in more than 4 200 patients［J］. J Am Coll Surg, 2009,208:896-905.

［23］ PIARDI T,LHUAIRE M,BRUNO O,et al. Vascular complications following liver transplantation:A literature review of advances in 2015［J］. World J Hepatol,2016,8: 36-57.

［24］ HEJAZI KENARI S K,ZIMMERMAN A,ESLAMI M,et al. Current state of art management for vascular complications after liver transplantation［J］. Middle East J Dig Dis, 2014,6:121-130.

［25］ KHALAF H. Vascular complications after deceased and living donor liver transplantation:a single-center experience［J］. Transplant Proc,2010,42:865-870.

［26］ WOZNEY P,ZAJKO A B,BRON K M,et al. Vascular complications after liver transplantation:a 5-year experience［J］. AJR Am J Roentgenol,1986,147:657-663.

［27］ STEINBRÜCK K,ENNE M,FERNANDES R,et al. Vascular complications after living donor liver transplantation: a Brazilian,single-center experience［J］. Transplant Proc, 2011,43:196-198.

［28］ BEKKER J,PLOEM S,DE JONG K P. Early hepatic artery thrombosis after liver transplantation:a systematic review of the incidence,outcome and risk factors［J］. Am J Transplant,2009,9:746-757.

［29］ ALANDER J T,KAARTINEN I,LAAKSO A,et al. A review of indocyanine green fluorescent imaging in surgery ［J］. Int J Biomed Imaging,2012,2012:940585.

［30］ DESMETTRE T,DEVOISSELLE J M,MORDON S. Fluorescence properties and metabolic features of indocyanine green(ICG) as related to angiography［J］. Surv Ophthalmol,2000,45(1):15-27.

［31］ LANDSMAN M L,KWANT G,MOOK G A,et al. Light-absorbing properties,stability,and spectral stabilization of indocyanine green［J］. J Appl Physiol, 1976, 40 (4): 575-583.

［32］ DE GRAAF W,HAUSLER S,HEGER M,et al. Transporters involved in the hepatic uptake of(99m)Tc-mebrofenin and indocyanine green ［J］. J Hepatol, 2011, 54 (4): 738-745.

［33］ HUANG L,VORE M. Multidrug resistance p-glycoprotein 2 is essential for the biliary excretion of indocyanine green ［J］. Drug Metab Dispos,2001,29(5):634-637.

［34］ VILLENEUVE J P,DAGENAIS M,HUET P M,et al. The hepatic microcirculation in the isolated perfused human liver［J］. Hepatology,1996,23(1):24-31.

［35］ CHERRICK G R,STEIN S W,LEEVY C M,et al. Indocyanine green:observations on its physical properties,plasma decay,and hepatic extraction［J］. J Clin Invest,1960,39:

16

592-600.

[36] FOX I J,BROOKER L G,HESELTINE D W,et al. A tri-carbocyanine dye for continuous recording of dilution curves in whole blood independent of variations in blood oxygen saturation[J]. Proc Staff Meet Mayo Clin,1957,32（18）:478-484.

[37] ZHAO H,WU M,ZHU L,et al. Cell-penetrating peptide-modified targeted drug-loaded phase-transformation lipid nanoparticles combined with low-intensity focused ultrasound for precision theranostics against hepatocellular carcinoma[J]. Theranostics,2018,8（7）:1892-1910.

[38] YANNUZZI L A. Indocyanine green angiography:a perspective on use in the clinical setting[J]. Am J Ophthalmol,2011,151（5）:745-751.

[39] REINHART M B,HUNTINGTON C R,BLAIR L J,et al. Indocyanine green:historical context,current applications, and future considerations[J]. Surg Innov,2016,23（2）:166-175.

[40] ISHIZAWA T,FUKUSHIMA N,SHIBAHARA J,et al. Real-time identification of liver cancers by using indocyanine green fluorescent imaging[J]. Cancer,2009,115（11）:2491-2504.

[41] 董家鸿,郑树森,陈孝平,等.肝切除术前肝脏储备功能评估的专家共识（2011 版）[J]. 中华消化外科杂志,2011,10（1）:20-25.

[42] MAKUUCHI M,KOKUDO N. Clinical practice guidelines for hepatocellular carcinoma:the first evidence based guidelines from Japan[J]. World J Gastroenterol,2006,12（5）:828-829.

[43] SCHNEIDER P D. Preoperative assessment of liver function[J]. Surg Clin North Am,2004,84（2）:355-373.

[44] KOKUDO N,ISHIZAWA T. Clinical application of fluorescence imaging of liver cancer using indocyanine green[J]. Liver Cancer,2012,1（1）:15-21.

[45] BRANCH R A. Drugs as indicators of hepatic function[J]. Hepatology,1982,2（1）:97-105.

[46] GOTOH K,YAMADA T,ISHIKAWA O,et al. A novel image-guided surgery of hepatocellular carcinoma by indocyanine green fluorescence imaging navigation[J]. J Surg Oncol,2009,100（1）:75-79.

[47] 刘兵,迟崇巍,袁静,等.吲哚菁绿近红外荧光显像技术在肝细胞癌肝切除术中的应用价值[J]. 中华消化外科杂志,2016,15（5）:490-495.

[48] 方驰华,梁洪玻,迟崇巍,等.吲哚氰绿介导的近红外光技术在微小肝脏肿瘤识别、切缘界定和精准手术导航的应用[J]. 中华外科杂志,2016,54（6）:444-450.

[49] 张绍祥,姜洪池,梁力建,等.计算机辅助联合吲哚菁绿分子荧光影像技术在肝脏肿瘤诊断和手术导航中的应

用专家共识[J]. 中国实用外科杂志,2017,37（5）:531-538.

[50] 陈燕,周碧,申玉兰,等.肝脏局灶性结节增生的多层螺旋 CT 和 MRI 表现及病理基础[J]. 中华实用诊断与治疗杂志,2017,31（12）:1217-1219.

[51] LIM C,VIBERT E,AZOULAY D,et al. Indocyanine green fluorescence imaging in the surgical management of liver cancers:current facts and future implications[J]. J Visc Surg,2014,151（2）:117-124.

[52] SHINDOH J,MAKUUCHI M,MATSUYAMA Y,et al. Complete removal of the tumor-bearing portal territory decreases local tumor recurrence and improves disease-specific survival of patients with hepatocellular carcinoma[J]. J Hepatol,2016,64（3）:594-600.

[53] 刘允怡,赖俊雄.肝癌肝切除手术方式的理论基础及临床价值[J]. 中国实用外科杂志,2018,38（4）:345-348.

[54] 王宏光. 吲哚菁绿肝段染色在腹腔镜肝癌切除中应用及意义[J]. 中国实用外科杂志,2018,38（4）:376-378.

[55] 方驰华,张鹏,陈康. 数字智能化诊断与治疗技术在胆道恶性肿瘤中的应用[J]. 中华消化外科杂志,2019,2（18）:111-116.

[56] ISHIZAWA T,ZUKER N B,KOKUDO N,et al. Positive and negative staining of hepatic segments by use of fluorescent imaging techniques during laparoscopic hepatectomy[J]. Arch Surg,2012,147（4）:393-394.

[57] TUNON M J,GONZALEZ P,JORQUERA F,et al. Liver blood flow changes during laparoscopic surgery in pigs. A study of hepatic indocyanine green removal[J]. Surg Endosc,1999,13（7）:668-672.

[58] MULLOCK B M,SHAW L J,FITZHARRIS B,et al. Sources of proteins in human bile[J]. Gut,1985,26（5）:500-509.

[59] SAKAGUCHI T,SUZUKI A,UNNO N,et al. Bile leak test by indocyanine green fluorescence images after hepatectomy[J]. Am J Surg,2010,200（1）:e19-23.

[60] KAIBORI M,ISHIZAKI M,MATSUI K,et al. Intraoperative indocyanine green fluorescent imaging for prevention of bile leakage after hepatic resection[J]. Surgery,2011,150（1）:91-98.

[61] NANASHIMA A,TOMINAGA T,SUMIDA Y,et al. Indocyanine green identification for tumor infiltration or metastasis originating from hepatocellular carcinoma[J]. Int J Surg Case Rep,2018,46:56-61.

[62] KALRA A,YETISKUL E,WEHRLE C J,er al. Physiology, liver[J]. Treasure Island（FL）:StatPearls Publishing,2022.

[63] YAMAMOTO Y,OLDHAFER K J. Frontiers of Liver Surgery[J]. Visc Med,2017,33（6）:405-406.

[64] EGGERT T,MCGLYNN K A,DUFFY A,et al. Epidemiol-

16

ogy of fibrolamellar hepatocellular carcinoma in the USA, 2000-10[J]. Gut,2013,62(11):1667-1668.

[65] KIM H D,LIM Y S,HAN S,et al. Evaluation of Early-Stage Hepatocellular Carcinoma by Magnetic Resonance Imaging With Gadoxetic Acid Detects Additional Lesions and Increases Overall Survival [J]. Gastroenterology, 2015,148(7):1371-1382.

[66] ROCCARINA D,MAJUMDAR A,THORBURN D. Management of people with intermediate-stage hepatocellular carcinoma:an attempted networkmeta- analysis [J]. Cochrane Database Syst Rev,2017,3:CD011649.

[67] CHI C,DU Y,YE J,et al. Intraoperative imaging-guided cancer surgery:from current fluorescence molecular imaging methods to future multi-modality imaging technology [J]. Theranostics,2014,4(11):1072-1084.

[68] ALEJANDRO F,MARÍA R,JORDI B. Hepatocellular carcinoma[J]. Lancet,2018,391:1301-1314.

[69] 方驰华,陈康,张鹏. 智能化诊疗技术在普通外科中应用现状及前景[J]. 中华外科杂志, 2019, 57(1): E001-E001.

[70] HAEUSLER D,DECRISTOFORO C,FROST J,et al. Molecular imaging:in vivo agents for the diagnosis and treatment of cancer [J]. Contrast Media Mol Imaging,2018, 22:8541915.

[71] CHEN Z Y,WANG Y X,LIN Y,et al. Advance of molecular imaging technology and targeted imaging agent in imaging and therapy[J]. Biomed Res Int,2014,2014:819324.

[72] 方驰华,莫志康,卢绮萍. 计算机辅助联合吲哚菁绿分子荧光影像技术在肝脏肿瘤诊断和手术导航中的应用专家共识[J]. 中国实用外科杂志, 2017, 37(5): 531-538.

[73] CUI X,MATHE D,KOVÁCS N,et al. Synthesis,characterization,and application of core-shell CoO. 16Fe2. 84O4 @ NaYF4(Yb,Er) and Fe3O4@ NaYF4(Yb,Tm) nanoparticle as trimodal(MRI,PET/SPECT,and Optical) imaging agents[J]. Bioconjug Chem,2016,27(2):319-328.

[74] JIA Y,WANG X,HU D,et al. Phototheranostics:active targeting of orthotopic glioma using biomimetic proteolipid nanoparticles[J]. ACS Nano,2019,13(1):386-398.

[75] CLEMONS T D,SINGH R,SOROLLA A,et al. Distinction between active and passive targeting of nanoparticles dictate their overall therapeutic efficacy[J]. Langmuir,2018, 34(50):15343-15349.

[76] IMAMURA Y,TSURUYA Y,DAMME K,et al. 6β-Hydroxycortisol is an endogenous probe for evaluation of drug-drug interactions involving a multispecific renal organic anion transporter, OAT3/SLC22A8, in healthy subjects[J]. Drug Metab Dispos,2014,42(4):685-694.

[77] TANIFUM E A,DEVKOTA L,NGWA C,et al. A Hyperfluorinated Hydrophilic Molecule for Aqueous 19F MRI Contrast Media [J]. Contrast Media Mol Imaging, 2018, 12:1693513.

[78] LIU Y,BHATTARAI P,DAI Z,et al. Photothermal therapy and photoacoustic imaging via nanotheranostics in fighting cancer[J]. Chem Soc Rev,2019,48(7):2053-2108.

[79] ZHANG Y,GUO R,WANG D,et al. Pd nanoparticle-decorated hydroxy boron nitride nanosheets as a novel drug carrier for chemo-photothermal therapy[J]. Colloids Surf B Biointerfaces,2019,7(176):300-308.

[80] CHOI W,PARK EY,JEON S,et al. Clinical photoacoustic imaging platforms [J]. Biomed Eng Lett, 2018, 8(2): 139-155.

[81] SHAO L,LI Q,ZHAO C,et al. Auto-fluorescent polymer nanotheranostics for self-monitoring of cancer therapy via triple-collaborative strategy [J]. Biomaterials, 2018, 194: 105-116.

[82] ZHAO M,DONG L,LIU Z,et al. In vivo fluorescence imaging of hepatocellular carcinoma using a novel GPC3-specific aptamer probe[J]. Quant Imaging Med Surg,2018, 8(2):151-160.

[83] LU S,LI X,ZHANG J,et al. Dendrimer-stabilized gold nanoflowers embedded with ultrasmall iron oxide nanoparticles for multimode imaging-guided combination therapy of tumors[J]. Adv Sci(Weinh),2018,5(12):1801612.

[84] MITCHELL F L,MARKS G E,BICHENKOVA E V,et al. Molecular probes:insights into design and analysis from computational and physical chemistry [J]. Biochem Soc Trans,2008,36(Pt 1):46-50.

[85] KINOSHITA R,ISHIMA Y,CHUANG V T G,et al. Improved anticancer effects of albumin-bound paclitaxel nanoparticle via augmentation of EPR effect and albumin-protein interactions using S-nitrosated human serum albumin dimer[J]. Biomaterials,2017,140:162-169.

[86] CLEMONS T D,SINGH R,SOROLLA A,et al. Distinction between active and passive targeting of nanoparticles dictate their overall therapeutic efficacy[J]. Langmuir,2018, 34(50):15343-15349.

[87] SHARIFI S,BEHZADI S,LAURENT S,et al. Toxicity of nanomaterials [J]. Chem Soc Rev, 2012, 41(6): 2323-2343.

[88] KOO H,HUH M,SUN I,et al. In vivo targeted delivery of nanoparticles for theranosis[J]. Acc Chem Res,2011,44 (10):1018-1028.

[89] PETROS R,DeSimone J. Strategies in the design of nanoparticles for therapeutic applications[J]. Nat Rev Drug Discovery,2010,9(8):615-627.

16

［90］ LONGMIRE M, CHOYKE P, KOBAYASHI H. Clearance properties of nano-sized particles and molecules as imaging agents: considerations and caveats［J］. Nanomedicine (London, U K), 2008, 3(5): 703-717.

［91］ WANG B, HE X, ZHANG Z, et al. Metabolism of nanomaterials in vivo: blood circulation and organ clearance［J］. Acc Chem Res, 2013, 46(3): 761-769.

［92］ DING F, LI C, XU Y, et al. PEGylation regulates self-assembled small-molecule dye-based probes from single molecule to nanoparticle size for multifunctional NIR-Ⅱ bioimaging［J］. Adv Healthc Mater, 2018, 7(23): e1800973.

［93］ QI H, LI Z, DU K, et al. Transferrin-targeted magnetic/fluorescence micelles as a specific bi-functional nanoprobe for imaging liver tumor［J］. Nanoscale Res Lett, 2014, 9 (1): 595.

［94］ NA J H, KOO H, LEE S, et al. Precise targeting of liver tumor using glycol chitosan nanoparticles: mechanisms, key factors, and their implications［J］. Mol Pharm, 2016, 13(11): 3700-3711.

［95］ ZHOU B, WANG R, CHEN F, et al. ^{99m}Tc-labeled RGD-polyethylenimine conjugates with entrapped gold nanoparticles in the cavities for dual-mode SPECT/CT imaging of hepatic carcinoma［J］. ACS Appl Mater Interfaces, 2018, 10(7): 6146-6154.

［96］ CHEN Y, LIU W, SHANG Y, et al. Folic acid-nanoscale gadolinium-porphyrin metal-organic frameworks: fluorescence and magnetic resonance dual-modality imaging and photodynamic therapy in hepatocellular carcinoma［J］. Int J Nanomedicine, 2018, 14: 57-74.

［97］ HU Z, CHI C, LIU M, et al. Nanoparticle-mediated radiopharmaceutical-excited fluorescence molecular imaging allows precise image-guided tumor-removal surgery ［J］. Nanomedicine, 2017, 13(4): 1323-1331.

［98］ ZENG C, SHANG W, WANG K, et al. Intraoperative identification of liver cancer microfoci using a targeted near-infrared fluorescent probe for imaging-guided surgery［J］. Scientific Reports. Sci Rep, 2016, 29(6): 21959.

［99］ HERNANDEZ R, SUN H, ENGLAND C G, et al. CD146-targeted immune PET and NIRF imaging of hepatocellular carcinoma with a dual-labeled monoclonal antibody［J］. Theranostics, 2016, 6(11): 1918-1933.

［100］ CHEN Q, SHANG W, ZENG C, et al. Theranostic imaging of liver cancer using targeted optical/MRI dual-modal probes［J］. Oncotarget, 2017, 8(20): 32741-32751.

16

第十七章

三维可视化技术在 ALPPS 中的应用

第一节　概　　述

联合肝脏分隔和门静脉结扎的二步肝切除术（associating liver partition and portal vein ligation for staged hepatectomy，ALPPS）是近年来肝脏外科领域的一种创新手术，该手术旨在对术后剩余肝脏（future liver remnant，FLR）不足而不能手术的肝肿瘤患者，通过一期手术将荷瘤侧肝脏与拟保留肝脏原位离断或分隔，再结扎荷瘤侧门静脉，使 FLR 在短期内迅速增大，至二期手术时可以耐受荷瘤侧肝脏的切除。ALPPS 在 2007 年由德国 Schlitt 首次实施。2011 年，德国 Lang 等首次在第九届欧非肝胆胰大会上报道了 3 例行 ALPPS 手术的患者，3 例患者在一期术后 6~7 天肝左叶 FLR 体积分别增长了 62%、75% 和 80%，均成功实施二期肝切除术。2012 年 Schnitzbauer 等正式描述了 ALPPS 手术，并回顾性分析 25 例行 ALPPS 手术的患者，在一期手术行门静脉结扎与原位肝脏离断后，患者在术后中位时间第 9 天 FLR 体积平均增加 74%。而单纯采用门静脉栓塞（portal vein embolization，PVE）的患者在术后平均 36.9 天内 FLR 体积仅增加 37.9%。Isfordink 等进行的 meta 分析结果显示，单纯 PVE 术后 FLR 体积增加（43.2%）与单纯门静脉结扎（portal vein ligation，PVL）术后 FLR 体积增加（38.7%）比较，两者差异无统计学意义（$P = 0.386$）。由此可见，与传统 PVE 或 PVL 手术比较，ALPPS 手术 FLR 体积增长更快、更显著，有望使更多因 FLR 不足无法手术切除的肝肿瘤患者尽早获得手术切除的机会。2013 年，复旦大学附属中山医院周俭等报道，亚洲首例巨大肝癌合并卫星灶患者成功施行 ALPPS。

早期相关报道 ALPPS 围手术期病死率高于传统二步肝切除术（two stage hepatectomy，TSH）。但随着手术技术的发展和经验的积累，ALPPS 围手术期病死率逐渐从 2011 年前的 16.7% 降至 2015 年的 3.8%。基于传统 ALPPS 手术 FLR 增长的机制，这一新技术有了不同的改良或变式，包括部分 ALPPS

（partial ALPPS）、射频 ALPPS（RALPP）、微波 ALPPS（AMAPS）、腹腔镜微波 ALPPS（LAPS）、经皮微波消融 ALPPS（PALPP）、止血带 ALPPS（ALTPS）及单段 ALPPS（monosegment ALPPS）等。三维可视化技术可将二维图像进行三维可视化重建，能够准确清晰地显示肿瘤范围及其与周围组织脏器的毗邻关系。在 ALPPS 术前评估及手术规划中，三维可视化技术有助于精确了解肿瘤侵犯情况，准确识别肝叶、脉管系统存在的各种解剖变异，结合透明化、染色、组合、拆分、旋转等技术，获得更为准确、直观、清晰的重建图像，从而提高手术的安全性。

ALPPS 术后 FLR 的增长机制、增长后的功能评价及增长的同时对肿瘤生物学特性和机体免疫功能的影响都是需要进一步研究的课题。ALPPS 手术的长期预后及术后肿瘤复发转移与传统 TSH 的比较评价尚需大规模多中心随机分组试验研究证实。随着对 ALPPS 研究的不断深入及 ALPPS 手术经验的总结提高，相信 ALPPS 将使更多传统手术不能切除的肝癌患者获益。

（周　俭　王　征）

第二节　ALPPS 在肝癌外科中的应用

一、适应证

FLR 体积不足的原发性或继发性肝恶性肿瘤，术前影像学评估正常肝脏 FLR<30%；或病变肝脏（如梗阻性黄疸、肝纤维化、重度脂肪肝或化疗导致的肝脏病变等）FLR<40%。适用的病理类型通常包括肝细胞癌、肝门部胆管癌与结直肠癌肝转移。对于门静脉栓塞或结扎后诱导肝组织增生未达到预期效果的肝脏，ALPPS 可作为其补救性治疗措施。

二、禁忌证

麻醉风险高；不可切除的肿瘤；不能达到 R_0 切除的肝肿瘤；术前合并腹水>50%；重度门静脉高压

17

413

症;因其他疾病所致手术不能进行的患者。

以下几种慎行 ALPPS:肝功能 Child-Pugh B 级以上或严重肝硬化;肿瘤侵犯肝门区或合并患侧门静脉分支主干癌栓;肝动脉灌注不良。

三、术前准备及评估

ALPPS 的手术对象多数肿瘤较大,合并肝炎、肝硬化,手术治疗前经化疗、介入、射频等辅助治疗,二期手术前经受一期手术创伤,临床病理表现复杂,解剖变异较多。因此,个体化、精准化、规范化的术前评估和手术规划就显得十分重要。三维可视化技术可以对肝脏进行三维可视化重建,全方位展示肿瘤的部位、大小、形态、数量,清晰直观地显示门静脉、肝静脉、肝动脉、胆管的主干及分支,且准确性可达三级分支,重建效果较二维影像更为直观,对病灶及其周围组织三维空间关系有了更为直观、逼真、清晰的显示,极大地拓宽了手术医师的三维空间视野,有助于术前准确有效地评估肿瘤的可切除性,避免术中脉管系统损伤或过度切除。

ALPPS 可使剩余肝脏快速增生,从而在短期内获得足够的 FLR,但众多学者也提出,宏观上的肝体积增长并不能代表肝功能改善,一些学者通过动物实验发现这些快速增长的肝细胞大多为不成熟的畸形细胞,很难像正常肝细胞一样提供应有的功能。目前 ICG R15 清除试验、Child-Pugh 评分及 MELD 评分等可对肝脏的整体储备功能进行评估,但却无法精准评估未来剩余肝脏的功能,Tomassini 等通过静脉注射含^{99m}Tc 标记的二甲基亚胺二乙酸 10 分钟后的肝脏摄取情况来定量评估未来剩余肝脏的功能,以评估 FLR 处于临界值患者的最佳二期手术时机。Kambakamba 等通过一期手术后的肝体积动态增长率(kinetic growth rate,KGR)来评估术后每日剩余肝脏的再生情况,得出 KGR ≥ 每日 6% 时可显著

减少二期手术后的肝衰竭发生率。近年来,精准外科学越来越受到青睐,ALPPS 作为一项难度极大的手术方式,对术者的要求极高,术前精确评估剩余肝脏体积、功能,精确规划肝脏断离位置,确定合适的手术时机等就显得格外重要。随着术前评估方式的不断改进,外科医师拥有的评估手段也越来越精确,手术的安全性也能得到更好的保障。

(一) FLR 体积评估

多数患者的肝衰竭发生在 ALPPS 二期手术后,因此,一期手术后进行 FLR 体积测量很关键。FLR 通常根据以下公式进行计算:$[(FLV_2 - FLV_1)/FLV_1] \times 100\%$,最小 FLR 的临界值基本上取决于肝硬化程度和肝脏储备功能。无肝硬化患者 FLR/SLV<30% 或剩余肝脏体积与体重比值(FLR/BW)<0.5、化疗后或合并有肝硬化、胆汁淤积、脂肪肝患者的 FLR/SLV<40% 或 FLR/BW<0.8 的情况下,应考虑行 ALPPS。有研究报道,肝癌合并肝纤维化的程度与 FLR 再生密切相关,不伴肝纤维化的病毒性肝炎患者一期手术后 FLR 增长的速度为 50.1ml/d,Ⅰ、Ⅱ、Ⅲ级肝纤维化患者分别为 19.8ml/d、19.0ml/d、16.8ml/d,而伴肝硬化的患者肝再生速度进一步降低,为 9.6ml/d。该研究数据为精准计算 FLR 的增生速度和时间提供了科学依据,对指导 ALPPS 术式的适应证至关重要。建议使用薄层 CT 扫描图像行肝脏三维重建并通过 3D 虚拟手术软件进行虚拟切除以实现精确的 FLR 测量(图 17-2-1)。

(二) FLR 功能检测

除了评估 FLR 外,肝功能也是非常重要的影响因素。肝功能的检测方法包括以下方面。

1. 血生化肝功能检测　采用国际标准化比值、清蛋白、胆碱酯酶、碱性磷酸酶、γ-谷氨酰转移酶、总胆红素和转氨酶(ALT 和 AST)等作为评估肝脏坏死的指标。血样采集时间为一期手术前 1 天,术后第 1

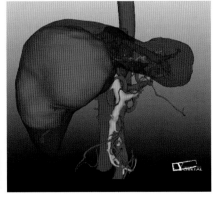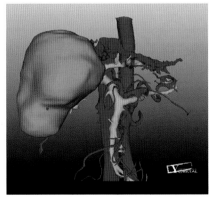

图 17-2-1　术前三维重建图

天和第 7 天,二期术前即刻,术后第 1、7、14、30 天。有研究表明,胆碱酯酶是肝功能最可靠的定性检测指标,与肝体积再生密切相关。

2. 特殊检测手段　包括 ICG R15 排泄试验、含 ^{99m}Tc 标记的二甲基亚胺二乙酸进行肝胆显像、最大肝功能容量试验等,可进行复杂的肝功能检查。但以上测试需要特殊设备,在许多中心无法常规应用。近几年,ICG R15 排泄试验的应用越来越普及,15 分钟滞留率被视为评价肝脏储备功能的最佳方法。

（三）　肝切除后肝衰竭(PHLF)的评判标准

1. 50-50 阳性标准　凝血酶原时间指数<50%(INR≥1.7),血清胆红素在术后第 5 天>50μmol/L,预测病死率为 50%。

2. 术后第 5 天胆红素浓度>7 阳性标准　术后第 5 天的非肝硬化、非淤胆型患者中血清胆红素>70mg/L。

3. 国际肝脏外科学研究组阳性标准　INR 和胆红素浓度高于其正常临界值(由当地实验室定义的肝切除术后第 5 天的数值)。PHLF 的存在极大增加了患者术后对重大并发症的易感性,可能导致患者术后早期死亡。较为量化的评判标准可作为PHLF 的早期识别方法,同时可预测术后病死率,为外科医师术后早期进行干预措施提供理论依据。

四、手术步骤及要点

经典的 ALPPS 手术(以右半肝肿瘤为例)步骤如下。

（一）　一期手术

肋缘下“人”字形切口,游离肝右三角、冠状韧带和肝肾韧带。解剖第一肝门血管和胆管(图 17-2-2),用 3 个“O”形的血管缝线分别结扎门静脉右前支、右后支和供应段Ⅳ的肝动脉细小分支,肝左、右管和肝左、右动脉游离但未结扎(图 17-2-3,图 17-2-4)。在术中超声引导下距镰状韧带右侧 0.5～1.5cm 处切

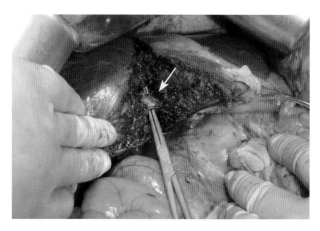

图 17-2-3　术中离断门静脉左支至肝段Ⅳa 的分支

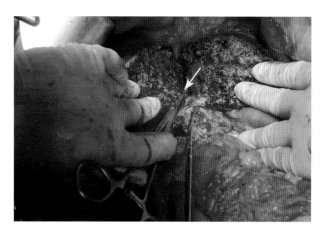

图 17-2-4　术中离断门静脉左支至肝段Ⅳb 的分支

肝,与儿童活体肝移植获取肝左外叶的技术方法类似,用 CUSA 刀劈离肝段Ⅳ与肝左外叶(段Ⅱ和段Ⅲ),肝右、肝中和肝左静脉支均保留完整,未做特殊解剖分离。剥离完毕后,术中彩色超声显示右肝门静脉内无血流,而肝右动脉血流正常。既往右半肝可予塑料袋包裹,近期已不用包裹(图 17-2-5)。

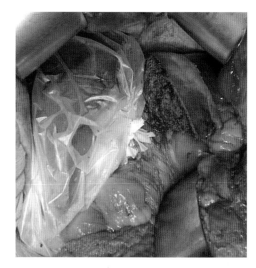

图 17-2-5　肝脏离断和门静脉右支结扎后用塑料袋包裹扩大的右半肝

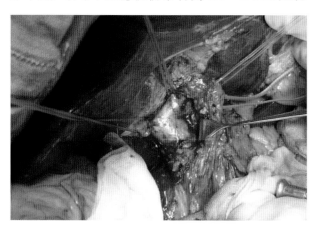

图 17-2-2　术中离断门静脉右前和右后分支

（二）二期手术

按原腹腔切口进腹，吸引器吸除腹腔内腹水。术中探查：左半肝体积明显增大，左外叶明显肥厚（图 17-2-6，图 17-2-7），肝段Ⅳ部分有坏死（图 17-2-8）。术中彩色超声检查显示门静脉右前、右后支均无血流，剩余肝左叶未见占位性病灶。沿着原结扎线外1mm 处分别剪断门静脉右前和右后支，离断肝右动脉和肝右管，最后离断肝中、肝右及巨大肝癌后侧、下腔静脉前侧的肝短静脉，迅速移除肝右叶和段Ⅳ。打开肝右管断端，暂时阻断肝总管下端，从断端注入白色的 20% 脂肪乳剂，可见左半肝断面和肝左管有白色液体流出，提示有胆漏（图 17-2-9），分别予以血管缝线缝扎闭合。术中出血为 150ml，切除右半肝肿瘤大小为 16cm×10cm×10cm（图 17-2-10），左内叶卫星灶直径约为 1.5cm。

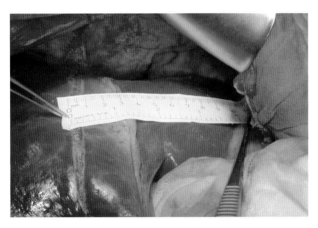

图 17-2-6 一期手术时剩余肝左叶左右径为 10cm

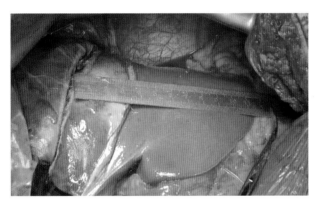

图 17-2-7 二期手术时剩余肝左叶左右径为 12cm

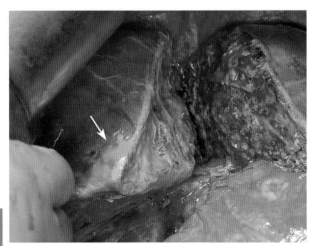

图 17-2-8 二期手术时可见肝段Ⅳ的坏死区

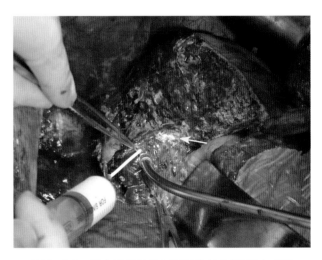

图 17-2-9 肝右管断端注入脂肪乳剂，可见肝左叶断面和肝左管有白色液体流出，提示胆漏

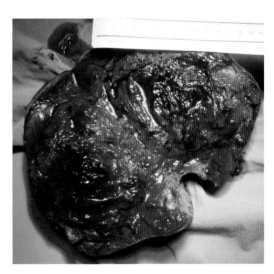

图 17-2-10 切除的肿瘤

五、注意事项

ALPPS 在安全性方面仍有很大争议。ALPPS 的并发症发生率和病死率初始报道很高，引起很大争议。Schnitzbauer 等报道并发症发生率为 68%，其中Ⅲ级以上并发症发生率为 44%，病死率达 12%。随着技术的改进，并发症发生率和病死率已下降并

逐渐为更多的外科医师接受。早年常见的并发症多为胆漏、感染,通过手术技术的改进,如摒弃在一期手术中结扎肝右管、术中保证剩余肝脏的动脉血供与静脉回流通畅,避免一切不必要的胆管剥离等操作,经胆囊管注水或脂肪乳剂及胆道造影等及时发现胆漏,降低了胆漏发生率。摒弃应用塑料袋包裹肿瘤侧肝叶,改用生物防粘连材料并采取积极的预防措施降低了感染发生率。目前肝衰竭成为术后的主要并发症。手术安全性的进一步改善依赖于不断的技术革新和严格的病例筛选,技术改进包括手术技术和余肝评估改进等。

(一)手术技术改进

旨在降低手术创伤,减少手术的侵袭性。近年来国内外专家学者尝试了一些改良 ALPPS 术式,主要集中于一期手术肝断面离断操作(部分离断和使用射频消融、微波、止血带等方式离断),以及采用腹腔镜微创入路行 ALPPS。研究显示,较之经典 AL-PPS,这些方法可以降低并发症发生率(严重并发症发生率为 20%~33.3%,90 天病死率 0~8.3%),但是对剩余肝脏的增生及切除率则影响不一(剩余肝脏增生率为 62%/20d 至 78%~90%/10d)。改良 ALPPS 术中研究相对较多的是部分 ALPPS 术。较之经典 ALPPS,在肝功能正常的患者中,部分 AL-PPS 术能诱导同等 FLR 增生而同时降低并发症发生率和病死率,但是合并肝炎肝硬化的患者则相反。经典 ALPPS 比部分 ALPPS 能诱导更多的 FLR 增生(FLR 增生率为 31.2ml/d vs 17.5ml/d),诱导所需时间更短,诱导 FLR 增生成功率显著高于 PALPPS(76.9% vs 33.3%),2 周内二期手术切除率更高(100% vs 58.4%),并发症发生率更低(7.7% vs 25%),病死率更低(0 vs 16.7%)。此外,新近还出现一些可以挽救严重肝纤维化和肝硬化患者使用经典 ALPPS 增生不足的新术式,在 ALPPS 不能诱导足够的剩余肝脏增生时,可行肿瘤肝动脉栓塞进一步诱导剩余肝脏增生,成功切除肿瘤(图 17-2-11)。但是需要指出的是,目前这些新的 ALPPS 术式都是小样本或个案报道,需要更多的研究比较证实其作用。

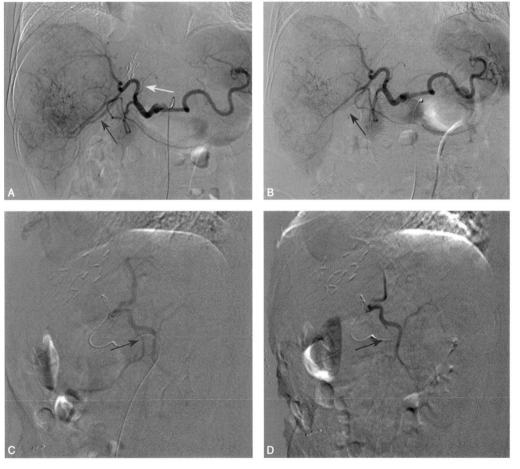

图 17-2-11 在 ALPPS 术不能诱导足够的剩余肝脏增生时,可行肿瘤肝动脉栓塞进一步诱导剩余肝脏增生

（二）病例筛选

严格的病例筛选能有效降低术后并发症发生率及病死率。病例筛选的关键在于明确 ALPPS 手术安全相关的危险因素，目前这方面尚严重缺乏研究。一期术前评估与二期术前评估同等重要，术前应详细了解患者的肝脏疾病史、治疗史等，针对个体的不同情况，综合肝实质病理状态、剩余肝体积比测定、ICG R15、Child 评分等综合评估。剩余肝体积比测定是其中最为重要的检查，建议使用肝脏三维重建并通过 3D 虚拟手术软件进行虚拟切除以实现精确的剩余肝体积测量。基于目前已知的数据，ALPPS 建议严格限制于年龄较轻、肝功能正常、一般状态良好、手术耐受力良好、无严重肝硬化、无严重脂肪肝、无严重门静脉高压的患者。因有研究显示 ALPPS 诱导的肝体积增长常不伴有同等肝功能增长，需要高度重视二期手术前的评估，必要时需要推迟或果断终止二期手术，以避免发生严重的并发症和死亡。二期术前有条件者可行功能性肝体积测定。ALPPS 协作组 320 例行 ALPPS 患者的分析显示，MELD>10 分是 90 天死亡的显著高危因素，二期手术前 MELD <10 分者建议推迟二期手术。总体来说，目前经过外科学者的不断努力和发展，ALPPS 手术的安全性已经有了很大改善。与其他任何外科新技术一样，ALPPS 同样存在学习曲线问题。在开展早期通常并发症发生率和病死率都较高，但是随着技术的成熟进步会得到相应改善。近期，ALPPS 协助组的数据分析显示，ALPPS 开展近 9 例的术者，严重并发症发生率显著降低。基于这些，目前仍建议 ALPPS 在富有肝脏外科经验的肝胆中心开展，尚不建议广泛开展。

六、典型病例

详见图 17-2-12～图 17-2-22。

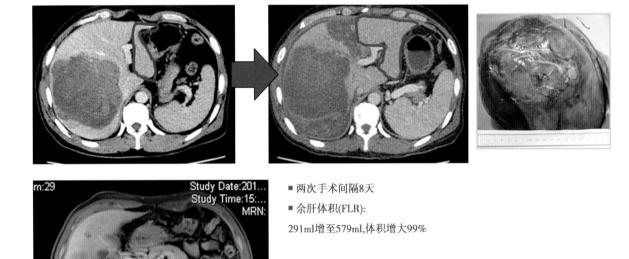

■ 两次手术间隔8天
■ 余肝体积(FLR)：
291ml增至579ml，体积增大99%

图 17-2-12　复旦大学附属中山医院实施的亚洲首例 ALPPS 术

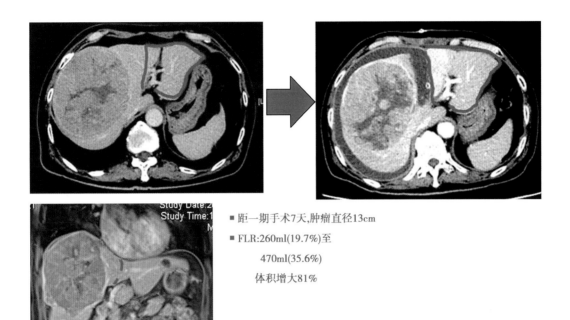

- 距一期手术7天,肿瘤直径13cm
- FLR:260ml(19.7%)至
  - 470ml(35.6%)
  - 体积增大81%

图 17-2-13　巨大肝癌行 ALPPS 术

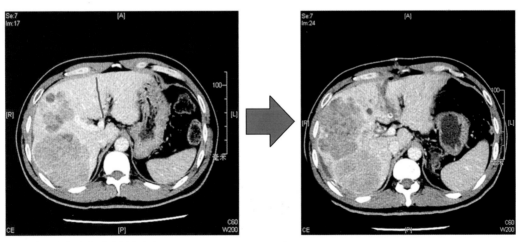

- 肝右叶多发肿瘤,肿瘤最大直径9cm
- 距一期手术14天
- FLR:193ml(17.1%)至345ml(30.6%),体积增大78%

图 17-2-14　肝癌合并肝硬化行 ALPPS 术

17

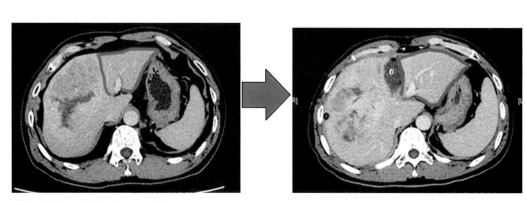

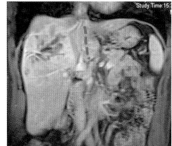

- 门静脉右支癌栓,肿瘤直径15cm
- 距一期手术6天
- FLR:389ml(28.9%)至535ml(39.7%)

  体积增大38%

图 17-2-15　肝癌合并门静脉癌栓行 ALPPS 术

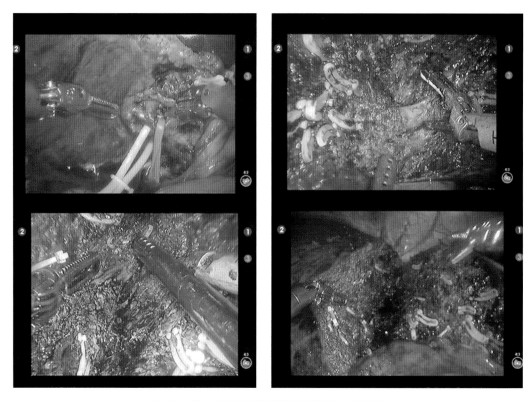

图 17-2-16　机器人辅助下的 ALPPS 一期手术

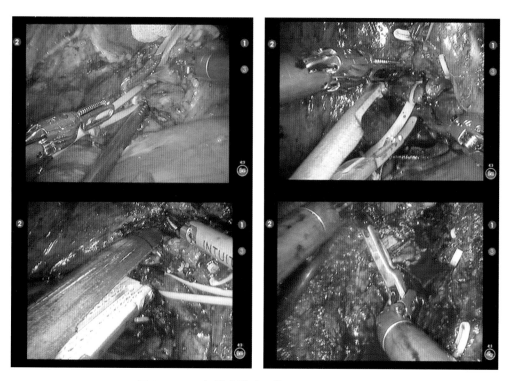

图 17-2-17　机器人辅助下的 ALPPS 二期手术

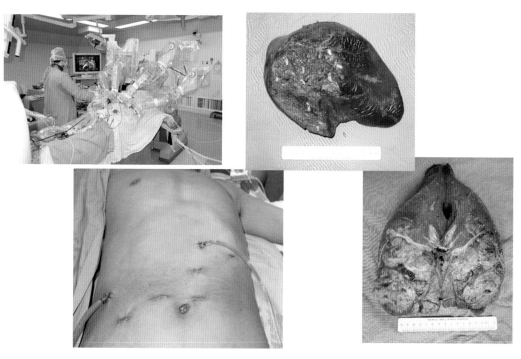

图 17-2-18　机器人辅助下的 ALPPS 术

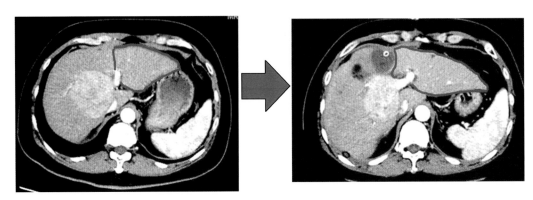

- 肝中叶肿瘤紧贴门静脉矢状段,肿瘤最大直径9cm

- 距一期手术14天

- FLR:219ml(15%)至422ml(29%),体积增大93%

图 17-2-19　肿瘤部位特殊的肝癌行 ALPPS 术

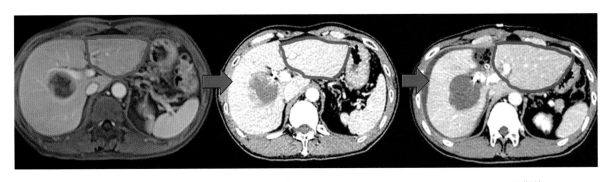

PVE前　　　　　　　　　　PVE后　　　　　　　　　　ALPPSⅡ期前

- PVE后42天行挽救性ALPPS(左内叶—子灶),肿瘤6cm

- 距一期手术10天

- FLR:219ml(19.7%)至275ml(PVE后、24.7%)

 至432ml(38.9%),体积增大58%

图 17-2-20　PVE 失败后行挽救性 ALPPS 术

17

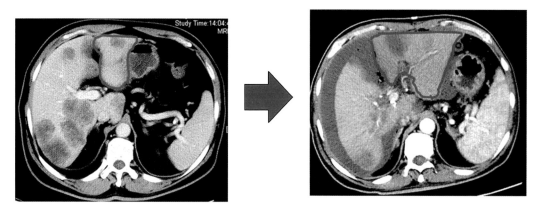

- 肿瘤多发,最大直径6.5cm
- 一期手术:肝左叶多发肿瘤,局部切除+RFA
- 距一期手术8天
- FLR:429ml(31.8%)至730ml(54.3%),体积增大70%

图 17-2-21 结肠癌术后肝多发转移行 ALPPS 术

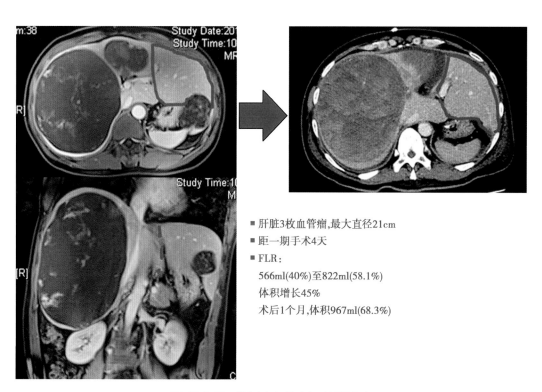

- 肝脏3枚血管瘤,最大直径21cm
- 距一期手术4天
- FLR:
  566ml(40%)至822ml(58.1%)
  体积增长45%
  术后1个月,体积967ml(68.3%)

图 17-2-22 肝巨大血管瘤行 ALPPS 术

(周 俭 王 征)

17

第三节　捆绑式技术在 ALPPS 中的应用

一、背景

ALPPS 技术可以使肝脏在短期内迅速增生,但也伴随着高并发症发生率和病死率。在其问世的 10 年中,并发症发生率和病死率已明显下降,从最初报道的总并发症发生率 59.0%~64.0% 和围手术期病死率 12.0%~12.8%,到最新多中心分析研究的大并发症发生率 44% 和 90 天内病死率 8.8%,主要原因之一是肝实质分隔技术的创新和提高,如捆绑式 ALPPS 术,通过绕肝带来阻断左、右肝实质间交通血流,从而获得与肝实质离断相近的促进残肝增生的效果,却可以使一期术后胆漏的发生率最小化,从而降低围手术期并发症发生率和病死率。

根据第一届国际 ALPPS 大会,ALPPS 手术方式可以分为开腹 ALPPS、腹腔镜 ALPPS 和机器人 ALPPS。其中,腹腔镜 ALPPS 根据第二期手术方式又分为 ALPPS in Stage Ⅰ 期(一期手术)和 ALPPS in Stage Ⅱ(二期手术)两种。2011 年,Campos 等成功实施开腹捆绑式 ALPPS 术。2013 年,Machado 等成功对 1 例患者行腹腔镜 ALPPS 一期手术。随后 Torres 等对 2 例患者成功实施了腹腔镜 ALPPS 二期手术。在此,笔者以腹腔镜 ALPPS 为例,简单阐释微创外科在 ALPPS 中的作用:一方面可以减少术后粘连,降低二期手术操作难度;另一方面,具有手术创伤小、患者疼痛轻、术后恢复快等优势。2014 年,笔者团队汇总自身经验与国内外文献报道,将腹腔镜技术与捆绑式 ALPPS 技术相结合,对 1 例原发性肝癌伴肝硬化患者实施了完全腹腔镜绕肝带法二步肝切除术(蔡氏改良 ALPPS),为全球首例报道,笔者中心至今已完成了 17 例 ALPPS。

二、适应证和禁忌证

捆绑式 ALPPS 的适应证和禁忌证与传统 ALPPS 相近,仅对于肿瘤靠近背侧肝脏中央区的患者,由于肝后隧道建立难度较大,需谨慎考虑。

（一）适应证

1. 剩余肝脏体积:肝硬化患者剩余肝脏体积小于 40%;非肝硬化患者剩余肝脏体积小于 30%。

2. 肝功能 Child Pugh 分级为 A 级,或者 B 级治疗后好转。

3. 肝脏恶性肿瘤,肝脏病灶局限在一侧且残肝无病灶或可切除,无远处转移。

（二）禁忌证

1. 一般情况差,不能耐受手术(ASA 评分>3 分,体力评分>1 分)。

2. 肝功能 Child Pugh C 级或 B 级治疗后无好转。

3. 恶性肿瘤除肝脏外,已有远处转移。

三、术前评估

术前评估主要分为常规检查、肝功能相关检查及肝脏体积评估 3 项。

（一）常规检查

常规检查包括体格检查、实验室检查、影像学检查、病理学检查等,明确临床诊断为肝脏恶性肿瘤及患者基础情况评估。

（二）肝功能相关检查包括肝功能评估

肝功能相关检查包括肝功能评估、肝脏纤维化评估、肝脏储备功能等,明确肝脏潜在疾病,评估手术风险。

（三）三维肝脏重建,模拟肝脏切除,计算剩余肝脏体积等

目前对于肝脏体积的计算方法,基本采用基于影像学的体积分析软件的计算结果,如 Osirix MD CT volumetry processing program、GEHC volume viewer 等软件,这些软件对各项肝脏体积的计算方法各有不同,计算结果也有一定差异,国际上尚无统一的肝脏体积计算方法。笔者中心对于标准肝体积的计算采用现有通用公式,即标准肝脏体积 = 706.2×BSA(m²)+2.4,BSA(m²)= 体重(kg)0.425×身高(m)0.725×0.007 184。肝脏代谢功能的评估,即肝脏 ICG R15 及肝脏纤维弹性评估,也建议作为 ALPPS 术前常规检测项目。

多学科合作模式:术前需要与麻醉医师、护理团队进行手术事宜综合讨论,制订详细的、完善的手术计划。同时,术前需充分告知患者及家属此手术相关事宜,减轻患者顾虑及压力。

四、手术步骤及要点

1. 腹腔镜捆绑式 ALPPS 手术:患者取仰卧、头高足低位,正中或右侧抬高 30°~45°。全身麻醉后建立 12~14mmHg(1mmHg = 0.133kPa)CO_2 气腹。脐下或右侧 2cm 处建立腔镜孔,操作孔及助手孔分布于镜孔两侧,5 孔排列成反"L"形。

2. 腹腔镜探查腹腔。先探查腹腔内有无腹水、可疑结节灶,肝脏表面有无结节,确认肝脏肿瘤的位置,可行腹腔镜下 B 超探查肿块的大小、位置、数量及肝脏血供情况、肝内有无其他可疑结节等。

3. 解剖第一肝门,分离出门静脉右支(或左支)主干、肝动脉左右分支、肝左右管,其中将病灶侧门静脉分支结扎并予以 PDS 线悬吊,予 hem-o-lock 夹夹闭,相应肝动脉分支及胆管分支游离后,予丝线标记以便于二期术中快速定位,同时逆行切除胆囊,若剩余肝脏侧有肿瘤,可予以局部切除。

4. 解剖第二肝门,超声刀离断肝圆韧带、镰状韧带、冠状韧带,显露肝静脉根部,小心分离肝右静脉、肝中及肝左静脉分支根部;解剖第三肝门,结扎并离断直径 3mm 以下的肝短静脉,分离肝后下腔静脉前方无血管区至肝左静脉或肝右静脉根部水平,建立肝后下腔静脉前通道。置入绕肝带,完成肝脏捆绑,行 B 超确认左右肝交通血流有无阻断。

5. 根据肿瘤位置,留置预离断线(右半肝或扩大右半肝或扩大的左半肝),使用腹腔镜断肝器械(包括 CUSA、超声刀、腹腔镜多功能彭氏电刀等)离断肝实质至腔静脉平面,离断过程中较大血管予 hem-o-lock 夹结扎,离断后予以仔细检查肝断面有无出血,也可经胆囊管残端进行造影,观察有无胆漏。对于肝创面,是否使用生物材料覆盖,目前暂无统一定论。对于有胆漏或出血者,留置腹腔引流管。术后需密切关注患者生命体征变化情况、肝功能、腹腔引流管引流液颜色与量等。

6. 在增生期间,每周行肝脏影像学检查,评估计算剩余肝脏体积增生情况,对增生不足者延长增生间期,再次评估。对于肝功能欠佳或 MELD 评分大于 10 分者,建议先进行护肝治疗。

7. 二期手术术前准备与一期手术相似。患者全身麻醉,并经原一期手术锥鞘穿刺孔进入腹腔,建立 CO_2 气腹,进腹后先探查腹腔,观察有无腹水、出血、胆漏等。小心游离腹腔粘连,显露第一肝门、第二肝门,找到肝动脉分支标记线在位,予以丝线结扎同时以可吸收夹夹闭后离断,同时夹闭并离断胆管分支。术中 B 超检查预留肝脏血供及肝内有无可疑结节并清除肝脏断面坏死组织,游离出待切除肝脏侧肝蒂组织,可使用直线切割闭合器离断肝蒂组织或者单个游离后予以结扎,再分离肝静脉根部,小心游离结扎病灶侧肝静脉,最后检查残留肝脏断面有无出血及胆漏,将切除的肝脏组织置于标本袋中,于脐旁做扩大横切口将标本取出。最后处理肝断面,

可放置止血材料等,并留置引流管,再次检查腹腔及创面后关腹。

五、注意事项

1. 肝门的解剖。对于能够建立肝后隧道的患者,沿肝后下腔静脉前间隙从腔静脉沟穿出,并留置 1 根拉带作为肝切除牵引线,亦可减少术中对肿瘤的挤压。部分 ALPPS 手术患者因肿瘤巨大,活动度差,不易游离,或者与膈肌粘连致密不易分离,应遵循"no touch"原则,避免挤压肿瘤,可不游离肝后小肝短静脉,建议采用补救的前入路方式实行离断肝实质。

2. 肝创面的处理。术后肝衰竭往往与肝创面出血、胆漏、坏死等相关。一期手术时,可行经胆囊管造影明确肝创面有无胆漏发生;肝断面放置止血纱布及明胶海绵;部分术者尝试给予肝断面涂抹生物活性膜材料或纤维蛋白黏合剂等预防胆漏的发生,但其效果尚无统一定论。

3. 对于 ALPPS,保留肝动脉,使门静脉阻断侧肝脏仍有动脉血供,在残肝增生期间可起辅助作用。同时,出肝血流的保护也是至关重要的,否则一旦肝静脉血流阻断,回流受阻,肝窦内压力升高,可出现淤血,肝细胞水肿、变性,尤其是段Ⅳ,往往是坏死、继发感染和胆漏的高发部位。建议在 ALPPS 手术中,将肝门板下降,游离出肝脏与肝门板之间空隙,将绕肝止血带从其中间穿出,就避免了对肝蒂的挤压。

4. 胆管引流通畅也尤为重要。出现胆道梗阻、肝内胆道压力升高,容易导致肝创面胆漏的发生。高胆红素血症也不利于肝功能的恢复和机体内环境的稳定。同时需要注意绕肝带的松紧度,避免过度牵拉,以免造成胆管成角畸形和梗阻。

5. 在一期手术时,对第二肝门和第二肝门血管进行标记,以方便二期手术操作。在二期切肝时,可以对着绕肝带加强电凝,由于绕肝带的绝缘作用,不必担心伤及深部组织,尤其肝后下腔静脉,使得断肝过程安全可靠。而在断肝过程中借助绕肝带,采用 Belghiti 提拉法,对肝断面产生张力,有助于快速、精准地断肝。

围手术期需密切关注患者生命体征变化、肝功能及腹腔引流液情况等,由于一期术后绕肝止血带的牵拉造成捆扎面肝组织的缺血、萎缩、坏死,绕肝带可能松弛,可在术后 5～6 天将绕肝带向下收紧一次,以达到更好的捆扎效果。

17

六、典型病例

患者,女性,61 岁。因检查发现 AFP 升高 5 天入院。既往患慢性乙型病毒性肝炎 30 年。腹部增强 CT 检查(图 17-3-1)提示肝段 Ⅱ、段 Ⅳ 交界处占位,考虑为肝癌,肝硬化。经皮肝穿刺活检病理提示肝细胞癌合并肝硬化。三维重建后计算剩余肝脏体积 387.0ml,占标准肝脏体积的 38.3%(图 17-3-2)。

一期手术:腹腔镜下行门静脉左支结扎联合肝实质捆绑术。术后第 9 天查 CT 测量剩余肝脏体积为 753.7ml,较术前增加 94.8%,此时剩余肝体积占标准肝体积的 74.6%。术后第 11 天行二期手术:腹腔镜下左半肝切除术。术后 26 天出院。

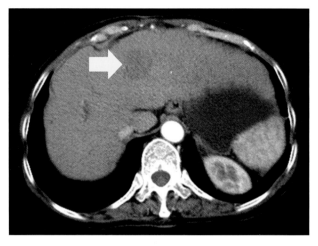

图 17-3-1　术前腹部增强 CT 示肝段 Ⅱ、段 Ⅳ 交界处占位,考虑为肝癌(黄色箭头处)

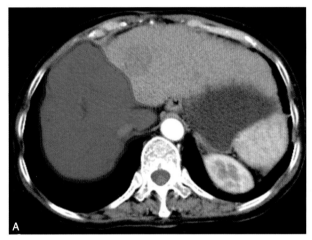

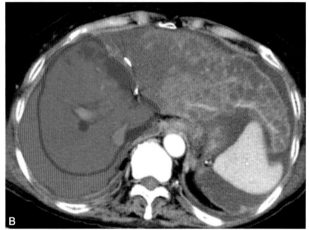

图 17-3-2　腹部增强 CT

A. 术前腹部增强 CT 显示蓝色为剩余肝体积;B. 术后腹部增强 CT 显示蓝色+红色为剩余肝体积,红色为增生部分剩余肝体积。

(蔡秀军　梁　霄)

第四节　末梢门静脉栓塞的研究进展

肝衰竭是肝癌术后严重的并发症,多数与剩余肝体积不足相关。为促进肝脏增生,达到安全手术切除的标准,Kinoshita 和 Makuuchi 提出门静脉栓塞(PVE),即阻断一侧的门静脉血流,使血流流向另一侧肝脏(拟切除后剩余的肝脏,称为余肝),促进肝脏增生,4~6 周内增生 25%~50%。研究发现 PVE 术后未栓塞肝脏的肝功能和免疫功能增强,尽管 PVE 术短期内门静脉压升高,随着时间推移,门静脉压逐渐下降。因此,PVE 术后门静脉压的变化可作为肝切除手术前的观察指标,如果门静脉压持续超过 30mmHg,应放弃或缩小肝切除范围。

PVE 术后栓塞段肝脏与非栓塞肝脏之间门静脉末梢血流交通支依然存在,因此 20%~38% 的患者剩余肝体积增生不足,不能达到安全的手术标准,而且肝脏增生缓慢(4~6 周)。另外,PVE 术后栓塞侧门静脉血流减少引起肝动脉血流增加可能促进肿瘤生长。

ALPPS 结扎一侧门静脉,同时施行肝实质离断,能够促进余肝在短期内快速增生。与 PVE 术相比,ALPPS 能够更早切除肿瘤组织,且二期手术切除率高。文献报道,仅 5% 的患者出现剩余肝体积增生达不到安全的手术标准。但是由于一期手术后需要把肝脏放回腹腔(等待剩余肝增生),可造成带有两个肝断面的胆漏、败血症发生率高达 0~69%,病死率为 0~50%。因此,50% 的患者二期手术(第 9 天)需要推迟,以等待肝功能的恢复。

彭淑牖等结合 PVE 与 ALPPS 的优点,摒弃其

17

缺点,提出末梢门静脉栓塞(terminal branches portal, TBPVE)的概念,是通过 PVE 介入的方法达到 ALPPS 结扎门静脉分支主干和隔断左、右半肝之间门静脉血流的目的,即栓塞病灶侧的门静脉主干及左右肝脏之间门静脉末梢,使左、右半肝之间门静脉没有血流交通(图 17-4-1)。早期报道 TBPVE 术后 2 周,剩余肝脏增生率可达到 52.1%。肝脏增生优于 PVE,但是在等待手术期间,肿瘤也可能继续进展。

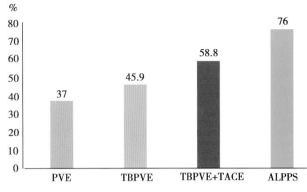

图 17-4-3　不同介入方法或手术的肝增生率

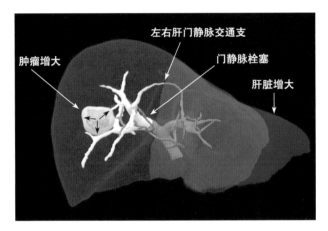

图 17-4-1　末梢门静脉栓塞(TBPVE)的作用机制

为了控制门静脉栓塞后出现的肿瘤持续生长,彭淑牖等进一步根据肝癌的肝动脉和门静脉双重血供分布的特点,把 TACE 和 TBPVE 相结合,避免单纯 TACE 或 TBPVE 的不足,提出一期 TBPVE 联合肿瘤动脉栓塞的方法作为肝切除的术前治疗,目的是既能在短期内促进非栓塞侧肝脏的增生,为外科治疗做术前准备,又能达到肿瘤缩小和坏死的治疗效果(图 17-4-2)。在早期的 13 例患者中,术后 2 周肝脏平均增生率为 71.8%,与 ALPPS 结果相当。图 17-4-3 是根据最近 87 例患者的数据总结的肝脏增生率,其中单纯 TBPVE 为 45.9%,TBPVE 联合 TACE 为 58.8%。

介入后肝增生程度与剩余肝体积原来的大小密切相关。原来的肝体积越小,肝增生越明显。图 17-4-4 为单纯 TBPVE($n=10$)的肝脏增生率变化,原来的肝体积为 27.1%,肝增生率为 57.1%;相反,原来的肝体积为 34.9%,肝增生率为 34.9%。而 TBPVE+TACE($n=46$)的原来肝体积与肝增生的负相关性更加明显,原来的肝体积为 15.1%,肝增生率达到 75.5%(图 17-4-5)。TBPVE+TACE 后肝增生后的剩余肝体积基本上达到安全切除标准。

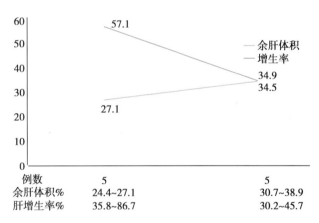

例数	5	5
余肝体积%	24.4~27.1	30.7~38.9
肝增生率%	35.8~86.7	30.2~45.7

图 17-4-4　TBPVE 后剩余肝体积与肝增生率之间的关系

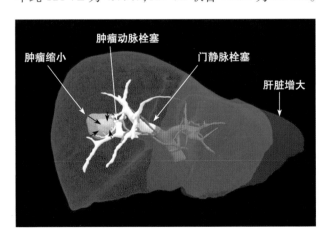

图 17-4-2　TBPVE 联合 TACE 的作用机制

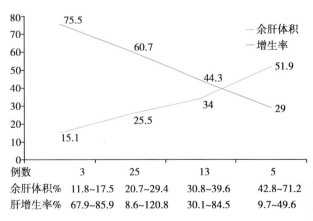

例数	3	25	13	5
余肝体积%	11.8~17.5	20.7~29.4	30.8~39.6	42.8~71.2
肝增生率%	67.9~85.9	8.6~120.8	30.1~84.5	9.7~49.6

图 17-4-5　TBPVE+TACE 后剩余肝体积与肝增生率之间的关系

17

TBPVE 结合 TACE 在促进肝增生的同时可控制肿瘤生长,甚至使肿瘤坏死。可以在介入 1 个月后进行手术的优势是:一方面,能够观察剩余肝脏有无新病灶;另一方面,患者能够从第一次介入手术的打击中恢复,从而减少并发症的发生。

TBPVE 结合 TACE 对于不愿手术的患者,可以控制肿瘤生长起到治疗作用。图 17-4-6 为患者经介入手术治疗 1 年后,病侧肝脏萎缩,肿瘤缩小,非栓塞侧肝脏明显增大。

TBPVE 结合 TACE 有以下优点:①对于拟行肝切除的患者,可使剩余肝脏在短期内快速增生,并避免肿瘤组织增生、扩散。②对于不可切除或不愿意接受手术的患者,可以弥补单纯应用 TACE 的不足,同时促进正常肝组织的增生。因而,TBPVE 联合 TACE 可能是治疗肝癌的新模式,为肝癌的治疗提供了一种全新的视角和策略。

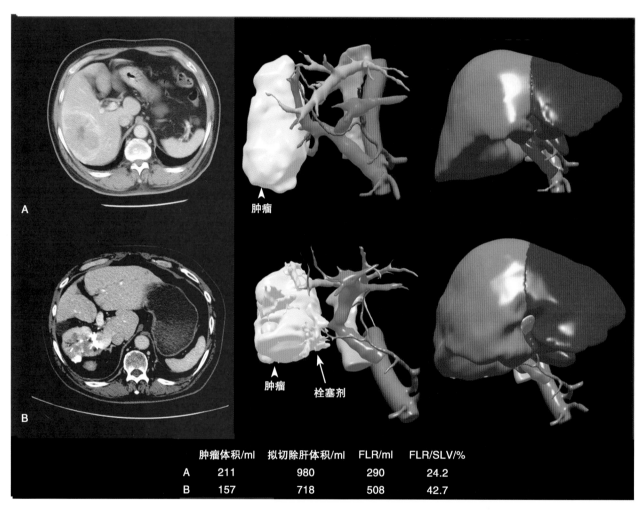

	肿瘤体积/ml	拟切除肝体积/ml	FLR/ml	FLR/SLV/%
A	211	980	290	24.2
B	157	718	508	42.7

图 17-4-6　TBPVE+TACE 后治疗效果显示肿瘤生长得到控制,栓塞段肝脏萎缩,非栓塞段肝脏增生

一、适应证

1. 肝肿瘤切除术前准备:剩余肝体积/标准肝体积,健康正常者<25%;合并肝脏疾病者<40%。

2. 巨大肝癌,不能行一期切除的患者。

二、禁忌证

1. 肝功能严重障碍,如重度黄疸,胆红素 >51μmol/L,ALT>120U(视肿瘤大小),凝血功能障碍,大量腹水或重度肝硬化,肝功能 Child C 级。

2. 门静脉高压伴逆向血流及门静脉主干完全阻塞,侧支血管形成少者。

3. 感染,如肝脓肿。

4. 癌肿体积/全肝体积≥70%(若肝功能基本正常,可分次栓塞)。

5. 肿瘤广泛转移。

6. 全身情况衰竭者。对于患有严重门静脉高压症、肿瘤侵犯要保留侧肝组织或肝外有肿瘤转移、无法纠正的凝血功能紊乱、肿瘤侵犯门静脉、因肿瘤侵袭无安全的穿刺途径及肾衰竭等患者应慎重或禁止应用。

17

三、术前准备及评估

1. 术前完善肝脏 CT、MRI 平扫及增强,予以评估肝脏内肿瘤情况,计算出剩余肝体积,规划出门静脉穿刺路径。完善肝功能、肾功能、血常规、凝血功能检查,以及心电图、X 线胸片检查。

2. 患者术前准备:给予双侧腹股沟处备皮,更换手术衣。

3. 药物术前准备:利多卡因 2 支(5ml,0.1g),肝素 1 支(2ml,5 000AxaIU),哌替啶(1ml,50mg)或吗啡 1 支(1ml,10mg)。

4. 材料术前准备:血管鞘,导丝,KMP 导管,微导管,21G 穿刺套装,外科胶(α-氰基丙烯酸正丁酯胶),碘化油,0.018/0.035 弹簧圈,聚乙烯醇(PVA)颗粒,对比剂。

四、手术步骤及要点

1. 根据门静脉三维重建获得的门静脉系统情况或经过肝动脉造影确定穿刺路径,目前可以选择 3 种进针方法:可经右侧肝组织入路,左侧肝组织入路,如果两侧肝组织都无理想穿刺点可经脾静脉入路。一般经栓塞侧门静脉分支进针,避免损伤健侧肝叶,可以左、右半肝正常组织为进针点,尽量避免穿刺肿瘤组织。

2. 确定穿刺点后,局部麻醉,使用 21G 肝脏穿刺针穿刺入肝,到达预定部位后注入少量对比剂,确定门静脉分支后引入 0.018 英寸导丝,交换经皮经肝穿刺胆管引流套管,送入门静脉干,交换 5F 导管鞘,应用 5F 造影导管在肠系膜上静脉附近行门静脉造影并测压。再交换微导管并进入需要栓塞的分支内,于透视下缓慢注入适量外科胶(α-氰基丙烯酸正

丁酯胶)+碘化油乳化剂(按 1∶4 比例混合)进行栓塞。先栓塞门静脉末梢,再逐渐往门静脉分支主干栓塞,直至靶血管血流停滞。在栓塞门静脉末梢过程中,尽量超选择进入,一边注射栓塞剂一边微导管,速度要均匀,栓塞至门静脉左或右分支主干时,可停止栓塞,考虑栓塞剂有膨胀效应,观察 3~5 分钟后,再视情况行栓塞。

五、注意事项

1. 异位栓塞。在注射栓塞剂的过程中,因受门静脉血流冲击出现对侧门静脉栓塞。

2. 术后出现门静脉血栓。术后 3~5 天可行门静脉彩超,观察门静脉情况。

3. 肝区疼痛。术中、术后给予镇痛治疗。

4. 因同时行 TBPVE 和 TACE,在行肝动脉栓塞时,尽量超选择栓塞,以避免术后出现肝衰竭。

六、典型病例

患者,男性,61 岁。因右肝癌切除术后复发 1 个月入院。2 年前因体检发现肝脏肿瘤行肝段 V、段 Ⅵ 切除,有乙型病毒性肝炎病史。入院检查:AFP 28.59μg/L。64 层增强 CT 提示肝右叶肿瘤 3 个,最大直径为 5.2cm(图 17-4-7A)。三维重建提示肿瘤位于肝右叶。术前行仿真右半肝切除,剩余肝体积 26.2%(图 17-4-7B),考虑剩余肝体积不足,行末梢门静脉右支栓塞联合肿瘤动脉栓塞术(TBPVE+TACE)(图 17-4-7C)。2 周后 CT 复查,栓塞效果满意。三维重建计算剩余肝体积 47.5%,肝增生率为 81.7%(图 17-4-7D)。介入术后 2 个月行右半肝切除术(图 17-4-7E),手术顺利,无并发症,顺利出院。术后病理提示为肝细胞癌(资源 17-4-1,资源 17-4-2)。

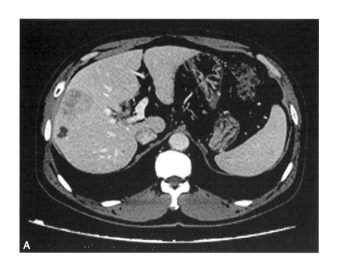

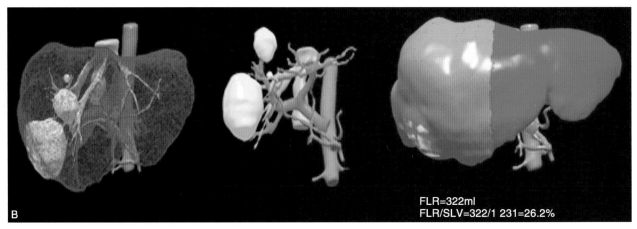

FLR=322ml
FLR/SLV=322/1 231=26.2%

B

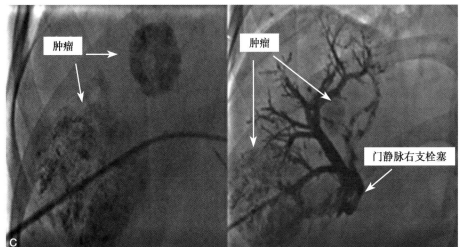

肿瘤

肿瘤

门静脉右支栓塞

C

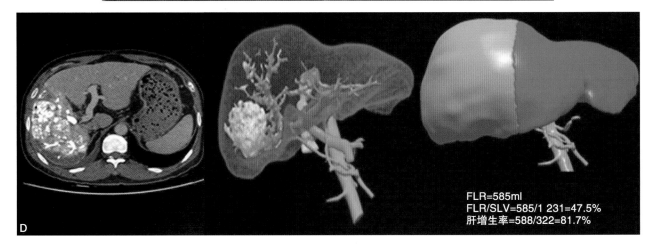

FLR=585ml
FLR/SLV=585/1 231=47.5%
肝增生率=588/322=81.7%

D

17

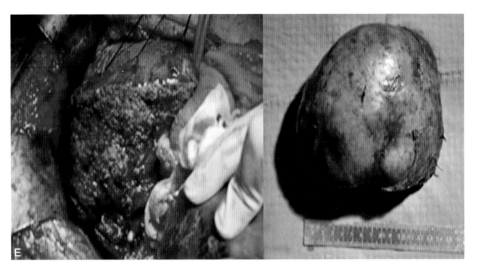

图 17-4-7　典型病例图片

A. CT 图像可见肿瘤位于肝右叶；B. 肝脏 3D 重建可见肿瘤位于肝右叶，仿真右半肝切除后，剩余肝体积为 26.2%；C. TBPVE 联合 TACE 治疗；D. TBPVE 联合 TACE 术 2 周后 CT 复查显示肝脏 3D 重建，右肝门静脉栓塞及肿瘤栓塞满意；仿真右半肝切除后，剩余肝体积为 47.5%，肝增生率为 81.7%；E. 右半肝切除术的术后肝断面及肿瘤标本。

资源 17-4-1　末梢门静脉栓塞（TBPVE）联合肿瘤动脉栓塞（TACE）后右半肝切除（PPT）

资源 17-4-2　末梢门静脉栓塞（TBPVE）联合肿瘤动脉栓塞（TACE）后右半肝切除（视频）

（黄从云　张有用　彭淑牖）

参考文献

[1] LANG S A, LOSS M, SCHLITT H J. "In-situ split" (ISS) liver resection: new aspects of technique and indication [J]. Zentralbl Chir, 2014, 139(2):212-219.

[2] Abstracts of the 9th Congress of the European-African Hepato-Pancreato-Biliary Association (E-AHPBA). April 12-16, 2011. Cape Town, South Africa [J]. HPB (Oxford), 2011, 13 Suppl 2:1-145.

[3] SCHNITZBAUER AA, LANG SA, GOESSMANN H, et al. Right portal vein ligation combined with in situ splitting induces rapid left lateral liver lobe hypertrophy enabling 2-staged extended right hepatic resection in small-for-size settings [J]. Ann Surg, 2012, 255(3):405-414.

[4] VAN LIENDEN K P, VAN DEN ESSCHERT J W, DE GRAAF W, et al. Portal vein embolization before liver resection: a systematic review [J]. Cardiovasc Intervent Radiol, 2013, 36(1):25-34.

[5] ISFORDINK C J, SAMIM M, BRAAT M, et al. Portal vein ligation versus portal vein embolization for induction of hypertrophy of the future liver remnant: A systematic review and meta-analysis [J]. Surg Oncol, 2017, 26(3):257-267.

[6] 周俭, 王征, 孙健, 等. 联合肝脏离断和门静脉结扎的二步肝切除术 [J]. 中华消化外科杂志, 2013(7):485-489.

[7] MORIS D, RONNEKLEIV-KELLY S, KOSTAKIS I D, et al. Operative results and oncologic outcomes of associating liver partition and portal vein ligation for staged hepatectomy (ALPPS) versus two-stage hepatectomy (TSH) in patients with unresectable colorectal liver metastases: a systematic review and meta-analysis [J]. World J Surg, 2018, 42(3):806-815.

[8] LINECKER M, BJORNSSON B, STAVROU G A, et al. Risk adjustment in ALPPS is associated with a dramatic decrease in early mortality and morbidity [J]. Ann Surg, 2017, 266(5):779-786.

[9] GALL T M, SODERGREN M H, FRAMPTON A E, et al. Radio-frequency-assisted Liver Partition with Portal vein ligation (RALPP) for liver regeneration [J]. Ann Surg, 2015, 261(2):e45-46.

[10] HONG D E F, ZHANG Y B, PENG S Y, et al. Percutaneous microwave ablation liver partition and portal vein em-

bolization for rapid Liver regeneration：a minimally inva-sive first step of ALPPS for hepatocellular carcinoma［J］. Ann Surg，2016，264（1）：e1-2.

［11］ SODERGREN M，GALL T，NAGENDRAN M，et al. Radio-frequency-assisted liver partition and portal vein ligation （RALPP）：comparative series of a modified ALPPS tech-nique for two-stage liver resection［J］. The Official Journal of The International Hepato Pancreato Biliary Association，2015，17：28-29.

［12］ SODERGREN M，LURJE G，EDMONDSON M，et al. Bi-institutional case-matched comparison of short-term clini-cal outcomes of radiofrequency-assisted liver partition and portal vein ligation（RALPP）and associating liver parti-tion and portal vein ligation for staged hepatectomy（AL-PPS）［J］. HPB，2016，18：e703-e704.

［13］ GRINGERI E，BOETTO R，D'AMICO F E，et al. Laparo-scopic microwave ablation and portal vein ligation for staged hepatectomy（LAPS）：a minimally invasive first-step approach［J］. Ann Surg，2015，261（2）：e42-43.

［14］ CILLO U，GRINGERI E，FELTRACCO P，et al. Totally laparoscopic microwave ablation and portal vein ligation for staged hepatectomy：a new minimally invasive two-stage hepatectomy［J］. Ann Surg Oncol，2015，22（8）：2787-2788.

［15］ ROBLES R，PARRILLA P，LOPEZ-CONESA A，et al. Tourniquet modification of the associating liver partition and portal ligation for staged hepatectomy procedure［J］. Br J Surg，2014，101（9）：1129-1134.

［16］ ZHANG Y，YANG H，CHEN Y，et al. Totally laparoscopic associating liver tourniquet and portal ligation for staged hepatectomy via anterior approach for cirrhotic hepatocel-lular carcinoma［J］. J Am Coll Surg，2015，221（2）：e43-48.

［17］ LI J，KANTAS A，ITTRICH H，et al. Avoid "All-Touch" by hybrid ALPPS to achieve oncological efficacy［J］. Ann Surg，2016，263（1）：e6-7.

［18］ ROBLES CAMPOS R，BRUSADIN R，LOPEZ CONESA A，et al. Staged liver resection for perihilar liver tumors using a tourniquet in the umbilical fissure and sequential portal vein embolization on the fourth postoperative day （a modified ALTPS）［J］. Cir Esp，2014，92（10）：682-686.

［19］ WANG Z，PENG Y，SUN Q，et al. Salvage transhepatic ar-terial embolization after failed stage Ⅰ ALPPS in a patient with a huge HCC with chronic liver disease：A case report ［J］. Int J Surg Case Rep，2017，39：131-135.

［20］ 彭淑牖，黄从云，李江涛，等. 末梢门静脉栓塞术在计划性肝切除术中的应用初探［J］. 中华外科杂志，2016 （9）：664-668.

［21］ 彭淑牖，黄从云，王许安，等. 末梢门静脉栓塞联合肝肿瘤动脉化疗栓塞 13 例报告［J］. 中华外科杂志，2017 （9）：655-660.

［22］ GAUZOLINO R，CASTAGNET M，BLANLEUIL M L，et al. The ALPPS technique for bilateral colorectal metasta-ses：three "variations on a theme"［J］. Updates Surg，2013，65（2）：141-148.

［23］ CHAN A C，PANG R，POON R T. Simplifying the ALPPS procedure by the anterior approach［J］. Ann Surg，2014，260（2）：e3.

［24］ SCHADDE E，MALAGO M，HERNANDEZ-ALEJANDRO R，et al. Monosegment ALPPS hepatectomy：extending re-sectability by rapid hypertrophy［J］. Surgery，2015，157 （4）：676-689.

［25］ TOMASSINI F，D'ASSELER Y，GIGLIO M C，et al. He-modynamic changes in ALPPS influence liver regeneration and function：results from a prospective study［J］. HPB （Oxford），2018，9. pii：S1365-182X（18）33956-X.

［26］ KAMBAKAMBA P，STOCKER D，REINER CS，et al. Liv-er kinetic growth rate predicts postoperative liver failure after ALPPS［J］. HPB（Oxford），2016，18（10）：800-805.

［27］ WANG Z，PENG Y，HU J，et al. Associating liver partition and portal vein ligation for staged hepatectomy for unre-sectable hepatitis B virus-related hepatocellular carcino-ma：a single center study of 45 patients［J］. Ann Surg，2020，271（3）：534-541.

［28］ OLDHAFER K J，STAVROU G A，VAN GULIK T M. AL-PPS-where do we stand，where do we go?：Eight recom-mendations from the first international expert meeting［J］. Ann Surg，2016，263（5）：839-841.

［29］ PETROWSKY H，GYORI G，DE OLIVEIRA M，et al. Is partial-ALPPS safer than ALPPS? A single-center experi-ence［J］. Ann Surg，2015，261（4）：e90-92.

［30］ ALVAREZ F A，ARDILES V，DE SANTIBANES M，et al. Associating liver partition and portal vein ligation for staged hepatectomy offers high oncological feasibility with adequate patient safety：a prospective study at a single center［J］. Ann Surg，2015，261（4）：723-732.

［31］ ALVAREZ F A，ARDILES V，SANCHEZ CLARIA R，et al. Associating liver partition and portal vein ligation for staged hepatectomy（ALPPS）：tips and tricks［J］. J Gas-trointest Surg，2013，17（4）：814-821.

［32］ CHAN A C，CHOK K，DAI J W，et al. Impact of split com-pleteness on future liver remnant hypertrophy in associa-ting liver partition and portal vein ligation for staged hepa-tectomy（ALPPS）in hepatocellular carcinoma：Complete-ALPPS versus partial-ALPPS［J］. Surgery，2017，161

17

（2）:357-364.

[33] LAU W Y,LAI EC. Modifications of ALPPS-from complex to more complex or from complex to less complex operations[J]. Hepatobiliary Pancreat Dis Int, 2017, 16（4）: 346-352.

[34] D'HAESE J G, NEUMANN J, WENIGER M, et al. Should ALPPS be used for liver resection in intermediate-stage HCC?［J］. Ann Surg Oncol,2016,23(4):1335-1343.

[35] SPARRELID E, JONAS E, TZORTZAKAKIS A, et al. Dynamic evaluation of liver volume and function in associating liver partition and portal vein ligation for staged hepatectomy［J］. Journal of Gastrointestinal Surgery, 2017, 21 （6）:967-974.

[36] POPESCU G A, ALEXANDRESCU S T, GRIGORIE R T, et al. GOOD TO KNOW:the ALPPS procedure-embracing a new technique［J］. Chirurgia（Bucur）, 2017, 112（3）: 332-341.

[37] LI J, EWALD F, KANTAS A, et al. Learning curve effect in ALPPS-A retrospect analysis of four years' experience ［J］. HPB,2016,18(2):e735.

[38] HUANG S Y, ALOIA T A. Portal vein embolization:state-of-the-art technique and options to improve liver hypertrophy［J］. Visc Med,2017,33(6):419-425.

[39] KINOSHITA H, SAKAI K, HIROHASHI K, et al. Preoperative portal vein embolization for hepatocellular carcinoma ［J］. World J Surg,1986,10:803-808.

[40] MAKUUCHI M, THAI B L, TAKAYASU K, et al. Preoperative portal embolization to increase safety of major hepatectomy for hilar bile duct carcinoma:a preliminary report ［J］. Surgery,1990,107:521-527.

[41] SCHNITZBAUER A A. A comparison of pitfalls after ALPPS stage 1 or portal vein embolization in small-for-size setting hepatectomies ［J］. Visc Med, 2017, 33 （6）: 435-441.

[42] SCHLITT H J, HACKL C, LANG SA. "In-Situ Split" Liver Resection/ALPPS-Historical Development and Current Practice［J］. Visc Med,2017,33(6):408-412.

[43] LANG H, BAUMGART J, MITTLER J. Associating liver partition and portal vein ligation for staged hepatectomy in the treatment of colorectal liver metastases:current scenario［J］. Dig Surg,2018,35(4):294-302.

[44] DE SANTIBAÑES E, ALVAREZ F A, ARDILES V. How to avoid postoperative liver failure:a novel method［J］. World J Surg,2012,36(1):125-128.

[45] PENG S Y, WANG X A, HUANG C Y, et al. Evolution of associating liver partition and portal vein ligation for staged hepatectomy:Simpler, safer and equally effective methods ［J］. World J Gastroenterol, 2017, 23 （23）: 4140-4145.

[46] OLTHOF P B, SCHNITZBAUER A A, SCHADDE E. The HPB controversy of the decade:2007-2017-Ten years of ALPPS［J］. Eur J Surg Oncol,2018,83(18):1624-1627.

17

第十八章

三维可视化技术在复杂性肝脏肿瘤中的研究

第一节　三维可视化技术在肝癌肝切除术中的研究及应用

一、复杂肝癌的三维可视化技术应用原理

对于肝脏恶性肿瘤来说，手术切除是重要的根治性治疗措施。但是并非每位患者都有手术的机会。肝脏是一个立体解剖器官，内部结构复杂，肝内管道相互交错走行，并存在较多变异。另外，肝脏承担着重要的生理功能，保留足够的正常肝实质对术后患者肝功能的维持至关重要。因此，肝脏外科手术需要综合考虑多项因素，给外科医师提出了挑战。肝脏外科手术的成功依赖于全面准确的术前评估、制订合理的手术方案、精准的手术操作。准确的术前评估及合理手术方案的制订决定了整个手术治疗的策略。通常来说，外科医师通过增强 CT、MRI 判断肝内血管的大致走行、肿瘤定位及肿瘤与肝内重要血管的关系，并据此制订治疗方案。这一评估方式有赖于外科医师自身的经验，需要外科医师在头脑中将 CT 或 MRI 提供的二维数据，构建出肝脏的三维立体图形，进而决定手术方案。这一过程具有相当的主观性，并且因为评估者没有办法精确计算出术后剩余肝体积的数值，因而是非定量化的评估。三维可视化技术的出现带来了全新的视角，可以从立体的角度观察肝内管道的解剖走行，精确定位肿瘤位置，明确肿瘤与血管之间的关系。结合肝体积计算进行模拟肝切除手术，准确量化评估手术风险，确定合适的手术方案。

肝脏肿瘤三维可视化是指用于显示、描述和解释肝脏肿瘤三维解剖和形态特征的一种工具，借助 CT 和/或 MRI 图像数据，利用计算机图像处理技术对数据进行分析、融合、计算、分割、渲染等，对肝脏、胆道、血管、肿瘤目标的形态、空间分布等进行描述和解释，并可直观、准确、快捷地将目标从视觉上分离出来，为术前准确诊断、手术方案个体化规划和手术入路选择提供具体方案，尤其是复杂性肝癌的手术规划。

二、特点

既往临床主要依赖 B 超、二维 CT、二维 MRI 等检查进行抽象的评估，根据外科医师读片水平及经验的差异，存在局限性和不确定性，尤其针对复杂性肝癌的诊断与术前规划，难以进行准确评估，导致术后并发症发生率相对过高。随着 CT 技术的发展，成像结果越来越清晰，庞大的数据集处理，获得了更多的诊断信息，促进了复杂肝癌三维可视化重建替代二维诊治模式。

三、选择合适的应用软件

笔者常用的软件有 IQQA-3D-Liver，TouchViewer 2.0 版本。

四、3D 成像的条件

三维重建基于二维数据，而随着 CT、MRI 成像质量的提高，达到一定要求的源数据才能重建成临床可用的三维重建模型。

（一）CT 影像数据要求

1. 推荐 64 层以上 CT 平扫+增强（三期）扫描。

2. 患者取仰卧位，头足方向扫描，扫描矩阵 512× 512；机架旋转速度每圈 0.5～0.75 秒，扫描条件 120kV，200～250mA。

3. 扫描层厚 1.0mm，层间距 1.0mm。

4. 动脉期延时时间为 20～25 秒，门静脉延时时间为 40～55 秒，肝静脉期延时时间为 60～70 秒，延迟期延时时间为 100～120 秒。

5. 保存 DICOM 数据格式。数据层厚 0.625～1.5mm。

6. 肝脏外科三维可视化成像所需影像数据：平扫+增强扫描三期，薄层（层厚 0.625～1.5mm），DICOM 格式数据。

（二）MRI 影像数据要求

1. 推荐 1.5T 以上 MRI 设备进行平扫+增强扫

描;先行 T₁WI 及 T₂WI 平扫,后增强扫描。

2. 检查前患者在检查床上反复训练良好屏气 20 秒以上。

3. 患者取仰卧位,头足方向扫描,视野为 420mm×300mm,扫描层厚 2.0~3.0mm,层间距 2.0~3.0mm。

4. MRI 平扫

(1) T₁WI:横断位,T₁WI 采用屏气二维相扰梯度回波序列,双回波扰相回波序列(正相位:TR 190ms,TE 4.4ms,反相位:TR 190ms)。

(2) T₂WI:横断位,T₂WI 呼吸触发脂肪抑制快速恢复自旋回波扫描(TR/TE 5 000/81ms)。

5. MRI 增强平扫:动态增强 3 期薄层扫描,采用 3DFS-T₁WI 序列,层厚及间距同平扫。注射造影剂后三期扫描,动脉期 12~40 秒;门静脉期 40~75 秒,延迟期 85~110 秒。

6. 保存 DICOM 数据格式,数据层厚 0.625~1.5mm。

7. 肝脏外科三维可视化成像所需影像数据:平扫+增强扫描三期,薄层(层厚 0.625~1.5mm),DICOM 格式数据。

五、复杂肝癌切除术的相关研究及指导手术方案选择

针对复杂性肝脏肿瘤的定义尚有不同理解,但较认同的有涉及肝门的中央型肝癌;肝脏内部有肝动脉、门静脉、肝静脉变异;巨大肿瘤压迫肝内脉管致其变形;伴有下腔静脉,甚至右心房癌栓的肝脏恶性肿瘤;需要极量肝切除的肝脏良、恶性肿瘤;涉及肝段Ⅰ、段Ⅷ的肿瘤需要行复杂性肝切除。

在复杂性肝脏肿瘤切除术中,三维可视化技术的优势在于:精确计算肝脏各段体积及肿瘤体积,清晰显示肝内脉管分布和变异情况,判断肿瘤、脉管之间的关系,合理设计手术方案及切除策略,提高安全性,减少术中出血量,降低术后并发症发生率。

本节主要介绍三维可视化技术指导下复杂肝癌切除术的策略。应用三维可视化技术后,复杂肝癌

切除术的诊疗流程见图 18-1-1。

(一)维持原手术方案

通过三维可视化技术的术前规划,与二维影像学检查评估一致,且剩余肝体积满足标准肝体积的 40%,则按照规则性肝切除方案,行规则性肝切除。

(二)扩大切除肿瘤

通过三维可视化技术的术前规划,发现肿瘤靠近肝脏主干,规则性肝段切除、局部切除不能保证肿瘤切缘,三维计算半肝体积后,剩余肝体积满足标准肝体积的 40%,则扩大切除,段切除改成半肝切除,半肝切除改成三叶切除。

(三)缩小切除肿瘤

通过三维可视化技术的术前规划,发现肿瘤距离脉管主干较远,可考虑行局部规则性肝段切除,而避免损失较大块肝脏体积。

(四)分期手术

通过三维可视化技术的术前规划,以下两种患者可考虑行分期手术:可一期切除,但是达不到 R₀ 切除的患者,并且 R₀ 切除后残肝体积不足的患者;无法一期切除,可考虑分期手术方案创造手术机会,获得二期切除机会。分期手术旨在通过不同方法减少需切除部分肝脏的血供(门静脉),使剩余部分肝脏加速生长,在有限时间内增长到满足标准肝体积的 40% 以上,再行二期切除。方法介绍如下。

1. 联合肝脏分隔和门静脉结扎的二步肝切除术(associating liver partition and portal vein ligation for staged hepatectomy,ALPPS) 详见第十七章。优点:可在短期内使残肝快速增长,切除率高,避免肿瘤进展。缺点:手术创伤较大,患者需经历 2 次开腹手术,术后并发症发生率较高。

2. 门静脉栓塞(portal vein embolization,PVE) 即 PVE+二期肝脏切除术。优点:创伤小,经历一次开腹手术,患者围手术期并发症发生率较低。缺点:切除率较 ALPPS 略低(98% vs 80%),等待时间较长,部分患者因肿瘤进展无法获得二次手术机会。

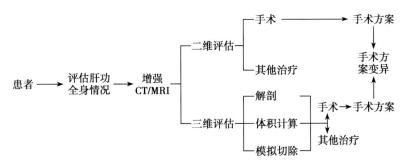

图 18-1-1　三维可视化技术诊疗流程

3. 其他衍生方法　如 PVE+微波、射频阻隔中肝+二期手术。

（五）流域规划进行规则性肝段切除

传统规划手术基于二维影像学结果，术中在基于规则性肝段切除的基础上，满足一定切缘的要求，往往是依据经验性判断。三维可视化可以通过分析门静脉和肝静脉的流域，针对不同患者个性化规划切除的肝脏部分。

六、结果

三维可视化技术的应用，旨在尽可能减少切除的有效肝体积，并达到 R₀ 切除，从而更加有效地减少复发、提高生存、减少围手术期并发症、改善预后。相关研究正在广泛开展中，并且积极地筹划多中心相关研究。初步总结得出以下结果（表 18-1-1）。

表 18-1-1　入选 300 例患者中 69 例患者三维评估后治疗方案改变结果

更改手术方案	例数
扩大肝切除范围	25
左外叶→左半肝	4
右后叶→右半肝	3
段Ⅳ→左半肝	2
段Ⅳ→段Ⅳ、段Ⅴ、段Ⅷ	2
左半肝→左三区	4
右半肝→右三区	3
右前叶→段Ⅳ、段Ⅴ、段Ⅷ	4
右前叶→右半肝	2
段Ⅳ、段Ⅴ、段Ⅷ→左三区	1
缩小肝切除范围	8
左三区→左半肝	3
右三区→右半肝	2
右三区→段Ⅳ、段Ⅴ、段Ⅶ、段Ⅷ	1
右三区→段Ⅳ、段Ⅶ、段Ⅷ	1
右半肝→段Ⅵ、段Ⅶ、段Ⅷ	1
二步肝切除	36
ALPPS	11
PVE	25
TACE	6

七、典型病例

（一）病例 1：维持原手术方案

患者，男性，67 岁，身高 170cm，体重 80.5kg。体检发现左半肝占位病变。实验室检查：AFP 178.1μg/L，乙肝阳性，HBV-DNA 5.44×10³U/ml，TBIL 9.7μmol/L，ALB 43.9g/L，Pre-A 271mg/L，ALT 9U/L，INR 0.99，PLT 134×10⁹/L，心肺功能正常。

肿瘤位于左半肝，压迫门静脉矢状部，二维 CT 评估拟行左半肝切除术（图 18-1-2），通过三维可视化模型观察患者的肝脏，门静脉右前支发自门静脉左支，供应段Ⅴ、段Ⅷ，如果常规行左半肝切除，切断门静脉左支，会导致段Ⅴ、段Ⅷ缺血。于是向左侧调整肝切面，离断门静脉左支时远离门静脉主干分叉处，避免损伤门静脉右前支（图 18-1-3）。计算切除左半肝体积 642ml，剩余右半肝体积 1 128ml，剩余肝体积／体重＝1.4%，>0.8%，可以满足术后肝功能需求。

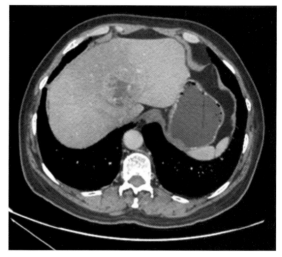

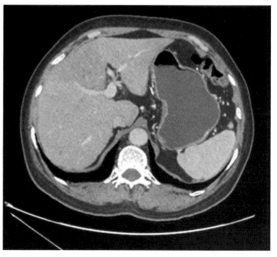

图 18-1-2　病例 1 的二维 CT 图像

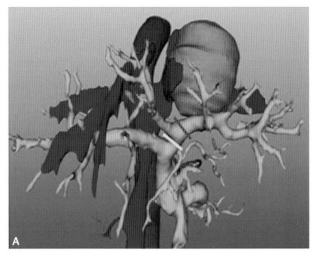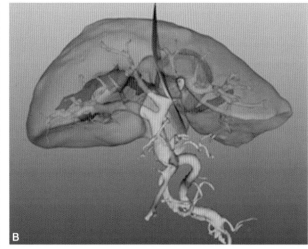

图 18-1-3　病例 1 的三维可视化规划手术方案
A.红色为门静脉左支,黄色切线代表不同的门静脉左支离断位置;B.最终规划的左半肝切面。

术中行左半肝切除+胆囊切除术,入肝血流阻断20 分钟,术中出血 200ml,未输血。术后 5 天复查肝功能示 TBIL 27.1μmol/L, ALB 39.6g/L, Pre-A 130mg/l,ALT 53U/L,INR 1.08。术后并发症有胸腔积液。

（二）病例 2:缩小切除范围

患者,男性,67 岁,身高 170cm,体重 71kg。体检发现右半肝占位病变。诊断为原发性肝癌。实验室检查:AFP 1.9μg/L,乙肝阴性,HBV-DNA<500U/ml,TBIL 13.5μmol/L, ALB 45g/L, Pre-A 258mg/L, ALT 25U/L,INR 0.89,PLT 222×10⁹/L,心肺功能正常。

肿瘤位于右半肝段Ⅶ、段Ⅷ,压迫肝右静脉及肝中静脉。二维 CT 评估需行右三区切除术（图 18-1-4）。将患者增强薄层 CT 数据进行三维重建后,再评估手术方案。如行右三区切除,切除右三

区肝体积 914ml,剩余肝体积 430ml,剩余肝体积/标准肝体积 = 33.2%,<40%;剩余肝体积/体重 = 0.6%,<0.8%。术后肝功能无法满足需求,需调整手术方案。从三维角度观察肝内血管走行及与肿瘤的相互关系可见肝中静脉引流范围较广,包含右半肝段Ⅴ、段Ⅵ,调整手术方案,缩小肝切除范围,改行肝段切除,行右半肝段Ⅶ、段Ⅷ切除。切除肝体积 645ml,剩余肝体积 700ml,剩余肝体积/标准肝体积=54%,>40%;剩余肝体积/体重 = 0.99%,>0.8%（图 18-1-5）。满足术后肝功能需求。

术中行右半肝段Ⅶ、段Ⅷ切除+胆囊切除术,入肝血流阻断 20 分钟和 15 分钟,术中出血 300ml,未输血。术后第 5 天肝功能复查示 TBIL 19.1μmol/L,ALB 34.8g/L,Pre-A 58mg/L,ALT 78U/L,INR 1.11。术后并发症有胆漏、胸腔积液。

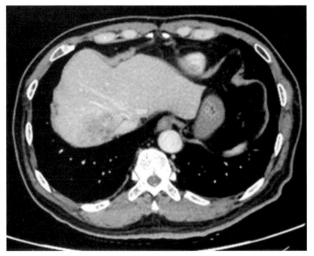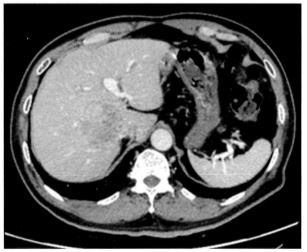

图 18-1-4　病例 2 的二维 CT 图像

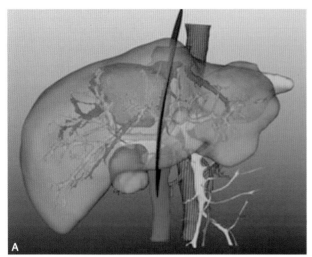
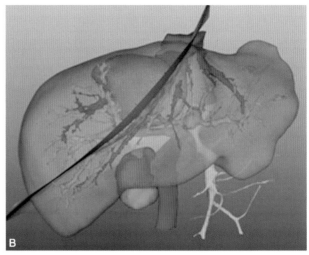

图 18-1-5　病例 2 的三维可视化规划手术方案
A. 模拟右三区切除；B. 模拟段Ⅶ、段Ⅷ切除。

（三）病例 3：缩小切除范围

患者，男性，47 岁，身高 168cm，体重 73kg。原发性肝癌术后复发并行 3 次 TACE 术。实验室检查：AFP 27 296μg/L，乙肝阳性，HBV-DNA 2.76×10^2U/ml，TBIL 12.2μmol/L，ALB 47g/L，Pre-A 200mg/L，ALT 49U/L，INR 0.9，PLT 151×10^9/L，心肺功能正常。

患者肿瘤位于右半肝伴有门静脉右后支癌栓，二维 CT 评估结果拟行右半肝切除术（图 18-1-6），通过三维可视化重新评估后，发现如果切除右半肝后，剩余左半肝体积 415ml，剩余肝体积/体重＝0.57%，＜0.8%，术后出现肝衰竭风险高，需调整手术方案。

通过三维可视化模型可见患者门静脉分支变异，门静脉右前支、右后支及左支分别由门静脉主干发出，门静脉右前支供应段Ⅷ，门静脉右后支供应段Ⅴ、段Ⅵ、段Ⅶ，并且门静脉右前支内无癌栓。调整手术方案，切除段Ⅴ、段Ⅵ、段Ⅶ，剩余肝体积为 701ml，剩余肝体积/体重＝0.96%，＞0.8%（图 18-1-7，图 18-1-8），可以满足术后肝功能的需求。

术中行右半肝段Ⅴ、段Ⅵ、段Ⅶ切除＋胆囊切除术，入肝血流阻断 26 分钟，术中出血 400ml，未输血。术后第 5 天肝功能复查示 TBIL 14.4μmol/L，ALB 34.4g/L，Pre-A 81mg/L，ALT 91U/L，INR 1。术后并发症有胸腔积液。

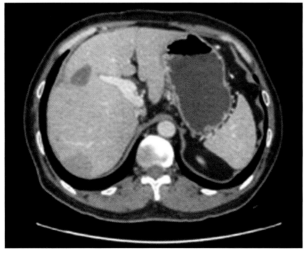
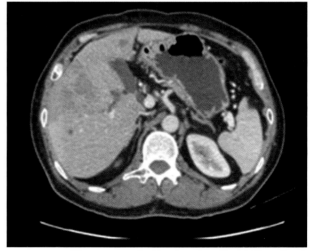

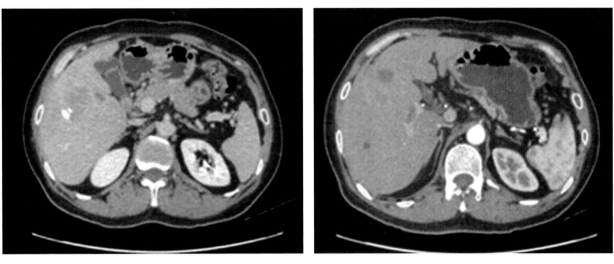

图 18-1-6　病例 3 的二维 CT 图像

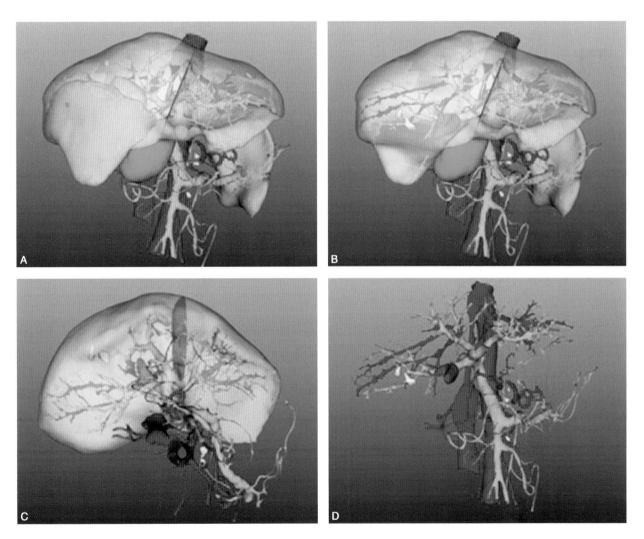

图 18-1-7　病例 3 的三维可视化图像
A. 肿瘤位置;B~D.3 支门静脉分别从门静脉主干发出,门静脉右后支可见癌栓。

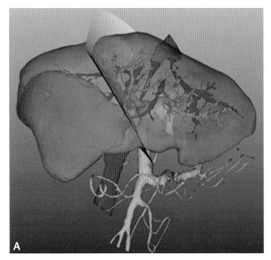
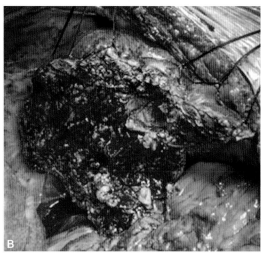

图 18-1-8 病例 3 的三维可视化规划手术方案

A. 模拟切除段 Ⅴ、段 Ⅵ、段 Ⅶ；B. 术中切除段 Ⅴ、段 Ⅵ、段 Ⅶ后肝创面。

（四）病例 4：扩大切除范围

患者，男性，58 岁，身高 173cm，体重 71.5kg。体检发现左半肝占位病变。诊断为肝内胆管癌。实验室检查：AFP 8.5μg/L，乙肝阳性，HBV-DNA 3.3×10^5U/ml，TBIL 12.9μmol/L，ALB 40.9g/L，Pre-A 166mg/L，ALT 45U/L，INR 0.93，PLT 336×10^9/L，曾有高血压史 10 年，糖尿病病史 10 年，心肺功能正常。

肿瘤位于左外区，二维 CT 评估结果拟行左外叶切除术（图 18-1-9）。三维可视化评估后发现，肿瘤与门静脉左支矢状部关系紧密，如果行左外区切除，难以获得满意肿瘤切缘。于是调整手术方案，扩大切除范围，拟行左半肝切除（图 18-1-10）。计算切除左半肝体积 528ml，剩余右半肝体积 816ml，剩余肝体积/体重=1.1%，>0.8%，剩余肝体积可以满足术后肝功能需求。

术中行左半肝切除+胆囊切除术，入肝血流阻断 14 分钟，术中出血 200ml，未输血。术后第 5 天肝功能复查示 TBIL 16μmol/L，ALB 34.3g/L，Pre-A 83mg/L，ALT 109U/L，INR 0.95。术后并发症有胸腔积液。

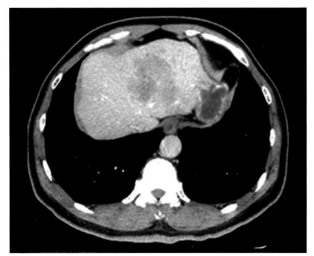
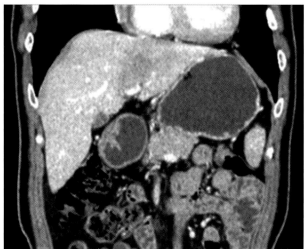

图 18-1-9 病例 4 的二维 CT 图像

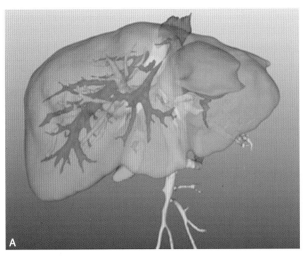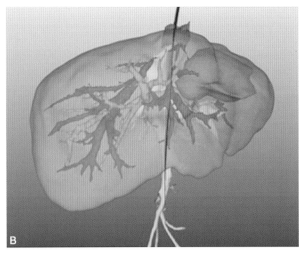

图 18-1-10　病例 4 的三维可视化规划手术方案
A. 模拟切除左外叶；B. 模拟切除左半肝。

（五）病例 5：分期手术，PVE+二期手术

患者，男性，45 岁，身高 173cm，体重 76kg。体检发现右半肝多发占位病变。诊断为肝细胞癌。实验室检查：AFP 8.5μg/L，乙肝阳性，HBV-DNA 3.3×10⁵U/ml，TBIL 12.9μmol/L，ALB 40.9g/L，Pre-A 166mg/L，ALT 45U/L，INR 0.93，PLT 336×10⁹/L，心肺功能正常。

肿瘤 1 位于段Ⅴ、段Ⅵ、段Ⅷ门静脉右前、后支分叉后方（图 18-1-11），肿瘤 2 位于段Ⅷ（图 18-1-12），二维 CT 评估结果拟行局部切除。三维可视化评估后考虑局部切除肿瘤彻底性不佳。于是调整手术方案，扩大切除范围，拟行右半肝切除（图 18-1-13）。计算剩余左半肝体积 406ml，占标准肝体积 30.24%，<40%，剩余肝体积不足，故予以行一期门静脉右支 PVE+二期切除术。

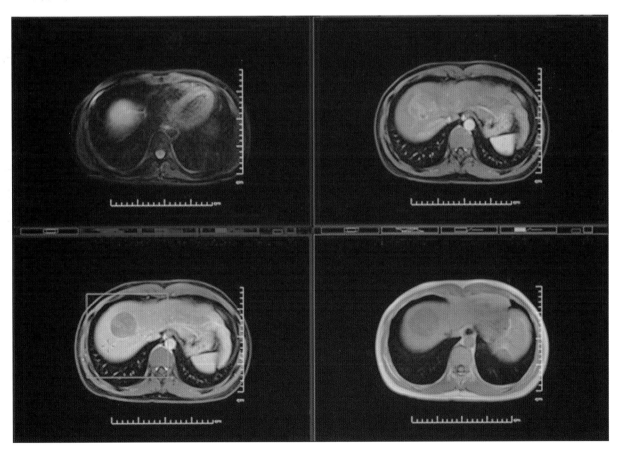

图 18-1-11　肿瘤 1 位于段Ⅴ、段Ⅵ、段Ⅷ门静脉右前、后支分叉后方

18

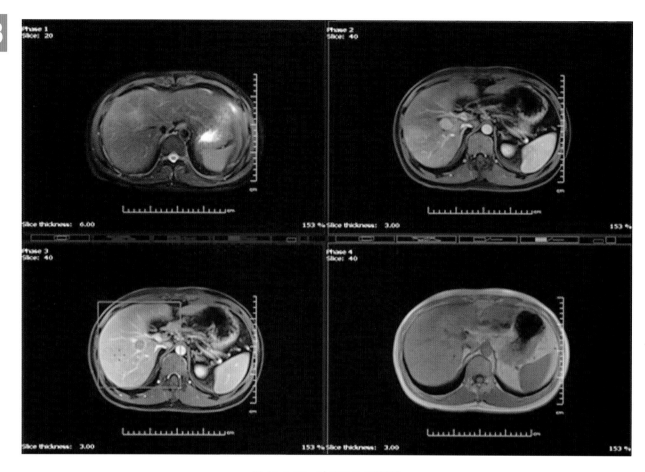

图 18-1-12　肿瘤 2 位于段Ⅷ

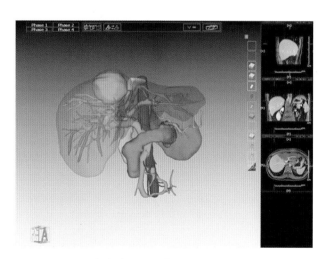

图 18-1-13　行右半肝切除范围,左半肝体积偏小,小于标准肝体积

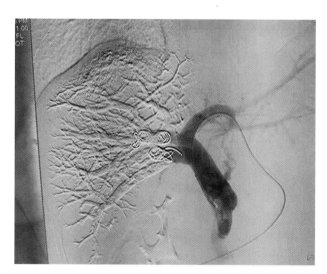

图 18-1-14　行 PVE 术,门静脉存在变异,门静脉右前支从左主干发出

　　一期:门静脉右支 PVE(图 18-1-14),术后 3 周剩余左半肝体积增长至 692ml(图 18-1-15),占标准肝体积 51.54%,满足残肝体积要求,故行二期手术。

　　二期:右半肝切除术+胆囊切除术,入肝血流阻断 15 分钟,术中出血 300ml,未输血。术后第 5 天肝功能检查示 TBIL 16μmol/L,ALB 34.3g/L,Pre-A 83mg/L,ALT 109U/L,INR 0.95。术后无并发症。

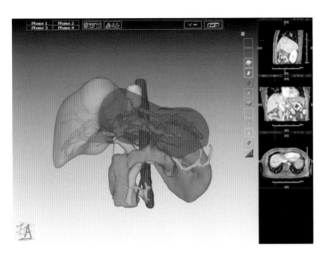

图 18-1-15 PVE 术后 3 周,左半肝体积增长满意,达到标准肝体积的 51.54%

（六）病例 6:分期手术,ALPPS

患者,女性,50 岁,身高 160cm,体重 58kg。体检发现右半肝多发占位 1 个月。入院检查:AFP 1.9ng/ml,乙肝 HBsAg(+)。既往无基础性疾病史。诊断为原发性肝癌。

患者肿瘤位于右半肝(图 18-1-16),考虑行右半肝切除术,三维评估后,计算左半肝体积不足(图 18-1-17),小于标准肝体积的 40%,故详细告知患者家属后,考虑行 ALPPS 分期手术。

一期:术中分离门静脉右干,将其结扎(图 18-1-18),并沿着肝中静脉左侧将肝实质劈离(图 18-1-19)。

术后第 7 天三维可视化评估左半肝代偿情况。剩余左半肝体积增生至 547ml,剩余肝体积/体重 = 0.94%(图 18-1-20)。

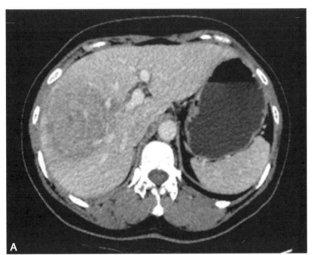
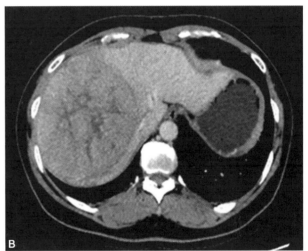

图 18-1-16 病例 6 的二维增强 CT

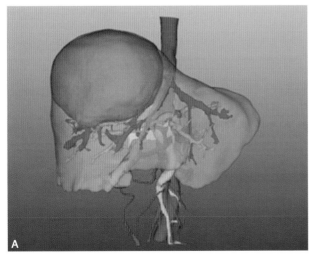
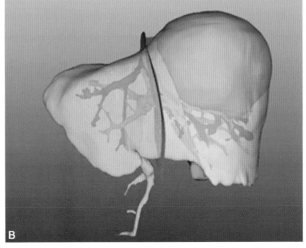

图 18-1-17 病例 6 的三维重建
A.前面观;B.背侧观。

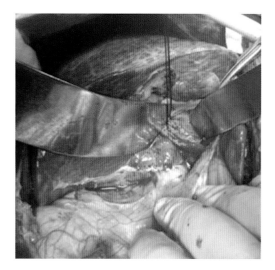

图 18-1-18　ALPPS 术中门静脉右支结扎

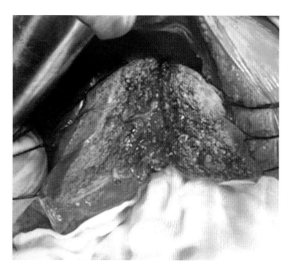

图 18-1-19　ALPPS 术中肝劈离

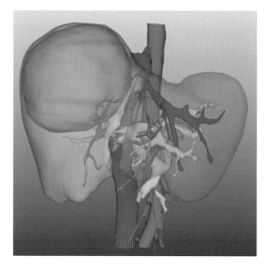

图 18-1-20　术后第 7 天复查三维 CT,重建评估左半肝增长体积

二期:术后第 10 天行右三叶切除+膈肌部分切除修补术(图 18-1-21)。术中出血 400ml,未输血,未阻断第一肝门,手术时间 140 分钟。术后第 5 天肝功能检查示:TBIL 30.2μmol/L, ALB 40.9g/L, Pre-A 46mg/L, ALT 227U/L, INR 1.26。术后并发症有胸腔积液。

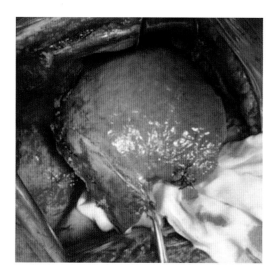

图 18-1-21　术后残余左半肝

(七) 病例 7

患者,男性,37 岁,身高 168cm,体重 60kg。主诉右上腹绞痛 1 个月,乙肝 HBsAg(+),既往无基础性疾病。诊断:原发性肝癌。实验室检查:AFP 39 025μg/L;异常凝血酶原 15 506mAu/ml;HBV-DNA<50U/ml;ALB 44.1g/L;ALT 48U/L;PLT 297× 10^9/L(资源 18-1-1)。

资源 18-1-1　三维可视化技术应用于复杂肝癌手术(视频)

(周伟平　倪俊声)

第二节　三维可视化技术在巨大肝血管瘤中的研究及应用

肝血管瘤(hepatic hemangioma)是最常见的肝脏良性肿瘤,好发于中年女性,多为单发,肝脏不同位置的发病率大体相等。肝血管瘤发病初期无症状,当肿瘤随时间逐渐增大后主要表现为压迫症状。

极少数患者并发肿瘤破裂出血,严重时危及生命。虽然其发病隐匿,但随着影像技术的发展,肝血管瘤的检出率逐渐增加。国外学者通常将直径>4cm 的肝血管瘤称为巨大肝血管瘤,我国部分学者认为直径>10cm 的肝血管瘤为巨大肝血管瘤。当肿瘤巨大,特别是位于肝缘及肝门时可行手术治疗。另外,少数巨大肝血管瘤患者伴有卡萨巴赫-梅里特综合征(Kasabach-Merritt syndrome),应及时进行手术治疗。

一、肝血管瘤的影像学诊断

1. 超声　超声因价格便宜、操作简便、无创伤等优点,成为筛查肝脏肿瘤的最常用检查。肝血管瘤典型的超声图像多为强中回声团块,内部回声较均匀,边界清晰且回声较强。增强超声表现为团块周围薄环并伴有缓慢向心形性填充,填充形式多为薄环逐渐增厚。当血管腔隙明显小于周围时,便会形成乳头状填充。如血管瘤中心有坏死及瘢痕区时,则出现无强化区。

2. CT　肝血管瘤的 CT 图像多为低密度圆形病灶,边缘光滑。增强 CT 则有极强的特异性:增强早期边缘开始强化,从边缘逐渐强化至中心,一直可以持续到延迟期之后,病灶内强化时周围可伴有低密度区域。

3. MRI　肝血管瘤的 MRI 图像亦为边缘规则的圆形或椭圆形图团块,在 T_1WI 为较均匀的低信号或等信号,T_2WI 为均匀明亮高信号。增强 MRI 中病灶实质逐渐增强,随后伴有极强的高信号,直至完全明显强化。

二、肝血管瘤的治疗

肝血管瘤的根治手段主要是手术治疗。巨大的肝血管瘤在生长过程通常推移附近的肝脏管道,使正常的肝脏解剖结构有较大偏移。因此,外科医师在进行手术时必须具备强大的空间想象力。采用基于 CT 的肝脏三维可视化技术可以准确地描述血管和肿物之间的空间位置关系,从而对手术进行精确指导。外科医师可以根据手术需要显示肝动脉、肝静脉及门静脉与肿物的空间位置关系,明显增强了手术的目的性和安全性,同时减少了术中不必要的创伤,有效地缩短手术时间。

1. 肝血管瘤手术的适应证　同肝切除术(本章第六节)。

2. 肝血管瘤手术的术前准备　同肝切除术(本章第六节)。

3. 肝血管瘤手术的麻醉方式　同肝切除术(本章第六节)。

4. 肝血管瘤手术的注意事项

(1) 术中注意事项:①充分游离肝脏周围韧带,包括冠状韧带、镰状韧带、左右三角韧带、肝圆韧带、肝胃韧带等。②游离韧带时注意保护周围组织,减少副损伤。③注意肝脏血流阻断时间,如区域阻断可适当延长单次阻断时间。④注意尽量不要破坏血管瘤包膜。

(2) 术后注意事项:①预防术后出血、感染等并发症。②适当保肝,预防肝衰竭,有肝炎、肝硬化等病史者需要更加警惕。③适当补液营养支持治疗。

三、肝血管瘤 64 层 CT 及三维重建的病例分析

1. 病例 1　患者,女性,48 岁。因右上腹疼痛不适 1 天入院。患者自发病来无其余不适。查体无明显异常体征。64 层肝脏三期增强 CT 提示肝内多发占位性病变,考虑为血管瘤,肝内多发小囊肿,胆囊结石(图 18-2-1,图 18-2-2)。临床诊断为肝血管瘤。

三维重建结果:将肝脏、肿物及血管系统等三维模型全部导入后,通过设定透明度系数和颜色,显示肝脏、管道结构各部分及肝血管瘤,基本实现了交互式分析。肝脏可视化后,肝内管道空间立体感明显增强,形态逼真,空间分布、行程及相互关系明晰(图 18-2-3、图 18-2-4)。

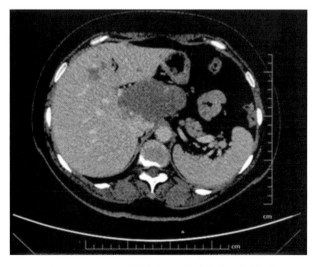

图 18-2-1　64 层增强 CT 可见肿物位于尾状叶

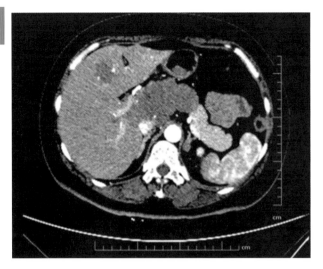

图 18-2-2 64 层增强 CT 可见肿物与腹主动脉、下腔静脉的关系紧密

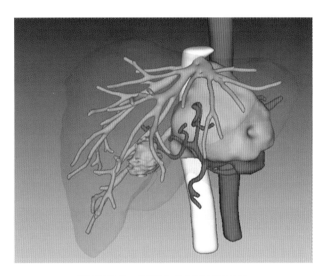

图 18-2-3 病例 1 的三维重建（1）

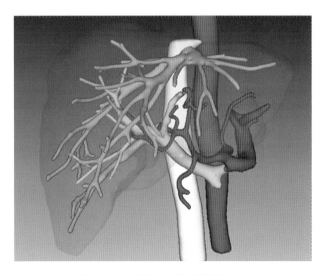

图 18-2-4 病例 1 的三维重建（2）

患者术前诊断明确，行手术治疗。术中充分游离肝左叶，进一步显露尾状叶肿物，解剖第二肝门辨认肝左、肝中静脉及其分支。紧邻背膜将肿物逐步剥离，分离过程中闭合肝短静脉，始终保持不损伤下腔静脉壁（该手术由哈尔滨医科大学附属第一医院姜洪池教授完成）。

2. 病例 2 患者，女性，43 岁。因体检发现肝占位 6 年入院。患者病程中无腹痛等不适。查体无明显异常体征，未予任何处置。64 层肝脏三期增强 CT 提示肝右叶占位性病变（图 18-2-5、图 18-2-6）。临床初步诊断为肝血管瘤。

三维重建显示肿物基本局限于右后叶（图 18-2-7），遂行腹腔镜下肝右后叶切除术。

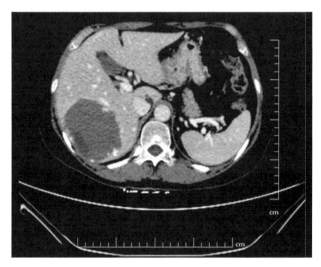

图 18-2-5 64 层增强 CT（1）

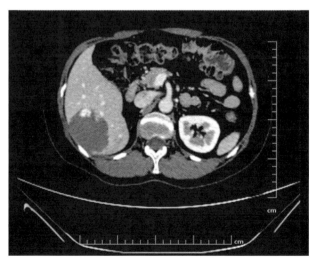

图 18-2-6 64 层增强 CT（2）

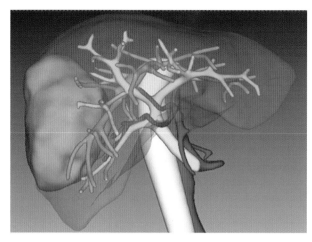

图 18-2-7　病例 2 的三维重建

（刘连新）

第三节　以血管为轴心的复杂性肝脏肿瘤分型、分期及三维可视化研究

一、肝脏肿瘤可视化诊治平台的构建及临床应用

将医学图像三维可视化系统（3DV）和可视化仿

真手术系统应用于肝癌的诊治,并构建三维可视化诊治平台。原发性肝癌三维可视化诊治平台线路图见图 18-3-1,该平台具体实施内容如下。

（一）数据收集、图像分割及三维可视化

对肝癌患者进行高质量多层螺旋 CT 扫描,收集患者平扫期、动脉期、门静脉期和肝静脉期薄层 CT 数据。笔者单位均采用 0.625mm 超薄层扫描,将阈值法（团注跟踪法）和试验注射法（小剂量预注射法）相结合,综合分析两者的扫描参数,区分出微细结构的影像学特征,使肝动脉、门静脉、肝静脉得以良好显影。将四期高质量薄层 CT 图像数据导入 3DV 系统,分别对肝脏、肿瘤组织、门静脉系统和肝静脉系统、肝动脉系统（包括腹腔干及其分支）及肝脏周围脏器的进行图像分割和三维可视化分析。

（二）个体化肝脏分段

三维可视化完成后,采用 3DV 进行个体化三维可视化肝脏分段。

（三）个体化脉管分型

通过 MI-3DVS 观察肝动脉、肝静脉、门静脉走行、分布,按 Michels 分型法进行肝动脉三维可视化分型;根据肝癌患者 3 条主肝静脉与下腔静脉的关

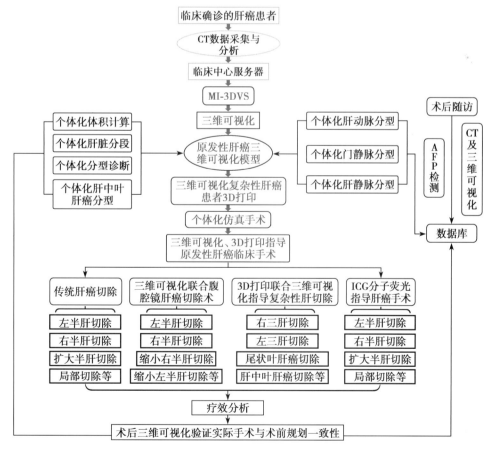

图 18-3-1　肝脏肿瘤三维可视化诊治平台线路图

系及变异情况、3 条主肝静脉独自的变异情况和是否出现其他特殊肝静脉等,建立个体化的肝静脉三维可视化模型及分型;根据程氏分型法进行门静脉三维可视化分型。

(四)中央型肝癌分型

根据段Ⅳ、段Ⅴ、段Ⅷ肝癌与门静脉及肝静脉的关系进行个体化三维可视化分型。

1. Ⅰ型 肿瘤位于段Ⅴ、段Ⅷ或段Ⅴ、段Ⅷ都有,并且与门静脉右支关系密切。

2. Ⅱ型 肿瘤位于段Ⅳa、段Ⅳb 或都有,并且肿瘤未侵犯肝静脉左支主干。

3. Ⅲ型 肿瘤位于段Ⅳ、段Ⅴ、段Ⅷ,侵犯或未侵犯肝中静脉。

4. Ⅳ型 肿瘤位于段Ⅳ、段Ⅴ、段Ⅷ,侵犯门静脉左支、右支主干或肝左、右静脉。

5. Ⅴ型 肿瘤位于段Ⅳ、段Ⅴ、段Ⅷ表浅肝实质内,未侵犯主要血管。

(五)个体化体积计算

根据肿瘤位置,结合肝内脉管走行,观察肿瘤及切除平面与门静脉、肝静脉各级分支距离及所属关系,结合术前肝功能 Child-Pugh 分级确定最佳虚拟切除面,对三维可视化模型进行全肝体积、肿瘤体积、虚拟切除肝体积、残肝体积计算。

(六)手术规划

将重建好的三维模型导入仿真手术系统中,根据肿瘤所在肝段及肿瘤与门静脉和肝静脉的空间关系,利用自主研发的虚拟手术器械建立仿真手术系统环境,然后利用力反馈设备 PHANTOM 对三维可视化模型进行各种类型的仿真手术。具体手术方法:观察肿瘤及切除平面与门静脉、肝静脉各级分支的距离及所属关系,设计虚拟切除平面,再次计算切除肝体积和保留肝体积,结合术前肝功能分级,确定最终肝切除平面和肝切除方式。

(七)3D 打印

对复杂性肝切除患者进行肝脏 3D 打印,用以术中间接指导精准手术切除。

(八)CT 和 MRI 图像多模态图像融合

术前对患者行 CT 或 MRI 检查,对 CT 和 MRI 图像进行多模态图像融合,实现精准图像信息融合、分割。

(九)ICG 分子荧光影像进行肝癌显像及手术导航

术中使用 ICG 分子影像技术,利用 ICG 肝癌组织中特异性聚集和荧光的特征,精确定位肿瘤位置。

(十)指导手术

根据患者实际情况及术前手术规划,选择合适的手术方式。将三维可视化和虚拟手术图像、视频带入手术室,于术中实时观察和对比,指导实际手术。

二、复杂性肝脏肿瘤 CT 数据的采集

复杂性肝脏肿瘤 CT 数据采集方法(以 64 层螺旋 CT 为例):采用快速造影剂注射加动态三期扫描法,获得肝脏肿瘤三期扫描数据,层厚为 5mm,在 CT 工作站中将层厚剪薄至 1mm,通过 DVD 刻录或专线网络,将三期数据导出并保存。将三期数据导出后予以分类,动脉期、门静脉期、延迟扫描期三期各归成一单独文件夹,查看每一期膈顶第一层图像,保证起始图像为同一层面,这样可以保证后期不同时期的脏器模型配准问题。具体扫描参数及条件如下。

(一)扫描条件

常规平扫时,患者取仰卧位,头足方向,由膈顶至肝脏下缘,扫描条件为 120kV、250mA;采用 0.625mm×64 层探测器组合,层厚 5mm、间隔 5mm,螺距 0.984mm,球管旋转 1 周的时间为 0.5 秒。

(二)扫描前准备

患者检查前禁食至少 6~8 小时,检查前 20~30 分钟口服清水 500~1 000ml,扫描开始前再口服清水 500ml,以充盈胃肠道,作为阴性对比剂,训练患者呼吸,最大限度控制呼吸运动产生的伪影。先行平扫后再进行增强扫描,平扫最大范围从气管分叉部至耻骨联合上缘水平。

(三)平扫期

亚毫米状态下高分辨率容积扫描,平扫时患者仰卧位,头足方向,扫描范围由膈顶至双肾下缘,以保证覆盖全部肝脏及全部门静脉,扫描条件为 120kV、300mA;采用 0.625mm×64 层探测器组合,以层厚 5mm、间隔 5mm,螺距 0.984mm,球管旋转 1 周的时间为 0.5 秒,扫描视野 60~70cm,CT 图像矩阵 512×512,开始常规上腹部平扫。

(四)CT 动态增强扫描

采用小剂量预注射试验:将对比剂加热至 37℃,双筒高压注射器 A 管经肘静脉以 5ml/s 速率注入对比剂 20ml,在第一肝门区行同层动态扫描,层厚 5mm、电压 120kV、电流 50mA、旋转时间 0.5 秒、间隔 0.5 秒,自注入对比剂后开始扫描,共扫描 30 秒,得到同层面腹主动脉的时间-密度曲线,以测得腹主动脉 CT 值峰值时间作为动脉期扫描启动时间。动脉期扫描时以相同速率从 A 管注入 70~120ml 对比剂(剂量为 1.5ml/kg),对比剂注射完后从 B 管注入 20ml 生理盐水,以前测得值峰值时间启

动动脉期扫描,扫描中嘱患者屏住呼吸(6~8秒)。动脉期扫描结束后,为了不影响常规诊断,于注射对比剂开始后30~35秒行动脉晚期扫描,50~55秒行门静脉期扫描,每期扫描时间6~8秒。

（五）图像数据收集

经CT四期扫描(平扫期、动脉期、静脉期、门静脉期)后,即获得活人体CT图像数据,在CT自带的Mx-view工作站中,将层厚为5mm的图像数据再次处理,剪薄层厚至1mm(最薄可达0.625mm),格式为DICOM 3.0,然后经影像科CT后处理工作站进行刻盘存储。

三、基于CT图像的人体肝脏血管系统的三维可视化

在数字化肝脏及管道的基础上,笔者对200例正常人采用MI-3DVS软件进行数字化腹腔动脉系统、肝脏门静脉系统、肝段下腔静脉和肝静脉系统的三维重建。

（一）数字化腹腔动脉

数字化腹腔动脉模型清晰、逼真、立体感强,腹腔主要动脉的走行均显示良好,从腹腔动脉三维模型中可找到,如腹主动脉及其分支包括腹腔干、肠系膜上动脉、左肾动脉、右肾动脉等。其中腹腔干的分支有胃左动脉、脾动脉、肝总动脉。肝总动脉向右走行分出胃十二指肠动脉和肝固有动脉,肝固有动脉接着到肝门处分出肝左、右动脉,进入肝内。胃十二指肠动脉、肠系膜上动脉、脾动脉等均发出多条分支动脉。按照Hiatt动脉分型,将200例肝动脉分类(图18-3-2)。

1. Ⅰ型　正常解剖结构型,165例,占82.5%(图18-3-3)。

2. Ⅱ型　替代或副肝左动脉起源于胃左动脉,12例,占6%(图18-3-4)。

3. Ⅲ型　替代或副肝右动脉起源于肠系膜上动脉,17例,占8.5%(图18-3-5)。

4. Ⅳ型　双替代型:肝左动脉起源于胃左动脉+肝右动脉起源于肠系膜上动脉,1例,占0.5%(图18-3-6)。

5. Ⅴ型　肝总动脉起源于肠系膜上动脉,3例,占1.5%(图18-3-7)。

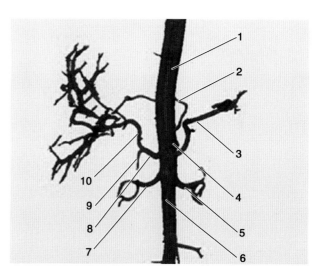

图18-3-3　肝动脉正常解剖结构型
1. 腹主动脉;2. 胃左动脉;3. 脾动脉;4. 腹腔干;
5. 左肾动脉;6. 肠系膜上动脉;7. 右肾动脉;8. 肝总动脉;9. 胃十二指肠动脉;10. 肝固有动脉。

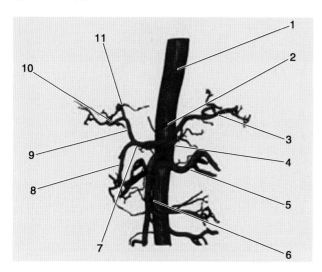

图18-3-2　腹腔动脉三维模型
1. 腹主动脉;2. 胃左动脉;3. 脾动脉;4. 腹腔干;5. 左肾动脉;6. 肠系膜上动脉;7. 肝总动脉;8. 胃十二指肠动脉;9. 肝固有动脉;10. 肝右动脉;11. 肝左动脉。

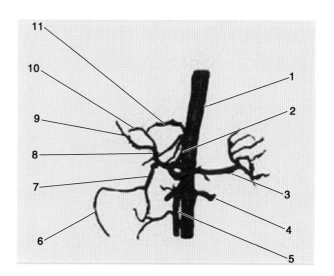

图18-3-4　肝左动脉起源于胃左动脉
1. 腹主动脉;2. 胃左动脉;3. 脾动脉;4. 左肾动脉;5. 肠系膜上动脉;6. 胰十二指肠前动脉;7. 胃十二指肠动脉;8. 肝固有动脉;9. 肝右动脉;10. 胆囊动脉;11. 肝左动脉。

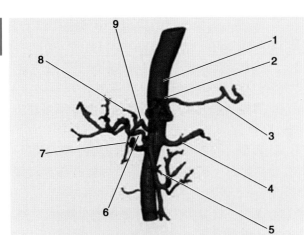

图 18-3-5　肝右动脉起源于肠系膜上动脉
1. 腹主动脉；2. 胃左动脉；3. 脾动脉；4. 左肾动脉；
5. 肠系膜上动脉；6. 肝右动脉；7. 胃十二指肠动脉；
8. 肝左动脉；9. 肝总动脉。

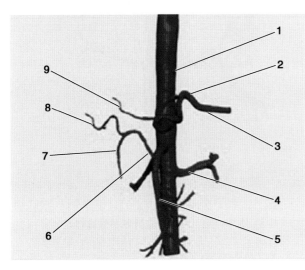

图 18-3-6　双替代型
1. 腹主动脉；2. 胃左动脉；3. 脾动脉；4. 左肾动脉；
5. 肠系膜上动脉；6. 肝总动脉；7. 胃十二指肠动脉；
8. 肝右动脉；9. 肝左动脉。

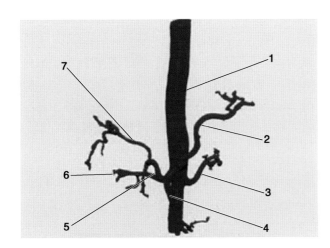

图 18-3-7　肝总动脉起源于肠系膜上动脉
1. 腹主动脉；2. 脾动脉；3. 左肾动脉；4. 肠系膜上动
脉；5. 肝总动脉；6. 胃十二指肠动脉；7. 肝固有动脉。

6. Ⅵ型　肝总动脉起源于腹主动脉，1 例，占
0.5%（图 18-3-8）。

7. 其他　此外，还发现 1 例胃十二指肠动脉与
肝总动脉共同起源于腹腔干（图 18-3-9）。

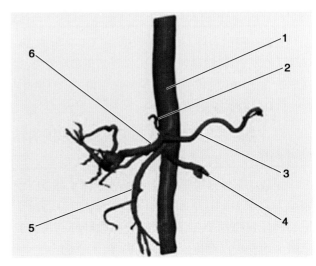

图 18-3-8　肝总动脉起源于腹主动脉
1. 腹主动脉；2. 胃左动脉；3. 脾动脉；4. 左肾动脉；5. 肠
系膜上动脉；6. 肝总动脉。

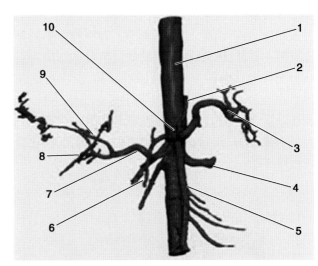

图 18-3-9　胃十二指肠动脉起源于腹腔干
1. 腹主动脉；2. 胃左动脉；3. 脾动脉；4. 左肾动脉；5. 肠
系膜上动脉；6. 胃十二指肠动脉；7. 肝总动脉；8. 肝右动
脉；9. 肝左动脉；10. 腹腔干。

（二）数字化门静脉

门静脉模型清晰、逼真、立体感强。从门静脉三
维模型可以发现，门静脉由脾静脉和肠系膜上静脉
会合而成，经由肝十二指肠韧带，达肝门处分为门静
脉左、右支，进入肝内，三维模型还可找到其二、三级
分支。在肠系膜上静脉与脾静脉上也可看见多条属
支，包括胃短静脉、空肠静脉、回肠静脉、结肠静脉
等。按照 Couinaud 门静脉 0~2 级分支的方法对 200

例门静脉模型划分为以下 5 种类型。

1. 正常型 门静脉主干在肝门处分为左支和右支,167 例,占 83.5%(图 18-3-10)。

2. Ⅰ型变异 门静脉主干在肝门处呈三叉状直接分为左支、右前支和右后支,23 例,占 11.5%(图 18-3-11)。

3. Ⅱ型变异 门静脉主干先发出右后支,继续向右上行分为左支和右前支,6 例,占 3%(图 18-3-12)。

4. Ⅲ型变异 门静脉右支缺如,1 例,占 0.5%(图 18-3-13)。

5. Ⅳ型变异 门静脉左支水平段缺如,2 例,占 1%(图 18-3-14)。

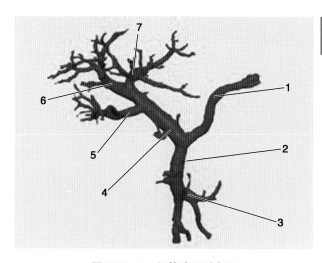

图 18-3-12 **门静脉Ⅱ型变异**
1. 脾静脉;2. 肠系膜上静脉;3. 肠系膜下静脉;4. 门静脉主干;5. 门静脉右后支;6. 门静脉右前支;7. 门静脉左支。

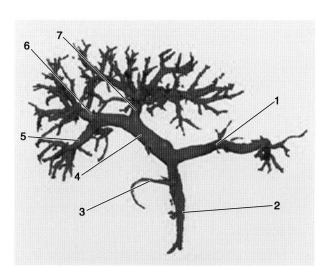

图 18-3-10 **正常型门静脉**
1. 脾静脉;2. 肠系膜上静脉;3. 结肠静脉;4. 门静脉主干;5. 门静脉右后支;6. 门静脉右前支;7. 门静脉左支。

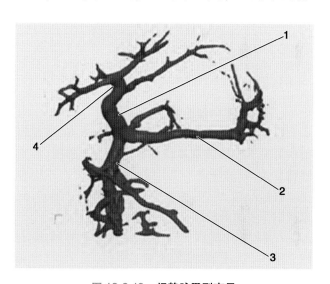

图 18-3-13 **门静脉Ⅲ型变异**
1. 门静脉主干;2. 脾静脉;3. 肠系膜上静脉;4. 门静脉左支。

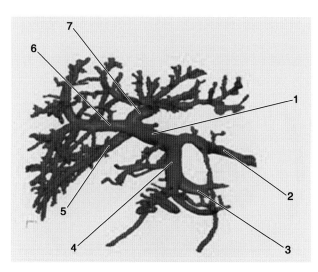

图 18-3-11 **门静脉Ⅰ型变异**
1. 门静脉主干;2. 脾静脉;3. 肠系膜下静脉;4. 肠系膜上静脉;5. 门静脉右后支;6. 门静脉右前支;7. 门静脉左支。

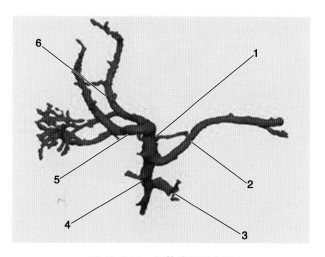

图 18-3-14 **门静脉Ⅳ型变异**
1. 门静脉主干;2. 脾静脉;3. 肠系膜下静脉;4. 肠系膜上静脉;5. 门静脉右前支;6. 门静脉右后支。

18

6. 其他　此外,尚发现 1 例特殊变异(图 18-3-15)。

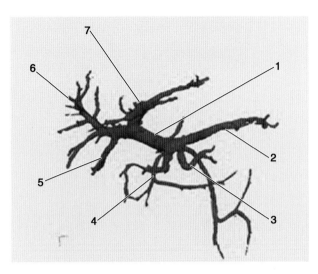

图 18-3-15　门静脉特殊变异

1. 门静脉主干;2. 脾静脉;3. 肠系膜下静脉;4. 肠系膜上静脉;5. 门静脉右后支;6. 门静脉右前支;7. 门静脉左支。

(三) 数字化腹腔静脉

腹腔静脉模型清晰、逼真、立体感强,从三维模型中可见下腔静脉及其分支肝左、中、右静脉,肝短静脉数条,肾静脉等。其中肝静脉可见二、三级分支。根据肝左、中、右静脉汇入下腔静脉的不同,可发现以下 4 类肝静脉。

1. 肝左、中静脉会合,共同汇入下腔静脉,肝右静脉单独汇入下腔静脉(图 18-3-16)。

2. 肝左、中、右静脉均单独汇入下腔静脉(图 18-3-17)。

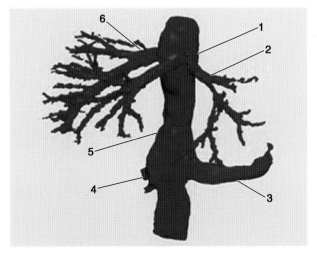

图 18-3-16　肝静脉三维模型(1)

1. 肝中静脉;2. 肝左静脉;3. 左肾静脉;4. 右肾静脉;5. 下腔静脉;6. 肝右静脉。

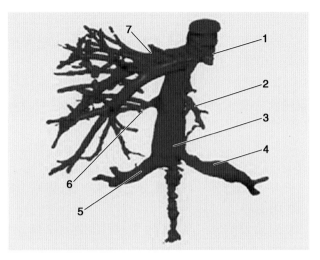

图 18-3-17　肝静脉三维模型(2)

1. 肝中静脉;2. 肝左静脉;3. 下腔静脉;4. 左肾静脉;5. 右肾静脉;6. 肝短静脉;7. 肝右静脉。

3. 肝中静脉有两支,分别或共同汇入下腔静脉(图 18-3-18)。

4. 肝右静脉有两支,分别或共同汇入下腔静脉(图 18-3-19)。

5. 部分数字化腹腔静脉模型尚可发现多条肝短静脉。

四、以血管为轴心的复杂性肝肿瘤分期及三维可视化研究

近年来,巨块型肝脏肿瘤手术的安全性不断提高,不仅源于日益精湛的手术操作技术,而且得益于日益先进的术前评估手段。在临床工作中,肿瘤的大小并不是影响肿瘤可切除性和手术安全性的重要因素,而是肿瘤所涉及的重要血管,包括门静脉、肝

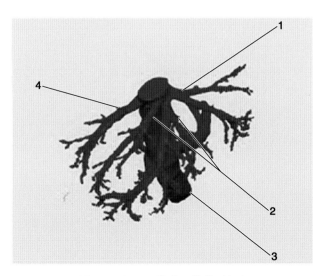

图 18-3-18　肝静脉三维模型(3)

1. 肝左静脉;2. 肝中静脉;3. 下腔静脉;4. 肝右静脉。

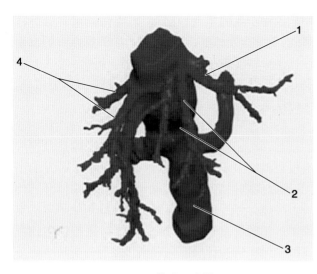

图 18-3-19　**肝静脉三维模型(4)**
1. 肝左静脉;2. 肝中静脉;3. 下腔静脉;4. 肝右静脉。

静脉及下腔静脉等。传统的术前评估主要依赖 CT 或 MRI 影像资料,外科医师只能凭借经验对二维图像进行抽象的三维认识,术前很难做出准确的手术规划。数字医学的发展提供了新的诊疗方式,三维可视化技术改变了疾病传统的二维诊治模式。它在 CT、MRI 等影像学检查获得器官和病变信息的基础上,进行三维可视化、3D 打印,进一步转化为 VR 模型,获得肿瘤与周围重要血管更为直观、立体、准确的解剖信息,在手术中结合 ICG 分子荧光影像技术,为术前规划和诊疗发挥重要作用,实现了巨块型肝脏肿瘤解剖性、功能性、根治性手术治疗。

(一)　传统影像学在巨块型肝脏肿瘤诊治的局限

肝脏肿瘤由于起病隐匿,早期往往症状不明显,就诊时肿瘤多数已经生长巨大。巨块型肝脏肿瘤由于体积巨大,常压迫、侵犯肝内血管,使手术难度增大,手术风险增加。传统的 CT 和 MRI 影像学检查仅能提供二维平面图像,无法直观、立体地显示肿瘤与周围重要脉管的解剖关系;难以准确测算标准肝体积及剩余肝体积(future liver remnant,FLR),为术前手术规划提供更多有效的信息;无法术中导航,精确界定肿瘤边界,指导解剖性肝切除术。

(二)　以血管为轴心的巨块型肝脏肿瘤三维可视化术前规划和诊疗的研究及应用

近十年来,随着数字医学这门新兴交叉学科的迅猛发展,三维可视化技术使巨块型肝脏肿瘤的诊断由传统影像学二维平面的诊治模式向三维立体模型的跨越式转化,实现了从过去"摸着石头过河"到如今"看着石头过河"。临床医师运用三维可视化

技术为巨块型肝脏肿瘤进行以血管为轴心的分型及术前规划,术中结合 ICG 分子荧光影像技术界定肿瘤边界、确定肝切除界线及侦测微小癌灶,从而导航巨块型肝脏肿瘤解剖性、功能性、根治性手术治疗。

1. 以血管为轴心巨块型肝脏肿瘤分型及手术规划　巨块型肝脏肿瘤体积巨大,常常邻近第一、第二、第三肝门区域,主要累及的血管包括门静脉左支、门静脉右支;肝右静脉、肝中静脉、肝左静脉;肝右动脉、肝左动脉及下腔静脉等。根据肿瘤所在部位、肿瘤累及的血管、血管被压迫或侵犯程度进行分型及手术规划(表 18-3-1)。

表 18-3-1　以血管为轴心的巨块型肝脏
肿瘤三维可视化分型和分级

分型		分级	
Ⅰ 型:肿瘤涉及门静脉		0 级	肿瘤未压迫血管
Ⅰa 型:肿瘤涉及门静脉右支		1 级	肿瘤压迫但未侵犯血管
Ⅰb 型:肿瘤涉及门静脉左支		2 级	肿瘤侵犯血管但未中断
Ⅱ 型:肿瘤涉及肝静脉		3 级	肿瘤侵犯血管,导致血管连续性中断
Ⅱa 型:肿瘤涉及肝右静脉			
Ⅱb 型:肿瘤涉及肝中静脉			
Ⅱc 型:肿瘤涉及肝左静脉			
Ⅲ 型:肿瘤涉及肝动脉			
Ⅲa 型:肿瘤涉及肝右动脉			
Ⅲb 型:肿瘤涉及肝左动脉			
Ⅳ 型:肿瘤涉及下腔静脉			
Ⅴ 型:肿瘤涉及腹主动脉			
Ⅵ 型:其他情况			

因此,采用以血管为轴心的三维可视化分型和分级,精确测量肿瘤与相邻重要血管的距离,分析两者之间的关系以及有无血管变异,能够更加合理地制订手术方案,减少术中医源性血管损伤。肝脏脉管系统变异率高,MI-3DVS 三维重建肝内血管分支可达 3~4 级水平,术者可根据门静脉变异情况制订个体化肝切除平面,最大限度保留正常肝组织,降低术后并发症发生率;肝静脉如回流不畅,术后容易导致肝脏淤血、肝衰竭,维持足够静脉引流能降低术后肝功能不全发生率,术前充分了解肝静脉走行及变异情况对降低术后并发症发生率有重要意义。

2. 三维可视化肝脏分段及体积计算　对于巨块型肝脏肿瘤术前评估能否行手术切除,不可回避

18

的问题即肿瘤所涉及肝段,以及标准肝体积和剩余肝体积的计算。传统的方法是运用肝脏体积计算公式及基于 CT、MRI 的二维平面的体积测算。MI-3DVS 是以 Couinaud 分段理论为基础,通过计算机图像分割技术将肝脏、肿瘤和血管划分出来,按照血流拓扑的方法,自动提取门静脉的中心线,建立血管树模型。基于门静脉和肝静脉的血流拓扑学关系,每个肝段都有其独立的门静脉供血和肝静脉回流血管,无论门静脉、肝静脉是否变异,均可进行自动个体化肝脏分段,并用基于体素的原理通过三维重建算法,实现肝脏任意肝段及任意门静脉分支流域的体积计算,可以直观、清晰、任意角度地显示肝段的解剖位置,以及门静脉、肝静脉、肝动脉的走向。医师可以根据需要调整三维可视化模型各个肝脏分段,结合肝脏个体化解剖特征,模拟多个肝脏切除平面离断血管,优化手术入路。研究证实,三维可视化技术测量的肝脏体积结果与实际肝脏体积是相符合的。利用三维重建技术对大肝癌患者进行手术规划,其研究结果显示三维重建技术在保障大肝癌患者手术安全性方面发挥了重要作用。

巨块型肝脏肿瘤手术治疗难度大,肿瘤与周围血管关系复杂密切,术后并发症多。术前精确的手术规划,能有效提高手术成功率、降低手术并发症。数字医学技术近 10 年来蓬勃发展,以三维可视化、虚拟现实、3D 打印等技术为代表的数字医学技术正在改变传统巨大肝脏肿瘤的诊疗模式,从而提高手术决策水平,降低手术风险。

(曾 宁 祝 文)

第四节 以血管为轴心巨块型 肝癌解剖性肝切除术

以血管为轴心解剖性肝切除术的理论及实践基础:肝脏分段的解剖学基础是肝内门静脉和肝静脉的空间解剖结构。解剖性肝切除要求行规则性肝段/叶切除,正确把握切除平面,以达到最大化地彻底清除病灶、保护邻近正常肝组织的目的。因此,对肝内血管空间解剖结构的研究和认知,是解剖性肝切除的基础。

肝切除过程中,对出血的控制是手术成功、患者术后顺利恢复的关键。随着现代肝脏外科手术学技术的发展,对第一肝门 Glission 系统的解剖能够达到二级分支以上的叶/段水平,局部或全肝入肝血流阻断技术成熟,肝动脉和门静脉系统出血已经不是肝切除术中出血的主要原因,而出血往往来自肝静脉系统,尤其腹腔镜肝切除过程中,肝静脉系统的出血往往是中转开腹手术的主要原因。因此,对 3 支肝静脉主干及分支的术中精细解剖,是减少术中出血、预防缺血再灌注损伤的关键。

肝内血管系统的解剖是肝分段和规则性肝切除的基础,以血管为轴心解剖性肝切除术即是根据肿瘤侵犯或波及肝内门静脉分支或肝静脉属支的情况,选择规则性肝段/叶切除或不规则性肝切除,体现了肿瘤与邻近血管的解剖关系在肝切除术中的重要性。相较于血管系统,胆道系统的重要性则体现在围肝门疾病如肝门部胆管癌切除后的胆道重建方面,但门静脉和肝动脉的侵犯与否,决定了肝切除术的范围,同样体现了"以血管为轴心"的手术理念。

一、以血管为轴心左肝巨块型肝脏肿瘤解剖性肝切除术

(一) 适应证

美国东部肿瘤协作组(eastern cooperative oncology group,ECOG)一般健康情况评分 0～2 分;无明显心、肺、肾等重要脏器器质性病变;肝功能 Child-Pugh A 级,或 B 级经短期护肝治疗后恢复到 A 级;终末期肝病模型(model for end-stage liver disease,MELD)评分 <9 分;肝储备功能如 ICG R15 基本在正常范围内。对于巨块型肝癌,除了考虑肝功能分级和 ICG R15 之外,残留肝体积也是术前评估的重要内容。Child A 级肝硬化患者,若 ICG R15<10%,预留肝 1 脏功能性体积需不小于 SLV 的 40%,若 ICG R15 为 10%～20%,预留肝脏功能性体积需不小于 SLV 的 60%。肿瘤数量不超过 3 个且位于相邻的肝段,无肝外转移。

(二) 禁忌证

ECOG-PS 评分 >2 分;Child-Pugh B 级以上;心、肺、肾等脏器功能异常;左半肝肿瘤存在右半肝多发转移,或肝外及远处转移,或伴有程氏Ⅳ型门静脉癌栓。

(三) 术前评估及准备

1. 术前评估

(1) 全身评估:一般体力状况评估(ECOG),营养评估,心、肺、肾等功能评估。

(2) 肝功能评估:①肝脏血清生化检查(AST、ALT、PT、ALP、血清白蛋白);②综合评分系统(Child-Pugh、MELD、武汉分级);③肝脏功能定量试验(ICG Rmax、ICG R15、OGTT、ABT、CRAA)。

（3）肝脏解剖学评估：①肝实质及脉管的影像学评估，CT、MRI、PE/CT、超声（造影）、D重建；②肝脏体积测量，CT、MRI、PET/CT、3D模型。

2. 术前准备　完善肝脏专科评估和麻醉评估，包括全身脏器和肝功能评估，对脏器功能异常患者需治疗后达到手术要求；告知患者及其家属详细的病情及治疗方案；完善的手术方案及备选方案的详细制订。

（四）手术步骤及要点

1. 第一肝门解剖　Glission鞘内或鞘外法解剖肝左动脉（左外叶动脉，左内叶动脉）和门静脉左支，离断或暂时阻断。

2. 左肝周韧带离断。

3. 肝实质离断，循肝中静脉左侧分离，显露或不显露肝中静脉，仔细处理切面肝实质内的门静脉、肝静脉和胆管的穿支，最后离断肝左静脉。

4. 创面处理及引流管留置。

（五）注意事项

1. 术中彻底止血，肝中静脉段Ⅳ分支妥善结扎，防止第二肝门肝上下腔静脉的损伤。

2. 肝左管断端及创面小胆管的妥善结扎或缝扎，防止术后胆漏。

3. 在切除过程中，采用低中心静脉压技术，血流阻断采用左侧入肝血流阻断法，减少全肝入肝血流阻断，预防缺血再灌注损伤。

（六）典型病例

详见资源18-4-1。

资源18-4-1　以血管为轴心左肝巨块型肝脏肿瘤解剖性肝切除术（PPT）

二、以血管为轴心右肝巨块型肝脏肿瘤解剖性肝切除术

（一）适应证

一般健康情况评估ECOG评分0~2分；无明显心、肺、肾等重要脏器器质性病变；肝功能Child-Pugh A级，或B级经短期护肝治疗后恢复到A级；终末期肝病模型（MELD）评分<9分；肝储备功能如ICG R15基本在正常范围以内。对于巨块型肝癌，除了考虑肝功能分级和ICG R15之外，残留肝体积也是术前评估的重要内容。Child A级肝硬化患者，若ICG R15<10%，预留肝脏功能性体积需不小于SLV的40%，若ICG R15为10%~20%，预留肝脏功能性体积需不小于SLV的60%。肿瘤位于右肝，数量不超过3个且位于相邻的肝段，无肝外转移。

（二）禁忌证

同左肝巨块型肝脏肿瘤解剖性肝切除术。

（三）术前准备及评估

同左肝巨块型肝脏肿瘤解剖性肝切除术。

（四）手术步骤及要点

1. 第一肝门解剖：切除胆囊，Glission鞘内或鞘外法解剖肝右动脉和门静脉主干及右支，暂时阻断或离断肝右动脉和门静脉右支。

2. 第二肝门解剖，右侧肝周韧带离断；如采用前入路法则肝周韧带暂不予处理。

3. 肝实质离断：循肝中静脉右侧分离，显露或不显露肝中静脉，仔细处理切面肝实质内的门静脉、肝静脉和胆管的穿支，最后离断肝右静脉。

4. 创面处理及引流管留置。

（五）注意事项

1. 术中彻底止血，肝中静脉段Ⅷ分支，段Ⅳ、段Ⅴ、段Ⅷ门静脉分支妥善结扎，防止第二肝门肝上下腔静脉的损伤。

2. 由肝管断端及段Ⅳ、段Ⅴ、段Ⅷ切面胆管分支妥善结扎或缝扎，防止发生术后胆漏。

3. 在切除过程中，采用低中心静脉压技术，入肝血流阻断采用右侧区域性阻断法，减少全肝入肝血流阻断，预防缺血再灌注损伤。

（六）典型病例

详见资源18-4-2。

资源18-4-2　以血管为轴心右肝巨块型肝脏肿瘤解剖性肝切除术（PPT）

三、以血管为轴心中央巨块型肝脏肿瘤解剖性肝切除术

详见第六节。

（范应方　周伟平）

第五节　以血管为轴心中央型肝癌分型、分期及三维可视化研究

一、中央型肝癌的概念

传统上,中央型肝癌的定义是基于 Couinaud 提出肝脏的功能性分段理论。在这个理论中,肝脏被分为 8 个功能独立的肝段,每个肝段分别有其独立的入肝、出肝血流和胆道系统。其中肝中央区包括左半肝段Ⅳ和右半肝段Ⅴ、段Ⅷ,上界为第二肝门,下界为肝前缘的中间部分,左缘为镰状韧带,右缘为右叶间裂;背面贴邻第二肝门、下腔静脉和第一肝门,并与尾状叶相连,位于此处的肝癌通常称为中央型肝癌。中央型肝癌的主要特点在于其位置特殊,手术难度较大,涉及肝脏重要管道结构。

然而在临床上,可以发现决定中央型肝癌手术难度的,不仅仅是肿瘤所在肝段的位置,而且包括肿瘤与肝脏主要血管结构的空间距离。因此,2002 年国内学者建议将中央型肝癌定义为:与门静脉分叉部、3 支主肝静脉与下腔静脉汇合部及肝后下腔静脉主干的距离在 1cm 范围以内的肝癌,段Ⅰ、段Ⅳ、段Ⅴ、段Ⅷ肿瘤多属中央型肝肿瘤,段Ⅱ、段Ⅲ、段Ⅵ、段Ⅶ肿瘤亦可侵入肝门区而成为中央型肝肿瘤。该定义扩大了中央型肝癌的范畴,又限定了其最重要的临床特点。根据该定义,所有中央型肝癌均无法满足大于 1cm 的安全切缘,尤其是部分肿瘤与肝静脉、门静脉或胆管系统主干分支密切粘连,这通常被认为是手术禁忌。然而,在临床实践中发现并非如此,通过改进手术方式、加强综合治疗,对此类肿瘤仍能取得较好的治疗效果。因此有学者认为,中央型肝癌的定义应突出体现这种特殊临床特点并指导治疗方案选择,将其定义为:与肝静脉、门静脉、胆管系统肝内主干分支或肝后下腔静脉粘连,或距离<1cm 的肝肿瘤。

二、以血管为轴心中央型肝癌三维可视化分型和分级

中央型肝癌由于其位置的特殊性,传统手术切除方式是行左/右半肝,左/右三肝切除。这些手术方式往往要切除整个肝脏体积的 60%～80%,术中大出血及术后肝衰竭的风险均非常高,尤其是对伴有肝硬化或术前肝功能异常的患者而言,风险更高。

1972 年 McBride 首次提出肝中叶切除术,行肝段Ⅳ、段Ⅴ及段Ⅷ整块切除,但因当时外科技术所限而未能普遍开展。近年多项临床研究表明,该术式减少了不必要的肝组织损伤,在安全性方面有一定优势,已逐步获得肯定并应用于临床。

目前,对肝功能良好、没有肝硬化的中央型肝癌患者,较为推荐的手术方式是肝中叶切除术。肝中叶切除时,术中出血量仍然很大,入肝血流阻断时间很长。此外,肝中叶切除术后的两个肝断面都贴近血管和胆管的主干,术后胆漏、出血的风险更大。在中国,80%～90%的肝癌患者都有不同程度的肝炎后肝硬化,所以他们中的大多数都无法承受肝中叶切除术。因此,针对这些患者,进行个体化的手术规划来保留更多肝实质是非常重要的。

为了实现个体化的中央型肝癌手术规划,中央型肝癌三维可视化分型、分级是十分有帮助的。根据中央型肝癌的定义和其临床特点,在对中央型肝癌进行分型时,不仅要考虑肿瘤所在的肝段,而且要考虑肿瘤与肝脏主要血管结构的空间距离。

根据肿瘤所在的肝段、肿瘤累及的血管、血管被压迫或侵犯程度进行分型及手术规划。以血管为轴心的中央型肝癌三维可视化分型可分为 5 型,每种分型均有其对应的手术方式(图 18-5-1)。

（一）Ⅰ型

肿瘤位置位于段Ⅴ、段Ⅷ或右前叶,特点是肿瘤靠近或侵犯与一些门静脉的分支,但是并不黏附或侵犯门静脉右支主干。该型的手术方式是段Ⅴ、段Ⅷ切除±部分段Ⅳ切除。

（二）Ⅱ型

肿瘤位置位于段Ⅳa、段Ⅳb 或左内叶,特点是肿瘤靠近或侵犯一些门静脉的分支,但是并不黏附或侵犯门静脉左支主干。该型的的手术方式是段Ⅳa、段Ⅳb 切除±部分右前叶切除。

（三）Ⅲ型

肿瘤位置位于段Ⅳ、段Ⅴ和段Ⅷ,特点是肿瘤范围较大、在肝实质的位置较深,或者十分贴近肝中静脉的主干。此外,其术前肝功能正常,可以保留足够的有功能的肝体积。该型的手术方式是肝中叶切除(段Ⅳ、段Ⅴ和段Ⅷ切除±段Ⅰ切除)。

（四）Ⅳ型

肿瘤位置位于段Ⅳ、段Ⅴ和段Ⅷ,特点是肿瘤范围较大、在肝实质的位置较深,并且贴近或直接侵犯门静脉右支/左支主干,或者贴近或直接侵犯肝右/

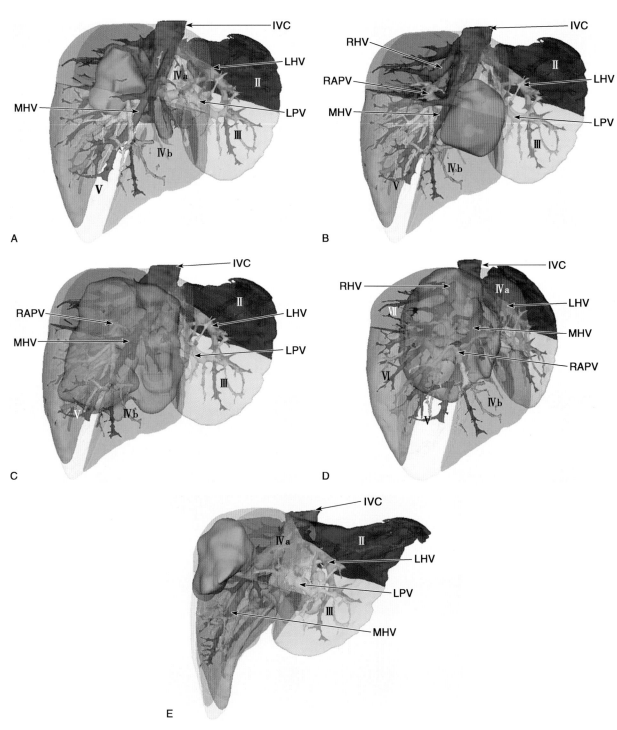

图 18-5-1　中央型肝癌三维可视化分型

A. Ⅰ型;B. Ⅱ型;C. Ⅲ型;D. Ⅳ型;E. Ⅴ型。IVC. 下腔静脉;LHV. 肝左静脉;LPV. 门静脉左支;MHV. 肝中静脉;
PV. 门静脉主干;RAPV. 门静脉右前支;RHV. 肝右静脉。

左静脉主干。此外,其术前肝功能正常,可以保留足
够的有功能的肝体积。该型的手术方式是右半肝切
除(段Ⅴ、段Ⅳ、段Ⅶ和段Ⅷ),左半肝切除(段Ⅱ、段
Ⅲ和段Ⅳ),右三肝切除(段Ⅳ、段Ⅴ、段Ⅵ、段Ⅶ和段
Ⅷ),左三肝切除(段Ⅴ、段Ⅷ、段Ⅱ、段Ⅲ和段Ⅳ)。

(五) Ⅴ型

肿瘤位置位于段Ⅳ、段Ⅴ和段Ⅷ的表面,特点是
肿瘤没有贴近或直接侵犯门静脉或肝静脉主干。该
型的手术方式是肿瘤局部切除。

(陶海粟)

第六节　以血管为轴心中央型肝癌解剖性肝切除术

一、Ⅰ型中央型肝癌解剖性肝切除术

（一）适应证

一般健康情况评估 ECOG 评分 0~2 分；无明显心、肺、肾等重要脏器器质性病变；肝功能 Child-Pugh A 级，或 B 级经短期护肝治疗后恢复到 A 级；终末期肝病模型（MELD）评分<9 分；肝储备功能如 ICG R15 基本在正常范围以内。肿瘤位置位于段Ⅴ、段Ⅷ或右前区，靠近或侵犯一些门静脉的分支，但是并不黏附或侵犯门静脉右支主干、肝右静脉、肝中静脉等，无肝外转移。

（二）禁忌证

ECOG-PS 评分>2 分；Child-Pugh B 级以上；心、肺、肾等脏器功能异常；左半肝肿瘤存在左半肝多发转移，或肝外及远处转移，或伴有程氏Ⅳ型门静脉癌栓。

（三）术前评估及准备

1. 术前评估

（1）全身评估：一般体力状况评估（ECOG），营养评估，心、肺、肾等功能评估。

（2）肝功能评估：①肝脏血清生化检查（AST、ALT、PT、ALP、血清白蛋白）；②综合评分系统（Child-Pugh、MELD、武汉分级）；③肝功能定量试验（ICG Rmax、ICG R15、OGTT、ABT、CRAA）。

（3）肝脏解剖学评估：①肝实质及脉管的影像学评估，CT、MRI、PET/CT、超声（造影）、3D 重建；②肝脏体积测量，CT、MRI、PET/CT、3D 模型。Child A 级肝硬化患者，若 ICG R15<10%，预留肝脏功能性体积需不小于 SLV 的 40%；若 ICG R15 为 10%~20%，预留肝脏功能性体积需不小于 SLV 的 60%；若 ICG R15 为 21%~30%，预留肝脏功能性体积需不小于 SLV 的 80%。若 ICG R15 为 31%~40%，只能行限量肝切除；若 ICG R15>40%或 Child B 级，只能行肿瘤剜除术。

2. 术前准备　完善肝脏专科评估和麻醉评估，包括全身脏器和肝功能评估，对脏器功能异常患者需治疗后达到手术要求；告知患者及其家属详细的病情及治疗方案；完善的手术方案及备选方案的详细制订。

（四）手术步骤及要点

1. 第一肝门解剖：Glission 鞘内或鞘外法解剖肝右动脉（右前叶动脉，右后叶动脉）和门静脉右支或右前支，离断或暂时阻断右前动脉和门静脉右前支。

2. 右侧肝周韧带游离。

3. 肝实质离断，循肝中静脉右侧及肝右静脉左侧分离，显露或不显露肝中静脉、肝右静脉，仔细处理切面肝实质内的门静脉、肝静脉和胆管的穿支，行段Ⅴ、段Ⅷ切除规则性切除，根据情况，可行部分段Ⅳ肝组织切除。

4. 创面处理及引流管留置。

（五）注意事项

1. 术中彻底止血，肝中静脉段Ⅳ分支妥善结扎，防止第二肝门肝上下腔静脉的损伤。

2. 肝左管断端及创面小胆管的妥善结扎或缝扎，防止术后胆漏。

3. 切除过程中，采用低中心静脉压技术，阻断右前叶肝蒂，采用区域性入肝血流阻断法，减少全肝入肝血流阻断，预防缺血再灌注损伤。

（六）典型病例

详见资源 18-6-1 和资源 18-6-2。

资源 18-6-1　以血管为轴心的中央型肝癌（Ⅰ型）解剖性切除术（PPT）

资源 18-6-2　以血管为轴心的中央型肝癌（Ⅰ型）解剖性切除术（视频）

二、Ⅱ型中央型肝癌解剖性肝切除术

（一）适应证

一般健康情况评估 ECOG 评分 0~2 分；无明显心、肺、肾等重要脏器器质性病变；肝功能 Child-Pugh A 级，或 B 级经短期护肝治疗后恢复到 A 级；终末期肝病模型（MELD）评分<9 分；肝储备功能如

ICG R15基本在正常范围内。肿瘤位置位于段Ⅴ、段Ⅷ或右前区，靠近或侵犯一些门静脉分支，但是并不黏附或侵犯门静脉右支主干、肝右静脉、肝中静脉等，无肝外转移。

（二）禁忌证

ECOG-PS评分>2分；Child-Pugh B级以上；心、肺、肾等脏器功能异常；左半肝肿瘤存在左半肝多发转移，或肝外及远处转移，或伴有程氏Ⅳ型门静脉癌栓。

（三）术前评估及准备

1. 术前评估

（1）全身评估：一般体力状况评估（ECOG），营养评估，心、肺、肾等功能评估。

（2）肝功能评估：①肝脏血清生化学检查（AST、ALT、PT、ALP、血清白蛋白）；②综合评分系统（Child-Pugh、MELD、武汉分级）；③肝功能定量试验（ICG Rmax、ICG R15、OGTT、ABT、CRAA）。

（3）肝脏解剖学评估：①肝实质及脉管的影像学评估，CT、MRI、PET/CT、超声（造影）、3D重建；②肝脏体积测量，CT、MRI、PET/CT、3D模型。Child A级肝硬化患者，若ICG R15<10%，预留肝脏功能性体积需不小于SLV的40%；若ICG R15为10%~20%，预留肝脏功能性体积需不小于SLV的60%；若ICG R15为21%~30%，预留肝脏功能性体积需不小于SLV的80%。若ICG R15为31%~40%，只能行限量肝切除；若ICG R15>40%或Child B级，只能行肿瘤剜除术。

2. 术前准备　完善肝脏专科评估和麻醉评估，包括全身脏器和肝功能评估，对脏器功能异常患者需治疗后达到手术要求；告知患者及其家属详细的病情及治疗方案；完善的手术方案及备选方案的详细制订。

（四）手术步骤及要点

Ⅱ型中央型肝癌的手术方式是段Ⅳa、段Ⅳb切除±部分的右前区切除。

1. 第一肝门解剖：Glission鞘内或鞘外法解剖肝左动脉（左内叶动脉，左外叶动脉）和门静脉左右支，离断或暂时阻断左内叶动脉和门静脉左支。

2. 左侧肝周韧带，第二肝门部分右侧冠状韧带的游离。

3. 肝实质离断：循肝圆韧带起始部向右侧离断进入段Ⅳb、段Ⅳa肝组织的肝蒂，进行肿瘤左侧与左外叶组织的分离；循肝中静脉左侧分离，显露或不显露肝中静脉、肝右静脉，进行肿瘤右侧与右前叶

肝组织的分离。仔细处理肿瘤两侧和底部切面中门静脉、肝静脉和胆管的穿支，行段Ⅳ规则切除；如肿瘤部分侵及部分段Ⅴ、段Ⅷ，可联合部分段Ⅴ、段Ⅷ肝组织切除。

4. 创面处理及引流管留置。

（五）注意事项

1. 术中彻底止血，肝中静脉段Ⅳ分支、肝左静脉段Ⅳ分支均需妥善结扎。解剖第二肝门是防止下腔静脉的损伤。

2. 肝左管段Ⅳ断端及创面小胆管的妥善结扎或缝扎，防止术后胆漏。

3. 切除过程中，采用低中心静脉压技术；循肝圆韧带右侧离断段Ⅳ肝蒂的区域性左侧入肝血流阻断法，辅以间歇性全肝阻断Pringle法，减少全肝入肝血流阻断，预防缺血再灌注损伤。

（六）典型病例

详见资源18-6-3和资源18-6-4。

资源18-6-3　以血管为轴心的中央型肝癌（Ⅱ型）解剖性切除术（PPT）

资源18-6-4　以血管为轴心的中央型肝癌（Ⅱ型）解剖性切除术（视频）

三、Ⅲ型中央型肝癌解剖性肝切除术

（一）适应证

一般健康情况评估ECOG评分0~2分；无明显心、肺、肾等重要脏器器质性病变；肝功能Child-Pugh A，或B级经短期护肝治疗后恢复到A级；终末期肝病模型（MELD）评分<9分；肝储备功能如ICG R15基本在正常范围内。肿瘤位于段Ⅳ、段Ⅴ、段Ⅷ，靠近或侵犯肝中静脉，靠近或侵犯门静脉右前支和左支的分支，但是并未侵犯门静脉左、右支主干，未侵犯肝左静脉、肝右静脉等，无肝外转移。

（二）禁忌证

ECOG-PS评分>2分；Child-Pugh B级以上；心、

肺、肾等脏器功能异常；左半肝肿瘤存在左半肝多发转移，或肝外及远处转移，或伴有程氏Ⅳ型门静脉癌栓。

（三）术前评估及准备

1. 术前评估

（1）全身评估：一般体力状况评估（ECOG），营养评估，心、肺、肾等功能评估。

（2）肝功能评估：①肝脏血清生化学检查（AST、ALT、PT、ALP、血清白蛋白）；②综合评分系统（Child-Pugh、MELD、武汉分级）；③肝功能定量试验（ICG Rmax、ICG R15、OGTT、ABT、CRAA）。

（3）肝脏解剖学评估：①肝实质及脉管的影像学评估，CT、MRI、PET/CT、超声（造影）、3D 重建；②肝脏体积测量，CT、MRI、PET/CT、3D 模型。Child A 级肝硬化患者，若 ICG R15<10%，预留肝脏功能性体积需不小于 SLV 的 40%；若 ICG R15 为 10%～20%，预留肝脏功能性体积需不小于 SLV 的 60%；若 ICG R15 为 21%～30%，预留肝脏功能性体积需不小于 SLV 的 80%。若 ICG R15 为 31%～40%，只能行限量肝切除；若 ICG R15>40% 或 Child B 级，只能行肿瘤剜除术。

2. 术前准备　完善肝脏专科评估和麻醉评估，包括全身脏器和肝功能评估，对脏器功能异常患者需治疗后达到手术要求；告知患者及其家属详细的病情及治疗方案；完善的手术方案及备选方案的详细制订。

（四）手术步骤及要点

1. 第一肝门解剖：Glission 鞘内或鞘外法解剖肝左、右动脉和左、右门静脉（右后支和右前支），离断或暂时阻断右前动脉、门静脉右前支，以及左内叶动脉和门静脉左支的段Ⅳ分支，辅以间歇性全肝阻断 Pringle 法。

2. 双侧肝周韧带游离。

3. 肝实质离断，左侧沿着肝圆韧带右侧分离段Ⅳ和左外叶肝实质，右侧沿着门静脉右前右后分界线（阻断后缺血线）分离；分离到近第二肝门，显露或不显露肝左静脉、肝右静脉，循肝右静脉左侧离断其段Ⅷ分支，循肝左静脉右侧离断其段Ⅳ分支，仔细处理切面肝实质内的门静脉、肝静脉和胆管的穿支，行段Ⅳ、段Ⅴ、段Ⅷ规则性切除；根据情况，可行部分段Ⅰ肝组织切除。

4. 创面处理及引流管留置。

（五）注意事项

1. 术中彻底止血，肝左静脉段Ⅳ分支和肝右静脉段Ⅷ分支妥善结扎，防止第二肝门肝上下腔静脉的损伤。

2. 肝左管断端及创面小胆管的妥善结扎或缝扎，防止术后胆漏。

3. 在切除过程中，采用低中心静脉压技术，采用区域性入肝血流阻断法，阻断段Ⅴ、段Ⅷ肝蒂和段Ⅳ肝蒂入肝血流，减少全肝入肝血流阻断，预防缺血再灌注损伤。

（六）典型病例

详见资源 18-6-5 和资源 18-6-6。

资源 18-6-5　以血管为轴心的中央型肝癌（Ⅲ型）解剖性切除术（PPT）

资源 18-6-6　以血管为轴心的中央型肝癌（Ⅲ型）解剖性切除术（视频）

四、Ⅳ型中央型肝癌解剖性肝切除术

Ⅳ型中央型肝癌是指肿瘤位于肝段Ⅳ、段Ⅴ和段Ⅷ或者位于段Ⅰ，贴近或直接侵犯门静脉一级分支，或者贴近或侵犯肝右静脉或肝左静脉主干。切除此类中央型肝癌是肝脏外科中具有较大挑战和风险的手术之一。此类肿瘤多贴近或侵犯肝静脉主干，下腔静脉前壁及左、右肝蒂，且部位深在，显露困难，术中出现大出血和空气栓塞的风险高。因此，要求术者具备扎实的肝脏外科解剖学基础，能熟练掌握解剖第一、第二、第三肝门的手术技巧及各种肝血流阻断的方法。Ⅳ型中央型肝癌要根据肿瘤的情况、肝脏的储备功能、肝硬化情况及预留肝体积的大小来决定肝切除的范围。可以选择中肝叶段Ⅳ、段Ⅴ、段Ⅷ切除，或者联合段Ⅰ切除，亦可选择左三叶切除或右三叶切除，再或者行单纯的全尾状叶切除。Ⅳ型中央型肝癌推荐采用经前入路切除肿瘤，是一种相对安全的手术路径选择，能降低术中出现不可控大出血的风险。

（一）适应证

单纯全尾状叶切除适合肿瘤原发于尾状叶，尚局限于尾状叶内,且由于肝功能的原因,不宜联合切除其他部位肝脏的患者。中肝叶段Ⅳ、段Ⅴ、段Ⅷ切除,或者联合段Ⅰ切除,这种手术方式适合于肿瘤较大,位于肝脏段Ⅳ、段Ⅴ、段Ⅷ,甚至肝脏段Ⅰ亦受侵犯,肿瘤只是贴近但未侵犯欲保留的肝左、右静脉或门静脉左、右分支,或无法承受右三叶或左三叶切除(预留肝体积不达标)。左三叶切除或右三叶切除手术则适合于预留肝体积符合要求,肿瘤明显侵犯门静脉一侧分支或者一侧肝静脉主干的患者。肝细胞癌多只是贴近血管,很少直接侵犯血管壁,而腺癌(肝内胆管癌,转移性肝癌)常直接侵犯血管壁,且由于几乎都发生在正常肝脏,能耐受更大范围的肝切除,多推荐左三叶或右三叶切除,增加肿瘤的 R_0 切除率。

(二)禁忌证

Ⅳ型中央型肝癌的手术禁忌证和一般肝脏外科手术基本相同。在此基础上,由于Ⅳ型中央型肝癌手术较为复杂,出现术中大出血和术后并发症的风险高,因此对接受此类手术患者的一般身体条件和肝脏储备功能有更高的需求。

(三)术前准备及评估

Ⅳ型中央型肝癌患者术前常规需要接受身体一般情况评估、肝功能储备评估和肿瘤情况评估。一般身体情况评估主要包括合并的基础疾病情况评估,心肺功能评估及身体体力和耐力评估。合并高血压的患者要更注重心功能和肾功能的评估。合并冠心病的患者应接受冠状动脉 CT 和心脏超声检查评估冠状动脉狭窄情况和心脏功能。接受抗凝血药治疗、有高危血栓风险的患者术前应采用低分子量肝素桥接治疗,术后根据情况尽快恢复抗凝治疗。肝功能储备评估目前国内主要包括肝功能 Child-Pugh 评分、ICG 清除试验、瞬时弹性成像测定肝脏硬度、肝静脉压力梯度(HPVG)检测和胃镜检查评估门静脉高压症的情况。肿瘤情况评估除了常规的增强 MRI、CT、超声造影等检查外,更重要的是进行肝脏肿瘤的三维重建及预留肝体积的评估。三维可视化技术可准确观察肿瘤与主要血管的毗邻关系,确定哪些主要血管需离断,哪些需要保留,降低误伤重要血管导致手术失败的风险,尤其是对有血管变异的患者更有帮助。同时可测定肝脏体积和肿瘤体积,计算预留肝体积占标准化肝体积的百分比。预留肝体积占标准肝体积的40%以上(肝硬化患者),或30%以上(无肝硬化患者)是实施肝切除的必要条件。

(四)手术步骤及要点

1. **开腹与腹腔探查**　采用双侧肋缘下人字形切口或右侧肋缘下反"L"形切口进腹,进腹后探查盆腔、腹腔有无种植转移,肝十二指肠韧带及后腹膜有无肿大淋巴结。然后离断肝圆韧带和镰状韧带,观察肝脏表面性状,检查肝炎和肝纤维化程度,使用术中超声探查肿瘤部位及有无肝内转移。结合术前三维重建影像,探查肿瘤与主要血管的毗邻关系,确定预备离断的血管位置和肝切除的范围。

2. **肝游离和肝外血管的处理**　经镰状韧带将左右冠状韧带、左右三角韧带打开,解剖第二肝门,显露肝右静脉和肝左中静脉共干根部。随后分别游离出肝右静脉和肝左中静脉共干根部,预置阻断带。如完全游离有困难,可部分游离后采用辛氏钳钳夹阻断法来实施选择性肝静脉阻断。继续游离肝结肠韧带和肝肾韧带,将右侧肾上腺从肝脏附着处游离出来。分离切断右侧腔静脉韧带,显露下腔静脉右侧壁,分离切断下腔静脉右侧壁及前壁处的肝短静脉。继续游离左尾状叶与下腔静脉之间的组织,分离切断左侧的腔静脉韧带,切断结扎左尾状叶与下腔静脉之间的肝短静脉,直至将尾状叶从下腔静脉完全游离。如肿瘤侵犯肝后下腔静脉,此时可不必强行游离。随后离断静脉韧带在尾状叶头端的附着点。如肿瘤与肝后下腔静脉关系密切,可游离出肝上下腔静脉和肝下下腔静脉,分别预置阻断带。解剖第一肝门,降低肝门板,分离出左、右肝蒂,预置阻断带。如分离有困难,可不必强行分离。整个肝切除阶段的血流阻断方法可根据实际情况做相应调整,可采用第一肝门阻断联合选择性肝静脉阻断法,或者半肝血流阻断联合选择性肝静脉阻断法,或者全肝血流阻断法。在出血可控的条件下可不阻断入肝血流进行肝切除。

3. **肝切除**　单纯全尾状叶切除(图 18-6-1A):在肝右静脉和肝中静脉之间,或者肝中静脉和镰状韧带之间选择肝实质离断界面,劈开肝脏,至肝中静脉后方向两侧离断肝实质,左侧沿静脉韧带裂走行纵向切开静脉韧带,将左尾状叶与左外侧叶肝脏的连接分开,与肿瘤左侧的离断平面汇合。将右侧肝脏向左侧翻起,显露尾状叶的尾状突部,在肝右静脉和门静脉右后支的后方做切除线离断肝实质,与肿瘤右侧的离断平面汇合,前述尾状叶与下腔静脉前壁如未完全游离,此时可继续游离,如局部有侵犯,可切除部分血管壁后做修补,甚至人工血管置换,至此可移去整个尾状叶。

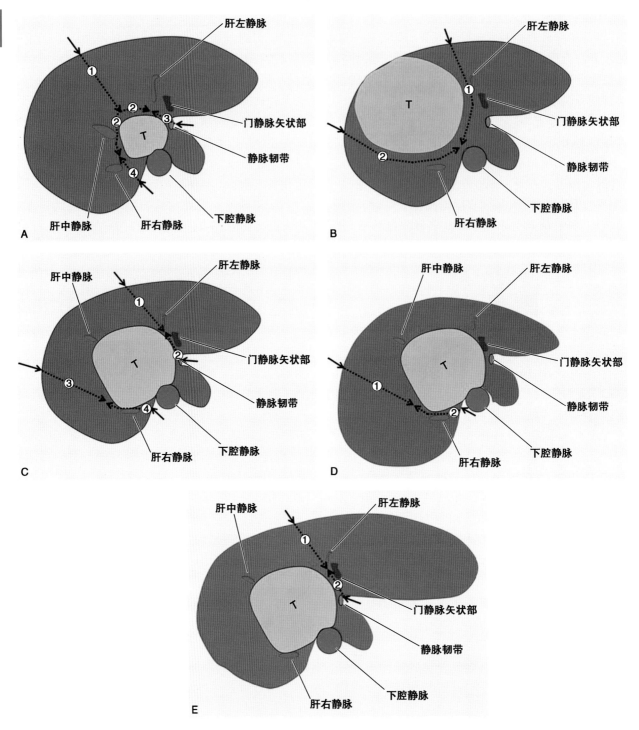

图 18-6-1　中央型肝癌手术方式规划

A. 单纯全尾状叶切除；B. 中肝叶段Ⅳ、段Ⅴ、段Ⅷ切除；C. 中肝叶段Ⅳ、段Ⅴ、段Ⅷ段联合段Ⅰ切除；D. 肝左三叶切除；
E. 肝右三叶切除。

中肝叶段Ⅳ、段Ⅴ、段Ⅷ切除（图 18-6-1B）：左
侧切缘沿镰状韧带走行，右侧切缘则沿肝右静脉主
干走行，肝门板处沿门静脉左右支走行离断肝实质。
如先沿左侧切缘离断肝实质，则可循门静脉左支
断肝实质，结扎切断门静脉左内叶数支分支，然后沿
镰状韧带向头侧离断肝实质，在根部结扎切断肝中

静脉。然后沿着门静脉右支走行离断肝实质，分离
出门静脉右前支结扎切断，接着沿肝右静脉向头侧
离断肝实质，与左侧切缘汇合。术中超声再次明确
肝脏切除的深度，避免在肝实质深部离断时暴露肿
瘤或者切缘不够。

中肝叶段Ⅳ、段Ⅴ、段Ⅷ联合段Ⅰ切除（图 18-6-

1C):前述肝切除步骤同上,在左侧切缘离断肝实质时应沿肝静脉韧带裂走行,纵向切开静脉韧带,将左尾状叶与左外侧叶肝脏的连接分开。在右侧切缘离断肝实质时,将右侧肝脏向左侧翻起,显露尾状叶的尾状突部,在肝右静脉和门静脉右后支的后方做切除线离断肝实质,与前方的右侧切缘汇合。至此可完整切除段Ⅳ、段Ⅴ、段Ⅷ和段Ⅰ。

肝左三叶切除(图18-6-1D):解剖第一肝门,分离出肝左动脉、肝左管和门静脉左支,切断后结扎。肝外游离肝左中静脉共干,切断后结扎(如分离困难,可在肝实质离断过程中再行肝左静脉和肝中静脉离断)。接着沿门静脉右支走行离断肝实质,分离出门静脉右前支,结扎切断。继续沿着肝右静脉向头侧离断肝实质,最后完整切除左三叶。

肝右三叶切除(图18-6-1E):解剖第一肝门,分离出肝右动脉、肝右管和门静脉右支,切断后结扎。肝外游离出肝右静脉和肝中静脉,切断后结扎(如分离困难,可在肝实质离断过程中在行肝右静脉和肝中静脉离断)。接着沿门静脉左支走离断肝实质,分离切断数支门静脉左内叶分支,沿着镰状韧带走行向头侧离断肝实质,最后完整切除右三叶。

4. 放置引流和关腹 肝创面进行仔细缝扎止血,可通过胆囊管插管注水检查肝创面胆漏。肝创面可覆盖纤维蛋白黏合剂、止血纱布协助止血。中肝创面及右侧膈下各放置引流管1根,从腹壁另外戳孔引出体外,逐层关闭腹腔。

(五)注意事项

Ⅳ型中央型肝癌手术最大的风险就是术中大出血,大多数危险的出血来自肝静脉和下腔静脉。只有做好充分的术前和术中准备,才能尽可能地降低大出血的风险。术前肝脏肿瘤的三维重建能让术者更直观地观察肿瘤与毗邻血管的关系,察看大血管的走行和位置,有无血管变异。通过三维可视化技术可以进行模拟肝切除,观察肝断面需要离断的血管,计算预留肝体积,评估手术的安全性。另外对于肿瘤贴近或侵犯左、右肝蒂的中央型肝癌,由于胆管分支包绕在Glisson鞘内很难单独分离,因此术中极易误伤胆管造成胆管狭窄或横断。因此部分患者有必要提前打开胆管进行探查,在胆道探子的引导下可明确肝内主要胆管分支的位置,避免误伤。另外,肿瘤长期压迫肝蒂,分离后会有细小胆管漏口,放置T形管胆道减压可以减轻胆漏。中央型肝癌切除术后肝创面巨大,特别是靠近肝蒂处Glisson鞘裸露,易发生胆漏,因此需要仔细检查

创面胆漏。如未进行胆道切开探查,可通过胆囊管残端插管注水检查肝创面胆漏,小心缝扎漏口。在靠近肝蒂处缝扎时需注意不要误缝主要胆管分支导致狭窄。

(六)典型病例

患者,女性,46岁。因体检B超发现肝尾状叶占位病变1个月入院。入院体格检查未见明显阳性体征,既往无高血压、心脏病、糖尿病等病史。入院检查心电图、胸部X线片、肺功能均正常。血清学检查:WBC 5.60×10⁹/L,Hb 136g/L,PLT 234×10⁹/L,TBil 7.1μmol/L,ALB 47.8g/L,ALT 34.0U/L,AST 22.7U/L,乙肝小三阳,HBV-DNA<50U/ml,丙肝抗体阴性,AFP 3.6μg/L,CEA 2.1μg/L,CA19-9 13.1U/ml,异常凝血酶原26mAU/ml。增强CT检查(图18-6-2A、B):肝脏尾状叶占位性病变,大小约为3.7cm×3.5cm,增强扫描动脉期肿瘤边缘不规则轻度强化,门静脉期边缘强化逐渐消退,考虑为恶性肿瘤,肝内胆管癌可能性大。术前PET/CT提示肝尾状叶占位性病变,FDG摄取增高,考虑为肝癌。肝外未见明显转移病灶。术前三维重建(图18-6-2C~F)提示肿瘤位于尾状叶下腔静脉旁部,前方紧邻肝中静脉,后方毗邻下腔静脉前壁,上方靠近第二肝门,下方紧贴左、右肝蒂。

手术过程:行双侧肋缘下人字形切口进腹,探查腹腔,术中超声探查肝脏,明确肿瘤的大小、位置及与毗邻血管的关系。解剖胆囊三角,结扎切断胆囊动脉和胆囊管,逆行切除胆囊。游离切断肝圆韧带、镰状韧带,左、右冠状韧带,左、右三角韧带,肝结肠韧带,肝肾韧带及肝胃韧带。接着离断右侧腔静脉韧带,显露出下腔静脉和肝右静脉的右侧壁,游离出肝右静脉根部,预置阻断带(图18-6-3A)。分离结扎下腔静脉右侧的肝短静脉,保留患者粗大的肝右后下静脉(图18-6-3B)。接着游离左侧尾状叶与下腔静脉之间的肝短静脉,分离切断静脉韧带在肝左中镜面共干后方的附着点,游离出肝左中静脉共干根部,预置阻断带(图18-6-3C)。接着解剖第一肝门,降低肝门板,循着门静脉左支游离,切断结扎门静脉左内叶分支(图18-6-3D)。沿着镰状韧带肝脏附着处做左侧切除线,用Pringle法行第一肝门阻断,超声刀沿左侧切除线向头侧离断肝实质(图18-6-3E),分别切断结扎肝中静脉左内叶分支和肝中静脉主干(图18-6-3F),沿着静脉韧带裂纵向切开静脉韧带,将左尾状叶与肝脏左外叶分离开。然后沿着肝右静脉走行电刀做右侧的切除线,超声刀离

18

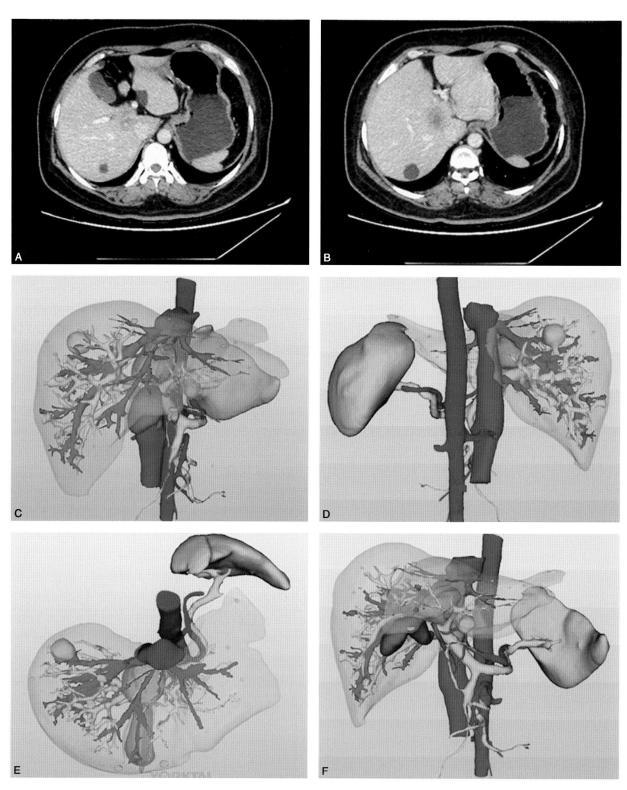

图 18-6-2 典型病例

A、B.肿瘤的 CT 影像;C.肿瘤的三维重建正面观;D.肿瘤的三维重建后面观;E.肿瘤的三维重建上面观;F.肿瘤的三维重建侧面观。

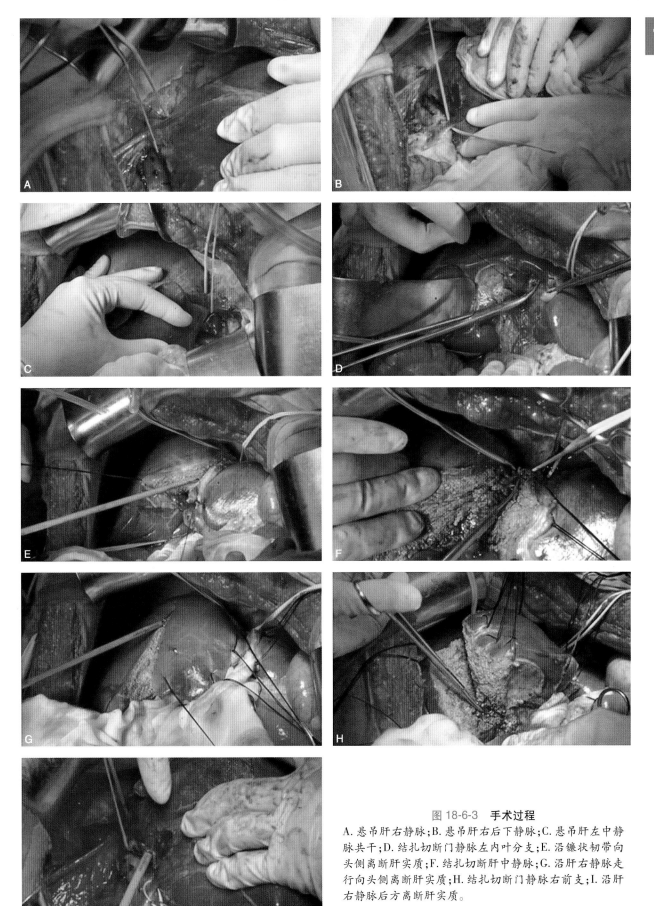

图 18-6-3　手术过程
A. 悬吊肝右静脉；B. 悬吊肝右后下静脉；C. 悬吊肝左中静脉共干；D. 结扎切断门静脉左内叶分支；E. 沿镰状韧带向头侧离断肝实质；F. 结扎切断肝中静脉；G. 沿肝右静脉走行向头侧离断肝实质；H. 结扎切断门静脉右前支；I. 沿肝右静脉后方离断肝实质。

18

断肝实质（图 18-6-3G），结扎切断门静脉右前分支（图 18-6-3H），继续向右侧离断肝实质直至第二肝门处与左侧切除线汇合。接着将肝脏翻向左侧，沿着肝右静脉后方做切除线，离断肝实质（图 18-6-3I），与前方的右侧切除界面汇合。最后分离肿瘤与下腔静脉前壁及左、右肝蒂后方的粘连，移去肿瘤。肝创面仔细缝扎止血，检查肝创面胆漏。肝创面喷洒纤维蛋白黏合剂，覆盖止血纱布。于中肝创面和右膈下各放置腹腔引流管 1 根，

另从腹壁戳孔引出体外，逐层关闭腹腔。

患者手术后残肝通过肝右静脉、肝左静脉和肝右后下静脉与下腔静脉相连（图 18-6-4A～C）。术中出血 400ml，术中共阻断第一肝门 3 次，阻断时间分别为 15 分钟、15 分钟、13 分钟，中间间隔 5 分钟。患者术后无明显并发症，于术后第 7 天顺利出院。肿瘤大体约 3.8cm×2.5cm（图 18-6-4D），病理诊断：肝内胆管腺癌，中度分化，慢性胆囊炎（资源 18-6-7，资源 18-6-8）。

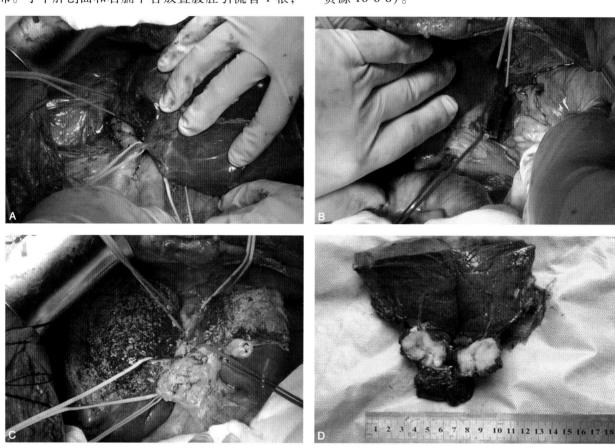

图 18-6-4　肝创面
A.肝创面右面观；B.肝创面左面观；C.肝创面正面观；D.手术标本。

资源 18-6-7　以血管为轴心的中央型肝癌（Ⅳ型）解剖性切除术（PPT）

资源 18-6-8　以血管为轴心的中央型肝癌（Ⅳ型）解剖性切除术前入路中肝联合全尾状叶切除术（视频）

五、Ⅴ型中央型肝癌解剖性肝切除术

（一）适应证

一般健康情况评估 ECOG 评分 0~2 分；无明显心、肺、肾等重要脏器质性病变；肝功能 Child-Pugh A 级，或 B 级经短期护肝治疗后恢复到 A 级；终末期肝病模型（MELD）评分<9 分；肝储备功能如 ICG R15 基本在正常范围内。肿瘤位于段Ⅳ、段Ⅴ、段Ⅷ的其中一段，未侵犯 3 支主肝静脉，以及门静脉左右支主干，无肝外转移。

（二）禁忌证

ECOG-PS 评分>2 分；Child-Pugh B 级以上；心、肺、肾等脏器功能异常；左半肝肿瘤存在左半肝多发转移，或肝外及远处转移，或伴有程氏Ⅳ型门静脉癌栓。

（三）术前评估及准备

1. 术前评估

（1）全身评估：一般体力状况评估（ECOG），营养评估，心、肺、肾等功能评估。

（2）肝功能评估：①肝脏血清生化学检查，AST、ALT、PT、ALP、血清白蛋白；②综合评分系统，Child-Pugh、MELD、武汉分级；③肝功能定量试验，ICG Rmax、ICG R15、OGTT、ABT、CRAA。

（3）肝脏解剖学评估：①肝实质及脉管的影像学评估，CT、MRI、PET/CT、超声（造影）、3D 重建；②肝脏体积测量，CT、MRI、PET/CT、3D 模型。Child A 级肝硬化患者，若 ICG R15<10%，预留肝脏功能性体积需不小于 SLV 的 40%；若 ICG R15 为 10%~20%，预留肝脏功能性体积需不小于 SLV 的 60%；若 ICG R15 为 21%~30%，预留肝脏功能性体积不小于 SLV 的 80%。若 ICG R15 为 31%~40%，只能行限量肝切除；若 ICG R15>40% 或 Child B 级，只能行肿瘤剜除术。

2. 术前准备 完善肝脏专科评估和麻醉评估，包括全身脏器和肝功能评估，对脏器功能异常患者需治疗后达到手术要求；告知患者及其家属详细的病情及治疗方案；完善的手术方案及备选方案的详细制订。

（四）手术步骤及要点

1. 第一肝门解剖：Glisson 鞘内或鞘外法解剖肝左、右动脉和左、右门静脉（右后支和右前支）。根据肿瘤所在部位，行区域性入肝血流阻断，或者辅以间歇性全肝阻断 Pringle 法。

2. 肿瘤所在侧肝周韧带游离。

3. 肝实质离断，根据肿瘤所在肝段（段Ⅳ、段Ⅴ、段Ⅷ）位置，行相应肝段的局部切除，达到切缘阴性。

4. 创面处理及引流管留置。

（五）注意事项

1. 术中彻底止血，肿瘤所在肝段的肝蒂血管和肝静脉分支均需妥善结扎，防止第二肝门下腔静脉的损伤。

2. 肝断面小胆管的妥善结扎或缝扎，防止术后胆漏。

3. 切除过程中，采用低中心静脉压技术，采用区域性入肝血流阻断法，如第一肝门不解剖，则辅以间歇性全肝阻断 Pringle 法。

（六）典型病例

详见资源 18-6-9 和资源 18-6-10。

资源 18-6-9　以血管为轴心的中央型肝癌（Ⅴ型）解剖性切除术（PPT）

资源 18-6-10　以血管为轴心的中央型肝癌（Ⅴ型）解剖性切除术（视频）

六、从无血肝切除术到无血管阻断中央型肝癌解剖性肝切除术

肝后下腔静脉解剖和阻断技术及第一至第三肝门血管解剖及阻断技术的广泛应用，局部或全肝出入血流阻断技术得以实施，使得无血切肝技术在肝切除过程中得以实施。无血切肝机制在巨块型肝癌切除及中央型肝癌的切除过程中，有效控制出血及输血，保持视野清晰，为巨块型肝癌的切除提供了技术保障。但无血切肝技术带来的肝脏缺血再灌注损伤使部分患者术后肝功能不全甚至肝衰竭的风险增高，因此，无血肝切除技术的临床应用也有其应用局限性。而随着精准肝脏外科理念和相关技术的应用，尤其是对肝脏分段技术的深刻认识，三维可视化

技术的临床应用,肝静脉平面的正确把握,以及术中低中心静脉压的控制,电外科手术工作站(能量平台)的进步,断肝技巧的提高等,使得无血管阻断的无血肝切除术的临床应用成为可能得以实施。无血管阻断的中央型肝癌解剖性切除术切除平面较半肝切除更为广泛,涉及肝右静脉、肝中静脉、肝左静脉和下腔静脉四条主要静脉,同时需要解剖第一肝门的左右肝蒂及其分支,手术方式包括局部切除,右前叶切除,左内叶切除,左右半肝切除,段Ⅳ、段Ⅴ、段Ⅷ切除,甚至联合尾状叶切除等不同术式,因此,需要更加娴熟的解剖技术和切除平面的正确把握,技术难度更高。

（一）适应证

一般健康情况评估 ECOG 评分 0~2 分；无明显心、肺、肾等重要脏器器质性病变；肝功能 Child-Pugh A 级,或 B 级经短期护肝治疗后恢复到 A 级；MELD 评分<9 分；ICG R15 正常范围以内。肿瘤位置位于肝中叶,包括中央型肝癌的三维可视化分型的 Ⅰ~Ⅴ型,无肝外转移。

（二）禁忌证

ECOG-PS 评分>2 分；Child-Pugh B 级以上；心、肺、肾等脏器功能异常；肝中叶以外肝内多发转移,或肝外及远处转移,或伴有程氏Ⅳ型门静脉癌栓。

（三）术前评估及准备

1. 术前评估

（1）全身评估:ECOG 评分,营养评估,心、肺、肾等功能评估。

（2）肝功能评估:①肝脏血清生化学检查,AST、ALT、PT、ALP、血清白蛋白；②综合评分系统,Child-Pugh、MELD、武汉分级；③肝功能定量试验,ICG Rmax、ICG R15、OGTT、ABT、CRAA。

（3）肝脏解剖学评估:①肝实质及脉管的影像学评估,CT、MRI、PET/CT、超声（造影）、3D 重建；②肝脏体积测量,CT、MRI、PET/CT、3D 模型。Child A 级肝硬化患者,若 ICG R15<10%,预留肝脏功能性体积需不小于 SLV 的 40%；若 ICG R15 为 10%~20%,预留肝脏功能性体积须不小于 SLV 的 60%；若 ICG R15 为 21%~30%,预留肝脏功能性体积需不小于 SLV 的 80%。若 ICG R15 为 31%~40%,只能行限量肝切除；若 ICG R15>40% 或 Child B 级,只能行肿瘤剜除术。

2. 术前准备 完善肝脏专科评估和麻醉评估,包括全身脏器和肝功能评估,对脏器功能异常患者需治疗后达到手术要求；告知患者及其家属详细的

病情及治疗方案；完善的手术方案及备选方案的详细制订。

（四）手术步骤及要点

1. 全肝肝周韧带游离。

2. 出入肝脏血管解剖:肝下下腔静脉（必要时）,第一肝门右后叶、右前叶及左半肝肝蒂血管的解剖置带；肝上下腔静脉（必要时）、肝右静脉、肝中静脉,肝左静脉的解剖置带；肝后隧道打通及置带；上述血管阻断带在切肝过程中如遇大出血则相应地进行阻断。

3. 术中超声定位肿瘤及主肝静脉:术中超声定位肝中静脉、肝左静脉、肝右静脉。根据肿瘤所在位置和切除范围,暂时阻断目标肝段/叶血流,肝脏表面划定切除线；或采用目标肝蒂门静脉穿刺注射 ICG 进行中央型肝癌的染色。

4. 肝实质离断:肿瘤左侧分离,离断门静脉左支进入段Ⅳ血管分支,逐步离断肝实质内肝中静脉和肝左静脉进入肿瘤属支,直至第二肝门肝左静脉起始部；肿瘤右侧分离,沿肿瘤右侧逐步分离肝实质,将肝中静脉和肝右静脉属支逐一离断,直至显露肝右静脉起始部。以肝后隧道提拉线为标记,保护下腔静脉,直至完整切除肿瘤。如采用半肝切除,则循肝中静脉入路解剖,显露或不显露肝中静脉,完成半肝切除。如联合尾状叶切除,则离断第三肝门血管。

5. 创面处理及引流管留置。

（五）注意事项

1. 术中彻底止血,门静脉分支和肝静脉属支妥善结扎,防止游离第二肝门时肝上下腔静脉的损伤。

2. 肝断端小胆管的妥善结扎或缝扎,防止术后胆漏；必要时可附加胆总管切开、T 形管引流。

3. 切除过程中,采用低中心静脉压技术。

（范应方　周伟平）

第七节　以血管为轴心的尾状叶肝脏肿瘤切除术

肝尾状叶位于第一、第二、第三肝门和下腔静脉之间,空间狭小,位置深在,周围结构复杂,此部位较小的肿瘤即可能压迫周边脉管及脏器,产生相应临床表现,如不及时治疗,短期内可能导致严重后果。而尾状叶肝脏肿瘤切除是治疗原发性尾状叶肝癌、继发性肝尾状叶癌、肝尾状叶海绵状血管瘤及其他起源于肝尾状叶肿瘤的有效治疗手段。以血管为轴

心尾状叶肝脏肿瘤切除术,特别是对于恶性肿瘤患者,可确定解剖性肝切除范围,更符合恶性肿瘤根治的原则,减少术中出血及术后并发症,并可以降低手术操作对肿瘤挤压造成的癌组织或细胞脱落及肝内播散与远处转移,提高患者生存率。若辅以三维可视化技术,可在术前精准定位肿瘤位置、明确肿瘤与毗邻脉管关系;另外,通过仿真手术预演手术,可预知相关风险,提高手术安全性。

一、适应证

(一)原发性肝癌

对于原发性尾状叶肝癌,瘤体较小就可能发生肝静脉及门静脉转移,使病情进展。且因此部位肿瘤位置深在,与周边大血管关系密切,使射频消融等局部治疗手段难以进行;又由于供应该区域的肝动脉为多分支细小动脉,TACE 治疗效果不理想,而手术切除,特别是三维可视化技术辅助制订的以血管为轴心尾状叶肝脏肿瘤切除术为较有效的治疗方法。

(二)继发性肝癌

对于继发性尾状叶肝癌,可出现和原发性尾状叶肝癌相似的情况,是否需行以血管为轴心的肝切除目前尚无定论,但以血管为轴心的肝切除可减少术中出血、降低术后胆漏等并发症的发生率,尤其是行新辅助化疗后,继发性肝癌边界难以确定时,这些优势更为明显和重要。故如原发病灶可根治时,可对此部位转移灶行以血管为轴心尾状叶肝脏肿瘤切除。

(三)肝海绵状血管瘤

肝尾状叶海绵状血管瘤较小时通常无明显临床症状,当肿瘤增大时常可因压迫胃肠道等引起明显消化道等临床症状,严重影响患者的生活,甚至导致死亡。且对于短期内持续增大的肝尾状叶海绵状血管瘤,若不及时切除,可因血管瘤增大后,包绕、侵袭下腔静脉、第一肝门和第二肝门,增加手术难度,甚至无法切除。故对于以下情况之一的肝尾状叶海绵状血管瘤,建议手术治疗:①瘤体短期内明显增大;②存在明显临床症状;③肿瘤直径≥10cm;④直径≥5cm,有发生外伤性破裂危险。当血管瘤紧邻第一肝门时,瘤体包膜可与 Glisson 鞘融合,且肝门区胆管时有变异,在瘤体推移下,胆管走变化,术中易导致胆管损伤。故术前有必要予以三维可视化评估,但目前主流观点认为,其最佳术式为血管瘤瘤体剜除术,而非以血管为轴心尾状叶肝脏肿瘤切除术。

(四)其他肿瘤

其他发生于肝尾状叶的恶性肿瘤,如肝母细胞瘤、肝血管肉瘤等,一旦确诊,均建议予以三维可视化评估,并行以血管为轴心肝脏肿瘤切除术。其他良性肿瘤,如肝细胞腺瘤、局灶性结节增生、脂肪瘤、神经纤维瘤等,如无法与肝恶性肿瘤鉴别诊断,若瘤体短期内迅速增大,或存在明显临床症状时,可予以三维可视化评估,并行以血管为轴心肝脏肿瘤切除术。

二、禁忌证

有以下情况之一者,不可行尾状叶肝脏肿瘤切除术:①一般情况较差,合并心、肺、肾等重要脏器器质性病变,不能耐受手术;②肝功能明显异常,经系统护肝治疗后肝功能不能恢复;③合并全身或局部感染,且不可控制;④合并肝内和/或肝外广泛转移灶的肝尾状叶恶性肿瘤;⑤原发癌灶不能根治或合并其他部位转移的继发性肝尾状叶肝癌。

除以上禁忌外,任何导致肝十二指肠韧带无法解剖,以致尾状叶门静脉三联无法游离的因素,都不宜行以血管为轴心肝脏肿瘤切除术。

三、术前准备及评估

三维可视化技术辅助以血管为轴心尾状叶肝脏肿瘤切除术前准备及评估主要包括以下几方面。

(一)一般情况准备及评估

一般情况的准备及评估主要有心肺功能评估、相关实验室检查、体力状况评分、营养状况及基础疾病情况。无明显心、肺、肾等重要脏器功能障碍,无手术禁忌证。对于 HBV 相关性肝癌,术前需控制 HBV 的活跃复制。另外,血小板计数低于 $50×10^9$/L 及凝血酶原时间延长超过 4 秒,术前需予纠正以降低肝脏手术出血风险。

(二)肝功能及肝脏储备功能评估

1. Child-Pugh 肝功能评分 Child 评分是目前临床用于判断和选择适合肝脏切除患者的最常用评分系统,Child B 级和 C 级肝硬化患者的手术并发症和病死率要显著高于 Child A 级者,Child B 级只允许行小量肝切除,Child C 级是肝切除手术的禁忌证。故实施尾状叶肝脏肿瘤切除需术前 Child-Pugh 肝功能分级 A 级或经治疗后好转为 A 级。

2. 吲哚菁绿(ICG)清除试验 对肝硬化患者,术前应常规行吲哚菁绿清除试验评估肝脏储备功

18

能。一般认为,对 Child A 级患者,当 ICG R15<10% 时,可以耐受 4 个肝段的大范围肝切除;当 ICG R15 为 10%~19% 时,可耐受 2~3 个肝段的大范围肝切除;当 ICG R15 为 20%~29% 时,只允许施行单个肝段切除;当 ICG R15 为 30%~39% 时,只能施行局限性小量肝切除;当 ICG R15≥40% 时,只能施行肿瘤剜除术。故当患者 ICG R15<30% 时,多可耐受尾状叶肝脏肿瘤切除。

3. 终末期肝病模型(MELD)评分 近年来,许多研究发现 MELD 评分 = [9.6×ln(肌酐 mg/dl) + 3.8×ln(胆红素 mg/dl)+11.2×ln(凝血酶原时间国际标准化比值)+6.4×病因(胆汁淤滞性和酒精性肝硬化为 0,病毒等其他原因肝硬化为 1),结果取整数],可较准确地预测肝硬化患者肝切除术后肝衰竭的发生风险,当 MELD 评分>11 分时,患者术后出现肝衰竭的概率显著高于 MELD 评分<9 分者。且术后 3~5 天内 MELD 评分升高,患者出现手术后肝衰竭的可能性大大增加。故实施尾状叶肝脏肿瘤切除术前需控制 MELD 评分<9 分。

(三)肿瘤影像及三维可视化评估

1. 常规影像学评估 术前常规行彩超、64 层螺旋 CT 薄层增强扫描和/或 MRI 检查,明确肿瘤部位、性质、大小及毗邻血管情况(图 18-7-1)。当肿瘤性质不明确时,可行肝脏超声造影或钆塞酸二钠增强 MRI 检查。

2. 三维可视化评估 肝切除术中最大的威胁是术中出血,如何有效地减少甚至避免术中出血,是所有手术者都亟待解决的问题。由于尾状叶其独特的位置及解剖因素,使得发生于尾状叶的肿瘤与肝脏内外主要血管的关系尤为复杂,往往更容易出现术中大出血。普通的二维成像技术,因其空间上的限制性,常对肿瘤位置、大小及血管毗邻难以进行精确的个体化评估,使在此评估基础上制订的手术规划具有一定的盲目性,且尾状叶肿瘤根据其不同位置、大小及侵犯、转移范围,需采取不同类型切口及手术入路。因此,术前进行肿瘤三维可视化评估尤为重要。随着计算机技术和影像技术的不断发展,基于 CT 或 MRI 的三维成像技术越发成熟,可准确重建肝脏轮廓,透视肝内外脉管的走行及变异情况,立体化展示肿瘤空间定位,使术者术前即可全方位直观了解肿瘤位置、大小及与脉管的关系(图 18-7-2、图 18-7-3)。另外,还可通过仿真手术,预演肿瘤切除,提前洞察到手术操作过程中可能会遇到的相关问题,并做好防范措施,甚至可以手术前就决定好手术入路、解剖范围及某些重要血管的术中处理,辅助术者进行更精准的术前评估并设计最佳的手术切除方案,做到真正的精准肝切除,进一步提高复杂尾状叶肝脏肿瘤切除的安全性。

四、手术步骤及要点

术前三维可视化精确评估尾状叶肿瘤位置、大小及侵犯、转移范围,可有效制订手术策略。

(一)暴露肝脏

1. 腹壁切口类型 腹壁切口类型的选择对尾状叶肿瘤切除的视野显露至关重要,一般采用以右肋缘下为主的反"L"形切口,如肿瘤较大或位于 Spiegel 叶及全尾状叶的肿瘤切除时,可采用左、右肋缘下"人"字形切口。

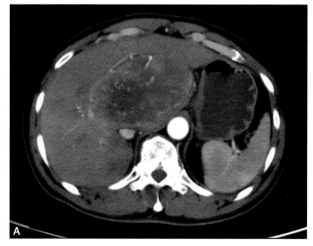
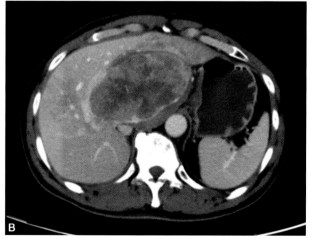

图 18-7-1 肿瘤的 CT 图像
A. 动脉期;B. 门静脉期。

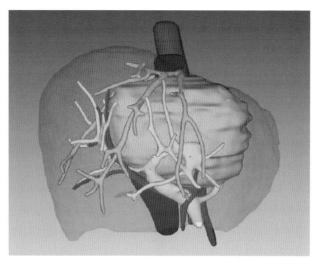

图 18-7-2　利用 EDDA IQQA-Liver 三维重建系统构建肿瘤位置、轮廓

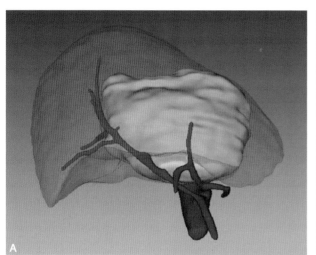

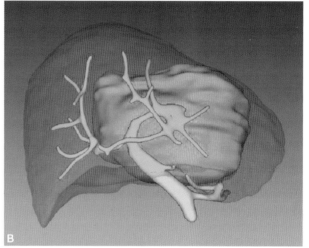

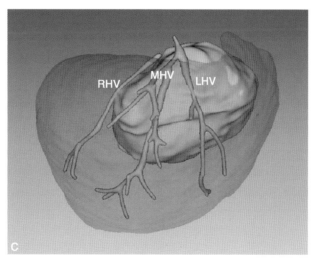

图 18-7-3　三维重建图像显示肿瘤与肝动脉、门静脉、肝静脉之间的关系

LHV. 肝左静脉；MHV. 肝中静脉；RHV. 肝右静脉。

2. 游离肝脏及血流控制 根据肿瘤部位依次离断相关肝脏周边韧带,游离肝十二指肠韧带、肝上下腔静脉及肝下下腔静脉,分别预置阻断带备用。由于肝上下腔静脉预置阻断带时需游离右侧肝脏,所以在预计可单独经过左侧入路切除肿瘤的情况下,可暂不预置肝上下腔静脉阻断带。另预置血管阻断带仅作为常规预防,术中根据具体情况实施阻断。

(二) 手术方式

1. 左侧入路 离断肝脏周围相关韧带后,向右上方翻起肝左外叶,沿肿瘤左侧,由下腔静脉左缘自下向上逐一离断并结扎相关肝短静脉,直至充分显露尾状叶肿瘤,再掀起肝十二指肠韧带,游离通往肝尾状叶的门静脉、肝动脉及胆管属支起始部,并予以结扎切断,沿缺血线、肝中静脉和/或肝右静脉走行切除尾状叶肿瘤。此路径主要适用于主要位于 Spiegel 叶的较小肿瘤,对于瘤体较大或已侵犯左外叶者,可联合左外叶切除,以获得良好术野,降低操作难度。

2. 右侧入路 充分游离右半肝后,向左翻起,于右肝后自右到左、自下向上分离、结扎肝短静脉,充分显露尾状突,于右肝门后缘切开肝组织,分离、结扎尾状叶门静脉三联管道起始部及肿瘤周围管道,沿缺血线、肝中静脉和/或肝右静脉走行切除尾状叶肿瘤。此路径主要适用于尾状突部及腔静脉旁部的肿瘤。

3. 左右联合入路 即联合上述左侧及右侧入路,离断肝短静脉后分别游离 Spiegel 叶肝蒂、腔静脉旁部和尾状突部肝蒂起始部,根据手术需求全部结扎或部分结扎,切除尾状叶肿瘤。此路径适用于较大的尾状叶肿瘤 (≥6cm) 或全尾状叶肿瘤的切除。

4. 前正中入路 游离肝脏后,沿正中裂稍偏左切开肝实质,上端至肝右静脉和肝左、肝中静脉共干的汇合部,下端至左右肝蒂汇合部,将第一肝门结构(门静脉三联管道)至尾状叶 Spiegel 叶肝蒂、腔静脉旁部和尾状突部的分支起始部按术中需求离断,切除尾状叶肿瘤后再缝合肝正中裂。此路径主要适用于以腔静脉旁部为主或全尾状叶肿瘤的切除,当患者肝硬化程度重或左右翻转肝脏较困难时推荐采用此路径。

5. 逆行性切除 游离肝脏后,再游离肝上、肝下下腔静脉,于尾状叶前方第一肝门横沟下缘处切开肝组织,后逐步游离结扎尾状叶的门静脉三联起始部。分离肝静脉与尾状叶上极,离断、结扎相应肝短静脉,最后切除尾状叶肿瘤。此路径主要适用于与下腔静脉关系密切而难以游离肝短静脉或无法良好显露的巨大尾状叶肿瘤的切除。

五、注意事项

因尾状叶的特殊解剖因素,血管为轴心尾状叶肝脏肿瘤切除较其他肝段切除而言难度大、风险高。术前、术中需注意如下。

(一) 术前三维可视化精准评估

目前主流的商业化三维可视化系统均可快速、自动地识别肝脏肿瘤及血管,但其对 CT 数据要求高,复杂病例处理尚不完善,且血管识别精细度有待提升,故需要临床医师再次复核重要血管的重建,必要时人工重建细小血管等以精准化评估,制订最优化手术策略。

(二) 术中注意事项

1. 肝周韧带及尾状叶游离需充分,以便后续手术方式的改变。

2. 尾状叶切除步骤通常是先分离肝短静脉,再分离门静脉三联,后分离尾状叶顶端和肝静脉连接部,最后分离尾状叶基底面。以上顺序并非固定,可以交替进行。

3. 在游离肝短静脉时,如下腔静脉撕裂,可短时间阻断十二指肠韧带、肝上下腔静脉及肝下下腔静脉,以便修补下腔静脉破口预防大出血及空气栓塞。

4. 尾状叶肝蒂较短,切断时最好贴近尾状叶处理,降低第一肝门损伤风险。

六、典型病例

1. 病例资料 患者,男性,26 岁。因中上腹剧烈疼痛,伴有恶心、呕吐 1 天余入院。入院检查:血常规、肾功能、凝血功能均正常,肝功能检查示丙氨酸氨基转移酶 126U/L,天门冬氨酸氨基转移酶 69U/L(护肝治疗后恢复至丙氨酸氨基转移酶 33U/L,天门冬氨酸氨基转移酶 24U/L),甲胎蛋白>200 000.00ng/ml,异常凝血酶原 233.00mAU/ml,乙肝两对半(定量)乙肝表面抗原>250.00U/ml(阳性)、乙肝表面抗体 0.00mU/ml(阴性)、乙肝 e 抗原 1.47s/co(阳性)、乙肝 e 抗体 0.40s/co(阳性)、乙肝核心抗体 8.45s/co(阳性),HBV-DNA 4.21×10⁵U/ml(抗病毒治疗后降至 3.63×10⁴U/ml)。ICG R15 2.7%,肝功能 Child-Pugh 评级 A 级。

2. 影像学评估 上腹部增强 CT:①肝尾状叶及

左外叶占位性病变,考虑为MT(图18-7-4、图18-7-5);②肝内多发囊肿。上腹部增强MRI:①尾状叶及左外叶异常强化灶,考虑为MT;②肝内多发囊样信号,胆管错构瘤?囊肿?

3. 三维重建结果(图18-7-6~图18-7-10) 肿瘤位于肝尾状叶及左外叶,左半肝及尾状叶切除后剩余肝体积/标准肝体积为73.93%。

4. 手术与病理 先离断肝圆韧带、镰状韧带、肝肾韧带、左右三角韧带、左右冠状韧带及肝肾韧带、肝胃韧带。游离尾状叶肝蒂后结扎离断,解剖肝左动脉、门静脉左支、肝左管,充分显露左肝蒂后结扎离断。自下向上分离、结扎离断肝短静脉。沿缺血带及肝中静脉走行,电刀、超声吸引刀等器械离断肝实质切除肝尾状叶及左半肝组织(图18-7-11)。

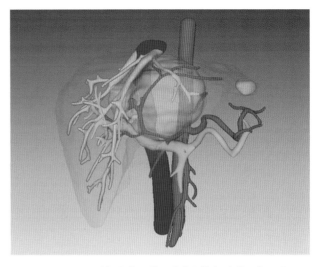

图18-7-6 三维重建图像:肿瘤(黄色肿块)位于肝尾状叶及左外叶

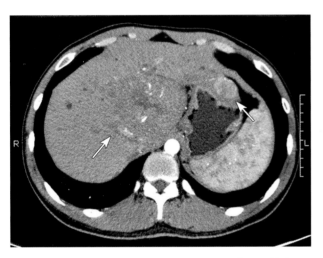

图18-7-4 CT动脉期:肝尾状叶及左外叶占位性病变(白色箭头)

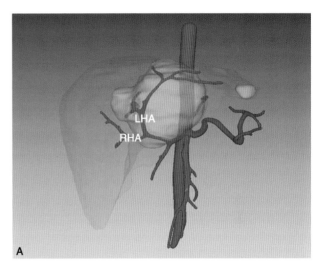

A

图18-7-7 三维重建图像:肿瘤(黄色肿块)与肝动脉的关系

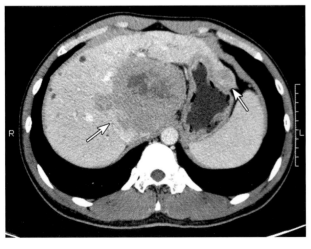

图18-7-5 CT门静脉期:肝尾状叶及左外叶占位性病变(白色箭头)

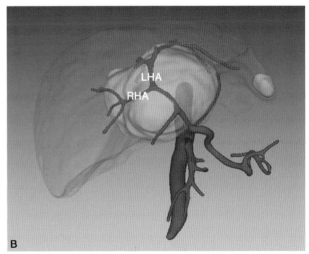

B

图18-7-7 三维重建图像:肿瘤(黄色肿块)与肝动脉的关系

LHA.肝左动脉;RHA.肝右动脉。

18

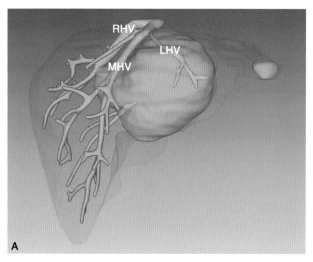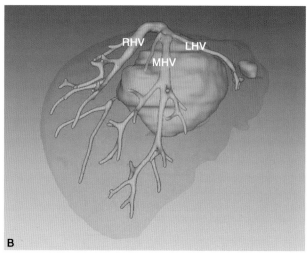

图 18-7-8　三维重建图像:肿瘤(黄色肿块)与肝静脉的关系

LHV. 肝左静脉;MHV. 肝中静脉;RHV. 肝右静脉。

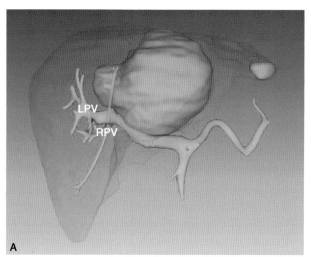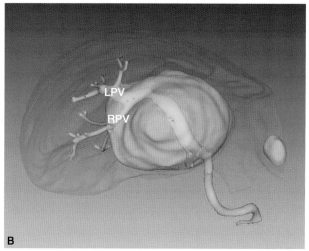

图 18-7-9　三维重建图像:肿瘤(黄色肿块)与门静脉的关系

LPV. 门静脉左支;RPV. 门静脉右支。

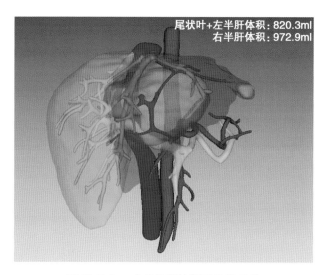

图 18-7-10　术前体积计算及仿真手术

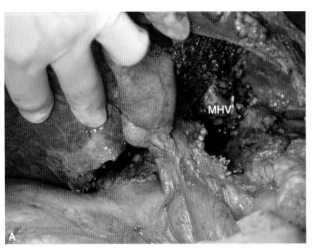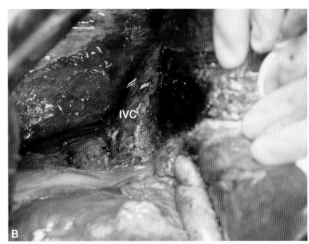

图 18-7-11　**手术断面**

MHV. 肝中静脉；IVC. 下腔静脉。

手术切除标本解剖可见肿瘤位于肝尾状叶及左外叶，与术前影像评估一致（图 18-7-12）。术后病理诊断：尾状叶及左外叶肝细胞癌（资源 18-7-1）。

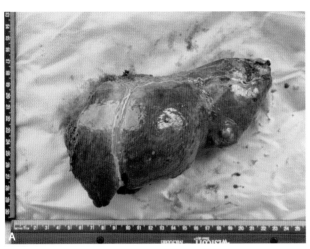
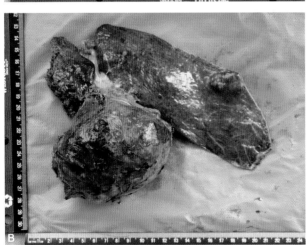

图 18-7-12　**手术切除标本大体解剖**

资源 18-7-1　**尾状叶肝脏肿瘤切除典型病例（视频）**

（曾永毅）

参考文献

［1］刘允怡,张绍祥,姜洪池,等.复杂性肝脏肿瘤三维可视化精准诊治专家共识［J］.中华实用外科杂志,2017,1：53-59.

［2］黄智平,王志恒,李曜,等.联合肝脏分隔和门静脉结扎的二步肝切除术研究进展［J］.中国实用外科杂志,2018,38（4）：456-459.

［3］李鹏鹏,王志恒,黄罡,等.肝脏三维可视化技术在肝脏恶性肿瘤治疗规划中的应用研究［J］.中华外科杂志,2017,12：916-922.

［4］中华医学会数字医学分会,中国研究型医院学会数字医学临床外科专业委员会.复杂性肝脏肿瘤三维可视化精准诊治专家共识［J］.中国实用外科杂志,2017,37（1）：53-59.

［5］范应方,方驰华.三维可视化技术在肝胆外科临床应用的争议与共识［J］.中国实用外科杂志,2018,38（2）：137-141.

［6］方驰华,李乔林,蔡伟.从数字虚拟人技术到数字化微创外科：三维可视化技术在肝门部胆管癌诊断与治疗中的应用［J］.中华消化外科杂志,2018（4）：343-346.

［7］陈孝平.肝脏外科的发展历程与展望［J］.中华消化外科杂志,2015,14（1）：插 9-插 10.

［8］陈琳,罗鸿萍,董水林,等.三维重建技术在评估大肝癌

手术安全性中的作用[J].中华外科杂志,2016,54(9):669-674.

[9] QIU J,CHEN S,WU H,et al. The prognostic value of a classification system for centrally located liver tumors in the setting of hepatocellular carcinoma after mesohepatectomy[J].Surgical Oncology,2016,25(4):441-447.

[10] FANG C H,TAO H S,YANG J,et al. Impact of three-dimensional reconstruction technique in the operation planning of centrally located hepatocellular carcinoma[J].J Am Coll Surg,2015,220(1):28-37.

[11] CHEN C,HUANG T,CHANG C,et al. Central hepatectomy still plays an important role in treatment of early-stage centrally located hepatocellular carcinoma[J].World Journal of Surgery,2017,41(11):2830-2837.

[12] YU W,RAO A,VU V,et al. Management of centrally located hepatocellular carcinoma:Update 2016[J].World Journal of Hepatology,2017,9(13):627.

[13] 祝文,何松盛,曾思略,等.以血管为轴心的中央型肝癌三维可视化评估及虚拟现实的研究[J].中华外科杂志,2019,57(5):358-365.

[14] 曾思略,祝文,方驰华,等.以血管为轴心的巨块型肝癌三维可视化评估及虚拟现实技术研究[J].中华普通外科杂志,2019,34(4):323-327.

[15] 方驰华,赵东,曾思略.以血管为轴心的巨块型肝脏肿瘤三维可视化术前规划和诊疗[J].腹部外科,2018,31(5):299-301.

[16] 吴健雄.中央型肝细胞肝癌的新定义:一项单中心回顾对照研究[C].郑州:第十五届全国肝癌学术会议,2015:1.

[17] 周信达,余耀.中央型肝癌的外科治疗[J].中国实用外科杂志,1998(11):55-56.

[18] 吴健雄,余微波.中央型肝癌治疗理念的开拓与创新[J].肝胆胰外科杂志,2013,25(3):177-181.

[19] QIU J,WU H,BAI Y,et al. Mesohepatectomy for centrally located liver tumours[J].Br J Surg,2013,100(12):1620-1626.

[20] WANG Z G,LAU W,FU S Y,et al. Anterior hepatic parenchymal transection for complete caudate lobectomy to treat liver cancer situated in or involving the paracaval portion of the caudate lobe[J].Journal of Gastrointestinal Surgery,2015,19(5):880-886.

[21] YAMAMOTO J,TAKAYAMA T,KOSUGE T,et al. An isolated caudate lobectomy by the transhepatic approach for hepatocellular carcinoma in cirrhotic liver[J].Surgery,1992,111(6):699-702.

[22] BRUIX J,CASTELLS A,BOSCH J,et al. Surgical resection of hepatocellular carcinoma in cirrhotic patients:prognostic value of preoperative portal pressure[J].Gastroen-terology,1996,111(4):1018-1022.

[23] HIROSHI I,YASUJI S,NORIHIRO K,et al. One thousand fifty-six hepatectomies without mortality in 8 years[J].Arch Surg,2003,138(11):1198-1206.

[24] KUBOTA K,MAKUUCHI M,KUSAKA K,et al. Measurement of liver volume and hepatic functional reserve as a guide to decision-making in resectional surgery for hepatic tumors[J].Hepatology,1997,26(5):1176-1181.

[25] MATTEO C,ANTONIO C,ALESSANDRO C,et al. Value of transient elastography measured with FibroScan in predicting the outcome of hepatic resection for hepatocellular carcinoma[J].Annals of Surgery,2012,256(5):706.

[26] D'AMICO G,GARCIA-PAGAN J C,LUCA A,et al. Hepatic vein pressure gradient reduction and prevention of variceal bleeding in cirrhosis:a systematic review[J].Gastroenterology,2006,131(5):1611-1624.

[27] PENG S Y. Hepatic caudate lobe resection[M].Berlin Heidelberg:Springer,2010:1-14.

[28] KOBAYASHI A,MIYAGAWA S,MIWA S,et al. Prognostic impact of anatomical resection on early and late intrahepatic recurrence in patients with hepatocellular carcinoma[J].J Hepatobiliary Pancreat Surg,2008,15(5):515-521.

[29] ISHII M,MIZUGUCHI T,KAWAMOTO M,et al. Propensity score analysis demonstrated the prognostic advantage of anatomical liver resection in hepatocellular carcinoma[J].World J Gastroenterol,2014,20(12):3335-3342.

[30] 周伟平,李鹏鹏.三维可视化技术基础上的肝癌切除——精准与个性化的结合[J].中国实用外科杂志,2018,38(4):378-380.

[31] 祝文,方驰华,范应方,等.原发性肝癌三维可视化诊治平台的构建及临床应用[J].中华肝脏外科手术学电子杂志,2015,4(5):268-273.

[32] HAUKE L,ARNOLD R,CHAO L,et al. Extended left hepatectomy-modified operation planning based on three-dimensional visualization of liver anatomy[J].Langenbecks Arch Surg,2004,389(2):306-310.

[33] 董家鸿,郑树森,陈孝平,等.肝切除术前肝脏储备功能评估的专家共识(2011版)[J].中华消化外科杂志,2011,10(1):20-25.

[34] TEH S H,CHRISTEIN J,DONOHUE J,et al. Hepatic resection of hepatocellular carcinoma in patients with cirrhosis:Model of End-Stage Liver Disease(MELD) score predicts perioperative mortality[J].J Gastrointest Surg,2005,9(10):1207-1215.

[35] MAKUUCHI M,KOKUDO N,ARII S,et al. Development of evidence-based clinical guidelines for the diagnosis and treatment of hepatocellular carcinoma in Japan[J].Hepa-

tol Res,2008,38(1):37-51.

[36] RADTKE A,SOTIROPOULOS G C,MOLMENTI E P,et al. Computer-assisted surgery planning for complex liver resections:when is it helpful? A single-center experience over an 8-year period[J]. Ann Surg,2010,252(5):876-883.

[37] TRANCHART H,DI GIURO G,LAINAS P,et al. Laparoscopic liver resection with selective prior vascular control [J]. Am J Surg 2013,205(1):8-14.

[38] CHAIB E,RIBEIRO M A,SILVA FDE S,et al. Surgical approach for hepatic caudate lobectomy:review of 401 ca-ses[J]. J Am Coll Surg,2007,204(1):118-127.

[39] 耿小平.肝尾状叶肿瘤切除的技术难点与对策[J].中华消化外科杂志,2013,12(1):30-33.

[40] 杨广顺,赵文超.安全实施肝尾状叶切除术的技术原则与难点[J].中国实用外科杂志,2010,26(8):651-654.

[41] PENG S Y,LI J T,MOU Y P,et al. Different approaches to caudate lobectomy with "curettage and aspiration" technique using a special instrument PMOD:a report of 76 cases[J]. World J Gastroenterol,2003,9(10):2169-2173.

第十九章

19

三维可视化技术辅助超声引导肝脏肿瘤热消融

第一节 概　　述

手术作为最为传统的肿瘤治疗方法虽然为获得去瘤效果发挥了重要作用，但手术适应证仍有一定局限性。随着中国步入老龄化社会，大量多发复发肿瘤患者、年老体弱多发合并症患者被拒手术门外。热消融治疗是一种新的肿瘤微创治疗手段，与传统手术相比，消融治疗具有创伤小、疗效好、恢复快、可重复、费用低且可保护机体免疫功能等特点，成为实体瘤治疗最具前景的治疗方法之一。其中，肝、肾、肺、甲状腺肿瘤的消融已被多个国际指南所推荐。热消融治疗保证疗效的关键是使消融场在三维空间上完全覆盖肿瘤，同时保证周围重要结构（胆管、大血管、胃肠道等）无损伤，因此临床疗效与其精准性密切相关。精准消融要求科学的术前分析、精密的治疗方案、精确的手术模拟、精准的手术操作才能获得最佳的临床疗效。精准消融是医学和工学研究形成的一个以精准为特征的全新的手术模式，需要依靠临床医学，特别是现代医学影像学、计算机、信息科学、力学、生物医学工程等多学科的研究成果来提升精准消融的水平，其中多模态影像引导的介入治疗是近年来得到迅速发展的代表性成果。

单一模态影像引导下介入治疗存在精准性较差和诊疗信息不全面等问题，CT对骨骼、肺及脏器轮廓的显示具有明显优势，但对软组织成像较差，术中实时性差；MRI对血管、软组织和实体肿瘤具有较高的分辨率，但影像层厚较大，术中成像速度较慢；超声实时性好、操作简便且无电离辐射；超声造影可以帮助判定肿瘤的浸润范围，但影像整体观察效果较差，不能准确判断肿瘤与周围结构的空间关系（表19-1-1）。因此仅依靠单一影像无法完成精准消融，探索多模态影像融合精准消融治疗已成为必然趋势。多模态影像融合引导消融治疗是现代医学影像技术与消融技术相结合的产物，代表着现代外科微创、准确的趋势，是现阶段实现宏观意义上的肿瘤精

准治疗的最佳选择之一。1988年Noz ME等首次将信息科学中的多模态（multimodality）概念应用于影像医学，提出了多模态影像的概念，并预言多模态影像未来在临床应用中的重要作用。1994年，Scott等提出将临床CT、MRI和PET等医学影像融合，为肿瘤治疗提供更加全面的病理信息。2009年，Giesel等将CT、MRI和PET三种模态影像数据进行融合以完善术前计划，并指导经皮肝癌消融手术，手术取得了较好疗效。2012年发表在 *Nature Reviews Cardiology* 的综述文章 *Multimodality imaging in interventional cardiology* 强调融合解剖结构、形态学和功能影像成像模态，应用多模态成像系统，可以有效改善疾病诊断的精度和效率。2013年发表在 *Nature* 的文章 *The eyes of the operation* 强调了多模态影像在肿瘤介入治疗中的重要作用，并预测未来多模态影像融合是精准治疗的重要方法之一。

表 19-1-1　CT/MRI 与超声引导对比

CT/MRI 引导特点	超声引导特点
整体性好	局部观好
空间分辨率好	腹部分辨率欠佳
标准化操作	操作个体差异性大
实时性差	实时性好
不受气体干扰	受气体干扰

多模态影像融合引导介入诊疗是现代高新技术与医学相结合的典范，所包含的技术领域有医学影像成像技术、肿瘤器官识别与定位技术、消融边界计算技术、手术路径规划技术、多模态影像融合与实时引导技术及临床治疗技术。自2005年以来，多模态影像融合引导逐渐成为研究热点。国际上，Kruecker等通过定位跟踪设备将术前扫描得到的CT图像与术中得到超声影像配准融合显示，并在临床肝脏肿瘤的消融手术中验证了该方法的有效性。2006年，J Hong等融合超声和MRI图像进行离体模型实验，表明较单一影像引导，图像融合后术前规划时间缩

短,而且进针更加准确。2010 年,Lei 等将 CT 与 PET 通过硬件加速的方法完成配准融合,并在临床上成功引导腹腔肿瘤消融手术。同年,Lencioni 教授在 *Hepatology* 发表了关于肝癌的影像导航引导下的局部治疗,认为影像导航下的局部治疗在肝癌的整体和精准治疗中占有重要地位。2013 年,DiMaio 等通过临床 MRI 与 CT 影像融合引导腹腔肿瘤消融手术,并实现了一种术前最佳路径规划算法。

在国内,解放军总医院介入超声科自 2006 年开始开展影像引导介入消融治疗肿瘤的相关研究,搭建了具有自主知识产权的三维可视化介入手术导航平台,构建了 CT、MRI 和超声影像三维手术规划模型,探索了多模态影像实时融合理论方法,并成功进行了多模态影像融合引导消融治疗肿瘤的实验及临床研究,证实多模态影像融合引导提高了术中肿瘤定位的精准性。中山大学附属第一医院的谢晓燕等术中将 US 与 CT 影像融合,认为对于超声看不清的肿瘤,通过融合影像引导射频肝脏肿瘤消融是一种安全有效的方法。中山大学附属第三医院的郑荣琴等通过超声与 CT/MR 影像的融合评估肿瘤射频消融安全边界,肯定了融合影像对消融疗效的评估价值。

（董立男　于　杰　梁　萍）

第二节　三维可视化辅助超声引导肝肿瘤热消融治疗规划

一、三维可视化的原理及意义

传统影像引导肿瘤消融治疗主要在二维影像引导下完成,缺乏空间信息直观显示和精确量化,且依赖经验粗略估计热场,缺少对消融方案的科学规划、肿瘤的精准定位、实时热场的精确计算以及消融疗效的量化评估,导致肿瘤消融不全或过度消融。如果能够通过计算机图像处理技术构建出病灶及其周围重要结构的三维立体影像并直观定量显示,并在此基础上进行术前规划、术中定位及术后评估,将有助于提高消融治疗的客观性、准确性与科学性。医学图像三维可视化是基于患者 DICOM 格式的连续二维医学图像,如 CT、MRI 等不同序列的图像,运用计算机图像处理软件,对感兴趣区进行分割和三维重建并直观定量显示为不同色彩和透明度的图像处理技术。三维可视化技术在肿瘤消融治疗前,一方面可直观定量显示肿瘤及其空间参数信息,如肿瘤

形态及体积、肿瘤占脏器体积百分比、肿瘤距重要组织结构的距离等,另一方面可结合消融热场信息进行交互式术前规划,预估消融形态及体积、消融区占肝脏体积百分比、进针点、进针路径、所需消融针数、周围需要保护的重要结构等;消融术中三维可视化技术可联合导航技术,实现包括三维可视化图像与超声、CT、MRI 等多模态图像的融合,对术中操作进行三维空间上的实时、精准的指导;消融术后通过术前影像与术后影像在同一空间坐标上进行配准及三维可视化定量显示,根据消融区覆盖肿瘤及其周边安全边界的情况进行消融疗效的客观定量评估,并指导下一步治疗方案的制订。三维可视化技术的应用覆盖肿瘤消融治疗的术前科学规划,术中精准定位及术后客观定量评估的全过程,推动了肿瘤消融技术从经验医学迈向可量化、可调控、可预知的精准消融新时代。三维可视化导航辅助肿瘤消融流程见图 19-2-1。

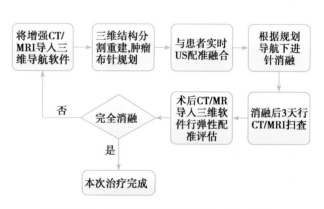

图 19-2-1　三维可视化导航辅助肿瘤消融流程

二、三维可视化导航系统的建立及功能实现

三维可视化技术的临床应用通过三维可视化导航系统来实现。该系统基于 MITK 平台研发,能够根据 CT、MRI 的 DICOM 影像数据,重建肿瘤和组织、器官的三维立体形态,实现精准术前感兴趣区域分割、手术方案规划、术中多模态影像融合导航及术后弹性配准评估消融疗效,覆盖各种消融技术和精准粒子植入技术治疗肿瘤全过程,达到肿瘤精准诊疗的目的。通过三维可视化导航系统量化并实时演示手术计划,以最小的代价精准损毁肿瘤,给医师一双"慧眼",使肿瘤治疗迈入精准医疗时代。

目前,国际上医学领域主流三维可视化产品大多只适用于外科手术切除或肿瘤三维量化显示,如美国的 IQQA-Liver、德国的 Mevis、法国的 Myrian XP-liver 等。解放军总医院梁萍教授团队根据临床

需求,研发了具有自主知识产权的肿瘤消融治疗三维可视化系统并成功实现成果转化及临床应用,并联合浙江大学,融入数理医学大数据高性能算法,完成进一步优化,使该系统更具智能化优势。

肿瘤热消融治疗三维可视化导航系统的主要功能与技术优势(图 19-2-2)包括以下几个方面。

1. 高效的区域分割及量化 显示 DICOM 数据全自动预处理,20 秒内自动分割皮肤和骨骼,通过自适应混合变分模型交互式快速分割提取肝实质、肝静脉及门静脉,时间<30 秒,通过同样方法进行周边邻近脏器的交互式快速分割,使医师可从三维空间任意角度观察肿瘤及与周围器官结构的位置关系,并定量计算肝脏体积、肿瘤体积及测量肿瘤与周围结构的空间距离。其中,肝脏血管自动分割过程中,当血管和周围肝脏组织阈值差别不明显时,可能会出现血管变细或断裂,因此需要通过图像区域生长或形态学运算方法进行交互式补充及修改。

2. 科学的消融热场模拟和交互式路径规划 通过有限元分析及动物实验建立消融热场模型,实现单针及多针热场融合计算及规划,通过三维空间上进针路径、针数及针距的交互式模拟,精准预测肝脏体积、消融体积及残余肝体积,并预估可能损伤的邻近组织或脏器,提示医师提前做出防范措施。根据患者病情及个体化特征,为医师提供多种消融策略及方案,缩短了医师的学习曲线时间,打破传统经验下的消融禁区,降低并发症发生率。

3. 精准的多模态融合术中导航 采用三点凸包随机采样的点云快速跟踪技术,实现了患者体表

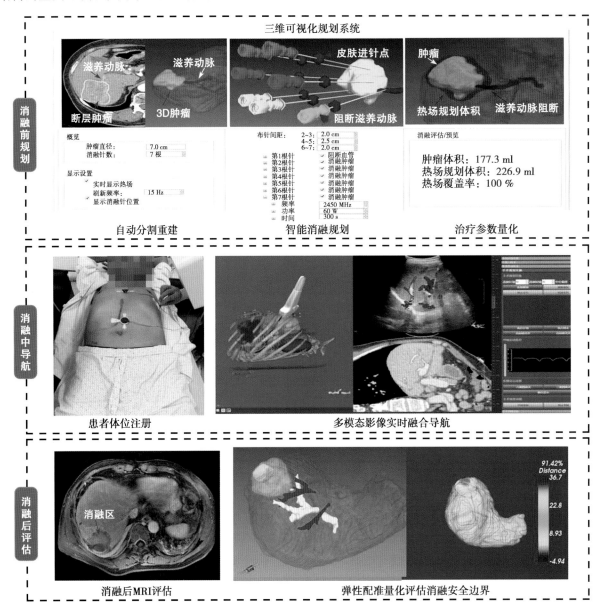

图 19-2-2 三维可视化导航系统辅助肝癌消融治疗

点云与其术前影像数据的实时匹配,克服传统导航系统采用的临近点迭代方法由于误差累计而导致配准失效的缺点,实现对多模态医学影像、患者和手术器械的准确跟踪,误差为(0.77±0.07)mm。

4. 客观量化的术后疗效评估 消融术后评估的关键是通过影像学检查评估消融区是否在三维空间上完全覆盖肿瘤并达到安全边界。由于术前和术后图像的采集时间、成像方式、患者运动等多因素的影响,图像层厚和质量可能具很大差别。首先通过刚性配准将患者术前术后的影像在同一坐标系进行体位校正,然后采用相干点漂移算法,以术后的肝脏表面作为参考,建立术前术后肝脏的混合高斯模型,实现术前术后的弹性配准。三维可视化软件弹性配准,客观量化评估消融区域是否满足5~10mm安全边界,为患者下一步的治疗方案提供指导,相对于刚性配准及传统根据二维影像人工逐层对比分析,更加精准直观。

5. 支持多种治疗模式规划方案 该三维可视化系统可应用于外科手术、微波消融、射频消融、激光消融、海扶消融及放射性粒子植入等多种治疗方案的确立。大量临床应用证明,与二维规划相比,三维可视化系统能够大大提高肿瘤治疗的准确性、有效性和安全性,是精准数字外科,各种精准消融技术和精准粒子植入技术不可或缺的有利工具。

三、多模态影像融合方法及临床应用流程

在影像融合导航过程中,首先要进行位姿配准,即将患者的CT、MRI影像和实时的超声影像配准于同一坐标空间下,该坐标称为世界坐标系,这个过程需要一个重要硬件设备的支持,即导航定位装置。在定位技术中,根据定位方式的不同可分为光学定位、磁定位及机械臂定位。临床中以光学定位及磁定位应用较多。光学定位应用视差原理,在操作过程中的不同时间段,分别拍摄获取目标点的图像,经相关算法得到并跟踪目标点位置信息,其精度较好,但在操作过程中,发射点和接收点连线上需确保信号稳定,不能有阻碍物体,否则信号追踪失败,直接影响操作者的移动空间,进而可能影响进针操作。磁定位是由磁场发生器先在空间中形成一个一定范围的磁场,多个传感器可固定于关键位置(超声探头、患者体表等),连入磁场的传感器自动获取位置信息,经计算机后台处理,可得到空间位置坐标。此方法操作较为简单,操作者可自由活动,其缺点在于磁场稳定性易受金属干扰。目前,影像引导下肿瘤

消融治疗领域,磁定位技术的研究应用较多。单独一种跟踪方式不能良好地克服手术中患者移动造成的导航误差,光磁联合可实现两者优势互补,将在今后术中定位导航中具有较好的应用潜力。

导航技术中常见的配准方式有基于配准点、基于形态学、表面配准、基于视频序列重建、基于标志物和视频结合的混合跟踪,以及基于特殊植入物混合跟踪的多重导航跟踪方法。其中,基于配准点方式又可分为体表标定(图 19-2-3)和体内标定(图 19-2-4)两种方法。体内标定法是选择目标内部的对应位点进行配准;体外标定是在体表粘贴数枚标记物作为配准标记点。有研究指出,体内标定法精度高于体外标定法,缺点是耗时较长。

以临床常用的体内标定方法为例,具体操作流程如下。

1. 患者进行 CT、MRI 扫描。
2. 在导航模式下,将 CT、MRI 的 DICOM 数据导入超声仪。
3. 选择靶目标显示清楚的序列与超声影像的融合。
4. 一般选择"一点加一面"的方法进行配准,即选择超声与 CT、MRI 大致相同的切面先进行配准,再选择靶目标附近具有特征性的某个对应点进行配准,一般为血管分叉处或小的钙化点或囊肿。为了得到较好的配准效果,可进行多次多点配准(图 19-2-5,图 19-2-6)。

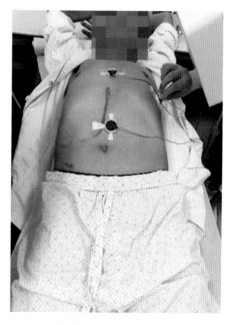

图 19-2-3 体表标定法
体表选取并粘贴标记点,应用融合导航软件将CT、MRI 图像标记点与超声数据标记点相融合

19

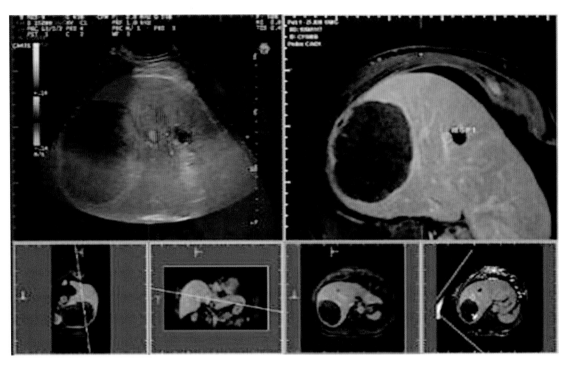

图 19-2-4　体内标定法

体内标记点一般选取血管分叉处、囊肿、钙化点等,保证在 CT、MRI 和超声图像中均能被识别

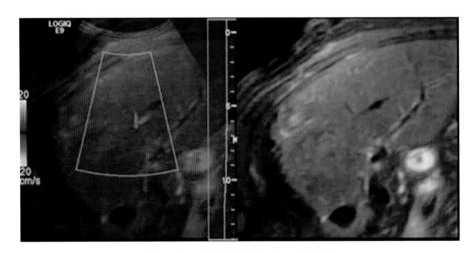

图 19-2-5　以血管分叉为标记点配准

患者,男性,76 岁。因患原发性肝癌于 1 年前曾行射频消融治疗,复查发现原消融区周边新生病灶,受肺气影响病灶显示不佳,应用 MRI-US 影像融合定位病灶

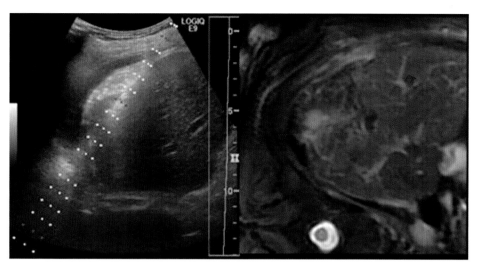

图 19-2-6　影像融合导航下穿刺
影像配准完成后,在融合影像引导下,选择安全穿刺路径,进行穿刺消融治疗

四、三维可视化导航技术应用注意事项及要点

三维可视化导航技术临床应用中要达到满意的临床效果除了医师或操作者需反复实践不断提高操作技能及熟练程度外,还需要注意以下几个要点。

1. 保证原始二维图像的质量。三维可视化图像的基础就是原始二维图像,二维图像分辨率越高,三维重建精度越高,效果越好,一般要求 CT、MRI 图像的扫描层厚不超过 5mm;MRI 图像一般选取动脉期、门脉期或延迟期序列。不建议选取 T_2 加权像序列,因其层厚较厚,重建效果不理想,易出现"梯田样"边界。CT 图像可选择 1.5mm 薄层图像,可重建出比较理想的三维效果。

2. 采用较高配置的计算机系统。三维可视化系统由于分割、重建、布针规划的操作精细复杂,数据计算量较大,所以对计算机配置具有较高要求。主要的配置要求有:具备独立显卡,具有 GPU 加速功能,计算机内存不小于 16G。配置越高的计算机处理速度越快,可以减少时间成本,更利于技术的推广应用。

3. 三维可视化技术作为介入治疗的辅助技术,应用过程必须结合临床实际,除了注重图像本身,还需要遵循科学性、可行性、精准性的原则。

（1）科学性:三维可视化技术应用必须以临床实际情况为前提,保证规划的科学性。如肿瘤消融治疗术前规划时,需要选择合理的穿刺点及安全的穿刺路径,避开肠道、大血管、胆管等重要结构,规划尽可能少的穿刺次数,实现消融热场对肿瘤及安全边界的覆盖,避免严重并发症发生。

（2）可行性:三维可视化技术应用中给出的辅助建议需要切实可行,由于超声视野的局限性,必要时术前先行超声定位,选择合适可行的进针范围,然后再结合三维可视化系统进行术前的布针规划。根据三维重建及规划结果,可提出可行的个体化治疗辅助措施:肿瘤邻近胆管、胆囊等重要结构时,应放置测温针,实时监测温度变化;肿瘤邻近膈肌、胃肠道可行人工胸腔积液、人工腹水等辅助技术。

（3）精准性:三维可视化技术的应用除了直观显示外,关键就是使介入治疗更精准量化。应用三维可视化系统可以得到个体化的消融治疗方案,包括精准的布针位置、数量及消融范围等,可以通过计算消融体积占肝脏总体积的百分比评估患者能否耐受治疗,还可以根据消融区周边的结构评估可能出现的并发症,消融术后可以精确评估治疗效果。

4. 在术中导航配准操作过程中会产生很多误差,包括导航相关误差（传感器误差、补偿误差、参数误差等）,规划相关误差（建模误差、寻优误差、仿真误差等）,肿瘤定位误差（分割误差、重构误差、匹配误差等）。由于配准的多幅影像都是在不同时间/条件下获取,所以配准没有"金标准"（gold standard）,只有相对最优。在所有误差中,体位改变及形变导致的误差可应用辅助手段将误差降至最小,可根据术中要求的患者体位用真空垫塑形,然后应用于术前CT、MRI扫描中,以此保证术前与术中患者体位一致。配准过程中患者体位及磁场保持不变,磁场在传感器上方,尽可能覆盖所有传感器,使在配准、扫查过程中,探头传感器不至于离开磁场范围,妨碍配准,同时显示磁场信号越强越好。配准时如病灶在超声上显示欠佳,可应用病灶周围的一些解剖结构来配准,且最好选择多点配准,如选择血管分叉处、钙化灶、小囊肿等,配准点距离病灶越近,配准误差越小。在配准中,可进行超声与CT、MRI融合,观察病灶融合情况,亦可采用彩色多普勒模式,观察血管走行的融合情况。在配准过程中,患者的配合也至关重要,在体位不变的情况下,嘱患者平静呼吸,多点配准时尽量选择患者同一呼吸时相进行,降低呼吸对配准的影响。

(董立男 梁 萍)

第三节 三维可视化导航超声引导肝脏热消融术实例

三维可视化技术可以在三维空间任意角度显示病灶及毗邻结构信息,测量各结构空间距离并精确计算病灶体积,模拟进针路径,规划进针数量。对于邻近重要解剖结构(如大血管、肠道等)或直径>5cm病灶治疗方案的确定具有重要价值。与经验消融相比,三维可视化导航单次消融成功率提高17.3%(97.72% vs 79.69%),穿刺次数减少16%,严重并发症明显降低。

截至2018年11月,解放军总医院介入超声科已利用该系统模拟规划400余例疑难肝脏肿瘤消融病例,典型病例如下。

一、病例1:大肿瘤消融术

1. 病例资料 患者,男性,76岁。结肠癌术后1年,复查发现肝脏占位性病变入院治疗。病灶位于肝脏段Ⅵ、段Ⅶ交界处,大小约7.4cm×5.6cm,形态欠规则。腹部增强MRI显示动脉期病变周围轻度强化,门静脉期和延迟期持续周边强化,肝内外胆管、胰管未见异常狭窄或扩张(图19-3-1)。结合病史考虑肝脏恶性转移癌。

2. 三维重建结果 将患者DICOM影像导入三维软件,重建肝脏、肿瘤、周围血管。肝脏体积1 702ml,肿瘤体积151ml,肿瘤下缘可见明显滋养动脉。消融计划:首先阻断滋养动脉,选择最短进针路径,沿肿瘤长轴平行进针,按0.5cm安全边界规划7针消融,微波频率915MHz,预计消融体积290.7ml(图19-3-2)。

3. 活检及消融 消融前行彩超引导下穿刺活检,送病理检测。活检后,按照三维规划路径及两针间距依次进针消融,具体进针消融过程见表19-3-1。

4. 消融结果 消融3天后行腹部增强MRI检查,影像显示肿瘤区域无增强,肿瘤实现完全消融(图19-3-3)。三维评估消融区完全覆盖肿瘤,实际消融区域体积247ml,灭活的肿瘤体积113ml,肿瘤体积缩小率25.2%。病理诊断结果:结肠癌肝转移。

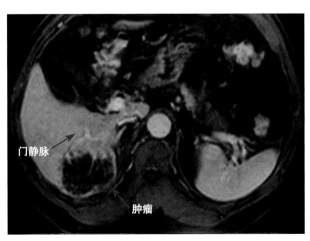
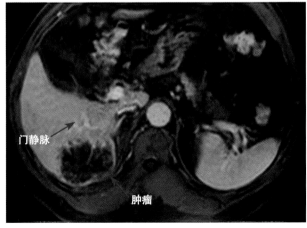

门静脉

肿瘤

门静脉

肿瘤

图 19-3-1 病例 1 术前 MRI 影像

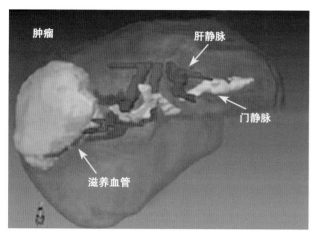
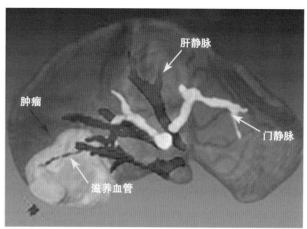
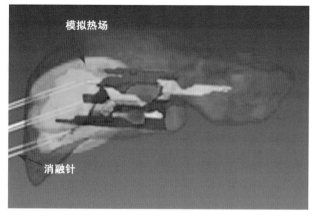
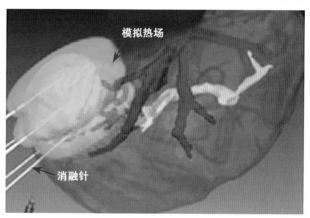

图 19-3-2　病例 1 三维重建结果

表 19-3-1　病例 1 消融参数

进针位置	功率×时间	两针间距	进针位置	功率×时间	两针间距
针 1 位置:病灶中部	70W×660s	针距:1.7cm	针 5 位置:病灶右上	60W×480s	针距:1.6cm
针 2 位置:病灶中部偏右	70W×660s		针 6 位置:病灶左上	60W×480s	
针 3 位置:病灶右下	60W×480s	针距:1.8cm	针 7 位置:病灶中部偏左	60W×540s	—
针 4 位置:病灶左下	60W×480s				

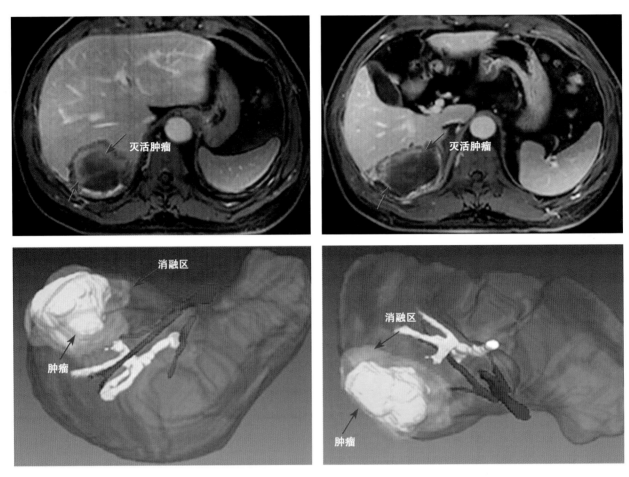

图 19-3-3　病例 1 术后三维评估

二、病例2:肝门部肿瘤

1. 病例资料　患者,女性,75 岁。因发现肝脏占位性病变入院治疗,既往有 20 年丙型病毒性肝炎病史。腹部增强 CT 检查显示肝右叶低密度影,大小约为 3.1cm×3.3cm,动脉期均匀强化,门静脉期强化程度升高,延迟期低信号,胆管略扩张(图 19-3-4)。综合考虑为肝脏占位,恶性可能性大。

2. 三维重建结果　将患者 DICOM 影像导入三维软件,重建肝脏、肿瘤、周围血管。肝脏体积1 247.5ml,肿瘤体积 16.65ml,肿瘤紧邻肝中静脉、门静脉和胆管,最小距离 0mm。消融计划:规划 3 针

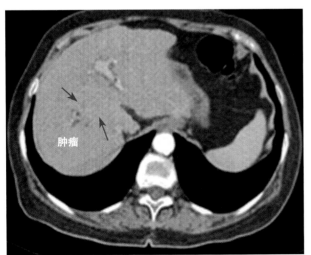
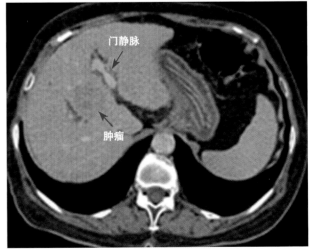

图 19-3-4　病例 2 术前 MRI 影像

消融,微波频率 2 450MHz,预计消融体积 26.54ml(图 19-3-5)。

3. 活检及消融 消融前行彩超引导下穿刺活检,送病理检测。因该病灶紧邻胆管、门静脉等重要结构,消融前行肝内胆管穿刺置管术,消融过程中持续滴入冰生理盐水 500ml,并于病灶最下缘肝右管处放置测温针,保护胆管防止热损伤。在导航及造影引导下按三

维规划依次进 3 针消融。消融后辅助以乙醇凝固治疗,于病灶左下和右下方缓慢注入无水乙醇 2.5ml。

4. 消融结果 消融 3 天后行腹部增强 MRI 检查,影像显示肿瘤区域无增强,肿瘤实现完全消融(图 19-3-6)。三维评估消融区完全覆盖肿瘤,实际消融体积 24.03ml。穿刺组织病理诊断结果:中分化肝细胞癌。

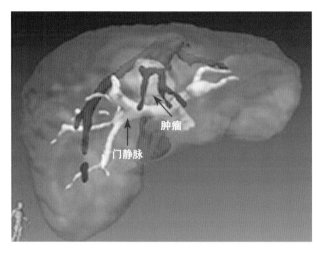

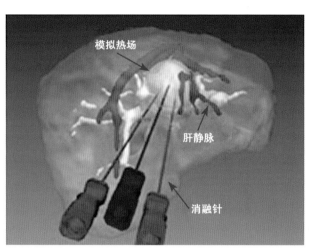

图 19-3-5 病例 2 三维重建显示肿瘤紧邻门静脉及肝中静脉,规划 3 针消融

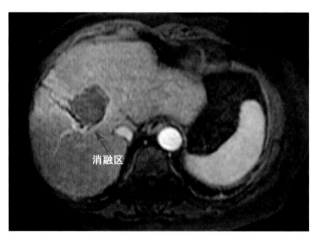

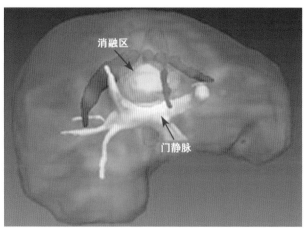

图 19-3-6 病例 2 术后三维评估

三、病例 3:邻近胃肠道肿瘤

1. 病例资料 患者,男性,53 岁。既往有乙型病毒性肝炎病史 10 余年。曾因肝内多发原发性肝癌,行腹腔镜下活检+射频治疗+胆囊切除术。术后复查(图 19-3-7)显示肝段 VI 仍存活性,入我院做进一步治疗。术前行超声检查显示肝段 VI 低回声病灶,大小约为 5.4cm×4.8cm(外凸),且由于前次手术与肠道粘连,伴有肝硬化、脾大、胃底静脉曲张。

2. 三维重建结果 将患者 DICOM 影像导入三维软件,重建肝脏、血管、肿瘤,以及肿瘤邻近脏器(肾脏、肠道)。肝脏体积 1 111.27ml,肿瘤体积 96.23ml,肿瘤紧邻肾脏和肠道,最小距离 0mm。消融计划:按 0.5cm 安全边界规划 8 针消融,微波频率 2 450MHz,预计消融体积 108.2ml(图 19-3-8)。

3. 消融过程 首先行超声引导下腹腔穿刺注药治疗,18G 穿刺针置入病灶上部与肠道之间腹腔,缓慢注入 0.9%氯化钠注射液 40ml,分离肝脏与肠道,分离后持续滴入氯化钠注射液 1 160ml。再以

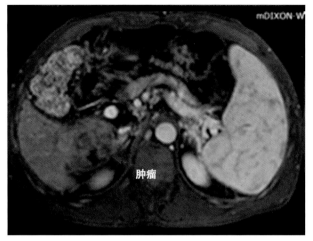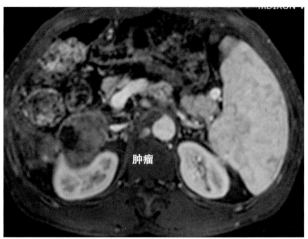

图 19-3-7　病例 3 术前 MRI 影像

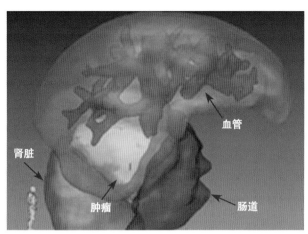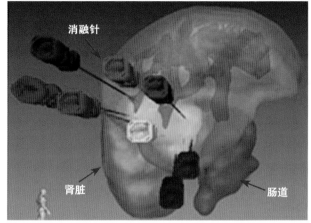

图 19-3-8　病例 3 三维空间显示肿瘤紧邻肾脏和肠道，规划 8 针消融

18G 穿刺针置入肝段 Ⅵ 病灶下部与肠道之间腹腔，注入氯化钠注射液 50ml 分离肝脏与肠道，超声确认分离后持续滴入氯化钠注射液 1 350ml。导航引导下按三维规划路径进 8 针消融（表 19-3-2），术后沿人工腹水入口处推注羧氨基葡聚多糖钠生物胶体液

50ml，预防粘连。

4. 消融结果　消融 3 天后行腹部增强 CT 检查，影像显示肿瘤区域无增强，肿瘤实现完全消融（图 19-3-9）。三维评估消融区完全覆盖肿瘤，实际消融体积 133.13ml。无肠道损伤。

表 19-3-2　病例 3 消融参数

进针位置	功率×时间	两针间距	进针位置	功率×时间	两针间距
针 1 位置：上部右侧上方	60W×240s	针距：1.3cm	针 5 位置：下部右侧上方	60W×240s	针距：1.4cm
针 2 位置：上部右侧下方	60W×240s		针 6 位置：下部右侧下方	60W×240s	
针 3 位置：上部左侧上方	60W×300s	针距：1.4cm	针 7 位置：下部左侧上方	50W×180s	针距：1.4cm
针 4 位置：上部左侧下方	60W×300s		针 8 位置：下部左侧下方	50W×180s	

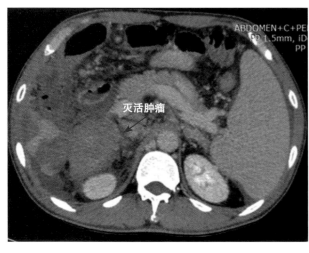

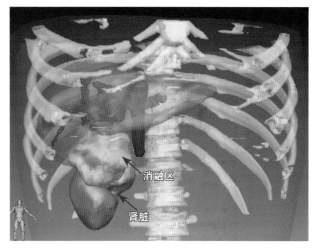

图 19-3-9　病例 3 消融后三维评估

四、病例4:尾状叶肿瘤(改变传统经验进针入径)

1. 病例资料　患者,男性,62岁。结肠癌根治术术后8个月。核磁检查可见肝段Ⅰ稍长T_1、稍长T_2异常信号结节,动脉期病变轻至中度环形异常强化,门脉期和延迟期廓清结合病史考虑转移,病灶大小约为2.2cm×1.9cm,边界清晰,肝静脉、门静脉未见充盈缺损,肝内外胆管不扩张(图19-3-10)。

2. 三维重建结果　将患者DICOM影像导入三维软件,重建肝脏、血管及肿瘤。肝脏体积1 241.95ml,肿瘤体积5.27ml,肿瘤邻近下腔静脉和膈肌。对于尾状叶肿瘤,传统经验热消融通过二维影像评估,只

能经由左叶进针消融,但经三维可视化评估后发现,从右侧肋间经肝右静脉和肝中静脉之间进针更具优势。消融计划:规划2针消融,微波频率2 450MHz,预计消融体积15.5ml(图19-3-11)。

3. 消融过程　患者左侧卧位,静脉麻醉后按规划避开彩色多普勒血流处,2根消融针在超声探头支架引导下,依次穿刺进入病灶预定部位,针距0.7cm,双针同时消融。消融后,病灶内缓慢注入无水乙醇注射液3ml。超声动态观察强回声完全覆盖肿瘤后,退针凝固针道。

4. 消融结果　消融3天后行腹部增强MRI检查,影像显示肿瘤区域无增强,肿瘤实现完全消融(图19-3-12)。三维评估消融区完全覆盖肿瘤,实际消融体积16.46ml。

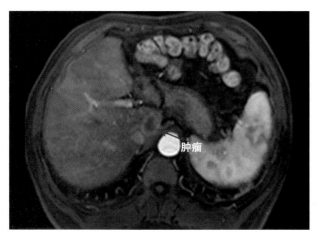

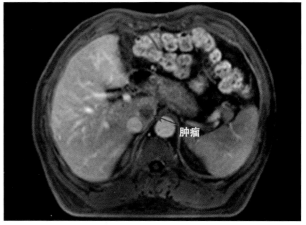

图 19-3-10　病例 4 术前 MRI 影像

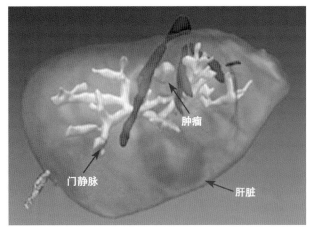
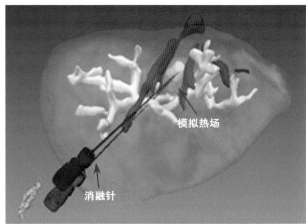

图 19-3-11 病例 4 三维重建路径规划,改变传统经验进针入径,规划 2 针消融

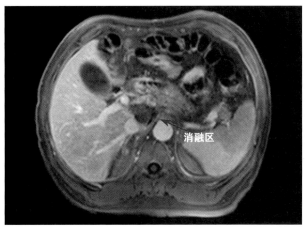
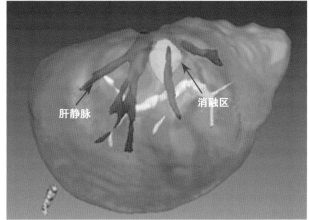

图 19-3-12 病例 4 消融后三维评估

五、病例 5:近膈肌肿瘤

1. 病例资料 患者,男性,56 岁。既往有乙型病毒性肝炎病史 30 余年。腹部 MRI 检查:肝左右叶交界区见稍长 T_2 信号结节,动脉期轻度强化,门静脉期及延迟期廓清(图 19-3-13)。食管下段胃底静脉及脾静脉增粗,肝门及所见腹膜后未见异常增大淋巴结。考虑为新发癌灶。

2. 三维重建结果 将患者 DICOM 影像导入三维软件,重建肝脏、血管、肿瘤。肝脏体积 1 227.28ml,

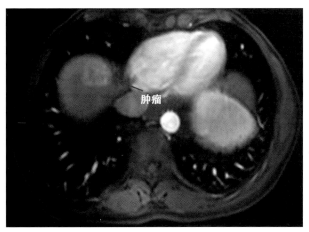
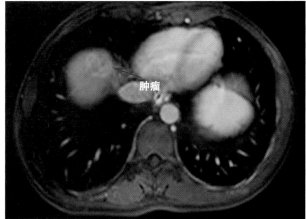

图 19-3-13 病例 5 术前 MRI 影像

19

肿瘤体积 8.22ml,肿瘤紧邻膈顶(图 19-3-14)。消融计划:按照 0.5cm 安全边界规划 2 针消融,微波频率 2 450MHz,预计消融体积 28.14ml。

3. 消融过程　当肿瘤位置紧邻膈顶,受肺气遮挡不可见时,可辅助右侧人工胸腔积液以显示病灶。患者左侧卧位,彩超引导定位,1% 盐酸利多卡因局部麻醉,穿刺引导针植入胸膜腔内,缓慢注入 0.9% 氯化钠注射液(内用)3ml 确认在胸膜腔内,然后接

输液器,滴入 0.9% 氯化钠注射液(内用)1 100ml。人工胸腔积液后,患者行静脉麻醉,在超声引导下将消融针按规划植入肿瘤。超声动态观察肿块被强回声覆盖时停止消融,切断水冷循环,退针凝固针道。

4. 消融结果　消融 3 天后行腹部增强 MRI 检查,影像显示肿瘤区域无增强,肿瘤实现完全消融(图 19-3-15)。三维评估消融区完全覆盖肿瘤,实际消融体积 35.83ml。

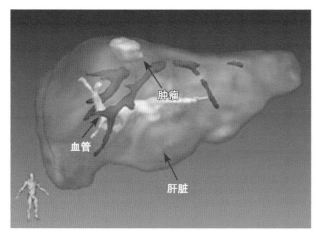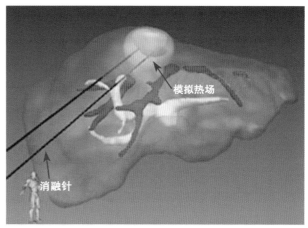

图 19-3-14　病例 5 三维重建路径规划,规划 2 针消融

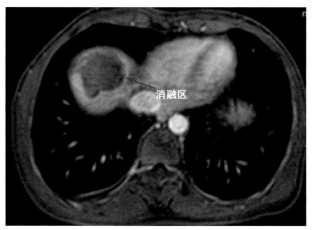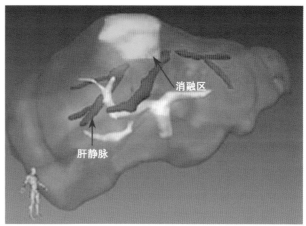

图 19-3-15　病例 5 消融后三维评估

(董立男　于　杰　梁　萍)

第四节　三维可视化辅助超声引导
肝脏热消融术并发症的防治

一、消融治疗并发症的分级与分类

超声引导下经皮肝脏肿瘤消融术是一种安全、

有效的局部介入治疗方法,不仅避免了创伤大的传统肝移植及肝脏切除治疗,并且取得了与外科手术相媲美的生存疗效,已成为肝脏肿瘤治疗的重要组成部分。为便于学术交流和肿瘤消融临床应用质量的控制和评价,需采用统一的术语和标准,美国介入放射学会对肿瘤消融的并发症进行评估分级为以下方面。

1. 不良反应　①疼痛；②消融后综合征；③无症状胸腔积液；④影像学可见的无症状积液；⑤伴随的损伤。

2. 轻微并发症　①无须治疗，无不良后果；②仅需简单治疗，无不良后果，包括不需要住院1天及以上的观察。

3. 严重并发症　①需要治疗，需要住院或住院时间延长≤48小时；②需要重要的治疗措施，需要住院或住院时间延长>48小时，或该并发症产生永久后遗症；③死亡，需要说明与消融之间的关系。

二、并发症的发生率及种类

三维可视化导航技术目前在肝脏肿瘤治疗中有较广泛的应用，解决了传统二维影像的局限性所带来的治疗计划问题，推动了肝脏肿瘤治疗迈向了数字精准治疗时代。超声引导肝脏肿瘤消融治疗，因其具有显像实时、引导精准、操作简单、移动便捷及无辐射等优势在临床中广泛应用。三维可视化导航技术可覆盖消融治疗的术前科学规划、术中精准定位及术后客观评估的全过程，使消融治疗从经验医学迈向可量化、可调控、可预知的精准消融时代。因此，三维可视化导航优化了超声引导肝脏肿瘤消融治疗方案，提高了消融治疗的安全性、有效性，降低了消融治疗并发的发生率及种类。

三维可视化导航肝脏肿瘤消融治疗逐步广泛应用于临床，并主要应用于较大肿瘤及邻近危险部位肿瘤的消融治疗中。但其相关并发症的发生率报道不一，一般为10%~60%，严重并发症的发生率在6%以下，其原因为三维可视化导航肝脏肿瘤消融治疗打破消融治疗禁区，拓展消融治疗适应证，使二维超声引导消融无法治疗的肿瘤成为可治疗的适应证。消融相关的常见轻微并发症包括术中和术后疼痛，皮肤烫伤，消融后综合征（发热、乏力、食欲缺乏），胸腔积液，腹水，出血，感染等；少见及罕见的严重并发症包括胃肠穿孔、胆道损伤及狭窄、大出血、重症感染、死亡等。根据目前的文献报道，其相关并发症的发生率及种类与二维超声引导相比，差异无统计学意义；未有手术相关死亡病例的报道。

2011年，梁萍及于晓玲教授团队自主研发的三维可视化手术规划系统在离体牛肝中进行实验研究，实现了超声引导下肝脏肿瘤的精准消融，可达到降低治疗并发症发生率的目的。2013年刘方义教授等将该系统初步应用于临床，研究结果提示三维可视化术前规划系统在肝脏肿瘤微波消融治疗中提高了一次消融治疗成功率，降低了消融进针次数，降低了消融治疗相关并发症。该研究中仅有1例患者发生了发热伴有寒战持续1周，但经抗感染治疗1周后痊愈。经分析为该肝内病灶靠近胆管，并患者曾行胆肠吻合术，均增加了治疗后肠道细菌的逆行入肝脏的概率，增加术后感染风险。2017年于晓玲教授等对胆肠吻合术后肝脏肿瘤患者的围手术期诊疗策略进行研究，提示肝肠吻合术增加肝脏肿瘤消融治疗的肝内感染风险，但经围手术期的规范抗炎治疗是可以降低风险的，甚至是可以避免的。

对较大肝脏肿瘤的消融治疗，主要体现在术前科学立体显示肿瘤、肝脏及其与周围器官的结构关系，精准计算肿瘤体积、肝脏体积及消融治疗后残余肝脏体积，科学精准规划进针路径及消融针数，实现了较大肿瘤一次完全消融率，但术后血红蛋白尿的发生率增加，肝功能相关指标升高明显，经水化碱化尿液及保肝治疗后3~7天均可好转，分析其原因为一次毁损肿瘤及肝脏组织较多相关。2017年，梁萍教授团队报道了三维可视化技术辅助肝门部较大肿瘤的微波消融治疗，实现了术前肿瘤、肝脏及管道的立体显示、消融治疗方案的科学规划及可能并发症的预见性，提出术中辅助胆管置管及冷生理盐水灌注技术，避免了术中胆管热损伤及术后胆管狭窄的风险，术后1天内均顺利拔管，无相关并发症发生。

2018年，张德智教授等进行的临床研究实现了三维可视化图像的多模态图像的消融术中引导，达到了100%的成功率。术后并发症的总体发生率为57.9%；轻度并发症疼痛的发生率为25%，发热的发生率为31.6%，经对症治疗后3天均痊愈；严重并发症的发生率为5.3%，包括腹腔内出血2例，胸腔积液3例，黄疸2例，腹水2例及血尿1例，经置管引流及药物对症治疗后均痊愈，与二维超声引导下的肝脏肿瘤消融治疗相比，差异无统计学意义。

三、并发症的防治

1. 疼痛 是患者常见的症状,发生于治疗中及治疗后,可持续数天。疼痛多为轻到中度疼痛,一般无须治疗,1 周左右可自行消失;肿瘤位于膈肌或肝被膜下时,疼痛程度较重者,可给予镇痛药物对症治疗。

2. 发热 出现于治疗后 1~3 天,可持续 3~10 天。发热的原因多为肿瘤坏死导致机体的吸收热,一般无须处理;如体温超过 38.5℃,可给予物理降温,但体温持续 3 天超过 38.5℃ 且无下降趋势时,应注意是否存在感染。

3. 肝功能异常 治疗后 1~2 天出现转氨酶升高,升高程度与肝脏基础状态相关。一般无须治疗,少数肝功能差合并腹水者予以保肝、补蛋白及利尿治疗。

4. 胸腔积液 多数为肿瘤靠近膈肌,术后反应性胸腔积液,因热消融对膈肌及胸膜的刺激所致,无症状胸腔积液,无须处理,1 周左右可自行吸收;如大量胸腔积液,导致患者呼吸困难,需行胸腔抽液治疗。少数患者因膈肌及胸膜损伤,可出现血性胸腔积液。

5. 皮肤烫伤 多发生于肿瘤靠近肝表面时针道烫伤或射频电极板损伤,轻度烫伤无须治疗,但需保持无菌及干燥;严重烫伤时,需药物及必要的清创治疗。尤其当患者合并糖尿病时,应注意严格控制血糖,预防感染加重。

6. 血红蛋白尿 多发生于肿瘤较大者(D>5cm),因肿瘤及肝脏组织热消融治疗范围较大相关,经水化碱化尿液及保肝治疗后 1~2 天均可好转,必要时术中辅助水化碱化处理。

7. 肠道损伤 目前文献无肠道损伤报道,但对于肿瘤邻近肠道或有外科手术史伴有肠道粘连者需借助辅助治疗。可采用无水乙醇注射及局部测温,以及人工腹水等辅助技术。

8. 胆道损伤 目前文献无胆道损伤报道。当肿瘤靠近三级胆管合并胆管扩张时,可辅助经皮胆管置管冰生理盐水注射技术保护胆管;当无胆管扩张时,需术中实时温度监测避免胆管损伤。

9. 出血 包括肝被膜下出血、针道出血、腹腔出血。当少量出血时,给予局部压迫治疗,必要时给予全身或局部止血药物治疗;当药物治疗无法控制时,需行急诊介入栓塞或手术治疗。

10. 感染 主要为术后肝脓肿及脓胸的发生,多发生于糖尿病患者,尤其是合并胆肠吻合术后的患者。一般发生于术后 3~4 周,亦可见于术后 1 周内。除行常规抗感染治疗外,必要时行置管引流处理,多于 2~5 周后痊愈。

总之,三维可视化导航技术的临床应用,尤其在辅助超声引导肝脏肿瘤消融治疗中,解决了传统影像引导消融治疗缺乏立体空间信息的难题,实现了传统消融治疗无法触碰的治疗禁区成为可治疗的适应证,但治疗相关并发症未见明显增加,并均在可控及可治疗范围内。

(董立男 李 鑫 于 杰 梁 萍)

参考文献

[1] NOZ M E,MAGUIRE G Q JR,HORII S C. Multimodality image display:desirable frame buffer characteristics[J]. J Med Syst,1988,12(4):189-200.

[2] SCOTT A M,MACAPINLAC H,ZHANG J J,et al. Clinical applications of fusion imaging in oncology[J]. Nucl Med Biol,1994,21(5):775-784.

[3] GIESEL F L,MEHNDIRATTA A,LOCKLIN J,et al. Image fusion using CT,MRI and PET for treatment planning,navigation and follow up in percutaneous RFA[J]. Exp Oncol,2009,31(2):106-114.

[4] VAN DER HOEVEN B L,SCHALIJ M J,DELGADO V. Multimodality imaging in interventional cardiology[J]. Nat Rev Cardiol,2012,9(6):333-346.

[5] WRIGHT J. Surgery:the eyes of the operation[J]. Nature,2013,502(7473):S88-89.

[6] ZHU S,DONG D,BIRK U J,et al. Automated motion correction for in vivo optical projection tomography[J]. IEEE Trans Med Imaging,2012,31(7):1358-1371.

[7] ZHOU X,WANG S,CHEN H,et al. Automatic localization of solid organs on 3D CT images by a collaborative majority voting decision based on ensemble learning[J]. Comput Med Imaging Graph,2012,36(4):304-313.

[8] OGURO S,TUNCALI K,ELHAWARY H,et al. Image registration of pre-procedural MRI and intra-procedural CT images to aid CT-guided percutaneous cryoablation of renal tumors[J]. Int J Comput Assist Radiol Surg,2011,6(1):111-117.

[9] ZENG M S,YE H Y,GUO L,et al. Gd-EOB-DTPA-en-

hanced magnetic resonance imaging for focal liver lesions in Chinese patients: a multicenter, open-label, phase Ⅲ study [J]. Hepatobiliary Pancreat Dis Int, 2013, 12 (6): 607-616.

[10] ZHENG S G, XU H X, LU M D, et al. Role of contrast-enhanced ultrasound in follow-up assessment after ablation for hepatocellular carcinoma[J]. World J Gastroenterol, 2013, 19(6): 855-865.

[11] LI J, WANG Z, GUO Z, et al. Precise resection and biological reconstruction under navigation guidance for young patients with juxta-articular bone sarcoma in lower extremity: preliminary report[J]. J Pediatr Orthop, 2014, 34(1): 101-108.

[12] KRUECKER J, VISWANATHAN A, BORGERT J, et al. An electro-magnetically tracked laparoscopic ultrasound for multi-modality minimally invasive surgery[J]. International Congress Series, 2005, 1281(2): 746-751.

[13] HONG J, NAKASHIMA H, KONISHI K, et al. Interventional navigation for abdominal therapy based on simultaneous use of MRI and ultrasound[J]. Med Biol Eng Comput, 2006, 44(12): 1127-1134.

[14] LEI P, DANDEKAR O, WIDLUS D, et al. Incorporation of preprocedural PET into CT-guided radiofrequency ablation of hepatic metastases: a nonrigid image registration validation study[J]. J Digit Imaging, 2010, 23(6): 780-792.

[15] LENCIONI R. Loco-regional treatment of hepatocellular carcinoma[J]. Hepatology, 2010, 52(2): 762-773.

[16] DIMAIO SP, PIEPER S, CHINZEI K, et al. Robot-assisted needle placement in open-MRI: system architecture, integration and validation[J]. Comput Aided Surg, 2007, 12 (1): 15-24.

[17] ZHAI W, XU J, ZHAO Y, et al. Preoperative surgery planning for percutaneous hepatic microwave ablation[J]. Med Image Comput Comput Assist Interv, 2008, 11(Pt 2): 569-577.

[18] LIU F Y, YU X L, LIANG P, et al. Microwave ablation assisted by a real-time virtual navigation system for hepatocellular carcinoma undetectable by conventional ultrasonography[J]. Eur J Radiol, 2012, 81(7): 1455-1459.

[19] XU Z F, XIE X Y, KUANG M, et al. Percutaneous radiofrequency ablation of malignant liver tumors with ultrasound and CT fusion imaging guidance[J]. J Clin Ultrasound, 2014, 42(6): 321-330.

[20] LI K, SU Z, XU E, et al. Evaluation of the ablation margin of hepatocellular carcinoma using CEUS-CT/MR image fu-sion in a phantom model and in patients[J]. BMC Cancer, 2017, 17(1): 61.

[21] ZHONG-ZHEN S, KAI L, RONG-QIN Z, et al. A feasibility study for determining ablative margin with 3D-CEUS-CT/MR image fusion after radiofrequency ablation of hepatocellular carcinoma[J]. Ultraschall Med, 2012, 33(7): E250-E255.

[22] LIU F, LIANG P, YU X, et al. Three-dimensional visualization preoperative treatment planning system in microwave ablation for liver cancer: a preliminary clinical application[J]. Int J Hyperthermiai, 2013, 29(7): 671-677.

[23] LIU F Y, YU X L, LIANG P, et al. Microwave ablation assisted by a real-time virtual navigation system for hepatocellular carcinoma undetectable by conventional ultrasonography[J]. Eur J Radiol, 2012, 81(7): 1455-1459.

[24] 陈敏华, 梁萍, 王金锐, 等. 中华介入超声学[M]. 北京: 人民卫生出版社, 2016.

[25] AHMED M, SOLBIATI L, BRACE C L, et al. Image-guided tumor ablation: standardization of terminology and reporting criteria--a 10-year update[J]. Radiology, 2014, 273 (1): 241-260.

[26] CARDELLA J F, KUNDU S, MILLER D L, et al. Society of Interventional Radiology clinical practice guidelines [J]. J Vasc Interv Radiol, 2009, 20(7 Suppl): S189-191.

[27] SACKS D, MCCLENNY T E, CARDELLA J F, et al. Society of Interventional Radiology clinical practice guidelines [J]. J Vasc Interv Radiol, 2003, 14(9 Pt 2): S199-202.

[28] 方驰华, 项楠. 数字化微创技术在肝胆胰外科的应用 [J]. 中国微创外科杂志, 2011, 11(1): 15-19.

[29] 梁萍, 于晓玲, 张晶. 介入超声学科建设与规范[M]. 北京: 人民卫生出版社, 2018.

[30] YU X, LIU F, LIANG P, et al. Microwave ablation assisted by a computerised tomography-ultrasonography fusion imaging system for liver lesions: an ex vivo experimental study [J]. Int J Hyperthermia, 2011, 27(2): 172-179.

[31] LIU F, LIANG P, YU X, et al. A three-dimensional visualisation preoperative treatment planning system in microwave ablation for liver cancer: a preliminary clinical application[J]. Int J Hyperthermia, 2013, 29(7): 671-677.

[32] TAN S L, YU XL, LIANG P, et al. Preventing intrahepatic infection after ablation of liver tumours in biliary-enteric anastomosis patients [J]. Int J Hyperthermia, 2017, 33 (6): 664-669.

[33] LI X, YU J, LIANG P, et al. Ultrasound-guided percutaneous microwave ablation assisted by three-dimensional visu-

alization operative treatment planning system and percutaneous transhepatic cholangial drainage with intraductal chilled saline perfusion for larger hepatic hilum hepatocellular(D >/ = 3cm): preliminary results [J]. Oncotarget, 2017,8(45):79742-79749.

[34] ZHANG D,LIANG W,ZHANG M,et al. Multiple antenna placement in microwave ablation assisted by a three-dimensional fusion image navigation system for hepatocellular carcinoma [J]. Int J Hyperthermia, 2019, 35 (1): 122-132.

第二十章

三维可视化辅助 3D 腹腔镜肝切除术

第一节 概　述

三维重建(three-dimensional reconstruction)是指对三维物体建立适合计算机表示和处理的数学模型,并在计算机中建立表达客观世界的虚拟现实的关键技术,是对三维物体或场景图像描述的一种逆向过程,由二维图像还原出三维的立体物体或场景。可视化(visualization)是利用计算机图形学和图像处理技术,将数据转换成图形或图像在屏幕上显示出来,并进行交互处理的理论、方法和技术。三维可视化(three-dimensional visualization)是一种利用计算机技术,再现三维世界中的物体,并能够表示三维物体的复杂信息,使其具有实时交互能力的一种可视化技术,是对现实世界的真实再现。三维可视化技术涉及计算机辅助几何设计(computer-aided geometric design,CAGD)、计算机图形学(computer graphics,CG)、计算机动画、计算机视觉、计算机图像处理、科学计算和虚拟现实等多领域的核心技术。

三维可视化技术虽然为计算机技术,但随着人们对三维信息的需求与日俱增,三维可视化技术方兴未艾,已经渗透到各个学科中,并广泛应用于社会生活的各个领域。医学图像三维可视化技术是虚拟现实技术在医学领域的拓展应用,通过计算机对 CT、MRI等设备扫描获得的人体器官系列断层二维图像数据,运用计算机图像和图形学处理技术进行处理,将其变换为具有直观立体效果的三维图像,以展示人体组织内部复杂的三维形态和组织结构。医学图像三维重建和可视化技术的融合,为医师提供了逼真的显示手段和定量分析的工具,可以更好地显示二维数据信息,帮助医师对病灶和周围组织进行准确的分析判断,提高诊断的准确性,并设计精准的治疗方案。

三维立体成像系统在 20 世纪 90 年代开始即被用于腹腔镜微创外科辅助治疗。随着三维成像技术的发展和腹腔镜设备快速研发,新型 3D 腹腔镜在临床上应用逐渐增多。在显示方面,3D 腹腔镜是按照三维成像原理进行,利用人眼的仿生学原理,采用无源偏振眼镜,外科医师双眼分别接收左右镜片系统内的横偏和纵偏画面,获得手术野的空间纵深感,产生 3D 视觉效果。与传统 2D 腹腔镜系统相比,3D 腹腔镜镜头的视野纵深感更强、空间定位更精确,术野等同于开腹手术。3D 腹腔镜还具有以下优势:①还原了患者体内真实的三维解剖结构,有利于缩短腹腔镜手术的学习曲线;②深度感的存在,有利于准确辨认组织层次,使得镜下操作更为精确,可以最大限度地减少血管、神经的损伤,减少手术并发症;③提高术中分离、结扎、切割、缝合等操作的速度,缩短手术时间。目前,3D 腹腔镜已经广泛应用于胃肠、肝胆、泌尿外科,以及妇科和甲状腺、乳腺外科等学科。

随着外科微创化理念的深入和数字医学的发展,三维可视化技术和腹腔镜技术已广泛应用于外科临床实践。三维可视化技术能够实现肝胆外科疾病精确的数字化诊断,并辅助制订手术规划;3D 腹腔镜能够还原三维手术视野,使术者进行更为精准的腹腔镜下微创手术操作;两者结合,实现了人体器官解剖结构三维可视化,疾病诊断数字化,外科手术微创化。笔者单位 10 余年前即将两种技术应用于肝脏肿瘤的外科治疗,取得了良好的效果。

(范应方)

第二节 三维可视化辅助 3D 腹腔镜左半肝切除术

一、适应证

一般健康情况评估 ECOG 评分 0~2 分;无明显心、肺、肾等重要脏器器质性病变;肝功能 Child-Pugh A 级,或 B 级经短期护肝治疗后恢复到 A 级;终末期肝病模型(MELD)评分>9 分;肝储备功能如 ICG R15 基本在正常范围内。对于巨块型肝癌,除考虑肝功能分级和 ICG R15 外,残留肝体积也是术前评估的重要内容。Child A 级肝硬化患者,若 ICG

R15<10%,预留肝脏功能性体积需不小于 SLV 的40%,若 ICG R15 为 10%~20%,预留肝脏功能性体积须不小于 SLV 的 60%。肿瘤数量不超过 3 个且位于相邻的肝段,无肝外转移性。

二、禁忌证

ECOG-PS 评分>2 分;Child-Pugh B 级以上;心、肺、肾等脏器功能异常;左半肝肿瘤存在右半肝多发转移,或肝外及远处转移,或伴有程氏Ⅳ型门静脉癌栓。

三、术前评估及准备

(一)术前评估

1. 全身评估　一般体力状况评估(ECOG),营养评估,心、肺、肾等功能评估。

2. 肝功能评估　①肝脏血清生化学检查,AST、ALT、PT、ALP、血清白蛋白;②综合评分系统,Child-Pugh、MELD、武汉分级;③肝功能定量试验,ICG Rmax、ICG R15、OGTT、ABT、CRAA。

3. 肝脏解剖学评估　①肝实质及脉管的影像学评估,CT、MRI、PET/CT、超声(造影)、3D 重建;②肝脏体积测量,CT、MRI、PET/CT、3D 模型。

(二)术前准备

完善肝脏专科评估和麻醉评估,包括全身脏器和肝功能评估,对脏器功能异常患者需治疗后达到手术要求;告知患者及家属详细的病情及治疗方案;完善的手术方案及备选方案的详细制订。

四、手术步骤及要点

1. 建立气腹,压力为 13~15mmHg。

2. 第一肝门解剖:Glisson 鞘内或鞘外法解剖肝左动脉(左外叶动脉,左内叶动脉)和门静脉左支,离断或暂时阻断。

3. 左肝周韧带离断及第二肝门部分右侧冠状韧带游离。

4. 肝实质离断,循肝中静脉左侧分离,显露或不显露肝中静脉,仔细处理切面肝实质内的门静脉、肝静脉和胆管的穿支,最后离断肝左静脉。

5. 创面处理及引流管留置。

五、注意事项

1. 术中彻底止血,肝中静脉、肝左静脉段Ⅳ分支妥善结扎,防止第二肝门肝上下腔静脉的损伤。

2. 肝左管断端及创面小胆管的妥善结扎或缝扎,防止术后胆漏。

3. 切除过程中,采用低中心静脉压技术,血流阻断采用左侧入肝血流阻断法,间歇辅以 Pringle 全肝入肝血流阻断法,预防缺血再灌注损伤。

六、典型病例

详见资源 20-2-1。

资源 20-2-1　三维可视化辅助 3D腹腔镜左半肝切除术(PPT)

(范应方)

第三节　三维可视化辅助 3D 腹腔镜肝中叶切除术

肝中叶是指肝段Ⅳ、段Ⅴ及段Ⅷ,此部位肿瘤位置特殊,往往涉及重要肝内管道,使手术难度及风险增加。目前,基于门静脉流域为主的肝段或亚肝段、联合肝段等的解剖性肝切除术已在临床广泛应用;且随着医学技术的发展,3D 腹腔镜肝中叶解剖性切除的开展也越来越多,可呈现良好的三维立体空间,更清晰地显露、定位组织解剖结构,减少手术操作失误及重复动作,使手术操作更加精准,减少手术并发症。同时,具有局部创伤小、全身反应轻、术后恢复快等优势;另外,解剖性肝切除在精确切除病灶范围的同时保留了剩余肝脏解剖功能的完整性,更符合恶性肿瘤根治的原则,减少术中出血及术后并发症,并可以降低手术操作对肿瘤挤压造成的癌组织或细胞脱落及肝内播散与远处转移,提高患者生存率。但是,如果术前评估不精确、手术操作不当,会使手术风险(如胆管、血管损伤等)及术后并发症发生风险增加。三维可视化技术,可在术前精确定位肿瘤位置、明确肿瘤与毗邻脉管关系,并且可通过仿真手术预演手术,预知相关风险,提高手术安全性。

一、适应证

由于 3D 腹腔镜是在成熟、规范的 2D 腹腔镜基础之上应用,其手术步骤及技巧与 2D 腹腔镜基本一致。因此,3D 腹腔镜肝切除的适应证与 2D 腹腔镜手术适应证一致,包括:①良性疾病,如有症状或直径>10cm 的肝海绵状血管瘤,有症状的局灶性结节增生、腺瘤,有症状或直径>10cm 的肝囊肿及肝内胆管结石等。②恶性疾病,如原发性肝癌、继发性肝癌及其他少见的肝脏恶性肿瘤。目前,解剖性肝切除被认为是肝恶性肿瘤切除的首选手术方式;对肝内胆管结石,同样需要完整切除病变胆管及所引流的肝叶、肝段。3D 腹腔镜下能更好地分辨肝脏的管道结构,特别是对第一肝门及肝静脉系统的解剖有独特优势,特别适用于解剖性精准肝切除。

二、禁忌证

除与开腹肝切除术相同的禁忌证外,还包括不能耐受气腹者;腹腔内粘连,难以显露、分离病灶者;病变紧贴或直接侵犯大血管者;病变紧贴第一、第二或第三肝门,影响显露和分离者;肝门部被侵犯或病变本身需要行大范围的肝门部淋巴结清扫者。

三、术前准备及评估

三维可视化技术辅助 3D 腹腔镜肝中叶切除术前准备及评估主要包括以下几个方面。

（一）一般情况准备及评估

一般情况的准备及评估主要有心肺功能评估、相关实验室检查、体力状况评分、营养状况及基础疾病情况。无明显的心、肺、肾等重要脏器功能障碍,无手术禁忌证。对于 HBV 相关性肝癌,术前需控制 HBV 的活跃复制。另外,血小板计数低于 $50 \times 10^9/L$ 及凝血酶原时间延长超过 4 秒,术前需予以纠正,以降低肝脏手术出血风险。

（二）肝功能及肝脏储备功能评估

1. Child-Pugh 肝功能评分 Child 评分是目前临床用于判断和选择适合肝脏切除患者的最常用评分系统,Child B 级和 C 级肝硬化患者的手术并发症和病死率要显著高于 Child A 级者,Child B 级只允许行小量肝切除,Child C 级是肝切除手术的禁忌证。故实施 3D 腹腔镜肝中叶切除需术前 Child-Pugh 肝功能分级 A 级或经治疗后好转为 A 级。

2. 吲哚菁绿（ICG）清除试验 对肝硬化患者,术前应常规行吲哚菁绿清除试验评估肝脏储备功能。一般认为,对 Child A 级患者,当 ICG R15<10%时,可以耐受 4 个肝段的大范围肝切除;当 ICG R15 为 10%~19%时,可耐受 2~3 个肝段的大范围肝切除;当 ICG R15 为 20%~29%时,只允许施行单个肝段切除;当 ICG R15 为 30%~39%时,只能施行局限性小量肝切除;当 ICG R15≥40%时,只能施行肿瘤剜除术。故当患者 ICG R15<30%时,多可耐受肝中叶单个肝段切除;若行全肝中叶切除,需要 ICG R15<20%。

3. 终末期肝病模型（MELD）评分 近年来,许多研究发现,MELD 评分 = [9.6×ln（肌酐 mg/dl）+ 3.8×ln（胆红素 mg/dl）+11.2×ln（凝血酶原时间国际标准化比值）+6.4×病因（胆汁淤滞性和酒精性肝硬化为 0,病毒等其他原因肝硬化为 1）,结果取整数］,可较准确地预测肝硬化患者肝切除术后肝衰竭的发生风险。当 MELD 评分>11 分时,患者术后出现肝衰竭的概率显著高于 MELD 评分<9 分者。且术后 3~5 天内 MELD 评分升高,患者出现术后肝衰竭的可能性大大增加,故实施尾状叶肝脏肿瘤切除术前需控制 MELD 评分<9 分。

（三）肿瘤影像及三维可视化评估

1. 常规影像学评估 术前常规行彩超、64 层螺旋 CT 薄层增强扫描和/或 MRI 检查,明确肿瘤部位、性质、大小及毗邻血管情况（图 20-3-1）。当肿瘤

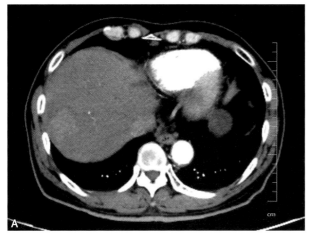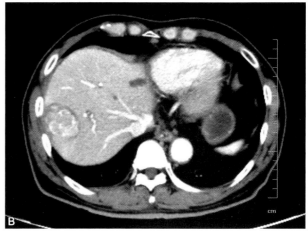

图 20-3-1 肿瘤的 CT 图像

A. 动脉期;B. 门静脉期。

性质不明确时,可行肝脏超声造影或钆塞酸二钠增强 MRI 检查。

2.三维可视化评估　肝中叶肿瘤,特别是中央型肝中叶肿瘤,因其特殊位置,常与第一、第二、第三肝门关系密切。普通的二维成像技术,因其空间上的限制性,常对肿瘤位置、大小及血管毗邻难以进行精确的个体化评估,使在此评估基础上制订的手术规划有一定盲目性,甚至会出现可切除性评估错误。因此,术前进行肿瘤三维可视化评估尤为重要。随着计算机技术和影像技术的不断发展,基于 CT 或 MRI 的三维成像技术越发成熟,可准确重建肝脏轮廓,透视肝内外脉管的走行及变异情况,立体化展示肿瘤空间定位,使术者术前即可全方位直观了解肿瘤位置、大小及与脉管的关系及明确脉管变异等(图 20-3-2,图 20-3-3)。另外,还可通过仿真手术(图 20-3-4),预演肿瘤切除,提前洞察到手术操作过程中可能会遇到的相关问题,并做好防范措施,甚至可以手术前就决定好手术策略及某些

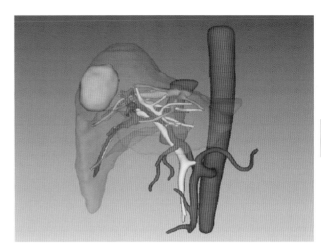

图 20-3-2　利用 EDDA IQQA-Liver 三维重建系统构建肿瘤位置、轮廓

重要血管的术中处理。辅助术者进行更精准的术前评估并设计最佳的手术切除方案,做到真正的精准肝切除,进一步提高腹腔镜肝中叶切除的安全性。

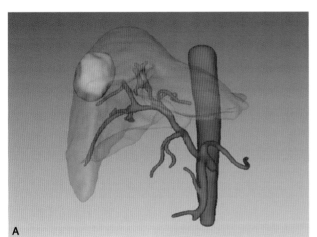

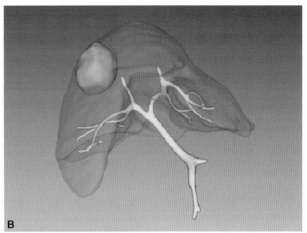

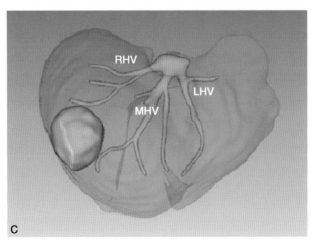

图 20-3-3　三维重建图像显示肿瘤与肝动脉、门静脉、肝静脉之间的关系
LHV:肝左静脉;MHV:肝中静脉;RHV:肝右静脉。

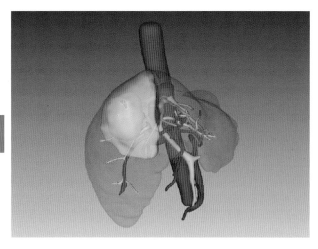

图 20-3-4 **术前仿真手术**

四、手术步骤及要点

术前三维可视化精确评估肝中叶肿瘤位置、大小及侵犯、转移范围，并根据肿瘤部位不同有效制订手术策略。

（一）肝段 Ⅳ 切除术

1. 腹壁切口选择 建议采用四孔法或五孔法。患者取头高足低仰卧位，于脐上或脐下做观察孔建立气腹后，取左锁骨中线肋缘下为主操作孔，其余直视下根据术中情况做操作孔。

2. 游离肝脏 先离断肝圆韧带、镰状韧带，然后离断部分左冠状韧带。

3. 控制入肝血流 解剖肝左动脉、门静脉左支、肝左管，充分显露左肝蒂后。进一步向左肝深部解剖，由于进入各段的 Glisson 鞘在门静脉左支矢状部分叉，可在此处可解剖出段 Ⅳ 的肝蒂，采用可吸收夹或钛夹夹闭起始部后并剪断，可见相应肝段呈缺血改变。

4. 解剖第二肝门 游离肝左、肝中静脉的主干，以便引导精确的肝实质离断平面。

5. 离断肝实质 沿左、右肝缺血线内侧 0.5~1cm 标记肝切除线。以头端或尾端入路沿预切除线，用电刀、超声刀等器械离断肝实质。肝断面全程显露肝中静脉、脐裂静脉、肝门板及门静脉矢状部。对于直径>3mm 的脉管，切断前需用钛夹或生物夹夹闭，以防出血和胆漏。

6. 肝脏断面处理 肝断面细小血管、胆管可用电凝封闭。对于反复电凝止血后仍有出血处，应仔细寻找出血点，采用缝合、钛夹或生物夹夹闭等方式止血。冲洗肝脏断面，确认无明显出血和胆汁漏后，可喷洒或覆盖止血材料并放置引流管。

7. 取出标本 将切除的肝脏组织标本装入一次性取物袋从相应操作孔延长切口处取出。

（二）肝段 Ⅴ 切除术

1. 腹壁切口选择 建议采用四孔法或五孔法。患者取头高足低左侧倾斜卧位，于脐上或脐下做观察孔建立气腹后，取剑突下为主操作孔，其余直视下根据术中情况做操作孔。

2. 游离肝脏 先离断肝圆韧带、镰状韧带，然后根据术中情况决定是否离断肝肾韧带、右三角韧带及部分右冠状韧带。

3. 控制入肝血流 解剖肝右动脉、门静脉右支、肝右管，必要时切除胆囊，充分显露右肝蒂后。进一步向右肝蒂的远端分离，可分离出进入右前叶和右后叶的肝动脉与门静脉分支，多数右侧肝段的肝蒂的发出点在右肝门处 1.5cm 以内，仔细分离周围肝实质后多数病例可以游离出段 Ⅴ 分支（往往为 2~3 支）。采用可吸收夹或钛夹夹闭起始部后并剪断，可见相应肝段呈缺血改变。

4. 离断肝实质 沿左、右肝缺血线内侧 0.5~1cm 标记肝切除线。以尾端入路沿预切除线，用电刀、超声刀等器械离断肝实质。肝断面全程显露肝中静脉、肝右静脉及叶间裂静脉。对于直径>3mm 的脉管，切断前需用钛夹或生物夹夹闭，以防出血和胆漏。

5. 肝脏断面处理 肝断面细小血管、胆管可用电凝封闭。对于反复电凝止血后仍有出血处，应仔细寻找出血点，采用缝合、钛夹或生物夹夹闭等方式止血。冲洗肝脏断面，确认无明显出血和胆汁漏后，可喷洒或覆盖止血材料并放置引流管。

6. 取出标本 将切除的肝脏组织标本装入一次性取物袋从相应操作孔延长切口处取出。

（三）肝段 Ⅷ 切除术

1. 腹壁切口选择 建议采用四孔法或五孔法。患者取头高足低左侧倾斜卧位，右腰部略垫高，于脐上或脐下做观察孔建立气腹后，取剑突下为主操作孔，其余直视下根据术中情况做操作孔。

2. 游离肝脏 先离断肝圆韧带、镰状韧带，然后根据术中情况决定是否离断肝肾韧带、右三角韧带及部分右冠状韧带。

3. 控制入肝血流 解剖肝右动脉、门静脉右支、肝右管，必要时切除胆囊，充分显露右肝蒂后。进一步向右肝蒂的远端分离，可分离出进入右前叶和右后叶的肝动脉与门静脉分支，多数右侧肝段的肝蒂的发出点在右肝门处 1.5cm 以内，仔细分离周围肝实质后多数病例可以游离出段 Ⅷ 腹侧段及背侧段肝蒂。采用可吸收夹或钛夹夹闭起始部后并剪断,可见相应肝段呈缺血改变。

4. 解剖第二肝门 游离肝中、肝右静脉的主干,以便引导精确的肝实质离断平面。

5. 离断肝实质 沿左、右肝缺血线内侧 0.5 ~ 1cm 标记肝切除线。以头端入路沿预切除线,用电刀、超声刀等器械离断肝实质。肝断面全程显露肝中静脉、肝右静脉及前裂静脉。对于直径>3mm 的脉管,切断前需用钛夹或生物夹夹闭,以防出血和胆漏。

6. 肝脏断面的处理 肝断面细小血管、胆管可用电凝封闭。对于反复电凝止血后仍有出血处,应仔细寻找出血点,采用缝合、钛夹或生物夹夹闭等方式止血。冲洗肝脏断面,确认无明显出血和胆漏后,可喷洒或覆盖止血材料并放置引流管。

7. 取出标本 将切除的肝脏组织标本装入一次性取物袋从相应操作孔延长切口处取出。

（四）肝段 V、段Ⅷ切除术

1. 腹壁切口选择 建议采用四孔法或五孔法。患者取头高足低左侧倾斜卧位,右腰部略垫高,于脐上或脐下做观察孔建立气腹后,取剑突下为主操作孔,其余直视下根据术中情况做操作孔。

2. 游离肝脏 先离断肝圆韧带、镰状韧带,然后根据术中情况决定是否离断肝肾韧带、右三角韧带及部分右冠状韧带。

3. 控制入肝血流 解剖肝右动脉、门静脉右支、肝右管,必要时切除胆囊,充分显露右肝蒂后,进一步向右肝蒂的远端分离,可分离出进入右前叶和右后叶的肝动脉与门静脉分支,采用可吸收夹或钛夹夹闭右前叶肝蒂起始部后并剪断,可见相应肝段呈缺血改变。

4. 解剖第二肝门 游离肝中、肝右静脉的主干,以便引导精确的肝实质离断平面。

5. 离断肝实质 沿左、右肝缺血线内侧 0.5 ~ 1cm 标记肝切除线。以头端或尾端入路沿预切除线,用电刀、超声刀等器械离断肝实质。肝断面全程显露肝中静脉及肝右静脉。对于直径>3mm 的脉管,切断前需用钛夹或生物夹夹闭,以防出血和胆漏。

6. 肝脏断面的处理 肝断面细小血管、胆管可用电凝封闭。对于反复电凝止血后仍有出血处,应仔细寻找出血点,采用缝合、钛夹或生物夹夹闭等方式止血。冲洗肝脏断面,确认无明显出血和胆漏后,可喷洒或覆盖止血材料并放置引流管。

7. 取出标本 将切除的肝脏组织标本装入一次性取物袋从相应操作孔延长切口处取出。

五、注意事项

因肝中叶的特殊解剖因素,3D 腹腔镜肝中叶切除较其他肝段切除而言难度大、风险高。术前、术中需注意以下方面。

（一）术前三维可视化精准评估

目前主流的商业化三维可视化系统均可快速、自动地识别肝脏肿瘤及血管,但其对 CT 数据要求高,复杂病例处理尚不完善,且血管识别精细度有待提升,故需要临床医师再次复核重要血管的重建,必要时人工重建细小血管等以精准化评估,制订最优化手术策略。

（二）术中注意事项

1. 在腹腔镜肝切除过程中,门静脉、肝静脉的撕裂可导致大出血及气体栓塞等。因此,在游离肝脏脉管及肝实质离断过程中,特别是在处理第一、第二肝门的脉管时,可使用一些特殊器械,如金手指、CUSA 及 Endo-GIA 等,提高分离、闭合脉管、肝组织的可靠性。

2. 解剖右前或右后叶肝蒂时,因目标肝蒂位置深在,需要离断部分肝实质,自肝门处解剖分离,需注意勿损伤门脉的尾状叶属支。

3. 3D 腹腔镜下肝中叶切除,难点之一在于游离肝静脉末梢,灵活结合术前三维可视化评估及术中超声常能够准确定位。

4. 3D 腹腔镜下游离肝静脉主干操作难度较大,且过程中易造成下腔静脉或肝静脉损伤,如果分离困难不必强行分离,避免发生大出血和气体栓塞。

5. 在断肝过程中,肝断面上除肝静脉属支和对应肝段的肝蒂外,如发现较大的 Glisson 脉管结构,需即刻评估切面的走行是否发生偏移。

六、典型病例

详见资源 20-3-1。

资源 20-3-1 腹腔镜肝中叶切除的典型病例（视频）

1. 病例资料 患者,女性,63 岁。因发现乙肝病史 20 年,体检发现肝脏占位 6 天入院。入院检查:血常规、肝肾功能、凝血功能、多肿瘤标志物均正常,乙肝"三对半"提示"小三阳",HBV-DNA 1.64× 10^6 U/ml（抗病毒治疗后降至 1.93× 10^4 U/ml）。ICG

R15 5.7%,肝功能 Child-Pugh 评级 A 级。

2. 影像学评估　上腹部增强 CT:①肝段Ⅷ异常密度影(图 20-3-5、图 20-3-6),性质待查,建议行 MRI 肝肿瘤特异性检查;②肝段Ⅲ异常强化影,考虑为灌注异常。EOB-MRI:①肝段Ⅴ、段Ⅷ交界区占位,考虑肝癌可能;②肝硬化。

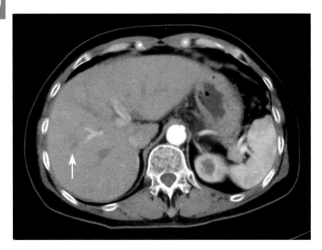

图 20-3-5　CT 动脉期:肝段Ⅴ、段Ⅷ交界区异常密度影(白色箭头)

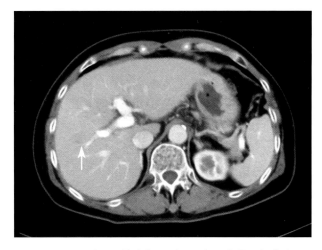

图 20-3-6　CT 门静脉期:肝段Ⅴ、段Ⅷ交界区低密度影(白色箭头)

3. 三维重建结果(图 20-3-7~图 20-3-9)　肿瘤位于肝段Ⅴ、段Ⅷ交界区,肝段Ⅴ、段Ⅷ切除剩余肝体积/标准肝体积为 51%。

4. 手术及病理　先离断肝圆韧带、镰状韧带、肝肾韧带、右三角韧带及部分右冠状韧带。切除胆囊,解剖肝右动脉、门静脉右支、肝右管,充分显露右肝蒂后,进一步向右肝蒂的远端分离,可吸收夹夹闭右前叶肝蒂起始部后并剪断。游离肝中、肝右静脉的主干,术中超声辅助定位肿瘤及肝中、肝右静脉走行,沿肝中及肝右静脉走行标记肝切除线。沿预切除

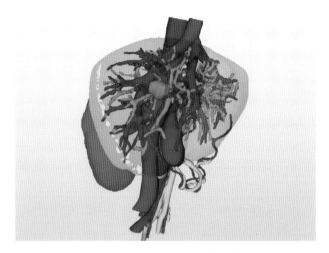

图 20-3-7　三维重建图像:肿瘤(黄色肿块)位于肝段Ⅴ、段Ⅷ交界区

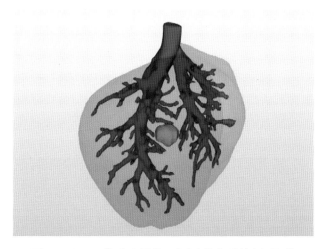

图 20-3-8　三维重建图像:肿瘤(黄色肿块)与肝静脉的关系

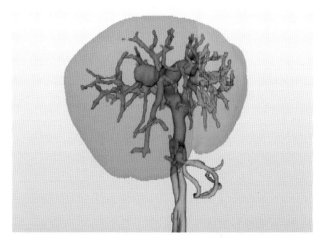

图 20-3-9　三维重建图像:肿瘤(黄色肿块)与门静脉的关系

线,用电刀、超声刀等器械离断肝实质(图 20-3-10)。

手术切除标本解剖可见肿瘤位于肝段Ⅴ、段Ⅷ

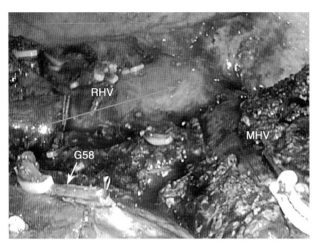

图 20-3-10　手术断面

RHV. 肝左静脉；MHV. 肝中静脉；G58. 肝段 V、段 Ⅷ。

交界区，与术前影像评估一致（图 20-3-11）。术后病理诊断：右肝中分化肝细胞癌。

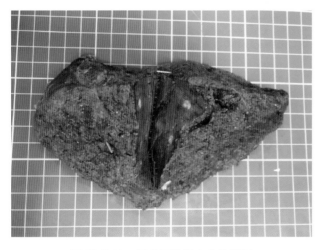

图 20-3-11　手术切除标本大体解剖

（曾永毅）

第四节　三维可视化辅助 3D 腹腔镜右半肝切除术

一、适应证

一般健康情况评估 ECOG 评分 0~2 分；无明显心、肺、肾等重要脏器器质性病变；肝功能 Child-Pugh A 级，或 B 级经短期护肝治疗后恢复到 A 级；终末期肝病模型（MELD）评分 9 分；肝储备功能如 ICG R15 基本在正常范围内。对于巨块型肝癌，除考虑肝功能分级和 ICG R15 外，残留肝脏体积也是术前评估的重要内容。Child A 级肝硬化患者，若 ICG R15<10%，预留肝脏功能性体积需不小于 SLV

的 40%，若 ICG R15 为 10%~20%，预留肝脏功能性体积须不小于 SLV 的 60%。肿瘤位于右肝，数量不超过 3 个且位于相邻的肝段，无肝外转移性。

二、禁忌证

同左肝巨块型肝脏肿瘤解剖性肝切除术参见第十八章第四节。

三、术前准备及评估

同左肝巨块型肝脏肿瘤解剖性肝切除术参见第十八章第四节。

四、手术步骤及要点

1. 建立气腹，压力为 13~15mmHg，腹部进行戳卡布局。

2. 第一肝门解剖：切除胆囊，Glission 鞘内或鞘外法解剖肝右动脉和门静脉主干及右支，暂时阻断或离断肝右动脉和门静脉右支。

3. 第二肝门解剖：右侧肝周韧带离断；如采用前入路法则肝周韧带暂不予以处理。

4. 肝实质离断：循肝中静脉右侧分离，显露或不显露肝中静脉，仔细处理切面肝实质内的门静脉、肝静脉和胆管的穿支，最后离断肝右静脉。

5. 创面处理及引流管留置。

五、注意事项

1. 术中彻底止血，肝右静脉、肝中静脉段 Ⅷ 分支，段 V、段 Ⅷ 门静脉分支妥善结扎，防止第二肝门下腔静脉的损伤。

2. 肝右管断端及段 Ⅳ 和段 V、段 Ⅷ 切面胆管分支妥善结扎或缝扎，防止术后胆漏。

3. 切除过程中，采用低中心静脉压技术，入肝血流阻断采用右侧区域性阻断法，间歇辅以 Pringle 全肝入肝血流阻断法，预防缺血再灌注损伤。

六、典型病例

详见资源 20-4-1。

资源 20-4-1　三维可视化辅助 3D 腹腔镜右半肝切除术（PPT）

（范应方）

第五节　三维可视化辅助 3D 腹腔镜肝段 Ⅵ、段Ⅶ切除术

肝段Ⅵ、段Ⅶ位于右后叶,因其位置偏后方、空间小、显露困难(尤其是段Ⅶ),传统肝切除术需要大切口充分游离右肝叶并将右肝叶托出,术者左手能把握右半肝方能进行安全的肝段Ⅵ、段Ⅶ切除。而腹腔镜肝段Ⅵ、段Ⅶ切除术与传统开放肝切除术有很大不同,腹腔镜下难以做到开腹条件下的右半肝充分游离及出血情况下的从容缝合止血,因此,腹腔镜肝段Ⅶ切除一度被视为腹腔镜肝切除的难点,甚至被部分外科医师认为是禁区。然而,腹腔镜下肝切除有其自身的优势和特点,腹腔镜的局部放大效应可以使手术视野更清晰,可以从肝脏的后下方对组织结构进行观察和精细操作。随着外科医师经验技巧的积累和医疗器械的改进,通过术前肝脏三维可视化成像,术者可以充分了解肝脏的管道结构与肿瘤的毗邻关系,设计切肝的步骤和流程,使三维可视化辅助下的 3D 腹腔镜肝段Ⅵ、段Ⅶ切除术已逐渐成为一种安全、有效的手术方式。笔者率先提出的一种优化流程的腹腔镜解剖性肝段Ⅶ切除术使被认为难度很大的腹腔镜肝段Ⅶ切除变得相对易学,成为可以推广的一种术式。

一、适应证

1. 肝功能 Child-Pugh 评分 A、B 级。
2. 肿瘤边界局限在段Ⅵ、段Ⅶ内。
3. 剩余肝体积足够。
4. ICG R15 在 20% 以内。

二、禁忌证

1. 肝功能 Child-Pugh 评分 C 级。
2. 肝硬化失代偿期、严重门静脉高压症、凝血功能障碍。
3. 恶性肿瘤超过预定切除的肝段范围。
4. 肝脏萎缩、剩余肝体积不足。
5. 大血管主干癌栓。
6. 有不可切除的肝外转移病灶。
7. 心、肺、肾功能评估不能耐受手术。

三、术前准备及评估

(一) 肝功能评估

Child-Pugh 评分,从血清胆红素、血清白蛋白、凝血酶原时间、腹水情况、肝性脑病情况来评估肝脏功能的安全性,评分为 5~10 分(A、B 级),认为可以耐受解剖性肝段Ⅵ、段Ⅶ切除。

(二) 肝脏储备功能测定

ICG R15 为 10%,可以耐受右半肝切除术;ICG R15 为 10%~19%,可以耐受解剖性右后叶(段Ⅵ+段Ⅶ)切除术;ICG R15 为 20%~29%,只能行单个肝段(段Ⅵ或段Ⅶ)的解剖性切除;ICG R15 为 30%~39%,只能行段Ⅵ或段Ⅶ局限性切除;ICG R15>40%,则仅能行段Ⅵ或段Ⅶ的肿瘤剜除术。注意门静脉阻塞和胆汁排泄障碍会使 ICG 排泄试验的结果不够准确。同时 ICG 也可为荧光腹腔镜手术做准备,建议手术前 4~6 天进行 ICG 排泄试验。

(三) 肝脏三维重建

基于 CT 或 MRI 数据的三维重建,能直观反映肝右后叶的内部解剖结构,是在施行段Ⅵ、段Ⅶ切除术前的重要工作。完整的肝脏三维模型可以方便模拟手术方案,对段Ⅵ、段Ⅶ切除的手术入路、血管离断、肿瘤边界的评估都有重要的实践价值。

(四) 肝脏体积测定

肝右后叶体积较大,在三维重建基础上进行的肝脏体积计算能较为准确地测量手术后剩余肝体积。建议采用剩余肝体积比例=剩余功能性肝体积(RFLV)/标准肝体积(SLV)来评估段Ⅵ、段Ⅶ切除术的安全性。SLV 采用广泛应用的东京公式(Urata,1995):706.2×BSA+2.4,或成都公式(Chengdu,2009):334.204+11.508×BW。正常肝功能下,剩余肝体积比例>30% 即可安全施行段Ⅵ、段Ⅶ切除,但对于严重肝硬化,特别是合并有左半肝萎缩的肝脏,即便是单独段Ⅵ或段Ⅶ切除术后的肝衰竭风险仍然较高,建议剩余肝体积比例>50%。

四、手术步骤及要点

(一) 术前准备

全身麻醉,留置静脉通道,监测动脉压及中心静脉压,术中限制性补液。患者一般采取头高足低,分腿,左侧卧位,右上肢向头侧及左侧抬高横跨前胸部并固定。腹部常规消毒铺巾,注意右侧消毒边界应至腋后线。主刀医师、一助、持镜助手通常分列患者的右侧、左侧、腿间,必要时主刀医师可换至腿间操作。

(二) 手术方法

1. 采用五孔法进行腹腔镜肝切除术　于脐部下缘行 1cm 小切口,用气腹针穿刺或开方法逐层切开建立 CO_2 气腹,设置腹腔内压力为 13~15mmHg 气压。穿刺置入相应戳卡,置入腹腔镜探查肝脏及

腹腔情况,再于直视下分别于右侧腋前线第 8~10 肋间、右侧锁骨中线肋下 5~8cm、剑突下 1~2cm、正中线剑突与脐部中间左侧 2~3cm 分别行 5mm、10mm、5mm、10mm 切口,并置入相应戳卡。注意穿刺位置并不固定,应根据肿瘤及肝脏的具体情况来调整。腹腔镜观察孔可为脐部或脐部右侧偏上方 2~3cm 切口。术中超声是腹腔镜肝切除术所必需的设备,无论肝脏表面是否可见肿物,都建议行术中超声检查肿瘤的位置、边界、深度及门静脉右后支、肝右静脉的走向,可在肝脏表面以电刀标记之。助手将胆囊向头侧牵拉显露第一肝门,术者在肝十二指肠韧带右侧用分离钳从温斯洛孔进入小网膜囊并穿出至左肝叶下方,引导阻断索带环绕肝十二指肠韧带以备阻断第一肝门之用。用超声刀切开右肝肾韧带,显露下腔静脉。显露 Rouviere 沟,切开其表面的肝实质并显露右后叶肝蒂,沿 Rouviere 沟表面走行的多为段Ⅵ门静脉支,段Ⅵ由 1 支门静脉支配的占 76%,由 2 支所支配的占 24%。段Ⅶ门静脉支多在右后肝蒂根部分出后向头侧及深部走行,可以通过用无创钳钳夹右后肝蒂的分支观察肝表面的缺血范围来判断其支配的肝段。若右肝表面未见明显的 Rouviere 沟,需 B 超确定右后叶肝蒂走向并切开右尾状突的肝实质进行寻找。为减少肝切除过程的出血,一般需间歇性阻断第一肝门数次(阻断时间 15 分钟,开放 10 分钟后可再次阻断)。

2. 段Ⅵ切除　结扎段Ⅵ门静脉支后,在右肝表面可以见到肝段Ⅵ的缺血范围,一般右侧切线为 Rouviere 沟的延长线,左侧切线为胆囊窝右缘至右后肝蒂;双侧交替分离,由浅入深,离断段Ⅵ的各 Glission 分支,于深面可见肝右静脉,沿肝右静脉表面向上分离,双侧切缘会合后完全离断段Ⅵ肝实质。

3. 段Ⅶ切除　沿 Rouviere 沟切开其表面的肝实质并显露出右后叶肝蒂,分离解剖出段Ⅵ和段Ⅶ的肝蒂,结扎段Ⅶ肝蒂。沿下腔静脉右旁间隙分离结扎切断数支肝短静脉直至膈顶。将右肝向头侧方向抬起,在肝脏背侧沿段Ⅵ和段Ⅶ的分界(即 Rouviere 沟向外侧的延长线)切开肝包膜,由浅入深分离肝实质,寻找到肝右静脉的末梢后,沿肝右静脉背侧向根部方向分离至近下腔静脉。左侧切线则是在段Ⅶ肝蒂切断处沿之前分离出来的下腔静脉右侧间隙向膈顶方向。两个方向的切线在肝右静脉根部会合后即可将段Ⅶ离断,最后切断三角韧带将段Ⅶ完整切除。

4. 段Ⅵ+段Ⅶ切除　右肝后叶切除的肝脏离断面最长,在腹腔镜下把握准确的切肝平面并不容易。因此,一般要在 Rouviere 沟显露出右后肝蒂 Glission

鞘,将其一并结扎,沿下腔静脉右旁间隙分离结扎切断数支肝短静脉直至膈顶。右后肝蒂结扎后,段Ⅵ与段Ⅴ的缺血分界线会比较明显,切除线为胆囊窝右侧缘向膈顶方向,由浅入深分离肝实质至深部后寻找到肝右静脉主干,沿肝右静脉右侧分离肝实质至其根部,注意保护与段Ⅴ、段Ⅷ的各 Glission 分支(有时会有右后叶发出的穿支),原则上要在切肝平面显露肝右静脉全长,若肿瘤靠近肝右静脉,可以将肝右静脉切除。

五、注意事项

1. 麻醉配合:术中限制性补液,且肝切除过程中降低中心静脉压至 5cmH$_2$O 以下,以肝静脉的筛孔不出血为佳,这样可以有效减少肝静脉出血。

2. 段Ⅶ切除一般需要经右侧腋前线第 8~10 肋间穿刺置入戳卡,以方便操作;必要时在 B 超引导下进行,以免伤及右肺;术毕后此穿刺孔待其他切口全部缝闭后再于负压吸引下最后拔出戳卡,并缝合关闭,以免造成气胸。

3. 分离右肝背侧粘连时,注意右肾包膜及右肾上腺组织,尤其是右肾上腺组织,分离不当可造成难以控制的出血。

4. 分离肝后下腔静脉右旁间隙时,注意右侧肝短静脉需逐一游离、结扎、离断。

5. 若存在段Ⅶ肿瘤侵犯膈肌的情况,不宜先行分离三角韧带,待段Ⅶ实质完全离断后再处理侵犯部位的粘连,必要时行膈肌修补,注意有无气胸。

6. 部分右后叶可能存在血管变异,如肝右动脉单独从肝总动脉、腹腔干,甚至肠系膜上动脉发出;支配段Ⅵ、段Ⅶ的 Glission 分支不止一支,有时多达 4、5 支;段Ⅵ有时存在肝右后下静脉,直接汇入下腔静脉。这就需要在术前三维重建中了解清楚肝右后叶的详细解剖结构。

六、典型病例

详见资源 20-5-1。

资源 20-5-1　三维可视化、VR、3D 腹腔镜术中实时导航根治性左半肝切除术

(陈亚进)

第六节　ICG 荧光影像技术在 3D 腹腔镜肝切除术中的应用

1. 病例资料　患者,女性,30 岁。因发现剑突下肿物 1 周入院。既往无食鱼生史,无肝炎病史。术前检验指标示癌胚抗原(CEA)2.2μg/L,CA19-9 3 900U/L。肝功能正常。

2. 影像学检查　上腹部增强 CT 提示肝左叶巨块型占位约 10cm×7cm,增强扫描肿块不均匀强化。MRI 提示肝左叶巨块型肝细胞肝癌;肝门部及腹膜后淋巴结肿大;脾大(图 20-6-1)。

3. 三维可视化分析　成功构建三维重建模型可清楚显示,左肝巨块型占位,与肝中静脉关系密切,肝左静脉未见显示;肝动脉为正常型。术前三维可视化进行手术规划,术前经三维可视化手术规划、体积计算拟行左半肝切除术(图 20-6-2~图 20-6-7)。

4. 手术及术中病理　三维可视化、VR 术中实时导航,先游离第一肝门,分别将肝左动脉、门静脉左支离断后,予以 ICG 分子荧光诊断仪划定进行左右半肝分界线,顺利行左半肝切除术(图 20-6-8~图 20-6-11)。术前三维可视化、VR 印模型与术中情况相一致。手术时间 360 分钟,术中出血量 150ml,术后住院时间 7 天。病理诊断:胆管细胞癌,肝脏切缘病理阴性。

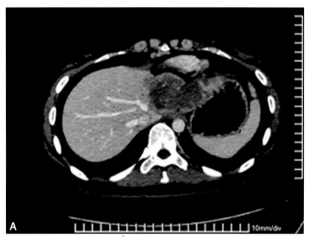
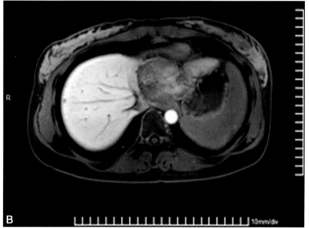

图 20-6-1　术前 MRI 提示左肝肿物

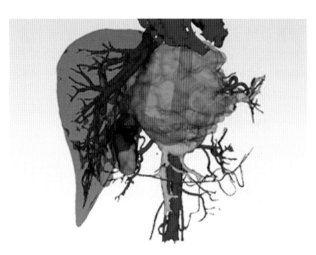

图 20-6-2　术前三维可视化模型提示肿瘤与肝内各管道的关系

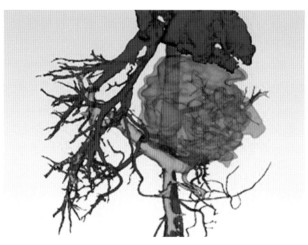

图 20-6-3　隐去肝脏,三维可视化模型提示肿瘤与肝内各管道的关系

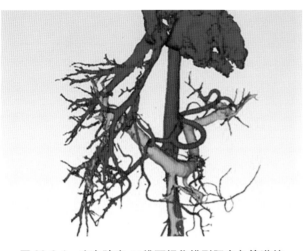

图 20-6-4 隐去肿瘤,三维可视化模型肝内各管道的情况

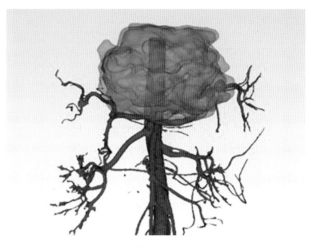

图 20-6-5 肿瘤与肝动脉的关系

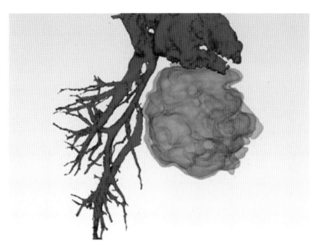

图 20-6-6 肿瘤与肝静脉的关系

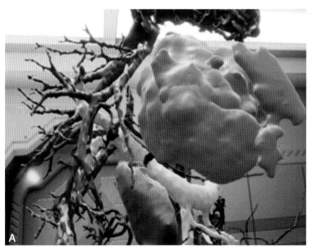

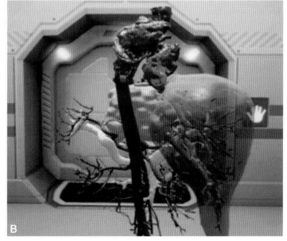

图 20-6-7 术前 VR 显示肿瘤与肝内各管道的关系
A.前面观;B.后面观。

20

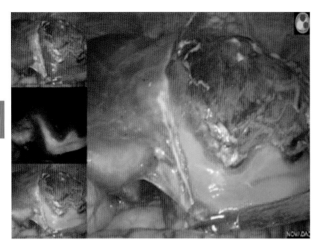

图 20-6-8　术中 ICG 侦测左右半肝切除线

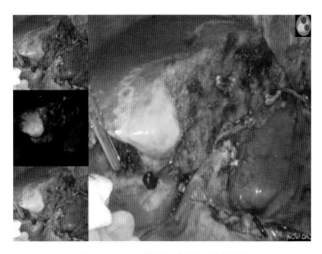

图 20-6-9　术后左半肝切除断面

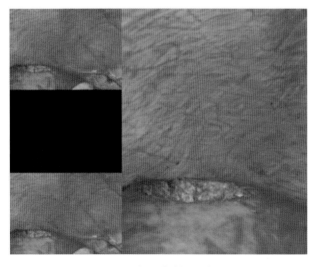

图 20-6-10　右肝肿瘤切除术后创面

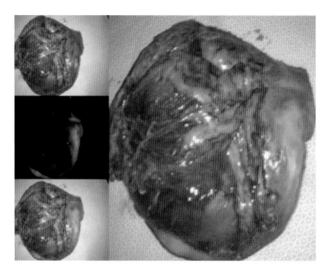

图 20-6-11　术后肿瘤的标本

（曾　宇）

参考文献

[1] 范应方,方驰华.三维可视化技术在肝胆外科临床应用的争议与共识[J].中国实用外科杂志,2018,38(2):137-141.

[2] 徐孟超.浅谈国内外三维可视化发展及其应用[J].现代测绘,2012,35(6):60-62.

[3] 常旖旎,鲁雯,聂生东.医学图像三维可视化技术及其应用[J].中国医学物理学杂志,2012,29(2):3254-3258.

[4] 宋卫卫,李冠瑛,欧宗瑛.医学体数据三维可视化技术[J].计算机工程与应用,2006,42(18):22-26.

[5] 范应方,项楠.3D 腹腔镜胆囊切除术治疗胆囊结石 1 例并文献复习[J].南方医科大学学报,2013,12:1856-1857.

[6] 郑民华,马君俊.3D 腹腔镜手术技术专家共识(2015)[J].中国实用外科杂志,2015,35(9):967-969.

[7] 项楠,方驰华,范应方,等.三维可视化技术联合 3D 腹腔镜在肝胆外科的应用[J].中华消化外科杂志,2014,13(4):306-309.

[8] 范应方,向飞,蔡伟,等.三维腹腔镜 Glisson 鞘内血管离断法解剖性肝切除术的临床分析[J].中华外科杂志,2016,54(3):191-195.

[9] 方驰华,方兆山,范应方,等.三维可视化、3D 打印及 3D 腹腔镜在肝肿瘤外科诊治中的应用[J].南方医科大学学报,2015,5:639-645.

[10] 方驰华,张文宇,杨剑.三维可视化联合 3D 腹腔镜右半肝切除术的关键技术和优势[J].中华普外科手术学杂志(电子版),2017,11(5):364-367.

[11] KOBAYASHI A,MIYAGAWA S,MIWA S,et al. Prognostic impact of anatomical resection on early and late intrahepatic recurrence in patients with hepatocellular carcino-

ma［J］. J Hepatobiliary Pancreat Surg, 2008, 15（5）：515-521.

［12］ISHII M, MIZUGUCHI T, KAWAMOTO M, et al. Propensity score analysis demonstrated the prognostic advantage of anatomical liver resection in hepatocellular carcinoma［J］. World J Gastroenterol, 2014, 20（12）：3335-3342.

［13］中华医学会数字医学分会, 中国研究型医院学会数字医学临床外科专业委员会. 复杂性肝脏肿瘤三维可视化精准诊治专家共识［J］. 中国实用外科杂志, 2017, 37（1）：53-59.

［14］周伟平, 李鹏鹏. 三维可视化技术基础上的肝癌切除——精准与个性化的结合［J］. 中国实用外科杂志, 2018, 38（4）：378-380.

［15］祝文, 方驰华, 范应方, 等. 原发性肝癌三维可视化诊治平台的构建及临床应用［J］. 中华肝脏外科手术学电子杂志, 2015, 4（5）：268-273.

［16］HAUKE L, ARNOLD R, CHAO L, et al. Extended left hepatectomy-modified operation planning based on three-dimensional visualization of liver anatomy［J］. Langenbecks Arch Surg, 2004, 389（2）：306-310.

［17］BUCHS N C, MOREL P. Three-dimensional laparoscopy：a new tool in the surgeon's armamentarium［J］. Surg Technol Int, 2013, 23：19-22.

［18］王笛乐, 屈碧辉, 胡敏, 等. 3D 腹腔镜肝切除术治疗原发性肝癌的临床应用价值［J］. 中国普通外科杂志, 2018, 26（1）：13-17.

［19］董家鸿, 郑树森, 陈孝平, 等. 肝切除术前肝脏储备功能评估的专家共识（2011 版）［J］. 中华消化外科杂志, 2011, 10（1）：20-25.

［20］TEH S H, CHRISTEIN J, DONOHUE J, et al. Hepatic resection of hepatocellular carcinoma in patients with cirrhosis：Model of End-Stage Liver Disease（MELD）score predicts perioperative mortality［J］. J Gastrointest Surg, 2005, 9（10）：1207-1215.

［21］MAKUUCHI M, KOKUDO N, ARII S, et al. Development of evidence-based clinical guidelines for the diagnosis and treatment of hepatocellular carcinoma in Japan［J］. Hepatol Res, 2008, 38（1）：37-51.

［22］RADTKE A, SOTIROPOULOS G C, MOLMENTI E P, et al. Computer-assisted surgery planning for complex liver resections：when is it helpful? A single-center experience over an 8-year period［J］. Ann Surg, 2010, 252（5）：876-883.

［23］中华医学会外科学分会肝脏外科学组. 腹腔镜肝切除专家共识与手术操作指南（2013 版）［J］. 中华消化外科杂志, 2013, 13（3）：161-165.

20

第二十一章

三维可视化辅助达·芬奇机器人肝切除术

第一节 概　述

1991 年第 1 例腹腔镜肝切除发展以来，肝脏手术的微创化治疗已经取得了长足发展，给患者带来了切身利益，也充分体现微创手术的优势。手术方式与范围在不断改进与扩大，但同时也认识到腹腔镜手术的局限性，如二维手术视野、手术器械的直杆效应、长时间手术操作给术者造成的"疲劳肝"等。

随着工业技术的革新与计算机技术和大数据整合，智能机器人技术开始出现在医疗临床领域。达·芬奇机器人技术于 2000 年开始应用于临床领域，成为当前最为成功的商业机器人。经过 20 余年的临床应用，积累了大量的临床病例与临床数据。笔者所在中心自 2011 年开始开展达·芬奇机器人手术以来，已经完成肝胆胰手术 3 000 余例，其中肝脏手术 800 余例，手术方式涉及所有肝段、亚肝段切除、肝叶切除及半肝切除或扩大半肝及肝三叶切除，并进行了 ALPPS 手术等，深刻体会到机器人手术在肝脏手术领域应用的优势，但也认识到机器人手术在肝切除术中的不足。

一、机器人肝切除的优势

机器人手术的出现，弥补了腹腔镜肝切除中器械的灵活度受限、操作精细度不足等缺点，使肝段Ⅶ及段Ⅷ肿瘤切除能够很好实现。手术机器人的机器臂为仿真手，能够模仿人手进行灵活旋转，可以有效达到肝段Ⅷ位置，进行肝段切除。

2002 年 Giulianoti 教授完成了第 1 例的机器人肝切除术，开始了机器人肝脏外科手术的新时代。经过 20 余年的发展，机器人技术在肝脏外科领域发展趋于成熟，不断扩大了肝脏微创化手术的适应证。腹腔镜肝切除发展初期，手术的适应证主要为肝脏边缘性肿瘤或肿瘤剜除术，对于肝上段手术或肝后叶手术都是腹腔镜肝切除的相对或绝对禁忌证。对于肝后叶切除、扩大肝叶切除、活体肝移植供体肝脏的切除等，为相对禁忌证，手术难度较大，手术的开展要有严格的病例选择，且要在较大的医疗中心，并由经验丰富的外科医师进行。但机器人手术的出现，使肝脏微创手术的适应证不断扩大，肝上段肿瘤，如肝段Ⅶ、段Ⅷ肿瘤切除或肝段切除，已经能够成功开展，且机器人下可以成为常规手术。对于难度较大的半肝切除及扩大的肝脏切除，可以采取机器人下原位肝切除，对于伴有胆道重建的肝脏手术，更是能够体现机器人下进行精细缝合、打结的手术优势。

在复杂肝脏肿瘤、肝尾状叶肿瘤切除、大块肝肿瘤切除、ALPPS 等手术方面，机器人有明显优势，其手术效果明显高于常规腹腔镜技术。未来如果能将 CT 或 MRI 肝脏肿瘤的三维重建，与机器人进行智能化连接，则可做到完全精确的机器人独立肝切除术。

二、机器人肝切除的不足

机器人肝切除的不足主要集中在手术费用较高、手术准备过程长、术中可采用的器械受限及无力反馈等方面。

有文献对比分析腹腔镜手术、开腹手术和机器人手术，3 种手术方式的不同，进行手术费用对比分析，以机器人手术费用最为昂贵，在一定程度上增加了手术患者经济负担，但对于医师和医院，未增加任何医疗方面的负担，相信随着达·芬奇机器人手术设备的普及及将来机器人设备的国产化等，类似早期腹腔镜设备与技术一样，会使医疗成本进一步降低。

机器人设备安装与调试过程相对较长，一般的助手从装机开始到手术，需要 30~45 分钟，但一个熟练的助手的机器人安装时间不会超过 15 分钟，因此，随着病例的积累及不断进行的模拟与学习，能够有效缩短手术准备时间。

机器人肝切除中，断肝的操作主要由主刀医师来进行，助手不断调整手臂及器械。在肝切除中，机器人断肝器械主要选择超声刀或电凝钩进行肝实质离断,并配合内镜下直线切割闭合器的使用。对于像腹腔镜下 CUSA、LigaSure 等手术器械,需要助手进行操作,这在一定程度上限制了主刀医师进行断肝器械的选择。将来能否有器械的进一步改进,融合更多的器械至机器人手术臂上,还有待工业领域的进一步发展。

无触觉和力反馈等,这是机器人手术中共同的问题,随着第四代达·芬奇设备 XI 的出现,将进一步改善这方面存在的问题。

机器人肝切除还存在其他问题,如主刀医师远离手术操作台,对于术中突发状况,如出血等,不能及时介入、中转开腹等。

三、机器人肝切除安全性评估

一种新设备或新技术的出现,很难给外科手术带来技术性革命,能否带来良好效果还在其次,主要是要评价这种设备或技术是否安全。

机器人肝切除的安全性已经经过反复的评估和证实。手术的安全性评估,主要在术中并发症发生、术后并发症发生、患者围手术期死亡等方面。机器人肝切除在不同的肝脏手术,如肝段切除、肝叶切除、半肝切除及复杂肝脏手术,如 ALPPS 等被反复验证,其安全性与开腹和腹腔镜手术相同,且在活体肝移植供体肝脏切除等方面也有明确报道。对于复杂部位肝肿瘤切除,如靠近血管部位肿瘤切除、需要联合多脏器手术的一期切除等方面,充分证实其手术安全性。

四、机器人肝切除的有效性评估

评价一种手术方式的有效性分为短期效果与远期效果。短期效果评价,主要评价手术时间、术中出血量、手术根治性(R_0 切除)、术后并发症发生、30天死亡率等方面;对于长期效果的评价,主要进行病理及预后方面评价,如 3 年生存率、5 年生存率、无瘤生存等方面。

Sucandy 等报道了 80 例进行机器人半肝及半肝以上肝切除患者的资料,结果为手术时间 233 分钟(267.2 ± 109.6)分钟,术中出血 150ml(265.7 ± 319.9)ml。术后住院时间 3 天(5.0 ± 4.6)天。1 例中转开腹,10 例出现术后并发症情况,30 天内再入院患者 8 例,认为机器人半肝切除等较大肝叶切除手术是安全、有效的。Magistri 等进行系统性分析了机器人在肝恶性肿瘤根治方面的文献。共分析了 302 例采用机器人肝癌根治性手术的患者,结果认

为在较大的医疗中心,有经验丰富的外科医师,能够达到与开腹和腹腔镜手术同样的 R_0 切除。其他如 Lim 等同样证实机器人肝切除的短期效果。

对于长期预后结果的研究同样证实,机器人肝切除与开腹肝切除、腹腔镜肝切除临床效果相同。

Khan 等进行的多中心临床数据分析,研究机器人肝切除术的长期预后情况,共收集 61 例患者,包括 HCC、CC 和 GBC 等病种的 R_0 切除率分别为 94%、68%、81.8%,中位随访 75 个月,结果 5 年 OS 和 DFS 为 56% 和 38%。采用分层研究后,其 3 年总生存分别为 HCC 90%、GBC 65%、CC 49%,充分证实机器人肝切除与腹腔镜肝切除和开腹肝切除有同样的远期预后效果。

五、机器人肝切除的学习曲线

机器人手术能够有效缩短外科医师进行肝脏微创化手术的学习曲线。达·芬奇机器人是数字医学与计算机和大数据等相结合而产生。当前进行虚拟现实及增强现实技术的研究,能够在术前构造手术过程,让术者进行术前模拟操作,能够有效提高手术成功率与手术效率。

机器人下进行手术模拟训练,加强手术模拟学习,给术者提供良好的手术学习平台,且机器人手术方式更加接近于开腹手术方式,手术解剖与分离、镜下的缝合与打结,与开腹手术相似,因此,术者在进行机器人肝切除术前,不需要有太多腹腔镜肝切除经验的积累。

多中心研究表明,机器人肝切除手术学习曲线以 30 例为界线,30 例机器人肝切除术操作后,手术时间、术中出血、术后并发症发生率等方面明显降低,且在手术学习曲线的前 30 例病例方面,手术的安全性与有效性仍能达到开腹或腹腔镜水平。机器人肝切除手术学习曲线明显短于腹腔镜肝切除手术曲线,且对于难度系数较高的肝切除,能够更快地让术者掌握。

(刘　荣　许大彬)

第二节　三维可视化辅助达·芬奇机器人左半肝切除术

机器人肝切除术可以充分应用达·芬奇机器人镜下操作精细、稳定的特点,对肝门及肝内解剖进行精细化处理,以达到精准的解剖性肝切除术。机器人左半肝切除是一种规则性肝切除术,通常需要仔

细解剖第一肝门,结扎、离断肝的流入管道,以减少断肝时出血,达·芬奇机器人左半肝切除术同时有其自身特点,对于出肝血流可以利用阻断带进行预先阻断,也可选择分离后与肝实质一起离断。

一、适应证

1. 病变位于肝段Ⅱ、段Ⅲ、段Ⅳ。

2. 病变侵犯范围不影响第一、第二肝门正常解剖,或未侵犯血管主干根部,良性病变通常直径不超过 15cm,恶性肿瘤通常直径不超过 10cm,囊性肿瘤大小可以适当放宽,主要根据患者腹腔内空间情况,可以适当调整肿瘤大小。

3. 肝功能 Child-Pugh B 级以上。

4. 活体肝移植供肝切取。

二、禁忌证

1. 病变侵犯下腔静脉或肝静脉根部。

2. 肝恶性肿瘤合并肝内转移、门静脉癌栓、肝门淋巴结转移或肿瘤边界不清。

3. 既往上腹部手术史致腹内粘连严重、严重肝硬化、门静脉高压症者,为相对禁忌证。

4. 肝功能分级 Child-Pugh C 级。

5. 其他重要脏器功能不全。

6. 病变侵犯第一肝门和第二肝门,影响其显露和分离。

三、术前准备及评估

1. 常规化验:血、尿、便常规,凝血化验、肝肾功能化验等,评价肝功能状况及肝功能 Child 分级。

2. X 线胸片、心电图、心脏彩超等,进行心肺功能评估。

3. 术前 MRI 检查及 CT 检查,了解肿瘤情况,是否存在肝内多发病灶及有无血管侵犯,同时进行肝脏三维重建,进行半肝手术切除预手术规划,评估残肝体积。

4. 术前备血。

5. 术前告知及签署知情同意。

四、手术步骤及要点

1. 体位及穿刺孔布局　患者通常采取平卧位,头高足低,左侧抬高或平卧位,若左侧肝脏相对肥大,建议左侧适当垫高体位,仍采用小截石位,具体角度可以根据具体情况调整。戳卡布局主要以脐为中心,大 C 形展开。机器人 1 号手臂为超声刀或电

凝钩,2 号手臂为双极电凝,3 号手臂为无创抓钳(图21-2-1)。

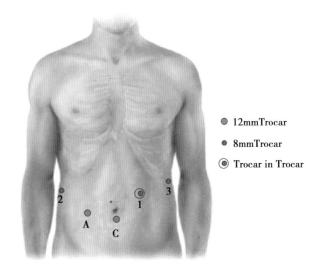

● 12mmTrocar

● 8mmTrocar

◉ Trocar in Trocar

图 21-2-1　机器人左半肝切除穿刺孔布局示意图

2. 腹腔探查　探查腹腔、肝脏及邻近脏器,如为恶性肿瘤,需要探查肿瘤部位、大小、数目,肝门淋巴结是否肿大,肝硬化程度,肝表面有无转移灶,肿瘤是否与周围脏器粘连,是否存在腹壁、腹膜及盆腔等远处转移等。如有必要,可以使用术中腔镜超声进一步仔细探查肿瘤的位置、大小、边界及其血供,协助判断肿瘤切除的可能性和选择可行的手术方案。

3. 肝门解剖及左肝入肝血流阻断　机器人下行左半肝切除,建议先行肝门解剖,处理肝门管道,结扎及离断入肝血流。因机器人下可以进行精准、稳定的操作,且能够采用灵活的缝合打结,因此,对于左半肝切除,也可以进行全肝门阻断后,直接进行肝实质的离断。

手术过程中,机器人 3 号操作臂牵拉肝圆韧带,显露第一肝门,解剖肝左动脉,外科夹夹闭肝左动脉,超声刀直接离断肝左动脉,远端可以不予结扎(图 21-2-2)。结扎及离断肝左动脉后,后方可以解剖及显露门静脉左支,以电凝钩游离及解剖后,1 号手臂换机器人下持针器,绕门静脉左支,根据情况选择以丝线结扎或外科夹夹闭(图 21-2-3),若肝实质离断及第一肝蒂离断采用直线切割闭合器,建议行丝线结扎处理,防止外科夹夹闭后,导致无法采用闭合器进行肝实质离断。对于不采用直线切割闭合器离断时,可以进行外科夹夹闭后离断门静脉左支。

由于肝外胆管常有变异,如右后支胆管可能汇入肝左管,因此不建议在肝外分离胆管,而应当采用

21

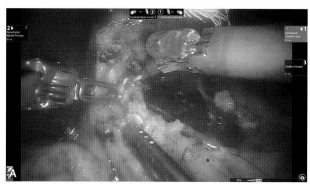
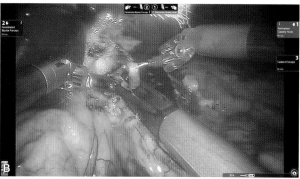
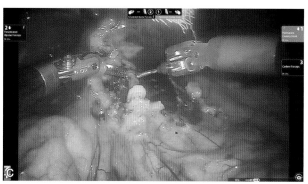

图 21-2-2　肝左动脉处理
A.解剖第一肝门,游离肝左动脉;B.结扎肝左动脉;C.离断肝左动脉。

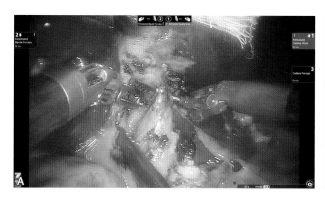
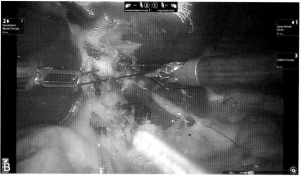

图 21-2-3　门静脉左支处理
A.游离门静脉左支;B.结扎门静脉左支。

闭合器在肝蒂内一并离断,保证安全。

4. 肝周韧带游离　机器人左半肝切除与腹腔镜左半肝切除游离顺序基本相同。解剖及结扎、离断肝左动脉、门静脉后,先行超声刀离断肝圆韧带、镰状韧带、左冠状韧带及部分右冠状韧带、左三角韧带、肝胃韧带(图 21-2-4~图 21-2-6)。

机器人下肝周围韧带离断时,肝圆韧带、镰状韧带离断建议采用超声刀,因第二肝门位置较高,采用机器人下超声刀离断,角度较小,难以显露第二肝门部韧带结构,建议在进行肝周韧带游离时,以电凝钩游离为主,电凝钩可以多角度调整,游离较超声刀明显便利。

在游离过程中应当切开部分右冠状韧带,部分游离右肝有利于左半肝向右侧翻转。肝胃韧带的游

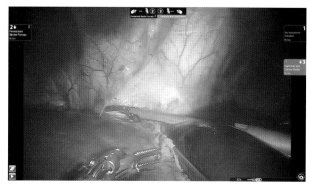

图 21-2-4　游离三角韧带

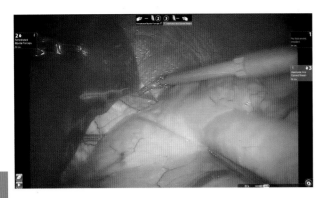

图 21-2-5　游离冠状韧带

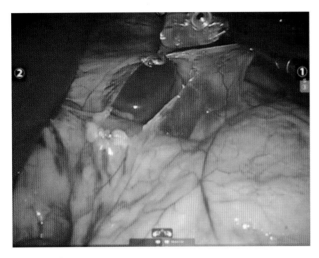

图 21-2-6　离断肝胃韧带

离范围应上至肝左静脉根部,下至打开温斯洛孔。肝胃韧带的游离程度直接影响后续断肝过程中切割闭合器是否能够通过。

　　5. 第二肝门的显露与流出管道的解剖与控制　对于肝静脉的处理,可以根据肿瘤大小来决定。如肝静脉出血可能较小,建议适当游离肝静脉至显露根部。但若术前预计存在出血风险,应将肝左静脉结扎后阻断。机器人下进行肝静脉解剖相对

腹腔镜下肝静脉解剖容易,采用电凝钩,游离肝静脉周围组织,显露肝左静脉根部(图 21-2-7)。

　　解剖第二肝门游离肝左静脉,如此时结扎,注意避免使用 hem-o-lock 夹或可吸收夹,因其夹闭会影响后续闭合器离断,因此应采用丝线结扎。亦可用丝线或尿管预阻断,待肝实质离断至第二肝门时将肝左静脉与肝实质一并用切割闭合器离断。

　　机器人下解剖精细,可解剖及游离肝左静脉,预先阻断肝左静脉,控制出肝血流情况。机器人下左半肝切除,可以采用解剖性左半肝切除或模式化左半肝切除,进行解剖性左半肝切除时,需要行肝左静脉解剖及游离;模式化左半肝切除时,游离第二肝门时,可不予解剖及离断肝左静脉,采用直线切割闭合器,连同部分肝实质进行离断(图 21-2-8)。

　　在闭合肝左静脉时,应结合术前阅片和术中仔细观察,注意有无肝中静脉与肝左静脉共干的情况,以免损伤肝中静脉。左半肝切除后,要观察残留肝脏有无淤血情况,必要时采用术中超声排除肝中静脉损伤。

　　6. 肝实质的离断　左半肝入肝血流阻断后,可以明确左半肝缺血线,根据缺血线,确定肝实质离断切面(图 21-2-9)。部分情况下,可能因左右半肝实质在阻断左肝血流后,缺血线不明显,可以采用荧光影像技术,进行左半肝切除线的标定(图 21-2-10)。

　　超声刀沿肝实质切口,至左侧半肝肝蒂(图 21-2-11),以直线切割闭合器离断左半肝肝蒂(图 21-2-12)。左半肝切除中,左右半肝内较少有交通静脉血管支,因此,可以采用超声刀尽可能将左半肝切除切面实质离断。离断肝实质至第二肝门处,再次以切割闭合器,将肝左静脉离断。离断中,注意适当向左侧偏转切割闭合器,防止肝中静脉共干时,导致肝中静脉损伤或肝静脉根部损伤等。

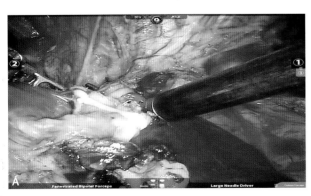
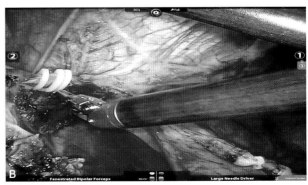

图 21-2-7　肝左静脉处理
A.解剖肝左静脉;B.结扎肝左静脉。

21

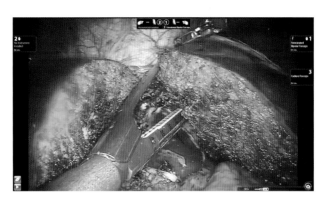

图 21-2-8　直线切割闭合器离断肝左静脉

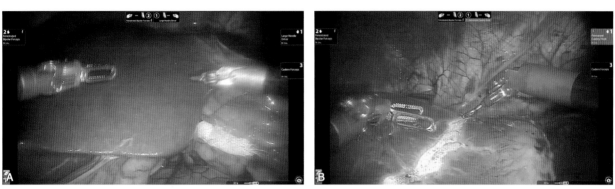

图 21-2-9　根据缺血线标定左右半肝切除线
A. 显示肝缺血线；B. 肝膈面标记切除线；C. 脏面标记切除线。

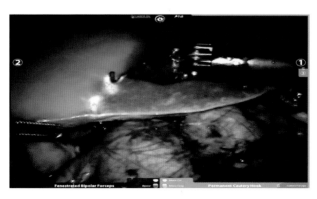

图 21-2-10　荧光影像标定左右半肝切除线

21

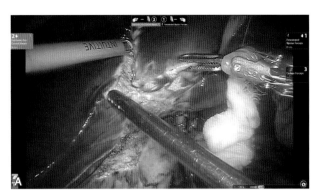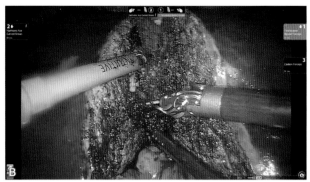

图 21-2-11　解剖左肝蒂
A. 超声刀沿肝实质切开;B. 超声刀切开肝实质至左肝蒂。

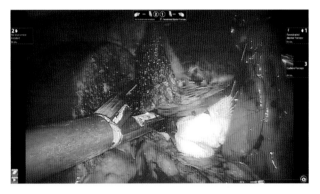

图 21-2-12　直线切割闭合器离断左肝蒂

采用切割闭合器离断肝实质方法,注意在肝断面上,尽可能减少外科夹、可吸收夹等的应用,防止在直线切割闭合器的应用过程中导致直线切割闭合器损坏。

机器人左半肝切除中肝实质离断时,若左半肝体积相对较小,可沿肝中静脉,经头侧肝实质离断。

7. 肝断面止血　肝断面活动性出血根据情况不同有不同处理方法,少量渗血可以采用双极电凝止血处理或氩气刀处理(图 21-2-13),非动脉性的小的活动性出血,采用百克钳止血效果很好,对于动脉

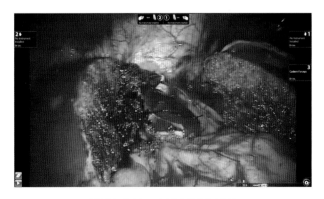

图 21-2-13　左半肝切除创面

性出血或肝静脉破裂出血,建议采用镜下缝合方法,且机器人下进行缝合相对容易。

8. 标本取出　将标本装入一次性取物袋,将脐部穿刺孔延长后,标本完整取出;并立即切开标本检查切除肿瘤是否完整,切除范围是否达到根治标准,必要时送术中冷冻切片病理活检进一步证实。

9. 冲洗腹腔及放置引流管　将引流管放置在左半肝断面达脾窝处,由右侧穿刺孔引出体外。根据术中肝脏创面情况,决定是否放置引流管数目,应当杜绝因为怕麻烦而少放或不放置引流管。

10. 操作要点

(1) 机器人左半肝切除时应注意 2 号机械臂操作孔位置。2 号穿刺器位置既要使得可方便地游离肝脏并且离断肝实质,也要有利于进入闭合器,最好能保证穿刺器与肝脏断面在同一斜面上,可以采用"Trocar in Trocar"的方法。

(2) 肝脏周围韧带应当进行彻底游离,尤其是肝胃韧带,上缘要到肝左静脉根部,下缘到温斯洛孔。彻底地游离一方面能够更好地显露肝左静脉,在闭合器离断时,能够避免损伤肝中静脉及下腔静脉;另一方面,使用闭合器离断左肝肝蒂时,闭合器能够顺利通过肝脏脏面。

(3) 机器人左半肝切除术应当解剖第一肝门,并预先处理肝脏的流入管道。此时,门静脉左支可能发出一些左尾状叶门静脉支,应当给予预结扎处理。此外,对于肝左管建议不进行预先离断,因胆管肝外变异相对多见,在肝内用闭合器离断相对安全。

(4) 闭合器离断肝左静脉时,一方面要注意将闭合器适当向左侧偏移,以免闭合过程中损伤肝中

静脉；另一方面，要注意闭合器前端未夹住膈肌及膈下静脉等结构。

（5）肝脏断面止血，一般采用氩气刀或百克钳等器械即可，但对于明确活动性出血，特别是动脉性出血，建议还是以 Prolene 线缝合更为确切。

五、注意事项

1. 达·芬奇机器人无法进行术中体位变化，在术前要充分评估是否需要术中调整体位，若需要时，请在手术开始装机器前进行患者体位调整。

2. 左半肝切除时，达·芬奇机器人手术可以选择解剖性左半肝切除或模式化下左半肝切除，进行解剖性左半肝切除时，要充分解剖第一肝门，显露各个入肝管道，注意保护肝左管，防止胆管损伤，进行模式化手术时，手术操作方便、快捷，但要注意闭合器进入腹腔的角度，多数采用机器人 2 号机械臂穿刺进入闭合器进行离断肝蒂。

3. 机器人 2 号机械臂穿刺孔采用"Trocar in Trocar"的方法，便于闭合器的进入。

六、达·芬奇机器人左半肝切除术的典型病例

1. 病例资料　患者，女性，主因查体发现肝脏占位性病变 7 天入院。既往史与个人史无特殊。入院化验检查提示肝肾功能正常，凝血正常，肝功能分级为 Child A 级。肝脏 MRI 检查示左肝内占位（图 21-2-14 ~ 图 21-2-19），考虑为左肝内胆管癌。

2. 术前准备　患者一般状况好，术前血常规、凝血、血生化、肿瘤标志物等常规检验无明显异常，

行常规术前准备（备血、备皮、胃管、尿管等）。

3. 手术规划　装机后探查，拟行机器人左半肝切除术、胆囊切除术，备肝门区淋巴结清扫。

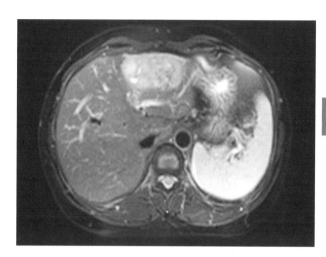

图 21-2-15　肝脏 MRI T₂WI

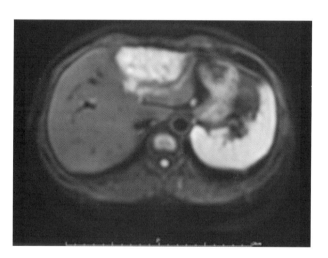

图 21-2-16　肝脏 MRI DWI

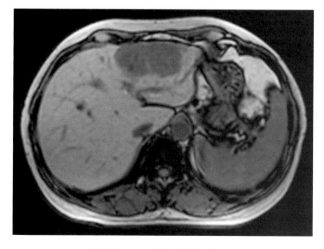

图 21-2-14　肝脏 MRI T₁WI

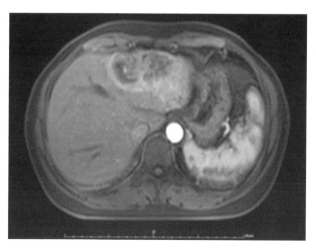

图 21-2-17　肝脏 MRI 动脉期

21

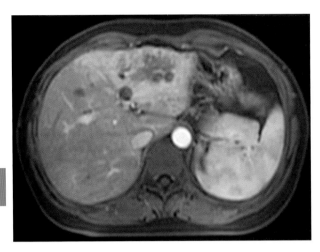

图 21-2-18　肝脏 MRI 门静脉期

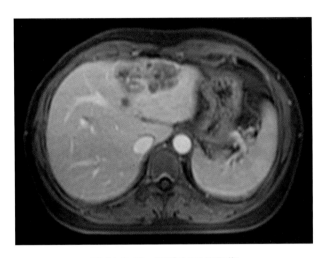

图 21-2-19　肝脏 MRI 延迟期

4. 手术步骤

（1）手术时间 60 分钟,术中出血量 20ml。

（2）体位为改良截石位;麻醉采取气管插管全身麻醉。

（3）布孔:机器人肝脏手术模式化布孔。选脐下纵向切口 1cm,置入 12mm 戳卡（助手孔）,建立气腹,气腹压控制在 14mmHg;置入机器人腹腔镜,探查腹腔,排除远处转以后,直视下分别于左右腋前线肋缘下取 8mm 切口,置入 3 号和 2 号机械臂;于左锁骨中线内侧肋缘下取 12mm 切口,置入 1 号机械臂（Trocar in Trocar）;脐水平线右侧 3cm 置入 12mm 戳卡,作为观察孔（图 21-2-20）。

（4）肝周韧带离断（图 21-2-21,图 21-2-22）:超声刀或单极电凝钩依次离断肝圆韧带、镰状韧带及左侧三角韧带和冠状韧带。

（5）肿瘤探查与定位（图 21-2-23,图 21-2-24）:镜下探查结合 ICG 染色定位肿瘤位于肝左叶,未见其他肝叶内病灶及周围脏器侵犯,遂决定行肝左叶

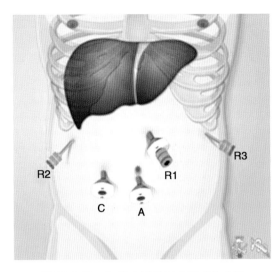

图 21-2-20　机器人肝脏手术模式化布孔
C:镜头孔（12mm）;A:助手孔（12mm）;R1:1 号机械臂孔（12mm,Trocar in Trocar）;R2:2 号机械臂孔（8mm）;R3:3 号机械臂孔（8mm）。

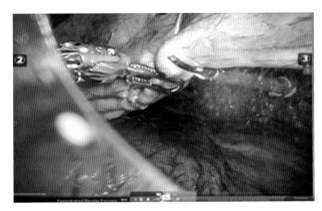

图 21-2-21　离断肝圆韧带

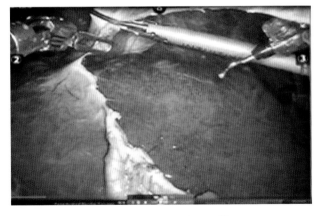

图 21-2-22　离断镰状韧带

切除、胆囊切除术。

（6）胆囊切除（图 21-2-25,图 21-2-26）:游离胆囊管及胆囊动脉,分别结扎后,给予离断,完整游离胆囊并切除。

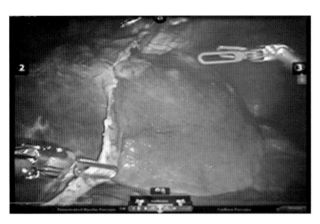

图 21-2-23 镜下定位肿瘤

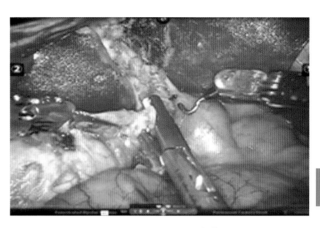

图 21-2-26 结扎胆囊管

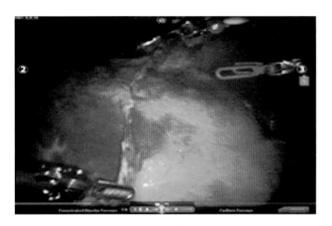

图 21-2-24 ICG 正染显示肿瘤位置

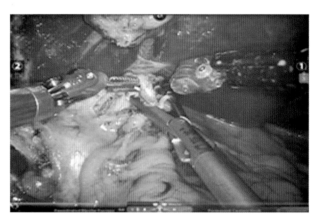

图 21-2-27 肝左动脉结扎

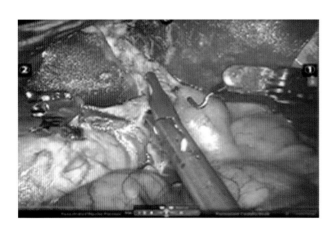

图 21-2-25 结扎胆囊动脉

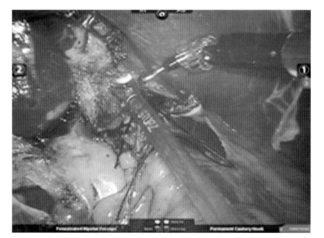

图 21-2-28 门静脉结扎并离断

（7）解剖第一肝门，处理肝左动脉及门静脉（图 21-2-27，图 21-2-28）：解剖肝左动脉，游离肝左动脉后，给予外科夹夹闭后离断，离断动脉后，显露后方门静脉，分离后，以丝线结扎门静脉支，并牵拉丝线后，以外科夹再次夹闭门静脉干。

（8）肝门淋巴结清扫（图 21-2-29）：术中清除肝十二指肠韧带淋巴结 1 枚，术中冷冻切片病理检查提示淋巴结反应性增生。

（9）肝实质离断（图 21-2-30 ~ 图 21-2-33）：采用电凝钩，沿正中裂所在位置，即缺血线处进行标记预切线，并采用 Pringle 法进行阻断第一肝门。超声刀沿肝缺血线离断肝实质，肝内管道给予分别结扎后离断，对于有活动性出血点，给予镜下缝合，紧贴肝静脉壁，完整切除肝实质至第二肝门处，对于肝中静脉壁出血点，给予止血纱布压迫止血处理。

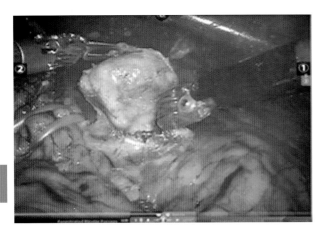

图 21-2-29　清扫肝十二指肠韧带淋巴结

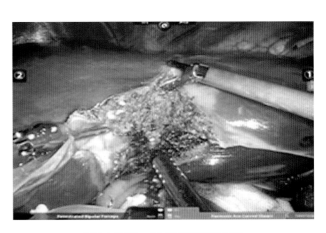

图 21-2-32　超声刀离断肝实质

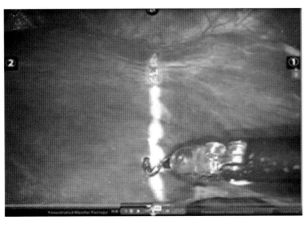

图 21-2-30　电凝钩标记预切线

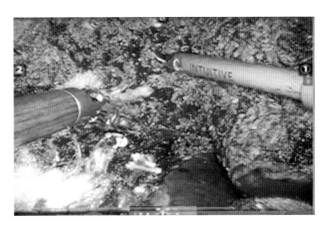

图 21-2-33　显露肝静脉,循肝静脉离断肝实质

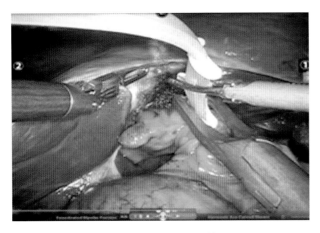

图 21-2-31　Pringle 法阻断第一肝门

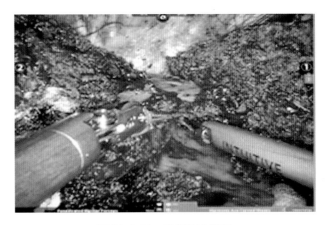

图 21-2-34　显露肝左静脉

（10）第二肝门显露与肝静脉离断（图 21-2-34,图 21-2-35）：超声刀沿肝中静脉离断肝实质,至第二肝门部,显露肝左静脉根部,明确肝中静脉与肝左静脉位置关系,以直线切割闭合器进行肝左静脉离断,注意保护肝中静脉及前方膈肌,防止副损伤的发生。

（11）创面处理及引流管放置（图 21-2-36,图 21-2-37）：肝创面的处理,采用电凝钩进行止血,模式可以为电凝喷凝模式,但容易产生较多烟雾。放置乳胶管一根于左半肝断面,经 2 号臂穿刺孔引出体外。

（12）术后管理与恢复

1）术后予以抗炎、抑酸、止吐、止血、营养支持

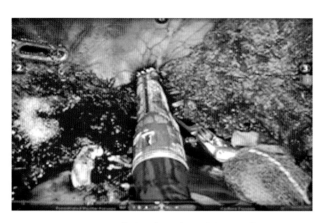

图 21-2-35 直线切割闭合器离断肝左静脉

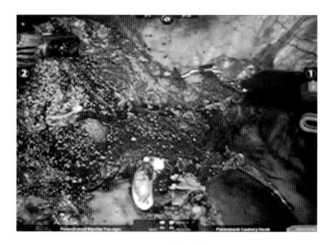

图 21-2-36 采用电凝钩进行止血

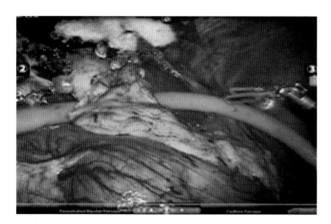

图 21-2-37 放置引流管

常规治疗。

2) 术后第 1 天复查血常规、肝功能未见明显异常,拔除胃管后进流食。

3) 术后第 2 天患者自主进食,自主排气、排便。

4) 术后第 5 天拔除腹腔引流管,出院。

(13) 术后病理

1) 手术大体标本:见图 21-2-38。

2) 常规病理检查:左半肝内胆管中-低分化腺

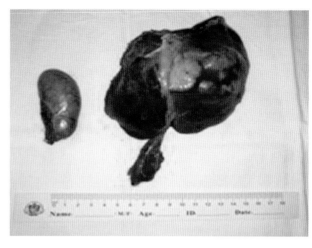

图 21-2-38 手术大体标本

癌,局灶可见胆管内乳头状肿瘤(intraductal papillary neoplasm,IPN)改变伴有癌变,肿瘤大小为 7cm× 6cm×3.5cm,癌组织侵犯但未侵透被膜。肝断端未见癌。周围肝细胞浊肿、淤胆,汇管区纤维组织增生伴慢性炎细胞浸润。术中送检(肝十二指肠韧带附近)淋巴结未见转移癌(0/1)。免疫组化结果:CK7 (+),Heptocyte(-),CK18(+),Arg-1(-),CK19(+),Ki-67(+40%)。慢性胆囊炎伴有 R-A 窦形成。

3) 术后腹部增强 CT 检查(图 21-2-39):结果提示肝脏术后改变,腹腔内未见明显积液。

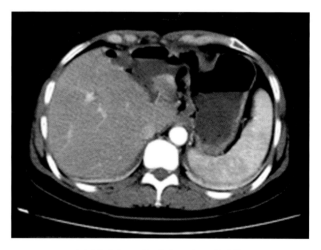

图 21-2-39 术后增强 CT:动脉期

(刘 荣 许大彬)

第三节 三维可视化辅助达·芬奇机器人右半肝切除术

右半肝切除术因其手术过程复杂及肝实质离断切面大,导致右半肝切除术存在潜在的大出血风险和需要较长的手术时间,在微创外科手术中未能很好地广泛开展。

近年来,达·芬奇机器人手术系统由于有放大的高清晰三维成像系统、7个自由度的内腕式器械、术者手部震颤滤除等优点,在微创外科领域迅速发展,且机械臂无疲劳感,可以进行长时间手术,协助右半肝切除时的手术切面显露。因此,机器人右半肝切除术也日渐增多并显示出比腹腔镜右半肝切除术更强的适用性。

一、适应证

1. 病变位于段Ⅴ、段Ⅵ、段Ⅶ、段Ⅷ。

2. 病变大小以不影响第一、第二肝门的解剖根部或主干血管为准,良性病变最好直径不超过15cm,恶性肿瘤直径不超过10cm,结直肠癌转移的患者,肝脏无基础疾病,不需增加额外的切口取标本可适当放宽;囊性肿瘤在减压后可明显缩小,血管瘤等良性病变在控制血流后可明显缩小、变软,取标本时可以将标本粉碎,无须延长切口,因此可以适当放宽手术适应证。

3. 患者肝功能分级应在Child-Pugh A级以上,其他脏器无严重器质性病变,肝功能储备良好。

4. 活体肝移植供肝切取。

二、禁忌证

1. 病变已侵犯下腔静脉或肝静脉根部者。

2. 肝脏病变较大,影响第一和第二肝门的显露和分离者。

3. 肝癌合并肝内转移、门静脉癌栓、肝门淋巴结转移或肿瘤边界不清者。

4. 有上腹部手术史且腹内粘连严重、严重肝硬化、门静脉高压症者。

5. 肝功能分级Child-Pugh B、C级,或其他重要脏器功能不全者。

三、术前准备及评估

1. 三大常规化验:血常规、尿常规及便常规化验,凝血化验、肝肾功能化验,术前乙型病毒性肝炎、丙肝、梅毒、艾滋病等传染病检测。

2. 术前心肺功能评估:心电图、胸部X线片或肺部CT检查,以及肺功能检查、心脏彩超检查等。

3. 术前肝脏MRI及CT检查,明确肿瘤位置,特别是肿瘤与周围脏器关系,如是否侵犯膈肌及结肠等,能否进行微创化手术治疗;评估肝内管道走行,

评价肿瘤与肝中静脉的位置关系及与第一、二肝门的位置关系。

4. 肝功能评估,进行肝功能Child分级,同时进行肝脏三维重建,构建右半肝切除线,评估残肝体积。

5. 肝功能不良者,进行术前肝功能纠正,纠正后,再次评估肝功能,并进行Child分级,必要时再次行肝脏MRI检查。

6. 对于肝脏多发肿瘤,行腹部B超造影,明确多发肿瘤位置,评估能否进行同期手术半肝切除联合术中射频消融进行治疗。

7. 术前备血。

8. 术前知情告知并签署知情同意。

四、手术步骤及要点

1. 体位与穿刺孔布局　患者麻醉成功后取小截石位。于脐上或脐下Veress气腹针穿刺建立CO_2气腹(12~14mmHg),放置直径12mm戳卡(助手操作入路),并置入摄像镜头。然后,分别于腹部左、右上象限左锁骨中线、右锁骨中线肋缘下2~4cm处穿刺放置直径8mm戳卡(机械臂1号与机械臂2号)。再于助手孔与2号机械臂穿刺孔间的脐右旁放置直径12mm戳卡(抓取摄像臂)。于右腋中线放置直径8mm戳卡(机械臂3号)。各戳卡孔以手术靶区为中心呈弧形分布,间距≥6~8cm,以避免机械臂碰撞。

退出摄像镜头,摆放患者头侧抬高20°~30°的头高足低位。机器人塔车位于患者头部正上方推入、固定。安装机械臂(图21-3-1,图21-3-2)。

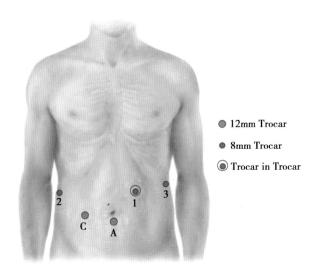

● 12mm Trocar
● 8mm Trocar
◉ Trocar in Trocar

图21-3-1　机器人右半肝切除穿刺孔布局示意图

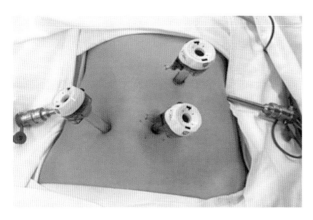

图 21-3-2　机器人右半肝切除穿刺孔布局

2. 腹腔探查　右半肝体积较大，位置深，右尾状叶的处理有一定难度，因此，腹腔镜下进行右半肝切除相对左半肝开展缓慢。进行右半肝切除前，建立好各穿刺孔及置入机器人手臂后，先行探查腹腔，明确肿瘤是否侵犯胸、腹壁、膈肌及结肠等，探查完成后初步评估能否通过机器人完成手术。

3. 胆囊切除　提起胆囊壶腹部，切开胆囊颈前浆膜，仔细解剖胆囊三角，游离出胆囊管，距胆总管

0.5cm 予以生物夹夹闭后剪断，解剖出胆囊动脉，上生物夹后剪断。牵起胆囊管断端，将胆囊从胆囊床完整剥离。

4. 第一肝门解剖及入肝血流的控制　笔者所在团队倾向于使用鞘内解剖法处理第一肝门。切除胆囊后，3 号机械臂协助将肝脏向上抬起，显露第一肝门，电凝钩或超声刀进行肝门解剖。通常在比较浅表的位置解剖出肝右动脉，以外科夹夹闭，超声刀离断肝右动脉（图 21-3-3）。然后在其深面解剖出门静脉右支，注意避免损伤门静脉右支背侧发出的右尾状叶门静脉支，以电凝钩或针持游离门静脉右支，并给予丝线先行结扎门静脉右支后，再行外科夹或可吸收夹夹闭门静脉右侧支主干（图 21-3-4）。

在一部分情况下，门静脉右支较宽，难以进行外科夹直接夹闭，可以机器人下进行缝扎两端处理。结扎后，可暂不离断门静脉右支，在肝实质离断过程中，于实质内进行门静脉右侧支离断。右侧肝管可以经肝外游离后，给予结扎及离断，也可以经肝实质内离断。因胆管变异情况较多，术前未能明确胆管走行情况，可以经肝实质内进行胆管离断。

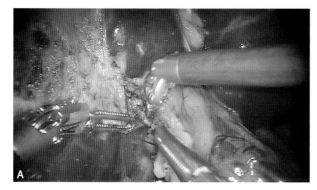
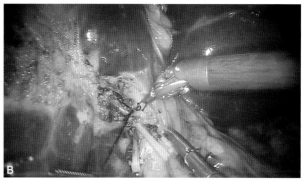

图 21-3-3　肝右动脉处理
A. 解剖肝右动脉；B. 结扎肝右动脉。

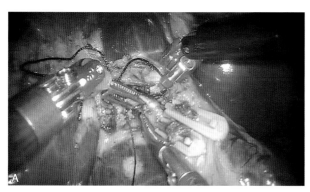
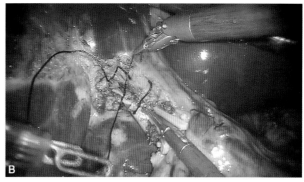

图 21-3-4　门静脉右支处理
A. 解剖门静脉右支；B. 结扎门静脉右支。

机器人下进行肝门解剖,游离肝右动脉及门静脉时,注意尽可能采用 2 号机械臂的无损伤抓钳夹持血管周围组织,切莫夹持血管壁,因机器人下无力反馈情况,机器人臂夹持血管,特别是夹持动脉血管壁后,会导致内膜断裂,从而引起术后出血风险情况。

笔者团队自 2009 年起在国内提出模式化右半肝切除的概念,建议先阻断目标肝段入肝血流,再游离肝脏,以防止恶性肿瘤通过门静脉向对侧肝脏转移。在阻断肝右动脉及右门静脉后,肝脏表面通常出现缺血线,可以用电凝钩标记作为切肝路线。此时,可从外周静脉注入 ICG 进行荧光染色,右半肝因缺血呈现负染色状态,在肝内对肝实质的离断起到一定的引导作用。

5. 肝脏游离 机器人下右半肝切除,肝脏游离为手术关键,特别是进行第三肝门解剖及离断肝短静脉的情况。机器人下游离右半肝与腹腔镜下右半肝切除基本相同,笔者在积累了大量腹腔镜肝切除经验的基础上,摸索适合机器人右半肝切除的各种技术与方法。但在肝脏游离方面,游离顺序显得没有那么重要,机器人下操作臂无疲劳感,且能多角度变化,因此,可以根据手术需要交替进行游离。

对于肿瘤较大的病例,笔者常采用前入路切除的方法,即在标记缺血线后,直接进行肝实质离断,在表面以缺血线为标记,在肝内以肝中静脉右侧缘为标记,在后方以下腔静脉为标记,结合术中半肝荧光负染色和超声定位来引导肝实质离断,最后再进行右半肝游离和标本移除。

机器人 1 号操作臂,超声刀离断肝圆韧带、镰状韧带、右三角韧带、右冠状韧带、肝肾韧带(图21-3-5)。游离中,机器人下肝圆韧带离断及镰状韧带离断相对容易,但在进行右侧三角韧带及冠状韧带游离时,因肝脏膈面位置高,手术中机器人臂操作存在一定限制,但采用机器人下电凝钩游离右侧三角韧带及冠状韧带时,在一定程度上能够克服诸多问题。因此,在游离中,可以采用机器人 2 号手臂,经右肝与右侧腹壁间隙游离右半肝,相对容易些,便于显露手术区域。

游离右冠状韧带至肝右静脉根部,使整个右半肝完全游离,有时为了方便旋转,还需要切断腔静脉左侧部分冠状韧带。

马库奇韧带(Makuuchi 韧带)游离后,可以采用闭合器或 LigaSure 进行离断,离断后显露肝右静脉根部(图 21-3-6,图 21-3-7)。

6. 肝短静脉游离 肝短静脉的处理是机器人右半肝切除术的关键。机器人下进行肝短静脉的处

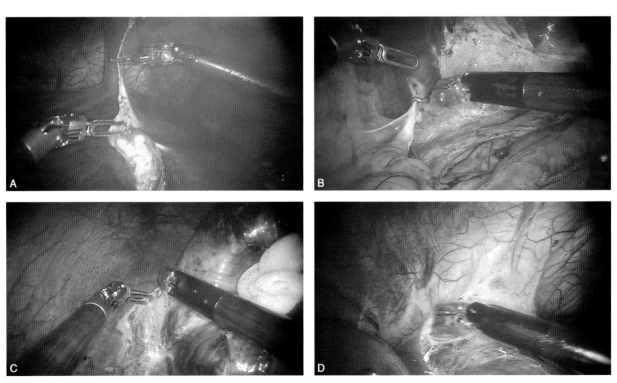

图 21-3-5 **游离肝周韧带**
A. 离断镰状韧带;B. 游离肝肾韧带;C. 游离右冠状韧带;D. 游离右三角韧带。

理,相对腹腔镜下手术容易。采用机器人 3 号机械臂,将右侧肝脏充分向上抬高,显露第三肝门及肝后下腔静脉,经第一肝门,逐步向上游离及结扎、离断肝短静脉。用电凝钩或超声刀,切开腔静脉韧带,显露后方肝短静脉,以分离钳钝性分离肝短静脉,并以可吸收夹夹闭肝短静脉,注意减少牵拉,过度牵拉可能导致肝短静脉撕裂出血(图 21-3-8)。

7. 第二肝门的显露及流出道解剖与处理　机器人下进行第二肝门游离,可经肝外分离与切断肝右静脉。通常方法为自腔静脉窝向右下方轻柔地分离,于腔静脉前方向左上方分离,两者结合可分离出肝右静脉主干(图 21-3-9)。肝右静脉的分离在难度上要明显大于肝左静脉,特别是肝实质肥厚的患者显露较差,稍有不慎会撕裂肝静脉引起出血和气体栓塞。因此,不建议常规在肝外切断肝静脉,特别是腹腔镜手术中,而是主张最后在肝内用 EC60 切割器离断肝脏。机器人下手术操作更加精细,能够充分显露手术区域,可以尝试进行肝外游离肝右静脉,先行结扎阻断或显露后,绕肝右静脉置入硅胶尿管,牵拉肝右静脉,便于进行肝右静脉离断中的显露。

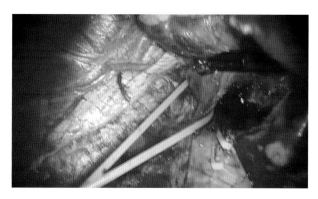

图 21-3-6　游离马库奇韧带

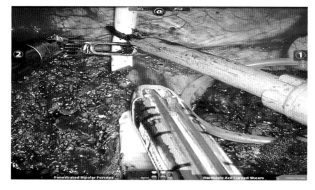

图 21-3-7　显露肝右静脉,并悬吊肝右静脉

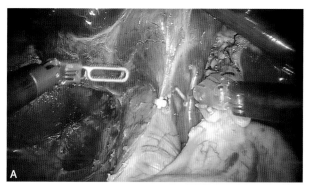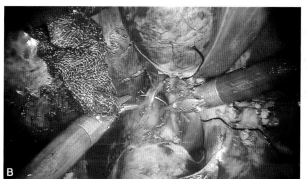

图 21-3-8　肝短静脉处理
A. 结扎肝短静脉;B. 缝扎肝短静脉。

除,手术历时长,且手术切面大,因此要常规进行第一肝门阻断。可以用 8 号导尿管绕过第一肝门,两头穿入剪好的 3cm 吸引器套管,处于松弛状态,用血管夹钳夹固定。如在离断肝实质的过程中出血量大,可以提起导尿管、下压吸引器套管,阻断肝门后用血管夹钳夹固定,每次阻断为 15~20 分钟。间歇阻断第一肝门可以减少术中出血,保持术野清晰。

9. 肝实质的离断　右肝门静脉及肝右动脉阻断后,右肝因血流阻断而在肝脏表面出现缺血变色线(图 21-3-10),沿此变色线划定预切线,或者采用机器人下荧光影像技术,标定手术切除线。肝实质

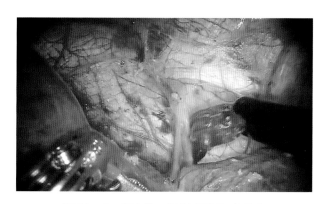

图 21-3-9　游离第二肝门,解剖肝右静脉

8. 预置肝门阻断带　机器人下进行右半肝切

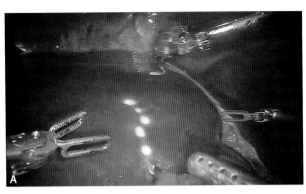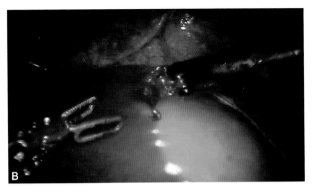

图 21-3-10 **标记左右半肝界限**
A. 左右半肝缺血线;B. 荧光影像下显示肝缺血线。

的离断方法仍以超声刀断肝法为主。在部分情况下,可以采用超声刀结合直线切割闭合器进行肝实质离断(图 21-3-11)。

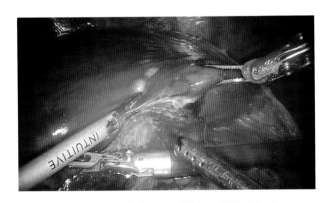

图 21-3-11 **超声刀沿肝缺血线离开肝实质**

肝实质切开过程中,可以继续采用荧光影像技术标记切除平面(图 21-3-12),或者采用术中超声明确肝中静脉走行,进行标记切除平面,防止肝实质离断中,导致切除平面偏移。

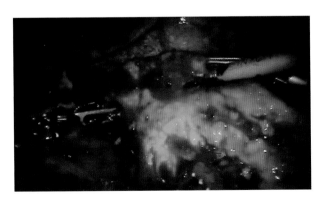

图 21-3-12 **术中继续荧光标记切除平面**

超声刀离断肝实质中,一般采用机器人 1 号和 2 号机械臂交替进行超声刀肝实质离断。肝实质 2cm

内多数情况,无较大肝内管道,可以采用超声刀直接离断,部分出血时,可以采用双极电凝进行止血处理。切除中,机器人 3 号机械臂以无创抓钳,将左侧肝实质断面向患者左侧牵拉,充分显露肝实质切除面。超声刀进行解剖性右半肝切除时,因右半肝切除中切面存在较多的交通血管支及 Glisson 系统,可以采用超声刀前 1/3 进行游离与切除相配合的方法,逐步进行,分离出肝内管道,给予外科夹夹闭后直接离断,或游离后由助手经过助手孔,以 LigaSure 进行肝内管道离断,直至第二肝门的肝右静脉根部。

机器人下采用直线切割闭合器离断肝实质,要求助手孔与肝实质切断断面在同一平面,进行肝实质离断。当然,在部分情况下,机器人 2 号机械臂穿刺孔,可以采用 Trocar in Trocar 的方法,直线切割闭合器可以经过 2 号机械臂的穿刺孔,进行肝实质闭合、离断。

全程中,助手充分吸引手术区域,对于手术创面出血较多,且机器人下双极电凝止血效果不佳的,需要助手进行配合止血,如助手采用百克钳进行止血时,主刀医师可以给予小纱布压迫肝断面出血点,帮助助手,以显露出血区域,从而有效止血,或者在助手孔上方重建一 5mm 穿刺孔,助手以吸引器和百克钳相配合,主刀医师采用机器人下充分显露,达到止血要求。超声刀切开肝实质,助手手持吸引器清理术野,主刀医师持百克钳可以同步止血,效果较为理想,其中较大的管道以生物夹夹闭,必要时可以采取闭合器直接切割肝实质。

对于电凝止血效果不佳或百克钳止血无效的情况,只能采用机器人下肝脏断面活动性出血,缝合止血。

10. 右肝肝蒂的处理 肝右动脉结扎后离断,右肝门静脉支及肝右管可以采用闭合器离断右肝肝蒂进行离断(图 21-3-13)。尽可能用超声刀切开肝

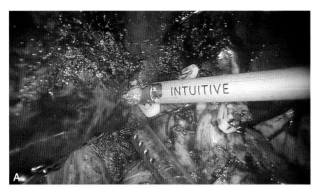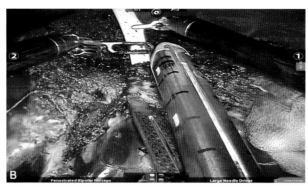

图 21-3-13 处理右肝 Glisson 蒂

A. 肝内显露右肝 Glisson 蒂；B. 直线切割闭合器离断右肝 Glisson 蒂。

脏组织无主要血管的实质部分及部分的右肝尾状叶实质；在闭合右肝蒂时，闭合器下端一定要直视下通过，防止闭合器损失下腔静脉侧壁，导致不可控制性出血。

机器人下进行直线切割闭合器离断右肝肝蒂时，要有良好的角度，若直线切割闭合器离断右肝肝蒂时，与肝实质断面成角太大，难以进行良好的闭合与离断，为减少可能导致的第一肝门损伤，建议进行解剖性离断右肝肝蒂，切莫强行使用切割闭合器离断肝蒂。

机器人下分别分离及解剖肝右动脉、门静脉及 Glisson 系统，给予游离后，进行外科夹夹闭或缝合后，离断。

11. 出肝血流的处理 因肝右静脉位置较高、深，在解剖游离过程中难度较大，且分离过程中，静脉壁较薄，损伤有导致出血及其他栓塞的风险。因此，在机器人右半肝切除时，不建议在肝外切断肝静脉，而是主张最后在肝内用 EC60 切割器离断肝脏静脉（图 21-3-14）。

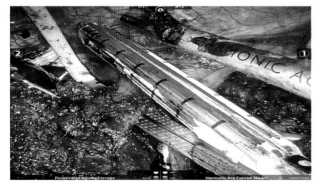

图 21-3-14 直线切割闭合器离断肝右静脉

需要进行肝右静脉肝外显露时，经机器人 3 号臂，将肝膈面下压，显露第二肝门，采用电凝钩，游离

肝右静脉根部，并经机器人 3 号手臂将右半肝向左侧翻转，充分显露肝后下腔静脉，超声刀处理马库奇韧带，经肝脏面显露肝右静脉根部，并留置绕肝右静脉带，备肝静脉离断过程中牵拉肝右静脉及显露肝静脉根部。

12. 创面的止血 肝实质切开过程中，对于明显的管道，应给予可吸收夹或 hem-o-lock 夹夹闭，相对较小的出血，如静脉交通支等，可以采用百克钳止血，切除后的断面可用电凝钩喷凝或百克钳继续止血，如无大的静脉，也可用氩气刀喷凝止血，但应降低气腹压力，防止空气栓塞的发生。如遇到相对较大的静脉交通支，应予以缝扎或夹闭处理。切除后的右半肝切面见图 21-3-15。

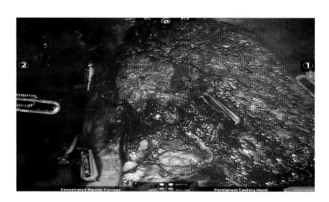

图 21-3-15 右半肝切面

13. 标本取出及引流管放置 机器人下将标本装入内镜下取物袋内时，需要主刀采用机器人 3 个手臂相互配合，充分上抬切除标本，将标本下方显露后，取物袋经标本后方置入，一边外推取物袋，一边向外侧退出内镜取物袋套管，将内镜下取物袋充分展开后，机器人 3 号臂抓住取物袋最上侧边缘，将标本置入取物袋内后，左右两侧由机器人 1 号和 2 号机械臂进行牵拉两侧取物袋，将标本完全置入取物

袋内,助手收紧取物袋。

良性疾病扩大穿刺孔将标本粉碎后取出,恶性疾病延长脐上助手孔取出标本。于右半肝断面放置两根引流管,经过右侧机器人2号臂穿刺孔引出并固定,皮内缝合各穿刺孔。

14. 操作要点

(1)第一肝门和右肝蒂的解剖:机器人进行右半肝切除时,右肝蒂的解剖与显露要早于右半肝的游离。利用肝周韧带的牵拉作用,并采用机器人3号机械臂的协助,充分外展第一肝门,切除胆囊后,进行右半肝肝动脉及门静脉的游离、结扎、离断。门静脉右支可以经过肝外结扎后离断,也可仅进行结扎处理。

(2)肝右管仍建议进行肝内离断,这与肝右管存在复杂的变异结构有关系。

(3)机器人下右肝肝蒂的离断,可以采用直线切割闭合器离断,也可采用机器人下肝门解剖,分别解剖出肝内肝动脉、门静脉及胆管等后,再行逐一结扎后离断。

(4)肝周韧带的游离:机器人下右半肝切除要充分进行肝周韧带的游离,且机器人下进行肝周韧带游离较腹腔镜下开展相对容易些。在进行右三角韧带及冠状韧带游离时,要充分利用机器人1号和2号机械臂交替进行。2号机械臂在进行右半肝三角韧带与冠状韧带游离时,角度较好,且3号机械臂可向左侧翻转右半肝,充分显露右侧操作区域。

(5)肝右静脉的处理:机器人下进行肝静脉处理,显露肝右静脉,经肝外分离及解剖肝右静脉。可以经第二肝门肝静脉窝,分离肝右静脉,并结合经肝脏面,显露肝右静脉根部,但需要充分处理短静脉及马库奇韧带方可能够实现。

(6)机器人下静脉处理为手术的难点,因机器人手术操作过程中,无力反馈系统,操作不当会导致静脉撕裂,因此,尽可能最大限度保证静脉处理过程中无张力处理血管。

(7)显露下腔静脉、处理肝短静脉:机器人下进行肝短静脉处理时,可以充分利用机器人3号机械臂的协助作用,显露第三肝门区域,经第一肝门,逐步沿下腔静脉向上游离,结扎及离断肝短静脉,至肝右静脉根部。肝短静脉一般有4~5支,较细小,壁薄,又靠近下腔静脉,撕裂后易引起大出血,故应尽量靠近肝实质处仔细结扎或血管夹夹闭后切断。

(8)肝实质离断切线的确定:机器人下解剖第一肝门,处理及结扎肝右动脉、门静脉后,多数情况

右半肝有明确缺血线情况,部分难以明确缺血线情况,可以借助机器人术中荧光影像技术,明确肝实质离断切线,并在实质离断中,进行间断荧光显影,以提示肝实质切面是否偏移情况。

(9)超声是外科医师的眼睛,腹腔镜超声的配合使肝切除术成功的概率明显增高,并发症的发生率也有效降低,如术中血管损伤导致的出血等,发生概率会下降。

(10)右尾状叶的处理:右尾状叶处理不当会增加右半肝切除的难度。如肝体积足够,建议牺牲右尾状叶腔静脉旁部,这样可以减少断肝面积,遭遇较少的管道分支。如担忧代偿不足需要保留完整尾状叶,则需要在分离第一肝门时就开始注意保留右尾状叶门静脉分支、胆道分支,尽量保证其4套管道的完整性。

五、注意事项

1. 达·芬奇机器人右半肝切除,因肝脏体积较大,且位置较深,在体位设计时,可以适当进行右侧体位抬高,向左侧旋转,并将所有穿刺孔位置向右侧偏移。

2. 右半肝切除时切除肝脏体积较大,术前进行肝脏功能评估的情况下,同时要进行残肝体积的计算,明确残留肝体积是否足够。

3. 右半肝体积较大时,可以采用前入路切肝方法,进行原位的右半肝切除,切除完毕后,再行肝周韧带游离,特别是右侧三角韧带、冠状韧带及第三肝门和腔静脉韧带。

4. 机器人右半肝切除时,切除线可以循肝中静脉进行,但需术前明确肝中静脉走行,可以行三维重建,了解肝中静脉及是否存在粗大的肝后静脉等。

六、三维可视化辅助机器人右半肝切除术的典型病例

1. 病例资料 患者,女性,34岁。主因发现肝血管瘤1年余入院。患者于2017年6月因交通事故在当地医院检查时,CT提示肝血管瘤。患者未行特殊处理,并定期体检。患者于2019年1月11日在中国人民解放军总医院第六医学中心行MRI检查,提示为肝右叶多发海绵状血管瘤,整体范围约11cm×7.7cm×9.1cm。患者发病至今,无腹痛、腹胀、恶心、呕吐等不适。既往:2005年在当地医院因子宫血管瘤行手术治疗,2009年、2015年在当地医院行剖宫产手术,2017年6月因交通事故右臂骨折

进行手术治疗。

2. 术前检查 强化 MRI 结果提示肝右叶多发海绵状血管瘤,整体范围约为 11cm×7.7cm×9.1cm(图 21-3-16~图 21-3-19)。

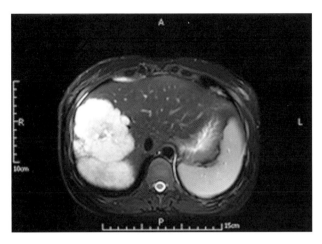

图 21-3-16 患者 MRI T₂WI

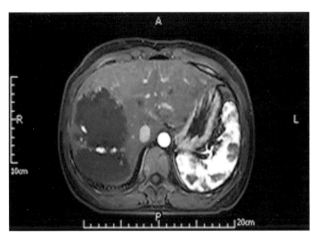

图 21-3-17 患者 MRI 动脉期

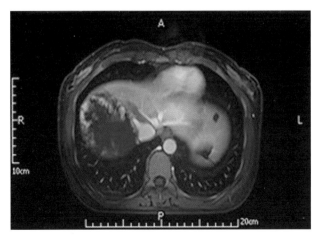

图 21-3-18 患者 MRI 门静脉期

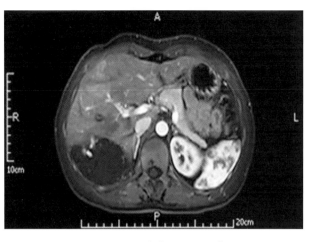

图 21-3-19 患者 MRI 延迟期

3. 术前诊断 右半肝血管瘤。

4. 手术规划 机器人右半肝切除,胆囊切除术。

5. 手术步骤 手术时间为 180 分钟,术中出血量为 100ml。具体步骤如下。

(1) 患者采取气管插管全身麻醉,小截石体位,建立气腹及穿刺孔,穿刺孔布局采用典型的机器人右半肝切除穿刺孔布局,并置入手术器械(图 21-3-20)。

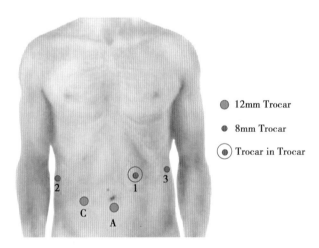

- 12mm Trocar
- 8mm Trocar
- Trocar in Trocar

图 21-3-20 机器人右半肝切除,穿刺孔布局示意图

(2) 解剖及游离胆囊,结扎及离断胆囊管及胆囊动脉,进行胆囊三角处理,胆囊不予完全游离(图 21-3-21)。

(3) 解剖第一肝门,显露肝右动脉及右肝门静脉支,分别给予丝线结扎及外科夹夹闭后离断,充分显露右肝肝蒂(图 21-3-22,图 21-3-23)。

(4) 明确肝脏缺血线,标记肝切除线,必要时进行荧光显影,协助明确左右半肝切除线(图 21-3-24)。

(5) 打开右三角韧带和冠状韧带,分离至肝右静脉右侧。将右半肝向左侧翻起,结扎切断右侧部分肝短静脉,远近端分别以外科夹夹闭后切断(图 21-3-25)。

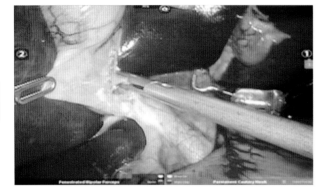

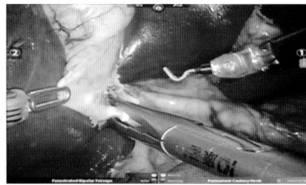

图 21-3-21　结扎胆囊动脉及胆囊管

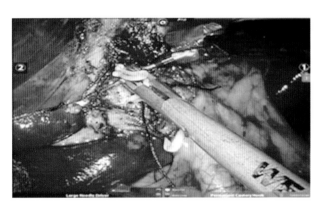

图 21-3-22　结扎肝右动脉

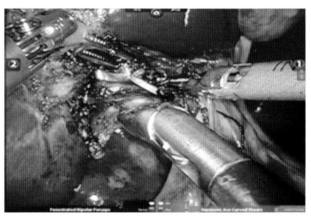

图 21-3-23　结扎右肝门静脉干

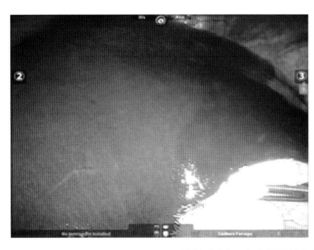

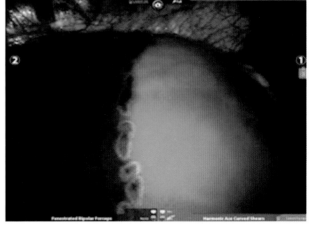

图 21-3-24　左右半肝缺血线及荧光显影标识肝切除线

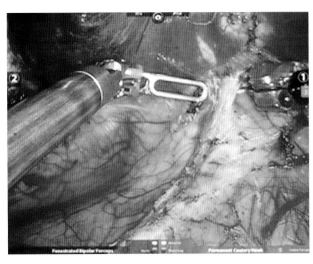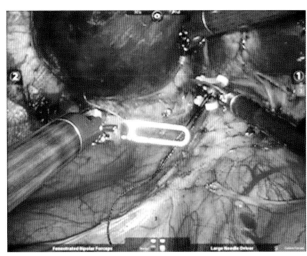

图 21-3-25　肝短静脉的游离与结扎

（6）第一肝门的阻断采用 Pringle 手法,在机器人下进行操作。打开小网膜囊,游离肝十二指肠韧带,2 号机械臂采用无创抓钳,经肝门后方通过后,至肝十二指肠韧带左侧,经第一肝门处,放置 8 号硅胶管行全肝门阻断(图 21-3-26)。

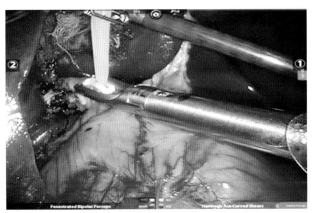

图 21-3-26　Pringle 手法第一肝门阻断

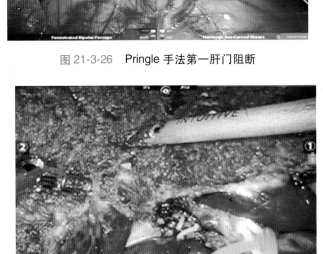

（7）用超声刀沿标记切除线,切开肝实质,分离肝中静脉段 V 分支,外科夹夹闭后超声刀离断,循段 V 分支找到肝中静脉主干,在主干右侧继续分离,至肝右静脉根部下方,在下腔静脉前方以超声刀切开肝尾状叶实质(图 21-3-27)。

（8）切开肝实质,至肝右静脉根部,以直线切割闭合器离断肝右静脉(图 21-3-28)。

（9）标本取出与引流管放置:完整切除标本后,置入内镜取物袋内,经下腹部 2 号臂穿刺孔扩大后取出标本,也可以粉碎后取出,肝创面放置引流管两根,经右侧腹壁引出体外。

6. 术后管理与恢复

（1）术后予以抗炎、抑酸、止吐、止血、营养支持常规治疗。

（2）术后第 1 天复查血常规、肝功能未见明显异常,拔除胃管后进流食。

（3）术后第 2 天患者自主进食,自主排气、排

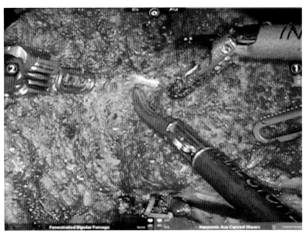

图 21-3-27　分离及结扎肝段 V 静脉支

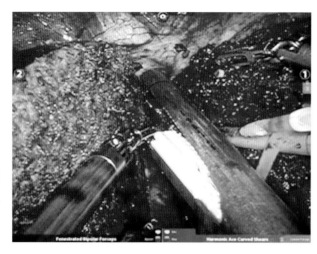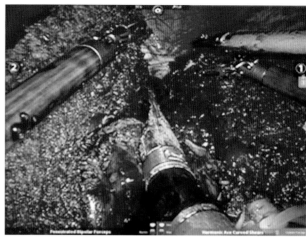

图 21-3-28　显露肝右静脉并用直线切割闭合器离断肝右静脉

便,给予低脂半流食。

（4）术后第 5 天复查腹部 CT,未见腹腔内积液情况,引流管为淡红色血性液,量约 100ml/d。

（5）术后第 7 天拔除腹腔引流管。

（6）术后第 9 天出院。

7. 术后病理　右半肝海绵状血管瘤,大小为 7.5cm×6.3cm×5.6cm。

（刘　荣　许大彬）

第四节　三维可视化辅助达·芬奇机器人尾状叶切除术

尾状叶位于肝脏背侧,解剖学位置特殊,背侧是下腔静脉,头侧是肝静脉根部,足侧靠近肝门。尾状叶分为左侧尾状叶即 Spiegel 部又被称为段Ⅰ,右侧尾状叶又被称为段Ⅸ,可分为腔静脉旁部和尾状突。对于尾状叶的手术始终是困难和具有挑战的。

尾状叶切除常常伴随右半肝或左半肝联合肝切除,单独尾状叶切除在开腹手术中尚属困难,对于腹腔镜来说文献报道的更为稀少。手术时对尾状叶脉管解剖结构的熟悉和处理手法的熟练都是保证手术安全顺利进行必要条件。

机器人外科手术系统有一定的技术优势:仿真手腕器械可以模拟人手腕的灵活操作,并可滤过人手颤动;视频成像系统提供 10 倍放大的高清三维图像;第三机械臂可以提供持续而稳定的牵拉;医师操作系统符合人体工学等。以上优势可以使肝切除的操作更精细、肝门解剖更方便;缝合方便、控制出血更有效,使得肝后下腔解剖更安全;涉及胆道及血管吻合重建更方便,并且机器人肝切除技术的学习曲线短,易于学习。全尾状叶切除机器人手术可以在经验丰富的外科中心有选择性地开展。

一、适应证

肝功能正常,肿瘤位于左尾状叶或右尾状突适合进行机器人切除,位于右尾状叶腔静脉旁部仅适合少数极富经验的中心有选择地开展。

二、禁忌证

一般情况差,无法耐受气腹;肿瘤巨大或侵犯下腔静脉、肝静脉、肝蒂等重要结构,无法在腹腔镜下安全完成。

三、术前准备及评估

1. 常规化验:血常规、尿常规、便常规及 ABO 血型,肝肾功能、凝血功能等,术前乙型病毒性肝炎、丙型病毒性肝炎、HIV 感染、梅毒感染等化验。

2. 心肺功能评估,心电图、胸部 X 线片或 CT 检查,必要时进一步行心脏彩超、肺功能等检查,评价心肺情况能否耐受全身麻醉及气腹状态。

3. 术前影像学检查,肝脏 MRI 及强化 CT 检查,进行三维重建,明确肿瘤位置及肿瘤与第一、第二肝门管道的关系,与下腔静脉的位置关系,是否存在血管侵犯等情况,做好术前手术规划。

四、手术步骤及要点

1. 体位与穿刺孔布局　左尾状叶切除患者采取平卧位,头高足低。观察孔位于脐下,助手操作孔位于左侧肋缘下 5~8cm 腹直肌外缘,1 号臂位于左侧肋缘下 5cm 腋前线,2 号臂在右侧肋缘下 5cm 锁骨中线,3 号臂位于右侧肋缘下 3cm 腋前线;右尾状叶切除采取左侧卧位,头高足低。观察孔位于脐右侧 5~8cm,助手操作孔位于脐下或脐左侧 3~5cm,1 号臂位于左侧肋缘下 5cm 锁骨中线,2 号臂在右侧肋缘下 5cm 腋前线,3 号臂位于左侧肋缘下 3cm 腋前线(实际手术中戳孔的位置需根据患者体形、肋弓的宽窄和肝脏的相对位置进行调整)。床旁机械臂从头侧推入。

2. 探查及肝脏游离 对于左侧尾状叶切除可按照左外叶游离范围依次离断肝圆韧带、镰状韧带、左三角韧带和左冠状韧带。完全游离肝左外叶后以 3 号机器臂将左外叶抬起,探查肿瘤情况,部分需要打开肝胃韧带后才能明确(图 21-4-1)。打开小网膜囊,完全显露尾状叶(图 21-4-2)。游离尾状叶的后方即第三肝门范畴内的肝短静脉,逐步自下而上、自外而内依次处理肝短静脉,可分别予以外科夹夹闭后离断或缝扎后离断,切断下腔静脉韧带,完全抬起左侧尾状叶(图 21-4-3)。

右侧尾状突或腔静脉旁部的切除需依次离断肝圆韧带、镰状韧带、右三角韧带和冠状韧带。完全游离右半肝后以 3 号机器臂将肝右叶抬起,显露下腔静脉,逐步处理右侧肝短静脉,同样需要分别予以外

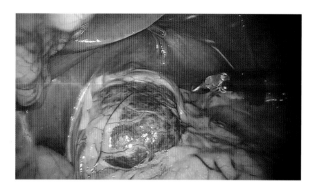

图 21-4-1 术中探查肿瘤

科夹夹闭后离断或缝扎后离断,切断下腔静脉韧带,完全抬起右侧尾状叶。

3. 解剖切断肝蒂的尾状叶分支 左尾状叶肝蒂往往起于左侧肝门,仔细分离后,缝扎或夹闭后以超声刀切断(图 21-4-4)。右尾状突 Glisson 分支自右后叶 Glisson 分支,同样处理后切断。

4. 肝实质离断 机器人全尾状叶切除报道较少,可自尾状突右缘开始,然后绕至左侧进行。左尾状叶切除自腔静脉前方开始,沿下腔静脉自足侧向头侧以超声刀结合切割闭合器等进行离断(图 21-4-5)。右侧尾状突或腔静脉旁部同样自下而上以超声刀结合切割闭合器等进行离断。

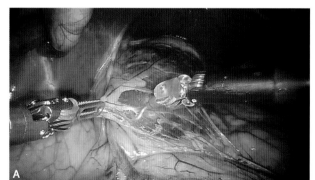

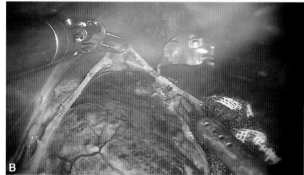

图 21-4-2 打开肝胃韧带

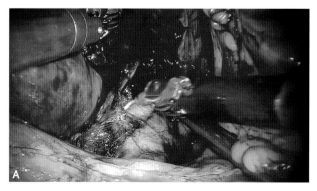

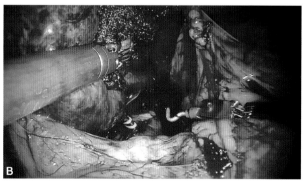

21

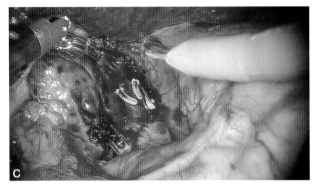

图 21-4-3 肝短静脉处理
A. 游离肝短静脉;B. 结扎肝短静脉;C. 处理肝后肝短静脉。

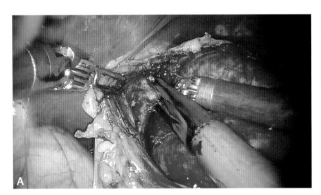
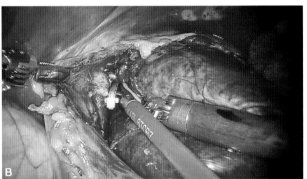

图 21-4-4 门静脉尾状叶支处理
A. 结扎左尾状叶门静脉分支;B. 离断门静脉尾状叶支。

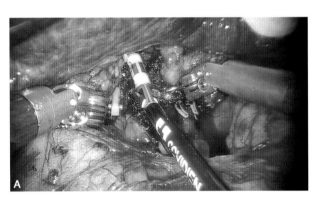
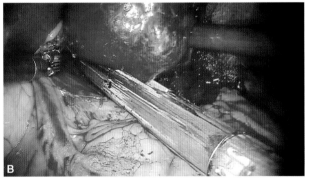

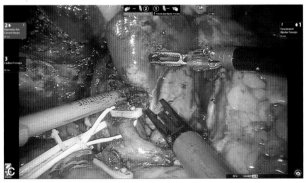

图 21-4-5 尾状叶切除
A. LigSure 离断肝实质;B. 切割闭合器离断尾状叶腔静脉部;C. 超声刀离断尾状叶实质。

5. 断面处理　尾状叶断面需仔细检查有无胆漏,必要时缝扎(图21-4-6)。

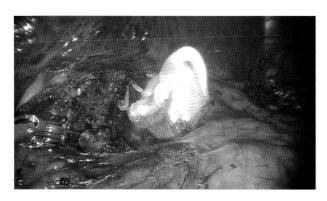

图21-4-6　切除后创面

6. 标本取出　尾状叶切除标本较小,可扩大脐部穿刺孔取出,或从耻骨上小切口取出。

7. 操作要点

(1) 对于肿瘤的探查及肝脏游离需充分,充分显露有助于术中发生出血等情况后有足够的空间进行处理,包括缝合止血和切割闭合器的使用。

(2) 肝短静脉的处理需谨慎,静脉壁非常薄,外科夹有时会脱落,故腔静脉侧的断端常需缝扎以保牢靠。

(3) 解剖并离断肝蒂的尾状叶分支时因变异较多,需仔细游离以防遗漏,尤其是往往在肝门后方,不易显露,发生出血或胆漏不易处理。

五、注意事项

1. 腹腔镜下或达·芬奇机器人下进行肝尾状叶切除,主要为左尾状叶切除偏多,全尾状叶切除难度较大,因其位置特殊,术前要进行充分评估,对其与周围血管的关系,特别是第一、第二肝门的位置关系。位于右侧或腔静脉部的尾状叶肿瘤,多数情况与第一、第二肝门位置关系密切。充分评估,做到心中有数,才能避免血管损伤,必要时需要联合半肝切除。

2. 左尾状叶切除,要适当进行左侧垫高体位,或者左侧体位向右侧轻度旋转30°~45°,充分游离肝胃韧带,断肝方法为超声刀离断或直线切割闭合器离断,但要充分游离腔静脉与尾状叶之间的组织间隙,防止腔镜损伤。

六、三维可视化达·芬奇机器人肝尾状叶切除的典型病例

1. 病例资料　患者,老年男性,查体发现肝尾状叶占位病变,无不适主诉,否认发热、黄疸、腹痛腹泻、呕血、黑粪等,既往有HBV感染史。个人史:血压150/95mmHg,口服替米沙坦、苯磺酸左旋氨氯地平后血压130/75mmHg。吸烟史:15~16支/d,30余年。饮酒史:300ml/d,30余年。恶性肿瘤家族史:2弟1姐4妹,1弟因肠癌去世。实验室检查:血常规、血生化、凝血功能、心电图、X线胸片均未见明显异常。

2. 影像学检查　肝脏增强MRI示:肝尾状叶稍长T_1、稍长T_2异常信号影,DWI呈异常稍高信号,反向相位图片条片状低减,动脉期中度不均匀强化,其内可见肝动脉分支显影。门静脉及延迟期廓清,可见假包膜延迟期环形强化(图21-4-7,图21-4-8)。

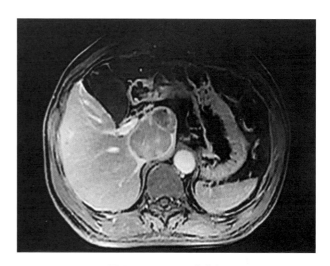

图21-4-7　MRI 动脉期

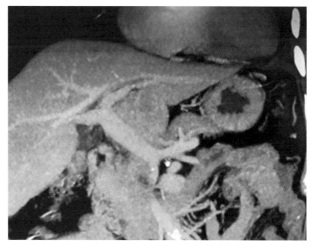

图21-4-8　MRI 矢状位

3. 术前准备

(1) 完善术前血管评估,设计手术方案。

(2) 患者高龄,充分评估心肺功能。

(3) 患者既往为体健,一般情况可,ECOG 0级。

4. 手术规划

（1）单纯尾状叶切除：肿瘤大体局限于尾状叶，可行单纯尾状叶切除。

（2）是否联合血管切除重建：三维重建结果提示，肿瘤与后方下腔静脉关系密切，部分下腔静脉呈外压性改变。

5. 手术具体步骤

（1）手术时间为 100 分钟，肝门阻断 1 次，20分钟。

（2）体位与穿刺孔布局：患者取平卧头高足低位，布孔以五孔法操作，模拟肝脏左外叶布孔，五孔位置：镜头孔于脐旁边 2cm，辅助孔于脐上 1cm，1 号臂于剑突与辅助孔间，2 号臂于锁骨中线平脐上 1cm，3 号臂于腋前线内 2cm 平脐上 2cm。

（3）腹腔探查与肿瘤定位：进入腹腔后，进行腹腔探查，未见腹腔内肿瘤转移及种植情况，打开肝胃韧带，可见肿瘤位于左尾状叶，直径约 5cm，边界规整，有包膜。给予 ICG 染色，定位肿瘤明确（图21-4-9，图21-4-10）。

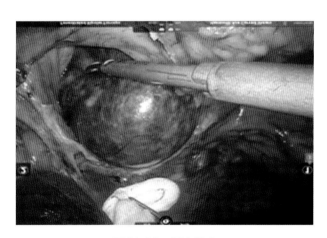

图 21-4-9 探查肿瘤

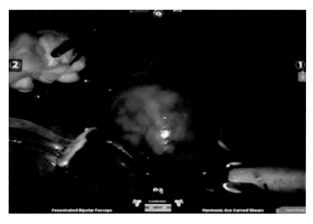

图 21-4-10 肿瘤荧光显影

（4）左侧尾状叶的游离：3 号机械臂将左尾状叶向右侧抬高后，显露下腔静脉及腔静脉韧带，超声刀沿腔静脉壁前方，打开腔静脉韧带，至第二肝门处（图21-4-11，图21-4-12）。

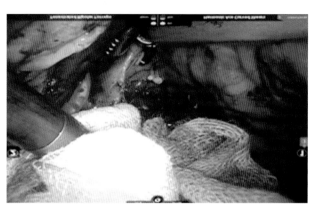

图 21-4-11 游离腔静脉韧带

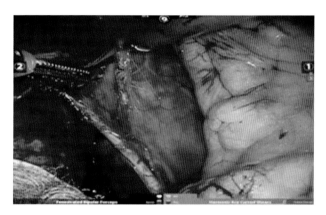

图 21-4-12 离断腔静脉韧带至第二肝门处

（5）肝实质离断：机器人下采用 Pringle 手法，进行第一肝门阻断，沿尾状叶腔静脉部，以超声刀离断肝实质，并注意结扎至左尾状叶的门静脉支。离断过程中，可吸收夹夹闭至左尾状叶内的血管及胆管支，至第二肝门部。同时给予结扎尾状叶的肝短静脉（图21-4-13～图21-4-16）。

6. 术后管理与恢复

（1）拔除胃管时间为术后第 1 天，下地活动时间为术后第 1 天。

（2）限制性补液，常规抑酸、补液、抗感染治疗。

（3）术后第 3 天 CT 评估腹腔情况（图21-4-17）。

（4）常规换药，关注引流及伤口变化。

（5）拔除腹腔引流管时间为术后第 3 天。

（6）术后住院时间共 4 天。

7. 术后病理

（1）大体标本：见图21-4-18。

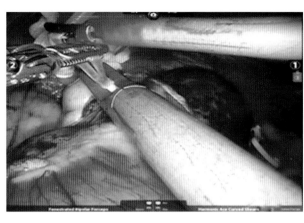

图 21-4-13　第一肝门阻断

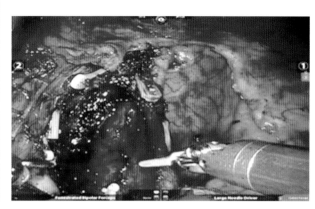

图 21-4-15　完整切除左尾状叶

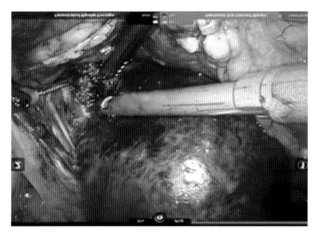

图 21-4-14　超声刀切开肝实质

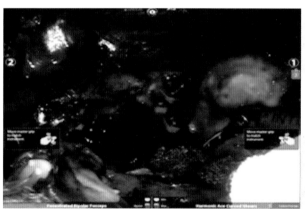

图 21-4-16　荧光显影，了解有无肿瘤残留

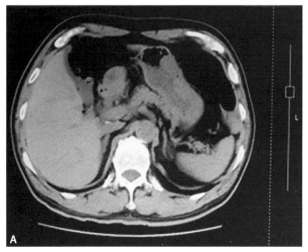

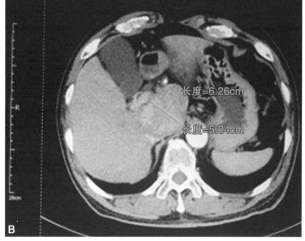

图 21-4-17　术后第 3 天复查（A）与术前病灶（B）对照

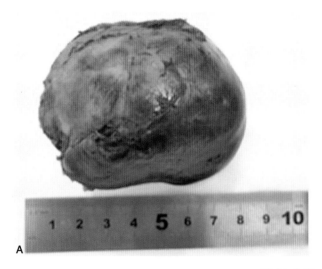
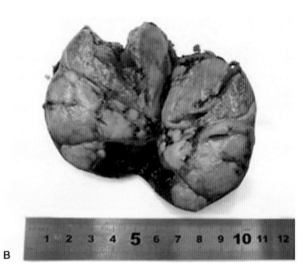

图 21-4-18　**大体标本**

（2）常规病理结果：中高分化肝细胞癌伴脂肪变性，肿瘤大小 6.5cm×4cm×2.3cm，癌组织侵犯肝被膜下，脉管可见癌栓，未见卫星结节，周围肝组织呈轻度肝硬化。

（刘　荣　许大彬）

第五节　三维可视化辅助达·芬奇机器人肝段Ⅵ、段Ⅶ切除术

肝右后叶（段Ⅵ、段Ⅶ）因解剖位置深在，位于右上腹部，肝脏膈面深部，前方有右侧肋弓等遮挡，手术中显露困难。

机器人下进行肝右后叶切除时，因机器人手术中，患者体位固定，进行肝右后叶切除时，难以进行有效调整体位，需要在进行手术前设计好患者体位，确保手术能够顺利进行。

笔者在进行机器人肝右后叶切除中充分体会到，设计好患者体位及穿刺孔布局情况，做好肝周韧带的充分游离，为手术关键。手术中严格按照肝缺血线进行肝实质离断，同时注意结扎及离断第三肝门肝短血管支，减少撕扯导致的肝静脉出血情况。

一、适应证

1. 肿瘤局限于肝右后叶内，即肝段Ⅵ、段Ⅶ内，未侵犯其他各段肝脏。

2. 肝段Ⅵ、段Ⅶ之间肿瘤，非局限于单一肝段内。

3. 肝肿瘤局限于肝右后叶内，且肝功能储备功能检测提示肝功能不全，需要进行较多肝组织保留。

4. 患者肝功能要求在 Child-Pugh B 级以上，其他脏器无严重器质性病变，余肝脏能够满足患者的生理需要。

5. 无上腹部复杂手术史；无腹水、黄疸，无严重肝硬化及门静脉高压症。

二、禁忌证

1. 肿瘤不局限于肝右后叶内。

2. 肿瘤侵犯第一肝门、下腔静脉或肝静脉根部，显露困难，不易控制出血。

3. 肿瘤合并肝内或远处转移、门静脉癌栓、肝门淋巴结转移或肿瘤边界不清。

4. 有上腹部复杂手术史，腹腔粘连严重。

5. 严重肝硬化、腹水、黄疸，门静脉高压症者，为相对禁忌证。

6. 肝功能分级 Child-Pugh C 级，或合并其他重要脏器功能不全。

7. 全身状况较差，难以承受较大手术和麻醉。

三、术前准备与评估

1. 常规化验：血、尿、便常规，凝血功能、肝肾功能等，评价肝功能状况及肝功能 Child 分级。

2. X 线胸片、心电图、心脏彩超等，进行心肺功能评估。

3. 术前 MRI 检查及 CT 检查，了解肿瘤情况，是否存在肝内多发病灶及有无血管侵犯。

4. 术前备血。

5. 术前告知及签署知情同意。

四、手术步骤

1. 体位与穿刺孔布局　患者取左侧卧位，多数采用 60°~90°，右上肢外展，并左侧腰部外展，充分显露左侧腹部手术区域。同时，采用头高足低体位。

穿刺孔采用五孔法，观察孔取脐右侧 4~5cm，根据患者体形情况，调整穿刺孔位于脐上下距离。1 号穿刺孔与 3 号穿刺孔，位于患者左侧，2 号穿刺孔位于患者右侧，助手孔位于患者脐上。机器人 1 号臂为主操作孔，多数取脐上左侧锁骨中线内侧；机器人 3 号臂尽可能向左侧，位于左侧锁骨中线外侧，肋弓下 3~4cm；机器人 2 号臂穿刺孔多数位于患者右侧腋中线位置，在肋弓下缘 2~3cm。

2. 机器人下探查　建立穿刺孔，置入机器人手臂后，探查腹腔，明确腹腔内情况，探查肿瘤情况，肝表面能否观察到肿瘤情况，若难以明确肿瘤界线或肿瘤靠近肝右静脉，可以结合术中超声进行术中探查，明确肿瘤与肝右静脉关系情况。

明确肝右后叶体积及在腹腔内的位置，是否相对更加深在，部分情况下，肝脏向右侧移位，给手术增加难度。

3. 肝脏游离　机器人肝右后叶切除（段Ⅵ、段Ⅶ）游离要求更加充分，必要时进行第二肝门游离，并预先留置肝右静脉阻断带（图 21-5-1，图 21-5-2）。且要全面处理第三肝门，并结扎及离断部分肝短静脉。

超声刀离断肝圆韧带，部分情况下，若能够充分向左侧翻转肝右后叶，可以不行肝圆韧带离断。离断右三角韧带、冠状韧带、肝肾韧带等，游离第三肝门，显露肝短静脉，结扎及离断部分肝短静脉支（图 21-5-3）。

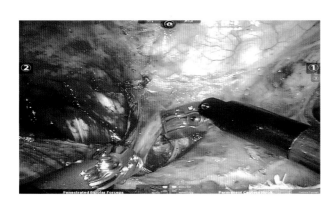

图 21-5-1　解剖第二肝门，游离肝右静脉根部

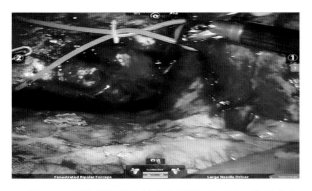

图 21-5-2　预先留置肝右静脉阻断带，控制术中静脉出血

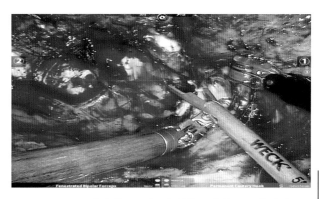

图 21-5-3　游离第三肝门后，结扎及离断肝短静脉支

游离过程中，借助机器人 3 号手臂抬高右半肝，显露肝脏脏面，超声刀离断肝肾韧带，游离右侧冠状韧带（图 21-5-4）及肝肾韧带等，可以使机器人 2 号手臂为超声刀，进行肝周游离。

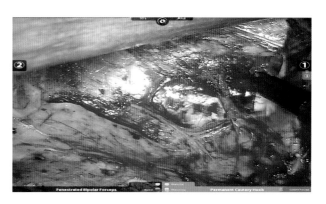

图 21-5-4　游离右侧冠状韧带

因超声刀无转换角度，显露第二肝门及右三角韧带、冠状韧带时，建议采用电凝钩进行解剖及分离。

4. 入肝血流阻断　机器人肝右后叶切除时，进行肝右后叶肝门解剖，采用选择性肝血流阻断技术，进行区域性肝血流阻断。

解剖肝右动脉及门静脉右支（图 21-5-5），沿肝右动脉及门静脉右支解剖显露右后侧门静脉支及右后叶肝动脉支，分别给予结扎后离断（图 21-5-6）。

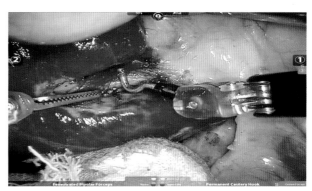

图 21-5-5　经右叶间裂，寻找右肝蒂及右后叶肝蒂

21

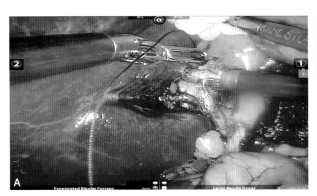
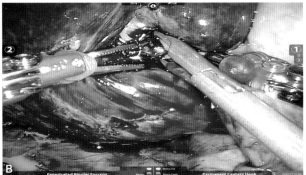

图 21-5-6　解剖及结扎右后叶肝蒂
A. 解剖右后叶肝蒂；B. 结扎右后叶肝蒂。

术中解剖肝右动脉，在肝右后叶切除中可以采用区域性肝血流阻断，但因机器人肝右后叶切除创面较大，仍存在较高出血风险，因此，需要进行全肝血流阻断。为减少对整体肝功能的影响，特别是对于存在相对较为严重的肝硬化情况，如 Child-Pugh B 级或 C 级进行切除时，可以选择性进行单纯右半肝血流阻断，从而减少对整体肝功能的影响。

进行机器人肝右后叶切除时，建议进行右侧肝动脉及门静脉右支的完整解剖，并做好预阻断。

5. 肝切除线的标定及荧光显影　选择性阻断肝右后叶肝门后，能够明确肝右后叶缺血线（图 21-5-7），但多数情况下，因肝右后叶位置偏右侧，位置较深，缺血线相对靠近右侧，在肝实质离断过程中，容易导致切面的偏移，因此，建议在条件允许的情况下，采用术中 ICG 荧光影像技术，协助标记肝实质离断切除平面（图 21-5-8）。

6. 肝实质离断　机器人下以超声刀离断肝实质为主，还可选用其他器械，如 CUSA 等。肝实质离断需要助手进行，因此相对困难。笔者结合直线切割闭合器离断肝实质，能有效提高肝实质的离断效率。特别是在肝门解剖结构未完全明确的情况下，

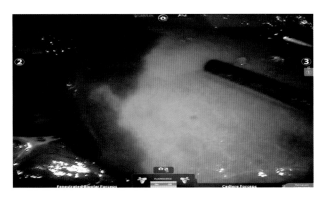

图 21-5-8　采用荧光影像技术显示缺血区域与正常肝之间的界限

如机器人肝右后叶切除中，未明确右后叶肝门，未进行肝血流阻断，但要明确肿瘤边界，可以采用超声刀将肝实质切开，大致显露肝右后叶肝蒂后，进行直线切割闭合器离断，但需要进行全肝门血流阻断的配合。

机器人下建议行解剖性肝右后叶切除，沿肝缺血线（图 21-5-9），以超声刀离断肝实质，逐步切开肝实质，肝内细小管道如肝静脉等，采用超声刀离断与双极电凝止血相配合，进行肝质离断；右后叶肝内 Glisson 蒂以外科夹或可吸收夹夹闭后离断。

机器人下显露肝右静脉，沿肝右静脉进行肝实质

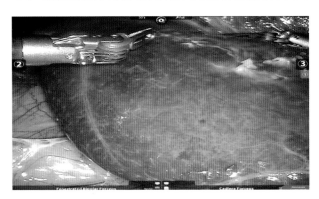

图 21-5-7　结扎右后叶肝蒂后，明确肝缺血线

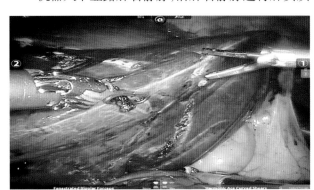

图 21-5-9　超声刀沿肝缺血线进行肝实质切开

离断,结扎及处理段Ⅵ、段Ⅶ肝静脉支(图21-5-10,图21-5-11),完整离断肝实质。必要时可以进行术中超声定位肝右静脉走行,防止肝右静脉损伤,引起出血(图21-5-12)。

断中,对于相对较粗大的肝静脉支要用外科夹夹闭处理。创面渗血可以给予氩气刀进行止血处理(图21-5-13)。

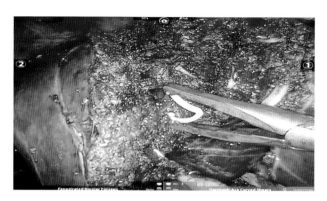

图21-5-10　肝实质内游离及结扎处理段Ⅵ肝静脉支

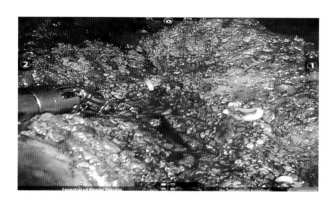

图21-5-11　肝实质内游离及结扎处理段Ⅶ肝静脉支

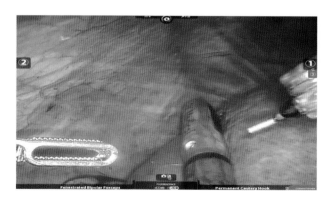

图21-5-12　术中超声协助明确肝右静脉走行

机器人肝实质离断中,充分发挥机器人3号臂的显露作用,将肝脏充分向左侧翻转,并调整为机器人2号臂为主操作臂,进行肝实质离断。

7.断面止血　机器人肝右后叶切除断面止血,在进行解剖性肝右后叶切除中,一般在肝实质离断过程中,采用超声刀与双极电凝结合的方法,肝实质离断与肝创面止血同时进行,但要注意在肝实质离

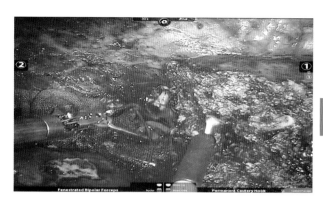

图21-5-13　肝创面氩气刀进行止血

8.标本取出及引流管放置　切除标本置入内镜取物袋内,经过助手孔扩大后取出(图21-5-14)。创面留置1~2根引流管,根据创面渗出情况选择(图21-5-15)。

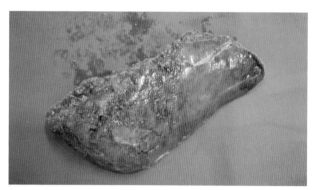

图21-5-14　切除后标本

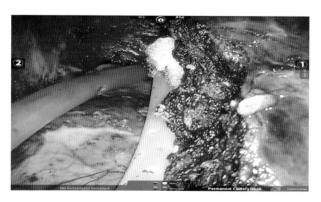

图21-5-15　创面止血后效果及留置腹腔引流管

9.操作要点

(1)机器人肝右后叶切除的难点在于肿瘤的显露,而调整一个合理的体位,能有效改善术中对于

541

肿瘤的显露或切除线的显露。机器人手术患者体位固定,不方便再次在术中进行体位调整,因此术前要充分设计好患者体位。

(2) 一般情况下,笔者建议最合理的切除平面应该是将肝右后叶切除的切除线调整到水平面上,或者在机器人1号或2号臂切除平面上,因1号臂与肝右后叶切除平面成角度较大,因此,尽可能将2号臂的走行与肝右后叶切除平面平行。

(3) 机器人肝右后叶规则性切除难度较大,主要为显露问题。开腹手术下,可以在右侧肝脏充分游离后,以肝脏面垫纱布的方法抬高,但机器人手术因穿刺孔太小,置入纱布困难,因此要充分利用机器人3号臂,使其能够起到开腹手术中纱布的作用。

(4) 在显露中,可以采用机器人3号臂抬高肝右后叶,或者向左侧充分牵拉肝圆韧带,从而充分抬高右半肝。

(5) 机器人肝实质的离断,因1号臂与肝切面成角度较大,采用机器人1号臂为超声刀离断肝实质,相对较为困难,因此建议改为2号臂,或者机器人1号臂与2号臂相结合的方法进行。

(6) 机器人手术要能够进行左右手互换,都是优势手最好,多数人右侧手为优势手,改为左侧手为主刀手,操作困难,可以调整机器人控制台,改成左右手操作对换。

(7) 机器人规则性肝右后叶(段Ⅵ、段Ⅶ)切除时,要充分游离右半肝,严格按照机器人右半肝切除进行游离,因该部位手术显露困难,若游离不充分,手术中创面出血时,显露更加困难,可能导致手术失败或其他严重后果。

五、注意事项

1. 机器人肝右后叶切除,因其位置深在,如何进行有效显露为手术难度与重点。术前可以根据切除范围情况进行调整体位,以达到手术中协助术区显露的效果。当前的达·芬奇系统主要为SI系统,无法进行术中调整体位,要术前进行充分评估及手术规划。

2. 穿刺孔布局为机器人肝右后叶切除的又一个关键因素,术前要设计好穿刺孔布局,所有穿刺孔布局不是一成不变的,要根据实际情况进行调整,其中重点调整2号机械臂和1号机械臂穿刺孔位置,同时镜头观察孔向右侧偏移。

六、三维可视化辅助达·芬奇机器人肝右后叶切除的典型病例

1. 病例资料　患者,女性,80岁,身高1.61m,体重65kg。主因体检提示肝右叶实性占位2个月余入院。既往病史:乙肝感染史40余年;10余年前有脑梗死病史;50年前曾行阑尾切除术;53年前曾行输卵管结扎术。

2. 术前MRI检查　肝右叶可见一实性占位,考虑为肿瘤,原发性肝癌的可能性大(图21-5-16~图21-5-19)。

3. 术前诊断　肝右后叶占位,局部放疗后。

4. 术前准备　血常规、尿常规、便常规检查,肝肾功能检查,肝脏Child分级为A级。心脏彩超、心电图及肺部CT、肺功能检查等。术前三维重建,计算肝右后叶切除及右半肝切除后残肝体积。术前备

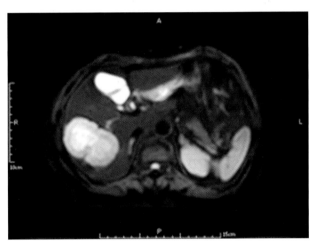

图 21-5-16　**术前 MRI T₂WI**

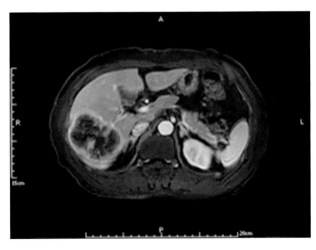

图 21-5-17　**术前 MRI 动脉期**

21

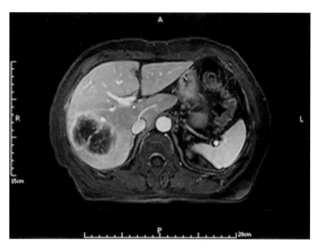

图 21-5-18　术前 MRI 门静脉期

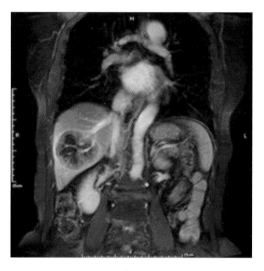

图 21-5-19　术前 MRI 矢状位

血,签署知情同意书。

5. 手术规划　机器人肝右后叶切除术,根据术中情况决定是否需要行右半肝切除及胆囊切除术。

6. 手术步骤　手术时间为 150 分钟,术中出血量 200ml。具体步骤如下。

(1) 体位及穿刺孔布局:患者采用气管插管全身麻醉,右侧抬高 60°~90°,小截石体位。穿刺孔参照右半肝切除布局,适当向右侧体位偏移。

(2) 腹腔探查:建立气腹后探查,腹腔内情况,明确肿瘤位置及是否存在肝内肿瘤转移情况。未见肿瘤转移后,给予建立其他各穿刺孔,并置入器械。

(3) 肝脏游离:右后叶游离与右半肝切除游离基本相同,充分游离肝脏周围韧带,肝圆韧带、肝肾韧带、腔静脉韧带等,部分情况下需要进行肝段静脉离断(图 21-5-20,图 21-5-21)。

(4) 解剖第一肝门,处理右后肝门管道:解剖

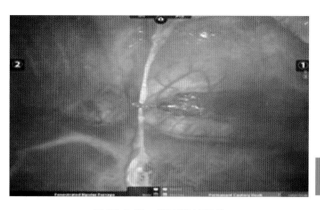

图 21-5-20　游离镰状韧带

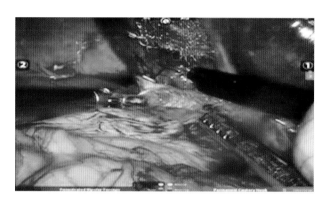

图 21-5-21　离断腔静脉韧带

第一肝门,循第一肝门肝动脉与门静脉,解剖右后叶肝动脉和门静脉,游离后分别给予结扎及离断处理。胆管在肝内以外科夹夹闭后离断(图 21-5-22,图 21-5-23)。

(5) 肝脏预切线标记:处理肝右后叶肝门后,多数情况下有明确肝缺血线存在,但部分情况下缺血线不明显,可以采用荧光影像技术,协助标记肝切除线,既要标记脏面,同时也要标记膈面(图21-5-24)。

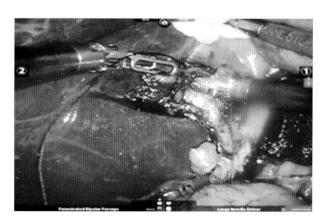

图 21-5-22　游离肝动脉右后支

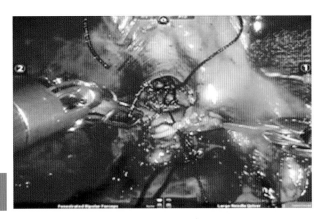

图 21-5-23　游离门静脉右后支

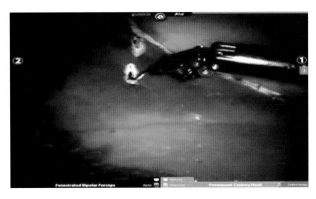

图 21-5-24　荧光影像下标记肝切除线

（6）肝实质与肝静脉离断：机器人肝右后叶切除可进行精细的解剖性肝切除，完整游离肝段Ⅵ和段Ⅶ肝静脉，并给予分别结扎。在肝内进行实质离断中，界限不清时，对于肝右静脉主干型，可以循肝右静脉主干进行肝实质离断（图 21-5-25，图 21-5-26）。

（7）标本取出与引流管放置：机器人下进行解剖性完整切除肝右后叶，标本经 2 号臂穿刺孔扩大后取出，并于肝创面放置引流管两根，经右侧引出体外。

7. 术后管理

（1）患者术后带气管插管，返回重症监护病房。

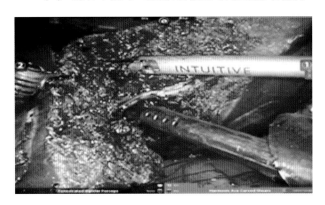

图 21-5-25　游离段Ⅵ肝静脉支

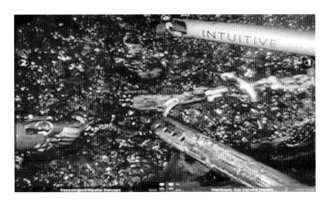

图 21-5-26　显露肝右静脉主干走行

（2）术后第 1 天拔除气管插管。

（3）术后第 2 天返回普通病房，拔除胃管及导尿管，并给予饮水。

（4）术后第 3 天床旁复查腹部 B 超，未见腹腔内积液，腹腔引流管通畅，少量淡红色血性液体。

（5）术后第 5 天下床活动，无不适情况，腹腔引流液未见明显渗出。

（6）术后第 6 天拔除腹腔引流管，出院。

8. 术后病理结果　术后病理结果考虑为原发性肝细胞癌，直径大小为 5.2cm×4.1cm×3cm。

（刘　荣　许大彬）

参考文献

［1］ REICH H，MCGLYNN F，DECAPRIO J，et al. Laparoscopic excision of benign liver lesions［J］. Obstet Gynecol，1991，78（5 Pt 2）：956-958.

［2］ GIULIANOTTI P C，CORATTI A，ANGELINI M，et al. Robotics in general surgery：personal experience in a large community hospital［J］. ARCH Surg，2003，13（7）：777-784.

［3］ NOTA C L，WOO Y，RAOOF M，et al. Robotic versus open minor liver resections of the posterosuperior segments：a multinational，propensity score-matched study［J］. Ann Surg Oncol，2019，26（2）：583-590.

［4］ NOTA C L M A，MOLENAAR I Q，VAN HILLEGERS-BERG R，et al. Robotic liver resection including the posterosuperior segments：initial experience［J］. J Surg Res，2016，206（1）：133-138.

［5］ MONTALTI R，SCUDERI V，PATRITI A，et al. Robotic versus laparoscopic resections of posterosuperior segments of the liver：a propensity score-matched comparison［J］. Surg Endosc，2016，30（3）：1004-1013.

［6］ KINGHAM TP，LEUNG U，KUK D，et al. Robotic liver resection：a case-matched comparison［J］. World J Surg，2016，40（6）：1422-1428.

［7］ MARINO M V，GLAGOLIEVA A，GUARRASI D. Robotic resection of the liver caudate lobe：technical description and initial consideration［J］. Cir Esp，2018，96（3）：162-168.

［8］ KRISHNAMURTHY J，NARAGUND A V，MAHADEVAPPA B. First ever robotic stage one ALPPS procedure in India：for colorectal liver metastases［J］. Indian J Surg，2018，80（3）：269-271.

［9］ QUIJANO Y，VICENTE E，IELPO B，et al. Robotic liver surgery：early experience from a single surgical center［J］. Surg Laparosc Endosc Percutan Tech，2016，26（1）：66-71.

［10］ HU L，YAO L，LI X，et al. Effectiveness and safety of robotic-assisted versus laparoscopic hepatectomy for liver neoplasms：A meta-analysis of retrospective studies［J］. Asian J Surg，2018，41（5）：401-416.

［11］ DASKALAKI D，GONZALEZ-HEREDIA R，BROWN M，et al. Financial impact of the robotic approach in liver surgery：a comparative study of clinical outcomes and costs between the robotic and open technique in a single institution［J］. J Laparoendosc Adv Surg Tech A，2017，27（4）：375-382.

［12］ CRONER R S，PERRAKIS A，HOHENBERGER W，et al. Robotic liver surgery for minor hepatic resections：a comparison with laparoscopic and open standard procedures［J］. Langenbecks Arch Surg，2016，401（5）：707-714.

［13］ SUCANDY I，SCHLOSSER S，BOURDEAU T，et al. Robotic hepatectomy for benign and malignant liver tumors［J］. J Robot Surg，2020，14（1）：75-80.

［14］ CHEN P D，WU C Y，HU R H，et al. Robotic liver donor right hepatectomy：A pure，minimally invasive approach［J］. Liver Transpl，2016，22（11）：1509-1518.

［15］ LAI E C，TANG C N. Robot-assisted laparoscopic partial caudate lobe resection for hepatocellular carcinoma in cirrhotic liver［J］. Surg Laparosc Endosc Percutan Tech，2014，24（3）：88-91.

［16］ CALIN M L，SADIQ A，AREVALO G，et al. The first case report of robotic multivisceral resection for synchronous liver metastasis from pancreatic neuroendocrine tumor：a case report and literature review［J］. J Laparoendosc Adv Surg Tech A，2016，26（10）：816-824.

［17］ HAN D H，CHOI S H，PARK E J，et al. Surgical outcomes after laparoscopic or robotic liver resection in hepatocellular carcinoma：a propensity-score matched analysis with conventional open liver resection［J］. Int J Med Robot，2016，12（4）：735-742.

［18］ MAGISTRI P，TARANTINO G，ASSIRATI G，et al. Robotic liver resection for hepatocellular carcinoma：a systematic review［J］. Int J Med Robot，2019，15（4）：e2004.

［19］ LIM C，SALLOUM C，TUDISCO A，et al. Short-and long-term outcomes after robotic and laparoscopic liver resection for malignancies：a propensity score-matched study［J］. World J Surg，2019，43（6）：1594-1603.

［20］ KHAN S，BEARD R E，KINGHAM P T，et al. Long-term oncologic outcomes following robotic liver resections for primary hepatobiliary malignancies：a multicenter study［J］. Ann Surg Oncol，2018，25（9）：2652-2660.

［21］ PESSAUX P，DIANA M，SOLER L，et al. Towards cybernetic surgery：robotic and augmented reality-assisted liver segmentectomy［J］. Langenbecks Arch Surg，2015，400（3）：381-385.

［22］ ZHU P，LIAO W，DING Z Y，et al. Learning curve in robot-assisted laparoscopic liver resection［J］. J Gastrointest Surg，2019，23（9）：1778-1787.

［23］ GRAVETZ A，SUCANDY I，WILFONG C，et al. Single-institution early experience and learning curve with robotic liver resections［J］. Am Surg，2019，85（1）：115-119.

［24］ MAGISTRI P，GUERRINI GP，BALLARIN R，et al. Improving outcomes defending patient safety：the learning journey in robotic liver resections［J］. Biomed Res Int，2019：1835085.

［25］ EFANOV M，ALIKHANOV R，TSVIRKUN V，et al. Comparative analysis of learning curve in complex robot-assisted and laparoscopic liver resection［J］. HPB（Oxford），2017，19（9）：818-824.

［26］ 刘荣. 肝胆胰脾机器人外科手术学［M］. 北京：人民卫生出版社，2019.

［27］ QIU J，CHEN S，CHENGYOU D. A systematic review of robotic-assisted liver resection and meta-analysis of robotic versus laparoscopic hepatectomy for hepatic neoplasms［J］. Surgical endoscopy，2016，30（3）：862-875.

［28］ KINGHAM T P，LEUNG U，KUK D，et al. Robotic Liver Resection：A Case-Matched Comparison［J］. World journal of surgery，2016，40（6）：1422-1428.

［29］ LEE K F，CHEUNG Y S，CHONG C C N，et al. Laparoscopic and robotic hepatectomy：experience from a single centre［J］. ANZ Journal of Surgery，2016，86（3）：122-126.

［30］ YU Y D，KIM K H，JUNG D H，et al. Robotic versus laparoscopic liver resection：a comparative study from a single center［J］. Langenbeck's archives of surgery，2014，399（8）：1039-1045.

［31］ YOON Y S，HAN H S，CHO J Y，et al. Total laparoscopic liver resection for hepatocellular carcinoma located in all segments of the liver［J］. Surg Endosc，2010，24（7）：1630-1637.

［32］ GIULIANOTTI P C，SBRANA F，BIANCO F M，et al. Robot-as-sisted laparoscopic extended right hepatectomy with biliary re-construction［J］. J Laparoendosc Adv Surg Tech A,2010,20(2):159-163.

［33］ ZEYBEK N. Biliary fistula after treatment for hydatid disease of the liver:when to intervene［J］. World J Gastroenterol,2013,19(3):355-361.

［34］ TSUNG A,GELLER D A,SUKATO D C,et al. Robotic versus lapa-roscopic hepatectomy［J］. Ann Surg,2014,259(3):549-555.

［35］ PATRITI A,CECCARELLI G,BARTOLI A,et al. Extracorporeal Pringle maneuver in robot-assisted liver surgery［J］. Surg Laparosc Endosc Percutan Tech,2011,21(5):e242-e244.

［36］ 刘荣,赵国栋,胡明根,等.一种理想的腹腔镜下肝实质离断方法:超声刀联合双极电凝［J］.中华腔镜外科杂志(电子版),2010,3(3):232-235.

［37］ TURCHETTI G,PALLA I,PIEROTTI F,et al. Economic evaluation of da Vinci-assisted robotic surgery:a systematic review［J］. Surg Endosc,2012,26(3):598-606.

［38］ BOGGI U,MORETTO C,VISTOLI F,et al. Robotic suture of a large caval injury caused by endo-GIA stapler malfunction during laparoscopic wedge resection of liver segments Ⅶ and Ⅷ en-bloc with right hepatic vein［J］. Minim Invasive Ther Allied Technol,2009,18(5):306-310.

［39］ MONTALTI R,BERARDI G,PATRITI A,et al. Outcomes of robotic vs laparoscopic hepatectomy:A systematic review and meta-analysis［J］. World J Gastroenterol,2015,21(27):8441-8451.

［40］ HU M,ZHAO GD,XU DB,et al. Laparoscopic repeat resection of recurrent hepatocellular carcinoma［J］. World J Surg,2011,35(3):648-655.

［41］ LAI E C,TANG C,YANG G P,et al. Multimodality laparoscopic liver resection for hepatic malignancy-from conventional total laparoscopic approach to robotic-assisted laparoscopic approach［J］. Int J Surg,2011,9(4):324-328.

［42］ 刘荣,胡明根. 腹腔镜肝段叶切除的难点与对策［J］.中国普外基础与临床杂志,2007,14(5):510-511.

［43］ CHO J Y,HAN H S,YOON Y S,et al. Outcomes of laparoscopic liver resection for lesions located in the right side of the liver［J］. Arch Surg,2009,144(1):25-29.

［44］ ISHIZAWA T,GUMBS A A,KOKUDO N,et al. Laparoscopic segmentectomy of the liver:from segment Ⅰ to Ⅷ ［J］. Ann Surg,2012,256(6):959-964.

［45］ KOFFRON A J,AUFFENBERG G,KUNG R,et al. Evaluation of 300 minimally invasive liver resections at a single institution:less is more［J］. Ann Surg,2007,246(3):385-392.

［46］ WAKABAYASHI G,CHERQUI D,GELLER D A,et al. Recommendations for laparoscopic liver resection:a report from the second international consensus conference held in Morioka［J］. Ann Surg,2015,261(4):619-629.

［47］ ISHIZAWA T,SAIURA A,KOKUDO N. Clinical application of indocyanine green-uorescence imaging during hepatectomy ［J］. HepatoBiliary Surg Nutr, 2016, 5 (4): 322-328.

［48］ ISHIZAWA T,FUKUSHIMA N,SHIBAHARA J,et al. Real-time identi cation of liver cancers by using indocyanine green uorescent imaging［J］. Cancer, 2009, 115 (1): 2491-2504.

［49］ DASKALAKI D,FERNANDES E,WANG X,et al. Indocyanine green(ICG)uorescent cholangiography during robotic cholecystectomy:results of 184 consecutive cases in a single institution ［J］. Surg Innov, 2014, 21 (6): 615-621.

［50］ CHO J Y,HAN H S,YOON Y S,et al. Feasibility of laparoscopic liver resection for tumors located in the posterosuperior segments of the liver,with a special reference to overcoming current limitations on tumor location［J］. Surgery,2008,144(1):32-38.

第二十二章

三维可视化技术在肝移植中的应用研究

第一节 概　述

器官移植被誉为21世纪的"医学之巅",已经取得了举世瞩目的成就。由于肝脏功能复杂,手术难度大,学科涉及面广,术后管理难度大等,肝移植已被公认为是反映一个医学单位,甚至一个国家总体医疗水平的标志。肝移植较其他移植技术开始较晚,难度较大,但其发展迅速,疗效肯定,被誉为器官移植皇冠上最璀璨的明珠。自20世纪50年代以来,肝移植经历了实验研究、临床应用、发展推广、成熟的漫长而艰辛的过程,取得令人惊喜的成绩。肝移植现已被世界公认为治疗终末期肝病的常规而有效的手段。

随着手术学的发展,包括术式的增多,供肝的切取、灌洗、保存和植入等技术逐渐熟练和改进,同时新的肝移植术式的增加,除了经典的原位肝移植、背驮式肝移植及其改良术式、活体部分肝移植,近年新出现的劈离式肝移植及自体肝移植等也取得了长足进步。随着手术经验的积累和现代显微血管外科技术的进步及先进手术设备的更新,术中出血量大大减少,与手术技术相关的早期血管、胆道并发症的发生率和病死率已明显下降,住院期间手术相关性病死率已下降至2%~5%。肝移植手术迄今包括下列手术方式:背驮式原位肝移植(piggyback orthotopic liver transplantation)、减体积肝移植(reduced-size liver transplantation, RLT)、劈离式肝移植(split liver transplantation, SLT)、活体肝移植(living liver transplantation)、多器官联合移植(combined multiple organs transplantation)、自体肝移植(liver autotransplantation)、全离体和半离体肝切除后剩余肝自体移植术,以及原位辅助性肝移植(orthotopic auxiliary liver transplantation)、多米诺肝移植(domino liver transplantation)、异种肝移植等。

一、肝移植适应证的变化

(一) 肝癌的肝移植

1. Milan 标准　由意大利 Mazafero 在 1996 年首先提出的 Milan 标准(即单个肿瘤直径≤5cm 或多发肿瘤数量≤3 个,且最大直径≤3cm)为大家认可。

2. Pittsburgh 标准　为克服 Milan 标准可能过于严格的问题,美国 Marsh 等在 2000 年提出 Pttsburgh 改良 TNM 标准,只将有大血管侵犯、淋巴结受累或远处转移这三者中出现任一项作为肝移植禁忌证,而不将肿瘤的大小、个数及分布作为排除的标准,由此显著扩大了肝癌肝移植的适用范围,并可能有 50% 患者可以获得长期生存。

3. UCSF 标准　2001 年美国加州大学旧金山分校(UCSF)Yao 等提出了 UCSF 标准,即单个肿瘤直径<6.5cm,或多发肿瘤数量≤3 个且每个肿瘤直径均≤4.5cm。所有肿瘤直径总和≤8cm。

4. 杭州标准　2008 年,中国提出的杭州标准是国际上率先引入肿瘤生物学特性和病理学特征的移植标准,这是对以往标准局限于肿瘤形态学的突破。浙江大学肝移植中心率于 2008 年 11 月将这一标准概念正式发表于移植领域权威杂志 Transplantation。该标准认为,肝癌移植受者应符合以下条件。累计肿瘤直径≤8m,或累计肿瘤直径>8cm,但术前血清甲胎蛋白≤400ng/ml 且肿瘤组织学分级为高或中分化。

(二) 乙肝相关性疾病的肝移植

慢性乙型肝炎患者行肝移植面临最大问题是肝移植后短期内乙肝高复发率。目前认为,移植术后乙肝的复发与以下因素有关:①术前 HBV 病毒复复制状态,多数学者认为术前 HBV-DNA 阳性患者术后乙肝复发率高;②抗病毒治疗;③免疫抑制治疗,HBV 基因组中存在糖皮质激素反应元件,可与糖皮质激素受者结合,增强 HBV 基因转录水平,加速移植肝再感染的进程;④是否同时合并丙型、丁型肝炎病毒感染。另外,供肝或血液制品来源、质量及组织配型差异对乙肝再感染也有重要影响。近年由于拉米夫定(lamivudine)的开发,乙肝的肝移植复发率明显降低,拉米夫定合并乙型肝炎免疫球蛋白(hepatitis B immunoglobulin, HBIG)的临床应用,已使乙肝相关疾病肝移植术后乙肝复发率降至 5%~10%,因而乙肝相关性肝病已成为亚洲,特别是我国肝移植的主要指征。主要防治措施:最初是应用 HBIG,但需长期注射,价格昂贵,长期应用可能发生中毒。后来改用拉米夫定,它对 HBV DNA 的反转录有竞争性抑制作用外,还具有链终止作用,用药后早期 HBV DNA 的滴度可下降 100 倍。但长期应用后可引起 HBV 基因突变,使病毒耐药,肝炎复发。目前公认的预防和治疗肝移植后 HBV 再感染的方法是高效价 HBIG 联合拉米夫定。HBIG 注射是一种被动免疫方法,它含有针对 HBV 的多抗,可以结合中和 HBV,限制 HBV 扩散,其疗效受 HBV DNA 水平影响,对低水平复制者效果较好。因此,理论上讲 HBIG 与拉米夫定联合使用,拉米夫定抑制 HBV DNA 复制,使病毒处于低水平的复制状态,HBIG 结合、中和 HBV,限制 HBV 扩散,两者联合应用比单一治疗更为有效。

(三) 肝棘球蚴病的肝移植

肝棘球蚴病中的肝泡型囊肿在肝内浸润性生长,与周围肝组织无明确界线,多数就诊已累及半肝以上或侵犯肝门、下腔静脉而无法切除,手术切除率仅 20%~30%。1994 年,Sanz 等首次报道 5 例肝棘球蚴病的肝移植,四川大学华西肝移植中心近年亦施行 5 例,取得满意效果。这类病例在国内外并非少见,近年国际上又陆续报道,因此已逐步公认肝棘球蚴病为肝移植的又一新指征。

(四) 肝胆管结石的肝移植

肝胆管结石属我国常见病。长期以来,复杂、弥漫存在的肝胆管结石,特别是合并胆汁性肝硬化、门静脉高压症者,常使临床医师束手无策。采用肝移植对这类患者进行治疗,在国内外文献中尚未见报道。

二、肝移植相关技术的发展

进入 20 世纪 80 年代后期,与肝移植密切相关的技术获得了极大的发展,从而推动了肝移植发展。一是 1983 年的器官保存液即 UW 液的使用,可以使肝脏低温保存安全时间达 24 小时以上,大大拓宽了有效利用有限供肝资源的渠道与时空距离。二是在肝移植时,利用体外循环施行静脉转流术的应用,最大限度地减轻了切断肝后下腔静脉和门静脉后所导致的血流动力学紊乱。三是手术器具(术前、术中准确的影像学检查及超声手术刀、氢离子电凝器、双极电凝器的广泛应用)和止血材料的进步,使肝脏外科医师能够借此切取肝脏的任何一个部位。四是影像学技术的发展,可更多地提供病肝与供肝及其周围

的解剖与功能信息。五是生物人工肝支持系统的发展。由于供器官缺乏,等待肝移植的患者绝大多数在等待过程中因为肝衰竭而死亡或丧失最佳移植时机。如何在移植术前稳定肝功能,缓解肝衰竭,为移植患者争取宝贵的等待时间和提供尽可能理想的术前准备是进步提高手术成功率和受者存活率的重要手段。人工肝支持系统(artificial liver support system,ALSS)是发挥这种桥梁作用最有效的过渡性方法。ALSS 可以有效清除有毒代谢产物和内毒素,减低血胆红素,改善肝功能,同时清除细胞因子调节氨基酸代谢,稳定内环境,为缓解病情进展起积极作用。人工肝技术的成熟与临床转化的发展,使得其能用于移植术前,能够延长受者的等待供肝时间并提高对手术的耐受性,术后 ALSS 有助于受者度过肝功能恢复不佳和排斥反应期。近几年,国内多家单位(包括浙江大学医学院附属第一医院和南方医科大学珠江医院)就生物型人工肝的研究和临床应用取得了可喜的效果。其他如利用基因生物工程生产转基因供肝的研究、诱导肝移植个体产生特异性免疫耐受等研究技术的开发等,为肝移植带来新的希望与机遇。正是各种相关技术的综合发展,为施行肝移植术提供了有力的技术保障。

三、肝移植受者的选择标准

受者的评估和检查:移植前对患者进行整体评估,对诊断进一步明确和是否必须手术均应认真讨论。根据患者病情分为两类:①紧急肝移植;②非紧急肝移植。紧急肝移植如暴发性肝衰竭(fulminant hepatic failure,FHF)患者病情继续恶化需立即实行肝移植手术以挽救生命;非紧急肝移植经讨论后可等待肝移植。对受者的评估检查项目包括肝功能、肾功能、血型、血常规、出凝血功能、免疫球蛋白、动脉血气分析、常规拭子细菌学检查,包括乙肝、丙肝、HIV、巨细胞病毒和 EB 病毒血清学检查在内的病毒学检查、心电图、超声心动图、X 线胸部检查、超声及多普勒超声检查肝实质及其血管大小、肺功能检查及测定肾小球滤过率和麻醉评价。

肝移植作为目前治疗终末期肝病的理想选择,由于肝脏解剖结构的复杂性,术前对肝内管道情况及肝脏体积等信息的精确把握往往是决定肝移植手术成功的关键。传统的肝脏影像学检查局限于二维图像,要求外科医师根据二维图像想象三维空间内的肝脏解剖,同时评估病灶累及范围并选择手术方式,主观性较强,准确性较低。随着数字医学技术的

不断进步,肝脏数字化三维重建技术已经广泛应用于外科手术的术前评估中。对于肝脏数字化三维重建技术在肝移植的应用,通过三维重建可以更加精准快速地在计算机中构建三维肝脏模型,并准确、方便地获得肝体积、脉管位置和直径、病灶与脉管的空间关系等数据。同时,可以在三维肝脏模型中设计不同肝脏切除平面,进行虚拟手术,评估手术效果,优化手术方案,实现肝移植手术的精准化。与传统二维测量法相比,数字化三维重建技术对于肝体积的测量速度更快,准确性更高,对肝内脉管显示更清晰,对预期的切除平面上的脉管分布显示更精准,便于术前制订合理的肝脏切除及血管吻合方案。在手术规划过程中,医师可根据解剖情况方便地调整供肝切除平面,根据实时显示的体积数据及断面血管数据选择最佳的供肝切除平面。而且,数字化三维重建技术的大部分测量及分析工作由电脑自动完成,无须医师在二维图像上层层勾画,具有省时省力的特点。通过三维重建技术的支持,可实现更加精准的术前评估和手术规划,有助于提高肝移植手术的安全性和有效性。

（焦兴元　李益虎）

第二节　三维重建技术在活体肝移植中的应用

一、应用价值

三维重建可视化仿真手术指导活体肝移植临床手术主要体现在供肝切取层面的选择和血管的处理及其重建等。在活体肝移植中,原则上受者最少需要原标准肝体积的 40%,供者至少要保留原肝体积的 35%。移植肝过大加大了胆管及血管的吻合难度,引起移植肝灌注不良,加大排斥风险;移植肝过小可造成"小肝综合征"。确定供肝切取层面主要取决于供、受者的情况(供、受者的身高,体质量等)和肝内静脉走行的特点。三维重建可在术前评估供者肝静脉的解剖特点,可视化仿真手术可比较不同切割层面效果,结合供者和受者情况,最终确定最合理的供肝切取层面。仿真手术时,可沿事先标记的切除线,切取左半肝,临床手术时可按仿真手术的比例切取供肝,保证供肝切取的合理性。

活体肝移植血管处理和重建的好坏将成为移植能否成功及能否减少术后并发症的关键因素。可视化仿真手术能在以下几方面对活体肝移植血管处理

和重建提供帮助:①供者和受者血管吻合;②受者肝短静脉的处理;③变异血管的处理。供者和受者血管吻合必须考虑供、受者血管口径是否匹配和重建血管是否有足够长度。根据 64 层螺旋 CT 可测得供者和受者血管数据(包括血管直径、长度等),在仿真手术中可根据血管直径和长度,决定血管切取部位,并对供、受者血管口径和长度进行修整,比较不同重建效果,获得最佳吻合方案。活体肝移植对肝短静脉的处理也是一个焦点和难点。肝脏除了左、中、右 3 支主要肝静脉外,尚有直接汇入下腔静脉的分散的小肝静脉,称此区为第三肝门。肝短静脉的变异较大,在尸体解剖及造影中观测到的数量各家报道不一(3~35 支),直径 1~15mm。可视化仿真手术可以在术前观察这些肝短静脉,包括肝短静脉的条数、走行及其与肝脏之间的位置关系,找到处理这些肝短静脉的方案,避免手术的盲目性。

此外,肝脏血管变异比较常见。据统计,肝动脉解剖变异发生率为 45%,门静脉解剖变异发生率为 30%,肝静脉解剖变异发生率为 20%。三维重建后,可发现这些变异的血管,在仿真手术中,找到合理的处理方式,避免手术意外,提高手术成功率。

总之,三维重建活体肝移植可视化仿真手术有助于手术医师感受个体化的活体肝移植的手术环境,有助于术者了解肝脏及其管道系统的解剖结构及相互的空间结构,并演练手术步骤,比较不同手术方案,提高手术成功率和减少手术并发症。

二、活体肝移植的典型病例

活体肝移植供者:男性,26 岁,身高 171cm,体重 63kg。肝肾功能正常,CT 检查提示肝、胆、胰、脾未发现异常(图 22-2-1),临床未发现肝脏疾病。

活体肝移植受者:女性,51 岁,身高 154cm,体重 60kg。肝功能:丙氨酸氨基酸转移酶(ALT)221U/L,天冬氨酸氨基转移酶(AST)11U/L,总胆红素 4.1μmol/L,直接胆红素 3.8μmol/L,甲胎蛋白(AFP)51.79μg/L,癌胚抗原(CEA)2.89μg/L。CT 检查示肝左外叶有一 2cm×2cm 大小的低密度影(图 22-2-2),未发现其他病灶。临床诊断:原发性肝癌。

(一) 64 层螺旋 CT 扫描结果

共收集供者四期扫描图像均为 462 张,受者四期扫描图像均为 397 张。在 64 层螺旋 CT 自带的 Mxview 工作站对扫描的图像质量进行分析。供者、受者肝脏轮廓清晰,断面管道造影剂充填良好,各种血管管道清晰。动脉期:腹主动脉及其各个分支均

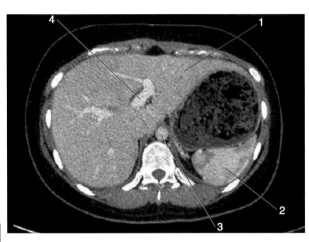

图 22-2-1　**活体肝移植供者 CT**
1.肝;2.脾;3.腹主动脉;4.门静脉。

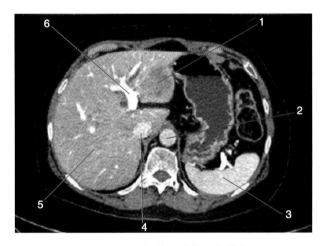

图 22-2-2　**活体肝移植受者 CT**
1.肿瘤;2.腹主动脉;3.脾;4.下腔静脉;5.肝;6.门静脉。

清楚显示,肝动脉及肝左动脉、肝右动脉及下属分支均能清楚显示,由于动脉管径较细,追踪动脉走行及动脉与肝实质界限较困难。静脉期:肝静脉主干显示良好,下腔静脉内造影剂充填较均匀,肝静脉的属支能肉眼辨认至 3 级。门静脉期:门静脉系统管道显示很好,几乎能达到门静脉的 5 级分支以上造影剂充填良好,与肝实质分界清晰(图 22-2-1,图 22-2-2)。

（二）三维重建结果

程序分割的腹部三维模型重建迅速,且重建后的腹部脏器及管道系统显示清晰、逼真、立体感强,较有效地模拟了腹部脏器情况,并能任意旋转、放大、缩小、透明化(图 22-2-3,图 22-2-4)。供者重建后,将肝脏设为完全透明化(图 22-2-5),3 条肝静脉在肝内的走行明确:肝左静脉收集肝左叶血液,肝右、肝中静脉收集肝右叶血液,门静脉在肝内可见 2、3 级分支,未发现有其他重要血管的变异;受者重建后,肝脏设为透明化(图 22-2-6),肝内 3 条血管走行符合解剖实

际,观察肿瘤位于肝左外叶,旋转受者三维模型,从后方可以观察到 3 条肝短静脉及其与肝脏的位置关系(图 22-2-7),未发现有其他重要血管的变异。

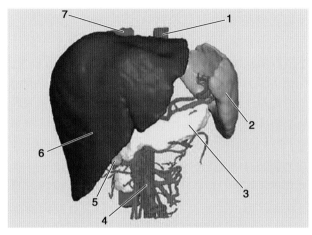

图 22-2-3　**活体肝移植,供者三维模型**
1.腹主动脉;2.脾;3.胰腺;4.门静脉;5.胆囊;6.肝脏;7.下腔静脉。

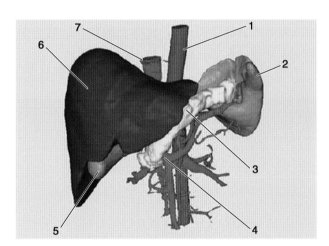

图 22-2-4　**活体肝移植,受者三维模型**
1.腹主动脉;2.脾;3.胰腺;4.门静脉;5.胆囊;6.肝脏;7.下腔静脉。

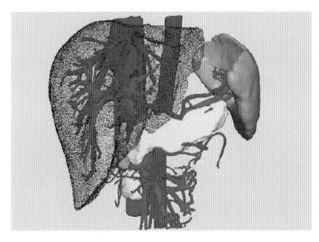

图 22-2-5　**活体肝移植,供者三维模型（肝透明化）**

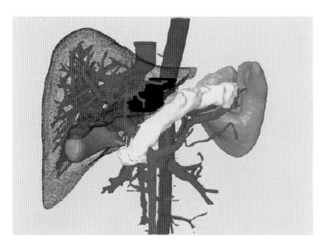

图 22-2-6　活体肝移植，受者三维模型（肝透明化）

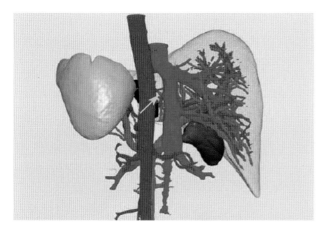

图 22-2-7　活体肝移植，受者肝短静脉（箭头所示）

（三）仿真手术

在 Free Form Modeling System 应用系统及其自带的 PHANTOM 力反馈设备中，虚拟活体肝移植环境，并利用此设备中二次开发出的仿真电刀、仿真手术针及仿真组织钳等完成了活体肝移植可视化仿真手术全部过程，包括供肝左外叶切取术（图 22-2-8～

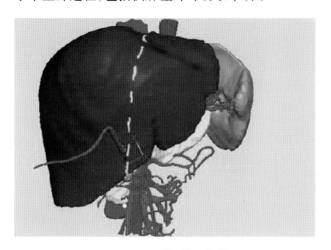

图 22-2-8　供肝的预切线

图 22-2-15）、受者病肝切除术（图 22-2-16～图 22-2-20）、供肝植入术（图 22-2-21～图 22-2-25）。各步骤符合临床手术过程，其中手术刀切割、手术针缝合等手术步骤均有力反馈的感觉。

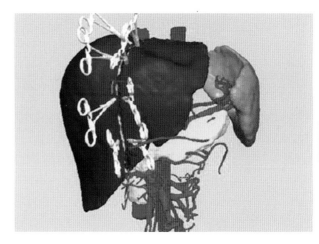

图 22-2-9　供肝胆囊切除

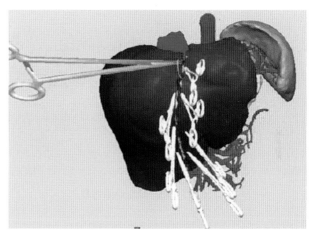

图 22-2-10　供肝左叶切取（1）

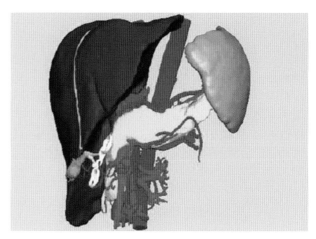

图 22-2-11　供肝左叶切取（2）

22

22

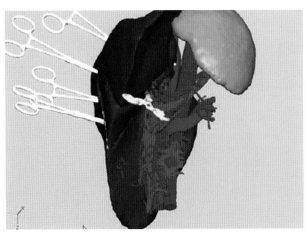

图 22-2-12 供肝左叶切取(3)

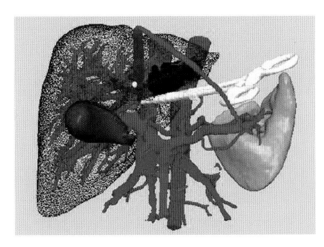

图 22-2-15 供肝肝左静脉切取

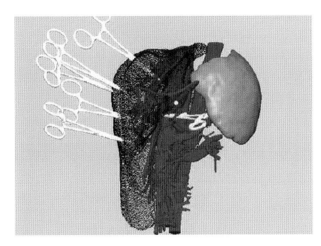

图 22-2-13 供肝肝左动脉切取

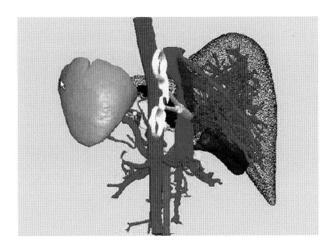

图 22-2-16 受者肝短静脉处理

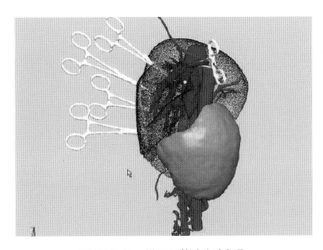

图 22-2-14 供肝门静脉左支切取

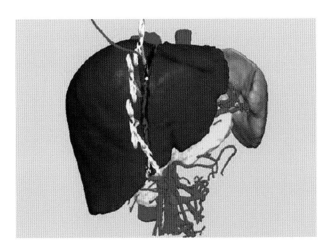

图 22-2-17 受者门静脉处理

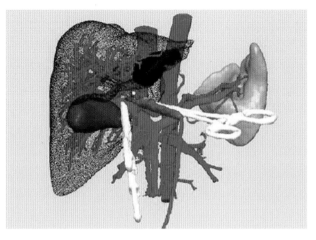

图 22-2-18　受者肝动脉处理

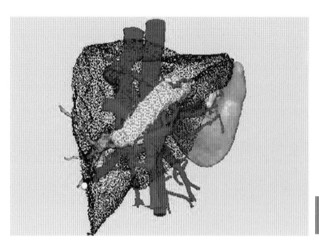

图 22-2-21　供左肝移入受者肝床

22

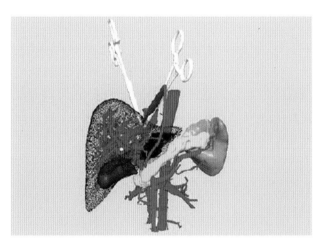

图 22-2-19　受者第二肝门处理

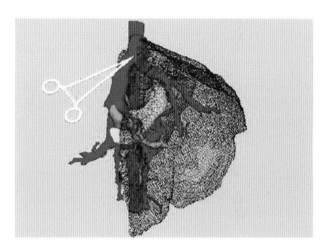

图 22-2-22　肝静脉重建

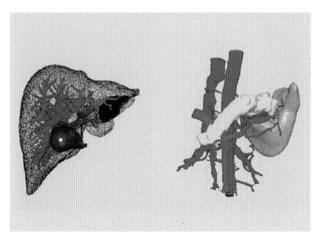

图 22-2-20　移除受者病肝

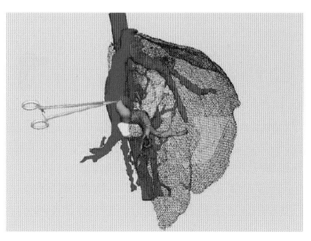

图 22-2-23　门静脉重建

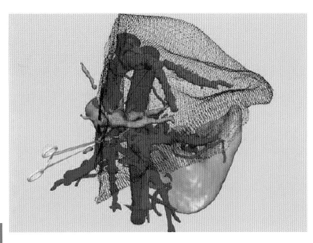

图 22-2-24　肝动脉重建

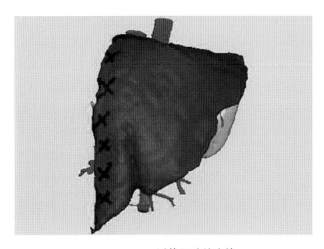

图 22-2-25　活体肝移植完毕

（焦兴元　李益虎）

第三节　三维重建技术在背驮式肝移植中的应用

一、应用价值

背驮式肝移植又称保留下腔静脉的原位肝移植，即在切除受者病肝时保留其肝后下腔静脉，将供肝的肝上下腔静脉与受者下腔静脉以一定方式吻合，形似受者下腔静脉背驮供肝而得名。其手术难点是病肝切除和管道重建两个关键步骤。

病肝切除的难点是解剖第一、第二、第三肝门，因其结构的复杂性和不确定性，如处理不当可引起大出血。将背驮式肝移植受者肝脏三维重建后进行肝透明化，任意旋转，观察各解剖位置，尤其可观察到腹腔动脉、门静脉、肝静脉的直径、走行、有无血管变异、肝短静脉数量及其与肝脏之间的位置关系等，

避免受者病肝尾状叶肥大、下腔静脉被包围于该肝段内等病肝切除时保留下腔静脉异常困难等情况出现，从而使术者在术前便对患者腹部情况了如指掌，做到心中有数，避免术中盲目探查引发静脉撕裂、大出血、空气栓塞等致命并发症。根据三维重建观察的结果，制订手术方案，并找出术中需注意事项等。根据手术制订的方案，将三维重建导入 Free Form Modeling System 软件及其自带的力反馈设备 PHAN-TOM 中，虚拟受者病肝切除环境，术者可在虚拟手术环境中反复演练手术方案，并进行进一步优化。血管重建是背驮式肝移植手术的另一难点及关键点，具体包括：①供者、受者肝动脉、门静脉之间血管和胆管的吻合。肝移植手术中管道重建的关键是管道口径相近，如果出现术后吻合口狭窄可致移植肝缺血坏死，出现胆漏、淤胆，甚至引起肝衰竭危及生命。三维可视化技术可在术前发现口径相似的管道，将口径相近、长度适中的血管和胆管相吻合，并在仿真手术系统中反复演练，找到肝动脉、门静脉及胆管最合适的吻合方式。②肝静脉流出道的重建。目前背驮式肝移植肝静脉流出道重建有多种吻合方式，同样可以根据供者、受者肝静脉和下腔静脉的特点，找出最佳的重建方式，并在仿真手术系统中反复演练。

二、背驮式肝移植的典型病例

背驮式肝移植供者：女性，38 岁，身高 163cm，体重 65kg。肝肾功能正常，CT 检查提示肝、胆、胰、脾未发现异常（图 22-3-1），临床未发现肝脏疾病。

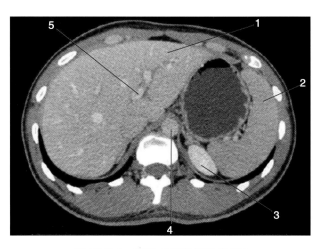

图 22-3-1　背驮式肝移植供者 CT
1. 肝；2. 脾；3. 肾；4. 腹主动脉；5. 门静脉。

背驮式肝移植受者：女性，50 岁，身高 161cm，体重 56kg。18 年前因胆囊结石行胆囊切除术，切除胆

囊。肝功能:丙氨酸氨基酸转移酶(ALT)256U/L,天冬氨酸氨基转移酶(AST)17U/L,γ-谷氨酸酰基转移酶(GGT)927U/L;总胆红素 5.3μmol/L,直接胆红素 4.2μmol/L。CT检查示肝左叶可见低密度影,未发现其他病灶(图 22-3-2)。甲胎蛋白(AFP)56.42μg/L,癌胚抗原(CEA)3.11μg/L。临床诊断:原发性肝癌。

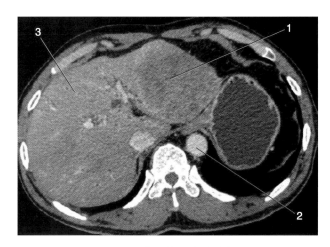

图 22-3-2　背驮式肝移植受者 CT
1.肿瘤;2.腹主动脉;3.肝。

（一）64 层螺旋 CT 扫描结果

共收集供者四期(平扫期、动脉期、门静脉期、肝静脉期)扫描图像均为 411 张,受者四期扫描图层像为 406 张。在 64 层螺旋 CT 自带的 Mxview 工作站上对扫描的图像质量进行分析。供者、受者肝脏轮廓清晰,断面管道造影剂充填较好,各种血管管道清晰。动脉期:腹主动脉及其各个分支均清楚显示,肝动脉及肝左动脉、肝右动脉及下属分支均能清楚显示,由于动脉管径较细,追踪动脉走行及动脉与肝实质界限较困难。静脉期:肝静脉主干显示良好,下腔静脉内造影剂充填较均匀。门静脉期:供者门静脉显示良好,受者门静脉系统肝外管道显示良好,门静脉左支显示不清,右支显示良好(见图 22-3-2)。

（二）三维重建结果

程序分割的腹部三维模型重建迅速(供者重建共用时 1.5 小时,受者重建共用时 2 小时)。重建后的腹部脏器及管道系统显示清晰、逼真,较有效地模拟了腹部脏器情况,并能任意旋转、放大、缩小、透明化(图 22-3-3,图 22-3-4)。肝脏透明化后,肝内血管系统解剖结构正常,相互关系明晰(图 22-3-5,图22-3-6)。未发现血管的变异。受者第三肝门处可

见 3 条肝短静脉。

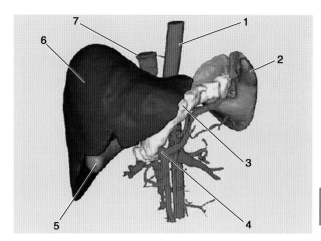

图 22-3-3　背驮式肝移植,供者三维模型
1.腹主动脉;2.脾;3.胰腺;4.门静脉;5.胆囊;6.肝;
7.下腔静脉。

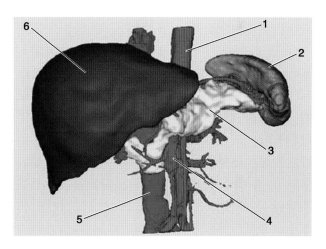

图 22-3-4　背驮式肝移植,受者三维模型
1.腹主动脉;2.脾;3.胰腺;4.门静脉;5.下腔静脉;6.肝。

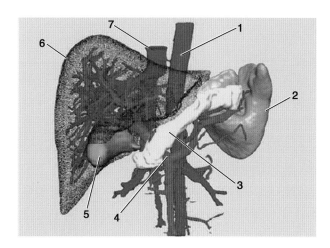

图 22-3-5　背驮式肝移植,供者三维模型(肝透明化)
1.腹主动脉;2.脾;3.胰腺;4.门静脉;5.胆囊;6.肝;
7.下腔静脉。

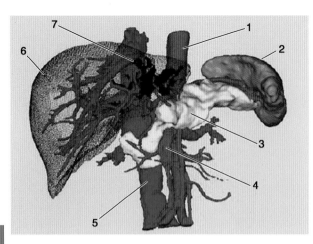

图 22-3-6 背驮式肝移植,受者三维模型(肝透明化)
1. 腹主动脉;2. 脾;3. 胰腺;4. 门静脉;5. 下腔静脉;
6. 透明肝;7. 肿瘤。

(三) 背驮式肝移植手术设计

1. 供者和受者三维模型的整体评估　包括供者、受者肝脏的体积,血管的辨认、走行及变异情况等,受者肿瘤的大小及其在肝内相对空间位置等。

2. 供者肝脏切取术　具体步骤:①仿真组织钳仔细分离、解剖下腔静脉,仿真手术刀紧靠心下缘切断肝上下腔静脉,于肾血管平面横断肝下下腔静脉和腹主动脉;②仿真组织钳仔细分离、解剖肝动脉,仿真手术刀在肝总动脉分出肝固有动脉处切断动脉;③仿真组织钳仔细分离、解剖门静脉,仿真手术刀在门静脉起始处切断门静脉;④仿真组织钳将胆囊从胆囊床分离,并将其移除;⑤移去多余的供者器官与血管;⑥分别对切下的下腔静脉、门静脉、肝固有动脉断端进行修整;⑦将切下的整个肝脏及血管等分别保存为 STL 和 CLY 格式,准备移植用。

3. 受者病肝切除术　具体步骤:①将肝脏设为透明化状态,观察受者血管在肝内走行和变异情况,并解剖第一肝门;②肝短静脉解剖,旋转受者三维模型,调整到适当位置,仿真组织钳仔细分离、解剖肝短静脉,夹闭肝短静脉远端,仿真手术刀紧贴组织钳切断肝短静脉,仿真手术针缝闭腔静脉上的肝短静脉断端;③第二肝门处理,调整适当位置,显示第二肝门,仿真组织钳仔细分离、解剖肝静脉,夹闭肝静脉,仿真电刀紧贴组织钳切断肝左、肝中、肝右静脉;④门静脉切除,调整适当位置,显示肝门部,仿真组织钳仔细分离、解剖门静

脉,再分别夹闭门静脉左、右支,仿真电刀在门静脉左、右分叉处切断门静脉左、右支;⑤肝动脉切除,仿真组织钳仔细分离、解剖肝动脉,分别夹闭肝左、肝右动脉,仿真电刀在肝固有动脉分叉处切断肝左、肝右动脉;⑥移除病肝。

4. 供肝植入术　将保存为 STL 格式的整个供者肝脏导入软件中,为移植前做好准备。移植步骤:①将供者肝脏移入受者肝床;②肝脏流出道重建,可有 3 种术式,即受者肝左与肝中静脉的共同开口与供肝肝上下腔静脉吻合;肝左、肝中、肝右 3 根肝静脉修剪成共同开口与供者肝上下腔静脉吻合;供肝上下腔静脉与受者肝后下腔静脉侧侧吻合,即腔静脉成形术;③门静脉重建,根据供者门静脉左支的长度和直径的大小,对受者门静脉修整,修整完毕,调整供肝在适当位置和门静脉处于自然状态下,吻合门静脉;④肝动脉重建,根据供者、受者肝左动脉长度和直径的大小,修整受者肝固有动脉,修整完毕,与受者肝固有动脉吻合。

(四) 仿真手术

在 Free Form Modeling System 应用系统及其自带的 PHANTOM 力反馈设备中,虚拟背驮式肝移植环境,并利用此设备中二次开发出的仿真手术刀、仿真手术针及仿真手术钳等完成了背驮式肝移植可视化仿真手术全部过程,包括供肝切取(图 22-3-7,图 22-3-8)、受者病肝切除(图 22-3-9~图 22-3-12)、供肝植入(图 22-3-13~图 22-3-16),各步骤符合临床手术过程,并可通过手术刀切割、手术针缝合等手术操作,感受力反馈,真正体验逼真的手术效果。

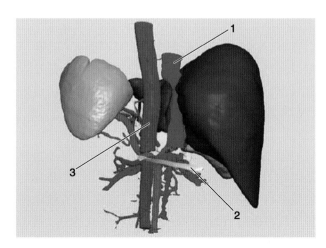

图 22-3-7 供者肝脏切取
1. 下腔静脉;2. 仿真手术刀;3. 腹主动脉。

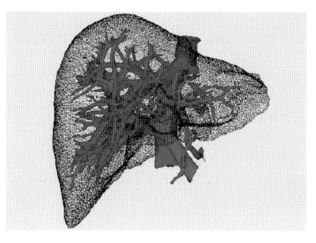

图 22-3-8 切下的供者肝脏和血管

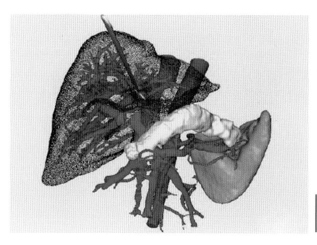

图 22-3-11 切断受者门静脉

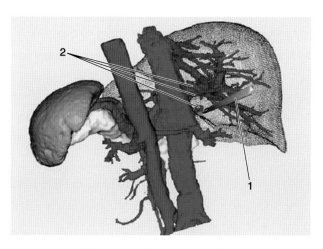

图 22-3-9 处理受者肝短静脉
1. 仿真手术刀；2. 肝短静脉。

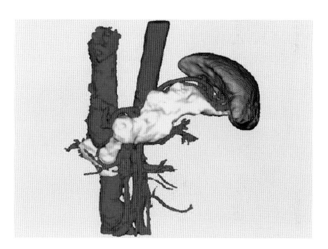

图 22-3-12 病肝移除后

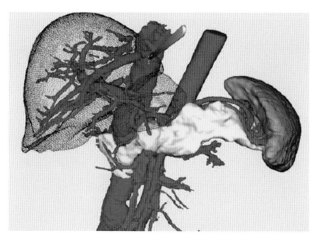

图 22-3-10 处理受者第二肝门

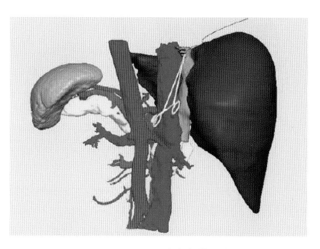

图 22-3-13 肝脏流出道重建

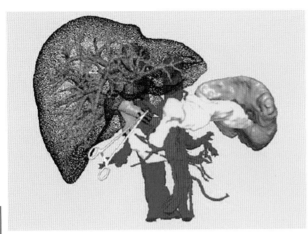

图 22-3-14　**门静脉重建**

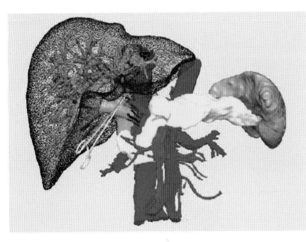

图 22-3-15　**肝动脉重建**

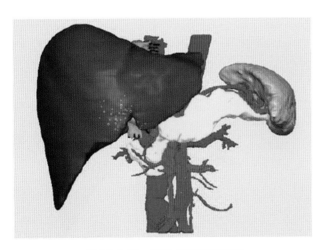

图 22-3-16　**背驮式肝移植完毕**

（焦兴元　李益虎）

第四节　三维重建技术在原位肝移植中的应用

一、应用价值

原位肝移植是指在切除受者病肝时连同下腔静脉一并切除,利用供肝的肝上、肝下下腔静脉来重建和恢复肝脏流出道与下腔静脉连续性的一种肝移植术。原位肝移植手术的难点和关键同样是病肝的切除和管道的重建。

不同于背驮式肝移植手术,原位肝移植手术切除病肝时需连同下腔静脉一并切除,手术创面累及后腹膜,术中术后大出血风险高。术前对受者肝脏进行三维重建,可清晰了解腔静脉段血管汇入情况,对术中快速切除病肝,对后腹膜创面的彻底止血起到关键性指导作用。而肝动脉、门静脉及胆管的重建与背驮式肝移植手术相似,都可以在术前通过将供、受者肝脏三维重建后,观察并计算出肝动脉、门静脉、胆管的长度及口径大小,选择最合适的管道进行吻合,并在仿真手术系统中反复演练,找到肝动脉、门静脉及胆管最合适的吻合方式。

二、原位肝移植的典型病例

原位肝移植供者:女性,20 岁,身高 159cm,体重 55kg。血常规、生化检查未见异常,CT 检查示肝、胆、胰、脾未见异常(图 22-4-1)。临床上未发现肝脏疾病。

原位肝移植受者:肝功能检查丙氨酸氨基酸转移酶(ALT)578U/L,γ-谷氨酸酰基转移酶(GGT)325U/L,

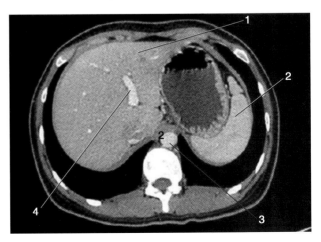

图 22-4-1　**原位肝移植供者 CT**
1. 肝;2. 脾;3. 腹主动脉;4. 门静脉。

总胆红素 35.1μmol/L,直接胆红素 17.8μmol/L。CT 检查示肝右叶低密度肿物,病灶区肝区内胆管扩张。甲胎蛋白(AFP)阳性,癌胚抗原(CEA)阴性。临床诊断:肝右外侧段胆管细胞癌(图 22-4-2)。

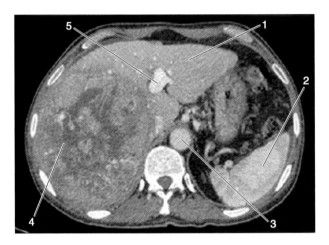

图 22-4-2　原位肝移植受者 CT
1.肝;2.脾;3.腹主动脉;4.肿瘤;5.门静脉。

（一）64 层螺旋 CT 扫描结果

共收集供者四期(平扫期、动脉期、门静脉期、肝静脉期)扫描图像均为 503 张,受者四期扫描图像均为 461 张。在 64 层螺旋 CT 自带的 Mxview 工作站上对扫描的图像质量进行分析。供者、受者肝脏轮廓清晰,断面管道造影剂充填良好,各种血管管道清晰。动脉期:腹主动脉及其各个分支均清楚显示,肝动脉及肝左动脉、肝右动脉及下属分支均能清楚显示,由于动脉管径较细,追踪动脉走行及动脉与肝实质界限较困难。静脉期:肝静脉主干显示良好,下腔静脉内造影剂充填较均匀,肝静脉的属支能肉眼辨认至 3 级。门静脉期:供者门静脉显示良好,受者门静脉系统肝外管道显示良好,门静脉右支显示不清,左支显示尚可(图 22-4-1,图 22-4-2)。

（二）三维重建结果

程序分割的腹部三维模型重建耗时较短,其中供者重建共用时 1.5 小时,受者重建共用时 1.5 小时。重建后的腹部脏器及管道系统显示清晰、逼真,较有效地模拟了腹部脏器情况,并能任意旋转、放大、缩小、透明化(图 22-4-3,图 22-4-4)。肝脏透明化后,肝内血管系统解剖结构正常,相互关系明晰(图 22-4-5,图 22-4-6)。未发现血管变异。

（三）原位肝移植手术设计

1.供者肝脏切取术　同背驮式肝移植。

2.受者病肝切除术　①将肝脏设为透明化状态,观察受者血管在肝内走行和变异情况,并解剖第

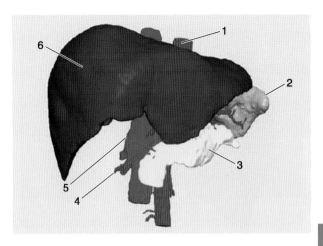

图 22-4-3　原位肝移植,供者三维模型
1.腹主动脉;2.脾;3.胰腺;4.门静脉;5.下腔静脉;6.肝。

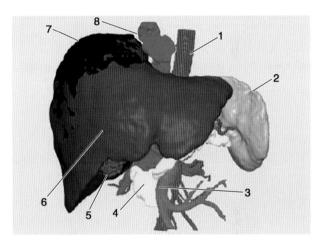

图 22-4-4　原位肝移植,受者三维模型
1.腹主动脉;2.脾;3.门静脉;4.胰腺;5.胆囊;6.肝;7.肿瘤;8.下腔静脉。

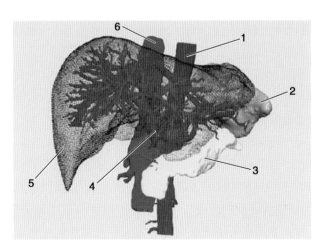

图 22-4-5　原位肝移植,供者三维模型(肝透明化)
1.腹主动脉;2.脾;3.胰腺;4.门静脉;5.肝;6.下腔静脉。

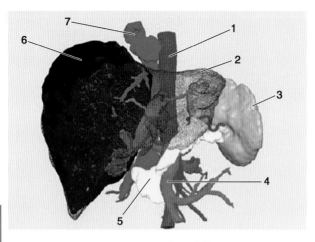

图 22-4-6　原位肝移植,受者三维模型(肝透明化)
1. 腹主动脉;2. 肝;3. 脾;4. 门静脉;5. 胰腺;6. 肿瘤;
7. 下腔静脉。

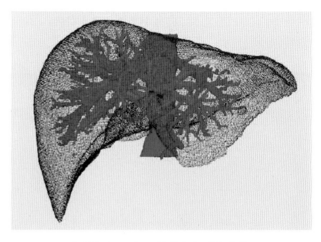

图 22-4-7　切下的供者肝脏和血管

一肝门;②门静脉切除,调整适当位置,显示肝门部,仿真组织钳仔细分离、解剖门静脉,再分别夹闭门静脉左、右支,仿真电刀在门静脉左、右分叉处切断门静脉左、右支;③肝动脉切除,仿真组织钳仔细分离、解剖肝动脉,分别夹闭肝左、肝右动脉,仿真电刀在肝固有动脉分叉处切断肝左、肝右动脉;④肝静脉和部分下腔静脉切除,在下腔静脉分出左、右肾静脉处稍上离断肝下下腔静脉,贴近肝脏表面离断肝上下腔静脉;⑤移除病肝。

3. 供肝植入术　①将供肝移入受者肝床;②修剪供者、受者肝上下腔静脉至适宜长度,用仿真手术针吻合供者、受者肝上下腔静脉;③修剪供者、受者肝下下腔静脉,用仿真手术针吻合供者、受者肝下下腔静脉;④门静脉重建,根据供者门静脉左支的长度和直径的大小,对受者门静脉修整,修整完毕,调整供肝在适当位置和门静脉处于自然状态下,吻合门静脉;⑤肝动脉重建,根据供者、受者肝左动脉长度和直径的大小,修整受者肝固有动脉,修整完毕,与受者肝固有动脉吻合。

（四）仿真手术

在 Free Form Modeling System 应用系统及其自带的 PHANTOM 力反馈设备中,虚拟出了原位肝移植环境,并利用此设备中二次开发出的仿真手术刀、仿真手术针及仿真手术钳等完成了原位肝移植可视化仿真手术全部过程,包括供肝切取(图 22-4-7)、病肝切除(图 22-4-8~图 22-4-11)、供肝植入(图 22-4-12~图 22-4-16)等,各步骤符合临床手术过程,并可通过

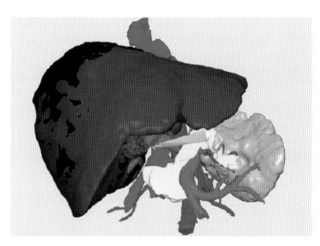

图 22-4-8　切断受者肝动脉左、右支

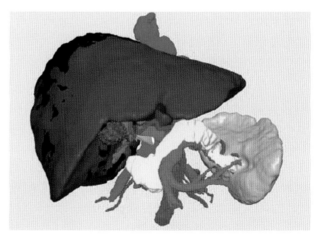

图 22-4-9　切断受者门静脉左、右支

22

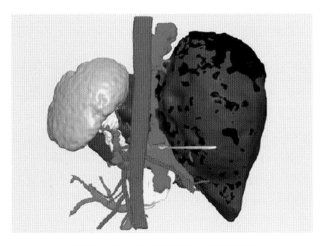

图 22-4-10 离断受者肝上、下腔静脉

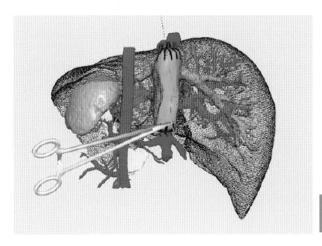

图 22-4-13 吻合供者、受者肝下下腔静脉

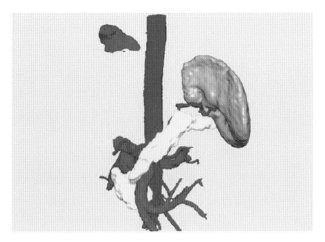

图 22-4-11 受者病肝移除后

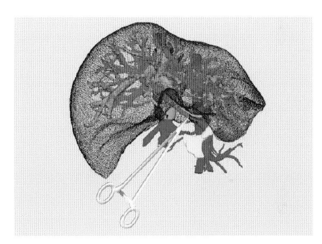

图 22-4-14 门静脉重建

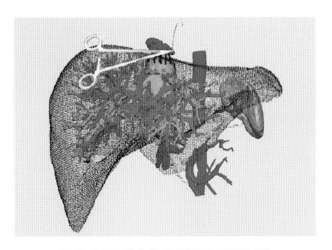

图 22-4-12 吻合供者、受者肝上下腔静脉

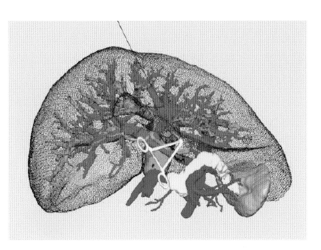

图 22-4-15 肝动脉重建

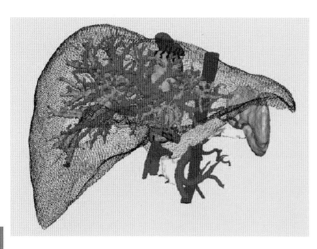

图 22-4-16　原位肝移植完毕

手术刀切割、手术针缝合等手术操作,感受力反馈的感觉。

（焦兴元　李益虎）

第五节　三维可视化、3D 打印技术在活体肝移植的应用

【典型病例】

（一）肝左外叶移植

受者:男性,3 岁,血型 O 型 Rh⁺。以发现皮肤巩膜黄染 1 年余,胆道蛔虫术后 3 个月为主诉收入院。入院后完善相关检查,临床诊断:胆汁性肝硬化,肝功能失代偿,脾大;胆道蛔虫术后。拟行活体肝移植术。

供者:男性,39 岁,系受者之生父。血型 O 型 Rh⁺,身高 148cm,体重 49kg,无手术禁忌。上腹部 MRI+MRCP 显示肝脏形态、大小、信号未见异常,肝内外胆管系统未见明显异常,上腹其他脏器未见明显异常。上腹部 CTA 显示肝动脉、门静脉、肝静脉血管分支未见明显变异。

手术规划及实施:供者肝脏 CT 图像经 3D 重建后精确计算,供者肝脏全肝体积 1 234.24ml,右半肝体积 870.93ml,左内叶体积 107.77ml,左外叶体积 255.54ml。经讨论,决定实施肝左外叶移植。供者评估:残余肝体积/供者全肝体积（RLV/WLV）= 978.7ml/1 234.24ml = 79.3%＞40%,供者残肝体积足够保证供者安全;肝左外叶切除后,供者保留完整的肝右动脉,门静脉右支和引流完整的肝右静脉、肝中静脉;供者肝总管直接分出肝左、右管,切除肝左外叶后,完整保留供者的肝右管。受者评估:供肝重/受者体重（GRBW）= 255.54g/11kg = 2.3%＞0.8%,供肝体积得到保障,不发生小肝综合征;肝左外叶移植物有完整的肝动脉、门静脉属支和引流完整的肝左静脉,移植肝脏血管无变异,静脉回流好,肝脏灌注得到保证;供者肝总管直接分出肝左、右管,肝左外叶的肝内胆管无变异。三维可视化供者肝脏 3D 打印（图 22-5-1）,可见肝中动脉来自肝固有动脉,非常接近肝左动脉,并且当向上和向右行进以供给段Ⅳ时,在切除平面的右侧形成拱形。以 3D 打印模型做术中间接导航指导肝左外叶获取,协助血管胆道系统的精准处理。

（二）小肝移植物原位辅助式肝移植

受者:男性,10 岁,血型 B 型 Rh⁺。以皮肤黄染 2 个月余为主诉收入院。患者于 2 个月余前无明显诱因出现皮肤巩膜黄染并进行性加重,外院接受退黄治疗及肝活检术。肝脏病理显示肝组织超微结构欠佳,肝细胞肿胀,部分肝细胞内淤胆性色素颗粒。自身免疫性肝炎可能性大。诊断为自身免疫性肝炎,肝硬化失代偿期。入院后完善相关检查,临床诊断为自身免疫性肝炎,肝硬化失代偿期,拟行活体肝移植术。

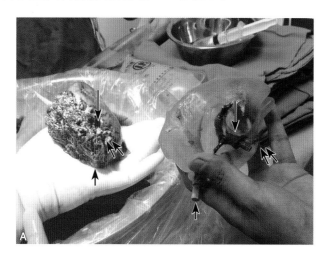

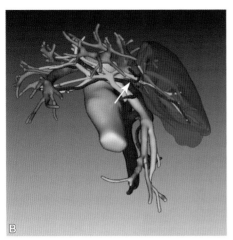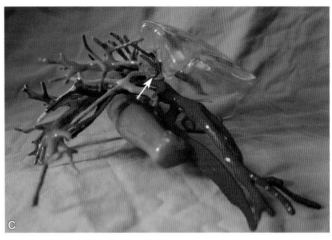

图 22-5-1　肝左外叶移植术前三维可视化评估

A. 实体肝脏左外叶(左)与 3D 打印模型(右);短黑箭头为门静脉;长黑箭头为肝静脉;双箭头为肝动脉。
B. 3D 图像模型,白色箭头为肝中动脉。C. 3D 打印模型,白色箭头为肝中动脉。

供者:女性,41 岁,系受者之生母。血型 O 型 Rh⁺,身高 162cm,体重 62kg,无手术禁忌。上腹部 MRI+MRCP 显示肝脏形态、大小、信号未见异常,肝内外胆管系统未见明显异常,上腹其他脏器未见明显异常。上腹部 CTA 显示肝右动脉起源于肠系膜上动脉,肝左动脉起源于腹腔干,余肝动脉、门静脉、肝静脉血管分支未见明显变异。

手术规划及实施:供者肝脏 CT 图像经 3D 重建后精确计算,肝脏全肝体积 1 298.97ml,左肝体积 301.01ml,右肝体积 997.96ml。若使用左肝移植物则供者(RLV/WLV)=997.96ml/1 298.97ml=76.83%>40%,供者残肝体积足够保证供者安全,GRBW=301.01g/44kg=0.68%<0.8%供肝体积较小,极易发生小肝综合征;若使用右肝移植物则供者(RLV/WLV)=301.01ml/1 298.97ml=23.17%<40%,供者残肝体积不足,无法保证供者安全。经三维可视化手术模拟及专家讨论,决定行左肝移植物原位辅助式肝移植,根据模拟手术划定预切面,3D 打印供受者肝脏模型及受者腹腔模型,通过反复比对 3D 等比例模型(图 22-5-2)确认手术可行性,指导手术切面、血管、胆管的精确处理,明确无大肝综合征发生风险,保证手术的顺利完成。术后 1 个月 CT 显示,受者右肝体积缩小,移植左肝体积代偿性增大,肿大的脾脏也明显缩小。

(三) 不带肝中静脉的减体积右半肝移植

受者:男性,12 岁,血型 B 型 Rh⁺。以诊断为肝豆状核变性 2 个月余为主诉收入院。入院后完善相关检查,临床诊断为肝豆状核变性、肝硬化失代偿

期,拟行活体肝移植术。

供者:女性,40 岁,系受者之生母。血型 O 型 Rh⁺,身高 160cm,体重 60kg,无手术禁忌。上腹部 MRI+MRCP 显示肝脏形态、大小、信号未见异常,肝内外胆管系统未见明显异常,上腹其他脏器未见明显异常。上腹部 CTA 显示肝总动脉在进入肝实质时,三分叉为肝右动脉、肝左动脉和胃十二指肠动脉,其余肝动脉、门静脉、肝静脉血管分支未见明显变异。

手术规划及实施:供者肝脏 CT 图像经 3D 重建后精确计算,全肝体积 954.33ml,右肝体积 762.03ml,左肝体积 192.3ml。经讨论,若使用供者左肝作为移植物,则供肝重/受者体重(GRBW)=192.3g/40kg=0.48%<0.8%,供肝体积较小,极易发生小肝综合征,同时考虑肝总动脉在进入肝实质时,三分叉为肝右动脉、肝左动脉和胃十二指肠动脉,分离左肝容易伤及肝右动脉;若使用右肝作为移植物,则残余肝体积/供者全肝体积(RLV/WLV)=192.3ml/954.33ml=20.15%<40%,供者残肝体积不足,无法保证供者安全;在三维可视化模拟手术及 3D 打印肝脏模型的辅助下,考虑采用不带肝中静脉的减体积右半肝移植,肝脏预切平面设置于肝中静脉主干的右侧 2cm 处,结扎右肝下静脉,将收集肝段Ⅷ血流的肝中静脉分支直接与肝上下腔静脉吻合;不带肝中静脉的减体积右半肝体积为 572.37ml,供肝重/受者体重(GRBW)=572.37g/40kg=1.43%>0.8%,供肝体积得到保障,不发生小肝综合征;供者残余肝体积/供者全肝体积(RLV/WLV)=381.96ml/

22

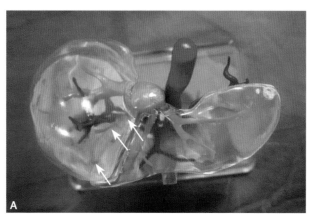

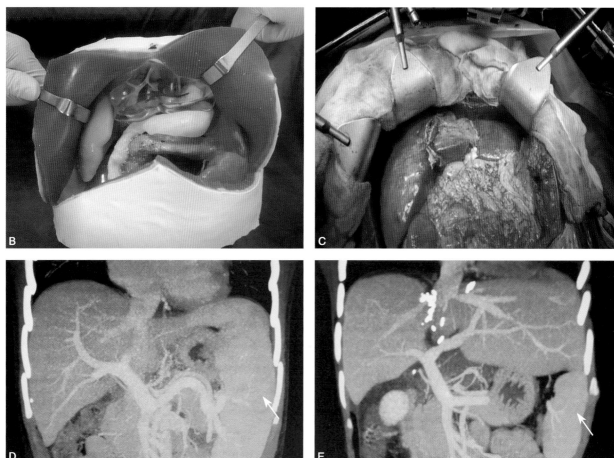

图 22-5-2　小肝移植物原位辅助式肝移植示例

A. 3D 打印肝脏模型,白色箭头为肝中静脉分支。B. 3D 打印腹腔模型及移植肝脏模型,确定供者可植入,避免大肝综合征的发生。C. 术中实际状况。D. 受者术前 CT 冠状位图像,白色箭头为脾脏。E. 受者术后 CT 冠状位图像,白色箭头为脾脏。

954.33ml＝40.02%＞40%，供者残肝体积足够保证供者安全。根据模拟手术划定的预切面及 3D 打印

肝脏模型（图 22-5-3），指导手术切面、血管、胆管的精确处理，顺利完成手术。

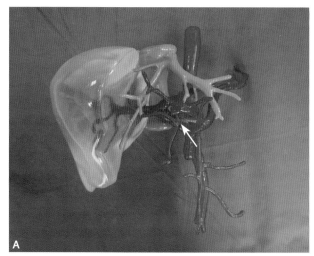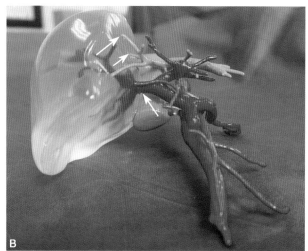

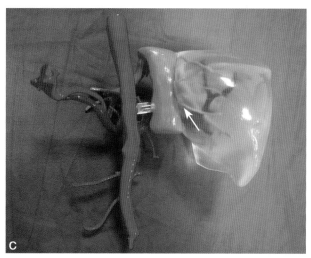

图 22-5-3　不带肝中静脉的减体积右半肝移植术前三维可视化评估

A. 不带肝中静脉的减体积右半肝模型，白色箭头为肝总动脉在进入肝实质时，三分叉为肝右动脉、肝左动脉和胃十二指肠动脉。B. 不带肝中静脉的减体积右半肝模型，白色箭头为预切平面位置，位于肝中静脉主干分支右侧 2cm 处。C. 不带肝中静脉的减体积右半肝模型，白色箭头为段Ⅷ肝中静脉，直接吻合于肝上下腔静脉。

（钟　林）

第六节　三维可视化、ICG 荧光技术在活体肝移植的应用

若受者为小儿患者，成人左外叶的体积便可以满足需要，而且随着腹腔镜技术的发展，腔镜下左外叶供肝的切取已逐渐成为标准术式。但如果是成人与成人之间的活体肝移植，需要切取右半肝或左半肝方能满足受者需要，应用腹腔镜技术行活体右半肝切取则手术难度大大增加。笔者中心自 2011 年起实施腹腔镜手辅助取肝，已积累 50 余例，未发生供者死亡或严重并发症，并于 2015 年开始选择性开展全腹腔镜下供肝切取术，目前已施行 14 例全腹腔镜下半肝切取手术。虽然腹腔镜下供肝切取术例数较少，尚未形成统一的手术标准，但随着腹腔镜技术的进一步成熟及三维可视化和 ICG 荧光技术的临床应用，腹腔镜供肝切取术日趋成熟。笔者认为，借助三维可视化和 ICG 荧光技术，腹腔镜活体供肝切取将是更加安全、微创的手术方式。

一、适应证

自愿成为活体肝移植供者，符合器官捐献法律

法规要求及医学条件;年龄 18~55 岁,性别不限;影像学评估提示肝脏大小、形态正常,解剖结构无明显变异;术前肝功正常,凝血功能正常,心肺功能正常;自愿参加并已签署知情同意书;术前未接受过其他腹部手术;供者无精神系统疾病史,有自我判断能力。

二、禁忌证

妊娠或哺乳期妇女;供者的重要器官有严重功能障碍,无法耐受手术。

三、术前准备及评估

腹腔镜手术供者选择评估基本与开腹手术一致,且要求更高。术前需行上腹部 MRI 胆管成像,肝脏及血管 CT 三维重建等检查。采用三维重建软件测定肝脏体积和半肝体积,采用两种指标判断:一种是移植物与受者体重比(GRWR),另一种是移植物与受者标准肝体积比(GV/SLV),通常认为前者应>0.8%,后者应>40%。血管及胆道变异将增加手术难度和供者术中风险,可能导致供者术后出现胆道狭窄、胆漏及血栓等并发症。进腹后探查评估肝脏形态质地、脂肪变的程度等。必要时切取部分肝脏进行病理检查。切断肝圆韧带后,行术中彩超探查肝脏质地、门静脉及肝静脉走向,进腹后探查评估肝脏形态质地、脂肪变的程度等。必要时经胆囊管插管行胆道造影。

四、手术步骤及要点

采取平卧位,两足分开,垫高右侧腰部,术者位于右侧。术中调整为头高足低,右侧抬高,并根据需要实时调整手术体位。腔镜右半肝切取布孔如下:脐下置观察孔,术者第一主操作孔位于右侧锁骨中线肋缘下 5cm,与肝切除线平行,完成肝门解剖、肝脏离断等主要操作,第二操作孔置于右侧腋前线肋缘下方 2cm。助手操作孔选择于剑突下方及左侧距中线 3cm,各操作孔距离 5cm 以上,形成等边三角形格局。左外叶及左半肝切取布孔可稍偏左。

腔镜下左外叶及左半肝的切取已有文献描述,且步骤逐渐标准化。对于腔镜下右半肝的切取,笔者的原则是先肝周游离后肝门解剖,首先依次离断肝圆韧带、镰状韧带、冠状韧带、右三角韧带及肝肾

韧带和右肾上腺,充分显露下腔静脉、肝右静脉根部,使肝脏游离。游离部分左三角韧带,完全显露第二肝门,并充分游离肝中静脉与肝右静脉之间的腔静脉窝,肝短静脉的数量、口径大小不等,且部分患者存在粗大的右后下静脉,分别予以离断。腔静脉韧带附着于腔静脉侧面,剥离后夹闭离断。上述游离充分后,自上向下由腔静脉窝套入绕肝带,即可分离出肝右静脉。

胆囊予以切除后,助手向上牵拉肝圆韧带,显露第一肝门。向前牵引胆囊管,切开肝十二指肠右侧浆膜,分离出肝右动脉。放置血管牵引带向前牵拉肝右动脉,于其背侧打开门静脉浆膜,分离出门静脉主干、门静脉右支,特别注意勿损伤门静脉尾状叶支。降低肝门板,显露肝左、右管汇合处,此为切肝线重要标识点。肝脏离断前不单独游离肝右管。结合彩超、缺血线、肝表面标示点等方法制订切肝线。也可以采用 ICG 荧光染色技术引导完成腹腔镜供肝切取手术,术中通过门静脉注射 ICG 正染或反染切取肝脏。间断行 Pringle 阻断肝血流,利用 CUSA、超声刀、LigaSure 离断肝实质,断面较少渗血可用百克钳、电凝钩等止血,遇较粗管道予以血管夹夹闭后切断。依顺序夹闭切断肝右管,全身肝素化后夹闭切断肝右动脉、门静脉右支,闭合器离断肝右静脉。

取下腹部小切口,快速取出供肝,剪开肝右静脉断端,灌注。

五、注意事项

1. 肝脏游离 腹腔镜下左半肝切取相对简单,而右半肝手术对肝裸区的游离需要反复练习。解剖肝裸区的关键是合理置入操作孔,右半肝切取的两个戳卡应分别置于右上腹右锁骨中线及右腋前线;若视角不佳,可在腋中线新增操作孔,并把观察孔移至右腋前线。对肝脏的反向牵引及术区显露尤为重要,解剖肝裸区时可将患者上半身抬高并尽量左倾,以利于术区显露;在肾上腺前方应以下腔静脉为纵轴,将肝脏逐渐向左翻,以充分显露视野。

2. 肝实质离断 肝左外叶切取可直接从肝圆韧带入路离断肝实质,但半肝切取通常采用绕肝带提拉前入路断肝;为确保供者安全,常规预置肝门阻断带。肝脏包膜使用超声刀切开,肝实质使用腹腔

镜下 CUSA 离断；肝内重要管道要慎用钛夹，hem-o-lock 夹可靠性明显高于钛夹，切肝过程中遇到直径>2mm 的管道均使用 hem-o-lock 夹夹闭。翻动肝脏的过程应轻柔。某些腹腔镜专用器械也能降低手术操作的难度，如肝脏扇形拉钩与专用纱布（delta gauze）；若切肝过程中发生较大的出血，可将气腹压力临时提高至最多 16mmHg 以辅助止血，出血点可用滴水双极灼烧或使用 Prolene 线缝合；必要时也可进行入肝血流阻断，阻断每 15 分钟应开放血流 5 分钟，短时间入肝血流阻断不会对移植肝功能造成明显影响。

3. 第一肝门处理　应警惕血管和胆道变异，因为腹腔镜下肝脏超声探头角度受限，腹腔镜手术也丧失了对肝动脉分支的触觉判断，所以要通过完善的术前检查来减少术中风险。尽管腹腔镜下胆道造影比开腹手术困难，术前 MRI 无法评估胆道是否变异时，仍应行术中胆管造影；经过调整适应，可在适当角度使用胆道镜经胆囊管断端进行胆道造影，明确肝管分叉部位及二级分支变异情况。解剖、显露、离断肝内胆管过程中不能使用电能量器械，以避免损伤肝管和肝门其他管道。在肝门附近显露肝内胆管分叉处后，略离开分叉处用 hem-o-lock 夹夹闭肝管，也可使用金属夹在近端夹闭胆管，并用 6-0 PDS 线缝扎加固。

4. 第二、第三肝门处理　应预留足够长度的肝静脉用于吻合。在使用直线切割闭合器的情况下，移植肝的肝右静脉断端因闭合钉损失 3~4mm 的长度，若肝静脉长度有限，可选择单排钉以减少长度损失。若肝脏存在粗大的肝短静脉分支，尤其是断口直径>0.5cm 的分支，应选用髂静脉或其他材料对流出道进行整形重建。

六、典型病例

患者，36 岁，男性。主诉腹胀和黄疸 3 个月，无腹痛、腹泻、呕吐和恶心等。体格检查无阳性发现。患病以来体重减少 8kg，有 HBV 感染史超过 20 年。AFP 高于 1 000ng/ml，肝功能根据 Child-Pugh 分级为 B 级（TB 33μmol/L，ALB 25.6g/L，PT 延长 4 秒，轻度腹水，无肝性脑病）和 MELD 评分为 10.7，超声提示肝右后叶一个大小 9.5cm×9cm×9cm 的边缘清楚的低回声肿块，CT 扫描示动脉期增强，胸部 X 线和骨扫描正常，诊断为原发性肝癌。

对供者肝体积进行三维重建，不包含肝中静脉的右半肝移植物体积为 615ml，移植物和受者的质量比（GRWR）为 0.85%，门静脉、肝动脉和胆管解剖正常，肝静脉有两支较粗大的右后下静脉，直径分别为 0.5cm 和 0.6cm，引流到肝后下腔静脉。因此，计划用尸体髂动脉做静脉流出道的重建，以减少移植肝淤血的发生（图 22-6-1）。

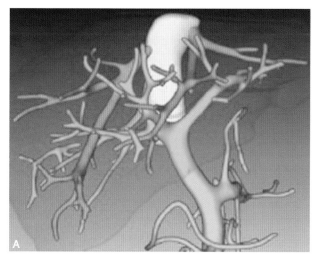
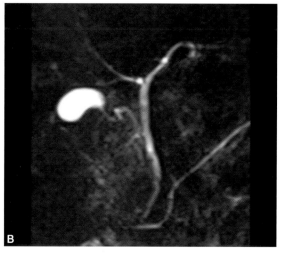

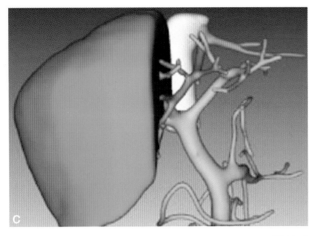
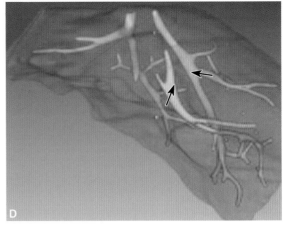

图 22-6-1

A.供者肝脏三维重建显示肝静脉和门静脉结构;B.MRCP 显示供者的胆道结构;C.三维重建供肝总体积 1 022ml,右半肝移植物 615ml;D.三维重建显示供肝两支肝短静脉(黑色箭头)。

术中通过门静脉注射 ICG 正染右半肝,在 ICG 荧光染色技术引导下完成腹腔镜右半供肝切取手术(图 22-6-2)。

切肝线位于肝中静脉右侧,用超声刀离断肝实质,肝短静脉显露后,用腹腔镜直线切缝闭合器离断肝短静脉。手术时间 480 分钟,热缺血时间约 4 分钟。右肝移植物被放置在一个塑料包中,从耻骨上切口取出(图 22-6-3)。

右半肝移植物取出后,用 5-0 血管缝线对两支肝短静脉开口整形成一个开口,并用尸体髂动脉旁路移植肝短静脉与肝右静脉,纵向剖开旁路移植髂动脉,并与受者下腔静脉进行吻合(图 22-6-4)。

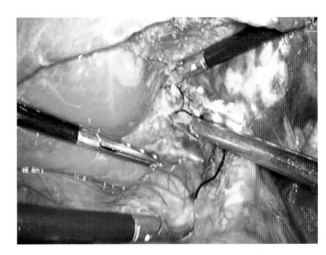

图 22-6-2　ICG 正染右半肝脏引导腹腔镜肝切除

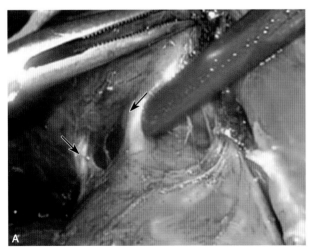
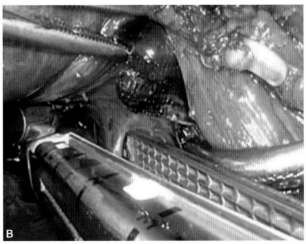

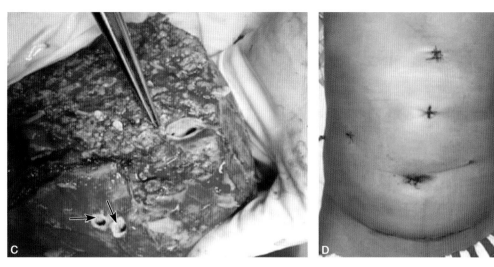

图 22-6-3

A. 腹腔镜下显示肝短静脉(箭头);B. 腹腔镜直线切缝闭合器离断肝短静脉;C. 右半肝移植物肝断面肝短静脉开口(箭头)和肝右静脉开口(镊子尖);D. 供者术后 5 天切口瘢痕。

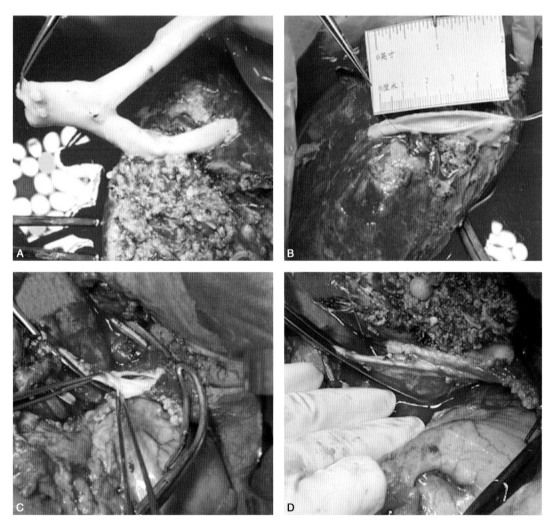

图 22-6-4

A. 用尸体髂动脉旁路移植肝短静脉和肝右静脉;B. 纵向剖开旁路移植动脉;C. 受者肝后下腔静脉开口;D. 旁路移植髂动脉与受者下腔静脉吻合。

(李嘉鑫 吴 泓)

参考文献

[1] 郭柯磊,孙晓北,李扬,等.常规及新肝移植手术的现状 [J].中国组织工程研究与临床康复,2011,15(53): 10047-10051.

[2] 何翼彪,赵晋明,温浩.三维重建技术在肝脏移植术前评估中的应用现状[J].实用器官移植电子杂志,2013, 1(2):124-128.

[3] 李恺,张绍祥,王平安,等.肝及肝内管道主支可视化研究[J].消化外科,2005(1):38-43.

[4] PERICA E R,SUN Z. A Systematic Review of Three-Dimensional Printing in Liver Disease[J]. Journal of Digital Imaging,2018,31(5):692-701.

[5] 魏东庆,刘景丰.虚拟可视化肝脏的研究和临床应用现状[J].肝胆外科杂志,2011,19(3):238-239.

[6] 何翼彪,白磊,吐尔干艾力·阿吉,等.数字化三维重建技术在肝泡型包虫病肝移植中的应用[J].中华肝脏外科手术学电子杂志,2015,4(5):279-283.

[7] WANG J,XIONG N,ZHAO L,et al. Review fantastic medical implications of 3D-printing in liver surgeries,liver regeneration,liver transplantation and drug hepatotoxicity testing:A review[J]. International Journal of Surgery,2018, 56:1-6.

[8] WITOWSKI J S,COLES-BLACK J,ZUZAK T Z,et al. 3D Printing in Liver Surgery:A Systematic Review[J]. Telemedicine and E-health,2017,23(12):943-947.

[9] 吴星宇,仇毓东,丁义涛.原发性肝癌肝移植治疗的病例选择及对策[J].世界华人消化杂志,2013,21(34): 3876-3880.

[10] TANER C B,DAYANGAC M,AKIN B,et al. Donor safety and remnant liver volume in living donor liver transplantation[J]. Liver Transplantation,2008,14(8):1174-1179.

[11] CHAN S C,LO C M,NG K K C,et al. Alleviating the burden of small-for-size graft in right liver living donor liver transplantation through accumulation of experience[J]. AmericanJournal of Transplantation, 2010, 10 (4): 859-867.

[12] RADTKE A,SOTIROPOULOS G C,NADALIN S,et al. Preoperative volume prediction in adult live donor liver transplantation:3-D CT volumetry approach to prevent miscalculations[J]. European Journal of Medical Research,2008,13(7):319-326.

[13] 何翼彪.数字化三维重建技术在肝泡型包虫病外科治疗中的应用及相关实验研究[D].乌鲁木齐:新疆医科大学,2015.

[14] 方驰华,冯石坚,范应方,等.三维可视化技术在评估残肝体积及指导肝切除中的应用研究[J].肝胆外科杂志,2012,20(2):95-98.

[15] 张金辉.数字医学技术在活体肝移植术前评估中的应用价值[J].中国实用外科杂志,2013,33(1):35-37.

[16] HARMS J,BARTELS M,BOURQUAIN H,et al. Computerized CT-based 3D visualization technique in living related liver transplantation[J]. Transplantation Proceedings, 2005,37(2):1059-1062.

[17] 方驰华,李晓锋,鲁朝敏,等.可视化仿真手术在活体肝移植中的应用价值[J].中国组织工程研究与临床康复,2008(39):7751-7754.

[18] LU S,WANG M,LI N,et al. Emergent right lobe adult-to-adult living-donor liver transplantation for high model for end-stage liver disease score severe hepatitis[J]. Transplant International,2010,23(1):23-30.

[19] 张世伟,王万祥,杨成旺.三维可视化技术在肝胆外科中的应用[J].内蒙古医学杂志,2014,46(2):193-195.

[20] 钟平勇,张宇,杨洪吉.基于CT扫描的肝脏三维可视化系统在精准肝脏外科中的应用进展[J].实用医院临床杂志,2016,13(3):141-143.

[21] 何晓顺,焦兴元.公民身后器官捐献理论与实践[M].北京:人民卫生出版社,2015.

[22] 焦兴元,邰强.公民身后器官捐献供者评估与维护 [M].北京:人民卫生出版社,2017.

[23] 何晓顺,焦兴元.公民身后器官捐献理论与实践[M].北京:人民卫生出版社,2015.

[24] 焦兴元,邰强.公民身后器官捐献供者评估与维护 [M].北京:人民卫生出版社,2017.

[25] AZZAM A,URYUHARA K,TAKA I,et al. Analysis of complications in hepatic right lobe living donors[J]. Ann Saudi Med,2010,30(1):18-24.

[26] LIU P,LI P,HE W,et al. Liver and spleen volume variations in patients with hepatic fibrosis[J]. World J Gastreenterol,2009,15(26):3298-3302.

第二十三章

三维可视化技术在门静脉高压症的应用

第一节　概　　述

门静脉系统是独立于体循环之外的循环系统,在肝外由脾静脉和肠系膜上静脉会合形成,脾静脉的属支主要包括:胃左静脉及其属支,胃短静脉,胃后静脉,胃网膜左静脉,肠系膜下静脉,胰体尾的引流静脉等;肠系膜上静脉的属支主要包括:空、回肠静脉,回结肠静脉,胃结肠干(或右结肠静脉、胃网膜右静脉、胰十二指肠下静脉未形成静脉干,分别汇入肠系膜上静脉),中结肠静脉,部分肠系膜下静脉,胰周回流静脉等;此外,胰十二指肠上静脉、胃右静脉通常直接汇入门静脉主干。

（曾　宁）

第二节　正常门静脉系统的解剖及特征

门静脉系统与体循环之间存在 4 个重要的交通支,包括:食管、胃底交通支,腹壁交通支,腹膜后交通支,直肠、肛管交通支。正常情况下,上述交通支都很细小,血流量小,但是在由不同疾病不同原因引起的门静脉高压症中上述交通支开放,可导致各种并发症,最主要的是食管、胃底交通支开放造成食管-胃底静脉曲张破裂出血。

不同类型、疾病不同阶段的门静脉高压症,侧支循环的形成各具特点,个体差异性明显。按区域进行分组观察:食管胃脾区主要包括胃左静脉、胃后静脉、胃短静脉、食管旁静脉曲张、食管-胃底静脉曲张;腹壁交通静脉区主要包括脐静脉再通、附脐静脉、腹壁静脉曲张等;腹膜后区主要包括:奇静脉系统、性腺静脉等;直肠肛管区主要包括直肠上、下静脉等;此外,还有脾肾静脉、胃肾静脉自发性分流,胆囊静脉及胆管周围静脉丛、肝内分流道

等。根据门静脉系统与体循环之间形成侧支循环的方式不同,可分为上腔静脉组、下腔静脉组及其他汇入方式。上腔静脉组主要包括胃左静脉、胃后静脉、胃短静脉、食管-胃底曲张静脉、食管旁静脉;下腔静脉组主要包括自发性脾胃肾分流、脐静脉、附脐静脉及腹壁静脉、肠系膜血管、腹膜后曲张血管;其他汇入形式主要包括胆囊周围静脉、肝内分流、网膜血管。众所周知,各部位侧支循环引起的并发症中以食管胃底区的食管-胃底静脉曲张破裂出血最为常见,也最为严重,这也是外科治疗的目的和靶点。

（曾　宁）

第三节　正常门静脉系统三维可视化

收集患者薄层 CT 数据后导入计算机,利用 DICOM 图片查看器将原始数据的格式转化为 JPG 格式;利用 ACDSee 软件调整图片大小并转换为 24 位深度 BMP 格式;导入自主开发的腹部医学图像三维可视化系统 MI-3DVS 进行程序分割重建,利用动脉期、门静脉期与肝静脉 CT 图像,通过 MI-3DVS 自适应区域生长法图像分割算法,可重建出肝脏、肝内外脉管系统及其周围毗邻脏器组织的三维模型。肝内动脉、静脉、门静脉各分支,形态逼真,立体感强,通过对模型的旋转观察,立体感更强,能更清晰地了解各结构之间的空间位置关系。门静脉系统显示肝外主干和脾静脉、肠系膜上静脉;肝内门静脉系统能清楚显示门静脉的左主干和右主干,以及各叶、段的分支,可显示 4～5 级分支,所采集 CT 数据门静脉充盈较好时最高可达 6～7 级以上门静脉分支。

MI-3DVS 通过对门静脉系统,侧支血管及肝、脾等相关脏器的共同显示、透明化显示、随意旋转、缩放,能完整、系统、准确地显示门静脉系统及侧支循

环的部位、起始、走行、交汇方式、毗邻关系;能清楚显示胃左静脉、胃后静脉、胃短静脉、食管旁静脉等对食管-胃底曲张静脉的供血关系,结合胃的重建模型,可以明确曲张血管的精确位置、直径、形态等;根据曲张血管形成的具体部位及供血特征,可进行个体化分型,指导手术。

(曾　宁)

第四节　门静脉高压症的门静脉系统解剖变化及三维可视化

门静脉高压症(portal hypertension,PHT)是指门静脉系统压力增高所引起的一系列临床表现,它并非一种独立的疾病,所有能导致门静脉系统循环异常,门静脉压力升高的病变,均可能导致门静脉高压症。其突出临床表现为食管下段、胃底曲张静脉破裂出血,脾大,脾功能亢进,胃黏膜病变,腹水等。正常人静脉压力为 1.27~2.35kPa(13~24mmHg),当门静脉压力达到25mmHg上则存在食管-胃底静脉曲张破裂出血的危险。门静脉高压症的病因很多,主要为各种原因引起的肝硬化,占80%~90%,酒精性肝病合并乙型肝炎病毒感染时更易致肝硬化。按病变部位不同,门静脉高压症可分为肝前性、肝内性、肝后性,肝内性又可分为窦前性、窦性及窦后性。由于门静脉系统血流动力学的改变,广泛而复杂的门体侧支循环、门静脉系统间侧支循环的形成是门静脉高压症最重要的特征之一,是导致食管-胃底静脉曲张破裂出血、肝性脑病、脾功能亢进等严重并发症的重要病因,牵系着疾病发生、进展、转归的全过程。由于病变部位不同,侧支循环的形成展现出不同的特征。目前对门静脉高压症的治疗手段纷繁多样,外科治疗方面,手术方式多样,但是手术效果均不甚理想,在实际临床工作中,如何选择外科手术时机、选择分流术还是断流术、是行选择性断流术还是彻底断流术、选择何种具体的分流术式、是否切除或保留脾脏等问题,均存在很大的争议。因此,整体全面地掌握患者门静脉系统的解剖形态和侧支循环的分布,对患者病情评估、制订及优化治疗或手术方案具有重要的临床意义。

多层螺旋CT门静脉血管成像(multislice spiral computed tomography portography,MSCTP)是目前临床上广泛应用的无创性了解、评价门体分流的重要方法。MSCTP技术能在短时间内进行较大范围的容积扫描,通过对图像层厚和层间距进行再重建,获取高质量亚毫米薄层数据,结合各种基于CT图像的后处理软件,可提供较清晰的血管三维立体图像。目前基于CT图像的三维血管成像技术主要包括容积再现(volume rendering,VR)、最大密度投影(maximum intensity projection,MIP)、表面阴影显示(shaded surface display,SSD)。VR虽然具有较强的立体效果,但是由于门静脉系统及侧支血管与周围软组织CT值的差值较小,重建效果差,图像干扰大,对CT图像质量要求较高,对较小静脉及大部分侧支循环的显示效果差;SSD同样对静脉系统的显示效果差,目前多用于骨骼系统的显示;MIP虽然对小静脉显示效果较好,但缺乏整体感及立体感,不能显示迂曲血管的全貌,造成空间上被遮挡,容易造成误判,需要结合多个观察角度在阅片者大脑中进行二次重建,终究只是二维图像;各部位侧支循环形成情况复杂、迂曲蔓延、相互沟通,已失去了血管的正常解剖特征,并且具有明显的个体差异性,因此同时对脾、胃等相关脏器进行重建,通过随意旋转、拆分、组合、透明化等方式显示侧支血管与各脏器间的空间位置关系显得非常必要。各种基于CT原始数据的三维重建软件已广泛应用于临床,如法国Myrian XP-liver 系统、美国 EDDAIQQA-Liver 系统、德国 MEVIS 系统等,国内自主研发的有虚拟肝脏手术规划系统(Liv 1.0)、中科院三维医学影像诊断工作站(3D Med)等。

本节采用方驰华等自主研发的腹部医学图像可视化系统(medical image three-dimensional visualization system,MI-3DVS)对57例门静脉高压症患者的亚毫米CT图像进行三维重建,通过整体、系统地显示门静脉系统及各部位侧支循环的三维影像特征,加强对门静脉高压症侧支循环的形成、分布及形态特点的学习,同时探讨门静脉高压症三维重建在诊治中的优越性(资源23-4-1)。

资源23-4-1　门静脉高压症门静脉系统解剖变化及三维可视化(PPT)

一、食管胃脾区侧支循环

食管胃脾区侧支血管主要包括胃左静脉、胃短静脉与胃后静脉、食管静脉曲张、食管旁静脉曲张。

(一)胃左静脉

胃左静脉(left gastric vein,LGV)又称胃冠状静脉,正常情况下引流食管下端、胃底、贲门区及胃小弯近侧半的大部分血液,于胃底上部贲门右侧汇合形成游离干,向后下走行于肝胃韧带内,末端主要汇入门静脉主干(图23-4-1A)、脾静脉(图23-4-1B)、门脾角(图23-4-1C),文献报道分别占46%~48%、31%~43%、7%~15%,另外2%~4%汇入门静脉左支(图23-4-1D)。胃左静脉包括前支和后支,Hino等根据前后支直径比例和有无将其分为前支优势型、后支优势型和均衡型3种类型,即一支单独存在或者两支中较小的一支与较大的一支直径比<0.75即为优势型,相似即为均衡型。前支在胃前水平走行进入胃壁,门静脉高压症时可形成胃底静脉曲张,前支优势型病例中,贲门进入曲张静脉,上行形成食管静脉曲张;后支则向后向上行走,延续形成食管旁静脉。胃左静脉增粗不仅有助于门静脉高压症的诊断,还可作为预测上消化道出血的参考指标。梁晓春等报道,以胃左静脉直径6.5mm作为预测上消化道出血的临界值,其灵敏度为63%,特异度为80%。胃左静脉主要通过食管-胃底曲张静脉、食管旁静脉与奇/半奇静脉、上腔静脉形成侧支血管,部分患者因存在胃脾肾分流,也可经该分流道通过左肾静脉汇入下腔静脉。

23

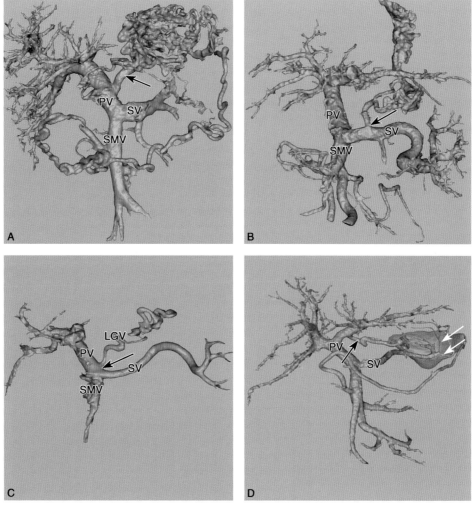

图 23-4-1　胃左静脉三维可视化

A.胃左静脉汇入门静脉主干(箭头);B.胃左静脉汇入脾静脉(箭头);C.胃左静脉汇入脾门静脉交汇处(箭头);D.胃左静脉汇入门静脉左支(黑色箭头);2支胃短静脉沿胃后壁引流(白色箭头)。SMV.肠系膜上静脉;PV.门静脉;SV.脾静脉;LGV.胃左静脉。

（二）胃短静脉及胃后静脉

胃短静脉为汇集胃底和邻近胃大弯左侧部分胃壁的静脉，穿经胃脾韧带内，大多数注入脾静脉，少数注入脾静脉大的属支，多数人为3~4支（见图23-4-1D）。文献报道，经尸体解剖观察胃后静脉的出现率约为64.51%，参照Kimura等的描述，胃后静脉位于胃左静脉与胃短静脉之间，收集胃底和胃小弯侧胃体后壁上部的静脉，汇成1~2支，经胃膈韧带深面至网膜囊后壁腹膜深面，与同名动脉伴行向下至胰上缘，注入脾静脉，也有报道少数胃后静脉注入脾静脉上极属支，门奇断流术时该静脉易被遗漏（图23-4-2）。门静脉高压症时，胃短静脉、胃后静脉可通过胃底静脉曲张与胃左静脉、左膈下静脉等交通。在左侧区域性门静脉高压症时，脾静脉血流受阻，近端脾静脉-胃短静脉、胃后静脉-胃底静脉曲张-胃左静脉形成的侧支血管通路成为引流脾胃区血流的主要通路之一（图23-4-3）。

（三）食管-胃底静脉曲张及食管旁静脉

食管-胃底静脉曲张破裂出血是门静脉高压症最严重的并发症之一，病死率高达20%~40%。其中，肝硬化患者50%并发食管-胃底静脉曲张，肝功能Child C级患者则高达85%，而在未发生静脉曲张的患者中，年发生率达8%。文献报道，曲张静脉出血的年发生率为5%~15%，发生出血最重要的预测

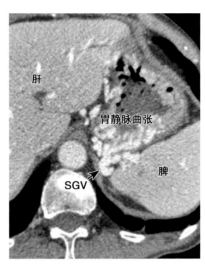

图23-4-3 1例慢性胰腺炎并发区域性门静脉高压症，近端脾静脉-胃短静脉、胃后静脉-胃底静脉曲张-胃左静脉形成的侧支血管通路
SGV. 胃短静脉。

因子为曲张血管的直径，直径大的静脉曲张者发生出血的风险明显增高。

食管壁的静脉包括黏膜下浅静脉丛、深固有层静脉丛（黏膜下深静脉丛）、外膜静脉丛（食管旁静脉丛与食管周围静脉丛）、穿支静脉。食管-胃底静脉曲张主要是前两者，是导致门静脉高压症上消化道出血的主要原因（图23-4-4）。食管曲张静脉破裂出血的部位绝大多数位于食管下端4~5cm，尤其是栅状区，该区是由远端食管固有层内许多纵形排列的静脉构成，这些静脉从食管胃接合处向上延伸紧贴于食管黏膜下，无肌黏膜层的保护，极易发生破裂出血。

Sarin等根据胃镜下曲张静脉的分布状况，将食管-胃静脉曲张分为3型：1型，即食管静脉曲张伴有近贲门侧胃静脉曲张；2型，即食管静脉曲张伴有远贲门侧胃底静脉曲张；孤立性胃静脉曲张（isolated gastric varices，IGV），即曲张静脉位于胃底或胃体部，无食管静脉曲张。贺文等采用CTPV对胃底静脉曲张观察认为，食管-胃静脉曲张1型中，胃底静脉多为胃左静脉或以其为主来供应，胃和脾肾分流较少见；食管-胃静脉曲张2型中，胃左静脉、胃短静脉和/或胃后静脉均参与胃底静脉的供应，少部分伴有胃和脾肾分流；IGV型则多以胃短静脉和/或胃后静脉为主要血供，且较多合并胃和/或脾肾分流。食管静脉曲张主要由胃左静脉供应，来源主要由胃曲张静脉经胃食管交界处进入食管黏膜下层，也可由胃左静脉后支（食管旁静脉）发出穿支进入食管黏

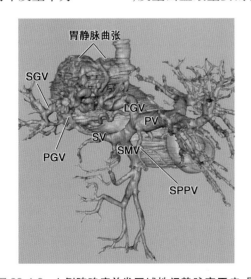

图23-4-2 1例胰腺癌并发区域性门静脉高压症，胃后静脉曲张（箭头）位于胃左静脉与胃短静脉之间
SGV. 胃短静脉；PGV. 胃后静脉；SMV. 肠系膜上静脉；PV. 门静脉；SV. 脾静脉；LGV. 胃左静脉；SPPV. 胰十二指肠上后静脉。

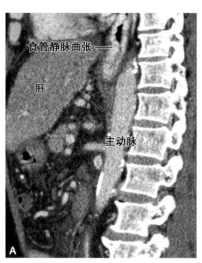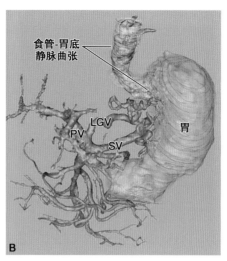

图 23-4-4　CT 矢状面（A）和 MI-3DVS（B）

显示食管-胃底静脉曲张，不伴有食管旁静脉曲张。PV. 门静脉；SV. 脾静脉；LGV. 胃左静脉。

膜下形成。

Nakamura 等根据三维内镜超声检查把食管静脉曲张分成 4 型：①1 型，即贲门流入不伴食管旁静脉，血流由胃左静脉前支经贲门进入曲张静脉，不伴有食管旁静脉；②2 型，即贲门流入伴有食管旁静脉，血流经贲门侧进入曲张静脉，食管旁静脉和食管静脉曲张之间没有贯通静脉相交通，前支仍是主要供血血管；③3 型，即奇静脉贯通型，粗大的食管旁静脉经交通支供应曲张静脉，而没有前支的贲门侧供血通路；④4 型，即混合型，曲张静脉由胃左静脉的前支和后支共同供血。

食管旁静脉胃左静脉食管支（胃左静脉后支）向上延续形成，主干多为 1 支，与食管壁分开并平行于食管纵轴，自食管下端向上行走，穿过膈肌进入胸腔，或在贲门上方 3～4cm 处或更高处进入食管肌层。门静脉高压症时食管支明显增粗迂曲，尤其后支优势型胃左静脉，发出多支分支静脉，分布于食管壁的右侧周围，形成食管旁静脉丛（图 23-4-5）。食管旁静脉丛与腹膜后静脉亦可形成广泛的交通支，并进入后纵隔与奇静脉、半奇静脉相通。门静脉高压症时该侧支循环通路一定程度减轻门静脉压力，行门-奇断流术时，离断该血管导致门静脉压力反而升高，而相关文献报道，行选择性贲门周围血管离断术，保留食管旁静脉，可以降低术后再次破裂出血的风险。另有文献报道，食管旁静脉明显曲张患者行内镜下食管-胃底静脉曲张套扎治疗后，再次破裂出

血的风险也比不伴有食管旁静脉曲张的患者明显降低。

二、脾/胃-肾静脉自发性分流

正常脾静脉、胃底静脉与左肾静脉之间有细小的交通支，在生理情况下几乎处于关闭状态，当门静脉高压时，交通支开放，形成自发性脾静脉或胃静脉与左肾静脉交通，主要包括自发性脾肾分流（直接脾肾分流）（图 23-4-6）、自发性胃肾分流（间接脾肾分流）（图 23-4-7），文献报道门静脉高压症时其发生率分别为 7%、18%～23%。直接脾肾分流由胰腺后组织内网状血管交通左肾静脉、肾周脂肪囊静脉和脾静脉的分支形成，交通血管直接连接脾静脉与左肾静脉，不进入胃底形成胃底静脉曲张。该分流道通常有效降低门静脉压力，不增加胃底静脉曲张破裂出血的风险。胃肾分流，为扩张扭曲的胃侧支循环静脉位于胃底穹窿后方胃膈韧带内，起于胃底近胃大弯侧的后方，横行至胃小弯，向后向下汇入左膈下静脉、中囊静脉，斜行向下向内汇入左肾上腺静脉、左肾静脉，胃侧支静脉可接受胃短静脉、胃左静脉、胃后静脉血液分流并最终与脾静脉吻合，构成一条完整的侧支循环。该侧支循环多伴有胃底静脉曲张，尤其在孤立性胃底静脉曲张患者中常见。胃肾分流的出现通常增加了胃底曲张静脉破裂出血的风险。同时有文献报道特殊类型的脾肾分流，如脾静脉还与左侧腰升静脉交通，并经左行腺静脉回到体

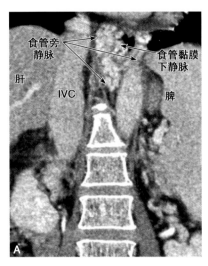

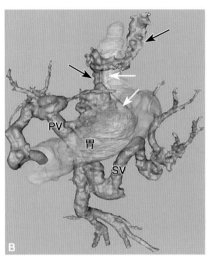

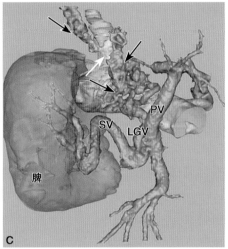

图 23-4-5　CT 冠状面（A）和 MI-3DVS（B、C）
显示食管-胃底静脉曲张（黑色箭头），伴有食管旁静脉及食管旁静脉丛曲张（白色箭头）。IVC. 下腔静脉；PV. 门静脉；SV. 脾静脉；LGV. 胃左静脉。

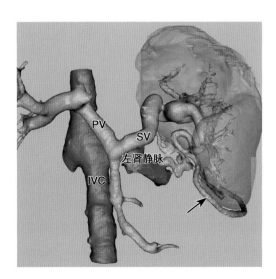

图 23-4-6　脾肾分流，脾静脉与肾静脉间以绕行于脾下极的血管袢之间连接（箭头）
IVC. 下腔静脉；PV. 门静脉；SV. 脾静脉。

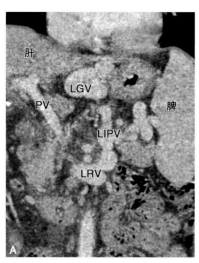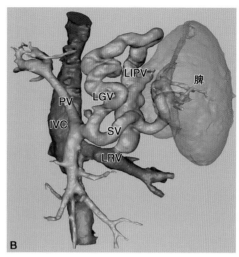

图 23-4-7　CT 冠状面（A）和 MI-3DVS（B）显示胃（胃左静脉）肾分流,胃左静脉-左膈下静脉-左肾上腺静脉-左肾静脉通路

LGV. 胃左静脉；IVC. 下腔静脉；PV. 门静脉；SV. 脾静脉；LRV. 左肾静脉；LIPV. 左膈下静脉。

23

循环形成,有时候也可经右行腺静脉或腰升静脉回流构成脾肾分流。自发性分流大都存在类似分流术的作用,能在一定程度上改善门静脉高压症,但是较大的分流道也是诱发肝性脑病的重要因素。术前对自发性分流路径的全面了解有助于术中对分流道的保护,此外,自发性分流是实施经静脉逆行性球囊栓塞术的解剖学基础。

三、脐静脉/附脐静脉及腹壁静脉

脐静脉是胚胎期胎儿与母体之间的动脉血通道,其一端通过脐连于胎盘,另一端连于门静脉和静脉导管。静脉导管是脐静脉的直接延续,近心端通下腔静脉,远心端连接门静脉左支囊部,将一部分脐静脉血分流至下腔静脉,出生后 1~2 周闭合,形成静脉韧带。胎儿出生后脐静脉即完全闭塞纤维化形成肝圆韧带,正常人肝圆韧带内无血流,内部管腔一般闭锁,长期的门静脉高压可导致已经闭合的脐静脉重新开放为脐静脉再通,但因脐静脉血流是离肝血流,故开放较晚。脐静脉的门静脉端汇入门静脉左干囊部与门静脉循环相连,脐端达腹前壁脐周静脉网,是门-体血液循环间的重要交通支。肝硬化脐静脉再通发生率各家报道不一,国内文献报道为 14%~39%,国外文献报道为 26%~32%。附脐静脉为数条细小静脉,起于脐周静脉网,围绕于肝镰状韧带游离缘,在腹前壁附脐静脉与脐周围

的皮下静脉相通,上端随肝圆韧带至肝的肝圆韧带内,可与门静脉左支相交通,门静脉高压时该开放增粗。

肝硬化导致的肝内型门静脉高压症,脐静脉再通及附脐静脉开放与腹壁静脉形成脐周静脉网,多表现为放射状的"海蛇头"样改变;与巴德-基亚里综合征引起的肝后型门静脉高压症不同,由于巴德-基亚里综合征伴发下腔静脉阻塞,多表现为侧腹部及胸腹壁静脉重度曲张,静脉血流为向上腔静脉系统汇入趋势(图 23-4-8)。脐静脉再通多提示门静脉压力较高、肝硬化程度较重,但是再通的脐静脉为门静脉系统介入治疗提供路径,如并发肝癌患者门静脉介入栓塞治疗、食管-胃底静脉破裂出血经脐静脉球囊栓塞治疗、经脐静脉门静脉测压等,也有文献报道开放脐静脉在门静脉高压症分流术、转流术中可提供满意的自体血管。

四、胆囊静脉及胆管周围静脉丛曲张

文献报道,通过对尸体解剖观察胆囊游离面浆膜下静脉约 66.2% 可形成一个小的静脉注入门静脉,而胆囊上面及胆囊窝的静脉直接入肝静脉,位置较分散不固定,两者共同构成胆囊静脉丛;胆管周围静脉丛由许多细小的静脉血管组成,多起自胰十二指肠上后静脉和/或幽门十二指肠静脉,也可起自门静脉主干,表现为胆总管周围扩张迂曲的静脉血管

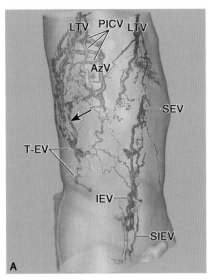
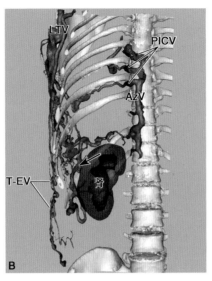
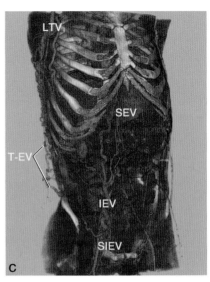

图 23-4-8 MI-3DVS(A、B)和"体绘制"(C)显示肝硬化导致肝内型门静脉高压症,脐静脉再通和"海蛇头"样改变
T-EV.胸腹壁静脉;IEV.腹壁下静脉;SIEV.腹壁下浅静脉;SEV.腹壁上静脉;LTV.胸外侧静脉;PICV.肋间后静脉;AzV.奇静脉。

网,该血管丛曲张程度与门静脉梗阻程度呈正相关。胆囊静脉丛和胆管周围静脉丛共同构成了门静脉胆支,正常情况下影像学检查无法观察,门静脉海绵样变性时,该静脉丛曲张,MSCTP 观察的显示率高达88%~100%。胆管周围静脉丛由 Petren 静脉丛及 Saint 的网状静脉丛构成,Petren 静脉丛是与平行于胆总管并与胆总管分离的静脉丛;Saint 的网状静脉丛为围绕胆总管外表面的静脉网(图 23-4-9)。由于胆管周围静脉丛紧贴胆总管,其扩张、迂曲致胆

总管受压呈波浪状,甚至结节状、不规则狭窄,形成所谓的"假性胆管癌征",即门静脉高压性胆病(图 23-4-10)。门静脉梗阻时,主要由胆管周围静脉丛代偿性提供入肝血流,尤其当梗阻时,胆管周围静脉丛则成为主要入肝血流。所以门静脉高压症患者并发腹腔内其他病变,如胆囊结石、肝脏肿瘤等,手术治疗需解剖第一肝门时,通常会破坏该静脉丛,甚至导致难以控制的出血或术后肝脏血供降低导致肝衰竭。

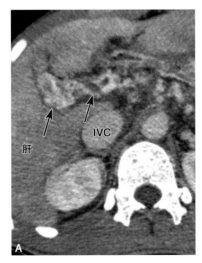
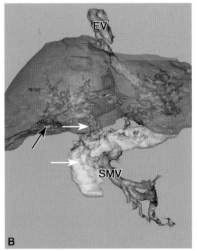

图 23-4-9 1 例门静脉海绵样变性患者,门静脉完全梗阻,CT(A)及 MI-3DVS(B)示胆囊窝曲张静脉丛及胆管周围静脉丛曲张,起自胰十二指肠上后静脉(白色箭头)
IVC.下腔静脉;SMV.肠系膜上静脉。

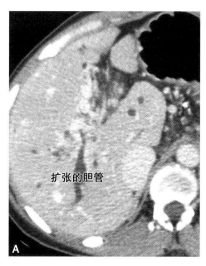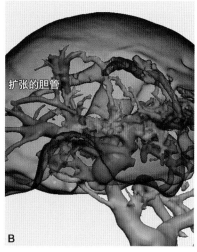

图 23-4-10　门静脉高压性胆病（A）和"假胆管癌征"（B）

五、肝内静脉分流

肝内静脉分流包括肝内门体静脉分流和肝静脉间分流,前者多发生于肝硬化患者,后者多发生于巴德-基亚里综合征。肝内门体静脉分流是指肝内的门静脉分支与肝静脉或下腔静脉之间的直接沟通,也有学者将门静脉分支通过肝周静脉与下腔静脉沟通的情况包括入内(间接沟通)。直接型门体静脉分流多表现为肝内动脉瘤样的分流道,可为单支分流,亦可为多支分流(图 23-4-11);间接型门体静脉分流可通过肝外附脐静脉、膈下静脉等与下腔静脉沟通,亦可通过肝脏表面的曲张静脉直接沟通(图 23-4-12)。肝静脉间分流道多发生于巴德-基亚里综合征,通常部分肝静脉堵塞时,阻塞的肝静脉可与通畅的肝静脉之间形成分流,即使当肝静脉流出道完全阻塞时,肝右静脉/肝中静脉仍可与肝左静脉形成分流,并通过肝左静脉与左膈下静脉(心包膈静脉)

间的侧支循环引流肝脏血流(图 23-4-13)。

六、网膜静脉曲张

门静脉高压症可出现广泛的网膜静脉曲张,尤其在区域性门静脉高压症中,由于脾静脉血流受阻,可见胃网膜静脉曲张严重,近端脾静脉-胃网膜左、右静脉-门静脉成为引流脾胃区血流的又一重要路径,而肝硬化导致的肝内型门静脉高压症网膜静脉可广泛曲张,但曲张程度较轻,MSCTP 多不易观察(图 23-4-14)。

七、腹膜后静脉曲张

腹膜后静脉曲张表现为腹膜后小静脉、腰静脉、腰升静脉、肋间静脉、半奇静脉、奇静脉、膈静脉、椎旁静脉丛等广泛扩张。腰静脉包括腹侧支和背侧支,腹侧支收集腹壁皮肤和肌肉的静脉回流,背侧支在脊柱近旁收集椎静脉丛血流,以及腰背部深层的

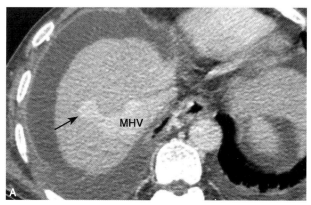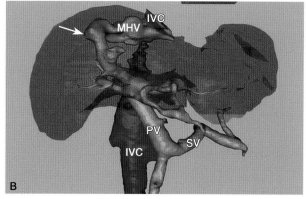

图 23-4-11　CT(A)和 MI-3DVS(B)显示肝内门体静脉分流(直接沟通):肝内的门静脉右前分支与肝中静脉之间直接沟通

MHV. 肝中静脉;IVC. 下腔静脉;PV. 门静脉;SV. 脾静脉。

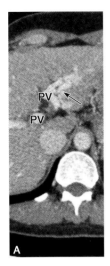
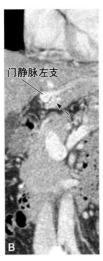
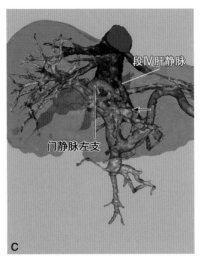

图 23-4-12　肝内门体静脉分流（间接沟通）：肝内的门静脉左支与段Ⅳ肝静脉之间通过脐裂中（肝胃韧带内曲张静脉）形成交通（箭头）

PV. 门静脉。

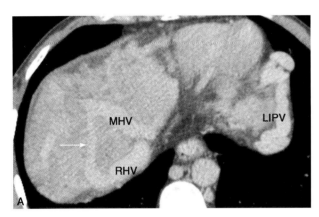
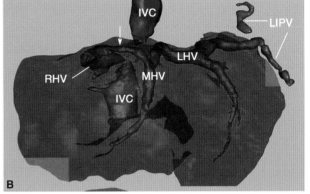

图 23-4-13　肝静脉间分流道：肝静脉流出道堵塞，肝右静脉、肝中静脉与肝左静脉形成分流，并通过肝左静脉与左膈下静脉（心包膈静脉）间的侧支循环引流肝脏血流

RHV. 肝右静脉；LIPV. 左膈下静脉；MHV. 肝中静脉；IVC. 下腔静脉；LHV. 肝左静脉。

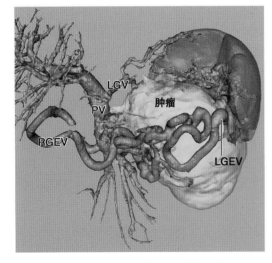

图 23-4-14　胰腺肿瘤并发区域性门静脉高压症，胃网膜静脉曲张

LGEV. 胃网膜左静脉；RGEV. 胃网膜右静脉；PV. 门静脉；LGV. 胃左静脉。

静脉回流，并组成纵向的腰升静脉，腰升静脉向上于胸腔右侧续为奇静脉，左侧续为半奇静脉，奇静脉/半奇静脉系统均与肾静脉、肋间后静脉、上腔静脉相交通。巴德-基亚里综合征由于伴有下腔静脉梗阻，通常表现为奇静脉/半奇静脉系统代偿性扩张。自发性门体分流多通过腹膜后曲张静脉形成门静脉系统与左肾静脉间的交通（图 23-4-15），这些交通支血管大多包括左侧睾丸（卵巢）静脉、左肾上腺静脉、左侧肾囊静脉、输尿管静脉和左膈下静脉，左肾静脉通过这些属支与腰静脉、椎静脉、半奇静脉之间存在侧支吻合，而上述所有血管均能通过 Retzius 静脉丛与门静脉系统相交通。Retzius 静脉丛也称肠壁静脉丛，是肠系膜上、下静脉细小属支，引流腹膜后的主要结构有胰十二指肠、升降结肠、脾及肝裸区，并与体循环建立侧支循环，常与小网膜囊静脉曲张共存。

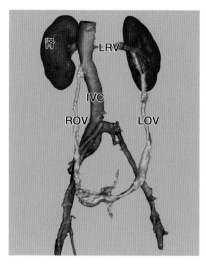

图 23-4-15　双侧性腺静脉曲张
LOV. 左侧性腺静脉；ROV. 右侧性腺静脉；IVC. 下腔
静脉；LRV. 左肾静脉。

八、直肠肛管交通静脉区

该区静脉显示要求下腹部 MSCTP 数据，由于数据采集条件受限未进一步研究。此外，该区侧支血管的临床意义较上述交通支也尚需进一步探讨。

（项　楠）

第五节　三维可视化辅助 3D 腹腔镜脾切除术

1991 年，Delaitre 成功完成了世界首例腹腔镜脾切除术（laparoscopic splenectomy，LS）。此后的 20 多年时间里，LS 发展迅速，凭借其创伤小、痛苦轻、住院时间短、术后恢复快、并发症少等优势，在国内外广泛开展。目前，LS 已被公认为微创治疗脾脏相关疾病的"金标准"。术中意外出血是腹腔镜脾切除术中转开腹的主要原因。随着现代影像技术的不断发展与数字外科平台的建立，三维可视化技术可以清晰显示脾动脉、脾静脉的走行和变异，评估手术风险，帮助外科医师选择个体化的腹腔镜脾切除术的手术入路，减少术中意外出血。本节就三维可视化技术辅助 LS 的手术适应证和禁忌证、三维可视化评估、手术方式和手术要点介绍如下。

一、适应证

1. 特发性或人类免疫缺陷病毒相关血小板减少性紫癜。
2. 血液病性溶血性贫血。

3. 脾囊肿。
4. 游走脾。
5. 外伤性脾破裂血压稳定或经处理后稳定者。
6. 脾肿瘤。
7. 淋巴瘤、白血病。
8. 腹腔镜门静脉高压症断流术的附加手术。

二、禁忌证

除开腹脾切除的禁忌证外，还包括以下方面。
1. 不能耐受气腹者。
2. 曾有上腹部手术史，腹腔内粘连难以分离显露病灶者。
3. 脾大，腹腔镜下无法操作者。

三、术前准备及评估

1. 患者一般状况评估：无明显心、肺、肾等重要脏器功能障碍，无手术禁忌。肝功能 Child 分级为 A~B 级。
2. 影像学评估：分析影像学（B 超、CT 和 MRI 等）资料，了解脾脏体积，有无合并腹水等。
3. 基于三维重建的手术方案设计：基于患者术前 CT 图像资料，采用 MI-3DVS 进行脾脏、血管三维重建。评估脾动脉、脾静脉血管的解剖、变异及与胰尾的位置关系，确定脾蒂的处理方式，如一级脾蒂离断或二级脾蒂离断。
4. 术前备皮、备血，可准备自体血回输。
5. 麻醉方式：常采用气管插管全身麻醉，也可采用全身麻醉复合硬膜外麻醉。多采用头高足低右侧卧位。

四、手术步骤及要点

1. 穿刺孔位置与作用：观察孔位于脐左 1cm，置放腹腔镜。主操作孔位于剑突与肚脐连线中点和左锁骨中线肋缘下，插入分离钳或超声刀等，负责主要的手术操作。辅助操作孔位于剑突下左侧左锁骨中线肋缘下，负责显露术野。
2. 腹腔穿刺后注入 CO_2 气体建立气腹，4 个穿刺点分别置入 10mm 或 5mm 的穿刺套管，插入相应的手术器械。
3. 脾周韧带分离：用超声刀自胃大弯侧中上部分离脾胃韧带显露脾门。在三维可视化引导下，于胰腺上缘近脾门处分离出脾动脉，组织夹夹闭或丝线结扎，此时脾脏缩小，被膜损伤大出血的可能性降低。沿脾结肠韧带近脾侧分离脾下极、后腹膜及脾上极,使脾脏充分游离。

4. 脾蒂血管的处理:应用血管自动吻合器将脾蒂的主要血管一次性夹闭切断,也可用中、大号以上的组织夹夹闭后切断。如术前规划二级脾蒂离断,可以在脾外游离,也可在三维可视化指导下采用二级脾蒂结扎的方法处理。为避免自动吻合器或组织夹钳夹过厚组织而使血管滑脱,钳夹前应尽量将脾蒂外的脂肪组织分离干净。随着腹腔镜技巧的提高,已能对脾蒂血管进行结扎或缝扎处理,操作方法与开腹手术无异。

5. 脾脏取出:切断脾蒂后,经腹中线操作孔置入标本袋,将脾脏放入袋内。将袋口拖出腹壁外,脾脏良性病变可用卵圆钳将脾夹碎后分块取出。若脾脏巨大,也可利用相邻穿刺孔做一小切口取出脾脏。

6. 寻找副脾:切除操作结束后,复查术野,观察有无活动性出血和周围脏器损伤,并积极寻找有无副脾存在。

7. 脾窝放置引流管后,排出气体,取出穿刺套管,缝合穿刺孔。

五、注意事项

1. 分离脾周韧带时应尽量靠近脾侧,以免损伤胃底、结肠等邻近器官。

2. 脾蒂主血管的处理是腹腔镜脾切除术成败的关键,应引起足够重视。

3. 术中发现脾脏粘连严重、巨脾切除困难或术中发生大出血而腹腔镜又无法迅速止血者,应及时

中转剖腹手术或改为单手辅助下腹腔镜脾切除。后者的方法是在左下腹或右侧腹部做一长约6cm的小切口,术者的一只手经 hand port 装置(防止漏气)进入腹腔,协助完成腹腔镜下脾切除。

六、典型病例

1. 病例资料　患者,男性,55岁。因反复鼻出血、牙龈出血10个月余入院。患者既往有乙肝病史10余年,无上消化道出血病史。血常规:白细胞计数 $2.55\times10^9/L$,血红蛋白 92g/L,血小板 $8\times10^9/L$。HBsAg(+),HBcAb(+)。乙肝病毒 DNA 定量 $5.00\times10^2U/ml$。给予输血小板等治疗后,提升血小板至 $52\times10^9/L$,行 3D 腹腔镜脾切除术。

2. CT 评估　门静脉高压症;脾明显增大;食管下段胃底静脉轻度曲张(图 23-5-1)。

3. 三维可视化评估

(1) 了解脾动脉、脾静脉的走行、变异、二级分支。

(2) 根据脾动脉和胰体尾的毗邻关系,评估能否优先阻断脾动脉。

(3) 分析二级脾蒂的血管特点,评估腔镜下处理脾蒂的方式,如血管切割闭合器离断脾蒂或分别离断二级脾蒂。

(4) 评估胰尾和脾门的空间关系,避免处理脾蒂时损伤胰尾。

根据术前三维可视化评估结果决定:优先阻断脾动脉;自脾下极向上极逐一解剖二级脾蒂,分别处理(图 23-5-2~图 23-5-4,资源 23-5-1,资源 23-5-2)。

4. 手术过程　见图 23-5-5~图 23-5-12。

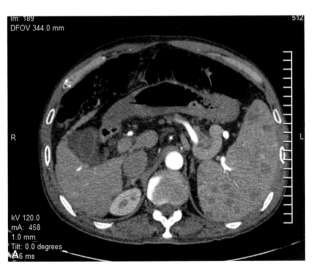
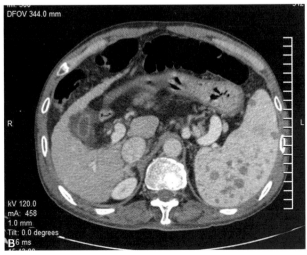

图 23-5-1　CT 图像

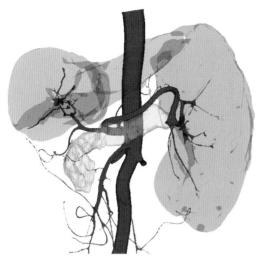

图 23-5-2　脾动脉三维可视化

资源 23-5-1　三维可视化辅助 3D 腹腔镜脾切除术(PPT)

资源 23-5-2　三维可视化辅助 3D 腹腔镜脾切除术(视频)

23

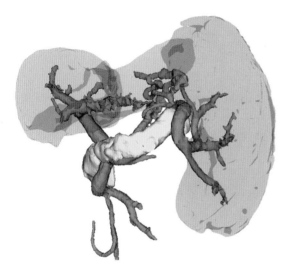

图 23-5-3　脾静脉三维可视化

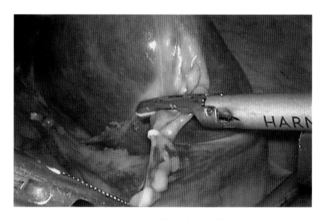

图 23-5-5　游离脾周韧带

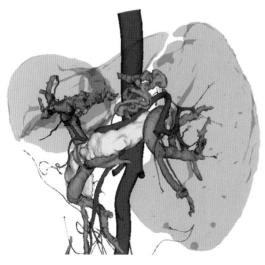

图 23-5-4　三维可视化评估处理二级脾蒂可行性

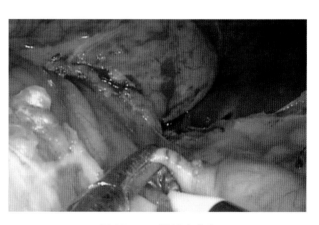

图 23-5-6　解剖脾动脉

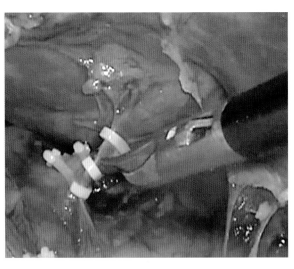

图 23-5-7　解剖脾下极血管,采用组织夹夹闭后离断

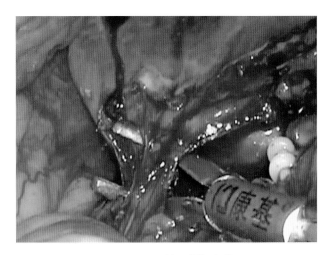

图 23-5-10　处理胃短血管

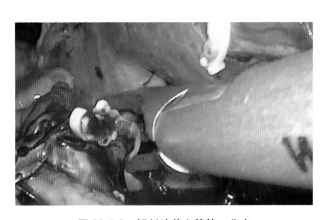

图 23-5-8　解剖脾蒂血管第一分支

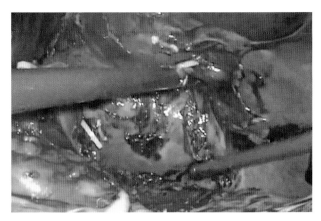

图 23-5-11　切除脾脏

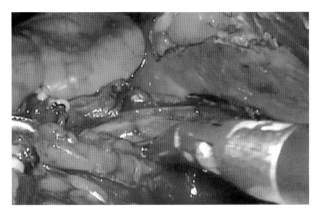

图 23-5-9　解剖脾蒂血管第二分支

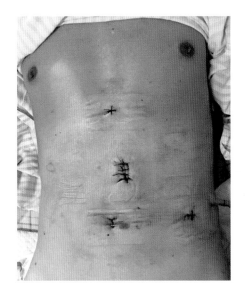

图 23-5-12　手术切口

（项　楠）

第六节 三维可视化辅助脾肺固定术

1. 病例资料 患者,男性,45岁。因双下肢水肿1个月余入院。术前肝功能检查提示总胆红素60μmol/L,直接胆红素28.2μmol/L,间接胆红素31.8μmol/L。丙氨酸转氨酶29U/L,天门冬氨酸氨基转氨酶46U/L。血常规提示白细胞计数4.43×10⁹/L,血红蛋白123g/L,红细胞总数3.91×10¹²/L,血小板计数122×10⁹/L。

2. 影像学检查 CT检查结果:肝中静脉与肝左静脉共干,未直接汇入下腔静脉;肝中静脉内可见一充盈缺损影。肝静脉汇合处下腔静脉隔膜、隔膜下方腔静脉附壁血栓,奇静脉扩张,食管、胃底、右腹膜后胸腹壁浅静脉曲张,脾周、右腹膜后静脉曲张,肝硬化,肝周积液,巴德-基亚里综合征。下腔静脉造影(DSA)提示肝中静脉、肝左静脉未见显示(图23-6-1~图23-6-3)。

3. 三维可视化成像 术前三维可视化分析:肝中静脉、肝左静脉共干,共干的肝中静脉、肝左静脉在汇入下腔静脉时明显狭窄;肝中静脉血栓形成;肝静脉间相互形成交通支;冠状静脉及肝左静脉增粗明显,并共同汇入左膈下静脉;冠状静脉另形成粗大的食管下段静脉;门静脉主干、肠系膜上静脉增粗,形成多条分支;左腰升静脉明显增粗向上,移行为半奇静脉,下与左肾静脉吻合;脾静脉近端最粗处管径为0.7cm。肝内(肝中静脉与肝右静脉之间)出现多条交通支;同时可见增粗的右肋间静脉汇入奇静脉;门静脉系统可见门静脉肝内分支稀少、细小,门静脉主干、肠

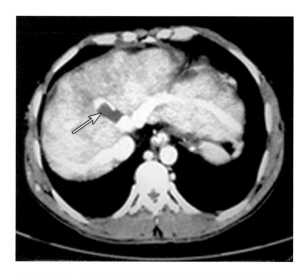

图23-6-1 CT提示肝静脉汇合处下腔静脉隔膜,肝中静脉其内可见一充盈缺损影

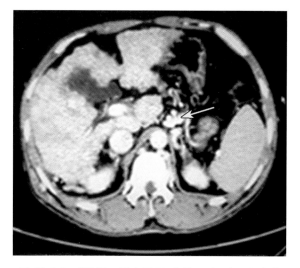

图23-6-2 CT提示胃底周围、食管下端、脾周有腹膜后静脉曲张

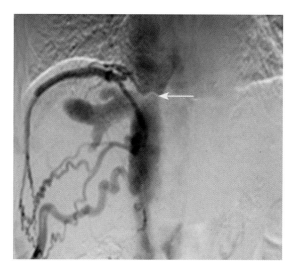

图23-6-3 下腔静脉造影提示肝静脉汇合处可见下腔静脉隔膜,肝右静脉显示良好,其内可见一充盈缺损影,肝中静脉、肝左静脉未显示,静脉开口无法探及。肝内及肝表面可见侧支循环;腰椎旁、右侧腹壁可见曲张静脉代偿

系膜上静脉增粗,属支丰富;胃左静脉增粗、胃底静脉曲张,并可见粗大的食管下段静脉;右膈下静脉粗大曲张,与肝左静脉形成吻合(图23-6-4~图23-6-6)。

4. 手术情况 三维可视化分析:术前构建患者三维可视化模型,经重建显示存在分流量较大的胃肾自发性分流,如术前再行分流术就会破坏原本患者自发性分流道,加之患者术前因自发性分流量大而有反复肝性脑病的发生。因此,再行门体分流手术是得不偿失的,反而增加肝性脑病的发生。经三维可视化、VR术前评估后,拟行脾肺固定术,术程顺利,术中所见与术前三维模型一致(图23-6-7,图23-6-8)。本系统在分流术的术前设计具有重要的

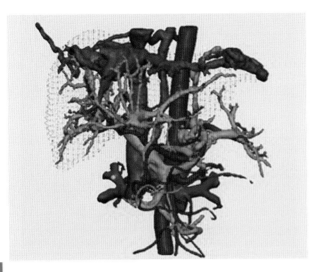

图 23-6-4　术前三维可视化模型

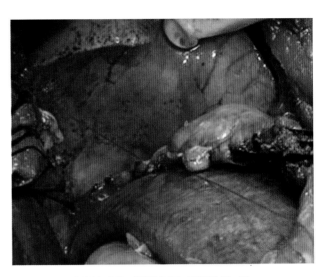

图 23-6-7　膈肌切开,显露胸腔、肺

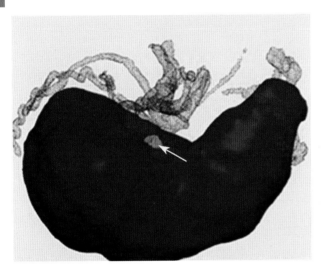

图 23-6-5　三维可视化模型清晰可见肝静脉与下腔静脉处的隔膜,肝右静脉显示良好,其内可见一充盈缺损影

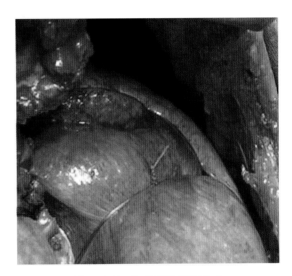

图 23-6-8　顺利行脾肺固定术

临床意义。3D 模型将病变部位、血管组合同时显示,可以多角度旋转观察,精确评估血管空间解剖关系,制订手术方案。现术后 7 年患者未出现腹水及双下肢水肿,复查三维重建结果示:脐周、左右胸腹部外侧、脾左肺侧支循环形成(图 23-6-9)。诊断:巴德-基亚里综合征,肝静脉阻塞型(资源 23-6-1)。

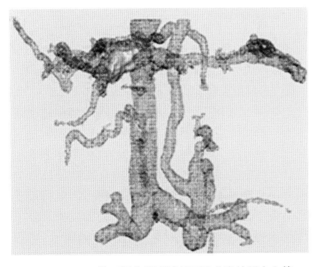

图 23-6-6　三维可视化模型清楚可见曲张的侧支血管

资源 23-6-1　三维可视化辅助脾肺固定术(PPT)

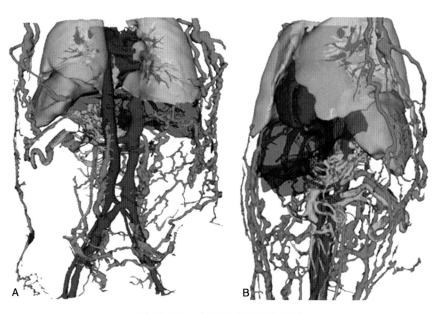

图 23-6-9　术后三维可视化模型
A. 正面；B. 侧面。

（曾　宁）

第七节　三维可视化辅助脾静脉下腔静脉吻合术

1. 病例资料　患儿，女，12 岁。因体检发现红细胞、白细胞、血小板同时减少（三系减少）2 天入院。无发热、呕血、腹痛等不适。既往病史无特殊。查体：腹部稍膨隆，无腹壁静脉显露；腹部无压痛、反跳痛，肝肋下未触及，脾右侧缘至腹中线右侧约 2cm，下缘平脐水平，质软，触之可移动，肝区、脾区无叩击痛，听诊无明显异常。

2. 术前实验室检查　血常规：白细胞计数 1.67×10^9/L，红细胞计数 3.83×10^{12}/L，血红蛋白 98g/L，血小板计数 50×10^9/L。凝血功能：凝血酶原时间 14.9 秒，INR 1.19。部分凝血活酶时间 42.1 秒。总胆红素 7.8μmol/L，直接胆红素 4.2μmol/L，谷丙转氨酶 13U/L，谷草转氨酶 19U/L。上腹增强 CT 示：肝内多发囊状低密度影，肝内胆管扩张，考虑卡罗利病（Caroli disease）的可能性大；肝内门静脉结构异常，门静脉主干及脾静脉明显增粗，原发性门静脉海绵样变，脾大，强化不均匀（图 23-7-1）。

3. 三维可视化分析　可见脾巨大，门静脉主干、脾静脉增粗迂曲，肠系膜上静脉、脾静脉属支丰富，可见增粗曲张的胃网膜静脉、胃左静脉，肝门部门静脉主干结构不清，出现多条迂曲扩张静脉，沿正

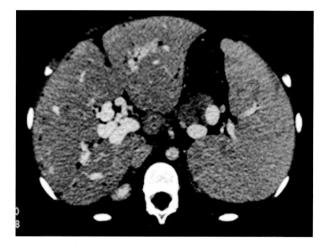

图 23-7-1　上腹部 CT 提示脾巨大，门静脉主干、脾静脉增粗迂曲

常门静脉方向走行入肝。门静脉部分梗阻，肝门区"门-门侧支循环"代偿良好，入肝血流量较大，有施行分流术的手术指征。近端脾静脉直径>1cm，近端脾静脉主干胰腺外行程较长（>1.5cm），适当游离后符合脾腔-肾分流血管吻合条件，且脾静脉分上、中、下三级属支，上级属支脾外部分行程长（>2cm），血管直径>0.6cm，游离该血管段置带保护，术中紧贴脾脏予以离断，如近端脾静脉主干游离不足，可利用该属支行血管吻合，减轻吻合口张力（图 23-7-2～图 23-7-8）。此外，门静脉海绵样变性患者肝十二指肠韧带、胃及十二指肠内存在大量的曲张静脉，过度解

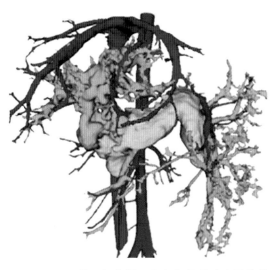

图 23-7-2　三维可视化提示肝门部门静脉主干结构不清,出现多条迂曲扩张静脉,沿正常门静脉方向走行入肝

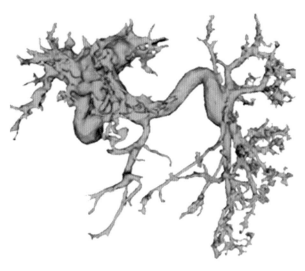

图 23-7-5　三维可视化模型提示门静脉主干、脾静脉增粗迂曲,脾静脉分为三属支

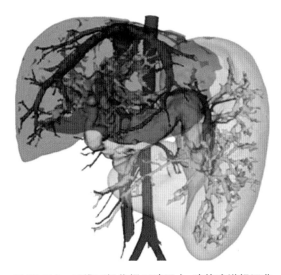

图 23-7-3　三维可视化提示脾巨大,脾静脉增粗迂曲

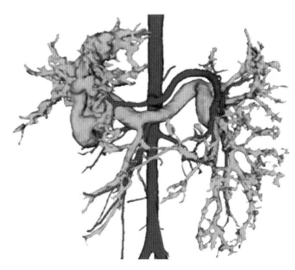

图 23-7-6　三维可视化模型提示脾静脉与脾动脉的关系

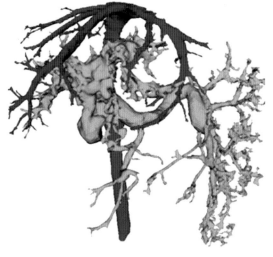

图 23-7-4　三维可视化提示门静脉主干、脾静脉增粗迂曲及下腔静脉的关系

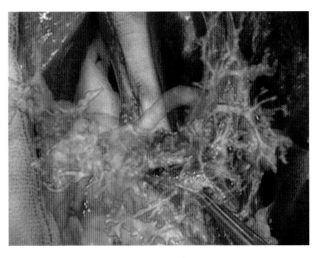

图 23-7-7　术中实时导航脾静脉解剖

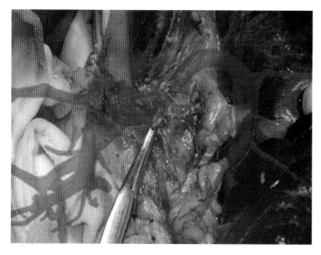

图 23-7-8　术中实时导航脾动脉解剖

剖势必出现大量出血,而且该曲张旳侧支血管为入肝血流,对其离断无疑降低入肝血流量,对于术后肝功能的恢复是无益的。

4. 手术情况　取左侧旁正中切口长约25cm,第一肝门迂曲粗大,可见肝十二指肠韧带浆膜下曲张静脉,冠状血管及分支无明显曲张,脾大。经胃网膜右静脉测门静脉压力为37cmH$_2$O,胰上缘解剖出脾动脉并结扎,解剖脾门血管及各级分支,可见脾静脉分为上、中下三属支,最粗为上级血管,直径6mm,游离该血管段置带保护,术中紧贴脾脏予以离断。向胰尾部解剖出脾静脉主干长约3.5cm,游离下腔静脉,可见左肾静脉及数支腰静脉,左肾静脉开口下方游离下腔静脉约4.5cm,结扎4支腰静脉后以5-0 Prolene血管缝合线做脾腔静脉全层连续缝合(图23-7-9,图23-7-10)。患者成功行近端脾静脉-下腔静脉吻合术,术中所见曲张静脉空间结构与三维图像显示一致。术后恢复可,复查三维重建结果显示

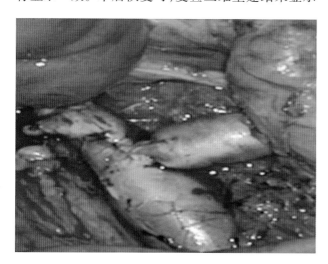

图 23-7-9　术中脾静脉与下腔静脉的吻合口

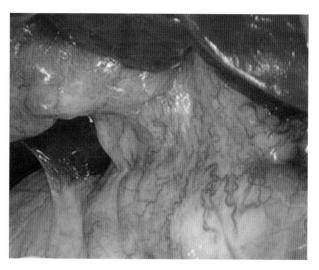

图 23-7-10　术中肝门部曲张的血管

脾-腔静脉分流通畅。目前诊断:①门静脉海绵样变;②门静脉高压症,脾大、脾功能亢进;③海绵肾(资源23-7-1)。

资源 23-7-1　三维可视化辅助脾静脉下腔静脉吻合术(PPT)

（曾　宁）

参考文献

［1］ CHEN T W, YANG Z G, LI X, et al. Evaluation of entire gastric fundic and esophageal varices secondary to posthepatitic cirrhosis:portal venography using 64-row MDCT[J]. Abdom Imaging,2010,35(1):1-7.

［2］ 方驰华,项楠,范应方,等. 64层螺旋CT门静脉三维成像在门静脉高压症中的应用价值[J].第四军医大学学报,2007,28(10):919-921.

［3］ 赵丽琴,贺文,赵红,等.CT门静脉成像诊断胃底静脉曲张侧支循环的价值[J].中华放射学杂志,2006,40(11):1175-1178.

［4］ 于中麟,于淑霞,张澍田,等.食管胃底静脉曲张血供与侧支的研究[J].中华消化内镜杂志,2005,22(2):82-85.

［5］ KATOH K,SONE M,HIROSE A,et al. Balloon-occluded retrograde transvenous obliteration for gastric varices: the relationship between the clinical outcome and gastrorenal shunt occlusion[J].BMC Med Imaging,2010,10:2.

[6] ARAKI T,SAAD W E. Balloon-occluded retrograde trans-venous obliteration of gastric varices from unconventional systemic veins in the absence of gastrorenal shunts[J]. Tech Vasc Interv Radiol,2012,15(3):241-253.

[7] 张刚,周翔平,陈晓荣,等.自发性脾-肾分流16排螺旋CT门静脉三维成像表现[J].临床放射学杂志,2005,24(11):989-992.

[8] 李震,贾如冰,汪忠镐,等.附脐静脉在门静脉高压分流术中的应用[J].中国普外基础与临床杂志,2010,17(2):180-181.

[9] 李康,吕富荣,马千红,等.64层螺旋CT门静脉成像诊断门静脉海绵样变性[J].中国医学影像技术,2009,25(6):1050-1052.

[10] BAYRAKTAR Y,HARMANCI O,ERSOY O,et al. "Portal double ductopathy sign" in patients with portal vein cavernous transformation [J]. Hepatogastroenterology, 2008,55(85):1193-1200.

[11] 陈中,倪家连,刘鲁岳,等.区域性门静脉高压症的诊断与治疗[J].中国现代普通外科进展,2010,13(8):624-626.

[12] KANG H K,JEONG Y Y,CHOI J H,et al. Three-dimensional multi-detector row CT portal venography in the evaluation of portosystemic collateral vessels in liver cirrhosis [J]. Radiographics,2002,22(5):1053-1061.

[13] HACIYANLI M,GENC H,HALICI H,et al. Results of modified Sugiura operation in variceal bleeding in cirrhotic and noncirrhotic patients[J]. Hepatogastroenterology,2003,50(51):784-788.

[14] MA Y G,LI X S,ZHAO J,et al. Modified Sugiura procedure for the management of 160 cirrhotic patients with portal hypertension [J]. Hepatobiliary Pancreat Dis Int, 2004,3(3):399-401.

[15] SOONAWALLA Z F,SHAH S R,MATHUR S K. Modified Sugiura procedure [J]. J Am Coll Surg, 2002, 194(2):247.

[16] 杨镇.选择性贲门周围血管离断术的应用解剖[J].中国实用外科杂志,2005,25(11):702-704.

[17] WARREN W D,MILLIKAN W J,HENDERSON J M,et al. Ten years portal hypertensive surgery at Emory[J]. Results and new perspectives. Ann Surg, 1982, 195(5):530-542.

[18] GU S,CHANG S,CHU J,et al. Spleno-adrenal shunt:a novel alternative for portosystemic decompression in children with portal vein cavernous transformation[J]. J Pediatr Surg,2012,47(12):2189-2193.

[19] RICE J P,LUBNER M,TAYLOR A,et al. CT portography with gastric variceal volume measurements in the evaluation of endoscopic therapeutic efficacy of tissue adhesive injection into gastric varices:a pilot study[J]. Dig Dis Sci,2011,56(8):2466-2472.

[20] FANG C H,LI X F,LI Z,et al. Application of a medical image processing system in liver transplantation[J]. Hepatobiliary Pancreat Dis Int,2010,9(4):370-375.

[21] 董家刚,刘作金,游科,等.优化手术流程和手术操作来减少腹腔镜脾切除术术中及术后并发症[J].国际外科学杂志,2018,45(9):616-621.

[22] 陈晶,张悦,杨雨,等.程序化腹腔镜脾切除或脾部分切除术在创伤性脾破裂诊治中的应用[J].中华普通外科杂志,2018,33(10):878-879.

[23] 余海波,马帅,郝晓沛,等.单孔腹腔镜用于腹腔镜脾切除的Meta分析[J].中华肝胆外科杂志,2018,24(2):109-112.

[24] 张志平,刘颖斌,殷永芳,等.经胰尾上缘后间隙入路二级脾蒂分离技术在腹腔镜部分切除术中的应用价值[J].中华消化外科杂志,2018,17(4):405-409.

[25] 魏艳奎,余海波,田广金,等.前入路与后外侧入路腹腔镜脾切除治疗区域性门静脉高压[J].中华肝胆外科杂志,2018,24(6):391-394.

[26] 代坤甫,郝晓沛,董亚东,等.脾床入路腹腔镜脾切除联合贲门周围血管离断术的疗效评价[J].中华普通外科杂志,2018,33(7):544-547.

[27] 张成,安琳,安东均,等.腹腔镜与开腹脾切除加门奇静脉断流术治疗门静脉高压症复发性上消化道出血疗效比较[J].中华肝胆外科杂志,2018,24(6):386-390.

[28] 唐勇,万赤丹."隧道法"腹腔镜脾切除加贲门周围血管离断术治疗门静脉高压症[J].中华肝胆外科杂志,2018,24(8):522.

[29] HABERMALZ B,SAUERLAND S,DECKER G,et al. Laparoscopic splenectomy:the clinical practice guidelines of the European Association for Endoscopic Surgery(EAES)[J]. Surg Endosc,2008,22(4):821-848.

[30] PFLUKE J M,PARKER M,STAUFFER J A,et al. Laparoscopic surgery performed through a single incision:a systematic review of the current literature[J]. J Am Coll Surg,2011,212(1):113-118.

[31] GAMME G,BIRCH D W,KARMALI S. Minimally invasive splenectomy:an update and review[J]. Can J Surg, 2013,56(4):280-285.

[32] BOONE B A,WAGNER P,GANCHUK E,et al. Single-incision laparoscopic splenectomy:preliminary experience in

consecutive patients and comparison to standard laparoscopic splenectomy [J]. Surg Endosc, 2013, 27 (2): 587-592.

[33] FAN Y, WU SD, KONG J, et al. Feasibility and safety of singleincision laparoscopic splenectomy: a systematic review[J]. J Surg Res, 2014, 186(1): 354-362.

[34] MONTALVO J, VELAZQUEZ D, PANTOJA J P, et al. Laparoscopic splenectomy for primary immune thrombocytopenia: clinical outcome and prognostic factors[J]. J Laparoendosc Adv Surg Tech A, 2014, 24(7): 466-470.

[35] FELDMAN L S. Laparoscopic splenectomy: standardized approach[J]. World J Surg, 2011, 35(7): 1487-1495.

23

第二十四章

三维可视化技术在终末期肝棘球蚴病中的应用

肝棘球蚴病又称肝包虫病，是一种古老的人畜共患性寄生虫病，主要有两种类型，一种是由细粒棘球绦虫的虫卵感染所致较常见的囊型肝棘球蚴病；另一种是由多房棘球绦虫的虫卵感染所致的泡型肝棘球蚴病。依据世界卫生组织、国内两型肝棘球蚴病专家共识意见，肝棘球蚴病的治疗现阶段主要依靠手术和/或药物。对于具备手术适应证且无禁忌证的多房棘球蚴病患者，手术治疗无疑是首选方式。然而由于病灶具有生长缓慢、早期无症状的特点，发现时多为中晚期，故手术难度均较大，尤其是泡型肝棘球蚴病，具有浸润性、转移性生长的特点，患者病灶多侵犯肝静脉、下腔静脉，并可伴有肺、脑等远隔器官转移，故而只要患者全身情况能够耐受手术、无远处转移，均应积极争取根治性切除。随着数字医学技术的长足进步，三维可视化技术为中晚期，甚至终末期肝棘球蚴病病灶的精确定位、手术前的评估和治疗方案确定带来了新的机遇，在提高诊断效率、

制订合理治疗方案、提高手术治愈率和降低手术风险等方面发挥了相当重要的作用。

第一节 概　述

一、肝棘球蚴病的流行病学

我国范围内流行的肝棘球蚴病分为囊型和泡型，分别由细粒棘球蚴和多房棘球蚴所致。人可以作为中间宿主被虫卵感染，而分别形成囊型肝棘球蚴病或泡型肝棘球蚴病。其传播途径为粪-口途径。其致病途径为：虫卵通过被污染手或食物进入消化道→胃液消化虫卵脱壳→六钩蚴幼虫进入十二指肠壁微小静脉→经门静脉血液循环至肝→发育成肝棘球蚴病灶（图24-1-1）。

它们的成虫（可以生产虫卵的阶段）生长在犬科动物（终末宿主）的小肠内。细粒棘球绦虫的终

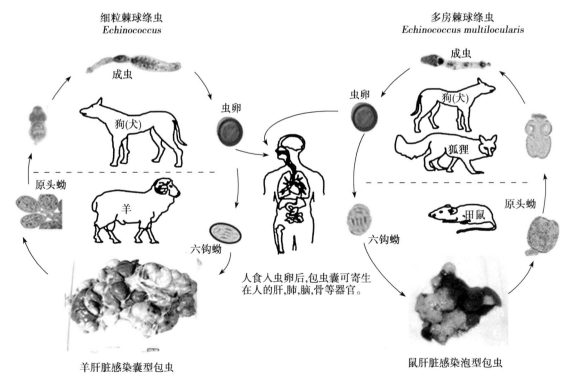

图24-1-1　细粒棘球绦虫和多房棘球绦虫生活史

末宿主一般为犬和狼。犬和狼吃了羊、牛(中间宿主)肝或肺里的包虫囊而被感染,感染 45 天后成虫排出虫卵。人、羊和牛吞食虫卵后,在肝、肺等脏器里发育为囊型肝棘球蚴病。包虫囊内生长原头蚴或原头节。若原头蚴被犬的终末宿主吞食后,在其小肠内发育为成虫,病原可进入下一个循环。多房棘球绦虫的终末宿主一般为狐狸、犬和狼。中间宿主为田鼠等鼠类小型哺乳类动物。终末宿主感染 28 天后,成虫随粪便向体外排出虫卵。人感染该绦虫幼虫称为泡型肝棘球蚴病,也称"虫癌"。

人体各脏器的肝棘球蚴病的发病率差别很大,肝脏发病率最高,其中囊型肝棘球蚴病占 65%～80%,而泡型肝棘球蚴病则高达 98%;肺脏次之,占 14%～18%;其他脏器依次为腹腔、盆腔、脾、肾、脑、骨、肌肉、皮下、眼眶、纵隔、乳腺、腮腺、甲状腺、胸腺、精索、心肌和心包等。

二、肝棘球蚴病的诊断

(一) 一般临床表现和分型

1. 囊型肝棘球蚴病

(1) 临床表现:囊型肝棘球蚴病早期多无明显症状,人患肝囊型肝棘球蚴病无症状期可以持续几年或十几年。部分患者可出现毒性和超敏反应,如食欲缺乏、消瘦、贫血、发育障碍、荨麻疹、血管神经性水肿等非特异性表现;随着囊肿的增大对寄生的器官及邻近组织器官产生挤压从而出现相应症状。因累及器官而有所不同,简要归纳为:①压迫,包虫囊在肝内压迫生长,可使周围管腔移位,受压变形的临床表现往往与囊肿寄生部位、数量和大小有密切关系。肝顶部包虫长期压迫,可使膈肌抬高,并产生粘连而影响呼吸。②破裂,各种外力震动、撞击或贯通伤可能造成包虫囊破裂。包虫囊肿破入腹腔最为常见。包虫囊肿破入胆道引起梗阻往往合并胆道感染,造成急性梗阻性化脓性胆管炎。③感染,胆漏是引发感染的主要原因,合并感染后部分患者的症状和体征酷似肝脓肿,局部体征明显,表现为肝大、肝区持续钝痛和叩痛,伴有高热。④其他,过敏、休克、门静脉高压症等。

(2) 分型:世界卫生组织将囊型肝棘球蚴病分为 6 型(简称"WHO 分型")。鉴于临床更关注包虫囊的大小和其主要并发症,世界卫生组织肝棘球蚴病预防与管理合作中心——中国新疆(WHOcc)提出 TDC 临床分型(表 24-1-1),其主要特点是:T(type)0～5 代表相应的 WHO 分型外;D(mean diameter)表示包虫囊平均直径(最大囊直径+最小囊直径)/2;C(complication)表示伴有并发症;具有更多临床信息的 TDC 分型可以满足临床诊断与治疗的需要。

表 24-1-1　肝囊型肝棘球蚴病的分型(肝两型肝棘球蚴病诊断与治疗专家共识,2015 版)

类型与生物学特征	GharbiT$_{I～VI}$ (1981)	WHO/IWGE 囊型肝棘球蚴病 1～5 (1995—2001)	WHOccT$_{0～5}$D$_{n1,n2…}$C$_{0～f～r～i～b}$ (2001—2002)
性质待鉴别	-	CL(囊型病灶)	T$_0$D$_n$C$_0$
有包虫活力	I	囊型肝棘球蚴病 1(单囊型)	T$_1$D$_n$C$_0$
有包虫活力	II	囊型肝棘球蚴病 2(多子囊型)	T$_2$D$_n$C$_0$
变性尚有活力	III	囊型肝棘球蚴病 3(内囊塌陷)	T$_3$D$_n$C$_0$
无包虫活力	IV	囊型肝棘球蚴病 4(实变型)	T$_4$D$_n$C$_0$
无包虫活力	V	囊型肝棘球蚴病 5(钙化型)	T$_5$D$_n$C$_0$

Gharbi(南美肝棘球蚴病学者);Co. 无并发症,Cf. 伴有发热,Cr. 伴有破裂,Ci. 伴有黄疸,Cb. 伴有胆漏。

2. 泡型肝棘球蚴病

(1) 临床表现:早期的患者常无不适,在肝脏潜伏寄生,缓慢增长,肝脏代偿增大可无明显症状;中期可触及坚硬如橡皮、无疼痛的肿块,表面平滑或有结节,边界清晰,易误诊为肝癌;病灶增大侵蚀胆管时则可出现梗阻性黄疸;若液化空腔继发感染可形成肝脓肿;巨块病灶侵蚀大部肝脏,可合并门静脉高压症,肝功能失代偿,最终可因肝衰竭、胆系感染及肺、脑等器官转移而致死亡。

(2) 分型:肝泡型肝棘球蚴病 PNM 分型是目前 WHO/IWGE 制定的标准化分型(表 24-1-2),P 表示病灶与周围血管及胆管的关系;N 表示有无邻近器官和组织累及;M 表示有无远处转移,并将 P$_4$N$_1$M$_0$ 与任何 P 和/或任何 N 及 M$_1$ 归为Ⅳ期。

表 24-1-2　肝泡型肝棘球蚴病 PNM 和 PIVM 分型（肝两型肝棘球蚴病诊断与治疗专家共识,2015 版）

分型系统		WHO/IWGE PNM 分型 P$_{0~4}$N$_{0~1}$M$_{0~1}$	WHOcc PIVM 分型 P$_{I~VIII}$ I$_{0~2}$ V$_{0~1}$ M$_{0~2}$
病灶（parasile）	P	P$_0$ 肝脏无可见病灶 P$_1$ 周围病灶,无血管和胆道累及 P$_2$ 中央病灶,局限在半肝内,有血管和胆道累及	P$_0$ 肝脏无可见病灶 P$_{1~VIII}$ 标出病灶所累及的肝段
侵犯胆道（invade bile duct）	I		I$_0$ 无胆道累及 I$_1$ 有胆道累及,无临床黄疸 I$_2$ 有胆道累及并伴临床黄疸
邻近器官（neigbbouring organs）	N$_1$	N$_0$ 无邻近器官,组织累及 N$_1$ 有邻近器官,组织累及	
血管（vessels）	V		V$_0$ 无血管累及 V$_1$ 有血管累及,无门脉高压症 V$_2$ 有血管累及并伴门脉高压症
转移病灶（Melaslasis）	M	M$_0$ 无远处转移 M$_1$ 单个病灶远处转移	M$_0$ 无转移 M$_1$ 邻近器官、组织直接种植 M$_2$ 膈上远处病灶转移

肝血管包括下腔静脉（VIVC）和/或门静脉（VIP）和/或肝静脉（VIV）和/或肝动脉（VIA）。

（二）辅助检查及实验室检验诊断

1. 囊型肝棘球蚴病

（1）影像学诊断

1）B 超检查:囊性肝棘球蚴病的 B 超影像学分为 6 型:①CL,囊型病灶,单房囊性占位,并内容物回声均匀,超声测不到任何特异病症。②CE1,单囊型,包虫囊内充满水样囊液,呈现圆形或卵圆形的液性暗区。包虫囊壁与肝组织密度差别较大,而呈现界限分明的囊壁。本病的特异性影像为其内、外囊壁间有潜在的间隙界面,可出现"双壁征"。B 超检测包虫囊后壁呈明显增强效应,用探头震动囊肿时,在暗区内可见浮动的小光点,称为"囊沙"影像特征。③CE2,多子囊型,在母囊暗区内可呈现多个较小的球形暗影及光环,形成"囊中囊"特征性影像。B 超或 CT 显示呈花瓣形分隔的"车轮征"或者"蜂房征"。④CE3,内囊塌陷型,肝包虫破裂后,囊液进入内、外囊壁间,出现"套囊征";若部分囊壁由外囊壁脱落,则显示"天幕征",继之囊壁塌瘪,收缩内陷,卷曲皱褶,漂游于囊液中,出现"飘带征"。⑤CE4,实变型,包虫逐渐退化衰亡,囊液吸收,囊壁折叠收缩,继之坏死溶解呈干酪样变,B 超检查显示密度强弱相间的"脑回征"。⑥CE5,钙化型,肝棘球蚴病程长,其外囊肥厚粗糙并有钙盐沉着,甚至完全钙化。B 超显示包虫囊密度增高而不均匀,囊壁絮状肥厚,并伴宽大声影及侧壁声影（图 24-1-2）。

2）CT:基本表现为肝实质内单发或多发,大小不一,圆形或类圆形,呈水样密度的囊性病灶,CT 值为 0~10Hu,增强扫描后病灶无强化;其边界清晰,边缘光滑,囊壁较薄,表现为菲薄的线状稍高密度带（图 24-1-3）;子囊的出现使病灶呈现出"囊中囊""玫瑰花瓣""蜂窝征"等多房状的外观,子囊的密度总是低于母囊液的密度而使其区别于其他性质的囊肿性病变（图 24-1-4）;当内囊完全剥离并漂浮在囊液中则呈现"飘带征""水蛇征""双环征"等特异性征象（图 24-1-5）;病灶破入外囊壁的胆道中,引起胆道阻塞和扩张,形成包虫囊肿性胆漏,合并感染时囊壁可明显增厚并强化;位于肝顶部的病灶可与膈肌粘连或突破入胸腔,形成胆道-膈肌-支气管瘘,邻近肺野出现炎症或伴有胸腔积液;包虫变性和退变时从囊壁开始钙化,呈弧线状、蛋壳状,进一步累及囊内容物呈现絮状或者整个病灶的钙化（图 24-1-6）。

3）MRI:基本表现为肝实质内单发或多发、圆形或类圆形、边缘光滑锐利的病灶,囊液在 T$_1$WI 为低信号,T$_2$WI 为高信号,信号均匀;囊壁厚薄均匀一致,T$_2$WI 囊壁呈低信号是其特征性表现（图 24-1-7）;母囊内含有多个子囊时表现为"玫瑰花瓣征""轮辐征"等;子囊信号在 T$_1$WI 低于母囊,在

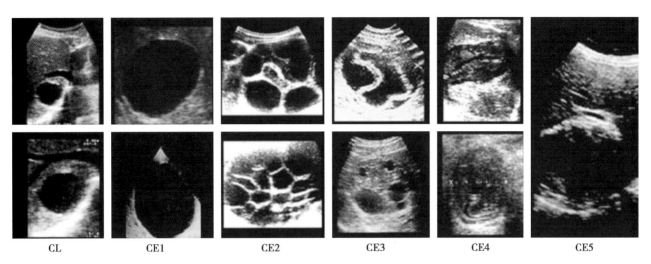

|CL|CE1|CE2|CE3|CE4|CE5|

图 24-1-2　棘球蚴囊的 B 超影像

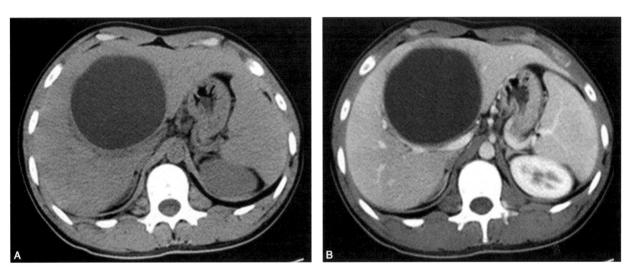

图 24-1-3　单纯型囊型肝棘球蚴病 CT 表现

A.CT 平扫,肝右叶类圆形低密度病灶,囊壁较薄,边缘清晰;B.CT 增强扫描,囊内及囊壁均未见明显强化。

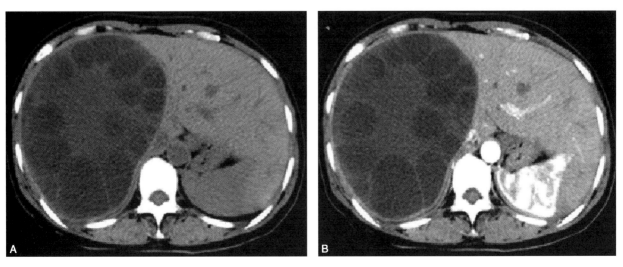

图 24-1-4　多子囊型囊型肝棘球蚴病 CT 表现

A.CT 平扫,肝右叶多子囊型囊型肝棘球蚴病,母囊内可见多个大小不一、类圆形更低密度子囊结构,多靠近母囊边缘排列,呈现"囊中囊"征象;B.CT 增强扫描,病灶未见明显强化。

24

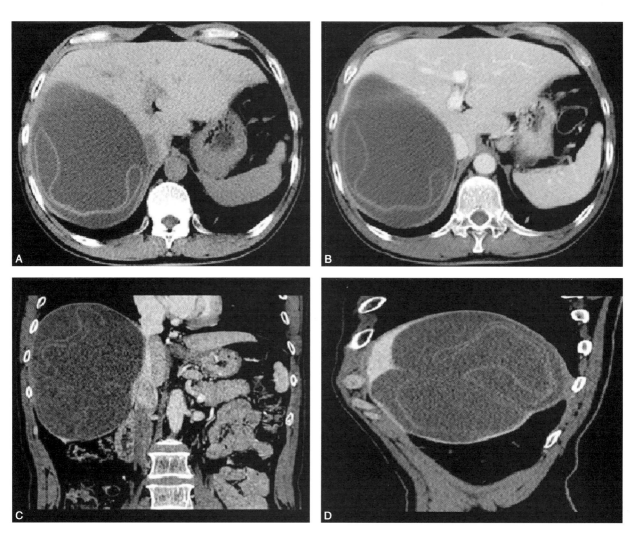

图 24-1-5　内囊破裂型囊型肝棘球蚴病 CT 表现

A. CT 平扫,肝右叶病灶内囊破裂,内囊壁漂浮于囊液中,形成典型的"飘带征";B~D. CT 增强扫描(轴位、冠状位及矢状位),内囊壁显示更清晰,增强扫描无明显强化。

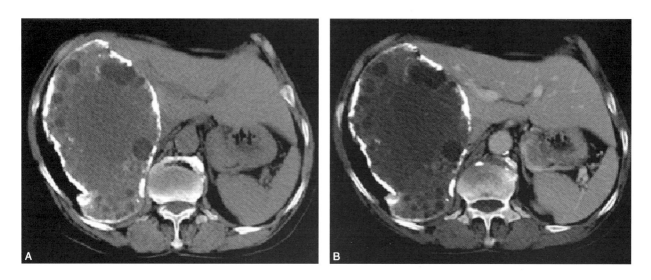

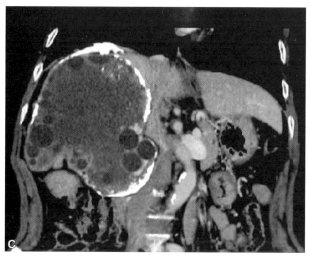
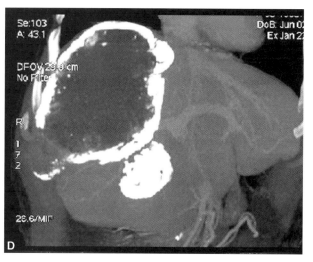

图 24-1-6　钙化型囊型肝棘球蚴病 CT 表现

A. CT 平扫肝右叶病灶囊壁呈蛋壳样钙化,囊内亦可见斑点状钙化;B、C. CT 增强扫描(轴位、冠状位),病灶未见明显强化;D. MIP 图像,病变与血管的关系显示更清晰。

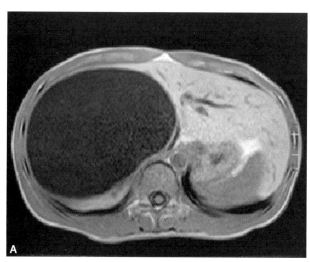
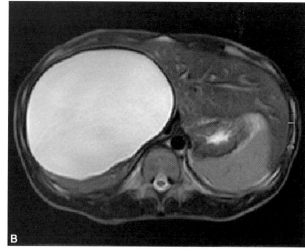

图 24-1-7　单纯型囊型肝棘球蚴病 MRI 表现

T_1WI 和 T_2WI 压脂,肝右叶类圆形病灶,边缘清晰,T_1WI 低信号,T_2WI 高信号,囊壁在 T_2WI 呈低信号。

T_2WI 高于母囊(图 24-1-8);当内囊皱缩或完全塌陷分离,内囊囊壁悬浮于囊液中时形成"飘带征";病变破入胆道时 MRCP 可清晰显示病灶与胆道的关系;囊壁钙化在 T_1WI 和 T_2WI 均为低信号,但 MRI 显示效果不如 CT。

(2)实验室诊断:人体肝棘球蚴病常用的免疫学诊断方法有酶联免疫吸附测定(enzyme-linked im-munosorbent assay,ELISA)及胶体金法(渗滤法、层析试条法)等检测肝棘球蚴病特异性抗体(《包虫病诊断标准(WS 257—2006)》已于 2006 年颁布实施)。现有方法在灵敏度和特异度方面差异很大,结果受抗原性质和质量,检测方法,棘球蚴囊的大小、数量、部位和活力,个体免疫应答反应的差异等诸多因素的影响;10%~40%的手术确诊患者无法检测到

特异性抗体。免疫学方法可辅助影像学确诊。

ELISA 是将一种抗原、抗体的特异性反应与酶对底物的高效催化作用相结合的试验技术,具有较高的灵敏度和特异度。

2. 肝泡型肝棘球蚴病

(1)影像学诊断

1)B 超检查:肝泡型肝棘球蚴病与肝囊型肝棘球蚴病的超声表现完全不同,结合其病理变化,分为浸润、钙化及液化坏死 3 个不同的病理过程,较大的肝内病灶的中央出现不规则无回声区,内透声差,内壁极不规整,没有明显的腔壁,周边实性部分与肝实质分界不清,并伴有点状强回声钙化沉积,后方回声增强,呈"空腔征";病灶的实性部分表现为伴有多数点状、小圈状钙化的实质性的病灶,后方伴有明显

24

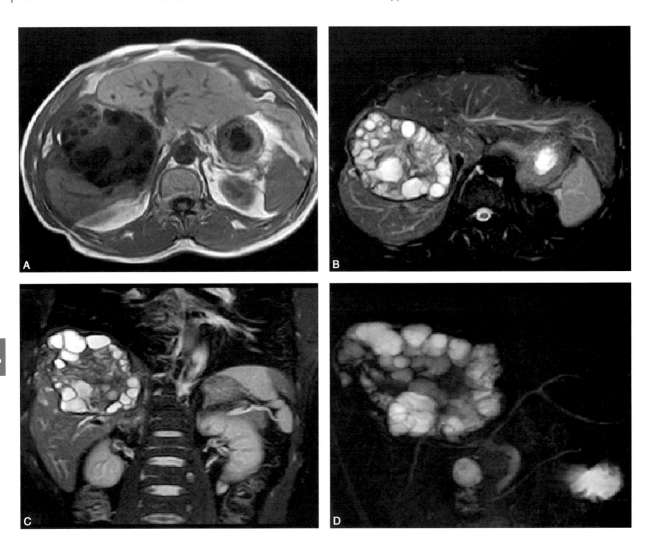

图 24-1-8　多子囊型囊型肝棘球蚴病 MRI 表现

A、B.T$_1$WI、T$_2$WI 压脂,肝右叶多子囊型囊型肝棘球蚴病,母囊内可见多个类圆形子囊结构,T$_1$WI 子囊信号低于母囊,
T$_2$WI 信号子囊高于母囊,母子囊间和子囊间可见低信号的间隔,呈"玫瑰花瓣征";C.T$_2$WI 冠状位;D. MRCP 显示病灶
与邻近胆道的关系更加立体直观。

声衰减或"瀑布状"的声影;肝内病灶呈结节状弥散
分布,结间无明显正常肝实质回声,病变肝叶或肝
段普遍性增大,可见散在的钙化,周边模糊不清后方
伴声衰减(图 24-1-9)。彩色多普勒血流成像(color
Doppler flow imaging,CDFI)及能量图显示肝泡型肝
棘球蚴病病灶内部基本无血流信号,即"乏血供"特
点,而病灶周边区可见条状或短棒状的血流信号,在
进入病灶边缘处呈"截断状"(图 24-1-10)。

2)CT:表现为肝实质内形态不规则的实性肿
块,密度不均匀,呈低或混杂密度,边缘模糊不清;增
强后病灶强化不明显,但因为周围正常肝实质强化
而边界变得清楚,显示其凸凹不平的边界;病灶内常
常有数量不一、散在或群簇状分布的"小囊泡",即
直径 1cm 以内的小囊状低密度区;病灶内常常伴有
钙化,呈"小圈状"、颗粒状或不定型钙化,其中小圈

状钙化最具有特征性(图 24-1-11);小囊泡与散在于
其实质内的钙化同时并存时,整个病灶显示"地图
样"外观;较大的病灶中央常发生液化坏死,呈现
"假囊肿"表现;位于肝门或累及肝门的病灶常常累
及血管和胆道,继发门静脉高压症或胆道梗阻扩张,
CT 血管成像(CTA)及胆道成像技术(CTU)能清楚
显示这些并发症的表现(图 24-1-12);由于病灶内大
量纤维化及液化坏死,肝泡型肝棘球蚴病病灶所在
的肝叶/段边缘显示收缩凹陷,而健叶/段常常代偿
性增大,有别于肝内其他实性肿瘤。

3)MRI(图 24-1-13):表现为肝内无包膜的实
质性占位,形态不规则,边界显示不清,内部信号不
均匀,病灶在 T$_1$WI 为低信号,在 T$_2$WI 多呈以低信
号为主的混杂信号,即病灶的实性部分在 T$_2$WI 为低
信号,而小囊泡、囊泡巢在 T$_2$WI 呈稍高信号;DWI

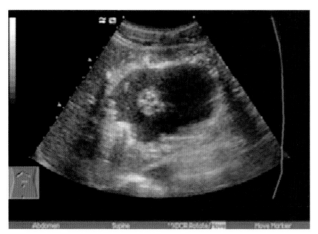
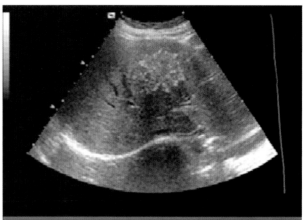
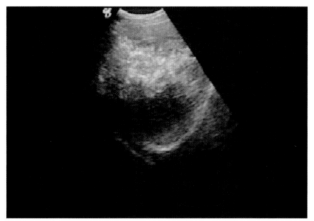

图 24-1-9　肝泡型肝棘球蚴病灶

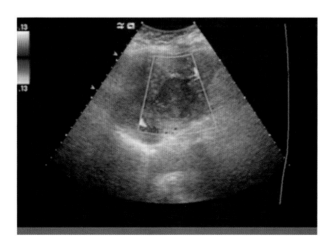

图 24-1-10　肝内泡型肝棘球蚴病灶周边短棒状血流信号

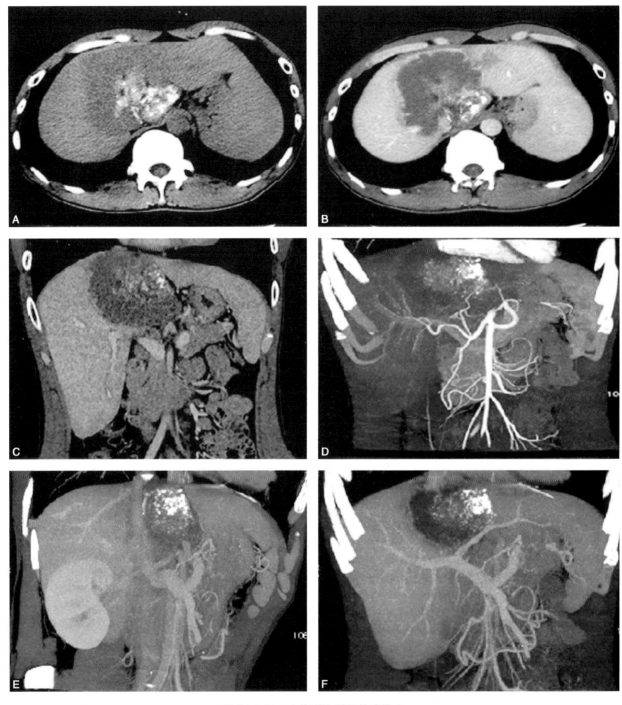

图 24-1-11　实体型泡型肝棘球蚴病

A.CT平扫显示实性肿块,边界不清晰,病灶内可见小囊泡影,并可见多发钙化;B、C.CT增强扫描(轴位及冠状位),病灶未见明显强化,边界逐渐清晰,病灶边缘不规则;D~F.MIP图像,病灶与血管的关系显示更清晰,部分层面显示下腔静脉及门静脉左支局部受侵。

24

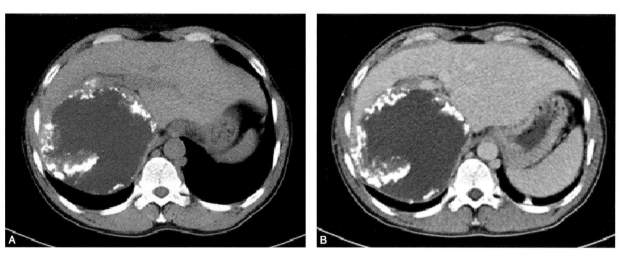

图 24-1-12　假囊肿型泡型肝棘球蚴病
A. CT 平扫可见肝右叶泡型肝棘球蚴病内液化,周围可见不规则钙化;B. CT 扫描显示病变无明显强化。

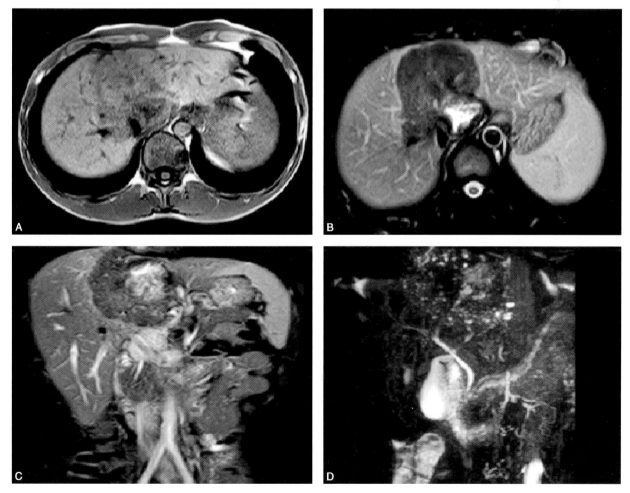

图 24-1-13　泡型肝棘球蚴病 MRI 表现
A、B. T_1WI、T_2WI 压脂,T_1WI 稍低信号,T_2WI 低信号,病灶内可见小斑片状 T_1WI 低信号,T_2WI 高信号液化坏死区;
C、D. T_2WI 压脂冠状位及 MRCP,病灶内多发小囊泡影,与胆道结构关系显示更清晰。

可见泡型肝棘球蚴病向外周增殖而形成稍高信号的"浸润带"或"晕带征",此繁衍层逐渐衰老退行性变并钙盐沉积,形成"钙化带",对于病程较长的病灶,这两种病理过程相间连续出现,形成多层形态的"年轮征",典型的钙化灶在 T_1WI 和 T_2WI 均为低信号;病变内部可发生液化坏死,呈现"熔岩征"的表现(图24-1-14),液化区在 T_1WI 为近似于水的低信号,在 T_2WI 为近似于水的高信号;增强扫描后病灶多无明显强化,但因邻近正常肝实质的强化而衬托出边缘,有时肝静脉、门静脉内可见泡型肝棘球蚴病"栓子"。MRCP 可清楚显示泡型肝棘球蚴病灶内无数密集的小囊泡,还可显示病灶是否侵蚀破坏胆管、引起胆管梗阻及邻近胆管受压移位等情况。MRA 可显示病变与血管的关系,是否累及门静脉、下腔静脉和肝动脉等。

(2)实验室诊断:同囊型肝棘球蚴病。

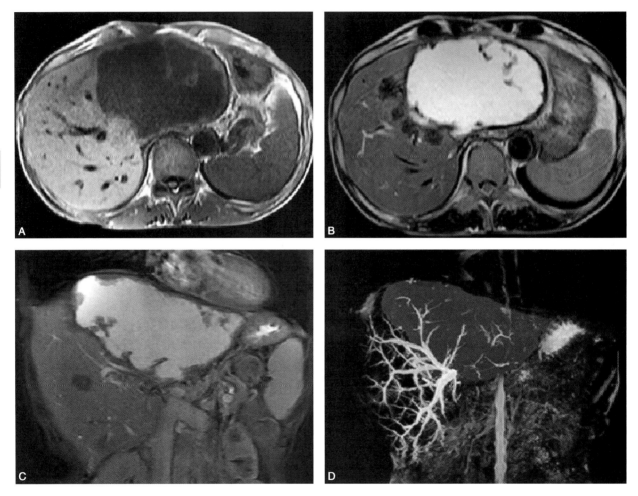

图 24-1-14 泡型肝棘球蚴病"熔岩征"

A、B. T_1WI、T_2WI,肝左叶泡型肝棘球蚴病内部液化坏死,表现为"熔岩征"或"地图征",肝实质内可见多发转移灶;C. T_2WI 冠状位;D. MRCP 病变与胆道关系显示更清,肝左叶肝内胆管破坏。

三、肝棘球蚴病的外科治疗

(一)适应证与禁忌证

1. 适应证

(1)患者全身情况良好,无心、肺、肾功能严重障碍。

(2)肝功能基本正常,其中谷丙转氨酶(ALT)允许<正常值的 2 倍,凝血功能正常,Child 分级 A 级,或 B 级可经过治疗纠正为 A 级。

(3)肝脏储备功能基本正常(ICG R15)。

(4)病灶在半肝以内;肝三叶内切除时,剩余肝脏有足够代偿。

(5)无明显血管侵犯或侵犯血管可行重建。

2. 禁忌证

(1)合并严重的心、肺、肾等重要脏器功能障碍者。

(2)有明显的出血倾向,近期内服用抗凝血药的患者。

(3)病灶同时侵犯第一、第二肝门者,不能接受肝脏移植/自体肝移植者。

（4）合并有严重的神经、精神疾病者。

（5）合并其他无法接受手术治疗的疾病。

（二）术前准备及评估

1. 全身状况（包括心、肺、肾）的评估和慢性疾病的纠正及治疗。

2. 患者肝功能及肝储备功能的评估。

（1）术前肝功能评估：基于患者生化检验（肝功能、凝血等相关检验值，如 ALT、AST 等），对于欠佳者，予以保肝支持治疗（血清白蛋白、支链氨基酸、维生素 C 和维生素 K_1 等），此外，基于 Child 分级系统的评价仍然是目前涉及一般肝脏手术术前肝功能评价应用最广泛的标准。

（2）ICG R15：是目前术前进行肝储备功能评估的较为广泛且应用简便易行的方法，但需要注意对于合并有胆汁代谢异常、排泄异常或严重黄疸的患者，需先进行退黄治疗，待黄疸减退后进行 ICG R15 评估储备功能。

3. 影像学资料进行肿瘤的可切除性评估。

4. 术前准备　术前晚进流质，口服泻药肠道准备，术日晨禁食；术前置胃管（酌情）、导尿管，目前提倡麻醉后施行；切皮前半小时预防性使用抗生素。

四、多学科团队

目前的外科领域内，单一学科单一治疗方案已经难以满足为患者带来最佳疗效的需求，随着不同专业治疗模式的交融加强，多学科团队（MDT）模式作为一个合作医疗模式已受到越来越多重视。不同于传统的医疗模式，MDT 模式的特点是以患者为中心的基于多学科的治疗模式，通过合作拟订最佳的诊断和治疗方案，以提高患者生存率。对于外科手术治疗的肝棘球蚴病患者，MDT 模式作用的发挥可以贯穿诊疗全过程：术前病灶活性评价（血清学、影像学及特殊检查综合评定），术中外科为主的治疗、麻醉及重症监护，术后护理及后续药物治疗、药效评价等，均需联合多个学科共同来决定的。

五、小结

综上所述，肝泡型肝棘球蚴病是广泛流行于我国牧区的危害严重的肝脏寄生虫疾病之一，尤其是泡型肝棘球蚴病，类似于肝细胞癌，外科手术切除是目前可实现根治的最主要治疗方法，应用数字化技术可以对其外科治疗起到精准评估、引导的作用，而其他治疗策略如局部微波、放疗和全身药物治疗可以为无法切除的病例提供更多的选择，也可以预防和治疗复发。

（樊海宁　王志鑫）

第二节　三维可视化技术在肝棘球蚴病中的应用

一、适应证

1. 患者全身情况良好，无心、肺、肾功能严重障碍。

2. 肝功能基本正常，其中谷丙转氨酶（ALT）允许<正常值的 2 倍，凝血功能正常，Child 分级 A 级，或 B 级可经过治疗纠正为 A 级。

3. 肝脏储备功能基本正常（ICG R15）。

4. 病灶在半肝以内；肝三叶内切除时，剩余肝脏有足够代偿。

5. 无明显血管侵犯或侵犯血管可行重建。

二、禁忌证

1. 合并严重的心、肺、肾等重要脏器功能障碍者。

2. 有明显的出血倾向，近期内服用抗凝血药的患者。

3. 病灶同时侵犯第一、第二肝门者，有不能接受肝脏移植/自体肝移植者。

4. 合并有严重的神经、精神疾病者。

5. 合并其他无法接受手术治疗的疾病。

三、术前准备及评估

1. 全身状况（包括心、肺、肾）的评估和慢性疾病的纠正及治疗。

2. 患者肝功能及肝储备功能的评估。

（1）术前肝功能评估：基于患者生化检验（肝功能、凝血等相关检验值，如 ALT、AST 等），对于欠佳者，予以保肝支持治疗（血清白蛋白、支链氨基酸、维生素 C 和维生素 K_1 等），此外，基于 Child 分级系统的评价仍然是目前涉及一般肝脏手术术前肝功能评价应用最广泛的标准。

（2）肝储备功能评估：肝脏储备功能评估是肝切除患者术前评估的重要部分。对于病灶压迫/侵犯胆道合并患者的患者，术前胆道引流能降低胆红素水平并减少术后肝功能不全的发生，目前对于术前黄疸水平究竟降低至多少水平后可满足肝切除要求暂无统一标准。目前一般认为对于未合并肝硬化患者，术前黄疸<$100\mu mol/L$ 可满足肝切除要求，对于合并肝硬化者则要求胆红素水平完全恢复正常水平。

术前 ICG R15 对于肝储备功能评估也有一定帮助，可定量评估肝脏储备功能，但需要注意当存在肝血流异常（门静脉栓塞和肝内动静脉瘘等），胆红素水平升高，胆汁排泌障碍或应用血管扩张药等情况时，ICG R15 结果会出现严重偏倚而失去意义。肝棘球蚴病肝切除类似于普通肝占位性病变的肝切除治疗，应采用 ICG R15 结合 Child 分级、肝实质病变情况综合量化评估肝储备功能。

3. 病灶的切除必要性

（1）囊型肝棘球蚴病：需根据术前进行影像学检查，结合表 24-1-1 中介绍的肝囊型肝棘球蚴病分型对所有患者的逐个病灶进行活性分型，一般而言，Ⅰ、Ⅱ、Ⅲ型的病灶，因其病灶尚具备一定活力，故具备手术必要性。然而，亦需要结合患者动态随访过程，如患者持续接受药物治疗后病灶活性程度有逐渐降低趋势，亦可定期观察暂不外科干预，定期随访观察病灶活性以确定后续治疗。

（2）泡型肝棘球蚴病：主要结合 B 超、CT 及 MRI 判断肝棘球蚴病灶活性，目前比较公认的是肝棘球蚴病灶活性程度与其病灶钙化程度呈负相关，即钙化度越高活性程度越低。此外，还可以根据 MRI、CT 影像中肝棘球蚴病灶周围是否具有较为活跃的边缘带来判断病灶活性程度。

4. 病灶的可切除性评估——3D 可视化评估　彻底清除和杀灭囊型肝棘球蚴病灶从而达到治疗目的的手术方法有外囊完整剥除术、肝部分切除术，其次可能达到根治的手术方式有内囊摘除术、内囊摘除加外囊次全切除术、经皮穿刺引流囊液术。而泡型肝棘球蚴病的根治类似于肿瘤根治，需进行病灶的完整切除，并保证切缘病灶阴性。术前可切除性评估主要针对根治性手术方式进行，尤其是肝部分切除，其评估类似于其他肝占位性病变的可切除性评估，目前随着影像技术和计算机数字化技术的发展，基于影像学检查（CT 或 MRI）的三维成像技术越来越多地得到了应用。术前三维重建系统不仅可以绘制出肝脏包虫占位的位置与大小、肝内脉系统等的关系，还可通过软件模拟手术方式，预判手术后肝脏剩余体积及脉管修整方案。

5. 典型病例

（1）病例 1：肝右叶可见 88mm×86mm 低密度占位，动脉期未见明显增强，门静脉期可见片点状钙化（图 24-2-1）。行三维重建后提示肿瘤位于肝右叶，全肝体积约为 1 218ml，占位体积约为 198ml（16.3%），模拟右半肝切除 521ml（42.7%），剩余肝体积 698ml（57.3%）（图 24-2-2）。行右半肝切除，术后恢复正常。

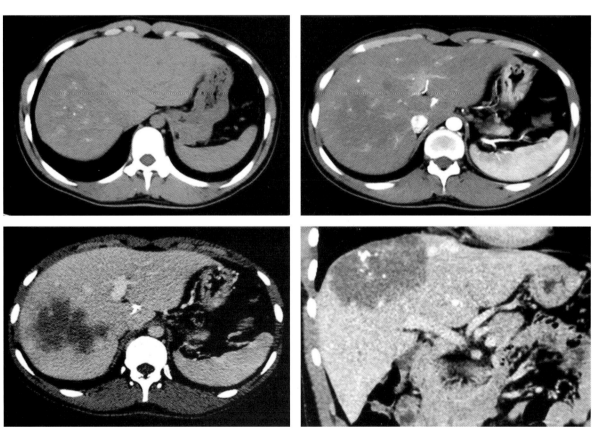

图 24-2-1　病例 1 的 CT 图像

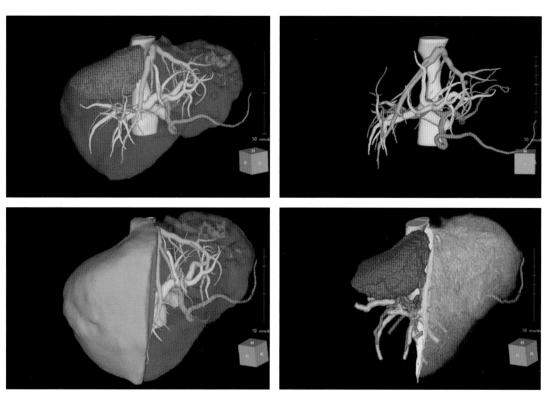

图 24-2-2　病例 1 的三维重建图像

（2）病例 2：肝脏左内叶可见 68mm×100mm 低密度占位，占位内部可见点状钙化影（图 24-2-3），三维重建后提示，病灶侵犯门静脉左支可能较大，肝脏体积约为 1 209ml，占位体积约为 254ml（21.1%），模拟左半肝切除 334ml（27.8%），剩余肝体积 869ml（72.2%）（图 24-2-4）。行扩大左半肝切除，术后恢复良好。

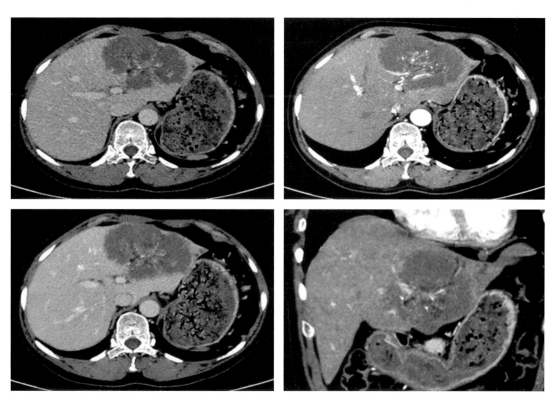

图 24-2-3　病例 2 的 CT 图像

24

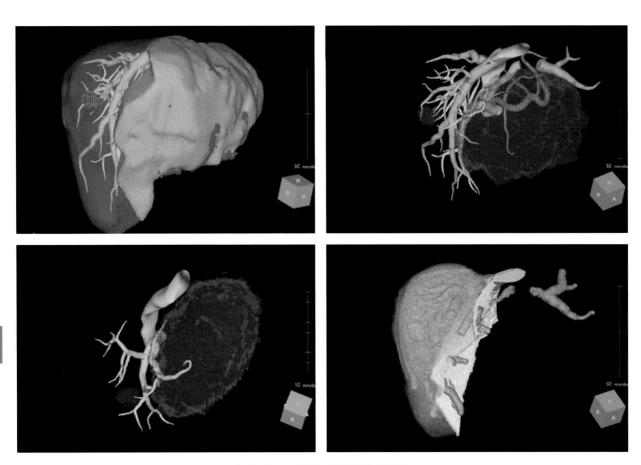

图 24-2-4　病例 2 的三维重建图像

四、手术方式及注意要点

（一）囊型肝棘球蚴病

1. 肝囊型肝棘球蚴病外囊完整剥除术

（1）适应证：理论上，手术史、囊肿大小、形态、分型、数量不应作为本手术选择的适应证，但包虫囊肿巨大，手术操作空间窄小，或包虫囊肿与周围组织粘连严重无法游离，使手术视野不能充分显露；包虫囊肿与周围肝组织间难以找到"潜在间隙"；包虫囊肿囊壁较薄易破裂可能者，建议改用其他术式。

（2）注意事项：①术前应常规行 B 超、CT 或 MRI 检查，确认包虫的位置及与周围重要血管和胆管的关系；②充分游离肝脏显露包虫囊肿部位，便于手术操作，要求动作轻柔；③外囊剥离过程中，恰当地把握解剖层次找出外囊与肝实质之间的"潜在间隙"是技术的关键；④靠近肝门及重要的脉管肝 CE 剥离外囊壁时，应注意避免损伤主要胆管或血管，粘连较紧时不要强行分离；⑤检查剥离面，有无胆漏，如见胆漏给予结扎修补。

2. 肝囊型肝棘球蚴病肝部分切除术

（1）适应证：①多发包虫囊肿局限在一个肝段或叶内；②复发的厚壁包虫囊肿合并囊内感染或血性肉芽肿；③外囊残腔内胆漏长期带管或反复清创不愈者。

（2）注意事项：术中注意关注囊壁与肝内管道间的关系，避免损伤及胆漏。

3. 肝囊型肝棘球蚴病外囊次全切除术

（1）适应证：适合于多次手术、病灶大、操作空间狭小、病灶与周围粘连紧密、难以剥离者，囊壁较薄易破裂的单囊型、间隙难以找到的钙化型包虫囊肿，尤其是在包虫囊肿紧贴肝门主要血管胆管，而分离困难者。

（2）注意事项：①术前应行 CTA 检查以定性、定位、定数、定量（大小），确定囊肿部位与肝脏各管道的关系，估计手术剥除难度，规划手术线路；术中行 B 超确定与外囊关系密切的肝内重要管道的走行、接触范围及深度；②先常规行肝包内囊摘除术，然后于肝包虫外囊剥除并对于贴近重要血管及肝门重要结构的外囊壁则予以片切保留；③该术式因打开了外囊理论上有复发和腹腔种植可能,但可在严密的囊周保护下先穿刺吸出囊液,摘除内囊,严格高渗盐水处理残腔,同时通过外囊剥除切除了大部分外囊而复发率可以降低到最低。

4. 肝囊型肝棘球蚴病内囊摘除术

(1) 适应证:本术式适用于全身情况能耐受麻醉和手术的原发性或复发性符合上述手术适应证的所有类型肝 CE 患者。

(2) 术中注意事项:①切口部位和长度要以充分显露囊肿为原则;②手术中抗过敏药物预防性使用氢化可的松(100mg),准备抢救过敏休克,甚至心搏、呼吸骤停;③预防囊液外溢和原头节的播散措施。

(3) 局部杀虫剂规范化应用:①种类选择。多年来致力于肝棘球蚴病研究的学者不断改进手术方式及操作方法,以减少肝棘球蚴病的复发及其并发症,并在此过程中发现术中辅以局部灭活剂能够有效减少术后肝棘球蚴病的复发,由此产生了福尔马林、甲醛、无水乙醇、过氧化氢等多种肝棘球蚴病局部灭活剂,这些灭活剂杀灭原头蚴的同时对人体毒副作用也较大,已基本被弃用。10%的高渗盐水借助其高渗作用使原头蚴脱水而亡是目前公认的安全、有效、无毒副作用的原头节局部杀灭剂,在预防腹腔内包虫种植方面起着至关重要的作用。②囊腔内注 10%的高渗盐水必须保留 1 分钟以上,方能达到有效杀死原头节的目的。

5. 肝囊型肝棘球蚴病 B 超引导下经皮穿刺引流术

(1) 适应证:主要用于不能耐受开腹手术的有包虫手术史,客观上已造成肝表面与腹壁粘连的病例,或者不能完全确诊是包虫复发还是残腔的病例,对单囊型肝囊型包虫,是世界卫生组织包虫病治疗指导纲要推荐首选方法。

(2) 注意事项:①穿刺点应避开其他脏器和较大血管,同时,为防止穿刺处渗漏,应尽可能通过一定厚度肝组织;②穿刺时嘱患者屏气,进针要快,以防因呼吸动作而划破肝脏。穿刺成功后,要保证超声显示器始终显示针尖,针尖始终位于囊腔低位,以防因囊壁塌陷而使针尖脱离囊腔或损伤周围组织;③对于较大囊腔,可在穿刺冲洗后留置引流管 5~7 天,每日用高渗盐水反复冲洗 4~5 次,每天抽液量少于 10ml 时可予以拔管;④除术前应用抗过敏药物外,穿刺时还应注意,当穿刺进入囊腔后,应快速减压,避免囊液外溢引起过敏;⑤如抽出的囊液呈澄清

的黄色或绿色,提示囊腔与胆管相通,此时禁用乙醇,以免引起胆管黏膜损伤,宜用无菌高渗盐水或选择开放性手术治疗;⑥硬化剂的注入量宁多勿少。为防止针道种植,在退针时,可滑针道注入少量硬化剂。另一方面,在术前和术后使用阿苯达唑亦可减少和预防复发。

(二) 泡型肝棘球蚴病

1. 根治性切除术　根治性肝切除术是目前治疗肝 AE 的首选方法,其原理是依照"无瘤手术操作"和"精准肝脏外科"的原理彻底清除肝棘球蚴病灶,切除范围要求超过病灶边缘 1cm 以上的正常肝组织,以消除病灶增生活跃的"浸润带",确保剩余肝脏结构完整和功能代偿。因 AE 在肝内生长较慢,正常肝脏体积多代偿性增大,其肝储备功能一般均良好,受累的大血管及胆道进行切除并修复和重建,对晚期泡球蚴带来大范围肝切除达到根治的可能。血管切除范围较大者行自体血管或人造血管移植。对病灶严重侵犯胆道,造成胆道梗阻者,可于梗阻段以上行胆肠吻合来重建胆道通路。对肝 AE 位置较高侵犯膈肌者,完整切除病灶及受侵膈肌后,对其行修补术,对膈肌缺损较大者,可放置人工补片。

(1) 适应证:①病灶局限于肝段、半肝或同侧三叶范围内,对侧肝有足够的代偿增大,肝储备功能一般均良好者;②无远处转移者。有肺转移的 HAE 患者在切除肺部包虫后,仍可考虑行扩大性手术,其效果良好;而有脑转移的 HAE 患者,则由于脑部病变预后不佳而失去肝内病灶完整切除的机会。

(2) 注意事项:术中避免过度牵拉造成巨块肝 AE 病灶中心部坏死膜破裂外溢,造成局部感染。

2. 姑息性手术　对晚期无法根治性切除的肝泡型肝棘球蚴病患者主要减少或预防黄疸,坏死液化感染等严重并发症对机体和肝脏的损害,并延长生命或为肝移植争取时间为目的的手术方法。治疗包括病灶姑息性肝切除和介入外引流术。病灶姑息性肝切除术虽然手术创伤小但存在遗留活性病灶和胆漏长期带管的弊端,并且给以后肝移植带来诸多困难,目前被各类介入治疗手段替代,尤其近 5 年活体肝移植及自体肝移植应用到晚期泡型包虫后基本废弃。介入外引流术包括 PTC 胆道内外引流、坏死液化腔引流等。

3. 肝移植　已被公认为是终末期肝脏疾病的一种治疗方法。临床实践认为肝移植可以作为晚期肝泡型肝棘球蚴病的治疗选择。但由于肝移植费用高,可出现严重的并发症,以及仍存在复发或转移的

可能性等问题,故被视为外科手术治疗中的最后选择。根据患者条件不同主要有原位肝移植、活体肝移植、自体肝移植等。

（1）手术适应证及手术时机的选择:肝 AE 肝移植适应证和手术时机的选择,国内外尚有争议。Bresson-Hadni S 认为,对于无法手术治疗的晚期肝 AE 患者均应列入肝移植等待名单。Koch S 发现在 45 例肝 AE 接受肝移植患者中,术后发生脑转移 3 例均死亡,而 7 例肺转移者中,5 例死亡,但其死亡原因均与肺转移无直接关系。因此,他认为术前有脑转移者应列为手术禁忌证。而肺转移者则可不列为禁忌证。温浩等认为对于晚期肝 AE 患者,若无任何临床症状则暂不考虑肝移植。这是由于肝 AE 生长相对缓慢,此类患者若坚持长期服用阿苯达唑等抗包虫药物可有效抑制蚴虫生长,在相当长时间内得以维持现状。一旦患者出现危及生命的严重并发症(如肝功能不全或衰竭)再考虑移植也不晚。脑肺转移者经严格抗包虫药物治疗使病灶稳定后,仍适合肝移植治疗,尤其是自体肝移植,术后无须免疫抑制剂避免了病灶的继续快速增长。

（2）术后免疫抑制治疗:使用"三联法"免疫抑制剂治疗(环孢素 A,硫唑嘌呤和泼尼松龙),环孢素 A 剂量依据全血中药物浓度而调节。同其他肝移植明显差别点在于肝 AE 终末期往往合并严重的肝脏感染,故免疫抑制剂的使用与抗感染的平衡有一定难度。此外,长期服用抗包虫病药物(阿苯达唑)是必需的,根据 WHO 包虫病诊断治疗指导细则推荐至少服药 1 年以上。

4. 自体肝移植术　体外肝切除自体剩余肝脏再移植术是对患者因外科常规技术不能切除的病变部分进行切除,将剩余肝脏进行"修整"之后,再植入原来肝部位。该术式利用了肝移植手术中的低温灌注和静脉转流术,克服了肝缺血损伤和病变特殊部位的限制,兼有现代肝切除和肝移植两大技术特征,被认为是突破中央型肝病灶侵犯肝静脉和下腔静脉常规手术无法根治这一禁忌的重大革新性创举。肝移植手术是治疗终末期肝病的有效手段,但目前遇到的最大困难就是供肝来源紧缺和移植后排斥反应。而自体肝移植手术,既无须立即寻找肝源,亦不需免疫抑制剂治疗,为临床缓解供肝短缺提供了有效的途径。此外也解决了同种异体肝脏移植衍生出的一些难以解决的问题,如"一次移植,终身服药",患者终身要靠药物控制排斥反应;不仅移植的价额高昂,药物维持的费用也很高;有些患者接受移

植后,排斥反应严重,危及生命等。肝 AE 病理特点是慢性浸润性生长过程,健侧肝脏往往代偿性增大,而多有足够重量体积的健康肝修整后再移植可能,从根本上改变了传统肝脏外科的手术指征,扩大了肝移植手术适应证,为肝 AE 的根治性手术切除开辟了新的前景。

适应证:①侵犯第二和/或第三肝门的尾状叶巨大肝 AE;②累及肝静脉汇合部和下腔静脉的肝 AE。主要以减少或预防黄疸、坏死液化感染等严重并发症对机体和肝脏的损害,并延长生命或为肝移植争取时间为目的的手术方法。肝移植可以作为晚期肝泡型肝棘球蚴病的治疗选择,尤其是自体肝移植基于肝 AE 慢性浸润性生长,健侧肝脏代偿性增大的病理特点,有足够重量体积的健康肝修整后再移植可能。

5. 其他的治疗　目前,高强度聚焦超声(HIFU)、射频消融术(RFA)、微波消融治疗(MWA)等也被应用于泡型肝棘球蚴病治疗,大样本的临床评价有待报道。

五、手术步骤及要点

（一）肝包虫囊肿外囊完整剥除术/外囊次全剥除术

1. 手术步骤

（1）麻醉:连续硬膜外麻醉或全身麻醉。

（2）切口:根据包虫囊肿所在部位的不同,取腹正中切口,右上腹直肌或右肋缘斜切口。

（3）游离:充分显露包虫囊肿。

（4）剥除:在肝包虫外囊与肝实质交界处切开肝被膜,找出外囊与外膜之间的潜在间隙,逐渐将肝包虫外囊完整剥除。在剥离过程中仔细辨认肝包虫外囊与外膜以及被外囊压迫的肝内各管道,将外膜及各管道完整保留在肝实质一侧,避免囊周围组织损伤。

（5）创面止血:剥离完成后用电凝将渗血点凝固止血,不必缝合创面。

（6）引流:剥离后创面附近置管充分外引流。

2. 注意事项

（1）术前应常规行 B 超检查,确认病灶的位置及与重要血管和胆道的关系。

（2）充分显露包虫囊肿部位,便于手术操作,要求动作轻柔。

（3）外囊剥离过程中,恰当地把握解剖层次是技术的关键,既要尽可能保持外膜的完整性以减少术中出血,又要避免切破包虫外囊。一旦发现外囊

有小的破口,可在负压吸引下先行缝合,如破口较大且有内囊破裂囊液外溢时,应改行内囊摘除后再行外囊剥除。或者尽可能范围大地切除外囊,即包虫外囊次全剥除术。

(4)靠近肝门剥离外囊壁时,应注意避免损伤主要胆管或血管,粘连较紧时不要强行分离,若解剖关系不清时应改行内囊摘除,再行外囊完整剥除,或者外囊次全剥除术。

(5)仔细检查剥离面,确认有无胆漏,如见胆漏应给予结扎或缝合修补。

(二)肝包虫内囊摘除术

1. 手术步骤

(1)麻醉:硬膜外麻醉或全身麻醉。

(2)体位:仰卧位。

(3)切口:根据肝包虫囊肿部位可取正中切口、右腹直肌切口、右肋缘下斜切口。

(4)显露:进腹腔后经探查确定包虫部位和数量后,充分显露病灶在直视下完成手术,必要时可适当游离肝脏。

(5)保护:用大纱布垫隔离囊肿与腹腔及用纱布条保护穿刺周围肝脏,以防手术过程中可能造成的囊液和原头节外溢。

(6)穿刺吸引:负压吸引条件下,在囊肿距肝脏最浅表部位穿刺,即可见清亮或黄色液体,迅速吸出包虫囊液,用 Alice 钳在穿刺部位提起外囊壁。

(7)囊肿处理:在两钳中间切开外囊壁,插入套管吸引头吸尽囊液,可见塌陷的内囊或子囊,注满 20%高渗盐水,浸泡 10 分钟,期间可用卵圆钳夹纱布块仔细擦拭外囊壁,以杀灭其皱襞间残存的原头节,吸出包虫残腔内的液体,夹出内囊及子囊,再用乙醇纱布块反复擦拭囊壁。可适度剪去外囊壁以缩小残腔,缝合关闭外囊腔,残腔无胆漏可做开放处理。

(8)残腔引流:对无胆漏的外囊残腔缝合闭锁后,可不置管引流;对有胆漏的囊壁应缝闭瘘口并放置橡皮管外引流;对严重感染,应放置引流管。各种内引流或大网膜填塞等消除残腔方式经长期临床实践表明效果不理想,并可能会引发相应并发症,目前已废止采用。

2. 注意事项

(1)切口部位和长度要以充分显露囊肿为原则。

(2)手术中抗过敏药物预防性使用氢化可的松(100mg)和准备抢救过敏性休克,甚至心搏、呼吸骤停。

(3)预防囊液外溢和原头节播散的措施:①用浸有高渗盐水纱布包绕囊肿,做仔细的手术野保护。

②在负压吸引下行囊肿穿刺,钳夹提起囊壁后再切开外囊,并用套管吸引器头迅速吸尽残腔囊液。

(4)局部杀虫剂的应用:①种类选择:杀灭原头节用 15%~20%的高渗盐水或 70%~95%乙醇溶液,但过氧化氢溶液或 4%~10%甲醛溶液因杀死原头节的作用不完全或局部刺激较大导致硬化性胆管炎,已经废止采用。②囊腔内注入局部杀虫剂必须保留 10 分钟,方能达到有效杀死原头节的目的。③若使用乙醇溶液,在反复冲洗手术野后,避免使用电刀,以防止引起手术野燃火。

(5)引流管应用:手术中吸出黄色液体时应检查外囊壁瘘口胆管,可用纱布仔细擦拭确认胆漏部位和瘘口大小。若明显胆漏需缝合并置管引流;若合并严重感染者可置"双管对口引流"以缩短外引流时间;术后 1 周,若无胆汁样液,可尽早拔管以免逆行感染;严重感染的残腔,术中反复清洗并置外引流管则需延长引流时间,拔管指征应该是引流物尚清亮而且引流量每天应少于 10ml。

(6)建议:手术肝功能无异常情况下服用阿苯达唑至少半年预防复发。

(三)肝囊型/泡型肝棘球蚴病肝切除术

1. 手术步骤 肝部分切除手术操作规范根据肝棘球蚴病灶部位和大小可行肝段、肝叶、半肝或扩大半肝切除及不规则肝叶段切除术,其基本手术操作方法、原则和步骤与肝良性占位性病变相同,同时应注意避免包虫囊肿破裂,具体步骤如下。

(1)麻醉:全身麻醉或硬膜外麻醉。

(2)体位:仰卧位。

(3)切口:多采用右肋缘下斜切口,正中采用"人"字形切口,亦可采用 L 形切口。

(4)第一肝门解剖:为防止解剖肝门和切肝时大出血,依照 Pringle 法(全肝阻断手法)的要求,可先用纱布条或导尿管经小网膜孔悬吊肝十二指肠韧带以备控制血流。用大拉钩或悬吊拉钩将肝脏拉向上方,显露第一肝门,在胆囊管水平打开十二指肠韧带向上分离,显露并悬吊肝总管、肝固有动脉和门静脉主干段,继续向上分离至分叉上 1~2cm,根据左/右半肝切除的需要分别在分叉约 1cm 处结扎或血管夹阻断肝左/右管、肝左/右动脉和左/右门静脉各分支。

(5)第二肝门解剖:先切断肝周围韧带,将肝脏向下方牵拉,电切肝镰状韧带至第二肝门处,仔细剥切肝静脉表面膜性结构,分清肝右、肝中、肝左静脉分支,必要时切开肝包膜,辨清肝左静脉与肝中静脉的关系,纯性分离并保留肝中静脉。

（6）肝脏：根据左或右半肝切除需要，分别用电刀分离左或右三角韧带和冠状韧带。

（7）第三肝门解剖及肝短静脉处理：充分游离左/右肝脏，若行根治性左/右半肝或扩大半肝切除时，需做第三肝门所属肝与下腔静脉穿支的分离，将肝脏侧面向左/右侧上托起，正常情况下肝脏与下腔静脉间有潜在疏松结缔组织较易分离，见肝短穿支细小静脉用细丝线逐一结扎，若穿支静脉>0.2cm应予缝扎。

（8）切断左/右半肝：在肝中静脉左/右侧缘0.5cm处切开肝包膜，用CUSA水刀或钳夹肝组织显露肝内管道系统，由肝脏前缘向肝实质分离，显露肝血管和肝管并用细丝线或钛夹结扎，若遇肝段或叶血管和肝管应给予缝扎，确认左/右分支门静脉和左/右肝静脉后切断用4-0无损伤线做连续关闭缝合。

（9）肝断面处理：首先仔细缝扎或电灼止血，确认无渗血或漏后，亦可在肝断面喷洒纤维蛋白胶或敷盖止血纱布，肝镰状韧带复位缝合，分别在左/右肝窝及网膜孔置橡胶皮管引流，最后逐层缝合腹壁。

2. 注意事项

（1）除常规麻醉用药外应预防性使用抗过敏药物。

（2）肝囊型肝棘球蚴病的肝部分切除术与肝良性占位病变技术操作基本相同。鉴于包虫囊肿的特殊性，整个手术过程必须轻柔，避免过度挤压包虫囊至破裂造成严重后果。

（3）行肝实质切离时，若遇到较大胆管可疑与囊肿相通则必须两侧结扎后方可离断，以免造成囊内容物外溢污染。

（四）典型病例

1. 病例资料　患者，女性，25岁。主诉：体检发现肝包虫8个月。影像学检查：MRI、CT提示肝泡型肝棘球蚴病，肝动脉左支受压，门静脉左支及肝中静脉受侵，左支肝蒂与病灶关系密切。诊断：肝泡型肝棘球蚴病（$P_3N_0M_x$）。

2. 术前评估

（1）病灶可切除性评估：根据病史及鉴别诊断，肝泡型肝棘球蚴病影像学检查发现肝内存在两个病灶，肝中叶可见一153mm×100mm大小的低密度占位，另肝右叶可见一24mm×23mm大小的低密度影，肝中静脉及门脉左支受侵压迫，占位内部可见点状钙化影（图24-2-5）。行三维重建后测得肝脏体

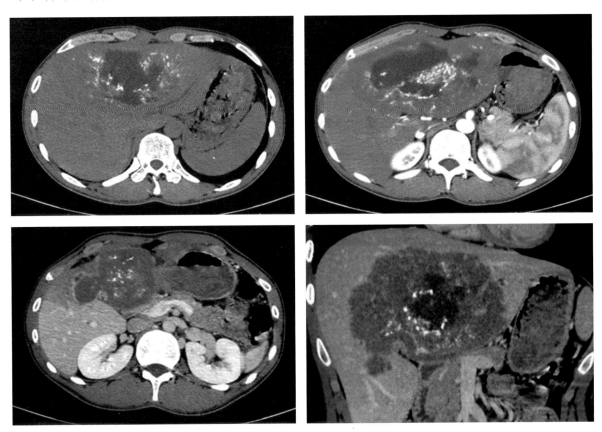

图 24-2-5　CT 图像
肝中叶可见一巨大泡型包虫病灶，边缘不规则，含多发点状钙化，病灶中央液化坏死，肝中静脉及门脉左支受侵压迫。

积1 321ml,占位体积约为970ml(73.4%),模拟扩大左半肝切除517ml(39.1%),剩余肝脏体积804ml(60.9%)(图24-2-6)。

（2）肝功能评估:肝功能检验值正常,Child分级A级,ICG R15为2.5%。

（3）其他评估:血糖正常,心肺功能正常。

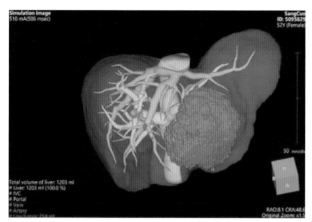
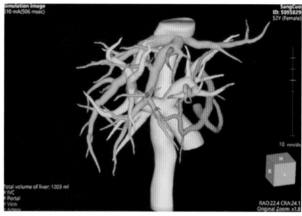
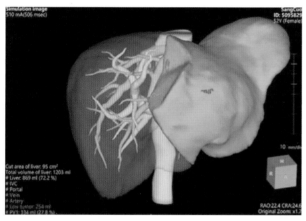
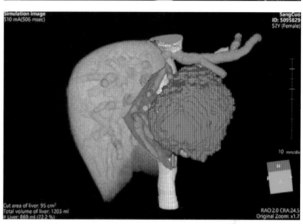

图 24-2-6　三维重建图像

3. 手术步骤

（1）常规消毒铺巾,取上腹部倒"T"形切口进腹。

（2）分离病灶与膈肌粘连,分离肝周韧带,游离肝脏。

（3）肝下下腔静脉预置阻断带。

（4）解剖第一肝门,分离出肝左动脉及门静脉左支并离断。

（5）在足侧于病灶右侧2cm处离断肝实质,显露右前肝蒂,离断右前肝蒂段Ⅷ腹侧支,保留背侧支,可见段Ⅷ腹侧与背侧缺血线。

（6）继续沿缺血线向头侧背侧离断肝实质,显露肝后下腔静脉。

（7）离断第三肝门左侧肝短静脉,游离Spigel叶,离断前裂静脉,注意不要损伤右肝静脉根部及其段Ⅷ背侧段属支;离断肝左静脉及肝中静脉共干,移除较大病灶,创面止血。

（8）肝右叶小病灶于超声引导下行微波消融治疗。

（9）关闭肝左管断端,温斯洛孔、肝断面放置引流管(资源24-2-1)。

资源 24-2-1　肝泡型包虫扩大左半肝切除术(视频)

（樊海宁　王志鑫）

第三节　三维可视化技术在终末期肝棘球蚴病肝移植中的应用

一、适应证

（一）自体肝移植适应证

1. 侵犯肝后下腔静脉、第一或第二肝门的终末期肝泡型肝棘球蚴病,使外科原位手术切除极为困难或无法切除;且健侧肝脏明显增生,质量达到标准肝体积的40%或≥800g,Child-Pugh A 或 B 级。

2. 肝外(如肺、脑等)远隔转移,经药物治疗可有效控制者或短期内不会威胁到生命,或可一并切除。

3. 中、重度黄疸,经外科引流及保肝治疗转为轻度者(总胆红素<60μmol/L)。

(二) 异体肝移植适应证

术前评估认为自体移植困难,预计在短期内无法避免死亡者均可认为是异体肝移植适应证。

二、禁忌证

(一) 自体肝移植禁忌证

1. 全肝弥漫性泡型肝棘球蚴病灶播散。

2. 健侧肝脏代偿性增生不明显,质量低于标准肝体积的40%;或健侧肝硬化或中、重度胆汁淤积者,经充分引流不能缓解者。

3. 伴有中或大量肝性腹水等肝衰竭者或全身败血症者。

4. 肝外有远隔转移,经药物治疗效果欠佳或无效者。

5. 腹腔内有多发的播散性泡型棘球蚴病灶,或合并其他恶性肿瘤者。

6. 严重的心、肺、肾等重要脏器功能不全者。

7. 严重精神呆滞,不可控制的心理疾病等。

(二) 异体肝移植禁忌证

1. 肝外有远隔转移,经药物治疗效果欠佳或无效者。

2. 腹腔内有多发的肝棘球蚴病病灶,或合并其他恶性肿瘤者。

3. 合并 HIV 感染者。

4. 严重的心、肺、肾等重要脏器功能不全者及严重精神呆滞,不可控制的心理疾病等。

三、术前准备及评估

(一) 二维影像后处理

完成 CT 扫描后,应用 CT 后处理工作站行 CTA 重建,进行冠状位、矢状位图像的重构,使用常规阈值分割方法移除肋骨和脊椎骨的同时尽可能保留肝脏脉管或其他组织。完成动脉、静脉及病灶大致位置的三维显示,CTA 图像重构及处理完毕后,由 1 名影像科医师和 1 名临床医师共同完成肝脏体积测量工作,选择肝实质强化最明显的门静脉期图像,自肝

顶部每4层描记肝脏形态轮廓,应用工作站计算功能软件得出各层面积并累加,获得全肝体积、病灶体积,由临床医师设计手术拟切除平面,进行剩余肝体积的估算。最终将所有患者的 CTA 检查结果,汇总原始数据以 DICOM 格式存储(图 24-3-1,图 24-3-2)。

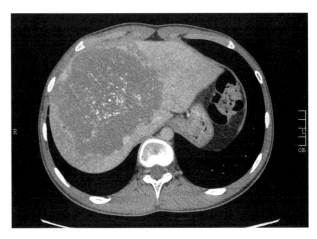

图 24-3-1 终末期肝泡型肝棘球蚴病 CT 表现

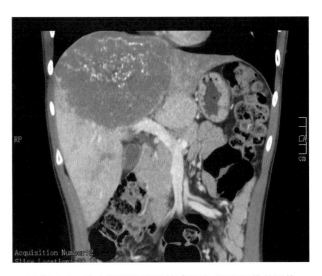

图 24-3-2 终末期肝泡型肝棘球蚴病 CTA 冠状位重构

(二) 三维重建及虚拟手术设计

1. 三维重建 肝脏三维重建:将 CT 扫描数据以 DICOM 格式导入数字化肝脏三维重建软件,软件自动识别肝脏重建出血管的空间结构,与原始二维 CT 图像融合进行准确性的校验,对个别三维重建模型与二维有差异的病例进行部分手工修改(图 24-3-3,图 24-3-4)。明确病灶所累及肝段位置,并进行记录与统计。将重建处理后的数据以静态图像或动态视频保存。运用三维重建系统中测量工具对肝脏三维模型进行全肝体积、病灶体积、各重要管道内径等参数的测量。明确病灶与肝静脉、门静脉

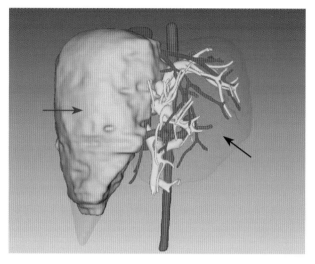

图 24-3-3　肝泡型肝棘球蚴病三维重建模型
红色箭头为病灶;黑色箭头为正常肝组织。

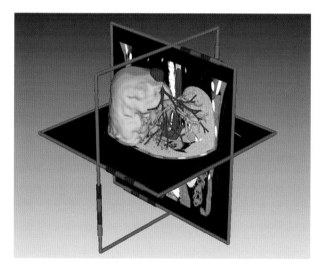

图 24-3-4　3D 与 2D 图像融合进行准确性的校验

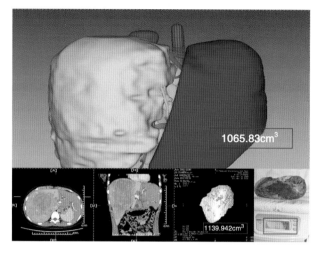

图 24-3-5　虚拟手术切除及体积测算

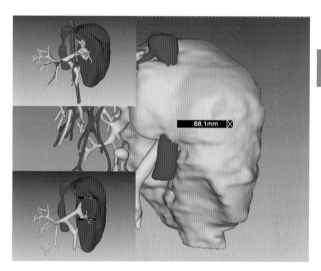

图 24-3-6　3D 测量切面血管管径及 IVC 侵犯长度

的关系,分析第一、第二肝门及肝后下腔静脉受侵犯情况,以上工作应由外科医师与影像科医师协同完成。

2. 虚拟手术

(1) ELRA 虚拟手术:三维平面内交互式观察肝内病灶位置,根据基于门静脉流域个体化肝段分割结果,精确判断病灶位置,观察病灶与第一肝门、第二肝门重要管道结构的位置关系,结合 CTA 图像判断肝后下腔静脉受侵犯情况及通畅程度,利用软件自带的测量工具,测量管道受侵长度,以及主要管道管径(图 24-3-5,图 24-3-6)。将肝后下腔静脉受侵情况定义为 4 种类型,包括:①Ⅰ型,病灶紧贴于 IVC 生长,IVC 受压变形,管径变细,管腔通畅;②Ⅱ型,病灶包绕 IVC 管壁生长,包绕角度<180°,IVC 受压变形,管径变细,管腔通畅尚可;③Ⅲ型,病灶包绕

IVC 管壁生长,包绕角度>180°,IVC 管腔内受侵犯,管径明显变细,管腔部分病灶阻塞;④Ⅳ型,病灶包绕 IVC 管壁生长,包绕角度>180°管腔完全闭塞,奇静脉半奇静脉开放,侧支循环形成。肝后下腔静脉侵犯长度定义为两型:①a 型,病灶侵犯长度<2cm;②b 型,病灶侵犯长度>2cm。软件自带肝脏分割工具,对肝内病灶进行切除虚拟手术设计,在根治性手术切除病灶的前提下,设定手术切除安全边界为 2cm,根据病灶位置及管道受侵情况,进行不同切除平面的设计,包括:①方案 1,肝部分切除(局限于肝脏一叶的病灶部分切除或肝段切除);②方案 2,半肝切除扩大半肝切除;③方案 3,扩大半肝切除;根据术中是否需要行 IVC 人造血管替换分为方案 A 和方案 B。根据上述虚拟手术切割结果,进行拟切除肝脏体积及剩余肝脏体积的测算,计算剩余肝体积(residual liver volume, RLV)与全肝体积(total esti-mated liver volume, TLV)比值 RLV/TLV;同时计算

RLV 与患者标准肝体积（standard liver volume，SLV）比值 RLV/SLV。虚拟手术方案根据病灶情况，设计不同切除平面，优化手术设计后，从而制订最终手术方式。

（2）活体肝移植（living donor liver transplantation，LDLT）供者的虚拟手术：参考各项三维重建测量数据，评估有无血管解剖变异，沿肝中静脉标记切割线，对三维模型进行模拟切割，实时测算患者剩余肝体积及供者肝脏左右半肝体积，分析手术切除方案的可行性，完成个体化虚拟手术切除的设计，供肝切取方式根据受体是否保留肝中静脉分为两种，即保留肝中静脉的供肝切除和不保留肝中静脉的供肝切除（图 24-3-7，图 24-3-8）。根据门静脉及肝静脉引流区域的个体化分段分析，保证切取静脉所引流区域肝组织不受影像为前提，最终确定治疗方案（图24-3-9）。虚拟手术后，同自体肝移植虚拟手术算法，计算 RLV/TLV 及 RLV/SLV。

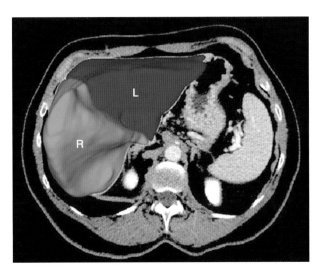

图 24-3-9　3D 虚拟手术融合二维图像显示

（三）术前准备

按照肝移植手术常规术前准备，包括：术前宣教，评估患者及家属精神状态并签署手术同意书，签署全身麻醉知情同意书，术前禁食水，备皮，肠道准备，导尿，术中备血，预防性应用抗生素等。活体肝移植供者肝脏评估依照活体肝移植供者标准进行评估和术前准备。

（四）伦理审核

LDLT 手术需严格按照中华人民共和国《人体器官移植条例》有关规定进行。由人体器官移植技术临床应用与伦理委员会审核并签署书面同意书。其中自体肝移植如因术前评估移植物体积较小，手术风险较大，为保证手术患者安全性，需要活体备肝者需通过上述伦理审核及术前评估。

四、手术步骤及要点

（一）离体肝切除联合自体肝移植术手术步骤

全身麻醉下实施 ELRA。取上腹部"人"字形切口，主要手术步骤如下。

1. 病肝游离完毕后，依次阻断肝总管、肝固有动脉主干，门静脉主干和肝后下腔静脉并离断，将病肝及其粘连紧密的肝后下腔静脉段移出体外。根据侧支循环回流程度决定是否建立暂时性门体分流术。

2. 全肝及肝后下腔静脉离体后，台下 HTK 液经门静脉持续灌注，应用超声刀根据术前三维重建虚拟手术设计切除线进行离断肝实质，完整切除病灶后，游离健侧动脉、门静脉、肝静脉及胆道，进行供肝离体灌注和修整。

3. 将修好的剩余肝脏植入患者体内，吻合肝

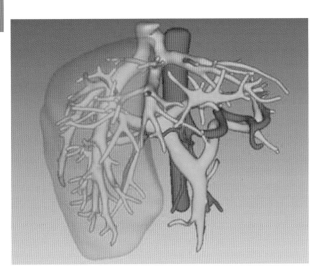

图 24-3-7　供者保留肝中静脉的虚拟手术

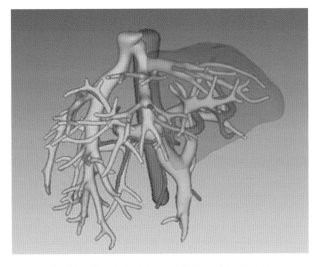

图 24-3-8　供者不保留肝中静脉的虚拟手术

上、肝下下腔静脉和门静脉主干根据经典原位肝移植的方法顺序进行。开放肝后下腔静脉和门静脉，结束无肝期。动、静脉吻合根据术前规划及术中情况决定吻合方式，根据胆道情况，决定是否需行胆肠吻合术。

4. 术中需切除病灶行快速冷冻病理检查，进一步确定诊断。

（二）LDLT 手术步骤

手术方式采用活体肝移植标准手术方式，主要手术步骤如下。

1. 供者手术 供肝切取实施标准右半肝切除术+胆囊切除术，切除参照术前影像学及三维重建评估左右半肝体积信息决定供者是否保留肝中静脉，应用超声刀根据术前三维重建虚拟手术设计切除线进行离断肝实质。

2. 供肝的灌注及修整 供肝切取后进行常规 UW 灌注液经门静脉快速灌注，肝素水灌洗动脉，整形各待吻合血管（肝右静脉、门静脉右支、肝右动脉），进行供肝称重。

3. 受体手术 将修整好的供者右半肝置入受体腹腔，依次完成下腔静脉与肝右静脉、门静脉主干与门静脉右支吻合后，开放门静脉及肝右静脉，结束无肝期，进一步完成肝动脉吻合，根据术中受体胆道情况决定胆道吻合方式。

五、注意事项

肝移植可以作为终末期肝棘球蚴病治疗的最后选择，尤其是 ELRA 基于肝泡型肝棘球蚴病慢性浸润性生长，健侧肝脏代偿增大的病理学特点，有足够体积的健侧肝脏修正后有再移植可能，从根本上改变了传统肝脏外科的手术指征，扩大了肝移植手术的适应证，同时为肝棘球蚴病的根治性手术切除开辟了新的前景。ELRA 治疗终末期肝棘球蚴病相关注意事项如下。

（一）手术前准备与评估

1. 术前对 ELRA 可行性的评估 术前结合肝棘球蚴病病理特点、生长方式、病史及影像资料充分评估手术难度，准备预处理方案（DCD 或活体备肝及异体血管等）。通过肝脏计算机体层摄影术+血管成像+胆道成像，尤其三维影像重建技术评估病灶与肝脏主要管道的关系，三维可视化虚拟切肝技术选择最佳手术切面及最佳脉管重建方式（人造血管、自体血管、异体血管等）。术前计算移植功能肝体积（graft volume，GV）和受体标准肝体积 SLV 比（GV/

SLV）来判断所需的自体供肝最低切取量，应正常功能肝最少应 GV/SLV>30%。

2. 术前提高功能肝的"量" 对于 GV/SLV<30% 的患者，术前对拟切除肝叶、段选择性门静脉栓塞，诱导拟切除侧肝叶萎缩，待 3 个月后预留肝脏的体积和功能恢复后再行移植术。对肝内多发泡型肝棘球蚴病病灶患者，可先行边缘病灶切除，待其肝再生，再行二次中央型病灶离体切除和自体再移植。

3. 术前改善功能肝的"质" 终末期肝泡型肝棘球蚴病通常合并胆道梗阻和不同程度的胆道感染，可以导致移植物无功能或感染性休克而死亡。术前胆道减压和抗感染治疗至关重要，对于术前中重度黄疸合并有肝功能失代偿的患者积极实施术前减黄［经皮肝穿刺胆道引流（PTCD）］和保护剩余肝功能。

（二）术中维护功能肝

1. 有效肝脏灌注与缩短无肝期时间 HTK 和 UW 液对移植供肝的保存效果一致，但 HTK 较 UW 液价廉、低钾、低黏度，可以快速均匀灌注，因此对自体肝移植更具有优势，本组患者均选用 HTK 液灌注。保存肝脏 6 小时左右，可发生肝细胞水肿和肝窦内皮细胞损伤，显著加重微循环障碍，所以缩短无肝期时间非常关键。全肝离体后，一组医师实施人造血管下腔静脉重建及下腔与门静脉转流；修肝台游离出 IVC 后，一组医师补 IVC 的同时，另一组行离体肝切除术，实行分组分工操作有效缩短无肝期。

2. 有效控制出血 术后大出血多由于术后肝断面渗血或血管结扎线松脱所致，创面渗血多是因为肝功能未启动或启动不全。本研究中，肝病灶切除以超声抽吸刀完成，肝切面各管道系统逐一结扎或缝扎，避免肝血流开放后创面出血或渗血。

3. 根据术前制订的方案，各个管道的吻合重建是 ELRA 中重要步骤。尤其肝静脉流出道的重建并最佳位置肝脏的固定，确切排除吻合口狭窄、扭曲、压迫等因素是移植肝"量和质"真正变为有功能肝的关键的环节，也是手术成功的关键。

六、典型病例

ELRA 治疗终末期肝泡型肝棘球蚴病 1 例。

1. 一般资料 患者，女性，24 岁。因皮肤巩膜黄染5个月余为主诉入院。曾在当地医院行腹腔镜肝活检,病理诊断为肝泡型肝棘球蚴病。入院查体:右上腹部触及巨大质硬肿块,未见压痛、反跳痛,全身皮肤及巩膜黄染,陶土样大便。入院检查:总胆红素236μmol/L,直接胆红素179μmol/L,天门冬氨酸转氨酶62U/L,血清白蛋白35g/L,血常规、凝血功能及肿瘤标志物检查正常,心电图及X线胸片未见明显异常。

2. 影像学评估 腹部CTA检查提示肝右叶及左内叶巨大实性占位性病变,病灶累及部分尾状叶,考虑为肝泡型肝棘球蚴病,肝内胆管扩张,肝后下腔静脉未见明确显影,腹膜后可见粗大侧支循环(图24-3-10)。

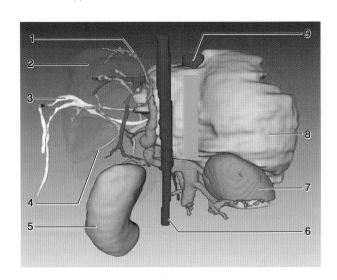

图 24-3-11 三维重建模型显示肝后下腔静脉受侵
1. 侧支循环建立;2. 正常肝组织;3. 术前PTCD引流管;4. 门静脉系统;5. 左肾;6. 腹主动脉;7. 右肾;8. 病灶;9. 肝上下腔静脉;绿色柱状图形为肝后下腔静脉位置。

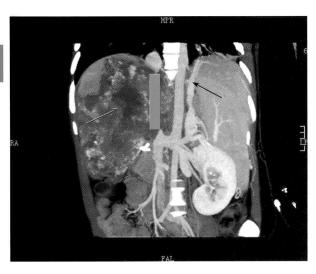

图 24-3-10 CT图像显示肝后下腔静脉完全受侵
红色箭头为病灶;黑色箭头为侧支循环建立(同图24-3-11中1所示)。

3. 三维重建评估 重建清晰显示病灶位置,累及大部分肝脏,仅剩左外叶段Ⅱ、段Ⅲ未见病灶累及,肝后下腔静脉全程受累并闭塞,肝右静脉、肝中静脉未见显示,肝左静脉根部受侵,门静脉右支及肝右动脉未显示,门脉左支矢状部受侵,左外叶段Ⅱ、段Ⅲ胆道扩张,术前经皮穿刺胆道引流管显示清晰,根据三维重建结果进行虚拟手术设计,沿病灶边缘设定切除线,测量拟切除肝体积为2 358.37cm³,剩余肝脏体积815.42cm³,患者标准肝体积为1 243cm³,移植物(剩余肝体积)与标准肝体积比为0.65。通过三维重建软件多角度任意平面观察病灶与肝内各管道的情况,与术前腹部CTA结果相符。根据观察虚拟切除断面各管道进行术前血管胆道吻合方式优化(图24-3-11)。

4. 术中与术后情况 术中探查发现巨大病灶,

行快速冷冻病理检查结果诊断为肝泡型肝棘球蚴病,按照术前虚拟手术方案进行手术(图24-3-12)。肝后下腔静脉完全受累并闭塞,术中完整切除全肝后,患者全身血流动力学未见异常,遂决定不重建肝后下腔静脉,故在右肾静脉水平关闭肝下下腔静脉(图24-3-13)。全肝离体低温灌注下进行病灶切除,肝左静脉与肝上下腔静脉行端端吻合,门静脉主干修整后门静脉左支及肝左动脉分别与门静脉主干及肝固有动脉行端端吻合,修整段Ⅱ、段Ⅲ分别行端端胆总管吻合及肝肠吻合术(图24-3-14,图24-3-15)。术后随访至今7年,患者一般情况良好,肝脏再生满意,各项指标正常(图24-3-16)。

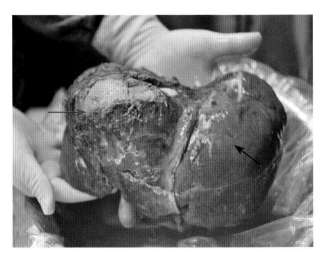

图 24-3-12 肝泡型肝棘球蚴病术中表现
红色箭头为病灶;黑色箭头为正常肝组织。

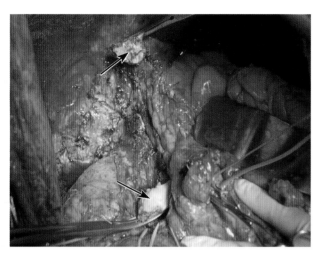

图 24-3-13　术中全肝离体后显示下腔静脉侵犯情况

黑色箭头为肝上下腔静脉及肝下下腔静脉断端管腔内病灶侵犯。

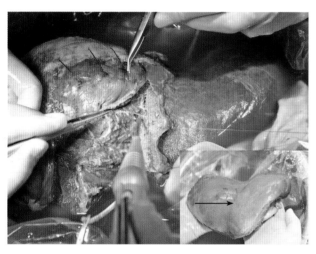

图 24-3-14　离体肝切除

黑色箭头为修整后的剩余正常肝脏。

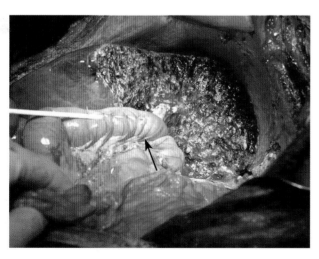

图 24-3-15　管道重建后显示移植物情况

黑色箭头为胆肠吻合。

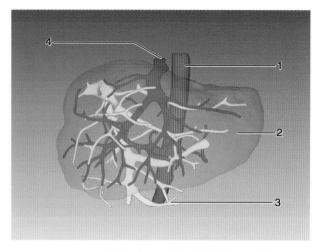

图 24-3-16　术后 2 个月三维重建随访移植物情况

1. 腹主动脉;2. 肝脏;3. 门静脉;4. 肝静脉。

（何翼彪　温　浩）

参考文献

［1］温浩,徐明谦.实用肝棘球蚴病学［M］.北京:科学出版社,2007.

［2］国家卫生计生委办公厅.肝棘球蚴病诊疗方案(2017 年版)［EB/OL］.［2017-06-02］.http://www.nhc.gov.cn/yzygj/s3594q/201706/242fa472d0a243d7a72bf0560c0fd316.shtml.

［3］DEPLAZES P,RINALDI L,ROJAS C A A,et al. Global Distribution of Alveolar and Cystic Echinococcosis［J］. Advances in Parasitology,2017,95:315-493.

［4］WEN H,VUITTON L,TUXUN T,et al. Echinococcosis:advances in the 21st century［J］. Clin Microbiol Rev,2019,32(2):e00075-18.

［5］FANG C H,LIU J,FAN YF,et al. Outcomes of hepatectomy for hepatolithiasis based on 3-dimensional reconstruction technique［J］. J Am Coll Surg,2013,217(2):280-288.

［6］XIE A,FANG C,HUANG Y,et al. Application of three-dimensional reconstruction and visible simulation technique in reoperation of hepatolithiasis［J］. J Gastroenterol Hepatol,2013,28(2):248-254.

［7］温浩.肝棘球蚴病学［M］.北京:人民卫生出版社,2015:32-36.

［8］AJI T,DONG J H,HUANG J F,et al. Ex vivo liver resection and autotransplantation as alternative to allotransplantation for end-stage hepatic alveolar echinococcosis［J］. J Hepatol,2018,69(5):1037-1046.

［9］DONG J,YANG S,ZENG J,et al. Precision in liver surgery［J］. Semin Liver Dis,2013,33(3):189-203.

［10］KUNERT W,STORZ P,KIRSCHNIAK A. For 3D laparoscopy:a step toward advanced surgical navigation:how to

24

get maximum benefit from 3D vision[J]. Surg Endosc, 2013,27(2):696-699.

[11] WAGNER Q J,HAGEN M,KURMANN A,et al. Three-dimensional vision enhances task performance independently of the sursicat method[J]. Surg Endosc, 2012, 26(10): 2961-2968.

[12] KONG S H,OH B M,YOON H,et al. Comparison of two- and three-dimensional camera systems in laparoscopic performance:a novel 3D system with one camera[J]. Surg Endosc,2010,24(5):1132-1143.

[13] KERN P,WEN H,SATO N,et al. WHO classification of alveolar echinococcosis:Principles and application[J].

Parasitol Int,2006,55:283-287.

[14] ATANASOV G,BENCKERT C,THELEN A,et al. Alveolar echinococcosis-spreading disease challenging clinicians:a case report and literature review[J]. World J Gastroenterol,2013,19:4257-4261.

[15] 温浩,邵英梅,赵晋明,等.肝两型肝棘球蚴病诊断与治疗专家共识(2015 版)[J].中华消化外科杂志,2015, 14(4):253-264.

[16] OLDHAFER K J,PREIM B,DÖRGE C,et al. Acceptance of computer-assisted sur-gery planning in visceral (abdominal) surgery[J]. Zentralbl Chir,2002,127(2): 128-133.

24

第二十五章

门静脉癌栓的三维可视化诊疗

第一节 概 述

肝细胞癌(以下简称"肝癌")在全球恶性肿瘤发病率排第 6 位,病死率为第 2 位。每年新发的肝癌病例和死亡病例有 50% 以上发生在中国。由于肝癌的生物学特性和肝脏解剖学特点,肝癌细胞易侵犯肝内的脉管系统尤其是门静脉系统,形成门静脉癌栓,文献报道其发生率达 44%~62.2%。肝癌患者一旦出现门静脉癌栓,病情发展迅速,短时间内即可发生肝内外转移、门静脉高压、黄疸、腹水,平均中位生存时间仅为 2.7 个月。门静脉癌栓是肝癌预后的主要不良因素之一,深入探索门静脉癌栓的有效诊治途径是突破肝癌疗效瓶颈并提高肝癌整体诊疗水平的关键。

正确诊断并评估门静脉癌栓是提高诊疗水平的第一步。对门静脉癌栓的认识随着近 30 年医学科技的发展而逐步深入,20 世纪 80 年代以前,由于受到影像学技术的限制,对门静脉癌栓的观察和研究几乎是空白。随着 20 世纪 90 年代以后现代影像学技术的突飞猛进和 B 超、CT、MRI、DSA 等的广泛应用,才对门静脉癌栓的诊断达到了直观、全面、精细的高度,相应的门静脉癌栓诊治水平近年来得到了很大的提高,改变了过去认为癌栓发生是肝癌发展最晚期的表现而无须在诊治上加以重视的观念。目前的超声影像能观察癌栓在门静脉分支中的分布,动态观察癌栓的增长情况。CT、MRI 可以判别癌栓位于门静脉一级、二级甚至三级分支内的分布情况,对临床治疗直接起指导和鉴别疗效的作用。

多层螺旋 CT(multislice spiral computed tomography,MSCT)的产生及电脑成像技术的不断升级,使得基于 MSCT 数据的三维可视化重建(3D reconstruction)成为可能。三维可视化技术从获取的原始影像数据中通过各种算法恢复物体的三维结构,即物体的原型,直接、立体地重建出被检物体,克服了传统影像学检查的不确定因素。目前,三维可视化技术已经成为肝胆外科疾病的术前诊断及评估、手术规划制订,以及术中指导、术后评估的重要工具,极大推动了肝胆外科疾病的精准诊疗水平。但是,肝癌合并门静脉癌栓的外科治疗更加复杂,需要同时面对肿瘤、癌栓、肝功能的三重挑战,其中,能否精确评估癌栓侵犯范围对于手术能否根治性清除病灶及评估预后至关重要。笔者所在单位率先将三维可视化技术应用于肝癌伴门静脉癌栓的诊治中,现将相关临床经验和研究结果总结如下。

(程树群)

第二节 门静脉癌栓的三维可视化分型及临床应用

一、门静脉癌栓的临床分型标准

不同患者癌栓的部位和发展程度存在较大的差异性,但临床上长期以来缺乏统一的门静脉癌栓分型方法,对各种治疗方法的疗效很难进行科学评判,也无法准确判断预后。因此,建立科学的癌栓分型标准对指导临床实践具有重要意义。笔者团队基于癌栓的生长规律和特征,也基于门静脉解剖的特点,提出了门静脉癌栓的临床分型,将癌栓分为 I~IV 型:I_0 型,镜下癌栓;I 型,侵犯门静脉二级及以上分支;II 型,侵犯门静脉一级分支;III 型,侵犯门静脉主干;IV 型,侵犯肠系膜上或下腔静脉,即程氏分型(Cheng's classification)(图 25-2-1)。

癌栓分型对于指导肝癌伴有门静脉癌栓的诊治意义重大,主要有:①用于判断预后。癌栓分型越高,预后越差,研究显示,I~IV 型的中位生存时间分别为 10.1 个月、7.2 个月、5.7 个月、3.0 个月。即随着癌栓侵犯范围和程度的增加,生存期逐步降低。②可用于客观对比评价不同治疗方法的疗效。手术治疗、分子靶向治疗、介入治疗、放疗及微创治疗等许多方法都在肝癌伴有门静脉癌栓的患者中应用,但由于没有统一的分型标准,不同治疗的效果很难做科学对比,结论可信度差。根据统一的癌栓分型标准,有利于开展各种循证医学研究。③制订正确的治疗方案,明确手术适应证。对于原发灶可切除

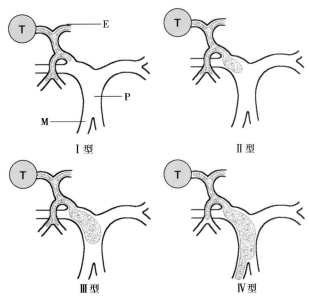

图 25-2-1 门静脉癌栓分型示意图
T. 肝脏肿瘤；E. 癌栓组织；P. 门静脉主干；M. 肠系膜上静脉。

25

的门静脉癌栓患者：Ⅰ型、Ⅱ型适合手术切除；Ⅲ型是相对适应证；Ⅳ型应是禁忌证。同样，介入化疗也对应的适应证。④有利于肝癌分期的完善。癌栓分型的细化，不仅反映出肝癌病期的程度，而且反映癌栓的部位和范围，若与目前肝癌分期合用，可弥补肝癌分期的不足。⑤有利于手术方法的改进。一般来说，Ⅰ型、Ⅱ型癌栓由于未侵犯门静脉主干，若剩余肝脏体积足够，可能实现原发灶和癌栓的整块(en-bloc)切除，而Ⅲ型癌栓只能在切除原发灶后行取栓术(thrombectomy)，根据癌栓分型，术前可以更好地制订手术方案，提高手术切除的疗效。

二、三维可视化技术在肝癌门静脉癌栓诊治中的临床应用

对于肝癌伴有门静脉癌栓的患者，影像学评估对于指导治疗起至关重要的作用。尤其对于拟行外科手术治疗的病例，由于肝癌患者相当多的一部分伴有肝硬化，要在保留足够剩余肝脏体积的前提下，完整切除肿瘤及癌栓、确保手术切缘，是一个很大的挑战。手术方式及切除范围应根据肿瘤的位置和大小、门静脉癌栓分型，同时结合残肝体积进行精确计算。然而，常规的 CT、MRI 技术虽然可以提供越来越详细的结构信息，但只能提供二维图像，准确性和直观性比较欠缺，更加无法精确评估肿瘤及残肝体积，需要临床医师具备丰富的解剖学、影像学知识及临床工作经验。由于门静脉可能存在多种变异，评估癌栓侵犯的范围更容易出现误差。

理论上来说，在肝癌伴有门静脉癌栓的手术评估中，三维可视化技术相对于传统二维成像技术存在以下优势：首先，对于肿瘤及门静脉系统立体及360°全景的显像可以消除观察误差，降低影像评估的难度；其次，对于切除线的模拟及术后残肝体积的估算可以为外科手术提供更加丰富的信息；最后，三维可视化模型可以为手术治疗提供模拟切除方案，保证切缘阴性并避免重要管道的损伤，增加手术安全性，从而提高疗效。

三维可视化技术目前在肝癌伴门静脉癌栓的临床诊治中尚未推广。笔者所在单位 2016 年报道了一项初步研究，共纳入 74 例拟接受手术治疗的肝癌伴有门静脉癌栓患者，其中 31 例使用三维可视化技术进行术前评估和手术模拟，另外 43 例使用常规 MSCT 评估并制订手术计划。结果显示，三维重建可以清晰显示癌栓的侵犯范围并准确进行门静脉癌栓程氏分型，其分型准确度显著高于常规 MSCT（图 25-2-2~图 25-2-4）。同时，通过三维成像系统测算的切除肝脏体积及切缘距离与手术后的实测结果高度吻合（图 25-2-5）。

三、三维可视化技术用于指导肝癌伴有门静脉癌栓的手术治疗

肝癌伴有门静脉癌栓患者的手术切除，尤其是未侵犯主干的Ⅱ型癌栓，有两种手术方式。一种为采用整体(en-bloc)切除肿瘤和癌栓，此种方法的优点是可以避免癌栓组织的播散，但同时也造成手术创伤较大，术后肝脏代偿能力下降；另一种方法为先切除肿瘤，再取出癌栓，该种手术方法可以最大限度地保留术后有效肝组织，防止术后肝衰竭，但术中对癌栓组织的操作，不可避免地导致癌组织播散的可能性升高，从而造成术后复发率上升。因此在实际工作中，在保留足够的残肝体积的基础上，应尽可能将肿瘤和癌栓整体切除，从而能最大限度提高疗效。

通过三维可视化技术计算手术切缘、模拟手术切除过程并估算残肝体积，可以进一步提高手术效率并确保安全（图 25-2-6）。同时，术前精确的三维模拟和测算可以更准确地确定癌栓类型，提高肿瘤和癌栓整体切除的比例（图 25-2-7）。笔者所在单位进行的相关研究显示，对于Ⅰ型、Ⅱ型癌栓的患者，3D 成像组行 en-bloc 切除的比例为 13/16，而 MSCT 组该比例为 11/25（$P=0.025$）。同时，3D 成像组的手术时间和肝门阻断时间分别为（167.4±42.6）min 和（16.9±5.2）min，也显著低于 MSCT 组的（200.2±

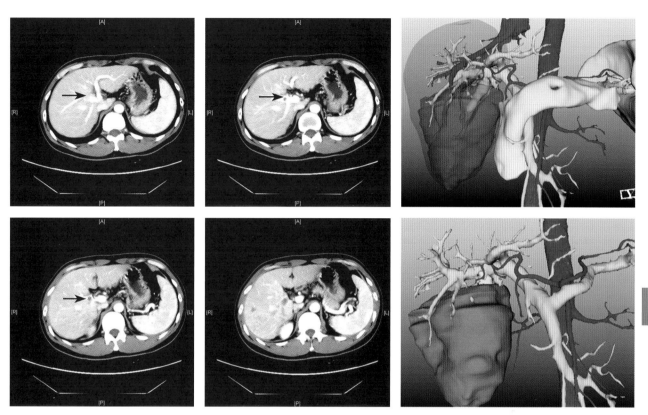

图 25-2-2　Ⅰ型癌栓 CT 图像示肝右叶肝癌伴有门静脉右前支侵犯(黑色箭头),3D 成像清楚显示癌栓(黄色)局限于右前支,未侵犯门静脉右干

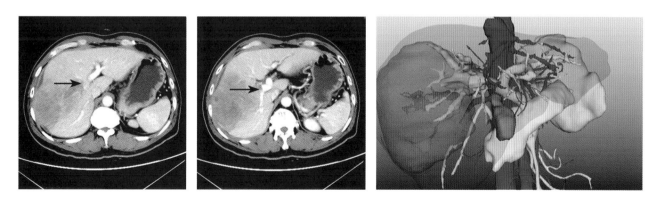

图 25-2-3　Ⅱ型癌栓 CT 图像示肝右叶肝癌伴有门静脉右支侵犯(黑色箭头),3D 成像显示癌栓(黄色)侵犯门静脉右支,主干未受侵犯

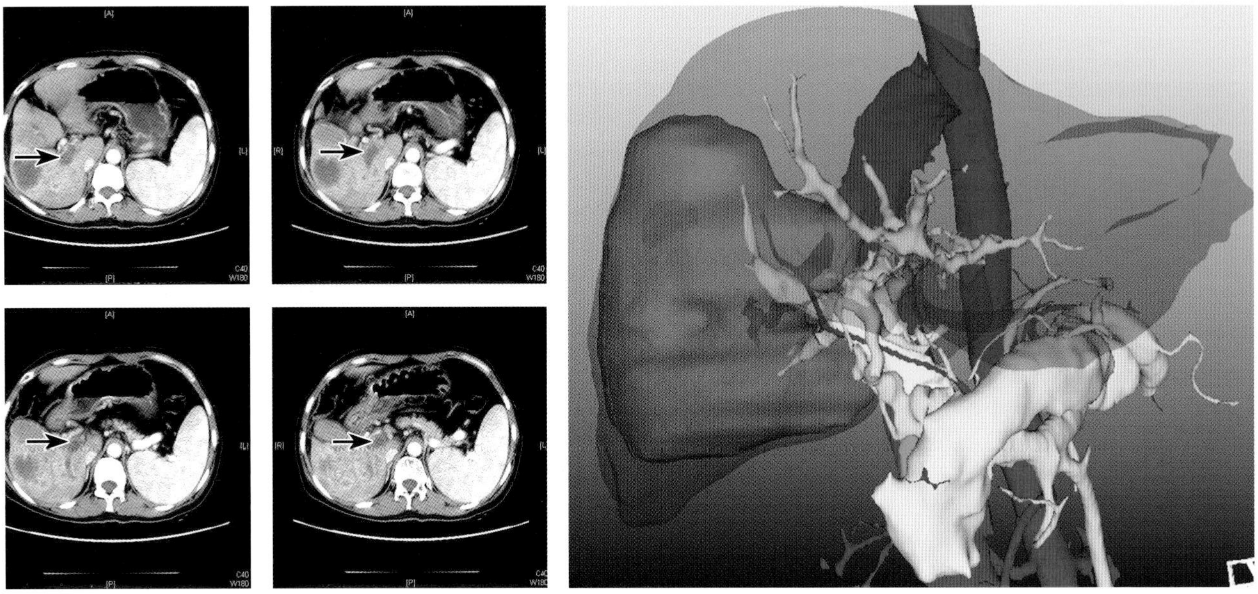

25

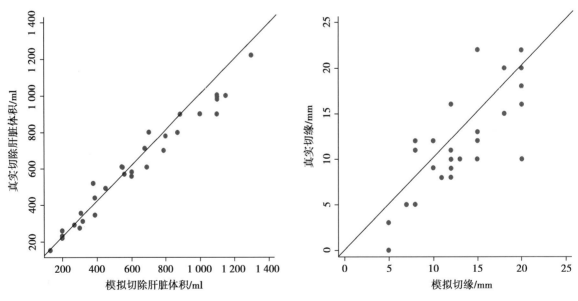

图 25-2-4　Ⅲ型癌栓 CT 图像示肝右叶肝癌伴有门静脉主干侵犯(黑色箭头),3D 成像显示癌栓(黄色)侵犯门静脉主干近肠系膜上静脉、脾静脉汇合处

图 25-2-5　3D 模拟测算肝脏切除体积、切缘与真实手术切除体积、切缘的吻合度

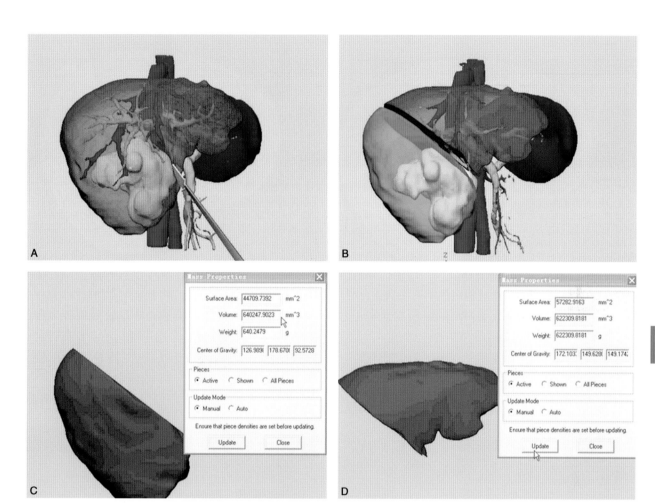

图 25-2-6 三维术前规划
A、B.术前通过 3D 软件模拟手术切缘及切除过程;C、D.精确计算切除肝脏体积及残肝体积。

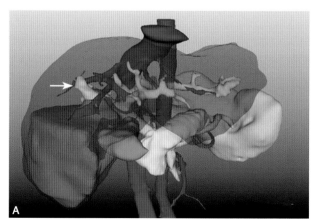
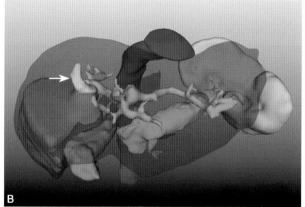

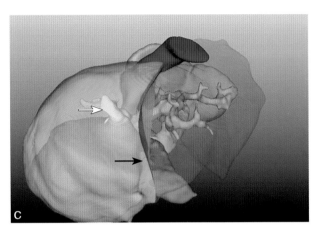 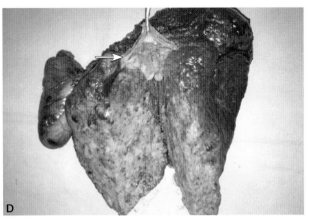

图 25-2-7 一位 47 岁肝癌伴有门静脉癌栓患者的术前 3D 评估和手术切除

A. 3D 成像显示肿瘤(棕黄色)位于肝段 V、段 Ⅵ,白色箭头示门静脉癌栓(黄色);B. 通过 3D 成像软件操作,透明化处理肝实质,并且隐藏肝静脉和肝动脉可以清晰显示癌栓(黄色)位于门静脉右前支;C. 3D 系统模拟 en-bloc 整体切除肿瘤和癌栓的切除线(黑色箭头)白色箭头示门静脉癌栓(黄色);D. 术后标本显示肿瘤和癌栓被整体切除,癌栓顶部(白色箭头)位于切除范围内。

71.3)min(*P* = 0.026)和(19.6±4.7)min(*P* = 0.025)。最终的生存分析也显示,3D 成像组的术后无病生存时间及总体生存时间也显著优于 MSCT 组(图 25-2-8)。

图 25-2-8 3D 成像组(虚线)的术后无病生存期(*P* = 0.022)和总体生存期(*P* = 0.020)均显著优于对照组

因此,三维可视化技术可以对肿瘤及癌栓的范围进行立体评估和测定,并且能为手术治疗提供精确的模拟,这些优势有望进一步提高肝癌伴门静脉癌栓外科手术的疗效。三维可视化技术在肝癌伴门静脉癌栓诊治领域存在巨大潜力,还需要更多、更大样本的临床研究进行进一步的探索和发掘。

（程树群）

第三节 门静脉癌栓粒子支架治疗

一、概况

原发性肝癌是最常见的恶性肿瘤之一,全球每年新发病例 74.83 万;原发性肝癌中 70%~85% 为肝细胞癌(hepatocellular carcinoma, HCC)。有文献报道,12.5%~39.7% 的 HCC 患者合并有门静脉癌栓(portal vein tumor thrombus, PVTT)。在一组针对 30 项多中心临床研究的 4 335 例肝癌患者的预后分析中,合并 PVTT 是肝癌患者不良预后的首位的、最强的和独立的因素。此类患者若不经治疗,中位生存期仅 2.7 个月。近年来,国内外学者对治疗方案进行了诸多探索和实践,然而规范化的治疗方案尚未制订。治疗 PVTT 的方法目前主要有外科手术治疗、TACE、放疗、局部消融治疗、系统治疗等,取得了一定的疗效,但结果仍然不能令人满意。

二、理论基础

经皮经肝门静脉支架置入术(percutaneous transhepatic portal vein stenting, PTPVS)可迅速开通闭塞

的门静脉,增加肝脏的门静脉供血,降低门静脉压力。肿瘤组织通过金属网眼向腔内生长是导致支架成形术后再狭窄的重要原因。放射性^{125}I粒子可通过诱导肿瘤细胞凋亡,影响肿瘤细胞内信号转导,促使肿瘤细胞周期停滞,抑制肿瘤血管形成。门静脉粒子支架可以开通门静脉、局部对门静脉癌栓进行局部放疗,同时还可以抑制门静脉支架再狭窄的发生。

自1999年国外首次完整报道门静脉支架置入治疗门静脉癌栓以来,门静脉支架置入已经成为国内外学者研究的热点。肝癌门静脉主干癌栓的肝癌患者行支架置入后,门静脉支架有效改善了门静脉高压,降低了消化道出血的风险。中山大学附属第一医院、复旦大学附属中山医院等开展使用TACE联合门静脉金属支架、^{125}I粒子条置入治疗肝癌合并门静脉癌栓,结果安全有效,并且有助于延长门静脉支架的通畅时间,间接延长了患者生存时间。

三、适应证和禁忌证

（一）适应证

1. 18~75周岁。

2. 有门静脉高压的临床症状。

3. 影像学、实验室检查、组织/细胞学活检或前期手术证实的肝癌所致门静脉癌栓。

4. Ⅰ~Ⅲ型门静脉癌栓。

5. Child-Pugh评分A级或B级,或者ECOG评分0~2分。

6. 未接受过门静脉癌栓的局部治疗。

7. 愿意完成临床研究并签署知情同意书。

（二）禁忌证

1. 良性门静脉梗阻。

2. 狭窄段无法扩张完全,支架输送装置无法通过狭窄段。

3. Child-Pugh评分C级或D级,或者ECOG评分4分。

4. Ⅳ型门静脉癌栓。

5. 受试者无法配合或未签署术前知情同意书。

四、方法

（一）主要设备

1. Innova 3100及An-giostar Plus血管造影机。

2. Logiq 400超声扫描仪:探头频率3.5MHz,配

有穿刺架。

3. PTCD穿刺套装。

4. 导管及导丝。

5. 碘海醇(含碘300mg/ml)。

6. 门静脉支架:直径12mm/14mm,长度50~80m。

7. 粒子携带装置:直径12mm/14mm,长度50~80mm。

8. ^{125}I放射性粒子:6711型^{125}I密封粒子,粒子呈圆柱状,长4.8mm、圆柱直径0.8mm;半衰期为59.6天,能量为27.4~31.4keV的X射线及35.5keV的γ射线,初始剂量率7.7cGy/h,有效照射距离为1.7~2.0cm。

9. 治疗计划系统TPS。

（二）术前准备

1. 术前完善常规检查,包括腹部能谱CT增强、门静脉二维重建、门静脉B超,以及相关实验室检查等。

2. 纠正水、电解质平衡,血清白蛋白水平及改善营养状况。

3. 术前禁饮食,保留静脉通道。

4. 术前签署手术知情同意书。

（三）术前计划

1. 根据术前影像学检查结果,明确诊断并确定门静脉癌栓范围、支架尺寸、粒子数量和剂量。

2. 放射性粒子选择:^{125}I粒子。

3. 放射性粒子活度:0.6~0.8mCi。

4. 支架:设计支架,粒子间距1cm,根据术前计划,达到处方剂量。

（四）门静脉粒子支架置入术操作过程

1. 患者取仰卧位,局部麻醉下经右侧腋中线第8~9肋或剑突下为穿刺点,透视或B超引导下用22G千叶针穿刺梗阻段邻近尚通畅门静脉分支。

2. 注射造影剂显示病变的长度及梗阻程度并做标记,交换260cm超硬、超长导丝并测量门静脉压力后撤出导管。

3. 根据病变的长度选择适当的门静脉粒子支架系统,携带装置的粒子段需完全覆盖病变,普通门静脉支架要短于携带装置10mm,粒子活度0.8mCi。

4. 粒子需用75%乙醇或高温高压消毒,然后用眼科镊子将粒子固定于携带装置上,装填过程中携带装置套装的中心金属支撑杆不要抽出。

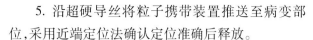

5. 沿超硬导丝将粒子携带装置推送至病变部位,采用近端定位法确认定位准确后释放。

6. 退出释放器,沿超硬导丝将普通支架推送到门静脉梗阻段,并与门静脉粒子装置粒子段重叠,要求粒子支架系统的上下缘应超出病变 10mm 左右。

7. 术后门静脉造影,测量支架置入术后门静脉主干压力并观察门静脉通畅情况。最后用明胶海绵条堵塞穿刺通道。观察无明显渗血后,无菌纱布覆盖穿刺点。

8. γ射线监测仪检测患者、CT床、器械台、地面、置入器械及术者身体有无粒子残留。由术者、护士、技术员 3 人在放射性粒子使用登记本上签字,确定粒子的来源、去向、存储等,符合国家放射性物质管理使用相关要求。

（五）门静脉粒子支架置入术原则

1. 先释放外部粒子携带装置,再释放内部门静脉支架。

2. 粒子支架系统长度与癌栓病变范围要契合,一般长于门静脉梗阻段上下各 1cm。

3. 门静脉穿刺点要尽量选门静脉二级或三级分支,并与梗阻端保留 1.0～1.5cm 的空间以便支架及粒子携带装置展开。

4. 门静脉粒子支架置入后要 DSA 造影以确定门静脉通畅情况。

五、门静脉粒子支架置入术术中及术后注意事项

1. 尽量在超声引导下进行门静脉分支穿刺,可减少术者和患者辐射剂量。

2. 穿刺通路务必避开膈肌,需与肋膈隐窝距离 2～3cm 以上,防止形成气胸。

3. 扩张导管多有两个芯,需将两个芯都拔除后才能引入泥鳅导丝。

4. 明胶海绵条栓塞导管鞘时需适量,栓塞时不可过多,导致过多远端门静脉栓塞,亦不可过少引起出血。

5. 术后要服用抗凝血药,防止支架内血栓形成。推荐术后口服华法林 3 个月,且术后前 3 天皮下注射低分子量肝素,控制 INR 在 2～3 为宜;抗凝初期间隔 3 天复查 INR,并注意观察皮下有无出血

点、有无血尿等过度抗凝的情况出现,如有上述情况则酌情减量或停药,待症状好转后继续服药。

6. 术后密切观察脉搏、血压等生命体征。

7. 定期(推荐 1 个月)行彩色多普勒超声随访,评估门静脉通畅程度。

六、门静脉粒子支架置入术并发症的处理

1. 术中、术后穿刺点周围疼痛　多数病例通过观察、对症处理即可。主诉严重疼痛者,应排除腹腔出血、腹膜炎等情况后予以镇痛处理。

2. 出血　穿刺通道封堵不佳者,穿刺点周围可出现少量出血,需再次使用明胶海绵条或其他材料封堵穿刺通道;穿刺或置入支架过程中可能损伤肝动脉分支或门静脉分支,多数出血可自愈。术后密切监测患者血压情况,若出现血压快速波动下降者,需予以止血、补液、输血等处理,必要时行 DSA 下栓塞出血血管。

3. 支架移位、粒子脱落　术后定期复查腹部 CT 或腹部 X 线片,观察支架位置,复查 ECT 核素扫描,观察放射性浓聚情况,若出现粒子脱落情况,予以取出。

4. 粒细胞减少　门静脉粒子支架可能引起造血系统异常,主要表现为粒细胞数量的减少,非手术或药物治疗可痊愈。

5. 放射性肝炎及放射性肠炎　目前随访的结果尚未观察到粒子支架引起放射性肝炎或肠炎的发生。

七、门静脉粒子支架置入术的疗效判定

（一）技术成功率

1. 粒子是否成功安装至粒子携带装置表面粒子仓中。

2. 支架是否准确释放于癌栓段门静脉位置。

3. 内部门静脉血管支架和外部粒子携带装置支架是否重叠良好。

4. 粒子支架系统整体是否完全释放、扩张。

（二）支架通畅时间和患者生存时间

1. 支架通畅时间　自受试者接受门静脉粒子支架置入之日起至患者出现支架再狭窄的时间;门静脉支架再狭窄定义为门静脉支架置入段血流量下降术后最高血流量的 50% 以下(通过彩色多普勒超

声检查)。

2. 生存时间　自受试者接受门静脉粒子支架置入之日起至受试者死亡或研究终止的时间。

3. 肝功能和生存质量改善　肝功能评估主要依据 Child-Pugh 评分和分级,并与术前进行对比。患者生存质量的评估主要依据 KPS 评分或 ECOG-PS 评分。

随访时间为术后 1 周、术后 1 个月、2 个月、3 个月、4 个月、5 个月、6 个月、9 个月、1 年,以及 1 年后。其中术后 1~6 个月每次间隔约 1 个月,术后 6~12 个月每次间隔 3 个月。

八、门静脉粒子支架置入术后的检查方法

1. 增强 CT 及重建　门静脉期 CT 间接观察门静脉通畅的情况,评估肝内肿瘤大小及肿瘤组织的血供变化。推荐进行冠状面和矢状面的二维重建,观察支架是否有异常情况。

2. 彩色多普勒超声　该检查方法简便、无创,可较清楚地显示门静脉支架的情况,并可测算门静脉主干及左右支的血流量;彩色多普勒超声检查亦可较为清晰地显示支架内的增生组织而不受 CT 伪影的干扰。

3. MRI　粒子外壳及支架材质均为钛合金,可行 MRI 检查,可观察门静脉癌栓及肿瘤组织的形态变化,增强可以较好地显示肿瘤存活情况。

4. DSA　支架再狭窄时,可穿刺门静脉行 DSA 检查,虽有一定的创伤性,但能较为直观清晰地显示再狭窄处癌栓,为行门静脉支架置入准备条件。

以上几种检查中,增强 CT 检查和重建及彩色多普勒超声检查可作为常规检查。

九、肝内病灶的处理

肝癌合并门静脉癌栓的综合治疗可分为针对肝内肿瘤和门静脉癌栓的两方面治疗。门静脉粒子支架主要针对门静脉癌栓进行局部治疗,而针对肝内肿瘤的治疗则可采取肝动脉化疗栓塞术、索拉非尼、消融、手术切除等其他治疗方案,针对肝内肿瘤的治疗可以在支架置入前或同期,或者置入之后进行。

门静脉粒子支架打通门静脉,恢复肝脏血供,改善肝功能,为后续治疗创造条件;TACE、索拉非尼等治疗控制肝内肿瘤进展,防止形成新的癌栓。门静脉粒子支架置入可视作一种"桥梁治疗",使局部治疗和原发病灶治疗两方面相辅相成。

十、进展及前景

门静脉粒子支架能迅速改善肝内正常组织的血供,降低门静脉压力,改善肝功能,降低消化道出血发生率,内照射治疗癌栓降低再狭窄发生率,持续开通的门静脉可以为其他治疗方式创造后续手术条件。门静脉粒子支架置入治疗联合其他治疗方式(如 TACE 或索拉非尼等系统治疗)能改善患者预后,延长生存期。目前正在进行门静脉粒子支架治疗门静脉癌栓的单中心前瞻性临床研究(图 25-3-1,资源 25-3-1)。

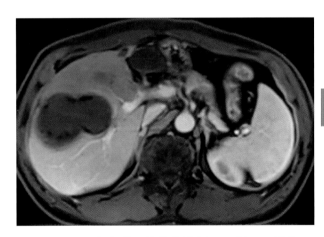

图 25-3-1　术中:粒子携带装置 14mm×60mm;门静脉支架 14mm×60mm;^{125}I 0.8mCi×16

资源 25-3-1　门静脉癌栓粒子支架治疗(PPT)

十一、典型病例

1. 病史概要　患者,男性,51 岁。原发性肝癌 TACE 术后,乙肝、肝硬化十余年。AFP>1 000μg/L。术前 MRI 增强(钆塞酸二钠)显示门静脉左支癌栓。

2. 术前评估　①ECOG 评分 2 分;②BCLC 分期 C 级;③Child-Pugh 分级 B 级(Child-Pugh 评分=7)。

3. 门静脉造影及支架置入过程　见图 25-3-2。

4. 术后随访　见图 25-3-3,图 25-3-4。

5. 实验室检查　见图 25-3-5。

25

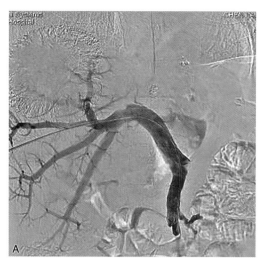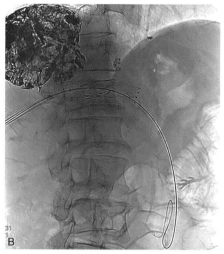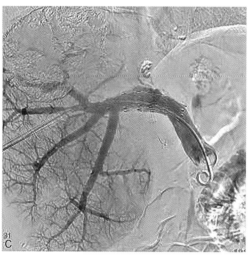

图 25-3-2　门静脉造影及支架置入过程

A. 门静脉造影示门静脉癌栓充盈缺损；B. 释放外部携带粒子装置；C. 再次释放内部门静脉血管支架。

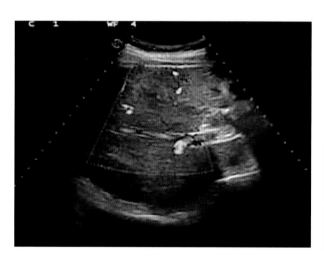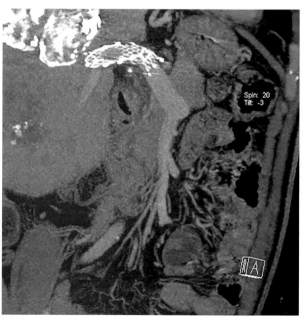

图 25-3-3　彩色多普勒超声显示支架处门静脉内径为 0.84cm；支架内血流 $TA_{MAX}=20.3cm/s$

图 25-3-4　增强 CT 二维重建显示支架在位，肝内门静脉血流存在，支架内造影剂充填良好

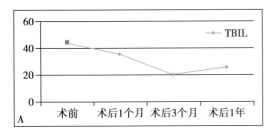

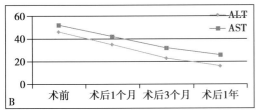

图 25-3-5　肝功能改善，Child-Pugh 分级由 B 级(7)
降低至 A 级(5)

（陆　建）

参考文献

[1] ENDO I,SHIMADA H,SUGITA M,et al. Role of three-dimensional imaging in operative planning for hilar cholangiocarcinoma[J]. Surgery,2007,142(5):666-675.

[2] HICKS C W,HASHIMOTO K,USO T D,et al. Use of 3-dimensional imaging reconstruction in the treatment of advanced intra-abdominal desmoid tumors[J]. Surgery,2012,151(4):625-627.

[3] SAITO S,YAMANAKA J,MIURA K,et al. A novel 3D hepatectomy simulation based on liver circulation:application to liver resection and transplantation[J]. Hepatology,2005,41(6):1297-1304.

[4] YAMANAKA J,SAITO S,FUJIMOTO J. Impact of preoperative planning using virtual segmental volumetry on liver resection for hepatocellular carcinoma[J]. World J Surg,2007,31(6):1249-1255.

[5] CHEN G,LI X C,WU G Q,et al. The use of virtual reality for the functional simulation of hepatic tumors(case control study)[J]. Int J Surg,2010,8(1):72-78.

[6] CHEN X P,QIU F Z,WU Z D,et al. Effects of location and extension of portal vein tumor thrombus on long-term outcomes of surgical treatment for hepatocellular carcinoma[J]. Ann Surg Oncol,2006,13(7):940-946.

[7] CHOK K S,CHEUNG T T,CHAN S C,et al. Surgical outcomes in hepatocellular carcinoma patients with portal vein tumor thrombosis[J]. World J Surg,2014,38(2):490-496.

[8] INOUE Y,HASEGAWA K,ISHIZAWA T,et al. Is there any difference in survival according to the portal tumor thrombectomy method in patients with hepatocellular carcinoma?[J]. Surgery,2009,145(1):9-19.

[9] WEI X B,XU J,LI N,et al. The role of three-dimensional imaging in optimizing diagnosis,classification and surgical treatment of hepatocellular carcinoma with portal vein tumor thrombus[J]. HPB(Oxford),2016,18(3):287-295.

[10] TORRE L A,BRAY F,SIEGEL R L,et al. Global cancer statistics,2012[J]. CA Cancer J Clin,2015,65(2):87-108.

[11] LLOVET J M,BUSTAMANTE J,CASTELLS A,et al. Natural history of untreated nonsurgical hepatocellular carcinoma:rationale for the design and evaluation of therapeutic trials[J]. Hepatology,1999,29(1):62-67.

[12] VILLA E,MOLES A,FERRETTI I,et al. Natural history of inoperable hepatocellular carcinoma:estrogen receptors' status in the tumor is the strongest prognostic factor for survival[J]. Hepatology,2000,32(2):233-238.

[13] FONG Y,SUN R L,JARNAGIN W,et al. An analysis of 412 cases of hepatocellular carcinoma at a Western center[J]. Ann Surg,1999,229(6):790-800.

[14] IKAI I,ARII S,OKAZAKI M,et al. Report of the 17th Nationwide Follow-up Survey of Primary Liver Cancer in Japan[J]. Hepatol Res,2007,37(9):676-691.

[15] MINAGAWA M,MAKUUCHI M. Treatment of hepatocellular carcinoma accompanied by portal vein tumor thrombus[J]. World J Gastroenterol,2006,12(47):7561-7567.

[16] European Association For The Study Of The Liver;European Organisation For Research And Treatment Of Cancer. EASL-EORTC clinical practice guidelines:management of hepatocellular carcinoma[J]. J Hepatol,2012,56(4):908-943.

[17] LUO J,GUO R P,LAI E C,et al. Transarterial chemoembolization for unresectable hepatocellular carcinoma with portal vein tumor thrombosis:a prospective comparative study[J]. Ann Surg Oncol,2011,18(2):413-420.

[18] YAMAKADO K,TANAKA N,NAKATSUKA A,et al. Clinical efficacy of portal vein stent placement in patients with hepatocellular carcinoma invading the main portal vein[J]. J Hepatol,1999,30(4):660-668.

第二十六章

解剖性、功能性、根治性肝切除术

第一节 概 述

肝脏疾病是威胁人类健康的主要疾病之一，而肝切除术是治疗肝脏疾病的主要手段。随着现代肝脏外科理念和技术体系的迅猛发展，越来越多的手术方式被应用于临床实际工作中，其中，三维可视化技术的日趋成熟更是做到了"透视"肝脏、病灶及脉管系统的空间结构，清晰显示三维立体图像。通过肝脏透明度的变化和局部缩放技术，多维度清楚体现目标病灶空间定位，直接了解肝脏脉管系统的汇合方式、走行及变异情况，充分有效地掌握病变情况。

目前，繁多的手术方式归纳起来主要是以下 3 种：解剖性肝切除、功能性肝切除、根治性肝切除。其中，解剖性肝切除是以肝脏的解剖性分段来进行相应荷瘤段切除以达到去除病灶，治疗相关肝脏疾病的目标的手术方式；功能性肝切除是以保留更多正常肝脏组织、更好维持剩余肝脏储备功能为目标的肝切除手术方式；根治性肝切除是彻底、完全切除肿瘤病灶以治疗肝脏肿瘤的手术方式。

本章将分别重点介绍在三维可视化技术指导下解剖性肝切除、功能性肝切除、根治性肝切除的临床应用问题。

（杨 剑 林锦裕）

第二节 解剖性肝切除术

一、概述

1954 年 Couinaud 提出将肝脏分为 8 段，以肝段内胆管、血管的相对走行作为划分肝段依据，将每个肝段作为一个独立的功能和解剖单位，根据肝脏的分段将肝脏一段或多段切除的手术方式，称为解剖性肝切除术。选择性肝段切除的基本原则应是切除病灶，不影响保留段的血供及胆汁引流。

（一）解剖性肝切除术的分类

1. 肝段切除术。

2. 半肝切除术。

3. 肝三叶切除。

（二）解剖性肝切除术的步骤

1. 通过染色或血流阻断法标记肝脏表面的肝段边界。

2. 以该肝段标志性静脉为边界进行实质切除。

3. 暴露肝断面具有重要意义的静脉。

4. 肝段根部附近 Glission 系统结扎。

解剖性肝切除术不仅切除了病灶，同时也切除了相应门静脉分支流域的肝段，在一定程度上可以降低肿瘤随着门静脉血流在肝内播散转移的风险，并可减少术后并发症的发生，可显著改善患者术后生存和无瘤生存。

二、分类

（一）肝段切除术

1. 肝段切除术　是指将某一肝段全切除。

2. 联合肝段切除术　是指同时切除≥2 个相邻的肝段。

3. 多肝段切除　是指同时切除≥2 个非相邻的肝段。

（二）半肝切除术

半肝切除术是指正常以肝正中裂为界将肝脏分为左、右两半，沿着正中裂切开肝包膜、离断肝实质，将肝脏的左半或右半予以完全切除。

1. 右半肝切除术　将肝的右半完全切除，包括切除肝段Ⅴ、段Ⅵ、段Ⅶ、段Ⅷ共 4 个段。

2. 左半肝切除术　将肝的左半完全切除，包括切除肝段Ⅱ、段Ⅲ、段Ⅳ共 3 个肝段，左半肝切除术一般不同时切除肝尾状叶。

（三）肝三叶切除

肝三叶切除的命名主要是依据肝脏五叶四段分区法，切除相邻的 3 个肝叶，仅保留两个肝叶。如同时切除肝右后叶、右前叶及左内叶，称为肝右三叶切除术,或称段Ⅳ、段Ⅴ、段Ⅵ、段Ⅶ、段Ⅷ联合肝切除术;同时切除肝左外叶、左内叶及右前叶,称为肝左三叶切除术,或称段Ⅱ、段Ⅲ、段Ⅳ、段Ⅴ、段Ⅷ联合肝切除术。

三、适应证

1. 原发性肝癌,患者全身状况良好,肝功能正常或处代偿期(无黄疸、腹水、凝血机制正常、白/球蛋白比例不倒置),肿瘤比较局限,无远处转移,肿瘤直径<5cm。

2. 继发性肝癌,原发病灶可切除,转移灶较局限。

3. 根治性切除术后复发性肝癌,肿瘤较小。

4. 肝脏良性肿瘤。

5. 肝内胆管结石反复发作,肝组织萎缩、纤维化,丧失功能。

6. 严重肝脏外伤,大块肝组织已离断破碎,难以修补或肝脏巨大血肿,出血无法控制需行肝切除术控制出血。

7. 肝慢性脓肿长期不愈,形成局限性厚壁脓肿。

8. 肝棘球蚴病。

四、术前准备

1. 全面检查心、肝、肺、肾功能及各项生化指标,了解患者全身状况及肝脏储备能力,充分评估肝脏代偿功能。

2. 根据术前检查结果对患者做对应处理,如伴有肝硬化者,术前应给予高蛋白、高糖、高纤维素饮食,术前3天静脉滴注葡萄糖、维生素C、维生素K、肌苷等;如血浆低蛋白者,应补充适量血浆或白蛋白,必要时可少量多次输注新鲜血。

(杨 剑 林锦裕)

第三节 功能性肝切除术

一、概述

功能性肝切除是指在尽可能保留更多正常肝组织,更好维持剩余肝脏储备功能情况下进行的肝切除术,多应用于肿瘤直径<2cm或>5cm、多结节性肿瘤、微血管侵犯和肝硬化较重的肝肿瘤患者的治疗,常用手术方式是非解剖性肝切除,具有操作时间短、术中出血量少、输血少、并发症发生率低及手术应激

风险低等优点。

二、适应证

1. 肝肿瘤患者,直径<2cm的肝癌较少发生肝段内转移,而直径>5cm的肝癌,则多发生跨肝段转移或肝外转移,需根据实际情况选择适宜的功能性肝切除术,而不必强求行解剖性肝切除术。

2. 多结节性肿瘤分布较分散者,行解剖性肝切除术难以保证剩余肝脏储备功能。

3. 微血管侵犯者。

4. 术前合并有肝硬化的肝功能 Child-Pugh B 级者。

三、手术范围

功能性肝切除的手术范围应根据患者全身情况、肿瘤情况及术前肝功能状态综合考虑,实现个体化手术方案的制订,以保留更多的正常肝组织,最大限度减少瘤细胞负荷,维持剩余肝脏储备功能。目前,术中超声、CT 三维重建、三维可视化技术、3D 打印、ICG 荧光标记术中导航等影像学与数字影像技术的飞速发展,使手术切缘的确定更科学、更有效。

(杨 剑 林锦裕)

第四节 根治性肝切除术

一、概述

根治性肝切除是指适用于肝功能良好、肿瘤局限于一叶或半肝内并未侵犯肝门的一种彻底的、完全的切除肿瘤病灶以治疗肝脏肿瘤的手术方式。一般认为,根治性肝切除的手术切缘距病灶 1~2cm 或切缘<1cm,且切缘肝断面病理学检查无肿瘤细胞残留。

二、适应证

1. 单发肝癌,表面较光滑,周围界线较清楚或有假包膜形成,受肿瘤破坏的肝组织<30%;或虽然受肿瘤破坏的肝组织>30%,但无瘤侧肝脏明显代偿性增大达全肝组织的 50% 以上。

2. 多发性肿瘤,肿瘤结节少于 3 个,且局限在肝脏的一段或一叶内。

3. 患者全身状况良好,肝功能正常或处代偿期。

4. 肝脏良性肿瘤。

26

5. 肝内胆管结石反复发作,肝组织萎缩、纤维化,丧失功能。

6. 严重肝脏外伤,大块肝组织已离断破碎,难以修补,或肝脏巨大血肿,出血无法控制需行肝切除术控制出血。

7. 肝慢性脓肿长期不愈,形成局限性厚壁脓肿。

8. 肝棘球蚴病。

三、辅助治疗

病灶体积过大,手术切除范围较大,剩余肝脏体积不足,肝功能受损严重往往是根治性肝切除术最大的阻碍。因此,对于病灶体积过大的肿瘤,可以采用以下方法提高手术成功率。

1. 术前行 TACE 可使部分患者的肿瘤缩小。

2. 经门静脉栓塞(portal vein thrombosis,PVE)或门静脉结扎(portal vein ligation,PVL)荷瘤半肝,使余肝代偿性增大后再切除。

3. 联合肝脏分隔和门静脉结扎的两步肝切除术(associating liver partition and portal vein ligation for staged hepatectomy,ALPPS),适合于预期残余肝脏体积占标准肝体积不足 30%~40% 的患者,经过一期肝脏分隔或离断和患侧门静脉分支结扎后,健侧剩余肝脏体积(future liver reserve,FLR)一般在 1~2 周后增生 30%~70% 以上,FLR 占标准肝脏体积至少 30% 以上,可接受安全的二期切除。

4. 对于开腹后探查发现肝硬化较重、肿瘤位置深在、多结节的肿瘤,术中消融可降低手术风险。

四、术前准备

同本章第二节。

五、手术范围的确定

根治性手术的实施既要考虑保证手术的根治性效果,又要考虑手术安全,避免术后严重并发症(尤其是肝衰竭)发生,因此应综合考虑患者全身情况、肿瘤情况及肝功能情况来决定肝切除范围,即精准化与个性化的结合。目前的外科手术多以传统的影像学技术标识或病理学、解剖学提示的边界来确定手术切缘。近年来,以三维可视化技术结合 ICG 荧光标记实现术中实时导航以确定手术范围的策略日趋成熟,已成为确定手术范围的有力技术。

(杨 剑 林锦裕)

参考文献

[1] 中国研究型医院学会肝胆胰外科专业委员会.精准肝切除术专家共识[J].中华消化外科杂志,2017,16(9):883-893.

[2] ZEIN N N,HANOUNEH I A,BISHOP P D,et al. Three-dimensional print of aliver for preoperative planning in living donor liver transplantation[J]. Liver Transpl,2013,19(12):1304-1310.

[3] 董家鸿,叶晟.开启精准肝胆外科的新时代[J].中华普外科手术学杂志(电子版),2016,10(3):181-184.

[4] 刘永锋,田雨霖,何三光.肝脏功能解剖及选择性肝段切除术[J].实用外科杂志,1991,(Z1):482-485.

[5] 中华医学会外科学分会肝脏外科学组.肝脏解剖和肝切除手术命名及肝切除术中控制出血方法和选择原则(2017年第1次修订,第2版)[J].腹部外科,2017,30(2):75-78.

[6] MAKUUCHI M,HASEGAWA H,YAMAZAKI S. Ultrasonically guided subsegmentectomy[J]. Surg Gynecol Obstet,1985,161(4):346-350.

[7] WAKAI T,SHIMI Y,SAKATA J,et al. Anatomic resection independently improves long-term survival patients with T1-T22 hepato-cellular carcinoma[J]. Ann surg Oncol,2007,14(4):1356-1365.

[8] IMAMURA H,MATSUYAMA Y,TANAKA E,et al. Risk factors contributing to early and late phase intrahepatic recurrence of hepatocellular carcinoma after hepatectomy[J]. J Hepatol,2003,38(2):200-207.

[9] KAMIYAMA T,NAKANISHI K,YOKOO H,et al. The impact of anatomical resection for hepatocellular carcinoma that meets the Milan criteria[J]. J Surg Oncol,2010,101(1):54-60.

[10] YAMAMOTO M,TAKASAKI K,OHTSUBO T,et al. Effectiveness of systematized hepatectomy with Glisson's pedicle transection at the hepatic hilus for small nodular hepatocellular carcinoma:retrospective analysis[J]. Surgery,2001,130(3):443-448.

[11] YAMAZAKI O,MATSUYAMA M,HORII K,et al. Comparison of the outcomes between anatomical resection and limited resection for single hepatocellular carcinomas no larger than 5cm in diameter:a single-center study[J]. J Hepatobiliary Pancreat Sci,2010,17(3):349-358.

[12] REGIMBEAU J M,KIANMANESH R,FARGES O,et al. Extent of liver resection influences the outcome in patients with cirrhosis and small hepatocellular carcinoma[J]. Surgery,2002,13l(3):311-317.

[13] 张雅敏,王建.解剖性肝切除与非解剖性肝切除对肝癌预后影响的研究进展[J].中华外科杂志,2016,54

（12）:947-950.

［14］HIROKAWA F,KUBO S,NAGANO H,et al. Do patients with small solitary hepatocellular carcinomas without macroscopically vascular invasion require anatomic resection? Propensity score analysis［J］. Surgery,2015,157（1）:27-36.

［15］YAMASHITS Y,TAKETOMI A,ITOH S,et al. Long term favorable results of limited hepatic resections for patients with hepatocellular carcinoma:20 years of experience［J］. J Am Coll Surg,2007,205（1）:19-26.

［16］EGUCHI S,KANEMATSU T,ARII S,et al. Comparison of the outcomes between an anatomical subsegmentectomy and a non-anatomical minor hepatectomy for single hepatocellular carcinomas based on a Japanese nationwide survey［J］. Surgery,2008,143（4）:469-475.

［17］周俭,徐泱,周伟平. 解剖性与非解剖性肝切除术的选择［J］. 中国实用外科杂志,2018,38（4）:418-422.

［18］印磊,陈佳慧,邵贤,等. 三维重建系统评估肝癌切除体积和切缘的效果研究［J］. 中华普通外科杂志,2016,31（7）:545-548.

［19］杨剑,王仕雄,方驰华. 多模态影像技术在原发性肝癌外科中的应用［J］. 中华肝脏外科手术学电子杂志,2019（1）:23-28.

［20］方驰华,鲁朝敏,黄燕鹏,等. 数字医学技术在肝癌外科诊治中的应用价值研究［J］. 中华外科杂志,2009,47（7）:523-526.

［21］国家卫生计生委办公厅. 原发性肝癌诊疗规范（2017年版）［J］. 中国实用外科杂志,2017,37（7）:705-720.

［22］TANG Z Y,YU Y Q,ZHOU X D,et al. Cytoreduction and sequential resection for surgically verified unresectable hepatocellular carcinoma:evaluation with analysis of 72 patients［J］. World J Surg,1995,19（6）:784-789.

［23］TANG Z Y,YU Y Q,ZHOU X D,et al. Treatment of unresectable primary liver cancer:with reference to cytoreduction and sequential resection［J］. World J Surg,1995,19（1）:47-52.

［24］WAKABAYASHI H,OKADA S,MAEBA T,et al. Effect of preoperative portal vein embolization on major hepatectomy for advanced-stage hepatocellular carcinomas in injured livers:a preliminary report［J］. Surg Today,1997,27（5）:403-410.

［25］OGATA S,BELGHITI J,FARGES O,et al. Sequential arterial and portal vein embolizations before right hepatectomy in patients with cirrhosis and hepatocellular carcinoma［J］. Br J Surg,2006,93（9）:1091-1098.

［26］戴朝六,贾昌俊. 国内外指南与共识中肝癌手术切缘相关内容解读［J］. 中国实用外科杂志,2018,38（4）:414-417.

26

第二十七章

三维可视化技术在肝脏损伤中的应用

第一节 概 述

肝脏是腹腔最易遭受损伤的器官之一。肝脏损伤可分为自发性破裂伤和外伤性肝损伤。自发性破裂伤比较少见，通常病情隐匿，往往伴有某些基础疾病，病情危重。文献报道自发性肝破裂伤多发于肝癌破裂、肝脏血管瘤破裂、肝动脉假性动脉瘤、肝脏转移瘤、肝脏的某些寄生虫疾病、溶血性疾病或伴有某些妇科疾病的单胎或者多胎妊娠等。

外伤性肝损伤是腹部外伤中较常见而严重的损伤，患者病情变化多样、复杂凶险，其发生率仅次于脾破裂而居第 2 位，如不及时有效救治死亡率较高。肝脏外伤性损伤依据腹壁是否存在伤口，可以分为腹部开放性肝外伤（penetrating abdominal liver trauma，PAT）和腹部闭合性肝外伤（blunt abdominal liver trauma，BAT）两类。其中，腹部闭合性肝外伤患者表皮无损伤，生命体征在受到外力冲击初期尚可，仅仅依据患者病史及生命体征，判断肝脏受伤情况、是否合并腹腔其他内脏伤或大血管损伤难度大，难以明确诊断，易对患者后续治疗产生不利影响。故腹部闭合性肝外伤诊治的临床意义较腹部开放性肝外伤更为重要。目前国内外相关研究多为 CT 腹部成像研究肝外伤，然而由于肝内血管解剖的复杂性和多变异性，仅靠 CT 的二维成像，临床医师很难全面准确地把握肝脏损伤正确的空间结构及其与周围血管系统的详细信息，影响临床医师对病情的精确评估和对诊疗方案的正确选择，从而导致在许多情况下，对无手术必要的患者施行手术，而某些需要手术治疗的患者往往由于延迟治疗导致并发症的发生和死亡率的增加。随着技术的进步，三维重建技术已经广泛应用于临床外科学的多个专业，在肝胆外科更被用于对肝脏良、恶性病变和肝移植的诊断评估及治疗。同时，计算机新算法在三维重建技术中的应用也在提高图像的质量和分辨率的同时提高了辅助手术的切除率。南方医科大学数字医学中心自主研发的腹部数字医学图像处理系统（MI-3DVS 系统）可基于 64 层 CT 数据快速有效地完成肝脏三维重建，为肝外伤的诊断及治疗开拓了新的途径。术前三维重建可准确定位肝破裂部位、血肿范围、波及血管情况，并对手术方式的选择提供指导意见，提高手术的准确性和成功率，节省医疗费用。

（方驰华　何琳赟）

第二节 三维可视化技术在腹部闭合性肝外伤诊治中的应用

一、背景

外伤性肝脏损伤是腹部外科中的常见病、多发病，多伴有腹部其他脏器的联合损伤、休克、败血症等，是一种病情凶险、治疗复杂、死亡率高的疾病。随着肝脏外伤修补术的不断精细化，外科医师迫切需要解决的问题是为患者制订准确的治疗决策。三维重建技术可以完成外伤肝脏的重建，形象、直观地显示肝内血管的走行及破损情况，从而让临床医师明确制订治疗决策，如非手术治疗或手术治疗，以及手术术式的选择（术中行单纯引流非手术治疗或者肝段切除、动脉血管结扎等）。

二、传统评估方法在腹部闭合性肝外伤诊治中的局限性

目前临床医师对腹部闭合性肝外伤患者进行评价时多基于超声、CT 或 MRI 等二维影像资料，以及医师对患者一般情况的主观判断。同时研究表明，在我国临床上应用最为广泛的腹腔穿刺术，其对腹部闭合性肝外伤诊断的精确性仅为 84.2%，准确度约为 94%，仍存在较大误差。且腹腔穿刺术缺乏特异性，需 30ml 不凝血才能出现阳性穿刺结果。

随着医学影像学的发展，腹部超声检查与 CT 检查的进步可使医师观察患者腹腔脏器内部的变化：腹部超声检查设备体积小，易于随时使用，对腹水诊

断的准确度较高;CT 检查对腹腔脏器损伤、腹腔出血显影准确,尤其是对腹膜后脏器损伤的诊断精确性高。但腹部超声与 CT 检查结果的判读准确性与诊断医师的经验相关,并对空腔脏器损伤诊断的准确度及灵敏度均较低,尤其是对无游离液体脏器及空腔脏器损伤诊断的灵敏度仅为 60%。

此外,目前业内对腹部闭合性损伤的评价尚无统一标准,国际较为流行的对肝外伤伤情评估的标准主要是美国创伤外科协会(American Association for the Surgery of Trauma,AAST)肝外伤分级标准。同时,国外学者经过临床研究认为,在血流动力学稳定(收缩压在 90mmHg 以上,脉率低于 100 次/min)的基础上,对无腹膜刺激征、B 超或 CT 检查确定为 Ⅰ~Ⅱ 度的闭合性肝外伤患者在严密监护下行非手术治疗是安全的。然而 CT 检查自身的局限性常使得非手术治疗存在一定风险,尤其当患者合并其他脏器损伤时,死亡率可高达 30%。另一方面,对于可以非手术治疗的肝破裂患者,若医师判断不准确而行手术治疗,则在增加治疗费用的同时增加了患者出现手术并发症的风险。

三、三维可视化技术在腹部闭合性肝外伤诊治中的应用研究

(一)研究对象

选取 2009 年 1 月至 2015 年 1 月期间,于笔者所在医院就诊的 17 例腹部闭合性肝外伤(男性 14 例,女性 3 例,平均年龄为 29 岁)患者进行研究。患者均在南方医科大学数字医学中心行 64 层螺旋 CT 扫描及肝脏三维重建(以下资料均来自南方医科大学珠江医院)。所有患者入院后均由超声和 64 层螺旋 CT 扫描(平扫及增强)诊断为肝破裂。肝外伤的分级方法采用美国创伤外科协会(AAST)分级方法(表 27-1-1)。

(二)研究方法

数据采集的设备、扫描准备和扫描参数选择、数据存储、数据转换、数据配准、数据三维重建方法参见第五章和第八章。

(三)腹部闭合性肝外伤的三维重建结果

17 例腹部闭合性肝外伤患者均得到完整三维重建图像,重建的模型可以清晰地显示肝静脉、门静脉、肝动脉等重要管道系统走行。其中 13 例患者的术前三维重建结果提示大的肝内管道损伤并需行相应手术治疗,4 例患者的三维重建结果提示未见大的肝内管道损伤,仅需行非手术治疗。

表 27-1-1 肝外伤分级(AAST)

分级		伤情
Ⅰ	血肿	肝包膜下,非扩展性,<10%肝表面
	裂伤	包膜破裂,无出血,深度<1cm
Ⅱ	血肿	肝包膜下,非扩展性,<10%~50%肝表面或肝实质损伤深度,直径<2cm
	裂伤	包膜裂伤,活动性出血,深 1~3cm、长<10cm
Ⅲ	血肿	肝包膜下,>50%肝表面;扩展性包膜下血肿和进行性出血,或肝实质内血肿>2cm或扩展
	裂伤	肝实质撕裂深度>3cm
Ⅳ	血肿	肝实质内血肿及进行性出血
	裂伤	实质破裂累及肝叶的 25%~50% 或一个肝叶内 1~3 个 Couinaud 肝段
Ⅴ	裂伤	肝实质损伤侵及肝叶>50%或一个肝叶内>3 个 Couinaud 肝段
	血管伤	合并有肝静脉伤,并累及肝后下腔静脉或主要的肝中静脉
Ⅵ	血管伤	肝脏撕脱

若肝脏有多处伤时提高 1 个级别。

MI-3DVS 在腹部闭合性肝外伤的诊治中具有良好的应用价值,能有效地把各期肝脏扫描图像进行准确配准、融合,并建立具有清晰空间位置关系的三维重建结果,从而准确显示病灶、靶器官及周围组织。MI-3DVS 在肝脏损伤中的应用能很好地反映肝脏的损伤情况,且术中所见实际损伤情况与三维重建模型基本吻合,使术者在术前对肝脏破裂有一个更全面的认识和诊断,使手术更加精确。故腹部医学图像可视化系统能准确提供损伤的部位、范围,从三维角度帮助医师解决了肝脏损伤应非手术治疗还是手术治疗的取舍问题,从而进一步选择最优的手术方式。

(四)三维可视化技术在腹部闭合性肝外伤诊治中的指导意义

应用三维可视化技术不仅能如传统影像学方法一样显示腹腔脏器情况,还能立体显示患者腹腔各脏器间、腹腔脏器与血管间的复杂毗邻关系,独立显示脏器、血管的损伤程度及损伤位置,直观显示脏器包膜下血肿、脏器出血及血管损伤情况,并能准确计算出血量。相较于传统评价系统,三维可视化技术更加具体与客观。同时,结合三维可视化技术,医师

能对腹腔内部脏器的损伤做出准确的判断,针对不同病情患者进行个体化治疗:对血流动力学稳定的患者,可以采取合理的、严密监测的非手术治疗;对于血流动力学不稳定的患者可采取暂时阻断入肝血流、肝周填塞等方法迅速减少出血,在短时间内修补血管损伤后再进行其他操作,包括去除失活组织、修复肝脏断面、处理腹内其他脏器合并伤及放置引流等。

与国外同类研究系统比较,本系统应用自主开发的 MI-3DVS 软件系统,采用自适应区域生长法和三维动态区域生长法,对肝脏管道系统自动序列分割并通过采用面绘制移动立方体算法、等直线设为"0"的方法快速三维重建,克服了手工分割的缺点。操作过程简单、省时,对于 CT 灰度值近似的组织,如胆道、胰腺、肠管等器官,三维重建效果理想,能进行个体化分段,可广泛用于腹部脏器的研究,便于推广。故本系统基于多层螺旋 CT 薄层扫描数据的三维重建,无须给患者增加额外诊疗费用,亦无须干扰患者治疗进程,是无创且低成本的诊疗手段,临床应用前景广阔,犹如给外科医师增加了一双"透视眼",必将在医学领域发挥更大的作用。

此外,三维可视化技术打破了影像学与外科手术之间的隔阂,架起了诊断室与手术室间的桥梁。在应对肝脏血管丰富、变异较多、临床上难以确定腹部闭合性肝外伤个体化手术方案的问题时,三维可视化技术进行术前建模可以指导微创外科,立体、直观、清晰地显示血肿的大小、部位、形态和分布,肝脏受损程度,血肿与肝动脉、肝静脉和门静脉关系,肝动脉、肝静脉和门静脉受损情况等;并在重建模型上进行可视化仿真手术,指导个体化手术方案的制订及实际手术的施行,提高了手术精确度和安全性,从而实现了患者个体化诊治,降低了并发症发生率,为腹部闭合性肝外伤患者提供了新的数字化微创外科治疗技术。

第三节　典型病例

一、典型病例1:腹部闭合性肝外伤,行非手术治疗

患者,男性,22 岁。因驾驶摩托车跌倒致全身多处受伤入当地医院治疗。经消化系统超声检查显示肝挫裂伤、腹腔中等积液。查血常规:血红蛋白

105g/L。查血液生化:白蛋白 26.6g/L,丙氨酸氨基转移酶 1 176U/L,天门冬氨酸氨基转移酶 921U/L。患者于当地医院治疗一日后,自觉腹胀较前加重,伴有颜面部苍白较前加重,复查血常规示血红蛋白 90g/L。当地医院考虑肝破裂断面出血可能,予以积极止血、输血后转入我院进一步治疗。患者入院后查体示腹壁稍膨隆,右侧肋部多处片状皮肤挫擦伤;全腹压痛明显,肝脾触诊欠满意,全腹叩诊呈鼓音改变,移动性浊音因患者未能有效配合未完成。检验结果,血常规:白细胞计数 11.9×10⁹/L,红细胞总数 2.83×10¹²/L,血红蛋白 81.8g/L。血液生化:白蛋白 28.6g/L,丙氨酸氨基转移酶 825U/L,天门冬氨酸转移酶 699U/L。尿比重 1.020。患者入院后,行诊断性腹腔穿刺抽出约 2ml 淡红色血性腹水,送检提示红细胞(镜检)1.92×10¹²/L,李凡他试验阳性,白细胞(镜检)2.32×10⁹/L。

患者入院后 CT 扫描结果见图 27-3-1～图 27-3-6。

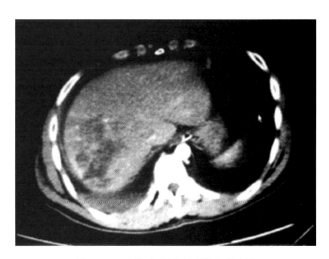

图 27-3-1　治疗前腹部 CT 扫描(1)

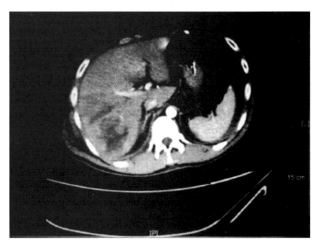

图 27-3-2　治疗前腹部 CT 扫描(2)

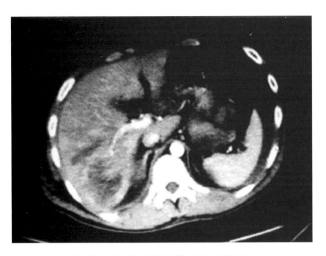

图 27-3-3 治疗前腹部 CT 扫描（3）

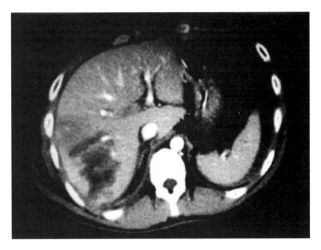

图 27-3-6 治疗前腹部 CT 扫描（6）

治疗前腹部 CT 扫描结果显示肝脏轮廓光整，肝、脾周缘可见弧形低密度影，肝右叶片状低密度影，肝门部结构清晰，肝内外胆管、胆总管为未见扩张。胆囊清楚，胰腺形态正常。诊断：肝右叶挫裂伤。

术前三维重建结果见图 27-3-7~图 27-3-17。

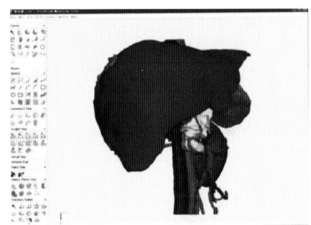

图 27-3-7 肝脏正面观

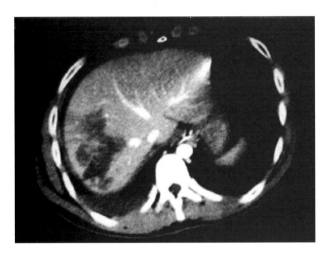

图 27-3-4 治疗前腹部 CT 扫描（4）

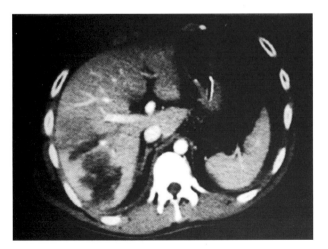

图 27-3-5 治疗前腹部 CT 扫描（5）

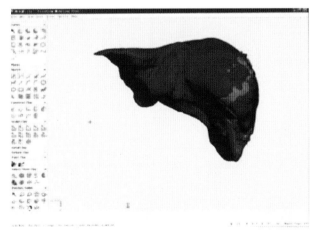

图 27-3-8 肝脏破裂背面观（1）

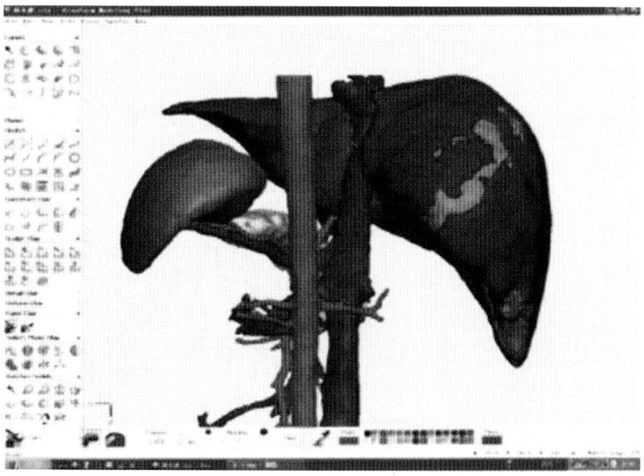

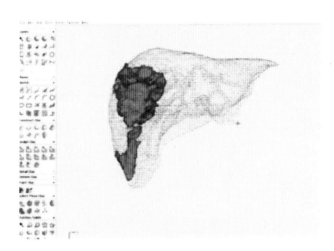

图 27-3-9　肝脏破裂背面观（2）

图 27-3-12　透明化肝脏后显示肝内血肿

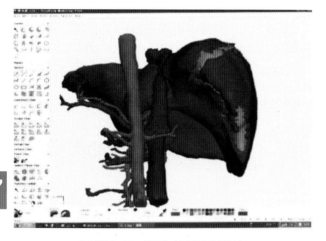

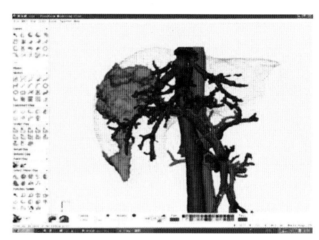

图 27-3-10　肝脏破裂背面观（3）

图 27-3-13　透明化肝脏后显示血肿与肝内血管

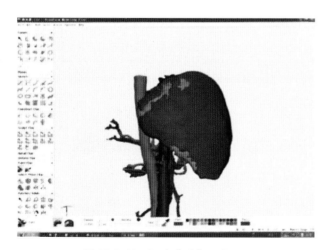

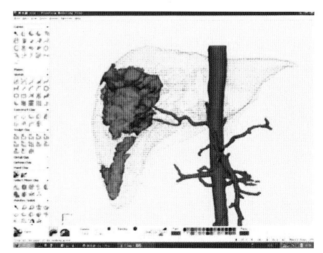

图 27-3-11　肝脏破裂背面观（4）

图 27-3-14　透明化肝脏后显示血肿与肝动脉的关系

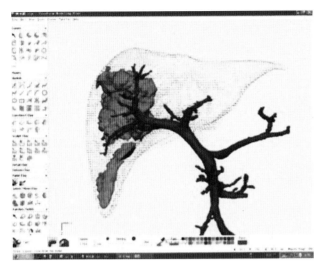

图 27-3-15 透明化肝脏后显示血肿与门静脉的关系

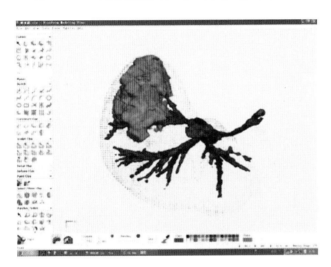

图 27-3-16 透明化肝脏后显示血肿与肝静脉的关系(1)

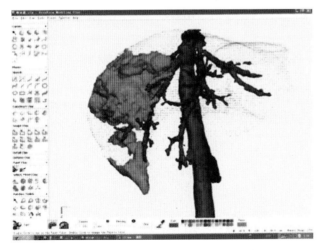

图 27-17 透明化肝脏后显示血肿与肝静脉的关系(2)

术前三维重建结论:根据三维重建结果,患者肝破裂依据 AAST 分级属于 Ⅱ 级。三维模型显示了患者肝破裂处位置及透明化肝脏后的破裂位置,肝脏

与胰腺、脾脏及肝周血管、肝外伤的位置关系;透明化肝脏后从后面观察血肿与各血管的关系,肝静脉与外伤血肿处的关系,虚拟化血肿发现血肿局限性包裹肝静脉,肝静脉走行完整无破损;肝动脉与外伤血肿处的关系,门静脉主干及各级分支与血肿间的位置关系,门静脉无破损。根据三维重建结果,肝中静脉形成局限性血肿,血肿与各血管主干未见明显破损,患者未见继续出血征象,参考现行肝破裂治疗指南,予以患者非手术治疗,并定期复查腹部超声或CT,以了解腹水变化、肝破裂口血肿变化情况(图27-3-18,图 27-3-19)。

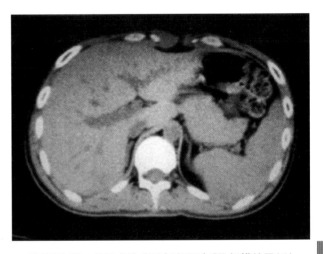

图 27-3-18 非手术治疗后复查肝脏 CT 扫描结果(1)

27

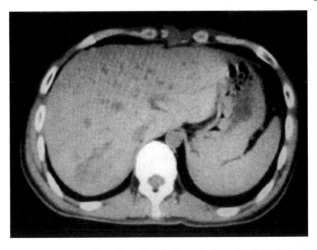

图 27-3-19 非手术治疗后复查肝脏 CT 扫描结果(2)

讨论:根据三维重建结果,肝中静脉形成局限性血肿,血肿与各血管主干未见明显破损,患者未见继续出血征象,未行开腹手术仅行腹腔镜下腹腔置管引流后病情获得缓解。MI-3DVS 系统使我们了解了病灶的位置,与重要血管的关系,该病例三维重建明确显示重要血管完整,因此行相应的非手术治疗后

患者痊愈出院。

二、典型病例2：Ⅲ级肝外伤，行肝破裂重修补术

患者，男性，29岁。因车祸致腹部及右侧膝部伤1天入院。患者因车祸于急诊入当地医院，行腹部CT检查提示"腹部脏器损伤：肝破裂"，行诊断性腹腔穿刺抽出不凝固血。当地医院予以急诊全身麻醉下剖腹探查术，术中探查可见肝脏肝圆韧带处向右后方挫裂伤，约13cm×6cm，深度几乎达到全层；予以挫裂伤口填塞止血凝胶及明胶海绵，行"8"字缝合，伤口内有渗血，用纱布填塞止血留置腹腔外。术后，患者家属为求进一步治疗，转入我院继续治疗。入院后查体示腹壁稍膨隆，腹部敷料浸湿，上腹部可见长约20cm"人"字形手术切口，右侧肋缘下可见肝肾引流管1根，剑突处可见长约4cm、纱条从腹腔引出，上腹压痛明显，肝脾触诊欠满意，全腹叩诊呈鼓音改变，移动性浊音阴性。检验结果，血常规：白细胞计数11.0×10⁹/L，红细胞总数3.57×10¹²/L，血红蛋白95.2g/L。肝功能生化示丙氨酸氨基转移酶803U/L，天门冬氨酸转移酶150U/L。尿比重1.020。患者入院后行腹部CT扫描见图27-3-20，图27-3-21。

治疗前腹部CT平扫+增强扫描示肝实质段Ⅰ、段Ⅳ、段Ⅵ、段Ⅷ大片状或片状低密度区，边界清楚，其余实质内散在斑片状高密度影，增强扫描病灶未见强化。肝门部结构清晰，肝内外胆管、胆总管未见扩张。胆囊清楚，胰腺形态正常。

根据影像学结果诊断：肝脏段Ⅰ、段Ⅳ、段Ⅵ、段Ⅷ挫裂伤。

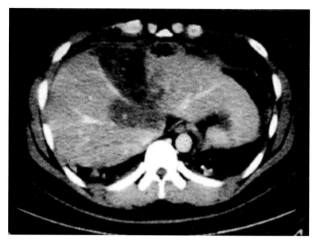

图27-3-21　治疗前腹部CT扫描结果（2）

术前三维重建结果见图27-3-22～图27-3-29）。患者上腹部增强CT数据导入MI-3DVS软件，获取肝脏、肝动脉、门静脉及肝静脉的三维重建模型，观察患者肝脏损伤情况、腹腔血管系统变异特点及损伤情况。

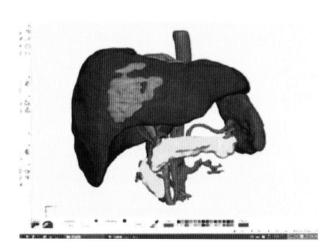

图27-3-22　术前三维重建结果

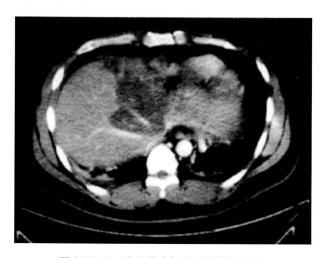

图27-3-20　治疗前腹部CT扫描结果（1）

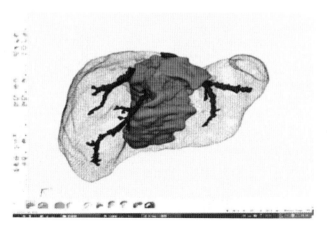

图27-3-23　透明化肝脏显示血肿与肝静脉的关系

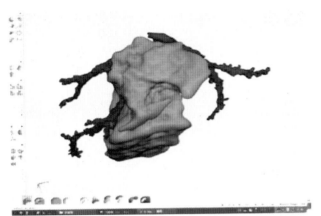

图 27-3-24　隐去肝脏显示血肿与肝静脉的关系

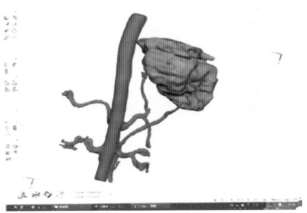

图 27-3-27　隐去肝脏显示血肿与肝动脉的关系(2)

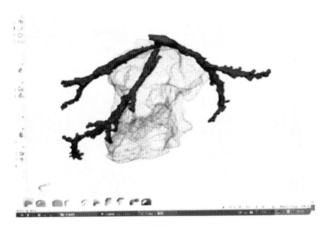

图 27-3-25　透明化血肿显示肝静脉

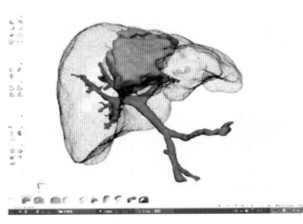

图 27-3-28　透明化肝脏显示血肿与门静脉的关系

27

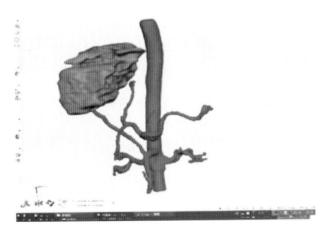

图 27-3-26　隐去肝脏显示血肿与肝动脉的关系(1)

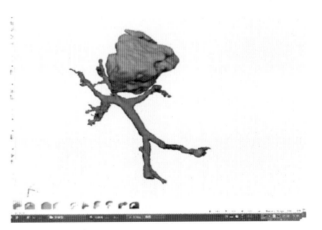

图 27-3-29　隐去肝脏显示血肿与门静脉的关系

　　术前三维重建结论:患者为中央型肝破裂,属
AAST-OIS 分级Ⅲ级。未见门静脉、肝静脉及其大的
分支损伤,肝右动脉发自肠系膜上动脉,肝右动脉主
干无损伤,主要出血部位为肝左动脉分支。外院行
简单修补后止血不佳,予以纱布填塞止血引出体外。

　　纱布填塞是严重肝破裂的最简单有效的止血方法,
该患者肝右后叶上段损伤,肝脏创面裂口较多,较
深,已经有大块缺损,出血迅猛,缝合达不到满意止
血和完全彻底消灭死腔,外院没有条件,因此纱布填
塞是出血急性期最适合的方法,但不能作为决定性

的治疗手段,而是一种过渡性的辅助措施。纱布填塞有引起继发性出血、胆漏、积液、感染等弊端,择期开腹取出纱布可减少或避免这些不良后果。取纱布时机一般选择休克纠正后,术后 2~3 天,不可过迟,以免并发感染、呼吸循环衰竭等不良后果。考虑患者外院术后留置纱条止血从腹壁引出,留置时间较长可引发感染、败血症及感染性休克,予以肝破裂重修补术+肝左动脉结扎术。

手术过程:拆除原肝脏膈面的所有缝线。术中探查右半肝裂口,受伤肝脏区域呈空腔状,空腔破裂处可见肝脏脏面修补缝线。表面肝脏贯通伤。于肝脏破裂腔内左下方可见断裂的小动脉分支出血,并予以缝扎。于破裂腔内左上方可见断裂的门静脉分支,将其缝扎。周围可见黄色胆汁溢出,将胆汁溢出处小胆管缝扎。术中所见损伤情况与术前三维重建基本一致。

术中照片见图 27-3-30~图 27-3-33。

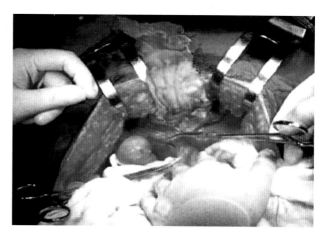

图 27-3-32　取出纱布

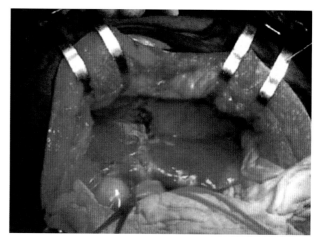

图 27-3-33　U 形缝合肝脏

术后患者检验,血常规:血红蛋白 99g/L。肝功能生化示丙氨酸氨基转移酶 50U/L。复查腹部超声未见明显异常。

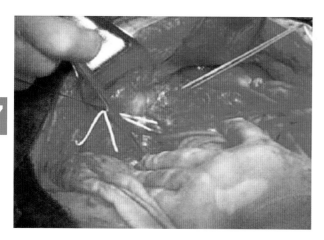

图 27-3-30　解剖第一肝门

三、典型病例3:腹部闭合性肝外伤,行右半肝切除术治疗

患者,男性,44 岁。因车祸致上腹部疼痛 4 小时入院。患者 4 小时前在骑摩托车时不幸发生车祸,车把撞击上腹部,当时自觉腹胀、腹痛等不适,无黑粪、血尿等。在当地医院行腹部 CT 检查提示"右肝破裂伤",为求进一步治疗来我院就诊。入院诊断:①腹部闭合性损伤;②肝破裂。

入院后查体:腹部膨隆,右腹部可见一长约 15cm×15cm 的"T"形手术切口,切口愈合可。腹肌紧张,腹部触诊不满意,叩诊呈鼓音,肠鸣音减弱,约 2 次/min。检验结果,血常规:白细胞计数 29.78×10^9/L,红细胞总数 1.75×10^{12}/L,血红蛋白 52g/L。肝功能生化示丙氨酸氨基转移酶 997U/L,天门冬氨

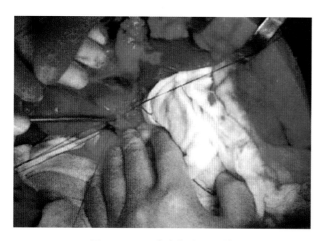

图 27-3-31　术中探查胆总管

酸转移酶462U/L。尿比重1.023。患者入院后行腹部CT平扫+增强扫描并行三维重建。治疗前腹部CT扫描结果见图27-3-34～图27-3-39。

术前三维重建结果见图27-3-40～图27-3-53。

术前三维重建结论：三维重建显示肝总动脉、肝固有动脉、肝左动脉、肝右动脉主干完好未破损，肝

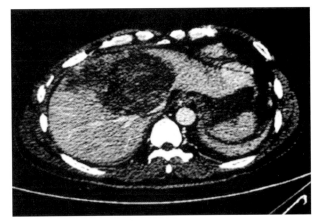

图27-3-37 治疗前腹部CT扫描结果（4）

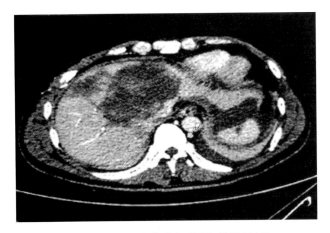

图27-3-34 治疗前腹部CT扫描结果（1）

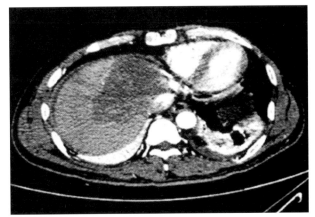

图27-3-38 治疗前腹部CT扫描结果（5）

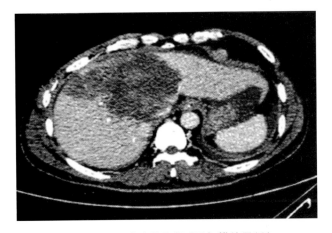

图27-3-35 治疗前腹部CT扫描结果（2）

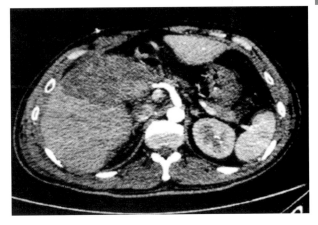

图27-3-39 治疗前腹部CT扫描结果（6）

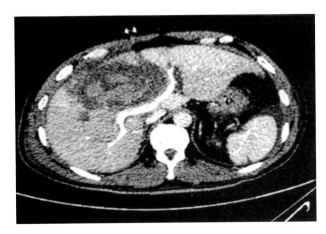

图27-3-36 治疗前腹部CT扫描结果（3）

左静脉、肝右静脉主干受血肿挤压，肝中静脉形成局限性血肿包裹。独立显示血肿与门静脉关系：门静脉主干、右支主干、右后支及右前支干未见破损，肝中静脉形成局限性血肿，各血管主干未见明显破损。根据三维重建结果及患者生命体征，行肝脏血肿清创术，并进行腹腔置管引流。患者经治疗后病情获得缓解。

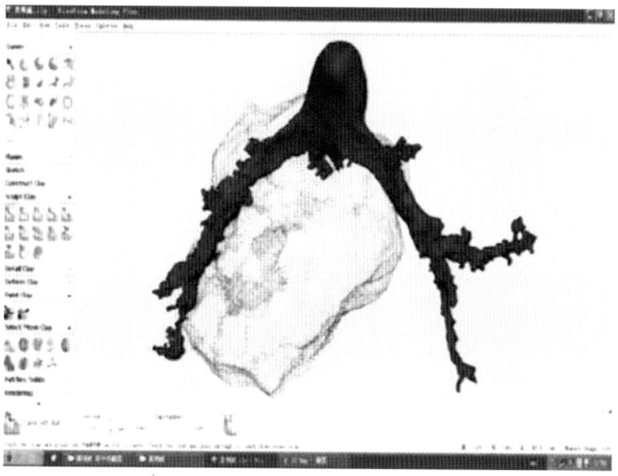

27

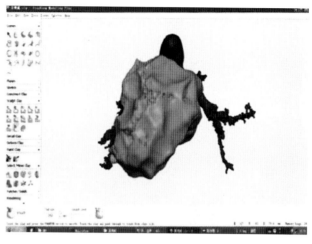

图 27-3-40 透明化血肿显示肝静脉

图 27-3-43 显示血肿与肝静脉的关系（2）

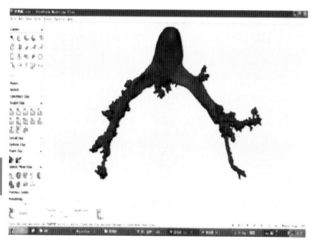

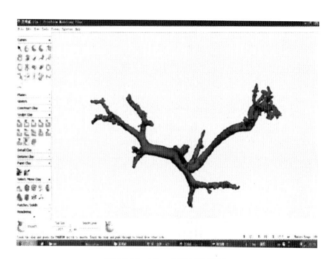

图 27-3-41 隐去血肿显示肝静脉

图 27-3-44 显示门静脉

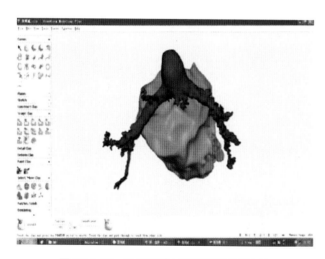

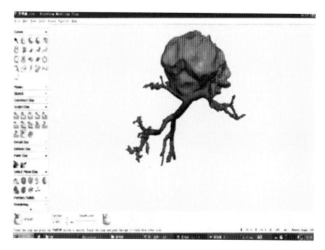

图 27-3-42 显示血肿与肝静脉的关系（1）

图 27-3-45 显示血肿与门静脉的关系（1）

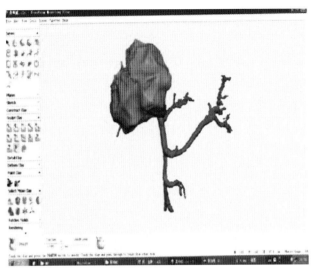

图 27-3-46　显示血肿与门静脉的关系(2)

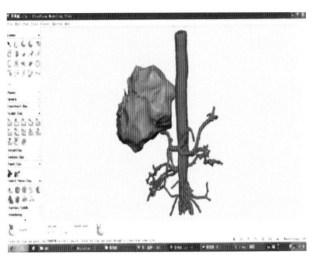

图 27-3-49　显示血肿与肝动脉的关系(2)

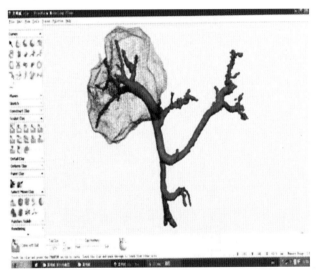

图 27-3-47　半透明血肿显示门静脉

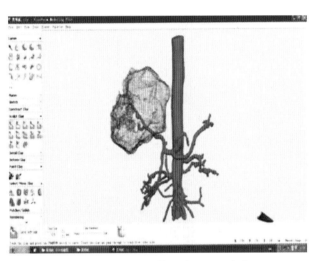

图 27-3-50　透明化血肿显示肝动脉

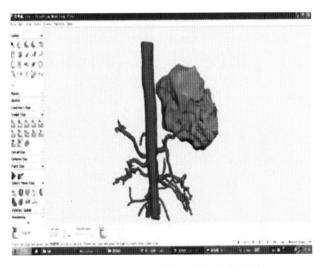

图 27-3-48　显示血肿与肝动脉的关系(1)

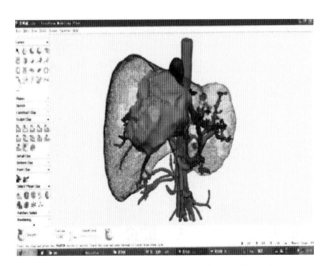

图 27-3-51　透明化肝脏显示血肿与血管的关系

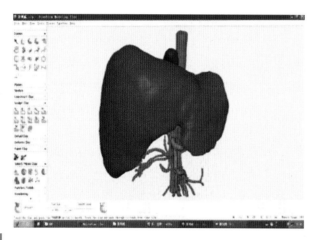

图 27-3-52　透明化血肿显示血管

图 27-3-53　三维重建结果

四、典型病例 4：中央型肝破裂，肝脏贯通伤Ⅳ级

患者，男性，43 岁。因肝破裂修补术后 4 小时，再发出血 2 小时入院。患者于前日 16 时因摔跤致右上腹部撞击伤，即刻感到上腹部持续性疼痛，进行性加重，无昏迷、恶心、呕吐。于 18 时急诊行肝破裂修补术，术中可见右半肝前叶贯通伤，脏面裂口 5cm，可见活动性出血，行肝破裂修补术，术中吸出血凝块 800ml。23 时患者左、右腹腔引流管引流出血性液 600ml。家属要求转院治疗，遂转入我院。入院诊断：中央型肝破裂，肝脏贯通伤Ⅳ级。

治疗前腹部 CT 及 CTA 结果见图 27-3-54，图 27-3-55。术前 CT 图像显示肝右叶大片混杂密度影，无供血区域，中央呈团状及环状密度影，右侧膈下可见新月形混杂密度影，增强扫描见肝右叶外缘不连续，肝内及膈下混杂密度影沟通，内见管状高密度影。

术前三维重建结果见图 27-3-56~图 27-3-63。

三维重建结果：透明化肝脏后显示肝脏破裂处三维重建，破裂断面可见肝右动脉远端分支暴露破裂；破裂断面可见肝中静脉与肝右静脉远端分支暴

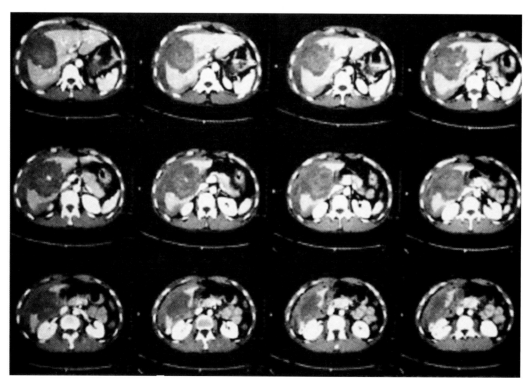

图 27-3-54　治疗前腹部 CT 扫描结果

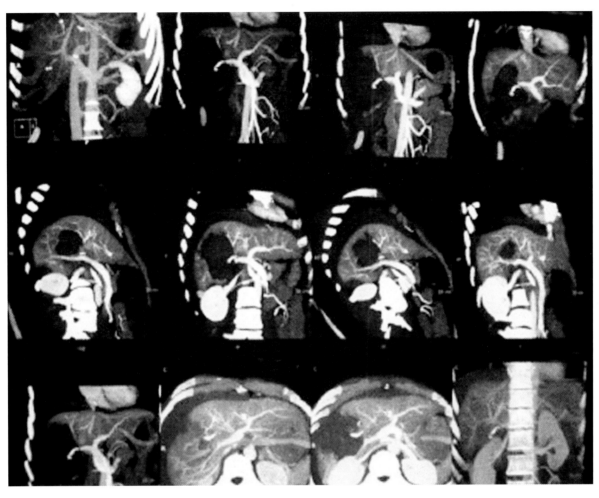

图 27-3-55　治疗前腹部 CTA 结果

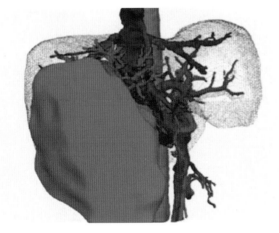

图 27-3-56　透明化肝脏显示血肿与血管的关系

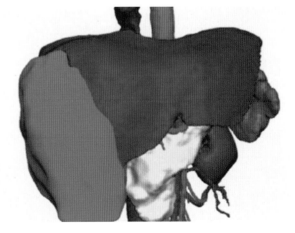

图 27-3-57　血肿与肝脏的关系

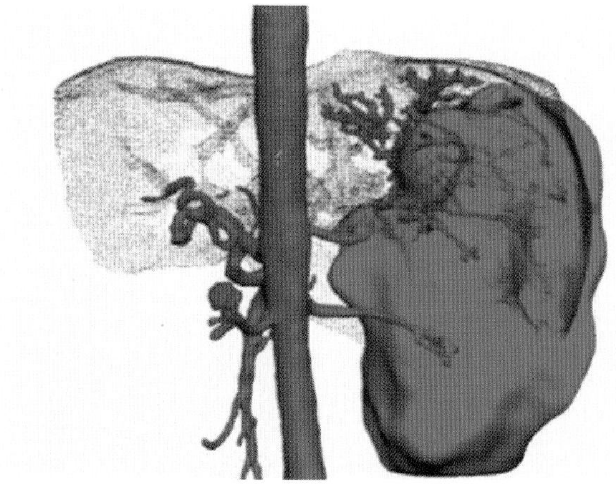

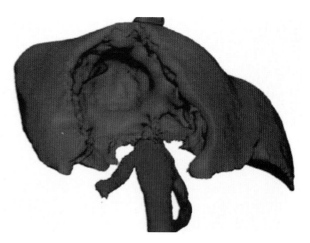

图 27-3-58　透明化肝脏显示血肿与肝动脉的关系

图 27-3-61　破裂断面可见肝中静脉及肝右静脉远端
分支暴露

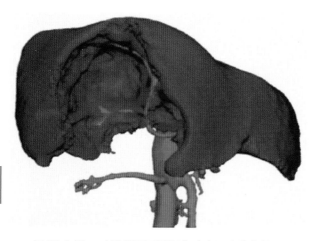

图 27-3-59　破裂断面可见肝右动脉远端分支暴露

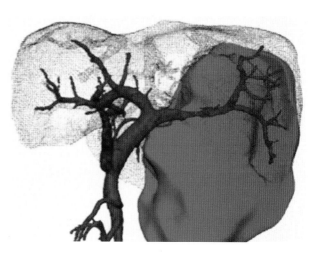

图 27-3-62　透明化肝脏显示血肿与门静脉的关系

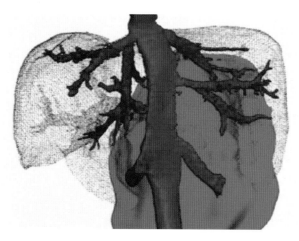

图 27-3-60　透明化肝脏显示血肿与肝静脉的关系

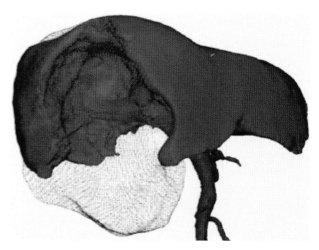

图 27-3-63　破裂断面可见门静脉右支暴露

露,未见破裂;破裂断面可见门静脉远端分支暴露破裂。

根据术前三维重建结果,行肝脏血肿清创术。术中所见:拆除原肝脏膈面的所有缝线,自行溢出拳头大小血凝块。术中探查右半肝破裂口,受伤肝脏区域呈空腔状,空腔破裂处可见肝脏脏面修补缝线。表面肝脏贯通伤。于破裂腔内左上方可见断裂的门静脉分支,将其缝扎。右后上方可见一肝静脉分支椭圆形破口出血,也将其缝扎。于肝脏破裂腔内左下方可见断裂的小动脉分支出血,并予以缝扎。周围可见黄色胆汁溢出,将胆汁溢出处小胆管缝扎。术中所见损伤情况与术前三维重建基本一致。

术中图片见图 27-3-64~图 27-3-67。

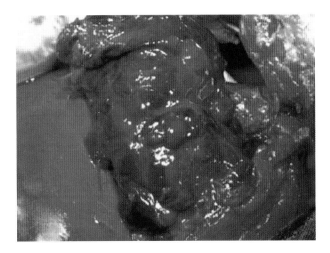

图 27-3-66 肝脏血肿

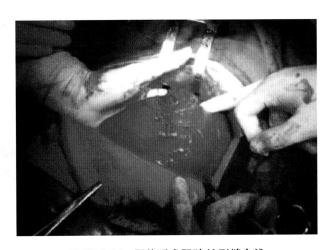

图 27-3-64 既往手术肝脏 U 形缝合线

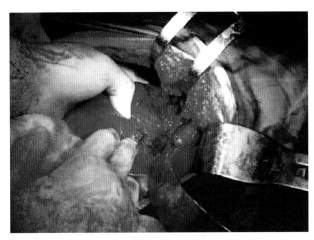

图 27-3-67 清创血肿并缝合肝脏

（方驰华 何琳赟）

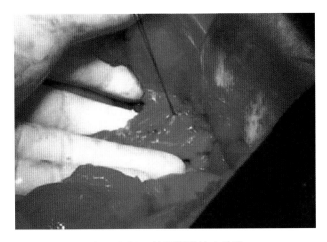

图 27-3-65 处理断裂的小动脉

参考文献

[1] SCHNIARIGER B,TALVING P,BARBARINO R,et al. Current practice and the role of the CT in the management of penetrating liver injuries at a Level I trauma center[J]. J Emerg Trauma Shock,2011,4(1):53-57.

[2] DI SAVERIO S,MOORE EE,TUGNOLI G,et al. Non-operative management of liver and spleen traumatic injuries:a giant with clay feet[J]. World J Emerg Surg, 2012, 7(1):3.

[3] FANG C H,LI X F,LI Z,et al. Application of a medical image processing system in liver transplantation[J]. Hepatobiliary Pancreat Dis Int,2010,9(4):370-375.

[4] ICHIKAWA T,MOTOSUGI U,MORISAKA H,et al. Optimal iodine dose for 3-dimensional multidetector-row CT angiography of the liver[J]. Eur J Radiol, 2012, 81(9):2450-2455.

[5] SAHDEV P,GARRAMONE R R JR,SCHWARTZ R J,et al. Evaluation of liver fonction tests in screening for intra-

abdominal injuries［J］. Ann Emerg Med, 1991, 20（8）: 838-841.

［6］ AMOROSO T A. Evaluation of the patient with blunt abdominal trauma: an evidence based approach［J］. Emerg Med Clin North Am, 1999, 17（1）: 63-75.

［7］ ARRILLAGA A, GRAHAM R, YORK J W, et al. Increased efficiency and cost—effectiveness in the evaluation of the blunt abdominal trauma patient with the use of ultrasound［J］. Am Surg, 1999, 65（1）: 31-35.

［8］ PILGNM C H, USATOFF V. Role oflaparoscopy in blunt liver trauma［J］. ANZ J Surg, 2006, 76（5）: 403-406.

［9］ MATHONNET M, PEYMU P, GAINANT A, et al. Role of laparoscopy in blunt perforations of the small bowel［J］. Surg Endosc, 2003, 17（4）: 641-645.

［10］ RICHARDS J R, SCHLEPER N H, WOO B D, et al. Sonographic assessment of blunt abdominal trauma: a 4-year prospective study［J］. J Clin Ultrasound, 2002, 30（2）: 59-67.

［11］ MARCO GG, DIEGO S, GIULIO A, et al. Screening US and CT for blunt abdominal trauma: a retrospective study［J］. Eur J Radiol, 2005, 56（1）: 97-101.

［12］ SALERA D, ARGALIA G, GIUSEPPETTI G M. Screening US for blunt abdominal trauma: a retrospective study［J］. Radiol Med, 2005, 110（3）: 211-220.

［13］ VALENTINO M, DE LUCA C, GALLONI S S, et al. Contrast-enhanced US e-valuation in patients with blunt abdominal trauma［J］. J Ultrasound, 2010, 13（1）: 22-27.

［14］ SIRLIN C B, BROWN M A, DEUTSCH R, et al. Screening US for blunt abdominal trauma: objective predictors of false-negative findings and missed injuries［J］. Radiology, 2003, 229（3）: 766-774.

［15］ POLETTI P A, KINKEL K, VERMEULEN B, et al. Blunt abdominal trauma: should US be used to detect both free fluid and organ injuries?［J］. Radiology, 2003, 227（1）: 95-103.

［16］ STENGELD, BAUWENS K, SEHOULI J, et al. Emergency ultrasound-based algorithms for diagnosing blunt abdominal trauma［J］. Cochrane Database Syst Rev, 2015, 2015（9）: CD004446.

［17］ RHEA J T, GARZA D H, NOVELLINE R A. Controversies in emergency radiology. CT versus ultrasound in the evaluation of blunt abdominal trauma［J］. Emerg Radiol, 2004, 10（6）: 289-295.

［18］ MCGAHAN J P, RICHARDS J, GILLEN M. The focused abdominal sonography for trauma scan: pearls and pitfalls［J］. J Ultrasound Med, 2002, 21（7）: 789-800.

［19］ 黄志强. 从微创技术到微创观念——今日外科与明日外科［J］. 中国微创外科杂志, 2007, 7（1）: 1.

［20］ 黄志强. 控制损伤与微创外科［J］. 中国微创外科杂志, 2009, 9（1）: 1-2.

［21］ NIKNAM R, AFROUGH R, MAHMOUDI L. Hemobilia due to rupture of hepatic artery pseudoaneurysm［J］. Acta Med Iran, 2011, 49（9）: 633-636.

［22］ JR M A, PAPAIORDANOU F, GONCALVES J M, et al. Spontaneous rupture of hepatic hemangiomas: A review of the literature［J］. World J Hepatol, 2010, 2（12）: 428-433.

［23］ DI SAVERIO S, MOORE E E, TUGNOLI G, et al. Non operative management of liver and spleen traumatic injuries: a giant with clay feet［J］. World J Emerg Surg, 2012, 7（1）: 3.

［24］ AHMED N, VEMICK J J. Management of liver trauma in adults［J］. J Emerg Trauma Shock, 2011, 4（1）: 114-149.

［25］ BEURAN M, NEGO I, ISPAS AT, et al. Nonoperative management of high degree hepatic trauma in the patient with risk factors for failure: have we gone too far［J］. J Med Life, 2010, 3（3）: 289-296.

27

我的数字医学梦——数字医学研究二十年回溯

"路漫漫其修远兮"。历时20年医、理、工多领域学科交叉融合创新诊疗研发与实践,数字医学经历了1.0到4.0的研究与转化。数字医学4.0对传统手术的发展产生了深远而重要的影响,并发生了颠覆性的变化。如何将传统外科手术与数字医学4.0技术相结合是未来外科学发展的方向,也是传统外科学发展的复兴之路。以数字智能化导航手术为代表的新技术在外科疾病的诊疗工作中得到了深入的探索和广泛的应用。随着人工智能、大数据、混合现实技术的创新发展及应用,外科手术将会类似于航空航天自动、智能化导航,迎接数字医学5.0的到来。

"请君莫奏前朝曲,听唱新翻杨柳枝"。溯本追源,以往的人体解剖和手术图谱,多为手绘或摄制的图片,这些世代相传的珍品,曾为肝胆胰外科医师治病救人建立过丰功伟绩。但是,时代的发展要求白衣天使们更上一层高楼,期待在手术之前,获得人体脏器的立体解剖图形,以利准确诊断、术式设计、术前演练。遵循传承、发展、超越的规律,肝胆胰外科学乘21世纪信息技术革命、数字医学发展的春风,在新时代中,承担新任务,要有新作为,这就是我们编著《数字化肝脏外科学》《数字化胰腺外科学》《数字化胆道外科学》的初衷。

1993年美国国立医学图书馆发起了美国"可视化计划"(visible human project, VHP),次年开发了世界首套数字化人体数据集,随后韩国、中国相继开展研究。2002年,我国首套数字化人体数据集问世,拉开了我国数字化人体研究的序幕。

"抚今追昔,饮水思源"。2002年,我师从著名临床解剖学家、数字人研究倡导者钟世镇院士,在进行博士论文选题时,导师指出:"你已经身居主任医师岗位,从事肝胆胰外科临床工作多年,应针对肝胆胰外科实践中急需解决的问题,结合先进的科研条件进行选题"。基于此,我选择了数字虚拟人的博士课题,在我国率先开展了"肝脏管道系统数字化及虚拟肝脏的研究"。2003年10月,在中华医学会外科学分会"第二届中国外科周——2003厦门"学术会议上首次做了学术报告。2004年在《中华外科杂志》公开发表,这是我国首篇数字化肝胆胰研究的报道。从此,我国肝脏、胆道、胰腺3D外科,承载梦想,扬帆起航。

"数字虚拟人"(基于尸体)研究,曾为科学发展作出了重要贡献,但从临床精准诊疗需求出发,要使脏器、肿瘤、病变、血管等信息可视化立体再现,必须解决组织器官高质量亚毫米级图像数据采集这一关键难题。2004年,在钟世镇院士指导下,课题组借助"数字虚拟人"肝胆胰图像分割、配准、三维重建和仿真手术的研究基础,采用团注追踪法和实验注射法相结合技术,成功采集到肝胆胰组织结构高质量CT图像数据,突破了术前不能获取精细解剖信息的瓶颈,开展对结构复杂的肝胆胰疾病数字化、可视化研究,将基于尸体的"数字虚拟人"技术转化为能立体展示活人体肝胆胰组织结构、进行外科疾病精准诊疗的数字医学技术。

"看似寻常最奇崛,成如容易却艰辛"。数字化肝胆胰外科学的发展,依赖于现代影像学提供的资料。2005年11月,南方医科大学珠江医院,在国内率先引进了64排亚毫米(0.625mm)CT,突破了活人肝胆胰亚毫米图像获取的瓶颈,为活人数字化肝胆胰的研究提供了重要的条件。有鉴于此,《腹部实质脏器肿瘤64排CT扫描数据3D及可视化研究》获得2006年广东省自然科学基金团队项目资助。随后,我们联合肝胆外科学、临床解剖学、影像学和电子计算机学等领域的专家,组成数字医学研究团队。同年,《腹部脏器64排CT扫描数据三维重建及仿真手术研究》获得了"十一五"国家高技术研究发展计划(863)项目资助,使数字医学的临床研究进入了一个新的阶段。数字医学研究团队,睡地板、吃面包、喝矿泉水,夜以继日,经过5年的艰苦攻关,开发了具有自主知识产权的腹部医学图像三维可视化系统(软件著作权:105977)和虚拟手术器械仿真系统(软件著作权:105978),填补了我国该领域的空白。在 CT 看到脏器的基础上,实现了看得真、看得清、看得更准,这是三维可视化对疾病诊断的最大贡献。该软件不仅达到了国际上同类软件对肝胆胰肿瘤进行三维重建、肝脏分段、体积计算的功能,而且其仿真手术水平超过了同类软件。2008 年 9 月,在钟世镇院士主持下,举行了新闻发布会;2008 年 10 月,在深圳举办的第十届中国国际高新技术成果交易会上,我们展示了外科疾病诊治上具有国际水平的研究成果。《数字医学技术在肝胆胰外科疾病诊断和治疗的研究》获 2010 年广东省科学技术进步奖一等奖和 2014 年中国产学研合作创新成果奖。2012 年,在钟世镇院士指导下,团队开始图像引导下手术导航的研究;三维可视化 3D 打印技术在复杂性肝胆胰疾病的应用研究;三维可视化联合吲哚菁绿分子荧光影像技术研究和光/声成像的研究,分别获得了"十二五"国家 863 计划项目、"十三五"国家重点研发计划"数字诊疗装备研发"、国家自然科学基金—广东省联合基金和国家重大科研仪器研制项目等资助。

中国胆道外科之父,中国工程院黄志强院士对数字医学在肝胆胰外科的研究,多次亲临指导,并对研究成果给予高度评价。2010 年 11 月,在上海举行的第十四届全国胆道外科学术会议暨 2010 中国国际肝胆外科论坛期间,黄院士认真细致地观看了数字医学研究成果展,并对我讲:"你们的数字医学技术,在肝胆胰外科研究取得了很好的成绩,应抓紧撰写专著,尽快出版数字化肝胆胰外科学"。同年,黄志强院士写道:"方驰华及其团队,已经在多种肝胆疾病中建立数字化三维立体模型,提供依据充分的术前设计,提高手术的精确度。虚拟现场的外科模拟器,可以用于示教、教学和培训外科医生"(中国实用外科杂志,2010)。2011 年 8 月,他在广东省医学会第二次数字医学学术会议讲道:"数字医学技术带来了外科 3D 技术的新时代,是实现转化医学的最好典范";在《中华消化外科杂志》2012 年第 11 卷第 2 期中写道:"在我国,他们与多方合作研发的三维成像和三维重建技术,在了解肝肿瘤与门静脉、肝静脉、肝动脉的相互关系,有效显著的术前评估价值"。2013 年教师节,黄志强院士赠送我《黄志强肝胆外科学讲义》,该著作中他在 7 处介绍和引用我们团队的研究成果,并在赠言写道:"不经一番寒彻骨,怎得梅花扑鼻香",并欣然为《数字化肝脏外科学》作序。2014 年 8 月 2 日,在黄志强院士秘书王燕生老师和人民军医出版社王琳编辑的陪同下,我来到

解放军总医院看望黄志强院士,他在刚刚出版的《数字化肝脏外科学》上写道:"有志者事竟成! 祝贺方驰华教授《数字化肝脏外科学》出版"。2015 年 4 月 15 日,我第三次来看望病榻上的黄志强院士,他关切地问道:"你现在又在做什么新的研究?"由于他的听力已十分困难,我在写字板上写道:"3D 打印、分子影像技术和光声成像"。他赞许地伸出左手大拇指。临行前他坚持让陪同人员扶他坐在轮椅上,将我送到电梯口,在电梯关闭的瞬间我心里充满无限的感激和惆怅,没想到这是我与这位世纪外科伟人的最后一次见面。

"纸上得来终觉浅,绝知此事要躬行"。国际肝胆胰协会前任主席、中国科学院刘允怡院士作为南方医科大学名誉教授,对数字医学的转化和走向世界进行了长达 13 年的具体指导。2009 年 3 月,羊城国际肝胆胰外科学术会议在广州召开,我们的研究团队拜访和请教了刘允怡院士,他非常认真地听取了数字医学的研究介绍,仔细询问了研究过程中存在的问题,在充分肯定研究成绩的基础上,就数字医学技术如何转化为临床效益问题进行了具体的指导,尤其强调了肝静脉三维重建及其在肝脏外科的价值。他要求我们团队,在一年时间里,完成 200 例中国正常人肝静脉三维重建及分类。

2010 年 12 月 4 日,刘允怡院士为一例右肝巨块型肿瘤进行了手术治疗。这是一位 23 岁的男性患者,CT 检查诊断:右肝巨块型肿瘤(22.0cm × 18.0cm),肿瘤侵及了右肝静脉和肝中静脉,我们围绕手术是否切除肝中静脉进行了讨论。在刘院士的指导下,应用 3-MDVS 系统分析患者肝静脉三维重建,发现该患者存在来自肝左静脉发出的Ⅳ段肝静脉(S_4 hepatic vein),刘院士成功地进行了连同肝中静脉切除的右半肝切除,术后随访恢复良好。这种从理论到实际,从解剖到手术,从科研到应用转化的具体指导,给我们留下深刻的印象。在刘允怡院士的指导下,我的文章"Anatomical Variations of Hepatic Veins:Three-DimensionalComputed Tomography Scans of 200 Subjects"在 2012 年发表于 *World J Surg*。

2014 年我们团队开始进行 3D 打印技术在复杂性肝胆胰外科疾病研究与应用,刘允怡院士专程来广州进行具体指导。为了解决肿瘤定位、边界界定问题,在刘允怡院士指导下,团队创新性地将三维可视化技术与吲哚菁绿分子荧光影像技术相结合并应用于临床,建立了新型肝癌、肝门部胆管癌解剖性、功能性和根治性肝切除术模式。在中华医学会数字

医学分会组织下,刘允怡院士作为总审定主持了13部关于复杂性肝胆胰外科疾病三维可视化技术、吲哚菁绿分子荧光影像技术的专家共识、诊治指南和操作规范,分别发表于《中国实用外科杂志》《中华消化外科杂志》等,对在全国指导和推广规范化三维可视化技术和吲哚菁绿分子荧光影像技术发挥了重要作用。

中国工程院黎介寿院士,在首届国际数字医学大会主旨报告中讲道:"我是一个普通外科医生,本来应该没有条件在这个讲台上讲数字医学的,因为我对它没有研究,也没有经验,谢谢方驰华教授给我送了两本有关数字医学的书,我也在临床上应用了。我感觉到数字医学对外科学的进展取得了很大的作用"。黎介寿院士讲道:"随着数字医学技术的发展,可快速将2D图像转化为3D可视化图像,应用于肝胆外科疾病的诊治"[医学研究,2017,30(2):196-198]。2017年4月21日,在中国研究型医院学会第二次数字医学临床外科专业委员会年会、2017年山东省普外科学学术年会上,黎介寿院士作了数字医学与加速康复外科的主旨报告,重点介绍了三维可视化在重症急性胰腺炎和胰腺癌应用的成果。在《数字化胆道外科学》完稿出版之前,他欣然为该书作序。

2017年10月28日,刘允怡院士和我一同看望我国肝脏外科之父——中国科学院吴孟超院士,吴孟超院士对数字医学技术的研究成绩给予了充分的肯定,亦欣然为《数字化胆道外科学》作序。

中国科学院赵玉沛院士是中华医学会外科学分会主任委员,他十分关注中国数字医学的发展,多次出席和指导我们举办的各类数字医学大会,曾为《数字化肝脏外科学》《数字化胆道外科学》作序。2016年5月14日,赵玉沛院士在中国研究型医院学会数字医学临床外科专业委员会成立大会暨学术年会致辞中指出:"关于数字医学,其实是美国、日本、韩国也都在做,但是中国的数字医学发展比较快,这一点要特别感谢我们钟世镇院士、方驰华教授在这一领域做了大量的工作"。2016年6月22日,在中华医学会外科学分会手术学组年会和2017年第1期《中华外科杂志》总编寄语中,赵院士指出:"两个月前,我去广州参加了方驰华教授举办的数字医学大会,我觉得我也学到很多东西。通过3D打印技术和临床影像相结合,我们打印出肿瘤的这个模型,然后我们术前进行精确的评估、制定手术方案,直接可以提高手术的效果和效用。同时,数字化模拟手术应该

是对于我们提高手术的精准性、疗效,还有培养年轻医生都有很重要的作用"。在赵玉沛院士的直接支持下,中华医学会外科学分会胰腺外科学组、中华医学会数字医学分会联合组织撰写、讨论和发表了《胰头癌三维可视化精准诊疗专家共识》[中华外科杂志,2017;55(12):881-886]《胰腺外科疾病数字智能化精准诊治中国专家共识(2022版)》[中华外科杂志,2022;60(10):881-887]。

中国科学院院士、国际肝胆胰协会常委兼中国分会现任主席、中华医学会外科学分会肝脏外科学组组长、华中科技大学同济医学院陈孝平教授指出:方驰华等报道3D手术模拟软件对切除肝体积、剩余肝体积进行自动计算,有统计学相关性[中华消化外科杂志,2015,14(1):插9~插10]。近年来随着影像学技术和计算机技术的进步,基于CT数据的三维重建技术逐渐应用于肝脏体积测定、肝脏重要管道系统重建及手术方案规划,为大肝癌切除安全性、肿瘤体积与剩余功能性肝脏体积之间关系的研究提供了有力的工具[中华外科杂志,2016,54(9):669-674]。在陈孝平院士的支持下,中华医学会外科学分会肝脏外科学组、中华医学会数字医学分会联合组织撰写、讨论和发表了《增强与混合现实技术在腹腔镜复杂性肝切除术中应用的中国专家共识》[(中华外科杂志,2022;60(6):517-523]。

中国工程院院士、南京医科大学国家卫生健康委员会活体肝移植重点实验室主任、我国著名活体肝移植专家王学浩教授指出:"目前已能通过CT断层重新组合并建立精确的肝脏三维立体图像,可清晰显示肝动脉、门静脉、肝静脉和胆管在内的肝脏解剖结构,能较准确地计算左右半肝或指定切除区域肝脏的体积,该技术已在包括笔者所在单位在内的多家医院应用,吲哚菁绿分子荧光影像技术作为一项新兴技术,其已在肝癌切除术中被广泛应用"。

中国工程院董家鸿院士在2023年6月3日举办的岭南国际肝胆胰微创外科高峰论坛讲到:"数字外科技术是可视化技术最重要的技术,现在已在各大中心都在广泛应用。这方面方驰华教授做了非常优秀的卓越的工作,引领全国在这个领域快速的发展。"

中国科学院樊嘉院士在2018年东方肝胆外科论坛讲到:"数字影像,包括数字的判断、3D打印方面,方驰华教授做的是最好的。而且他这个(技术)能够在临床上应用,多次在国际和国内已经开了很

多的大会,介绍了他们做的一些经验,我们也在这方面进行一些探索,在临床上应用。我们发现,它对于我们的临床上面的一些手术,譬如指导我们精准的手术,还是大有帮助的。"2023 年 5 月 13 日中华医学会第十二次全国数字医学学术年会报告中提到:"方驰华教授二十年来一直致力于数字医学的研究、探讨,建立了很多数字医学成果,走在了医学领域临床和研究的前面。"

在我的数字医学梦想,从勾画到实现的历程中,中华医学会数字医学分会前任主任委员张绍祥教授给予了极大的帮助。在他的支持下,2010 年 12 月 4 日,广东省在全国率先成立了首个省级数字医学分会——广东省医学会数字医学分会,我担任主任委员;2011 年 5 月 21 日,中华医学会数字医学分会成立,我担任副主任委员;2014 年 11 月,中华医学会第二届数字医学分会换届,我担任候任主任委员;2017 年 9 月 17 日,中华医学会第三届数字医学分会换届,我担任主任委员。

"问渠那得清如许? 为有源头活水来",正是由于这些院士和著名专家们的指导和大力支持,在过去的 20 年,数字医学经历了从 1.0 到 4.0 的发展历程,取得了一系列具有国际先进水平、部分国际领先的研究成果。主要包括:

一、建立了肝胆胰疾病三维可视化和数字智能诊疗理论,用于指导复杂性肝胆胰疾病精准诊治的实践。①基于上述理论和特征,自主研发了腹部医学图像三维可视化系统(Medical Image Three-dimensional Visualization System, MI-3DVS,软件著作权 105977)和多功能虚拟手术器械仿真系统(软件著作权 105978),填补了我国该领域的空白,打破了国外的垄断。②创新地将三维可视化与 ICG 分子荧光影像相结合,攻克了在分子细胞层面对原发性肝癌微小癌灶成像、肿瘤边界界定的技术瓶颈,实现了肿瘤切除荧光导航可视化和术中肿瘤边界、肝叶、肝段切除可视化。③基于肝癌三维可视化和数字智能诊疗技术理论,攻克了三维可视化、三维腹腔镜手术场景和 ICG 分子荧光多模图像实时融合与交互的难题。④自主研发了增强与混合现实三维腹腔镜手术导航系统,实现了腹腔镜导航肝切除术可视化。

二、基于复杂性肝胆胰疾病术前精确形态可视化、术中肿瘤边界可视化和数字化微创导航手术可视化的创新研发成果,创新性地构建了复杂性肝胆胰疾病数字智能化诊疗体系,攻克了复杂性肝胆胰疾病精准诊治的难题。①基于 MI-3DVS 的特色技

术,创新构建了复杂性肝胆胰疾病三维可视化诊治平台,实现了"术前诊断可视化、肝脏分段个体化、体积计算肝段化、手术规划程序化、肿瘤边界荧光化、手术导航精准化、术后评估智能化"。主要包括:基于门静脉血流拓扑关系个体化方氏肝脏分段[Hepatology International,2020,14(4):437-453];中央型肝癌三维可视化方氏分型[JACS,2015,220(1):28-37];基于中央型肝癌三维可视化方氏分型,创新构建了数字智能化微创导航中央型肝癌解剖性、功能性、根治性肝切除新术式[J Am Coll Surg. 2023,236(2):328-337.];创新性地构建了三维可视化缩小右半肝切除方式分型和 I~IV 型方式肝切除术[中华外科杂志,2022,60(06):517-523;Ann Surg Oncol,2023,30(1):377-378]。②基于三维可视化技术,联合吲哚菁绿(ICG)分子荧光影像,攻克了在分子细胞层面对微小癌灶检测、肿瘤边界界定的技术瓶颈,实现了"肿瘤边界荧光可视化",提高了术后无瘤生存率。③基于三维可视化和数字智能化的核心技术,研发了增强现实三维腹腔镜手术导航系统,实现了导航腹腔镜肝切除术可视化。

三、基于数字医学的研究成果,构建了复杂性肝胆胰疾病三维可视化和数字智能化诊治临床推广平台,用于指导规范化的应用。①依托中华医学会数字医学分会、中华医学会外科学分会肝脏外科学组等组织制定并发表了两部诊治指南:《复杂性肝脏肿瘤三维可视化精准诊治指南(2019 版)》《计算机辅助联合吲哚菁绿分子荧光影像技术在肝脏肿瘤诊断和手术导航中应用指南(2019 版)》;12 部专家共识:《复杂性肝脏肿瘤切除三维可视化精准诊治专家共识(2017)》《肝胆管结石三维可视化精准诊治专家共识(2017)》《肝门部胆管癌三维可视化精准诊治专家共识(2017)》《胰头癌三维可视化精准诊治专家共识(2017)》《腹膜后肿瘤三维可视化精准诊治专家共识(2018)》《胆囊癌三维可视化精准诊治专家共识(2018)》《肝门部胆管癌三维可视化精准诊治中国专家共识(2019 版)》《肝胆管结石三维可视化精准诊治专家共识(2019 版)》《中央型肝癌三维可视化精准诊疗中国专家共识(2020 版)》《数字智能联合吲哚菁绿分子荧光导航肝切除术中国专家共识(2021 版)》《增强与混合现实技术在腹腔镜复杂性肝切除术中应用的中国专家共识(2022)》《胰腺外科疾病数字智能化精准诊治中国专家共识(2022版)》;两部操作及诊疗规范:《原发性肝癌三维可视化技术操作及诊疗规范(2020 版)》《吲哚菁绿分子

荧光影像技术诊断原发性肝癌与术中导航操作诊疗规范（2021 版）》；主持制定的国际专家共识"Consensus Recommendations of Three-dimensional Visualization for Diagnosis and Management of Liver Diseases"于 2020 年 7 月发表在 *Hepatology International*。②构建了品牌的学术会议交流平台。③构建了全国大规模（522 家）医院推广应用平台。

我以第一主研人分别获得 2010 年广东省科学技术进步奖一等奖、2014 年中国产学研合作创新成果奖、2015 年广东省科学技术进步奖二等奖；获得 2019 年广东省科学技术进步奖一等奖、2021 年四川省科学技术进步奖一等奖（R05）。在国家科学技术学术著作出版基金资助下，主编出版了《数字化肝脏外科学》《数字化胆道外科学》和《数字化胰腺外科学》，人民卫生出版社杜贤总编辑在《数字化胆道外科学》首发仪式上指出："这项伟大的工程，形成了思想原创、内容原创、技术原创、应用原创、成果原创和推广原创"。同时，Springer 出版社出版 *Biliary Tract Surgery：Application of Digital Technology*。在过去的几十年里，现代成像技术的显著进步帮助肝胆外科医生实时规划和精准执行个体化的复杂外科手术，并提高了安全性和便捷性，使肝脏手术进入了"数字智能化"的新时代。［Annals of Surgical Oncology 2022，29（3），2041-2042］。

此时此刻，我首先要向敬爱的恩师——钟世镇院士致以崇高的敬意，感谢他将我带入数字医学的殿堂。深切缅怀敬爱的黄志强院士，感谢他为数字医学技术临床应用指明方向。衷心感谢刘允怡院士为中国的数字医学技术走向世界作出的贡献。衷心感谢赵玉沛院士为加速中国数字医学技术在普通外科应用所给予大力推动。衷心感谢敬爱的吴孟超院士、黎介寿院士对数学医学技术研究成果的肯定和

为《数字化胆道外科学》作序。衷心感谢王学浩院士、陈孝平院士、董家鸿院士、樊嘉院士、窦科峰院士及姜洪池教授、陈规划教授、梁力建教授、卢绮萍教授等全国诸多专家、教授对数学医学技术研究成果的肯定及鼎力支持。衷心感谢《中国实用外科杂志》《中华外科杂志》《中华消化外科杂志》《中华肝脏手术学杂志》等对数字医学技术研究成果的发表。衷心感谢团队中来自各个不同技术专业、学科领域的全体成员在长达 20 年的过程中所作出的无私奉献。衷心感谢本书的全体编委对所承担章节的精心编著撰写。最后我要特别感谢我的爱妻张秀珍同志，在我 5+2、白+黑的工作中，正是由于她的忠实陪伴、深度理解、夯实鼓励和无微不至的体贴照顾，才使得我能持之以恒地连续工作，集中精力静思撰写，最终完成三部专著。

"实践是检验真理的唯一标准"。由于数字医学技术是一门新型、边缘性、交叉性学科，涉及多领域、多学科的合作研究，在取得重大发展和进步的同时，一定也会存在许多问题。希望广大读者在临床应用实践中，提出批评和修改意见建议，我们将虚心接受，认真思考，不断完善。愿《数字化肝脏外科学》《数字化胆道外科学》《数字化胰腺外科学》三部由中国外科医生编辑出版的世界首套数字化外科学系列著作，为推动我国数字智能化肝胆胰外科事业步入国际先进行列增砖添瓦，则我心慰矣！

2023-04-15